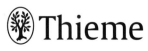

Perioperative Medizin

Chirurgie ist mehr als Operieren!

Herausgegeben von
Wolfgang Schwenk
Stephan M. Freys
Jörg C. Kalff

Mit Beiträgen von

Christoph Tobias Baltin
Hartwig Bauer
Georg Baumgarten
Dieter Berger
Vasiliki Besa
Chris Braumann
André Burchard
Christof Burger
Alexandra Busemann
Daniel Chappell
Jochen Cremer
Henning Cuhls
E. Sebastian Debus
Florian Debus
Felix Diehlmann
Ulrich Andreas Dietz
Leopold Eberhart
Christian Eckmann
Steffen Engelhart
Daniel Exner
Martin Exner
Maike Fedders
Roman Fischbach
David Fistera
Stephan M. Freys
Christoph-Thomas Germer
Tamme W. Goecke
Axel Goßmann

Ulf Günther
Christoph Hammerstingl
Jörg Heberer
Uwe Heemann
Claus-Dieter Heidecke
Franziska Heidemann
Christian von Heymann
Grischa Hoffmann
Ernst-Peter Horn
Markus M. Hullmann
Matthias Jacob
Tido Junghans
Christian F. Jurowich
Koroush Kabir
Jörg C. Kalff
Nicolai Kapalschinski
Lutz Kaufner
Gerold Koplin
Stephan Kreher
Georg Kähler
Kai Siegfried Lehmann
Marcus Lehnhardt
Matthias Leschke
Johan Friso Lock
Corinna Ludwig
Nicolai Maass
Winfried Meißner
Tobias Roland Friedhelm Mett

Thomas Meyer
Christian Meyer zum Büschenfelde
Stefan Paul Mönig
Martin Mücke
Jochen Müller-Ehmsen
Dirk Müller-Wieland
Uwe Neubauer
Tim Neumann
Ludwig Ney
Marco Niedergethmann
Rainer Petzina
Milena M. Ploeger
Axel Prause
Lukas Radbruch
Torsten E. Reichert
Konrad Reinshagen
Lutz Renders
Stefan Riedl
Peter Rittler
Ulrich Ronellenfitsch
Steffen Ruchholtz
Norbert Runkel
Joachim Röther
Gunter N. Schmidt
Joachim Schmidt
Thomas Schmitz-Rixen
Dierk Schreiter
Nicolas T. Schwarz

Matthias Schwarzbach
Wolfgang Schwenk
Cornel Chr. Sieber
Christian Johannes Paul Simanski
Michael Spannagl
Erich Stoelben
Christian P. Strassburg
Helmut Teschler
Klaus Thürmel
Roland Tomasi
Nikolaos Tsilimparis
Tim O. Vilz
Peter M. Vogt
Franziska Voigt
Arved Weimann
Ming Wen
Karsten Wiebe
René Wildenauer
Frank Willeke
Maria Wobith
Martin Wolff
Ullrich Wüllner
Konstantinos Zarras
Alexander Zimmermann
Bernhard Zwißler

131 Abbildungen

Georg Thieme Verlag
Stuttgart • New York

Bibliografische Information der Deutschen Nationalbibliothek
Die Deutsche Nationalbibliothek verzeichnet diese Publikation in der Deutschen Nationalbibliografie; detaillierte bibliografische Daten sind im Internet über http://dnb.d-nb.de abrufbar.

Ihre Meinung ist uns wichtig! Bitte schreiben Sie uns unter

www.thieme.de/service/feedback.html

© 2017 Georg Thieme Verlag KG
Rüdigerstr. 14
70469 Stuttgart
www.thieme.de

Printed in Germany

Zeichnungen: Christine Lackner, Ittlingen; Heike Hübner, Berlin
Umschlaggestaltung: Thieme Verlagsgruppe
Umschlaggrafik: Martina Berge, Stadtbergen; verwendetes Foto
Petrischale: © cassis – Fotolia.com
Redaktion: Katharina Georgi-Hellriegel, Stuttgart
Satz: L42 AG, Berlin
Druck: Grafisches Centrum Cuno GmbH & Co.KG

DOI 10.1055/b-004-132227

ISBN 978-3-13-177291-6   1 2 3 4 5 6

Auch erhältlich als E-Book:
eISBN (PDF) 978-3-13-177311-1
eISBN (epub) 978-3-13-177321-0

Grußwort

Sehr geehrte Kolleginnen und Kollegen,

die perioperative Medizin muss trotz teilweise divergierender Diskussion integraler Bestandteil der Chirurgie in allen Fachgebieten bleiben, denn die chirurgische Tätigkeit kann sich sicherlich nicht nur auf die alleinigen operationstechnischen Maßnahmen und Verfahren beschränken lassen. Gleichzeitig ist die moderne perioperative Medizin nicht ein Monopol für den Chirurgen, sondern verlangt eine interdisziplinäre Kooperation, besonders an den Schnittstellen zu anderen Gebieten wie der Anästhesie, Intensivmedizin und der Inneren Medizin, genauso wie mit der Pflege oder Physiotherapie. Eine disziplinübergreifende Operationsplanung und -vorbereitung ist bei den derzeitigen demografischen Veränderungen mit steigendem Lebensalter und Zunahme relevanter Komorbidität genauso wie den dabei zu Recht von unseren Patienten erwarteten bestmöglichen Behandlungsergebnissen, gerade bei komplexen operativen Eingriffen, von entscheidender Bedeutung. Von der primären Indikationsstellung, z. B. im multimodalen Behandlungskonzept, dem Bestreben nach größtmöglicher Schonung des Patienten bezüglich Anästhesie oder Operationsverfahren, einer effizienten und adäquaten Schmerztherapie, bis zur Beschleunigung der postoperativen Rekonvaleszenz, aber auch einer frühzeitigen Erkennung und Behandlung etwaiger postoperativer Komplikationen, erstreckt sich das gesamte perioperative Maßnahmenkonzept, in das sich die verschiedenen Disziplinen mit ihrer entsprechenden Fachkompetenz und Erfahrung integrierend einbringen müssen. Eine solche interdisziplinäre und interprofessionelle Zusammenarbeit sollte dabei durch den behandelnden und erfahrenen Chirurgen situationsgerecht und kollegial bei Kenntnis der intraoperativen Verhältnisse koordiniert werden. Nur bei zielgerichteter Organisation und Strukturierung der perioperativen Medizin erscheint eine optimale Behandlungsqualität für den Patienten realisierbar und dies bestätigt damit nachdrücklich, dass gute Chirurgie immer mehr als das rein „handwerkliche" Geschick erfordert.

In diesem Sinne richtet sich dieses übersichtlich strukturierte Buch an alle in der perioperativen Medizin Tätigen und eignet sich als praxisbezogenes Lehrbuch, besonders auch im klinischen Alltag.

Prof. Dr. med. Dr. h. c. Hans-Joachim Meyer
Generalsekretär der Deutschen Gesellschaft für Chirurgie
Präsident des Berufsverbandes der Deutschen Chirurgen
Frühjahr 2017

Vorwort

Der operative Eingriff steht auch heute im Zentrum der Behandlung der meisten chirurgischen Patienten. Genaue Kenntnisse der Anatomie und Physiologie, korrekte Indikationsstellung und makellose chirurgische Technik sind zweifelsohne Grundvoraussetzungen für den Erfolg einer Operation. Es ist daher nicht verwunderlich, dass die operativ-technische Tätigkeit im Zentrum chirurgischer Weiterbildung und Forschung steht. Allerdings führt eine optimale Operationstechnik nicht zwangsläufig zu einem optimalen Behandlungsergebnis, da die perioperative Behandlung den postoperativen Behandlungsverlauf erheblich beeinflusst. Somit können und dürfen Operation und perioperative Behandlung nicht voneinander getrennt werden.

Die steigende Anzahl chirurgischer Patienten mit relevanten Systemerkrankungen, die zunehmende Alterung der Bevölkerung und die berechtigten Patientenansprüche auf ein optimales Behandlungsergebnis erhöhen die Komplexität der perioperativen Behandlung. Indikationsstellung zum operativen Eingriff, Auswahl des besten Operationsverfahrens, ideale Vorbereitung auf die Operation, bestmögliche Narkoseform, optimale postoperative Überwachung, Infusions- und Ernährungstherapie, adäquate Akutschmerztherapie unter Einbeziehung regionaler und systemisch wirksamer Verfahren und die angepasste Mobilisation der Patienten sind nur einige Punkte, die bei der Organisation einer perioperativen Behandlung bedacht werden müssen. Die Einbindung der Operation als zentrale Maßnahme in einen multimodalen Behandlungsplan bei onkologischen Erkrankungen (z. B. neoadjuvante Therapie bei Ösophagus-, Magen- oder Rektumkarzinom) oder die abwägende Beurteilung unterschiedlicher Systemerkrankungen bei der Planung verschiedener Interventionen (z. B. Stent-Implantation mit nachfolgender Thrombozytenaggregationshemmung bei koronarer Herzerkrankung und gleichzeitig resektablem Kolonkarzinom) können den Weg zu einer optimalen perioperativen Behandlung noch komplexer gestalten. Gleichzeitig zwingen die ökonomischen und personellen Rahmenbedingungen im Gesundheitswesen zur Fokussierung auf unbedingt erforderliche und Vermeidung unnötiger oder sogar überflüssiger Maßnahmen.

Während im angloamerikanischen Sprachraum in der jüngsten Vergangenheit zahlreiche Bücher zur perioperativen Therapie publiziert wurden, bietet derzeit kein deutschsprachiges Lehrbuch eine Übersicht über die aktuellen Erkenntnisse der perioperativen Medizin. Dieses Defizit soll durch das vorliegende Werk behoben werden. Der chronologischen Reihenfolge des klinischen Behandlungsverlaufs folgend ist das Buch zunächst in die Abschnitte präoperative Risikoeinschätzung, Vorbereitung von Patienten, intraoperative Maßnahmen und postoperative Behandlung gegliedert. Es schließen sich zwei Kapitel zu Diagnostik und Therapie lokaler und allgemeiner postoperativer Komplikationen an, bevor auf die Besonderheiten der perioperativen Medizin bei speziellen Patientengruppen eingegangen wird. Der Organisation und Struktur der perioperativen Medizin ist der vorletzte Abschnitt des Buches gewidmet. Im abschließenden Kapitel wird dann unter der Überschrift „Chirurgie ist mehr als Operieren" nochmals die besondere Bedeutung der perioperativen Medizin für die moderne Chirurgie betont.

Die Tatsache, dass operativ-technische Tätigkeit und perioperative Behandlung untrennbar miteinander verbunden sind, muss auch bei der Organisation und Strukturierung der perioperativen Medizin berücksichtigt werden. Optimale Ergebnisse werden nicht durch die Beschränkung des Chirurgen auf die rein operativ-technische Tätigkeit und die Delegierung der perioperativen Behandlung an vermeintliche Spezialisten (sog. Hospitalists, Perioperative Physicians oder Generalists) erreicht. Eine enge interdisziplinäre und interprofessionelle Zusammenarbeit zwischen Spezialisten aus Chirurgie, Anästhesie, Innerer Medizin, Krankenpflege und anderen Berufsgruppen ist dabei eine conditio sine qua non! Aus Sicht der Herausgeber sollten die perioperativen Bemühungen aller an der Behandlung beteiligten Personen durch den verantwortlichen Chirurgen koordiniert werden. Um diese zentrale Aufgabe erfüllen zu können, sind allerdings genaue Kenntnisse über die perioperative Medizin zwingend erforderlich. Das vorliegende Werk soll seinen Lesern ein solides Grundwissen in der perioperativen Medizin vermitteln, das Interesse wecken, diese Kenntnisse weiter zu vertiefen, und aufzeigen, warum Chirurgie tatsächlich mehr ist als Operieren!

Die Herausgeber
Frühjahr 2017

Danksagung

Das gesamte Spektrum der perioperativen Medizin kann nicht durch einen Arzt oder die Vertreter einer Fachdisziplin allein abgedeckt werden. Diese Tatsache spiegelt sich in der multidisziplinären Zusammensetzung der Autoren dieses Buches wider. Der besondere Dank der Herausgeber gilt daher nicht nur den chirurgischen Autoren, sondern vor allem auch den Kollegen aus der Anästhesie und Inneren Medizin für ihre kompetenten Beiträge zu diesem Werk.

Der Deutschen Gesellschaft für Chirurgie, ihren Präsidenten und dem Generalsekretär Herrn Professor Dr. med. H. J. Meyer sowie den chirurgischen Fachgesellschaften und ihren Präsidien gilt unser Dank für die Unterstützung bei der Fertigstellung dieses Buches. Ein besonderer Dank gebührt schließlich Herrn Professor Dr. med. H. Bauer für die Förderung und Unterstützung der perioperativen Medizin und der Akutschmerztherapie innerhalb der Deutschen Gesellschaft für Chirurgie. Er hat während seiner Tätigkeit als Generalsekretär der Deutschen Gesellschaft für Chirurgie nicht nur die Gründung der Chirurgischen Arbeitsgemeinschaft für perioperative Medizin initiiert und die Chirurgische Arbeitsgemeinschaft für Akutschmerztherapie aktiv gefördert, sondern dem Bekenntnis der deutschen Chirurgie zur perioperativen Medizin durch Prägung des Slogans „Chirurgie ist mehr als Operieren" deutlich Ausdruck verliehen.

Inhaltsverzeichnis

3 Fachspezifische Besonderheiten der Patientenvorbereitung 156

5 Postoperative Behandlung 248

Anschriften

Herausgeber

Prof. Dr. med. Wolfgang **Schwenk**
Zedernweg 16
22605 Hamburg

Prof. Dr. med. Stephan M. **Freys**
DIAKO Ev. Diakonie-Krankenhaus
Chirurgische Klinik
Gröpelinger Heerstr. 406-408
28239 Bremen

Prof. Dr. med. Jörg C. **Kalff**
Universitätsklinikum Bonn
Allgemein-, Viszeral-, Thorax- und Gefäßchirurgie
Sigmund-Freud-Str. 25
53127 Bonn

Mitarbeiter

Dr. med. Christoph Tobias **Baltin**
Universitätsklinik Köln
Orthopädie und Unfallchirurgie
Kerpener Str. 62
50937 Köln

Prof. Dr. med. Hartwig **Bauer**
Fischervorstadt 61
84524 Neuötting

Prof. Dr. med. Georg **Baumgarten**, MBA
Evangelische Kliniken gGmbH
Klinik für Anästhesiologie, operative Intensiv-
medizin und Schmerzmedizin
Johanniterstr. 3-5
53113 Bonn

Prof. Dr. med. Dieter **Berger**
Klinikum Mittelbaden gGmbH
Klinik für Viszeral-, Gefäß- und Kinderchirurgie
Balger Str. 50
76532 Baden-Baden

Vasiliki **Besa**
Ruhrlandklinik
Abt. Pneumologie
Tüschener Weg 40
45239 Essen

PD Dr. med. Chris **Braumann**, OFA d.R.
Kath.Klinikum Bochum
St.Josef-Hospital
Klinik für Allgemein- und Viszeralchirurgie
Gudrunstr. 56
44791 Bochum

Dr. med. André **Burchard**
Ifi-Institut für Interdisziplinäre Medizin
Lohmühlenstr. 5
20099 Hamburg

Prof. Dr. med. Christof **Burger**
Universitätsklinikum Bonn
Orthopädie und Unfallchirurgie
Sigmund-Freud-Str. 25
53127 Bonn

Dr. med. Alexandra **Busemann**
Universitätsmedizin Greifswald
Klinik und Poliklinik für Allgemeine Chirurgie,
Viszeral-, Thorax- und Gefäßchirurgie
Ferdinand-Sauerbruch-Str.
17475 Greifswald

Prof. Dr. med. Daniel **Chappell**
Klinikum der Universität München
Klinik für Anästhesiologie
Nußbaumstr. 20
80336 München

Prof. Dr. med. Jochen **Cremer**
Universitätsklinikum Schleswig-Holstein
Klinik für Herz- und Gefäßchirurgie
Arnold-Heller-Str. 3 Haus 18
24105 Kiel

Dr. med. Henning **Cuhls**
Universitätsklinikum Bonn
Klinik für Palliativmedizin
Sigmund-Freud-Str. 25
53127 Bonn

Prof. Dr. med. E. Sebastian **Debus**
Universitäres Herzzentrum Hamburg GmbH
Klinik und Poliklinik für Gefäßmedizin
Martinistr. 52
20251 Hamburg

Dr. med. Florian **Debus**
Universitätsklinik Gießen/Marburg
Zentrum für Orthopädie und Unfallchirurgie
Baldingerstr. 1
35043 Marburg

Dr. med. Felix **Diehlmann**
Asklepios Klinik Altona
Kardiologie, Pneumologie, Internistische Intensiv-
medizin
Paul-Ehrlich-Str. 1
22763 Hamburg

Prof. Dr. Dr. Ulrich Andreas **Dietz**
Universitätsklinikum Würzburg
Allgemein- und Viszeralchirurgie
Oberdürrbacher Str. 6
97080 Würzburg

Prof. Dr. med. Leopold **Eberhart**
Universitätsklinik Gießen/Marburg
Klinik für Anästhesie und Intensivmedizin
Baldingerstr. 1
35043 Marburg

Prof. Dr. med. Christian **Eckmann**
Klinikum Peine gGmbH
Allgemein- und Thoraxchirurgie
Virchowstr. 8h
31226 Peine

Prof. Dr. med. Steffen **Engelhart**
Universitätsklinikum Bonn
Institut für Hygiene und Öffentliche Gesundheit
Sigmund-Freud-Str. 25
53127 Bonn

Dr. med. Daniel **Exner**
Universitätsklinikum Bonn
Allgemein-, Viszeral-, Thorax- und Gefäßchirurgie
Sigmund-Freud-Str. 25
53127 Bonn

Prof. Dr. med. Martin **Exner**
Universitätsklinikum Bonn
Institut für Hygiene und Öffentliche Gesundheit
Sigmund-Freud-Str. 25
53127 Bonn

Dr. rer. nat. Maike **Fedders**
Klinikum St. Georg gGmbH
Apotheke
Delitzscher Str. 141
04129 Leipzig

Prof. Dr. med. Roman **Fischbach**
Asklepios Klinik Altona
Radiologie und Neuroradiologie
Paul-Ehrlich-Str. 1
22763 Hamburg

Dr. med. David **Fistera**
Ruhrlandklinik
Abt. Pneumologie
Tüschener Weg 40
45239 Essen

Prof. Dr. med. Stephan M. **Freys**
DIAKO Ev. Diakonie-Krankenhaus
Chirurgische Klinik
Gröpelinger Heerstr. 406-408
28239 Bremen

Univ.-Prof. Dr. med. Christoph-Thomas **Germer**
Universitätsklinikum Würzburg
Allgemein- und Viszeralchirurgie
Oberdürrbacher Str. 6
97080 Würzburg

Univ.-Prof. Dr. med. Tamme W. **Goecke**
Uniklinik RWTH Aachen
Klinik für Gynäkologie und Geburtsmedizin
Pauwelsstr. 30
52074 Aachen

Prof. Dr. med. Axel **Goßmann**
Kliniken der Stadt Köln gGmbH
Klinik für Radiologie
Ostmerheimer Str. 200
51109 Köln

PD Dr. med. Ulf **Günther**
Klinikum Oldenburg gGmbH
Universitätsklinik für Anästhesiologie / Intensiv-
medizin / Notfallmedizin / Schmerztherapie
Rahel-Straus-Str. 10
26133 Oldenburg

PD Dr. med. Christoph **Hammerstingl**
Universitätsklinikum Bonn
Medizinische Klinik II
Sigmund-Freud-Str. 25
53127 Bonn

Dr. Jörg **Heberer**
Rechtsanwaltskanzlei
Dr. Heberer & Kollegen
Paul-Hösch-Str. 25A
81243 München

Univ.-Prof. Dr. med. Dr. h. c. Uwe **Heemann**
Klinikum rechts der Isar
Abteilung für Nephrologie
Ismaninger Str. 22
81675 München

Prof. Dr. med. Claus-Dieter **Heidecke**
Universitätsmedizin Greifswald
Abteilung für Allgemeine Chirurgie, Viszeral-,
Thorax- und Gefäßchirurgie
Ferdinand-Sauerbruch-Str.
17475 Greifswald

Dr. med. Franziska **Heidemann**
Universitäres Herzzentrum Hamburg GmbH
Klinik und Poliklinik für Gefäßmedizin
Martinistr. 52
20251 Hamburg

Prof. Dr. med. Christian **von Heymann**, DEAA
Vivantes Klinikum im Friedrichshain
Klinik für Anästhesie, Intensivmedizin, Notfall-
medizin und Schmerztherapie
Landsberger Allee 49
10249 Berlin

Dr. med. Grischa **Hoffmann**
Universitätsklinikum Schleswig-Holstein
Klinik für Herz- und Gefäßchirurgie
Arnold-Heller-Str. 3 Haus 18
24105 Kiel

PD Dr. med. Ernst-Peter **Horn**
Klinikum Pinneberg
Klinik für Anästhesiologie
Fahltskamp 74
25421 Pinneberg

Dr. Dr. Markus M. **Hullmann**
Universitätsklinikum Regensburg
Klinik und Poliklinik für MKG-Chirurgie
Franz-Josef-Strauß-Allee 11
93053 Regensburg

Prof. Dr. med. Matthias **Jacob**
Klinikum St. Elisabeth Straubing
Klinik für Anästhesie und Operative Intensiv-
medizin
St.-Elisabeth-Str. 23
94315 Straubing

Prof. Dr. med. Tido **Junghans**
Klinikum Bremerhaven Reinkenheide gGmbH
Allgemein- und Viszeralchirurgie
Postbrookstr. 103
27574 Bremerhaven

PD Dr. med. Christian F. **Jurowich**
Universitätsklinikum Würzburg
Allgemein- und Viszeralchirurgie
Oberdürrbacher Str. 6
97080 Würzburg

Dr. med. Koroush **Kabir**
Universitätsklinikum Bonn
Orthopädie und Unfallchirurgie
Sigmund-Freud-Str. 25
53127 Bonn

Prof. Dr. med. Jörg C. **Kalff**
Universitätsklinikum Bonn
Allgemein-, Viszeral-, Thorax- und Gefäßchirurgie
Sigmund-Freud-Str. 25
53127 Bonn

Nicolai **Kapalschinski**
Ruhr-Universität-Bochum
Berufsgenossenschaftliches Universitätsklinikum
Bergmannsheil
Klinik für Plastische Chirurgie und Schwerbrand-
verletzte, Handchirurgiezentrum
Operatives Referenzzentrum für Gliedmaßen-
tumoren
Bürkle de la Camp-Platz 1
44789 Bochum

Dr. med. Lutz **Kaufner**
Charité - Universitätsmedizin Berlin
Campus Virchow-Klinikum
Klinik für Anästhesiologie mit Schwerpunkt
operative Intensivmedizin
Augustenburger Platz 1
13353 Berlin

Dr. med. Gerold **Koplin**
Charité - Universitätsmedizin Berlin
Campus Mitte
Klinik für Allgemein-, Viszeral-, Gefäß- und
Thoraxchirurgie
Charitéplatz 1
10117 Berlin

Dr. med. Stephan **Kreher**
Charité - Universitätsmedizin Berlin
Campus Benjamin-Franklin
Medizinische Klinik mit Schwerpunkt Hämato-
logie und Onkologie
Hindenburgdamm 30
12203 Berlin

Prof. Dr. med. Georg **Kähler**
Universitätsmedizin Mannheim
Zentrale Interdisziplinäre Endoskopie
Theodor-Kutzer-Ufer 1-3
68167 Mannheim

PD Dr. med. Kai Siegfried **Lehmann**
Charité Universtitätsmedizin
Campus Benjamin Franklin
Allgemein-, Viszeral- und Gefäßchirurgie
Hindenburgdamm 30
12203 Berlin

Univ.-Prof. Dr. med. Marcus **Lehnhardt**
Ruhr-Universität-Bochum
Berufsgenossenschaftliches Universitätsklinikum
Bergmannsheil
Klinik für Plastische Chirurgie und Schwerbrand-
verletzte
Handchirurgiezentrum
Operatives Referenzzentrum für Gliedmaßen-
tumoren
Bürkle de la Camp-Platz 1
44789 Bochum

Prof. Dr. med. Matthias **Leschke**
Klinikum Esslingen GmbH
Klinik für Kardiologie, Angiologie und Pneumologie
Hirschlandstr. 97
73730 Esslingen

Dr. med. Johan Friso **Lock**
Universitätsklinikum Würzburg
Allgemein- und Viszeralchirurgie
Oberdürrbacher Str. 6
97080 Würzburg

PD Dr. med. Corinna **Ludwig**
Kaiserwerther Diakonie
Florence-Nightingale-Krankenhaus
Klinik für Thoraxchirurgie
Kreuzbergstr. 79
40489 Düsseldorf

Univ.-Prof. Dr. med. Nicolai **Maass**
Universitätsklinikum Schleswig-Holstein
Klinik für Gynäkologie und Geburtshilfe
Arnold-Heller-Str. 3
24105 Kiel

Prof. Dr. med. Winfried **Meißner**
Universitätsklinikum Jena
Klinik für Anästhesiologie und Intensivmedizin
Erlanger Allee 101
07747 Jena

Dr. med. Tobias Roland Friedhelm **Mett**
Medizinische Hochschule Hannover
Klinik für Plastische, Ästhetische, Hand- und
Wiederherstellungschirurgie
Carl-Neuberg-Str. 1
30625 Hannover

Prof. Dr. med. Thomas **Meyer**
Universitätsklinikum Würzburg
Klinik und Poliklinik für Allgemein-, Viszeral-,
Gefäß- und Kinderchirurgie
Abteilung für Kinderchirurgie
Oberdürrbacher Str. 6
97080 Würzburg

Prof. Dr. med. Christian **Meyer zum Büschenfelde**
Asklepios Klinik Altona
Hämatologie, internistische Onkologie und
Palliativmedizin
Paul-Ehrlich-Str. 1
22763 Hamburg

Prof. Dr. med. Stefan Paul **Mönig**
Hôpitaux Universitaires de Genève
Service de Chirurgie viscéral
Rue Gabrielle Perret-Gentil 4
1211 Genève
Schweiz

Dr. med. Martin **Mücke**
Universitätsklinikum Bonn
Klinik für Palliativmedizin
Sigmund-Freud-Str. 25
53127 Bonn

Prof. Dr. med. Jochen **Müller-Ehmsen**
Asklepios Klinik Altona
3. Medizinische Abteilung
Kardiologie, Pneumologie und Internistische
Intensivmedizin
Paul-Ehrlich-Str. 1
22763 Hamburg

Prof. Dr. med. Dirk **Müller-Wieland**
Universitätsklinikum Aachen
Medizinische Klinik I
Pauwelsstr. 30
52074 Aachen

PD Dr. med. Uwe **Neubauer**
Klinikum Bremen Mitte gGmbH
Klinik für Neurochirurgie
St.-Jürgen-Str. 1
28205 Bremen

Dr. med. Tim **Neumann**
Charité - Universitätsmedizin Berlin
Campus Benjamin Franklin
Klinik für Anästhesiologie mit Schwerpunkt
operative Intensivmedizin
Hindenburgdamm 30
12200 Berlin

Dr. med. Ludwig **Ney**
Klinikum der Universität München
Klinik für Anästhesiologie
Nußbaumstr. 20
80336 München

Prof. Dr. med. Marco **Niedergethmann**
Alfried Krupp Krankenhaus
Klinik für Allgemein- und Viszeralchirurgie
Alfried-Krupp-Str. 21
45131 Essen

PD Dr. Dr. med. Rainer **Petzina**, MaHM
Universitätsklinikum Schleswig-Holstein
Klinik für Herz- und Gefäßchirurgie
Arnold-Heller-Str. 3
24105 Kiel

Milena **Ploeger**
Universitätsklinikum Bonn
Orthopädie und Unfallchirurgie
Sigmund-Freud-Str. 25
53127 Bonn

Dr. med. Axel **Prause**
Asklepios Klinik Altona
Anästhesiologie, Intensivmedizin
Paul-Ehrlich-Str. 1
22763 Hamburg

Univ.-Prof. Dr. med. Lukas **Radbruch**
Universitätsklinikum Bonn
Klinik für Palliativmedizin
Sigmund-Freud-Str. 25
53127 Bonn

Prof. Dr. Dr. Torsten E. **Reichert**
Universitätsklinikum Regensburg
Klinik und Poliklinik für MKG-Chirurgie
Franz-Josef-Strauß-Allee 11
93053 Regensburg

Prof. Dr. med. Konrad **Reinshagen**
AKK Altonaer Kinderkrankenhaus gGmbH
Kinderchirurgie
Bleickenallee 38
22763 Hamburg

Prof. Dr. med. Lutz **Renders**
Klinikum rechts der Isar
Abteilung für Nephrologie
Ismaninger Str. 22
81675 München

Prof. Dr. med. Stefan **Riedl**, M.Sc.
ALB FILS KLINIKEN GmbH
Allgemeinchirurgische Klinik
Eichertstr. 3
73035 Göppingen

PD Dr. med. Peter **Rittler**
Ludwigstr. 14
82110 Germering

PD Dr. med. Ulrich **Ronellenfitsch**
Universitätsmedizin Mannheim
Chirurgische Klinik
Theodor-Kutzer-Ufer 1-3
68167 Mannheim

Prof. Dr. med. Steffen **Ruchholtz**
Universitätsklinik Gießen und Marburg
Zentrum für Orthopädie und Unfallchirurgie
Baldingerstr. 1
35043 Marburg

Prof. Dr. med. Dr. h. c. Norbert **Runkel**
Schwarzwald-Baar Klinikum
Allgemein- u. Viszeralchirurgie
Klinikstr. 11
78052 Villingen-Schwenningen

Prof. Dr. med. Joachim **Röther**
Asklepios Klinik Altona
Abteilung für Neurologie
Paul-Ehrlich-Str. 1
22763 Hamburg

Prof. Dr. med. Gunter N. **Schmidt**
Asklepios Klinik Altona
Abteilung für Anästhesiologie, Intensivmedizin,
Notfallmedizin und Schmerztherapie
Paul-Ehrlich-Str. 1
22763 Hamburg

PD Dr. med. Joachim **Schmidt**
Universitätsklinikum Münster
Department für Herz- und Thoraxchirurgie
Sektion Thoraxchirurgie und Lungentransplantation
Albert-Schweitzer-Campus 1
48149 Münster

Prof. Dr. med. Thomas **Schmitz-Rixen**
Universitätsklinikum Frankfurt am Main
Klinik für Gefäß- und Endovascular-Chirurgie
Theodor-Stern-Kai 7
60596 Frankfurt am Main

Dr. med. Dierk **Schreiter**
HELIOS Park-Klinikum Leipzig GmbH
Klinik für Intensivmedizin
Strümpellstr. 39
04289 Leipzig

PD Dr. med. Nicolas T. **Schwarz**
Friedrich-Ebert-Krankenhaus Neumünster GmbH
Chirurgische Klinik
Friesenstr. 11
24534 Neumünster

Prof. Dr. med. Matthias **Schwarzbach**
Klinikum Frankfurt Höchst
Allgemein-, Viszeral-, Gefäß- und Thoraxchirurgie
Gotenstr. 6-8
65929 Frankfurt

Prof. Dr. med. Wolfgang **Schwenk**
Zedernweg 16
22605 Hamburg

Prof. Dr. med. Cornel Chr. **Sieber**
Universität Erlangen-Nürnberg
Institut für Biomedizin des Alterns
Kobergerstr. 60
90408 Nürnberg

Prof. Dr. med. Christian Johannes Paul **Simanski**
St. Martinus Krankenhaus GmbH
Unfall-, Hand- und Fußchirurgie
Klosterstr. 32
40764 Langenfeld

Prof. Dr. med. Michael **Spannagl**
Klinikum der Universität München
Klinik für Anästhesiologie
Abteilung für Hämostaseologie und Transfusions-
medizin
Ziemssenstr. 1
80336 München

Prof. Dr. med. Erich **Stoelben**
Kliniken der Stadt Köln gGmbH
Lungenklinik
Ostmerheimer Str. 200
51109 Köln

Prof. Dr. med. Christian P. **Strassburg**
Universitätsklinikum Bonn
Medizinische Klinik I
Sigmund-Freud-Str. 25
53127 Bonn

Prof. Dr. med. Helmut **Teschler**
Ruhrlandklinik
Schlaf- und Beratungsmedizin
Tüschener Weg 40
45239 Essen

Dr. med. Klaus **Thürmel**
Klinikum rechts der Isar
II. Medizinische Klinik und Poliklinik
Abt. für Nephrologie
Ismaninger Str. 22
81675 München

Dr. med. Roland **Tomasi**
Klinikum der LMU München
Klinik für Anästhesiologie
Marchioninistr. 15
81377 München

PD Dr. med. Nikolaos **Tsilimparis**
Universitäres Herzzentrum Hamburg GmbH
Klinik und Poliklinik für Gefäßmedizin
Martinistr. 52
20251 Hamburg

Dr. med. Tim **Vilz**
Universitätsklinikum Bonn
Allgemein-, Viszeral-, Thorax- und Gefäßchirurgie
Sigmund-Freud-Str. 25
53127 Bonn

Univ.-Prof. Dr. med. Peter M. **Vogt**
Medizinische Hochschule Hannover
Klinik für Plastische, Ästhetische, Hand- und
Wiederherstellungschirurgie
Carl-Neuberg-Str. 1
30625 Hannover

Dr. med. Franziska **Voigt**
Uniklinik RWTH Aachen
Klinik für Gynäkologie und Geburtsmedizin
Pauwelsstr. 30
52074 Aachen

Prof. Dr. med. Arved **Weimann**, M.A.
Klinikum St. Georg gGmbH
Klinik für Allgemein-, Viszeral- und Onkologische
Chirurgie
Delitzscher Str. 141
04129 Leipzig

Dr. med. Ming **Wen**
Klinikum rechts der Isar
II. Medizinische Klinik und Poliklinik
Abt. für Nephrologie
Ismaninger Str. 22
81675 München

PD Dr. med. Karsten **Wiebe**
Universitätsklinikum Münster
Department für Herz- und Thoraxchirurgie
Sektion Thoraxchirurgie und Lungentransplantation
Albert-Schweitzer-Campus 1
48149 Münster

Dr. med. René **Wildenauer**
Im Tönning 2a
77320 Mainstockheim

Prof. Dr. med. Frank **Willeke**
St. Marienkrankenhaus
Chirurgische Klinik
Kampenstr. 51
57072 Siegen

Maria **Wobith**
Klinikum St. Georg gGmbH
Klinik für Allgemein-, Viszeral- und Onkologische
Chirurgie
Delitzscher Str. 141
04129 Leipzig

Prof. Dr. med. Martin **Wolff**
St. Nikolaus Stiftshospital GmbH
Ernestus-Platz 1
56626 Andernach

Prof. Dr. med. Ullrich **Wüllner**
Universitätsklinikum Bonn
Klinik und Poliklinik für Neurologie
Sigmund-Freud-Str. 25
53127 Bonn

Dr. med. Konstantinos **Zarras**
Marien Hospital Düsseldorf
Klinik für Allgemein-, Viszeral- u. Minimalinvasive
Chirurgie
Rochusstr. 2
40479 Düsseldorf

PD Dr. med. Alexander **Zimmermann**
Klinikum rechts der Isar
Klinik und Poliklinik für Vaskuläre und Endovas-
kuläre Chirurgie
Ismaninger Str. 22
81675 München

Prof. Dr. med. Bernhard **Zwißler**
Klinikum der LMU München
Klinik für Anästhesiologie
Marchioninistr. 15
81377 München

Kapitel 1

Präoperative Risikoeinschätzung

1 Präoperative Risikoeinschätzung

1.1 Präoperative Risikoeinschätzung kardiovaskulärer Begleiterkrankungen

M. Leschke

1.1.1 Einleitung

Die präoperative Risikostratifizierung dient der Erkennung kardiovaskulärer Risikofaktoren und der Minimierung perioperativer kardiovaskulärer Ereignisse. Sie fußt auf einer sorgfältigen Anamneseerhebung und körperlichen Untersuchung bezüglich u. a. Zeichen einer Herzinsuffizienz, einer zugrundeliegenden koronaren Herzkrankheit bzw. einer weiteren Arteriosklerosemanifestation, wobei diese präoperative Exploration nach Möglichkeit in einem zeitlich ausreichenden Abstand vor dem geplanten Eingriff erfolgen sollte. Während weitaus die Mehrzahl der operativen Eingriffe bei Patienten ohne wesentliche kardiovaskuläre Risiken vorgenommen wird, erfolgen 30 % der elektiven nichtkardialen Operationen bei Patienten mit kardiovaskulären Komorbiditäten. Weltweit sind nichtkardiale Operationen mit einer Komplikationsrate von 7–11 % und einer Mortalitätsrate von 0,8–1,5 % belastet [13], wobei ca. 42 % dieser Komplikationsraten kardiovaskulär bedingt sind [6]. Für die Europäische Union bedeutet dies in dem perioperativen Management für nichtkardiale Operationen 167 000 Komplikationsfälle bzw. bis zu 19 000 Todesfälle mit ansteigender Tendenz.

Aufgrund der demografischen Entwicklung nimmt die Zahl der elektiven Operationen bei älteren Patienten mit kardiovaskulären Komorbiditäten deutlich zu. Dabei wird das kardiovaskuläre Risiko insbesondere durch folgende Gegebenheiten erhöht:
- koronare Herzkrankheit
- Herzinsuffizienz
- kardiovaskuläre Risikofaktoren, speziell Diabetes mellitus Typ 2, aber auch Niereninsuffizienz

Hohes Alter bedeutet jedoch an sich keine wesentliche Risikozunahme.

Deshalb sind auch aus ökonomischen Gründen spezielle Algorithmen und standardisierte Handlungsanweisungen im perioperativen Management von Patienten mit kardiovaskulären Risikofaktoren in der präoperativen Praxis dringend erforderlich. Nach den aktuellen Leitlinien der Europäischen Kardiologischen Gesellschaft [15] soll ein interdisziplinäres Expertenteam aus Anästhesist, Kardiologen und Operateur – ggf. erweitert durch einen Geriater und Pneumologen für selektierte Patienten mit bekannter kardialer Hochrisikokonstellation – bei einer nichtkardialen Operation mit hohem Risiko im perioperativen Management gebildet werden.

1.1.2 Chirurgisches Operationsrisiko

Kardiale Komplikationen bei nichtkardialen Eingriffen treten infolge patientenbezogener Faktoren, aber auch in Abhängigkeit des operativen Eingriffs auf. Folgende **Faktoren** beeinflussen das Risiko kardialer Komplikationen:
- Typ des operativen Eingriffs
- zeitliche Länge des Eingriffs
- Flüssigkeits- und Blutverlust
- Flüssigkeitsverschiebungen in das Operationsgebiet

Die operationsbedingte Stressreaktion führt zu
- Sympathikusstimulation,
- neuroendokriner Aktivierung,
- gestörter Balance zwischen Thrombogenität und Fibrinolyse mit Überwiegen prothrombogener Mechanismen,
- Tachykardieneigung,
- verstärkter Thrombozytenaktivierung.

Dadurch können pathophysiologisch ein erhöhter myokardialer Sauerstoffverbrauch und eine höhere Plaquerupturneigung resultieren, speziell arteriosklerotisch vorgeschädigter Koronargefäße.

Unter Berücksichtigung des kardialen Risikos chirurgischer Operationen und Interventionen wird zwischen Eingriffen mit niedrigem, mittlerem und hohem Risiko mit einer 30-Tages-Mortalität (Herzinfarkt, kardialer Tod) von < 1 %, 1–5 % bzw. > 5 % differenziert (▶ Tab. 1.1) [2], [15]. Insbesondere große gefäßchirurgische Operationen der Aorta in der Becken- und Oberschenkelregion sind mit einem hohen kardialen Risiko behaftet und bedürfen einer sorgfältigen Risikoevaluation, vor allem bei Vorliegen weiterer Risikofaktoren

Tab. 1.1 Einteilung des kardialen Risikos operativer Eingriffe.

Kardiales Risiko	Art des Eingriffs
Hoch	• Aortenchirurgie • große periphere arterielle Gefäßeingriffe
Mittel	• intrathorakale und intraabdominale Eingriffe (auch laparoskopisch/thorakoskopisch) • Karotis-Chirurgie • Prostatachirurgie • orthopädische Operationen • Operationen im Kopf-Hals-Bereich
Niedrig	• oberflächliche Eingriffe • endoskopische Eingriffe • Mammachirurgie • Kataraktoperation

Tab. 1.2 Metabolische Äquivalente (MET) bestimmter Aktivitäten.

MET	Aktivität
1	• lesen, fernsehen • essen, anziehen
2–3	• gehen auf ebenem Grund mit ca. 3–4 km/h • leichte Hausarbeit
4	• Ersteigung weniger Treppenstufen bzw. von 2 Stockwerken • gehen auf ebenem Grund mit ca. 6 km/h • rennen (kurze Strecke) • schwere Hausarbeit • mäßiger Ausdauersport (Golf, Tanzen)
> 10	• anstrengender Ausdauersport (Tennis, Fußball)

und einer eingeschränkten funktionellen Belastbarkeit.

1.1.3 Funktionelle Belastungskapazität

Entscheidend zur Beurteilung des präoperativen kardialen Risikos ist die in metabolischen Äquivalenten (MET) gemessene funktionelle Belastbarkeit (▶ Tab. 1.2) [15]. So entspricht 1 MET der Aktivität eines Individuums in Ruhe, wohingegen die problemlose Bewältigung von 2 Stockwerken ohne Pause eine Belastbarkeit von 4 MET bedeutet. 10 MET entsprechen der Belastbarkeit eines trainierten Individuums beim Schwimmen, Jogging oder längeren Walking.

Merke

Bei einer funktionellen Beeinträchtigung, 2 Stockwerke nicht problemlos bewältigen zu können, liegt ein deutlich erhöhtes kardiales Ereignisrisiko vor.

Dieser Zusammenhang gilt insbesondere für thoraxchirurgische Eingriffe bei Patienten mit eingeschränkten Atemreserven bzw. einer eingeschränkten FEV1, die besonders eng mit der funktionellen Belastbarkeit korreliert.

Dagegen weisen Individuen mit hoher funktioneller Belastbarkeit eine sehr gute perioperative Prognose auf, so dass in der Regel keine erweiterte kardiale Diagnostik erforderlich ist. Andererseits ist bei Patienten mit geringer funktioneller Belastbarkeit oder eingeschränkter Mobilität infolge orthopädischer Probleme eine weiterführende kardiale Diagnostik und präoperative Therapieoptimierung in Abhängigkeit des Vorliegens weiterer Risikofaktoren erforderlich. Hingegen ist bei Patienten ohne klinische Risikofaktoren auch bei eingeschränkter funktioneller Kapazität (< 4 MET) keine erweiterte kardiologische Diagnostik indiziert [4].

1.1.4 Risikostratifizierung und erweiterte kardiale Diagnostik

Bei Patienten mit bekannten oder vermuteten kardiovaskulären Begleiterkrankungen ist präoperativ möglicherweise eine differenzierte kardiologische Diagnostik erforderlich. Die Indikation zu einer erweiterten kardiologischen Diagnostik ist aufgrund des nicht unerheblichen ökonomischen Ressourcenaufwands und der zeitlichen Verzögerung der Operation, aber auch in Anbetracht des nicht vollständig gesicherten Nutzens einer solchen Diagnostik mit ggf. konsekutiver interventioneller oder operativer Myokardrevaskularisation streng zu stellen. Die rationale Abschätzung des kardialen Risikos beruht dabei auf **4 Faktoren**:

• Vorliegen einer akut symptomatischen Erkrankung (▶ Tab. 1.3)
• Vorliegen kardialer Risikofaktoren beim Patienten

Tab. 1.3 Akut-symptomatische Herzerkrankungen.

Herzerkrankung	Definition der Herzerkrankung
Instabile Koronarsyndrome	• instabile oder schwere Angina (CCS III oder IV) • kürzlicher Myokardinfarkt (> 7 Tage oder < 30 Tage)
Dekompensierte Herzinsuffizienz	NYHA IV **oder** Symptomverschlechterung **oder** Erstmanifestation der Herzinsuffizienz
Signifikante Arrhythmien	• höhergradiger AV-Block (Typ Mobitz II, AV-Block III) • symptomatische Herzrhythmusstörung • supraventrikuläre Arrhythmie (einschließlich Vorhofflimmern) mit schneller Überleitung > 100/min • symptomatische Tachykardie • neue ventrikuläre Tachykardie
Relevante Herzklappenerkrankung	• schwere Aortenstenose (Gradient > 40 mmHg, AÖF < 1 cm² oder symptomatisch) • höhergradige Mitralinsuffizienz mit Zeichen der pulmonalen Stauung • schwere Mitralstenose (fortschreitende Belastungsdyspnoe, Belastungssynkopen oder Zeichen der Herzinsuffizienz)

AÖF = Aortenklappenöffnungsfläche, AV = atrioventrikulär, CCS = Canadian Cardiovascular Society, NYHA = New York Heart Association

- funktionelle Belastbarkeit des Patienten (▶ Tab. 1.2)
- kardiales Risiko des geplanten Eingriffs (▶ Tab. 1.1) [4]

Bei Patienten mit akut-symptomatischen Erkrankungen muss der Eingriff mit Ausnahme vital bedrohlicher Notfallsituationen verschoben und die kardiale Situation leitliniengerecht abgeklärt und therapiert werden.

Kardiale Risikofaktoren aus Anamnese und/oder klinischen Befunden [11], [15] sind:

- Herzinsuffizienz
- koronare Herzkrankheit (KHK)
- periphere arterielle Verschlusskrankheit (PAVK)
- zerebrovaskuläre Insuffizienz
- Diabetes mellitus
- Niereninsuffizienz

In den letzten 30 Jahren wurden u. a. mehrere Risiko-Indizes – wie der „Lee"-Index [16] oder der revidierte kardiale Risiko-Index – entwickelt, die auf die Vorhersage eines postoperativen Myokardinfarkts, eines Lungenödems, Kammerflimmerns oder kardialen Arrests und einer AV-Blockierung abzielen. Dabei fließen **6 Variablen** ein:

- Typ des operativen Eingriffs
- Dokumentation einer
  - koronaren Herzkrankheit
  - Herzinsuffizienz
  - zerebrovaskulären Insuffizienz
  - präoperativen Insulintherapie
  - Niereninsuffizienz (> 2 mg/dl)

Nachteilig in der Anwendung dieser Risiko-Indizes ist die Tatsache, dass die kardiovaskuläre Ereignisrate offenbar für einen Zeitraum von bis zu 6 Monaten im postoperativen Verlauf erfasst wird und nicht das unmittelbare intraoperative Risiko beschreibt. Aus diesen Gründen schlagen die Autoren der aktuellen 2014-ESC-Leitlinie [15] einen prädiktiven interaktiven Risikokalkulator vor (http://www.surgicalriskcalculator.com/miorcardiacarrest), der auf einem Datensatz des American College of Surgeons National Surgical Quality Improvement Program (NSQIP) – NSQIP MICA (intra-operative/post-operative myocardial infarction or cardiac arrest)-Risikokalkulator – von mehr als 200 000 Patienten beruht und das Risiko eines intraoperativen bzw. postoperativen Myokardinfarkts oder Herzstillstands bis zu 30 Tagen nach der Operation quantifiziert.

5 Prädiktoren fließen in diesen Risikokalkulator ein:

- Alter
- ASA-Klassifikation (American Society of Anesthesiologists' Class):
  1. gesunder Patient
  2. Patient mit geringer Erkrankung
  3. Patient mit schwerer Erkrankung
  4. Patient mit schwerer, lebensbedrohlicher Erkrankung
  5. moribunder Patient, der ohne Operation nicht überlebt
- präoperativer Kreatininwert
- funktionelle Belastbarkeit
- Typ der Operation

Diese Risiko-Indizes helfen im individuellen präoperativen Fall allenfalls bei der Risikoabschätzung und Beurteilung der Notwendigkeit einer weiterführenden Diagnostik bzw. einer sinnvollen medikamentösen Therapieintensivierung zur Risikoreduktion.

Die Durchführung nichtinvasiver Belastungs- bzw. Funktionstests ist insbesondere sinnvoll bei Patienten mit 3 oder mehr klinischen Risikofaktoren und eingeschränkter (< 4 MET) bzw. unbekannter Belastbarkeit vor einer Hochrisiko-Operation. Sie kann erwogen werden bei Patienten mit 1–2 klinischen Risikofaktoren und eingeschränkter (< 4 MET) bzw. unbekannter Belastbarkeit vor einer Operation mit mittlerem oder hohem kardialen Risiko.

Bei Patienten mit 1–2 klinischen Risikofaktoren und einer körperlichen Belastbarkeit ≥ 4 MET kann vor einer großen arteriellen Gefäßoperation ebenfalls eine erweiterte, nichtinvasive Diagnostik in Betracht gezogen werden.

1.1.5 Biomarker

Im perioperativen Setting muss differenziert werden zwischen Biomarkern, die eine Myokardischämie bzw. eine Myokardnekrose – wie das Troponin T und I – diagnostizieren, und Markern – wie dem B-Typ Natriuretisches Peptid (BNP) und N-terminale pro-BNP (NT-pro-BNP), die die ventrikuläre Funktion bewerten. Das Troponin gilt als weitgehend spezifischer diagnostischer Marker eines akuten Koronarsyndroms (ACS). Selbst geringe Troponin-Konzentrationserhöhungen sind in der perioperativen Periode mit einer signifikant schlechteren kardialen Prognose verknüpft. Deshalb kann es sinnvoll sein, das Troponin im postoperativen Verlauf bei kardialen Hochrisikopatienten bis zu 48–72 Stunden nach dem Eingriff zu bestimmen. Dabei müssen allerdings andere Ursachen einer Troponinerhöhung, wie eine Linksherzdekompensation im Rahmen einer Hochdruckentgleisung oder eines tachyarrhythmischen Vorhofflimmerns, eine Lungenembolie, aber auch im Rahmen einer Infektion oder Sepsis oder als nichtkardiale Genese bei Niereninsuffizienz plausibel abgegrenzt werden. Demnach muss jeweils eine kritische klinische Bewertung pathologischer Troponinwerte erfolgen, so dass aus klinischer Sicht gerade der Einsatz der hochsensitiven Troponine im perioperativen Setting zu häufig unspezifischen Erhöhungen führt. Demnach ist die klinische Konstellation nicht immer eindeutig im Sinne eines akuten Koronarsyndroms zu bewerten.

BNP und NT-pro-BNP werden von Kardiomyozyten als Reaktion auf eine erhöhte myokardiale Wandspannung infolge einer Volumen- und/oder Druckbelastung unabhängig von einer zusätzlichen Myokardischämie gebildet und freigesetzt. Dementsprechend dienen erhöhte NT-pro-BNP-Werte zum Monitoring der medikamentösen Therapie der Herzinsuffizienz, sind Marker einer schlechteren Prognose und weisen präoperativ im Rahmen nichtkardialer Operationen auf eine erhöhte Langzeitmortalität und erhöhte kardiale Ereignisrate hin, insbesondere bei nichtkardialen gefäßchirurgischen arteriellen Eingriffen. Erst eine aktuelle Arbeit belegt, dass nicht nur die präoperative NT-pro-BNP-Bestimmung zur besseren Risikostratifizierung besonders bei gefäßchirurgischen arteriellen Eingriffen dient, sondern die zusätzliche postoperative Bestimmung die Prädiktion von Mortalität und nichtfataler Myokardinfarkte innerhalb von 30–180 Tagen bei Patienten nach nichtkardialen Operationen verbessert [19]. Kritisch muss jedoch angefügt werden, dass die Trennschärfe der BNP-Werte nicht sehr hoch ist, häufig unspezifische Erhöhungen vorliegen, z. B. im Zusammenhang mit Vorhofflimmern, aber auch bei Anämie und perioperativen Volumenbelastungen auftreten können, so dass eine routinemäßige Anwendung nicht sinnvoll ist.

Ob sich durch den präoperativen Einsatz von Biomarkern das kardiovaskuläre Risiko generell reduzieren und die Prognose verbessern lässt, ist bislang unklar.

Merke

In den aktuellen ESC-Leitlinien wird die Bestimmung der natriuretischen Hormone nur bei Hochrisikopatienten (MET ≤ 4) oder bei einem erhöhten kardialen Risiko-Indexwert empfohlen, insbesondere bei arteriell-vaskulären Operationen [15].

1.1.6 Nichtinvasive Funktionsuntersuchungen

Nichtinvasive kardiologische Belastungstests – wie Belastungs-EKG, Dobutamin-Stress-Echokardiografie oder kardiale Adenosin-Stress-MRT-Untersuchung – stehen am Ende des stufenweisen Vorgehens in der kardiovaskulären Risikostratifizierung (▶ Tab. 1.4). Sie erscheinen nur sinnvoll bei selektierten Patienten mit 3 und mehr klinischen Risikofaktoren und eingeschränkter (< 4 MET) bzw.

Tab. 1.4 Stufenweises Vorgehen in der Risikostratifizierung.

Stufe	Fragestellung
1	Notfallindikation?
2	Vorliegen akut-symptomatischer Herzerkrankungen? leitliniengerechte Therapie bei verschiebbaren elektiven nichtkardialen Eingriffen
3	Wie ist das kardiale Risiko des chirurgischen Eingriffs (▶ Tab. 1.1)?
4	Wie ist die funktionelle Belastbarkeit des Patienten?
5	Bei Patienten mit eingeschränkter funktioneller Belastbarkeit: Wie ist das kardiale Risiko des operativen Eingriffs (▶ Tab. 1.1)?
6	Liegen kardiale Risikofaktoren vor? Wenn ja, wie viele?
7	Bei Hochrisiko-Operationen und eingeschränkter funktioneller Belastbarkeit (≤ 4 MET) und Vorliegen von ≥ 1 Risikofaktor: Bestimmung der Wahrscheinlichkeit des perioperativen Myokardinfarkts und eines Herzstillstands anhand des NSQIP MICA-Risikokalkulators und Erwägung der NT-pro-BNP-Bestimmung.
8	Erwägung einer nichtinvasiven Funktionsdiagnostik

nicht bestimmbarer (u. a. bei Adipositas, immobilisierenden Arthrosen) funktioneller Belastbarkeit vor Hochrisiko-Operationen (Kap. 4).

Prinzipiell gilt bei der Durchführung von Belastungsuntersuchungen, die in der Regel mit einer zeitlichen Verzögerung der Operation verbunden sind, dass ein Belastungstest nur sinnvoll ist, sofern auch das weitere perioperative Management des Patienten beeinflusst wird und der Patient davon einen therapeutischen Nutzen erfährt. Dies sollte grundsätzlich kritisch abgewogen werden.

Welcher Funktionstest klinikintern zur Anwendung kommt, hängt vom kardiologischen Konsiliarius, von der lokalen Verfügbarkeit und Expertise ab. Ferner spielen **patientenseitige Faktoren** eine limitierende Rolle:

- Trainingsgrad
- Ausbelastbarkeit
- PAVK und Gelenkarthrosen beim Belastungs-EKG
- Adipositas
- Emphysem und COPD bzw. transthorakale Beschallbarkeit bei der Stress-Echokardiografie
- Klaustrophobien
- Endoprothesen und Implantate bei MRT-Untersuchungen

Die prädiktive Wertigkeit der Belastungsergometrie ist gering, insbesondere wenn die altersgemäße Ausbelastungsfrequenz nicht erreicht wird. Deshalb werden bei den meist älteren Patienten die Dobutamin-Stress-Echokardiografie und die Adenosin-Myokardszintigrafie sowie die kardiale Adenosin-Stress-MRT-Untersuchung bevorzugt. In einer vergleichenden Arbeit aus dem Jahr 2004, bei der allerdings keine MRT-Untersuchung zur Verfügung stand, hat sich die Dobutamin-Stress-Echokardiografie als die Untersuchung mit der besten prognostischen Wertigkeit bezüglich der Vorhersage perioperativer kardialer Ereignisse herausgestellt [14]. Im Fall eines unauffälligen Befunds oder einer nur moderaten oder zweifelhaft relevanten Myokardischämie würde sich der geplante Eingriff anschließen, wohingegen bei relevanter Myokardischämie die Notwendigkeit einer invasiven Koronardiagnostik mit der Maßgabe einer folgenden interventionellen oder operativen Myokardrevaskularisation erwogen werden muss.

Nach einer Metaanalyse besteht eine direkte Korrelation des operativen Risikos mit dem Ausmaß des Myokardischämie-Areals [9]:

- $< 20\%$: keine Erhöhung des perioperativen Risikos
- 20–29%: 1,6-fach erhöhtes Risiko
- 30–49%: 2,9-fach erhöhtes Risiko
- $> 50\%$: 11-fach erhöhtes Risiko

1.1.7 Invasive Koronardiagnostik

Da insgesamt der Nutzen einer Koronarangiografie zur perioperativen Risikostratifizierung vor nichtkardialen Operationen nur gering belegt ist, beschränkt sich die Indikation für eine invasive präoperative Diagnostik im Wesentlichen auf Indikationen bei Patienten ohne vital notwendige Operation:

- therapierefraktäre Angina pectoris
- akutes Koronarsyndrom

Aber auch eine Hochrisikokonstellation und deutlich erhöhtes perioperatives Risiko, basierend auf der nichtinvasiven Diagnostik, sowie höhergradiges Vitium, z. B. bei präoperativ geplanter TAVI bei hochgradiger Aortenstenose, sind wesentliche Indikationen. Bei klinisch und anamnestisch stabilen Patienten kann vor einer geplanten elektiven Karotisthrombendarteriektomie eine präoperative Koronarangiografie lediglich als eine IIb-B-Indikation erwogen werden.

1.1.8 Präoperative Myokardrevaskularisation

Der entscheidende Grund für eine präoperative Revaskularisation ist die Vermeidung einer intraoperativen Ischämie mit elektrischer Instabilität und Ausbildung eines akuten Koronarsyndroms. Koronarmorphologisch weisen zwei Drittel der perioperativen tödlichen Myokardinfarkte eine Hauptstammstenose und eine koronare Dreigefäßerkrankung auf, wobei nur bei einem Drittel ein Koronarthrombus und in wenigen Fällen eine Plaqueruptur oder -fissur nachweisbar waren. Demnach resultieren die meisten Fälle eines tödlichen perioperativen Myokardinfarkts von einer ausgeprägten Ischämie bei „Low-Flow"-Bedingungen und fixierten hochgradigen Koronarstenosen.

Bisher ist lediglich in einer Arbeit [18] bei Patienten vor einer großen arteriellen Gefäßoperation mit zwei oder mehr kardialen Risikofaktoren belegt, dass eine routinemäßige präoperative Koronarangiografie mit ggf. konsekutiver Myokardrevaskularisation zu einer Verbesserung des perioperativen Outcomes führt. Möglicherweise profitieren Patienten mit hohem kardialen Risiko vor großen gefäßchirurgischen Operationen von einem solchen Vorgehen.

In der Mehrzahl der Fälle einer perioperativen Revaskularisation zeigte sich bei den revaskularisierten Patienten kein besseres perioperatives Outcome gegenüber einer medikamentösen risikoreduzierenden Therapie mit Betablockern und Statinen. So ergab sich in der Coronary Artery Revascularization Prophylaxis (CARP)-Studie nach 2,7 Jahren kein Unterschied in der Mortalität und Herzinfarktrate bei Patienten mit stabiler koronarer Herzkrankheit im Vergleich einer optimalen medikamentösen Therapie gegenüber einer interventionellen oder operativen Revaskularisation vor einer großen Gefäßoperation [17]. Auch in einer Metaanalyse [20] aus dem Jahr 2007 bezüglich des Stellenwerts einer präoperativen Revaskularisation vor nichtkardialen Operationen bei Patienten mit stabiler koronarer Herzkrankheit war kein Unterschied feststellbar in der postoperativen Mortalität und in der Herzinfarktrate, aber auch in den Langzeitdaten gegenüber einer medikamentösen Therapie.

1.1.9 Risikominimierende präoperative medikamentöse Therapie

Betablocker

Der pathophysiologische Sinn einer perioperativen Betablocker-Therapie liegt in der Reduktion des myokardialen Sauerstoffverbrauchs infolge Bradykardisierung, Verlängerung der Diastole und negativ-inotroper Effekte. Die Indikation zu einer Neueinleitung einer präoperativen Betablocker-Therapie wird sehr kontrovers diskutiert und ist in den aktuellen ESC-Leitlinien abgestuft worden. Diese zurückhaltende Indikationsstellung der Betablocker-Therapie beruht u. a. auf den Daten der POISE-Studie, in der 100 mg Metoprolol 2–4 Stunden vor einem Hochrisikoeingriff, weitere 100 mg innerhalb von 6 Stunden nach der Operation bei Patienten mit bekannter koronarer Herzkrankheit verabreicht wurden. Teilweise wurden bis zu 400 mg Metoprolol innerhalb von 24 Stunden in der perioperativen Phase dosiert. Gegenüber Placebo fand sich eine 17 %-ige, signifikante (p < 0,04) Reduktion des primären gemeinsamen Endpunkts Tod, Myokardinfarkt und nichtfataler Herz-Kreislauf-Stillstand nach 30 Tagen, wohingegen die 30 %-ige Reduktion der nichtfatalen Herzinfarktrate durch eine 33 %-ige Zunahme der Gesamtmortalität und eine Verdoppelung der Schlaganfallrate aufgewogen wurde. Deutlich häufiger lag eine klinisch relevante Hypotension, die ein signifikanter Prädiktor von Tod und Schlaganfall war, in der Metoprolol-Gruppe vor.

In den neuen ESC-Leitlinien wird bei vorbestehender Betablocker-Therapie grundsätzlich eine Fortführung empfohlen. Bei Hochrisikoeingriffen kann eine vorsichtige Betablocker-Therapie unter Bevorzugung von Atenolol und Bisoprolol erwogen werden, wobei eine langsame Dosistitrierung möglichst 7–30 Tage vorher auf eine Zielfrequenz von 60–70/min unter Vermeidung von Hypotensionen < 100 mmHg erfolgen sollte (s. a. Kap. 2.5).

Vorsicht

Bei niedrigem Operationsrisiko sollte keine Betablocker-Therapie vorgenommen werden, insbesondere sollten höhere Dosierungen bei Neueinleitung vor Operationen vermieden werden [15].

Statine

Statine führen zu einer Plaquestabilisierung und reduzieren dadurch die koronare Ereignisrate, haben ferner antiinflammatorische Effekte und supprimieren die Rate an postoperativem Vorhofflimmern. So haben Studien [3] gezeigt, dass eine perioperative Statin-Therapie die 30-Tages-Rate an Myokardinfarkt und kardialem Tod sowie die kardiovaskuläre Ereignisrate, insbesondere bei vaskulären Operationen, reduziert. Demnach soll eine bestehende Statin-Therapie grundsätzlich weitergeführt und möglichst vor gefäßchirurgischen arteriellen Operationen 14 Tage vorher begonnen werden (s. a. Kap. 2.5).

Weitere Medikamente: Aspirin, Clonidin, Nitrate, ACE-Hemmer und AT-I-Blocker

Eine präoperative Applikation von **Aspirin** soll die perioperative Thrombozyten-Aggregation und die damit verbundene erhöhte Disposition einer koronaren Thrombenbildung mit Entwicklung eines akuten Koronarsyndroms verhindern. Während das Absetzen einer chronischen Thrombozyten-Aggregationshemmung mit einem erhöhten Risiko eines akuten Koronarsyndroms bei Patienten mit koronarer Herzkrankheit verbunden ist, führt ein Neuansetzen einer Aspirin-Therapie nicht zu einer verbesserten kardiovaskulären perioperativen Prognose. In der POISE-2-Studie führte die präoperative Einleitung einer Aspirin-Therapie mit initial 200 mg und täglich 100 mg über 30 Tage nicht zu einer Reduktion des gemeinsamen Endpunkts von Tod und nichtfatalem Myokardinfarkt, aber zu einer signifikanten Zunahme von Blutungskomplikationen. Allerdings waren nur 4,9 % davon große vaskuläre operative Eingriffe, und der Anteil der Patienten mit zugrunde liegender koronarer Herzkrankheit betrug nur ca. 9 %.

Auch der Einsatz von **Clonidin** mit einem dämpfenden Effekt auf den perioperativen Sympathikotonus führt nicht zur Reduktion von kardiovaskulären Ereignissen, erhöht aber die Zahl hämodynamisch relevanter Hypotensionen und kritischer Bradykardien.

Daten, wonach eine intraoperative **Nitrat-Therapie** zu einer Reduktion ischämiegetriggerter Komplikationen führt, liegen nicht vor. Im Gegenteil sind Hypotensionen und reflektorische Tachykardien infolge der reduzierten Vorlast zu befürchten.

Die präoperative Einleitung einer **ACE-Hemmer**- oder **AT-I-Blocker**-Therapie sollte bei Patienten mit Herzinsuffizienz im ausreichenden Abstand zur Operation von mindestens 1 Woche zur Vermeidung von Hypotensionen in niedriger Dosierung vorgenommen werden.

1.1.10 Spezielle Krankheitsbilder

Herzinsuffizienz

Bei vermehrter Häufigkeit nichtkardialer operativer Eingriffe und einer steigenden Prävalenz der Herzinsuffizienz im höheren Lebensalter bis zu 10 % bei über 70-Jährigen droht eine Zunahme perioperativer Komplikationen. Die Herzinsuffizienz mit hochgradig eingeschränkter linksventrikulärer Funktion (EF ≤ 30 %; HF-REF) ist ein strenger Prädiktor postoperativer kardialer Komplikationen. Inwieweit dieses erhöhte Risiko auch für Patienten mit diastolischer Dysfunktion (HF-PEF) gilt, ist bisher unklar. Diese Patienten sind in der Regel älter, häufiger Frauen und weisen typische Komorbiditäten wie arterielle Hypertonie und ein Vorhofflimmern auf.

Aufgabe einer präoperativen Risikoevaluierung ist es, Patienten mit einer bisher nicht erkannten oder nicht ausreichend behandelten Herzinsuffizienz präoperativ zu erkennen und die Therapie zu optimieren. Eine durch Lee et al. 1999 [16] vereinfachte Risikostratifizierung ergab, dass allein anamnestisch bzw. laborchemisch zu erhebende Risikofaktoren – wie Hochrisiko-Operation, koronare Herzkrankheit, chronische Herzinsuffizienz, zerebrovaskuläre Erkrankungen, Diabetes mellitus und Kreatinin > 2,0 mg/dl – ausreichen, um das perioperative Risiko abzuschätzen. So beträgt die Häufigkeit perioperativer Komplikationen bei Vorhandensein eines Risikofaktors 0,9 %, bei 2 Risikofaktoren 6,6 % und bei 3 schon 11 %.

3 perioperative Faktoren gefährden speziell Patienten mit Herzinsuffizienz:

- Die Narkose kann durch die verabreichten Anästhetika zu negativ-inotropen und vasodilatatorischen Effekten mit der Folge bedrohlicher Blutdruckabfälle führen.
- Die dann oft notwendige intravenöse Volumengabe zur Aufrechterhaltung der Nierenfunktion birgt die Gefahr eines Lungenödems.
- Perioperative Aktivierung des sympathischen Nervensystems durch Schmerzreize führt möglicherweise zu höheren Herzfrequenzen mit dem

Auftreten von Arrhythmien, so dass Pumpversagen und Lungenödem resultieren können.

Das **Vorliegen folgender Indikationen** zeigt ein perioperatives Risiko von bis zu 20 % Letalität an:
* periphere Ödeme
* 3. Herzton
* pulmonale Rasselgeräusche
* Halsvenenstauung
* verminderte Belastungstoleranz

Mit der Bestimmung des natriuretischen Peptids NT-pro-BNP steht ein hochsensitiver diagnostischer Marker für die Herzinsuffizienz zur Verfügung. Bei Werten im Referenzbereich kann eine Herzinsuffizienz aufgrund der hohen negativ-prädiktiven Wertigkeit des Tests mit großer Sicherheit ausgeschlossen werden. Demnach kann die Bestimmung des NT-pro-BNP zur Unterscheidung zwischen kardial und nichtkardial bedingter Dyspnoe in Erwägung gezogen werden. Es konnte gezeigt werden, dass erhöhte Plasmaspiegel des NT-pro-BNP eng mit dem vermehrten Auftreten postoperativer Komplikationen nach gefäßchirurgischen Operationen korreliert sind [10].

Merke

Die Sensitivität einer **Röntgen-Thoraxuntersuchung** ist zur Diagnose einer Herzinsuffizienz gering. Nur bei klinischem Verdacht und einem therapiebeeinflussenden Befund ist die Röntgen-Thorax-Untersuchung gerechtfertigt.

Die **Echokardiografie** hat die größte Bedeutung in der Erstdiagnose einer Herzinsuffizienz bei unklarer Dyspnoe. Das Ausmaß der linksventrikulären Funktionseinschränkung hat einen prädiktiven Wert für perioperative kardiovaskuläre Komplikationen. Somit steigt die Wahrscheinlichkeit des Auftretens einer Komplikation um den Faktor 5, wenn eine Ejektionsfraktion < 30 % vorliegt [12]. Die Echokardiografie hat allerdings keinen zusätzlichen Erkenntnisgewinn in der Vermeidung und Erkennung von perioperativen Komplikationen, wenn diese Analyse mit den bereits anamnestisch vorliegenden Daten des Vorhandenseins einer Herzinsuffizienz korrigiert wird. Dementsprechend ist die Echokardiografie zur Erstdiagnose einer Herzinsuffizienz geeignet, kann allerdings bei einer anamnestisch bereits bekannten oder

vordiagnostizierten Herzinsuffizienz keinen entscheidenden Beitrag zur Risikoreduktion leisten.

Es ist unklar, ob **Betablocker** auch bei Patienten mit chronischer Herzinsuffizienz das perioperative Risiko senken. Schließlich muss eine Betablocker-Therapie bei neu diagnostizierter Herzinsuffizienz einschleichend begonnen werden. Oftmals steht bei dringlichen Eingriffen nicht adäquat Zeit zur Verfügung, um eine vorsichtige Titration bis zum Erreichen ausreichend hoher Dosierungen zu erzielen.

Vorsicht

Bei bereits eingeleiteter Betablocker-Therapie ist das Weiterführen perioperativ unbedingt erforderlich, um nicht im Falle des Absetzens ein „Betablocker-Entzugssyndrom" mit Tachyarrhythmien und hypertensiven Entgleisungen auszulösen.

Arterielle Hypertonie

Patienten mit einer arteriellen Hypertonie Grad 1 und 2 (Blutdruckwerte: systolisch ≤ 180 mmHg, diastolisch ≤ 110 mmHg) weisen kein erhöhtes perioperatives kardiovaskuläres Risiko auf. Es sind allerdings in die perioperative Risikostratifizierung mögliche hypertensive Endorganschäden und Komorbiditäten miteinzubeziehen, die bei Hypertonikern häufig vorliegen und das perioperative Risiko erhöhen können, z. B.:
* koronare Herzkrankheit
* Niereninsuffizienz
* Herzinsuffizienz
* linksventrikuläre Hypertrophie
* zerebrovaskuläre Insuffizienz

Bei Hypertonikern mit Grad-3-Hypertonie (systolische Blutdruckwerte ≥ 180 mmHg und diastolische ≥ 110 mmHg) muss abgewogen werden, inwieweit ein möglicher kardiovaskulär protektiver Effekt durch therapeutische Optimierung des Blutdrucks einen Operationsaufschub rechtfertigt. Offenbar kann eine Operation auch bei diastolischen Blutdruckwerten zwischen 110 und 130 mmHg ohne erhöhtes kardiovaskuläres perioperatives Risiko durchgeführt werden, wenn am Tag der Operation eine ausreichende Blutdrucksenkung mit beispielsweise einem Kalziumantagonisten wie

Amlodipin erzielt wird und keine relevanten End-organschäden und Komorbiditäten vorliegen.

Patienten mit präoperativ erhöhten Blutdruck-werten weisen eine höhere Wahrscheinlichkeit intraoperativer Hypotensionen als normotensive Individuen auf. Dies gilt insbesondere bei einer Vor-medikation aus ACE-Hemmern und AT-I-Blockern, so dass auf eine adäquate Normovolämie bei Wei-terführung dieser Medikation auch zur Vermei-dung einer perioperativen renalen Dysfunktion zu achten ist.

Merke

Generell sollte vor oder nach einem operativen Eingriff eine bestehende antihypertensive Medika-tion nicht abgesetzt werden, da dies mit dem ver-mehrten Auftreten von Myokardinfarkten und De-kompensationen einer chronischen Herzinsuffi-zienz und daher mit einer erhöhten Sterblichkeit verbunden ist.

Herzvitien

Eine hochgradige Aortenstenose mit einer Klap-penöffnungsfläche von < 1,0 cm² ist mit einem er-höhten postoperativen kardialen Risiko assoziiert. Bei symptomatischer Aortenstenose und einer an-stehenden elektiven nichtkardialen Operation soll-te eine operative Therapie der Aortenstenose oder eine endovaskuläre interventionelle Aortenklap-penimplantation (TAVI) im Fall eines deutlich er-höhten Operationsrisikos erwogen werden. Ge-gebenenfalls käme auch bei dringlicher Operation mit hohem Operationsrisiko eine Klappenvalvulo-plastie in Betracht.

Symptomatische Patienten mit Mitralinsuffi-zienz und eingeschränkter linksventrikulärer Funktion weisen ein erhöhtes postoperatives Risi-ko auf und sollten sich vor elektiven Eingriffen erst einer Operation an der Mitralklappe unterziehen bzw. eine optimale Herzinsuffizienztherapie erhal-ten.

Arrhythmien

Präoperativ neu aufgetretene Rhythmusstörungen wie gehäufte ventrikuläre Extrasystolen, nicht an-haltende ventrikuläre Tachykardien sowie Vorhof-flimmern sollten kardiologisch bezüglich einer bis-her nicht erkannten oder adäquat behandelten

kardialen Grunderkrankung abgeklärt werden. Perioperatives Vorhofflimmern sollte adäquat fre-quenzlimitiert werden, wobei die Antikoagulation entsprechend einer individuellen Risikostratifizie-rung bezüglich Thromboembolie- und Blutungs-risiko gemeinsam mit dem Operateur abgespro-chen werden muss.

Niereninsuffizienz

Eine eingeschränkte Nierenfunktion ist ein be-trächtlicher Faktor für ein erhöhtes kardiovaskulä-res Risiko und damit auch ein erhöhtes periopera-tives Risiko. Darüber hinaus besteht bei großen Eingriffen und vorbestehender Niereninsuffizienz das erhöhte Risiko eines akuten Nierenversagens.

Risikofaktoren eines akuten Nierenversagens:
- Alter > 56 Jahre
- männliches Geschlecht
- Herzinsuffizienz
- arterielle Hypertonie
- vorbestehende Niereninsuffizienz
- Notfalloperation
- Diabetes mellitus

Als Grenzwert eines erhöhten kardiovaskulären Risikos gilt eine glomeruläre Filtrationsrate < 60 ml/min, so dass der Identifizierung von Risi-kopatienten zur Vermeidung von intraoperativen Hypovolämien und Hypotensionen eine wichtige Bedeutung zukommt.

Vorsicht

Ein besonders gravierender Auslöser eines Nieren-versagens ist die perioperative diagnostische oder interventionelle Verabreichung von Kontrastmit-tel. Ein ausreichender Hydratationsgrad mit isoto-nischen Lösungen ist die wichtigste Prophylaxe eines kontrastmittelinduzierten Nierenversagens.

Zerebrovaskuläre Erkrankungen

Im Gegensatz zu kardialen Operationen ist das Ri-siko eines perioperativen Insults bei nichtkardialen Operationen weitaus geringer und liegt bei ca. 0,1 %. Perioperative Schlaganfälle beruhen im We-sentlichen auf einer ischämischen Ätiologie bei kardioembolischer Genese bei Vorhofflimmern. Atheroembolien von Karotisplaques oder Plaques der Aorta ascendens sind weitaus seltener. Eine

Rarität ist die perioperative Hypoperfusion bei Hypotensionen oder vorbestehender Karotisstenose.

Patienten mit neurologischen Symptomen, die insbesondere auf eine zuvor abgelaufene TIA innerhalb der letzten 6 Monate verdächtig sind, sollten detailliert neurologisch abgeklärt werden. Inwieweit vor großen arteriell-vaskulären Operationen ein dopplersonografisches oder duplexsonografisches Screening auf eine Karotisstenose bei asymptomatischen Patienten sinnvoll ist, ist umstritten. Zudem ist unklar, ob eine präoperative Operation oder Intervention einer hochgradigen asymptomatischen Karotisstenose eine perioperative Reduktion der Schlaganfallrate bewirkt, vielmehr dürfte die langfristige postoperative Schlaganfallrate gesenkt werden.

Arterielle Verschlusserkrankung

Patienten mit einer peripheren arteriellen Verschlusserkrankung (Knöchel-Arm-Index < 0,9) weisen eine häufig generalisierte Arteriosklerose auf und haben damit eine schlechtere kardiovaskuläre Prognose als Patienten ohne PAVK. So sind arterielle gefäßchirurgische Eingriffe mit einer erhöhten Herzinfarktrate auch bei bisher noch nicht diagnostizierter KHK belastet. Dennoch sollte ein Ischämietest vor großen gefäßchirurgischen Eingriffen bei PAVK-Patienten mit Symptomen nur dann gemacht werden, wenn 2 oder mehr klinische Risikofaktoren vorliegen. Eine randomisierte Studie einer prophylaktischen Myokardrevaskularisation bei Patienten mit stabiler PAVK führte zu keiner Reduktion klinischer Endpunkte.

Patienten mit PAVK sollten präoperativ mit Statinen und Thrombozytenaggregationshemmern behandelt werden.

Literatur

[1] Biondi-Zoccai G, Lotrionte M, Agostoni P et al. A systematic review and meta-analysis on the hazards of discontinuing or not adhering to aspirin among 50 279 patients at risk for coronary artery disease. Eur Heart J 2006; 27(22): 2667–2674

[2] Böhmer AD, Wappler F, Zwißler B. Präoperative Risikoevaluation – von der Routinediagnostik zur patientenorientierten Strategie. Deutsches Ärzteblatt 2014; 111: 437–446

[3] Chopra V, Wesorick DH, Sussman JB et al. Effect of perioperative statins on death, myocardial infarction, atrial fibrillation, and length of stay: a systematic review and meta-analysis. Arch Surg 2012; 147: 181–189

[4] Deutsche Gesellschaft für Anästhesiologie und Intensivmedizin. Deutsche Gesellschaft für Innere Medizin. Deutsche Gesellschaft für Chirurgie. Präoperative Evaluation erwachsener Patienten vor elektiven, nichtkardiochirurgischen Eingriffen. Kardiologe 2011; 5: 13–26

[5] Devereaux PJ, Yang H, Yusuf S et al. Effects of extended-release metoprolol succinate in patients undergoing non-cardiac surgery (POISE-trial): a randomised controlled trial. Lancet 2008; 371: 1839–1847

[6] Devereaux PJ, Chan MT, Alonso-Coello P et al. Association between post-operative troponin levels and 30-day mortality among patients undergoing noncardiac surgery. JAMA 2012; 307: 2295–2304

[7] Devereaux PJ, Mrokobrada M, Leslie A et al. Clonidine in patients undergoing noncardiac surgery. New England J Med 2014

[8] Devereaux PJ, Mrokobrada M, Sessler DI et al. Aspirin in patients undergoing noncardiac surgery. New Engl J Med 2014

[9] Etchells E, Meade M, Tomlinson G et al. Semi-quantitative dipyridamole myocardial stress perfusion imaging for cardiac risk assessment before noncardiac vascular surgery. A metaanalysis. J Vasc Surg 2002; 36: 534–540

[10] Feringa HH, Schouten O, Dunkelgrun M et al. Plasma N-terminal pro-B-type natriuretic peptide as long-term prognostic marker after major vascular surgery. Heart 2007; 93(2): 226–331

[11] Goldman I, Caldera D, Nussbaum S et al. Multifactorial index of cardiac risk in noncardiac surgical procedures. N Engl J Med 1877; 297: 845–851

[12] Halm EA, Browner WS, Tubau JF et al. Echocardiography for assessing cardiac risk in patients having noncardiac surgery. Study of perioperative ischemia research group. Ann Intern Med 1996; 125: 433–441

[13] Haynes AB, Weiser TG, Berry WR et al. A surgical safety checklist to reduce morbidity and mortality in a global population. N Engl J Med 2009; 360: 491–499

[14] Kertai MD, Boersma E, Bax JJ et al. A meta-analysis comparing the prognostic accuracy of six diagnostic tests for predicting perioperative cardiac risk in patients undergoing major vascular surgery. Heartb 2003; 89: 1327–1334

[15] Kristensen SD, Knuuti J, Saraste A et al. ESC/ESA Guidelines on non-cardiac surgery; cardiovascular assessment and management. Europ Heart J 2014

[16] Lee TH, Marcantio ER, Mangione CM et al. Derivation and prospective validation of a simple index for prediction of cardiac risk of major noncardiac surgery. Circulation 1999; 100: 1043–1049

[17] McFalls EO, Ward HB, Moritz TE et al. Coronary-artery revascularization before elective major vascular surgery. New Engl J Med 2004; 351: 2795–2804

[18] Monaco M, Stassano P, Di Tommaso L et al. Systematic strategy of prophylactic coronary angiography improves long-term outcome after major vascular surgery in medium- to high-risk patients. JACC 2009; 54: 989–996

[19] Rodseth RN, Biccard BM, LeManach Y et al. The prognostic value of pre-operative and post-operative B-type natriuretic peptides in patients undergoing noncardiac surgery. JACC 2014; 63: 170–180

[20] Wong EY, Lawrence HP, Wong DT. The effects of prophylactic coronary revascularization or medical management on patients outcomes after noncardiac surgery: a meta-analysis. Can J Anaesth 2007; 54: 705–717

1.2 Präoperative Risikoeinschätzung pulmonaler Begleiterkrankungen

H. Teschler, V. Besa, D. Fistera

1.2.1 Vorbemerkung

Bei Patienten mit vorbestehenden Erkrankungen des respiratorischen Systems treten gehäuft postoperative pulmonale Komplikationen (POPK) auf. POPK gehen einher mit einer erhöhten postoperativen Morbidität, Dauer des Krankenhausaufenthalts und Sterblichkeit.

Eine **Risikostratifizierung** wird ermöglicht durch:

- gründliche Anamnese
- körperliche Untersuchung
- gestufte kardiopulmonale Funktionsdiagnostik:
  ○ Spirometrie
  ○ Ganzkörperplethysmografie
  ○ Blutgase in Ruhe und unter Belastung
  ○ bei schlechter Funktion oder geplanter Resektion darüber hinaus eine Spiroergometrie
- ausgewählte Laborparameter
- weitere diagnostische Tests:
  ○ Echokardiografie
  ○ Perfusionsszintigrafie
  ○ Thorax-CT

Perioperative pulmonale Komplikationen bei Patienten nach elektiven herz- oder thoraxchirurgischen Eingriffen können besser vorhergesagt werden als nach nichtelektiven kardiopulmonalen Eingriffen. Evidenzbasierte Scores zur Vorhersage des individuellen Risikos einer signifikanten POPK stehen zur Verfügung. Das **tatsächliche Risiko** ergibt sich jedoch nicht nur aus der Charakterisierung des Schweregrads einer akuten oder chronischen Lungenerkrankung, sondern aus

- der Kombination von Risikoindikatoren für den funktionellen Status des Patienten,
- der klinischen und funktionellen Einschätzung der körperlichen Leistungsfähigkeit und
- der Fähigkeit des Patienten, einfache standardisierte Tests durchführen zu können wie
  ○ 6-Minuten-Gehtest,
  ○ Sit-to-Stand-Test (STS),
  ○ Fahrradergometrie bzw. Spiroergometrie.

Diese Informationen dienen im Hinblick auf einen elektiven Eingriff dazu, Hinweise für ein leicht, mittelgradig oder stark erhöhtes perioperatives Risiko abzuleiten und prä- und perioperativ geeignete präventive Maßnahmen einzuplanen.

1.2.2 Einleitung

Das Vorliegen einer bronchopulmonalen Erkrankung oder einer Erkrankung der Atempumpe bei Patienten, die sich einem operativen Eingriff unterziehen, kann das Operationsrisiko erhöhen. Solche Erkrankungen umfassen insbesondere:

- akute Atemwegsinfektionen
- Lungenemphysem
- COPD
- Bronchiektasen
- Asthma
- zystische Fibrose
- interstitielle Lungenerkrankung
- andere restriktive Lungen- und Thoraxwanderkrankungen, die eine Beeinträchtigung der Atemfunktion verursachen

Eine vorbestehende Lungenerkrankung hat grundsätzlich signifikanten Einfluss auf das perioperative Risiko, doch der häufigste Effekt ist eine Erhöhung des Risikos für postoperative pulmonale Komplikationen (POPK) [4], [6], [14], [16], [17], [19], [22], [26], [30], [66].

Die Kombination aus dem Vorliegen einer pulmonalen Grunderkrankung und dem chirurgischen Eingriff sowie dem Grad der Expertise in der perioperativen Betreuung stellen eine Risikosituation für das Auftreten von POPK dar, da diese Faktoren – unabhängig voneinander – bereits mit dem gehäuften Auftreten von POPK einhergehen [3], [9], [11], [49], [54], [58], [63], [64], [67], [80]. In Autopsie-Serien konnten 5–8 % der Todesfälle nach herzchirurgischen Eingriffen POPK zugeschrieben werden [23], [39], [81]. In der Abdominalchirurgie treten POPK häufiger auf als kardiale Komplikationen und sind im Vergleich zu anderen postoperativen Komplikationen die kostenintensivsten, da sie mit einer deutlichen Verlängerung des Krankenhausaufenthalts verbunden sind [15], [37].

Nach einer Definition von postoperativen pulmonalen Komplikationen wird dieser Beitrag typische POPK bei chronischen Lungenerkrankungen unter den spezifischen Bedingungen operativer Eingriffe darstellen. Im Weiteren wird eine evidenzbasierte und klinisch sinnvolle präoperative Risikoeinschätzung einschließlich notwendiger Funktionsdiagnostik diskutiert, ferner werden

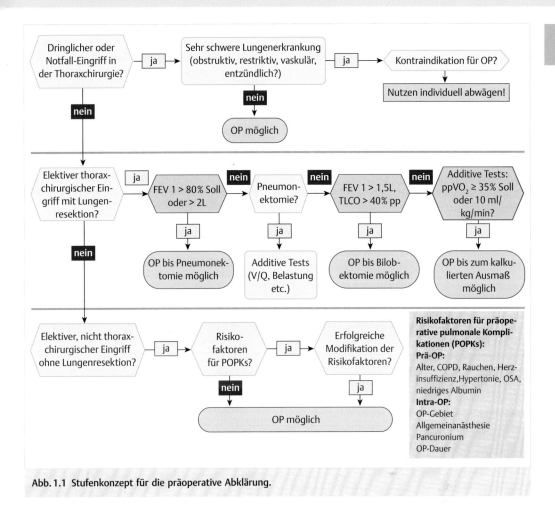

Abb. 1.1 Stufenkonzept für die präoperative Abklärung.

Möglichkeiten zur perioperativen Risikoverminderung aufgeführt. Ein Stufenkonzept für die präoperative Abklärung im Zusammenhang mit POPK findet sich in ▶ Abb. 1.1 [6], [19], [66].

Die präoperative Beurteilung potenzieller Erkrankungen des (kardio)respiratorischen Systems und die Abschätzung der Funktionsreserven des Patienten sind von zentraler Bedeutung, da sich zahlreiche (2,0–7,9 %) POPK nicht nur negativ auf die Behandlungskosten [81], sondern auf die Morbidität und Mortalität des Patienten auswirken [15]. Die Entwicklung von POPK wird durch die Kombination von verschiedenen Faktoren beeinflusst. Dazu gehören insbesondere der chirurgische Eingriff selbst, bestehende Komorbiditäten sowie das chirurgische und anästhesiologische,

aber auch das intensivmedizinische Management in der perioperativen Phase [14], [58], [67].

Es existieren mehrere Scoring-Systeme [6], [63], [64], [67], die eine evidenzbasierte Risikoabschätzung im Hinblick auf die Vorhersage von POPK ermöglichen. Im Einzelfall ist es aber oft schwierig, diese gut validierten Scoring-Systeme mit den Anforderungen im klinischen Alltag – sowohl im ambulanten wie im stationären Setting – in Einklang zu bringen. Dies kann zu einer Fehleinschätzung des Risikos für POPK führen, wenn die mathematischen Formeln allein als Prädiktoren verwendet werden.

Merke

Ein Scoring-System ersetzt nicht die klinische Erfahrung, es unterstützt lediglich den Entscheidungsprozess.

Die **pulmonale Risikostratifizierung** hängt im Wesentlichen von folgenden Faktoren ab:
- vorbestehende oder nicht erkannte respiratorische Erkrankungen
- klinische Symptome
- physischer Zustand des Patienten
- Alter
- Ernährungszustand
- Spektrum der sonstigen Erkrankungen und Behandlungsstrategien, inklusive der chronischen Einnahme von Medikamenten

Lungenfunktionstests sind von großer Bedeutung, wenn eine Oberbauchoperation bzw. ein thorax- oder kardiochirurgischer Eingriff geplant sind. Dies gilt insbesondere, wenn damit eine Lungenresektion einhergeht.

Pulmonale Komplikationen können im Hinblick auf das Risiko für eine letale Komplikation als **schwergradig** (z. B. respiratorisches Versagen, mechanische Beatmung und/oder Intubation für mehr als 48 Stunden, Pneumonie) oder **leichtgradig** (z. B. eitrige Tracheobronchitis, Atelektase, Bronchospasmus) eingestuft werden.

Mehrere Prädiktoren für POPK wurden publiziert und berücksichtigen den präoperativen klinischen Zustand, die Komorbiditäten, aber auch die geplanten anästhesiologischen und chirurgischen Prozeduren.

Etablierte Risikofaktoren für pulmonale Komplikationen:
- Alter über 60 Jahre
- vorbestehende Lungenerkrankungen
- Rauchen
- FEV1 < 1 L

Die Komplikationsrate nimmt mit der Dauer der Anästhesie (> 3 Stunden), bei Kopf- und Halsoperationen, Herz-/Thorax- und Oberbauchoperationen oder einer stattgehabten Aspiration zu [9], [15], [22], [23], [37], [39], [62], [63], [81]. Postoperative pulmonale Komplikationen tragen maßgeblich zum Risiko operativer Eingriffe bei. Dazu gehören insbesondere
- Atelektasen,
- Pneumonie,
- respiratorische Insuffizienz,
- ventilatorisches Versagen,
- Exazerbation der zugrundeliegenden chronischen Lungenerkrankung, z. B. bei Bronchiektasen, COPD oder Lungenfibrose [13], [15], [23], [33], [37], [38], [39], [62], [79], [81].

Vom American College of Physicians wurden 2006 verschiedene Indikatoren und Scores für die Risikostratifikation bei Patienten mit nichtkardialen Operationen publiziert [62]. In ▶ Tab. 1.5 sind die mit dem Gesundheitsstatus der Patienten assoziierten Risikofaktoren aufgelistet und in ▶ Tab. 1.6 Risikofaktoren, die in Zusammenhang mit dem operativen Eingriff stehen. ▶ Tab. 1.7 fasst den Grad der Evidenz für die Assoziation von Risikofaktoren des Patienten, der Prozedur und von bestimmten Laborbefunden mit dem Risiko für POPK zusammen [62].

Tab. 1.5 Patientenbezogene Faktoren für postoperative pulmonale Komplikationen (POPK).

Risikofaktor	Studien	Odds Ratio (95 % CI)
Alter in Jahren		
50–59	2	1,50 (1,31–1,71)
60–69	7	2,28 (1,86–2,80)
70–79	4	3,90 (2,70–5,65)
≥ 80	1	5,63 (4,63–6,85)
ASA-Klasse		
≥ II	6	4,87 (3,34–7,10)
≥ III	11	3,12 (2,17–4,48)
Pathologisches Röntgen-Thorax-Bild	2	4,81 (2,43–9,55)
CHF	3	2,93 (1,02–8,43)
Arrhythmien	1	2,90 (1,10–7,50)
Funktionale Abhängigkeit		
Teilweise	2	1,65 (1,36–2,01)
Komplett	2	2,51 (1,99–3,15)
COPD	8	2,36 (1,90–2,93)
Gewichtsverlust	2	1,62 (1,17–2,26)
Komorbiditäten	1	1,48 (1,10–1,97)
Rauchen	5	1,40 (1,17–1,68)
Beeinträchtigtes Sensorium	2	1,39 (1,08–1,79)
Kortison (oral, i. v.)	1	1,33 (1,12–1,58)
Alkoholgebrauch	2	1,21 (1,11–1,32)

Abkürzungen: ASA = American Society of Anaesthesiologists, CHF = kongestive Herzinsuffizienz, COPD = chronisch obstruktive Lungenerkrankung

Tab. 1.6 Prozedurbezogene Risikofaktoren für postoperative pulmonale Komplikationen (POPK).

Risikofaktor	Studien	Odds Ratio (95 % CI)
Operationsbereich		
Aorta	2	6,90 (2,74–17,36)
Thorax	3	4,24 (2,89–6,23)
Abdomen	6	3,09 (2,54–3,77)
Oberbauch	4	2,96 (2,40–3,63)
Neurochirurgie	2	2,53 (1,84–3,47)
Kopf/Hals	2	2,21 (1,82–2,68)
Gefäße	2	2,10 (0,81–5,42)
Andere Faktoren		
Notfalleingriff	6	2,52 (1,69–3,75)
Lange Operationsdauer	5	2,26 (1,47–3,47)
Vollnarkose	6	2,35 (1,77–3,12)
Transfusion (> 4 Einheiten)	2	1,47 (1,26–1,71)

Tab. 1.7 Zusammenfassung der Evidenzstärke für die Assoziation von Patienten-, Prozedur- und Laborfaktoren mit postoperativen pulmonalen Komplikationen.

Potenzielle patientenbezogene Risikofaktoren	Grad der Empfehlung	Odds Ratio
Höheres Alter	A	2,09–3,04
ASA-Klasse ≥ II	A	2,55–4,87
CHF	A	2,93
Funktionell abhängig	A	1,65–2,51
COPD	A	1,79
Gewichtsverlust	B	1,62
Beeinträchtigtes Sensorium	B	1,39
Raucher	B	1,26
Alkoholkonsum	B	1,21
Pathologische Thoraxuntersuchung	B	NA
Diabetes	C	
Adipositas	D	
Asthma	D	
Schlafapnoe	I	
Kortisongabe (oral, i. v.)	I	
HIV-Infektion	I	
Arrhythmien	I	
Schlechte Belastungskapazität	I	

Tab. 1.7 Fortsetzung

Potenzielle patientenbezogene Risikofaktoren	Grad der Empfehlung	Odds Ratio
Potenzielle prozedurbezogene Risikofaktoren		
Aortenaneurysma-Operation	A	6,90
Thoraxchirurgische Operation	A	4,24
Abdominalchirurgie	A	3,01
Oberbauchchirurgie	A	2,91
Neurochirurgie	A	2,53
Längere Operationsdauer	A	2,26
Kopf- und Halschirurgie	A	2,21
Notfalleingriff	A	2,21
Gefäßeingriff	A	2,10
Vollnarkose	A	1,83
Perioperative Transfusion	B	1,47
Hüftoperation	D	
Gynäkologische oder urologische Operation	D	
Ösophaguschirurgie	I	
Labortests		
Albuminspiegel < 35 g/L	A	2,53
Röntgen-Thorax pathologisch	B	4,81
Harnstoff-Stickstoff > 7,5 mmol/L (> 21 mg/dL)	B	NA
Spirometrie pathologisch	I	

Abkürzungen: ASA = American Society of Anaesthesiologists, CHF = kongestive Herzinsuffizienz, COPD = chronisch obstruktive Lungenerkrankung
A = starke Evidenz, die den betreffenden Risikofaktor oder Laborwert unterstützt
B = angemessene Evidenz
C = zumindest gewisse Hinweise darauf, dass der betreffende Risikofaktor oder Laborwert ein Risiko nicht vorhersagt
D = starke Evidenz, dass der betreffende Faktor oder Laborwert ein Risiko nicht vorhersagt
I = keine ausreichende Evidenz, um zu bewerten, ob der Faktor das Risiko erhöht oder ob der Labortest ein Risiko vorhersagt bzw. die Evidenz fehlt; ist von schlechter Qualität oder widersprüchlich

1.2.3 Definition postoperativer pulmonaler Komplikationen

Obwohl POPK häufig und prognoserelevant sind, existiert keine allgemeingültige Definition. Darüber hinaus ist die Unterscheidung von „postoperativer pulmonaler Dysfunktion" und „postoperativer pulmonaler Komplikation" unscharf – die Begriffe werden teilweise synonym verwendet. Einige Autoren bewerten bereits Veränderungen im Auskultationsbefund oder Auffälligkeiten im Röntgenbild als Komplikation, wobei die klinische Relevanz unklar bleibt. Ein kleiner Pleuraerguss oder ein leichtes Giemen sind in den meisten Fällen kaum prognoserelevant. Hieraus erklärt sich aber die große Bandbreite in den Angaben zur Häufigkeit der POPK. Je nach Definition finden sich Häufigkeiten von 2–70 % für das Auftreten von POPK [6], [16], [17], [19], [26], [66].

Da eine Vielzahl von postoperativen pulmonalen Funktionsstörungen physiologischerweise bzw. erwartetermaßen und unmittelbar durch den Eingriff bedingt auftreten, sind diese nicht mit einer Komplikation gleichzusetzen.

Definition

Hier sollte der Begriff **postoperative pulmonale Dysfunktion** Verwendung finden.

Betrachtet man nur die Fälle, in denen eine pulmonale Auffälligkeit, eine erkennbare Funktionsstörung oder Erkrankung verursacht wird, die den klinischen Verlauf nachteilig beeinflusst, so ergibt sich in einem gemischten chirurgischen Kollektiv eine Häufigkeit von 6,8 % [33], [62]. Wesentlich häufiger treten POPK im Zusammenhang mit Oberbaucheingriffen und Eingriffen der Herz- und Lungenchirurgie sowie der Ösophaguschirurgie auf [3], [12], [19], [44], [66].

Typische **Kategorien von POPK** umfassen [6], [16], [19], [63]:
- Atelektase
- respiratorische Infektionen, vor allem Bronchitis und Pneumonie
- Exazerbation einer chronischen Lungenerkrankung (z. B. Lungenemphysem, Lungenfibrose)
- Bronchospasmus
- Pleuraerguss
- bronchopleurale Fisteln
- tracheoösophageale Fisteln

- Lungenembolie
- Parese des N. phrenicus mit (REM-)Hypoventilation
- Notwendigkeit verlängerter Beatmung/respiratorische Insuffizienz
- ARDS/ALI
- obstruktive oder zentrale Schlafapnoe
- Lungenstauung/Lungenödem
- postoperative Arrhythmien mit pulmonalen Konsequenzen

1.2.4 Risikofaktoren für postoperative pulmonale Komplikationen

Die Risikofaktoren für POPK lassen sich unterteilen in patientenspezifische und prozedurspezifische Parameter.

Als **mögliche patientenspezifische Risikofaktoren** gelten in der Literatur, ergänzt um eigene Erfahrungen [6], [16], [17], [19], [26], [30], [66]:
- Alter
- Adipositas
- allgemeiner Gesundheitszustand
- metabolische Abweichungen
- Rauchen
- Herzinsuffizienz
- koronare Herzkrankheit
- Niereninsuffizienz
- Diabetes mellitus
- schlafbezogene Atmungsstörungen
- Asthma bronchiale
- COPD
- pulmonale Hypertonie
- respiratorische Infektionen
- restriktive Lungen- und Thoraxwanderkrankungen
- neuromuskuläre Erkrankungen inklusive Zwerchfellparese

Als **mögliche prozedurspezifische Risikofaktoren** gelten:
- Operationsgebiet
- Notfalleingriffe
- Operationsdauer
- Art der Anästhesie
- Art der neuromuskulären Blockade
- Art und Schweregrad der intraoperativen Komplikationen
- Blutbedarf

▶ Tab. 1.7 fasst die Stärke der Evidenz für die Beziehung zwischen patientenbezogenen, prozedurbezogenen Faktoren und Laborfaktoren einerseits und postoperativen pulmonalen Faktoren andererseits zusammen [62].

Zur Abschätzung des Risikos von POPK wurden verschiedene Scoring-Systeme entwickelt. Ein einfach durchzuführender und damit praxisnaher Ansatz ist der Canet Risk Index [10], der in einem gemischten chirurgischen Kollektiv entwickelt wurde.

Anhand der folgenden, einfach zu erfassenden **7 Variablen** lässt sich mithilfe des Scores eine Einordnung in ein geringes, mittleres und hohes Risiko für POPK vornehmen (▶ Tab. 1.8, [10], [11], [16]):

- fortgeschrittenes Alter
- niedrige präoperative Sauerstoffsättigung
- Atemwegsinfekt im letzten Monat
- präoperative Anämie
- Oberbauch- oder Herz-/Thoraxchirurgie

Tab. 1.8 Canet-Risiko-Score.

Faktor	Adjustiertes RR	Risiko-Score
Alter (Jahre)		
≤ 50	1,0	
51–80	1,4	3
> 80	5,1	16
Präoperative Sättigung (%)		
≥ 96	1	
91–95	2,2	8
≤ 90	10,7	24
Atemwegsinfekt im letzten Monat	5,5	17
Präoperative Anämie (Hb < 10 g/dl)	3,0	11
Operationsgebiet		
Oberbauch	4,4	15
Thorakal	11,4	24
Operationsdauer		
≤ 2	1	
2–3	4,9	16
> 3	9,7	23
Notfalleingriff	2,2	8
Risikokategorie	**Punkte**	**Rate der pulmonalen Komplikationen**
Niedrig	< 26	1,6 %
Mittel	26–44	13,3 %
Hoch	≥ 45	42,1 %

- Eingriffe über 2 Stunden Dauer
- Notoperation

Typische herz- und größere thoraxchirurgische Eingriffe beinhalten allein aufgrund von Operationsgebiet, fortgeschrittenem Patientenalter und Eingriffsdauer über 2 Stunden bereits 3 der genannten Variablen des Scores. Nicht selten besteht auch bei Eingriffen im Zusammenhang mit akutem Koronar- oder Aortensyndrom eine Notfallindikation. Daher können die meisten herzchirurgischen Eingriffe mühelos als Hochrisikosituationen für das Auftreten von POPK eingestuft werden. Selbiges gilt ebenfalls für größere Eingriffe am Ösophagus, im Oberbauch und in der Thoraxchirurgie.

Einfluss allgemeiner Faktoren

Alter

Fortgeschrittenes Alter ist mit einer Zunahme des Risikos für POPK verbunden – und zwar selbst nach Adjustierung für Komorbiditäten. Das relative Risiko nimmt ab dem 60. Lebensjahr mit jeder weiteren Dekade signifikant zu. Ein bedeutender allgemeiner Risikofaktor ist das Ausmaß der Pflegebedürftigkeit und Einschränkungen im Hinblick auf Aktivitäten des täglichen Lebens [77].

Über-/Untergewicht

Mit dem Gewicht steigt für den Patienten auch das Risiko eines chirurgischen Eingriffs: Die Leibesfülle erschwert den chirurgischen Zugang, Operationswunden heilen schlechter, Thrombosen, Embolien und Druckstellen häufen sich. Nach abdominalchirurgischen Eingriffen ist das Risiko für die Entwicklung einer Atelektase oder Pneumonie bei Patienten mit einem BMI > 40 kg/m^2 um 30 und mehr Prozent erhöht. Ferner findet sich bei diesen Patienten ein erhöhtes Risiko für Wundinfektionen und Thromboembolien im Vergleich zu Normalgewichtigen [4], [6], [14], [19], [66]. Ein erhöhtes perioperatives Risiko gibt es bei Patienten mit Obesitas, auch wegen der Assoziation mit einer Hypoventilation (siehe unter „Schlafapnoe", Kap. Schlafbezogene Atmungsstörungen).

Eine erhöhte Inzidenz für POPK liegt jedoch auch bei Patienten mit Gewichtsverlust vor (10 % in den zurückliegenden 6 Monaten) oder Untergewicht (BMI weniger als 18,5 kg/m^2) präoperativ. Als Risikoindikator gilt ein Albuminspiegel im Serum < 3,5 g/L [4], [14], [19], [62], [66].

Rauchen

Auch wenn keine COPD vorliegt, ist das Rauchen ein bedeutsamer Risikofaktor für das Auftreten von POPK [26], [36]. Der Einfluss des Rauchens ist bei 20 und mehr Päckchenjahren in der Anamnese und aktiven Rauchern vor einem chirurgischen Eingriff statistisch unbestritten erkennbar [26], [36], [40], [74]. Insbesondere für Raucher mit 40 und mehr Päckchenjahren ergibt sich ein relatives Risiko für POPK von 1,9 [77].

Eine 4-fach erhöhte pulmonale Komplikationsrate fand sich nach Bypass-Operation für Patienten, die in den 2 Monaten vor der Operation noch geraucht hatten. Eine Nikotinkarenz mehr als 6 Monate vor der Operation zeigte hingegen eine mit Nichtrauchern vergleichbare Komplikationsrate [40], [74]. Raucher benötigen höhere Dosen von Anästhetika und Schmerzmitteln. Sie haben – verglichen mit Nichtrauchern – ein rund 3- bis 6-mal erhöhtes Risiko für Wundheilungsstörungen. Bei Rauchern ist das Thromboserisiko höher und sie leiden häufiger unter tabakassoziierten Komorbiditäten wie Herz-Kreislauf-Erkrankungen, Atemwegserkrankungen und Diabetes mellitus. Ein präoperativer Rauchstopp senkt das Risiko für pulmonale Komplikationen und verbessert die Wundheilung [19], [26], [41], [74] (s. Kap. 2.4).

Merke

Da sich ein Rauchstopp positiv auf den Operationserfolg auswirkt, sollte das behandelnde Ärzteteam ab der Erstdiagnostik einen Rauchstopp anraten.

Für die Behauptung, dass ein kurzfristiger Rauchstopp vor lungenchirurgischen Eingriffen das Risiko für POPK erhöht, fehlt jeder schlüssige Beweis.

Einfluss pulmonaler Erkrankungen

COPD

Der COPD-Schweregrad ist mit einer leichten bis starken Erhöhung des Risikos für POPK bei thorakalen und nichtthorakalen Eingriffen verbunden. So fand sich in einer Arbeit ein 6-fach erhöhtes Risiko für relevante POPK nach thorax- und abdominalchirurgischen Eingriffen bei Patienten mit schwerer COPD. Das nicht adjustierte relative Risiko liegt je nach Quelle zwischen 1,79–6,0 [37], [54], [61], [62] und in einer Zusammenfassung von Studien mit multivariaten Analysen für unterschiedliche Schweregrade der COPD immerhin noch bei 1,79–2,36 [37], [61], [62]. Eine Nikotinanamnese von mehr als 40 Päckchenjahren erwies sich als zusätzlicher unabhängiger Prädiktor eines komplikativen Krankheitsverlaufs [10], [61].

Die Einschränkungen in der Spirometrie korrelieren schlecht mit dem Auftreten von POPK. Deutlich besser geeignet sind auffällige Befunde in der klinischen Untersuchung [34], [65]. Auch gibt es keinen allgemein anerkannten FEV1-Wert, unterhalb dessen die früher gern zitierte „Inoperabilität" besteht. Eine Studie an 15 „Hochrisiko"-Patienten mit FEV1-Werten unter 1 Liter zeigte nur in 3 von 15 Fällen POPK ohne Auftreten von Todesfällen [57]. Eine zweite Studie mit FEV1-Werten von unter 50 % des Solls zeigte ebenfalls überraschend niedrige Komplikationsraten von 6,5 % [17], [26], [66]. Eine mögliche Erklärung für diese Daten wäre, dass der Parameter FEV1 die komplexe Erkrankung COPD bzw. Lungenemphysem nur unzureichend beschreibt und dass erhebliche Unterschiede im klinischen Verlauf zwischen Patienten mit niedrigem FEV1, aber stabilem Verlauf, und Häufig-Exazerbierern mit ständig wiederkehrenden Verschlechterungen bestehen.

Es ist zu vermuten, dass der Phänotyp der COPD das Risiko determiniert. Zwar fehlen entsprechende Studien, doch ist davon auszugehen, dass die Komplikationsrate bei COPD-Patienten vom Phänotyp *Blue Bloater* höher ist als beim *Pink Puffer*, der nicht oder nur selten exazerbiert. Umgekehrt ist anzunehmen, dass Patienten mit Pink-Puffer-Profil in der Extubationsphase häufiger Probleme haben. Bedeutsamer im Hinblick auf POPK ist die präoperative Erkennung des klinischen Problems und Anpassung des perioperativen Behandlungskonzepts. Die Erfahrungen am eigenen Patientenkollektiv mit schwerstgradiger COPD vor Lungentransplantation mit FEV1-Werten zwischen 10 und 20 % vom Soll decken sich hiermit. Im Rahmen von notwendigen operativen Eingriffen (z. B. Sigmaresektionen oder Fundoplikato) vor Transplantation beobachten wir bei Ausschöpfung aller perioperativen Optimierungsmöglichkeiten nur wenige schwerwiegende pulmonale Komplikationen in einem erfahrenen chirurgischen Zentrum.

Asthma bronchiale

Entgegen früheren Annahmen stellt ein gut kontrolliertes Asthma bronchiale kein erhöhtes Risiko für POPK dar. Eine große Studie mit 706 Asthmapatienten zeigte bei allgemeinchirurgischen Eingriffen nur 14 Komplikationen (12-mal Bronchospasmus, 2-mal Laryngospasmus). Infekte, Pneumothorax oder Todesfälle traten nicht auf [73]. Das postoperative Risiko liegt bei stabiler Einstellung (FEV1 > 80% vom Soll bzw. vom persönlichen Bestwert) im Normalbereich. Ein Bronchospasmus kann sich jedoch insbesondere bei Patienten mit schwerer unspezifischer Hyperreagibilität und Infektion der tiefen Atemwege entwickeln. Diese Patienten profitieren von einer leitliniengerechten Optimierung der Asthmatherapie, der perioperativen Gabe von rasch wirksamen und inhalativ anwendbaren Beta-2-Mimetika und – wenn möglich – der systemischen Gabe von Kortikosteroiden ab Tag 5 vor dem operativen Eingriff [4], [6], [14], [19], [66].

Merke

Außer in Notfällen sollte eine Operation bei Patienten mit **Asthma bronchiale** möglichst erst dann durchgeführt werden, wenn das Asthma stabil ist, d. h. wenn in der letzten Zeit keine Asthmaanfälle aufgetreten sind und der Peak-Flow-Wert stabil ist und gemäß Ampelschema dauerhaft im grünen Bereich liegt.

Interstitielle Lungenerkrankungen (Lungenfibrose)

Aufgrund der Heterogenität und Seltenheit dieser Erkrankungsgruppe existieren wenige kontrollierte Studien zum Auftreten von POPK. Vorhandene Studien wurden konzipiert, um das postoperative Risiko von ILD-Patienten im Zusammenhang mit einer Lungenresektion oder Lungenbiopsie zu erforschen.

In einer Studie fand sich nach chirurgischer Biopsie bei Patienten mit ILD (Interstitielle Lungenerkrankung) und schwerer Atemnot (Grad 3–4 auf der ATS-Skala) eine höhere Sterblichkeit als bei geringer Atemnot [19], [21], [28], [35], [75]. Den höchsten prädiktiven Wert hatte in dieser Studie ein $PaCO_2/PaO_2$-Quotient > 0,72. In zwei anderen Studien fand sich ein höheres perioperatives Risiko

bei einer niedrigen TLCO oder einer FEV1 < 60% Soll. In einer Studie von Kumar et al. [35] korrelierte ein Index mit Lungenfunktionsparametern besser mit der postoperativen Morbidität als jeder einzelne Lungenfunktionswert oder die quantifizierte Ausdehnung der Lungenveränderungen im Thorax-CT.

Ob diese Studien das Risiko in der Allgemeinchirurgie beziffern, muss bezweifelt werden [4], [6], [14], [19], [66]. Bekannt ist, dass insbesondere die idiopathische Lungenfibrose (IPF) und die fibrotische NSIP (nicht spezifische interstitielle Pneumonie) zu postoperativen Exazerbationen neigen, die einen schicksalhaften fatalen Verlauf nehmen können [21], [73]. Interessanterweise betrifft die Exazerbation der Lungenfibrose bei Entnahme chirurgischer Lungenbiopsien üblicherweise die nicht betroffene Seite, so dass ein Trigger über die einseitige Beatmung durch vermehrten Shear Stress bestehen könnte [21], [28], [35].

Aufgrund der schlechten Prognose der idiopathischen Lungenfibrose mit einem medianen Überleben von unter 3 Jahren sind herzchirurgische und andere elektive Eingriffe in Vollnarkose bei diesen Patienten eine Seltenheit. Generell handelt es sich um Einzelfallentscheidungen, die im Rahmen von elektiven Eingriffen mit einem erfahrenen pneumologischen Zentrum diskutiert werden sollten. Dies gilt auch für die Durchführung einer Lungenbiopsie zur Sicherung der Diagnose, da mit einer Sterblichkeit von 3–5% gerechnet werden muss.

Pulmonale Hypertonie

Unabhängig von Schweregrad [52] und zugrundeliegender Ätiologie [55] erhöht das Vorliegen einer pulmonalen Hypertonie (PAH) das Auftreten von postoperativen Komplikationen. Eine Fall-Kontroll-Studie an 62 PAH-Patienten [36] zeigte eine signifikant erhöhte Mortalität (10 versus 0%) und Morbidität (24 versus 3%) für die PAH-Patienten nach nichtherzchirurgischen Eingriffen, wobei in dieser Studie postkapilläre Formen (Gruppe 2) ausdrücklich ausgenommen waren. In einer weiteren Studie fand sich bei Patienten mit pulmonaler Hypertonie im NYHA-Stadium > 2 ein postoperativ erhöhtes Risiko für Herzinsuffizienz, Koronarsyndrom, Herzrhythmusstörungen, Schlaganfall und insbesondere respiratorisches Versagen und postoperative Notwendigkeit der Behandlung mit inotropen und vasoaktiven Substanzen. In dieser

Studie waren Rechtsdrehung der Achse im EKG, Rechtsherzhypertrophie im Echo und Lungenembolie in der Anamnese Risikoindikatoren. In einer anderen Studie fand sich bei Patienten mit PAH eine höhere postoperative Mortalität, wenn die Strecke im 6-Minuten-Gehtest präoperativ auf < 332 Meter verkürzt war. Weitere Risikoindikatoren der perioperativen Morbidität und Mortalität lassen sich aus der Echokardiografie herleiten.

Indikatoren für ein erhöhtes perioperatives Risiko sind Perikarderguss, Ausmaß der Verlagerung des interventrikulären Septums zum linken Ventrikel hin und Vergrößerung des rechten Vorhofs. Aufgrund der Wahrscheinlichkeit, dass die Narkose und die Operation durch die Dekompensation der Rechtsherzinsuffizienz und eine pulmonal-hypertensive Krise kompliziert werden können, sollten chirurgische Eingriffe bei PAH-Patienten vermieden werden, falls sie nicht absolut notwendig sind.

Idealerweise sollten PAH-Patienten, bei denen eine Operation ansteht, vor jeglichem chirurgischen Eingriff ein optimiertes Therapieschema erhalten und in einem Zentrum mit ausreichender Erfahrung betreut werden. Für das peri- und postoperative Management sind Informationen über das individuelle Ansprechen auf Medikamente für die Behandlung der PAH hilfreich [4], [6], [14], [19], [66].

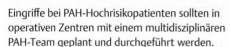

Merke

Eingriffe bei PAH-Hochrisikopatienten sollten in operativen Zentren mit einem multidisziplinären PAH-Team geplant und durchgeführt werden.

Schlafbezogene Atmungsstörungen

Eine obstruktive Schlafapnoe (OSA) findet sich bei 9–22 % der Erwachsenen, die sich einem operativen Eingriff unterziehen, doch ist die Diagnose bei 70 % dieser Patienten präoperativ nicht bekannt [2], [18], [19], [32], [43], [48], [56], [60]. Wahrscheinlich ist die obstruktive Schlafapnoe ein bedeutsamer Risikofaktor für das Auftreten von POPK, wobei der kausale Zusammenhang aufgrund der typischen und oft schwerwiegenden Komorbiditäten (arterielle und pulmonale Hypertonie, KHK, Herzinsuffizienz, Herzrhythmusstörungen, Schlaganfall, metabolisches Syndrom) keinesfalls zwingend ist. Dennoch finden sich in vielen Studien deutliche Hinweise auf eine erhöhte Inzidenz

von postoperativen Komplikationen wie postoperative Hypoxämie (relatives Risiko 7,9) [32], komplizierte Extubationsverläufe [18], [48], [56], Lungenödem [2], [43] und schwere Apnoen [18], [48], [60]. Außerdem werden im Zusammenhang mit chirurgischen Eingriffen erhöhte Raten an Reintubation, Pneumonie und Delirium berichtet [2], [43]. Darüber hinaus ist davon auszugehen, dass Patienten mit Lungenstauung oder peripheren Ödemen in der postoperativen Phase häufig an einer zentralen Schlafapnoe oder Cheyne-Stokes-Atmung von prognostischer Relevanz leiden, doch fehlen Studien zur klinischen Prognose dieser Atemregulationsstörungen im Zusammenhang mit chirurgischen Eingriffen.

Die amerikanische Gesellschaft für Anästhesiologie hat 2014 eine Praxis-Leitlinie für das perioperative Management von Patienten mit obstruktiver Schlafapnoe publiziert [2]. Empfohlen wird vor elektiven Eingriffen die Identifizierung potenzieller Patienten mit Schlafapnoe anhand von Anamnese, medizinischen Unterlagen und Fragebögen wie dem „Berlin- und Stop-Bang-Fragebogen", die körperliche Untersuchung unter Einschluss von Halsumfang und Mallampati-Score und bei begründetem Verdacht die Veranlassung einer Polygrafie. Bei Nachweis einer Schlafapnoe sollte diese präoperativ leitliniengerecht behandelt werden. Im Regelfall handelt es sich um eine apparative Therapie mit CPAP, APAP oder einer progenierenden Schiene. Das Gerät sollte der Patient bei Aufnahme zur Vorbereitung auf den operativen Eingriff mitbringen und postoperativ anwenden, sobald die Nutzung in Abhängigkeit von Art und Umfang des Eingriffs wieder möglich ist.

In Deutschland bereitet die Umsetzung dieser amerikanischen Praxis-Leitlinie große Schwierigkeiten. In hiesigen Krankenhäusern dürfen Medizinprodukte nämlich nur von Personen angewendet werden, die dafür die erforderliche Kenntnis und Erfahrung besitzen. Laut Medizinprodukte-Betreiberverordnung (MPBetreibV) ist die Einweisung des Anwenders – hier also der behandelnde Arzt! – in die sachgerechte Handhabung der verwendeten Medizinprodukte zu seinem eigenen Schutz und dem des Patienten von elementarer Wichtigkeit. Vor diesem Hintergrund lehnen viele Krankenhäuser in Deutschland die apparative Behandlung der Schlafapnoe eines Patienten in der perioperativen Phase kategorisch ab. Es bleibt zu hoffen, dass dieser Sachverhalt bei der Novellierung der MPBetreibV angepasst wird.

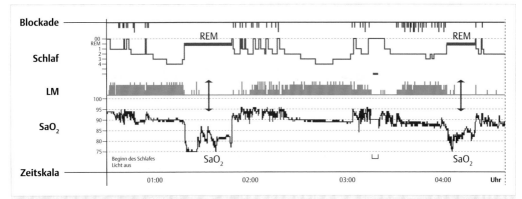

Abb. 1.2 Ausschnitt aus einer Polysomnografie mit schwerer Hypoventilation im REM-Schlaf (rote Pfeile) infolge einer Phrenikusparese links nach Bypass-Operation.

Besonderes Augenmerk gilt bei diesen Patienten der postoperativen Phase. Analgetika mit stark sedierender bzw. relaxierender Wirkung sollten vermindert werden, auf gute Oxygenierung ist zu achten und die Positionierung in Rückenlage ist zu meiden. Patienten mit Schlafapnoe sollten länger am Monitor im Aufwachraum überwacht und je nach Situation länger auf einer IMC- oder Intensivstation betreut werden. Der optimale Zeitpunkt für die Verlegung auf eine periphere Station oder die Entlassung ist gegeben, wenn der Patient seine spezifische Schlafapnoe-Therapie wieder selbst anwenden kann.

Obesitas- und REM-Hypoventilation

Das Obesitas-Hypoventilationssyndrom (OHS) ist als Trias aus Adipositas, Hypoventilation (Hyperkapnie) am Tag und schlafbezogener Atmungsstörung definiert. Das OHS ist mit einer erhöhten perioperativen Mortalität verbunden. Ein erhöhtes perioperatives Risiko findet sich auch bei Patienten mit anderen Ursachen für eine (REM)-Schlaf-Hypoventilation (▶ Abb. 1.2) [15].

In diesem Beispiel handelt es sich um einen Patienten mit Schädigung des N. phrenicus und konsekutiver Zwerchfelllähmung im Rahmen einer Bypass-Operation. Bei diesem Patienten findet sich im Wachzustand noch keine Hyperkapnie (also keine ventilatorische Insuffizienz), doch kommt es in jeder REM-Schlafphase zu einer ausgeprägten Hypoventilation, die eine schwere Hypoxämie zur Folge hat. Somit erhöht sich bei diesen Patienten das Risiko für die Notwendigkeit einer Reintubation, und es besteht nicht selten ein Weaning-Problem, dessen Ursache lange Zeit unklar bleibt [2], [4], [6], [14], [66].

Andere restriktive Erkrankungen

Unabhängig von der Ursache findet sich bei Patienten mit restriktiver Ventilationsstörung ein erhöhtes peri- und postoperatives Risiko. Patienten mit Krankheitsbildern wie Zwerchfelllähmung, anderen neuromuskulären Erkrankungen, außerdem mit Kyphoskoliose oder Pleuraschwarte oder nach Lungenresektion fallen in diese Risikogruppe. Etablierte Risikoindikatoren des Extubationsversagens sind eine Vitalkapazität (VC) < 40 % vom Soll und ein maximaler inspiratorischer Druck (PImax) von weniger als 30 cm H2O [19]. Der FEV1-Wert hat bei restriktiven Erkrankungen keine prädiktive Bedeutung. Stark erhöht ist das perioperative Risiko für Extubationsversagen und prolongierte Entwöhnung bis hin zum Weaning-Versagen jedoch bei Vorliegen einer manifesten Hyperkapnie (ventilatorische Insuffizienz) oder einer schweren REM-Schlaf-Hypoventilation.

1.2.5 Abschätzung der klinischen und funktionellen Operabilität bei operativen Eingriffen mit geplanter Lungenresektion

Bei Lungenresektion von Patienten mit eingeschränkter Lungenfunktion muss mit erhöhter perioperativer Morbidität, Letalität und auch langfristig mit einer Einschränkung der Lebensqualität infolge der reduzierten Lungenkapazität oder einer respiratorischen Insuffizienz gerechnet werden. Diese Risiken sind hauptsächlich von der aktuellen kardiopulmonalen Funktion präoperativ und dem Ausmaß der geplanten Lungenresektion abhängig.

Einen evidenzbasierten Algorithmus für die Abschätzung der klinischen und funktionellen Operabilität vor Lungenkarzinomresektion stellt ▶ Abb. 1.3 dar [22].

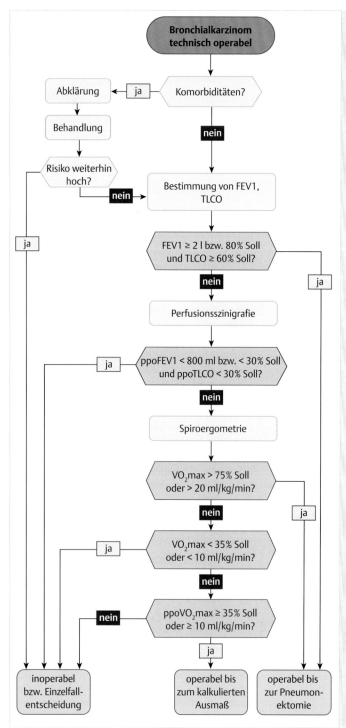

Abb. 1.3 Algorithmus zur Beurteilung der Operabilität für lungenresezierende Eingriffe.
FEV1 = forciertes exspiratorisches 1-Sekunden-Volumen, Einsekundenkapazität;
TLCO = CO-Transferfaktor (CO-Diffusionskapazität);
ppoFEV1 = prädiktives postoperatives FEV1;
ppoTLCO = prädiktive postoperative CO-Diffusionskapazität;
VO_2max = maximale Sauerstoffaufnahme;
ppoVO_2max = prädiktive postoperative maximale Sauerstoffaufnahme

Lungenfunktionsdaten von mehr als 2000 Patienten mit Lungenkarzinom in drei großen Serien haben gezeigt, dass eine Letalitätsrate unter 5 % erwartet werden sollte, wenn der präoperative FEV1 > 1,5 l für eine Lobektomie und > 2,0 l für eine Pneumonektomie beträgt [22]. Von diesen Daten kann jedoch nicht auf die präoperativen Werte in Prozent-Soll geschlossen werden. Daher werden die Werte des FEV1 als Absolutwerte angegeben. Jedoch ist das perioperative Risiko eines thoraxchirurgischen Eingriffs bei COPD-Patienten schon bei einer FEV1 < 60 % des Sollwerts relevant erhöht [22], wobei die Komplikationsrate vom Ausmaß der Resektion und der Resektionstechnik abhängt [22]. Wegen der häufigen Koinzidenz des Lungenkarzinoms mit Lungenemphysem und interstitiellen Lungenerkrankungen soll eine präoperative Lungenfunktionsprüfung bei geplanter Lungenresektion auch die Bestimmung der TLCO beinhalten.

Bei allen Patienten mit einem erhöhten funktionellen Risiko sollten **folgende Untersuchungen** durchgeführt werden [22]:

- komplette Lungenfunktionsprüfung (Bodyplethysmografie)
- Bestimmung der arteriellen Blutgase in Ruhe
- Lungenperfusionsszintigrafie mit Quantifizierung der regionalen Radionuklidbelegung
- Spiroergometrie

Für die **Berechnung** der postoperativen Lungenfunktion (postop-FEV1) wird folgendes Vorgehen gewählt:

1. präoperative postbronchodilatatorische FEV1 (Liter = L; sog. präop-FEV1)
2. quantitative Lungenperfusionsszintigrafie

Berechnung der postoperativen FEV1 (L) wie folgt:
Postoperativer (postop.) FEV1 = präop-FEV1 × (100 − prozentualer Anteil Lungenperfusion des zu resezierenden Bereichs an der Gesamtperfusion). Die kalkulierte postoperative FEV1 wird in Litern angegeben.

Der postoperative Transferfaktor wird analog der Berechnung der postoperativen FEV1 nach obiger Gleichung kalkuliert.

Präoperative Werte des FEV1 von > 2 Liter und 80 % Soll und der TLCO von > 60 % entsprechen einem normalen Risiko bis zur Pneumektomie.

Risikobewertung

Postoperative FEV1-Werte ≥ 800 ml bzw. ≥ 30 % Soll in Kombination mit TLCO-Werte ≥ 30 % Soll entsprechen bis zum kalkulierten Ausmaß der Resektion einem **mittleren Risiko**.

Postoperative FEV1-Werte < 800 ml bzw. < 30 % Soll und postoperative TLCO < 30 % Soll entsprechen einem **sehr hohen Risiko**.

Bei allen Patienten mit mittlerem oder noch höherem Risiko ist eine Spiroergometrie zur Risikoabschätzung durchzuführen [22]. Wir empfehlen die präoperative Durchführung einer Belastungsuntersuchung grundsätzlich bei Patienten mit einer ppoFEV1 < 40 % Soll oder ppo TLCO < 40 % Soll.

Eine $VO_2max > 15$ ml/kg/min geht mit einem mittleren Risiko für die perioperative Letalität und für Komplikationen einher. Werte unter 15 ml/kg/min weisen auf ein hohes operatives/perioperatives Risiko hin. Bei einer Sauerstoffaufnahme von < 10 ml/kg/min besteht aufgrund der hohen Letalitätsrate grundsätzlich auch für eine elektiv geplante Lobektomie Inoperabilität. Segmentresektionen sind in „Hochvolumenzentren" trotz hohem Risiko unter Abwägung des potenziellen Nutzens dennoch möglich.

Merke

Das Management von Patienten mit mittlerem und hohem Risiko sollte in der interdisziplinären Konferenz zwischen Thoraxchirurgen, Pneumologen, Anästhesiologen und Intensivmedizinern besprochen werden [22].

1.2.6 Besondere Aspekte der Herzchirurgie

Herzchirurgische Eingriffe bei Patienten mit Lungenerkrankungen sind verbunden mit einer hohen Rate POPK [3], [5], [13]. In Autopsie-Serien konnten 5–8 % der Todesfälle nach Herzchirurgie postoperativen pulmonalen Komplikationen zugeschrieben werden. Jedoch ist nicht jede pulmonale Grunderkrankung mit einem erhöhten Risiko assoziiert. Während COPD (Kap. COPD) und SBAS [2], [18] mit deutlicher Risikoerhöhung einhergehen, wird beispielsweise ein gut eingestelltes Asthma bronchiale als unproblematisch eingestuft.

Die mediane Sternotomie als häufigster Zugangsweg, die Präparation der A. mammaria interna, der Einsatz der Herz-Lungenmaschine und die intraoperative Hypothermie führen zu charakteristischen Veränderungen der pulmonalen Funktion und erklären die hohe Rate POPK. Die Sternotomie beeinflusst die Brustwandmechanik, die thermische oder mechanische Schädigung des N. phrenicus hat gravierende – und oft unterschätzte – Auswirkungen auf die Atemmechanik und die Gasaustauschsituation (▶ Abb. 1.2) [19]. Im Regelfall handelt es sich um eine passagere Phrenicusparese, seltener ist die Schädigung unwiederbringlich. Meist ist aufgrund der Nachbarschaft zum Perikard der linke N. phrenicus betroffen. Es resultieren eine verminderte Kapazität der Atempumpe, restriktive Ventilationsstörung und Atemnot unter Belastung. Die REM-Schlaf-Hypoventilation nach Schädigung des N. phrenicus wird selten erkannt bzw. postoperativ systematisch abgeklärt. Sie kann aber schwerwiegende Folgen (Schlafstörungen, pulmonale Hypertonie, Cor pulmonale) haben.

Die im Rahmen der Bypass-Chirurgie übliche Präparation der A. mammaria einseitig oder beidseitig begünstigt durch Verletzung der Pleura parietalis das Auftreten von Pleuraergüssen [24], [72].

Der Einsatz der Herz-Lungen-Maschine bedeutet einen erheblichen Eingriff in die körpereigene Homöostase: Mechanisch begünstigt das Aussetzen der Beatmung über einen Lungenkollaps, verminderte Surfactantbildung und Sekretretention das Entstehen von Atelektasen, wobei dies heute in den meisten Fällen durch kontinuierliche Beatmung mit geringen Tidalvolumina vermieden wird. Daneben werden im Rahmen des sog. Post-Pump-Syndroms eine systemische und pulmonale Entzündungsreaktion beschrieben. Blutkontakt mit der kardioplegischen Lösung und körperfremden Oberflächen sowie Scherkräfte tragen ebenso wie die passagere pulmonale Ischämie mit vermehrter Kapillarpermeabilität, Mikrotraumen auf Kapillaren, Mikrothrombosen und Ausschüttung von Entzündungsmediatoren zu den messbaren Gasaustauschstörungen bei. Thrombotische und embolische Ereignisse kommen gehäuft vor. Der pulmonalvaskuläre Widerstand steigt in aller Regel an.

Eine sorgfältige präoperative Risikostratifizierung ist unentbehrlich, wobei überraschenderweise die eigentliche pulmonale Funktionsdiagnostik nur einen geringen Beitrag hierzu leistet. Insbesondere existieren keine Schwellenwerte, unter denen ein dringlich indizierter herzchirurgischer

Eingriff nicht mehr vertretbar wäre. Schwere Obstruktion bzw. Funktionsstörungen stellen keine absolute Kontraindikation für einen herzchirurgischen Eingriff dar, wenn der langfristige Nutzen das Risiko überwiegt [4], [6], [14], [17], [19].

Der wesentliche Grund für pulmonale Komplikationen nach herzchirurgischen Eingriffen bleibt jedoch die kardiale Dysfunktion, entweder in Form von unterschiedlich häufigen und relevanten Herzrhythmusstörungen oder einer postoperativen bzw. bereits vorbestehenden Einschränkung der Pumpfunktion mit Dekompensationsneigung. Neben der pulmonalvenösen Stauung bis hin zum manifesten Lungenödem sind im Rahmen der Herzinsuffizienz auch Störungen der Atemregulation im Sinne einer zentralen Schlafapnoe in Kombination mit einer Cheyne-Stokes-Atmung, ein verminderter Hustenstoß, eine verminderte Mobilität und Schonatmung als weitere Faktoren zu nennen, die das Auftreten von Hypoxie, Atelektasen und Infektionen begünstigen.

Die präoperative pulmonale Diagnostik sollte eine Spirometrie – oder besser noch eine Ganzkörperplethysmografie – mit Blutgasanalyse (BGA) und Transferfaktor (Diffusionskapazität) sowie das Röntgenthorax-Bild in 2 Ebenen umfassen. Die Lungenfunktionsprüfung ermöglicht die Erkennung von Patienten mit obstruktiven oder restriktiven Ventilationsstörungen [17], [19], [22]. Die Konsequenzen aus pathologischen Befunden der pulmonalen Funktionsdiagnostik müssen im interdisziplinären Dialog geklärt werden. Bei Hinweisen auf eine nicht diagnostizierte oder unzureichend eingestellte Schlafapnoe oder (REM)-Hypoventilation empfiehlt sich vor elektiven Eingriffen zunächst eine weitere schlafmedizinische Abklärung [2], [18]. Belastungsuntersuchungen liefern in aller Regel keine Erkenntnisse, die das therapeutische Vorgehen verändern würden, und können den Patienten sogar gefährden.

Merke

Daher sind nach Evaluation der Gesamtsituation und Prüfung alternativer Verfahren insbesondere eine ausführliche Patientenaufklärung und die Nutzung aller prä-, peri- und postoperativen Optimierungsmöglichkeiten notwendig, um ein bestmögliches Ergebnis sicherzustellen.

1.2.7 Besondere Aspekte der Ösophaguschirurgie

Die Ösophaguschirurgie ist verbunden mit einem stark erhöhten Risiko für POPK. In einer multizentrischen prospektiven Studie fand sich bei 1777 Patienten mit chirurgischen Eingriffen am Ösophagus eine 21 %ige Inzidenz für Pneumonien und eine 16 %ige Inzidenz an respiratorischem Versagen [3]. Präoperative Indikatoren für POPK waren:

- Alter
- Atemnot
- COPD
- Diabetes mellitus
- LDH > 125 U/L
- erniedrigte Albuminkonzentration
- reduzierter funktioneller Status

Intraoperative Risikofaktoren beinhalteten die Notwendigkeit der Bluttransfusion und eine längere Operationsdauer.

1.2.8 Möglichkeiten zur Reduktion des Auftretens von postoperativen pulmonalen Komplikationen

Es sind zahlreiche Möglichkeiten beschrieben, um das Auftreten von POPK prä-, peri- sowie postoperativ zu vermindern (▶ Tab. 1.9) [16].

Präoperative Maßnahmen

Präoperativ sollten alle Patienten das Rauchen aufgeben. Unabhängig von der prognostischen Bedeutung für die Grunderkrankung sind POPK bei einer präoperativen Abstinenz von mindestens 8 Wochen Dauer deutlich niedriger [4], [16], [17], [41], [68]. Hinweise auf eine erhöhte Komplikationsrate bei kurzfristigerem Rauchverzicht lassen sich nicht belegen. Insofern ist jedem Patienten präoperativ dringend eine sofortige Karenz vom Rauchen anzuraten, doch sollten dringliche Eingriffe hierdurch in keinem Fall verzögert werden (s. Kap. 2.4).

Präoperativ sollten Patienten mit obstruktiven pulmonalen Grunderkrankungen soweit als möglich funktionell optimiert werden. Neben einer Überprüfung der leitliniengerechten Asthma- bzw. COPD-Therapie sollten klinisch keine Hinweise auf Instabilität beim Asthma oder Exazerbation bei COPD bestehen. Bei unzureichender Wirkung der Bronchodilatoren kann sowohl bei der COPD als

Tab. 1.9 Interventionsstrategien zur Vermeidung postoperativer pulmonaler Komplikationen.

Zeitpunkt der Intervention	Interventionsstrategie
Präoperativ	Nikotinkarenz, möglichst länger als 8 Wochen präoperativ
	Therapieoptimierung bei COPD und Asthma, wenn nötig präoperative Glukokortikoide
	bei akutem Infekt Antibiotikagabe bei dringlicher Indikation, sonst Verschieben der Operation
	Abklärung und Behandlung bei Verdacht auf Schlafapnoe oder (REM-)Hypoventilation
	Erfassung und Behandlung prognostisch relevanter Komorbiditäten
	pulmonale Rekonditionierung und Atemphysiotherapie
Perioperativ	möglichst begrenzte OP-Dauer von 3–4 Stunden anstreben
	weniger invasive Zugangswege/OP-Techniken, ggf. interventionelle Alternativen diskutieren
	Regionalanästhesie bevorzugen
	Pancuronium als Relaxans vermeiden
Postoperativ	optimale Schmerztherapie unter Einschluss von Epidural-/Periduralanästhesie
	intensive Atemphysiotherapie
	frühe Mobilisation
	restriktive Indikationsstellung für nasogastrale Sonden
	CPAP, APAP oder nichtinvasive Beatmung (NIV) bei SBAS oder Hypoventilation einsetzen

auch beim Asthma bronchiale ein perioperativer Einsatz oraler Kortikosteroide erfolgen. Bei Asthmapatienten kommt darüber hinaus vor der endotrachealen Intubation eine gezielte Gabe von inhalativen Betamimetika in Frage, um Bronchospasmen vorzubeugen. Bei schlecht kontrolliertem und/oder kortisonabhängigem, schwergradig persistierendem Asthma bronchiale ist ferner der kurzfristige Einsatz oraler oder intravenöser Kortikosteroide (z. B. 50–100 mg Prednisolon-Äquivalent) im Zeitraum von 12 Stunden vor geplanter Intubation indiziert. Bei Patienten mit COPD spricht nichts gegen den empirischen Einsatz von

Kortikosteroiden, wobei die Dosierung abhängig vom **operativen Stress** ist [14]:

- **Leichter operativer Stress:**
  Verdopplung oder Verdreifachung der zuvor verwendeten oralen Prednisolon-Dosis; bei kortisonnaiven Patienten 50 mg Hydrokortison intravenös unmittelbar vor dem Eingriff und Erhaltungsdosis von 25 mg alle 12 Stunden über 24 Stunden.
- **Moderater operativer Stress:**
  intravenös 25 mg Hydrokortison alle 8 Stunden, beginnend am Morgen der Operation, und Dosisreduktion um 50 % pro Tag postoperativ bis zum Absetzen oder Erreichen der Erhaltungsdosis.
- **Hoher operativer Stress:**
  intravenös 50 mg Hydrokortison alle 6 Stunden, beginnend am Morgen der Operation, und mit Dosisreduktion um 50 % pro Tag postoperativ bis zum Absetzen oder Erreichen der Erhaltungsdosis.

Ein perioperativer Kortikosteroideinsatz erhöht nachweislich bei Patienten mit obstruktiven Lungenerkrankungen nicht die Komplikations- bzw. Infektionsrate [29], [51].

Eine Prophylaxe mit Antibiotika ist bei fehlenden Hinweisen auf Infekte zur Vermeidung postoperativer Pneumonien im Regelfall nicht indiziert und sollte für Patienten mit Bronchiektasen, Kolonisation der oberen/unteren Atemwege inklusive der Nebenhöhlen mit Problemkeimen oder mit bekannten Immundefekten reserviert bleiben. Jede nicht dringliche Operation sollte im infektfreien Intervall erfolgen. Bei dringlicher Indikation muss ein gleichzeitig bestehender Infekt grundsätzlich antibiotisch behandelt werden.

Komorbiditäten aus Sicht des operativen Eingriffs sollten systematisch erfasst und entsprechende Therapien eingeleitet bzw. optimiert werden. Dies gilt insbesondere für die klinische Erkennung und Stabilisierung von kardialen, pulmonalen, vaskulären, metabolischen, renalen und thromboembolischen Problemen [4], [6], [14], [16], [17], [19], [22], [33], [37], [38], [54], [62].

Aktuelle Leitlinien und Übersichtsartikel zum Themenkomplex betonen die Relevanz der präoperativen Erkennung und Behandlung schlafbezogener Atmungsstörungen vor einem elektiven operativen Eingriff ebenso wie die Intensivierung der perioperativen Überwachung im Hinblick auf Atmungsstörungen. Außerdem wird die Wiederaufnahme der spezifischen Therapie der Schlaf-

apnoe zum frühestmöglichen postoperativen Zeitpunkt empfohlen [2], [18].

Präoperative Atemphysiotherapie unter Einschluss von gezieltem Training der Atemmuskulatur, Atemübungen und Atemtraining mit dem Ziel der Verbesserung der Sekretdrainage ist effektiv im Hinblick auf die Reduzierung der POPK und sollte von einer strukturierten Patientenschulung (Hustentraining, Atemtraining) begleitet sein.

Merke

Diese Maßnahmen sollten präoperativ von einem spezialisierten Physiotherapeuten oder – noch besser – in Kooperation mit einem Atmungstherapeuten erfolgen.

Intraoperative Maßnahmen

Intraoperativ sollte regionalen Anästhesieverfahren der Vorzug gegenüber einer Allgemeinanästhesie gegeben werden, wobei diese Empfehlung im Bereich der Herzchirurgie schwer umsetzbar sein dürfte. Pancuronium wird als lang wirksames Muskelrelaxans mit postoperativen Hypoventilationen in Verbindung gebracht und sollte durch kürzer wirksame Substanzen ersetzt werden [5], [7], [50].

Die Dauer der Operation trägt erheblich zum Auftreten pulmonaler Komplikationen bei [8], [40]. So stieg beispielsweise die Häufigkeit von postoperativen Pneumonien von 8 % (Operationsdauer unter 2 Stunden) auf 40 % (Operationsdauer über 2 Stunden) [46].

Die Art der Operation hat erheblichen Einfluss auf die pulmonale Komplikationsrate. Aufgrund der Zwerchfellnähe gelten insbesondere Oberbauchchirurgie, Aortenchirurgie, Herz-/Thoraxchirurgie und Ösophaguschirurgie als höheres Risiko [8], [25], ebenso Eingriffe im Kopf-/Halsbereich. Wenn immer möglich, sollten weniger invasive bzw. endoskopische Alternativen, z. B. bei Cholezystektomie, in Betracht gezogen werden.

Inwieweit bei herzchirurgischen Eingriffen ein weniger invasives Vorgehen durch alternative Zugangswege (Mini-Sternotomie), Verzicht auf Herz-Lungen-Maschine (off-pump) oder Ausweichen auf interventionelle Verfahren (PCI, transvalvulärer Aortenklappenersatz, MitraClip) möglich ist, muss im Herz-Team präoperativ diskutiert werden. Diese Empfehlung hat auch Einzug in die aktuellen kardiologischen bzw. kardiochirurgischen Leitlinien gefunden [71], [78].

Postoperative Maßnahmen

Postoperativ erweisen sich atemphysiotherapeutische Manöver wie tiefe Inspirationsübungen und Atemmuskeltraining (z. B. mittels Triflow) als sehr effektiv. In Einzelfällen (refraktäre Atelektasen, Non-Compliance bei spontanen Atemmanövern) kann auch mittels intermittierendem Masken-CPAP oder nichtinvasiver Beatmung, z. B. mittels Bilevel-Gerät, ein Optimierungsversuch gemacht werden [2], [4], [14], [19], [77]. Bei COPD und Asthma bronchiale oder anderen obstruktiven Lungenerkrankungen muss die Behandlung mit den individuell eingesetzten Atemwegstherapeutika postoperativ fortgesetzt oder weiter optimiert werden. Unmittelbar postoperativ besteht bei diesen Patienten eventuell die Indikation zur inhalativen Applikation von Beta-2-Mimetika, muskarinergen Substanzen oder Steroiden. Bei Atelektasen unbekannter Genese muss geprüft werden, ob eine flexible Bronchoskopie erfolgen sollte.

Postoperative Schmerzen gehen mit vermehrter Atelektasenbildung infolge ineffektiver, flacher Atmung und verzögerter Mobilisation einher [53]. Eine optimale postoperative Schmerztherapie – wenn möglich auch mittels epiduraler oder periduraler Applikation – vermindert ebenfalls das Risiko pulmonaler Komplikationen [30], [53], [76]. Nachdenklich stimmt eine Studie zum postoperativen Schmerzmanagement, in der mehr als 50 % der Patienten jeweils vor der folgenden Analgetikagabe starke Schmerzen beklagten [76].

Besonders hoch ist das postoperative Risiko für die Entstehung von Atelektasen, Pneumonien und Extubationsschwierigkeiten im Falle einer bekannten oder verkomplizierenden Phrenikusparese. Neben einer Intensivierung der Atemphysiotherapie muss die Indikation zur Einleitung einer nichtinvasiven Beatmung (NIV) geprüft werden. Diese besteht insbesondere dann, wenn postoperativ im Schlaf periodisch Desaturationen oder gehäuft Apnoen auftreten. Hinweise darauf finden sich im respiratorischen Monitoring mithilfe der Pulsoxymetrie, die im Fall von REM-Schlaf-Hypoventilation repetitive Entsättigungen im Abstand von 60–90 Minuten dokumentiert – also in den im Schlaf typischen REM-Phasen, die alle 60–90 Minuten auftreten (▶ Abb. 1.2). Die Patienten müssen über das Problem aufgeklärt und sollten im weiteren Ver-

lauf pneumologisch-schlafmedizinisch betreut werden.

Die Anwendung von nasogastralen Sonden ist mit vermehrtem Auftreten von POPK verbunden [12] und sollte nicht routinemäßig, sondern nur mit strenger Indikationsstellung erfolgen. Eine frühe Mobilisation verhindert das Auftreten postoperativer Pneumonien [27].

1.2.9 Zusammenfassung

Eine präoperative internistisch-pneumologische Untersuchung sollte bei allen Patienten mit Hinweisen auf respiratorische Erkrankungen erfolgen, und zwar sowohl vor elektiven als auch vor Notfalleingriffen, wenn auch in unterschiedlichem Umfang. Mit dieser Strategie besteht die Möglichkeit, das Risiko für pulmonale Komplikationen intra-, peri- und postoperativ zu reduzieren. Der erste Schritt besteht in der Erhebung einer gezielten Anamnese und Durchführung einer körperlichen Untersuchung; ergänzende Untersuchungen orientieren sich an den erhobenen Befunden. Bei elektiven Eingriffen ist eine umfangreichere präoperative Charakterisierung von Art und Schweregrad der vermuteten respiratorischen Störung und von prognostisch relevanten Komorbiditäten möglich.

Aus Anamnese und klinischen sowie apparativen Untersuchungsbefunden leiten sich **wichtige klinische Ziele** ab:
- Stabilisierung der Lungenerkrankung
- Optimierung der Lungenfunktion
- bei Indikation die Vermittlung von Strategien zur Raucherentwöhnung
- frühe Etablierung einer kardiorespiratorischen Rekonditionierung
- Ergänzung durch Atemtherapie und notwendige apparative Behandlungskonzepte

Fazit

Im Zusammenhang mit dem geplanten chirurgischen Eingriff sollten relevante Begleiterkrankungen erfasst, in das Behandlungskonzept integriert und in die Risikostratifizierung einbezogen werden. Nach Evaluation der Gesamtsituation sind eine ausführliche Patientenaufklärung und die Nutzung aller prä-, peri- und postoperativen Optimierungsmöglichkeiten notwendig, um ein bestmögliches Ergebnis auch im Hinblick auf die Risikoreduzierung für POPK sicherzustellen.

Literatur

[1] Abd AG, Braun NM, Baskin MI et al. Diaphragmatic dysfunction after open heart surgery: treatment with a rocking bed. Ann Intern Med 1989; 111: 881–886

[2] American Society of Anesthesiologists Task Force on Perioperative Management of patients with obstructive sleep apnea. Practice guidelines for the perioperative management of patients with obstructive sleep apnea: an updated report by the American Society of Anesthesiologists Task Force on Perioperative Management of patients with obstructive sleep apnea. Anesthesiology 2014; 120: 268–286

[3] Bailey SH, Bull DA, Harpole DH et al. Outcomes after esophagectomy: a ten-year prospective cohort. Ann Thorac Surg 2003; 75: 217–222

[4] Bapoje SR, Whitaker JF, Schulz T et al. Preoperative evaluation of the patient with pulmonary disease. Chest 2007; 132: 1637–164

[5] Berg H, Roed J, Viby-Mogensen J et al. Residual neuromuscular block is a risk factor for postoperative pulmonary complications. A prospective, randomised and blinded study of postoperative pulmonary complications after atracurium, vecuronium and pancuronium. Acta Anaesthesiol Scand 1997; 41: 1095–1103

[6] Bevacqua BK. Pre-operative pulmonary evaluation in the patient with suspected respiratory disease. Indian J Anaesth 2015; 59: 542–549

[7] Bevan DR, Smith CE, Donati F. Postoperative neuromuscular blockade: a comparison between atracurium, vecuronium, and pancuronium. Anesthesiology 1988; 69: 272–276

[8] Brooks-Brunn JA. Predictors of postoperative pulmonary complications following abdominal surgery. Chest 1997; 111: 564–571

[9] Brull SJ, Barash PG. Is „Ol' Reliable" still reliable? Anesth Analg 2015; 121: 1–3

[10] Canet J, Gallart L, Gomar C et al. Prediction of postoperative pulmonary complications in a population-based surgical cohort. Anaesthesiology 2010; 113: 1338–1350

[11] Canet J, Sabate S, Mazo V et al. Development and validation of a score to predict postoperative respiratory failure in a multicenter European cohort. Eur J Anaesthesiol 2015; 32: 458–470

[12] Cheatham ML, Chapman WC, Key SP et al. A meta-analysis of selective versus routine nasogastric decompression after elective laparotomy. Ann Surg 1995; 221: 469–476; discussion 476–478

[13] Craig DB. Postoperative recovery of pulmonary function. Anesth Analg 1981; 60: 46–52

[14] Degani-Costa LH, Faresin SM, dos Reis Falcão LF. Preoperative evaluation of the patient with pulmonary disease. Braz J Anesthesiol 2014; 64: 22–34

[15] Dimick JB, Chen SL, Taheri PA et al. Hospital costs associated with surgical complications: a report from the private-sector National Surgical Quality Improvement Program. J Am Coll Surg 2004; 199: 531–537

[16] DZK: Operationsrisiko Rauchen. https://www.dkfz.de/de/tabakkontrolle/download/Publikationen/FzR/FzR_Operationsrisiko_Rauchen.pdf

[17] ESC Pocket Guidelines. Nichtkardiale chirurgische Eingriffe. http://leitlinien.dgk.org/files/2015_PLL_Nichtkardiale_Eingriffe_Internet1.pdf

[18] Esclamado RM, Glenn MG, McCulloch TM, Cummings CW. Perioperative complications and risk factors in the surgical treatment of obstructive sleep apnea syndrome. Laryngoscope 1989; 99: 1125–1129

[19] Fistera D, Steveling H, Koch A et al. Herzchirurgie bei pulmonalen Grunderkrankungen. Prognostische Bedeutung und rationelle präoperative Diagnostik. Herz 2014; 39: 45–52

[20] Gass GD, Olsen GN. Preoperative pulmonary function testing to predict postoperative morbidity and mortality. Chest 1986; 89: 127–135

[21] Ghatol A, Ruhl AP, Danoff SK. Exacerbations in idiopathic pulmonary fibrosis triggered by pulmonary and nonpulmonary surgery: a case series and comprehensive review of the literature. Lung 2012; 190: 373–380

[22] Goeckenjan G et al. Prävention, Diagnostik, Therapie und Nachsorge des Lungenkarzinoms. Pneumologie 2010; 64 (Suppl 2): e1–e164

[23] Goodwin AT, Goddard M, Taylor GK. Clinical versus actual outcome in cardiac surgery: a post-mortem study. Eur J Cardiothorac Surg 2000; 7: 747–751

[24] Goyal V, Pinto RJ, Mukherjee K et al. Alteration in pulmonary mechanics after coronary artery bypass surgery: comparison using internal mammary artery and saphenous vein grafts. Indian Heart J 1994; 46: 345–348

[25] Gracey DR, Divertie MB, Didier EP. Preoperative pulmonary preparation of patients with chronic obstructive pulmonary disease: a prospective study. Chest 1979; 76: 123–129

[26] Hasenfuß G, Anker SD, Bauersachs J et al. Herzinsuffizienz Leitlinien für die Diagnose und Behandlung der akuten und chronischen Herzinsuffizienz. http://leitlinien.dgk.org/files/2015_PLL_Nichtkardiale_Eingriffe_Internet1.pdf

[27] Hofer S, Plachky J, Fantl R et al. Postoperative pulmonale Komplikationen: Prophylaxe nach nichtkardiochirurgischen Eingriffen. Anaesthesist 2006; 55: 473–484

[28] Hyzy R, Huang S, Myers J et al. Acute exacerbation of idiopathic pulmonary fibrosis. Chest 2007; 132: 1652–1658

[29] Kabalin CS, Yarnold PR, Grammer LC. Low complication rate of corticosteroid-treated asthmatics undergoing surgical procedures. Arch Intern Med 1995; 155: 1379–1384

[30] Kampe S, Weinreich G, Darr C et al. The impact of epidural analgesia compared to systemic opioid-based analgesia with regard to length of hospital stay and recovery of bowel function: retrospective evaluation of 1555 patients undergoing thoracotomy. J Cardiothorac Surg 2014; 9: 175

[31] Katz MG, Katz R, Schachner A et al. Phrenic nerve injury after coronary artery bypass grafting: will it go away? Ann Thorac Surg 1998; 65: 32–35

[32] Kaw R, Pasupuleti V, Walker E et al. Postoperative complications in patients with obstructive sleep apnea. Chest 2012; 141: 436–441

[33] Kroenke K, Lawrence VA, Theroux JF et al. Operative risk in patients with severe obstructive pulmonary disease. Arch Intern Med 1992; 152: 967–971

[34] Kroenke K, Lawrence VA, Theroux JF et al. Postoperative complications after thoracic and major abdominal surgery in patients with and without obstructive lung disease. Chest 1993; 104: 1445–1451

[35] Kumar P, Goldstraw P, Yamada K et al. Pulmonary fibrosis and lung cancer: risk and benefit analysis of pulmonary resection. J Thorac Cardiovasc Surg 2003; 125: 1321–1327

[36] Lai HC, Lai HC, Wang KY et al. Severe pulmonary hypertension complicates postoperative outcome of non-cardiac surgery. Br J Anaesth 2007; 99: 184–190

[37] Lawrence VA, Hilsenbeck SG, Mulrow CD et al. Incidence and hospital stay for cardiac and pulmonary complications

after abdominal surgery. J Gen Intern Med 1995; 10: 671–678

[38] Lawrence VA. Predicting postoperative pulmonary complications: the sleeping giant stirs. Ann Intern Med 2001; 135: 919–921

[39] Lee AH, Borek BT, Gallagher PJ et al. Prospective study of the value of necropsy examination in early death after cardiac surgery. Heart 1997; 78: 34–38

[40] McAlister FA, Khan NA, Straus SE et al. Accuracy of the preoperative assessment in predicting pulmonary risk after nonthoracic surgery. Am J Respir Crit Care Med 2003; 167: 741–744

[41] Mastracci TM, Carli F, Finley RI et al. Effect of preoperative smoking cessation interventions on postoperative complications. J Am Coll Surg 2011; 212: 1094–1096

[42] Matte P, Jacquet L, Van Dyck M et al. Effects of conventional physiotherapy, continuous positive airway pressure and non-invasive ventilatory support with bilevel positive airway pressure after coronary artery bypass grafting. Acta Anaesthesiol Scand 2000; 44: 75–81

[43] Meoli AL, Rosen CL, Kristo D et al. Upper airway management of the adult patient with obstructive sleep apnea in the perioperative period – avoiding complications. Sleep 2003; 26: 1060–1065

[44] Meyers JR, Lembeck L, O'Kane H et al. Changes in functional residual capacity of the lung after operation. Arch Surg 1975; 110: 576–583

[45] Milledge JS, Nunn JF. Criteria of fitness for anaesthesia in patients with chronic obstructive lung disease. Br Med J 1975; 3: 670–673

[46] Moller AM, Tonnesen H. Smoking and alcohol intake in surgical patients: identification and information in Danish surgical departments. Eur J Surg 2001; 167: 650–651

[47] Nikas DJ, Ramadan FM, Elefteriades JA. Topical hypothermia: ineffective and deleterious as adjunct to cardioplegia for myocardial protection. Ann Thorac Surg 1998; 65: 28–31

[48] Ostermeier AM, Roizen MF, Hautkappe M et al. Three sudden postoperative respiratory arrests associated with epidural opioids in patients with sleep apnea. Anesth Analg 1997; 85: 452–460

[49] Owens WD, Felts JA, Spitznagel jr. EL. ASA Physical Status Classification: A study of consistency of ratings. Anaesthesiology 1978; 49: 239–243

[50] Pedersen T, Viby-Mogensen J, Ringsted C. Anaesthetic practice and postoperative pulmonary complications. Acta Anaesthesiol Scand 1992; 36: 812–818

[51] Pien LC, Grammer LC, Patterson R. Minimal complications in a surgical population with severe asthma receiving prophylactic corticosteroids. J Allergy Clin Immunol 1988; 82: 696–700

[52] Price LC, Montani D, Jaïs X et al. Noncardiothoracic nonobstetric surgery in mild-to-moderate pulmonary hypertension. Eur Respir J 2010; 35: 1294–1302

[53] Puntillo K, Weiss SJ. Pain: its mediators and associated morbidity in critically ill cardiovascular surgical patients. Nurs Res 1994; 43: 31–36

[54] Qaseem A, Snow V, Fitterman N et al. Risk assessment for and strategies to reduce perioperative complications for patients undergoing non cardiothoracic surgery: A Guideline from the American College of Physicians. Ann Intern Med 2006; 144: 575–580

[55] Ramakrishna G, Sprung J, Ravi BS et al. Impact of pulmonary hypertension on the outcomes of non cardiac surgery: predictors of perioperative morbidity and mortality. J Am Coll Cardiol 2005; 45: 1691–1699

[56] Reeder MK, Goldman MD, Loh L et al. Postoperative obstructive sleep apnea. Haemodynamic effects of treatment with nasal CPAP. Anaesthesia 1991; 46: 849–853

[57] Russo P, Charlson ME, MacKenzie CR et al. Predicting postoperative pulmonary complications. Is it a real problem? Arch Intern Med 1992; 152: 1209–1213

[58] Scholes RL, Browning L, Sztendur EM et al. Duration of anaesthesia, type of surgery, respiratory co-morbidity, predicted VO2 max and smoking predict postoperative pulmonary complications after upper abdominal surgery: An observational study. Aust J Physiother 2009; 55: 191–198

[59] Shenkman Z, Shir Y, Weiss YG et al. The effects of cardiac surgery on early and late pulmonary functions. Acta Anaesthesiol Scand 1997; 41: 1193–1199

[60] Siyam MA, Benhamou D. Difficult endotracheal intubation in patients with sleep apnea syndrome. Anesth Analg 2002; 95: 1098–1102

[61] Smetana GW. Preoperative pulmonary evaluation. N Engl J Med 1999; 340: 937–944

[62] Smetana GW, Lawrence VA, Cornell JE. Preoperative pulmonary risk stratification for noncardiothoracic surgery: systematic review for the American College of Physicians. Ann Intern Med 2006; 144: 581–595

[63] Smetana GW. Evaluation of preoperative pulmonary risk up to date. 2015. (Last accessed on 2015 Apr 10). http://www.uptodate.com/contents/evaluation-of-preoperative-pulmonary-risk?source = search_result and search = pulmonary + evaluation and selectedTitle = 1 %7E150

[64] Staehr-Rye AK, Eikermann M. Eliminate postoperative respiratory complications: preoperative screening opens the door to clinical pathways that individualise perioperative treatment. Eur J Anaesthesiol 2015; 32: 458–470

[65] Straus SE, McAlister FA, Sackett DL. The accuracy of patient history, wheezing, and laryngeal measurements in diagnosing obstructive airway disease. CARE-COAD1 Group. Clinical Assessment of the Reliability of the Examination-Chronic Obstructive Airways Disease. JAMA 2000; 283: 1853–1857

[66] Takiguchi H, Niimi K, Tomomatsu H et al. Preoperative spirometry and perioperative drug therapy in patients with obstructive pulmonary dysfunction. Tokai J Exp Clin Med 2014; 39: 151–157

[67] Taylor A, DeBoard Z, Gauvin JM. Prevention of postoperative pulmonary complications. Surg Clin N Am 2015; 95: 237–254

[68] Thomsen T, Villebro N, Møller AM. Interventions for preoperative smoking cessation. Cochrane Database Syst Rev 2010 (7): CD002 294

[69] Tisi GM. Preoperative evaluation of pulmonary function. Validity, indications, and benefits. Am Rev Respir Dis 1979; 119: 293–310

[70] Turkoz R, Yorukoglu K, Akcay A et al. The effect of pentoxifylline on the lung during cardiopulmonary bypass. Eur J Cardiothorac Surg 1996; 10: 339–346

[71] Vahanian A, Alfieri O, Andreotti F et al. Guidelines on the management of valvular heart disease (version 2012): the Joint Task Force on the Management of Valvular Heart Disease of the European Society of Cardiology (ESC) and the European Association for Cardio-Thoracic Surgery (EACTS). Eur J Cardiothorac Surg 2012; 42: S 1–44

[72] Vargas FS, Cukier A, Terra-Filho M et al. Relationship between pleural changes after myocardial revascularization and pulmonary mechanics. Chest 1992; 102: 1333–1336

[73] Warner DO, Warner MA, Barnes RD et al. Perioperative respiratory complications in patients with asthma. Anesthesiology 1996; 85: 460–467

[74] Warner MA, Offord KP, Warner ME et al. Role of preoperative cessation of smoking and other factors in postoperative pulmonary complications: a blinded prospective study of coronary artery bypass patients. Mayo Clin Proc 1989; 64: 609–616

[75] Watanabe A, Masayoshi M, Taijiro M et al. Surgical treatment for primary lung cancer combined with idiopathic pulmonary fibrosis. Gen Thorac Cardiovasc Surg 2013; 61: 254–261

[76] Watt-Watson J, Garfinkel P, Gallop R et al. The impact of nurses' empathic responses on patients' pain management in acute care. Nurs Res 2000; 49: 191–200

[77] Wightman JA. A prospective survey of the incidence of postoperative pulmonary complications. Br J Surg 1968; 55: 85–91

[78] Wijns W, Kolh P, Danchin N et al. Task force on myocardial revascularization of the European Society of Cardiology. Guidelines on myocardial revascularization. Eur Heart J 2010; 31: 2501–2555

[79] Wynne R, Botti M. Postoperative pulmonary dysfunction in adults after cardiac surgery with cardiopulmonary bypass: clinical significance and implications for practice. Am J Crit Care 2004; 13: 384–393

[80] Yang CK, Teng A, Lee DY et al. Pulmonary complications after major abdominal surgery: National Surgical Quality Improvement Program analysis. J Surg Res 2015; 198: 441–449

[81] Zehr KJ, Liddicoat JR, Salazar JD et al. The autopsy: still important in cardiac surgery. Ann Thorac Surg 1997; 64: 380–383

1.3 Präoperative Risikoeinschätzung hepatobiliärer Begleiterkrankungen

Ch. P. Strassburg

1.3.1 Einleitung

Akute und chronische Lebererkrankungen werden in ihrer Prävalenz unterschätzt. Aus offiziellen Erhebungen geht hervor (http://www.gbe-bund.de), dass ca. 4 bis 5 Mio. Deutsche aktuell oder in der Vergangenheit an einer Steatosis hepatis oder einer akuten oder chronischen Hepatitis erkrankt sind oder waren.

Dabei bilden toxische Schäden durch **Alkoholgebrauch** die größte Gruppe. Unter Erwachsenen wird die Zahl derer mit alkoholbedingter Leberkrankheit auf 2 bis 3 Mio. geschätzt, diese sind mit 80 % mehrheitlich Männer. Von einer fortgeschrittenen alkoholbedingten Lebererkrankung wie der alkoholischen Steatohepatitis oder alkoholischen Zirrhose sind nach Schätzungen ca. 500 000 bis 1 Mio. betroffen, wobei es sich hierbei vor allem

um die Altersgruppe der 40- bis 60-Jährigen handelt, die zugleich oft Kandidaten für chirurgische Eingriffe sind.

Die zweitgrößte Gruppe prävalenter Lebererkrankungen bilden die **Virusinfektionen**. In Deutschland sind ca. 800 000 bis 1 Mio. Personen chronisch mit dem Hepatitis-B- oder dem Hepatitis-C-Virus infiziert. Das Erkennen, Vorbeugen und die Behandlung von Virushepatitis-Erkrankungen sind daher für das Management in der ärztlichen Praxis und für die perioperative Medizin von hoher praktischer Bedeutung [32].

Die drittgrößte Gruppe bilden **„Life Style"-assoziierte Lebererkrankungen** wie die nichtalkoholische Steatohepatitis als Ursache für eine Progression zur Leberfibrose und Leberzirrhose. Grundlage dieser Leberschädigung ist ein Syndrom aus abdomineller Adipositas, Glukoseintoleranz, Fettstoffwechselstörung und arterieller Hypertonie, das auf der Basis einer Leberverfettung zur Ausbildung von inflammatorischer Aktivität (Hepatitis) und zur progressiven Fibrogenese bis hin zur Zirrhose führen kann. Nach den Daten der Studie zur Gesundheit Erwachsener in Deutschland (DEGS) sind 67 % aller Männer und 53 % aller Frauen übergewichtig, davon sind 23 % der Männer und 24 % der Frauen adipös, d. h. sie weisen einen Body-Mass-Index (BMI) von > 30 kg/m^2 auf (http://www.rki.de). Die Prävalenz ist vor allem in der 6. und 7. Lebensdekade am höchsten, in denen epidemiologisch mit einer hohen Zahl operativer Therapien zu rechnen ist.

Alle übrigen Lebererkrankungen der breiten hepatologischen Differenzialdiagnose machen nur etwas 10–20 % aus. Bei ca. 10 % der Patienten liegen sog. kyptogenetische Zirrhosen vor, bei denen eine Ätiologie nicht zweifelsfrei ermittelt werden kann.

1.3.2 Prävalenz der Leberzirrhose

Für die perioperative Medizin ist die Prävalenz einer Leberzirrhose von zentraler prognostischer Bedeutung. Dabei hängen die berichteten Zahlen stark von den zugrundeliegenden Studienkohorten und deren geografischen Ursprüngen ab. Die Schwankungsbreite in Obduktionsstudien in Europa liegt zwischen ca. 5 % in Dänemark und Finnland und ca. 10 % in Italien [12], [24] und wird in Asien (Japan) mit ca. 5 % berichtet [9]. Somit kann davon ausgegangen werden, dass bei der präoperativen Evaluation bei jedem 20. Operationskandidaten eine Zirrhose vorliegen kann. Dies hat deshalb hohe Relevanz, da Obduktionsstudien berichteten, dass 25–50 % der Leberzirrhosen vor der Autopsie nicht bekannt waren.

Die Prävalenz von Leberzirrhosen war in den 1940er bis 1990er Jahren in verschiedenen Ländern ansteigend [24], [26]. Die Todesfälle an Leberzirrhose scheinen allerdings in den letzten 20 Jahren in Deutschland wieder rückläufig zu sein. In Italien wurde eine prospektive Studie zur Prävalenz von chronischen Lebererkrankungen berichtet (Dionysos-Studie), bei der 6 917 Personen aller 10 150 Bürger zweier norditalienischer Städte im Alter von 12–65 Jahren auf Lebererkrankungen untersucht wurden [5]. Dabei zeigte sich eine chronische Lebererkrankung in 17,5 % der Fälle, eine Leberzirrhose bei 1,1 %, eine chronische Hepatitis B bei 1,3 % und eine chronische Hepatitis C bei 3,2 %. Die Analyse von Zirrhose-Risikofaktoren ergab, dass alkoholische Schäden bei 26 % der Zirrhosen und eine chronische Hepatitis C oder B bei 37 % die entscheidenden Faktoren waren. Allerdings waren bei vielen Patienten mehrere Faktoren gleichzeitig vorhanden.

Eine weitere Betrachtung der Prävalenz der Leberzirrhose ergibt sich aus einer Analyse der ICD-Codes (International Classification of Diseases) und der Statistik von Todesursachen. Werden „chronische Lebererkrankungen und Leberzirrhose" zugrunde gelegt, zeigen sich vor allem Alkohol- und nichtalkoholbedingte Zirrhosen. Dabei liegt die Zirrhose an Stelle 9 bis 11 der häufigsten Todesursachen (http://www.gbe-bund.de). Unter Männern im Alter von 25–45 Jahren ist die Leberzirrhose die häufigste krankheitsbedingte Todesursache. Allerdings steigt die zirrhosebedingte Mortalität mit dem Alter an und ist in fast allen Altersgruppen bei Männern etwa doppelt so hoch wie bei Frauen. Im Jahr 2002 starben in Deutschland 18 341 Menschen an einer Leberzirrhose. Davon wurde etwa die Hälfte als alkoholbedingte Lebererkrankung eingestuft. Der Anteil der Leberzirrhose an der Gesamtmortalität betrug 2,2 %.

Merke

Die Herleitung dieser epidemiologischen Zahlen zeigt, dass die Zirrhosewahrscheinlichkeit unterschätzt wird, da die leberassoziierte Mortalität nicht immer eigenständig statistisch geführt wird. Vielmehr führen andere Komplikationen wie Infektionen und Nierenversagen zum Tode, und diese können dann statistisch erfasst werden. Für die Praxis bedeuten diese Zahlen, dass in der präoperativen Evaluation regelmäßig nach akuten und chronischen Lebererkrankungen sowie nach Zirrhose gefahndet werden muss.

1.3.3 Präoperativ relevante Komplikationen der Leberzirrhose

Unabhängig von der Ätiologie der akuten oder chronischen Lebererkrankung bilden die vorhandenen und zu erwartenden Komplikationen einer Leberzirrhose die größten Risikofaktoren für den Erfolg eines operativen Eingriffs.

Vorsicht

Eine chronisch fortschreitende Leberinsuffizienz ist ein in den meisten Fällen inapparenter Prozess, der den betroffenen Patienten nicht bewusst ist. Dies liegt daran, dass es kaum leberspezifische Frühsymptome gibt, die linear mit dem Prozess der Fibrogenese und dem sukzessiven Funktionsverlust einhergehen. In den meisten Fällen ist dieser Prozess still und nur durch eine unspezifische Inappetenz, Müdigkeit oder Leistungsminderung charakterisiert. In der Regel wird im Lebensalltag diese Leistungsminderung auf berufliche oder private Belastungen und Lebensumstände zurückgeführt, ohne dass ein Bewusstsein für eine potenziell zugrundeliegende organische Erkrankung entsteht.

Die ersten objektiven Symptome sind dann meist Aszitesbildung oder Varizenblutungen, die bei schon weit fortgeschrittenen Stadien der Zirrhose (Child-Pugh B oder C) auftreten (▶ Abb. 1.4).

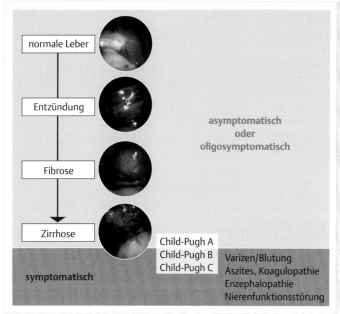

Abb. 1.4 Verlauf chronischer Lebererkrankungen. Im Verlauf sind chronische Lebererkrankungen (roter Pfeil) von der normalen Leber bis hin zur Leberzirrhose oligo- oder asymptomatisch. Erste Symptome werden oft erst dann bemerkt, wenn eine Zirrhose vom Schweregrad Child-Pugh B vorliegt. Leistungsminderung ist meist das einzige Symptom, das zur Prüfung einer Lebererkrankung Anlass geben sollte.

Merke

Bei unklaren Leistungsminderungen ist stets auch nach einer zugrundeliegenden Lebererkrankung zu fahnden.

Die prognostisch relevanteste Folge der Leberzirrhose ist der portale Hypertonus (PH), der dann klinisch relevant ist, wenn der hepatovenöse portale Gradient (HVPG) größer als 10 mmHg ist. Der PH führt zu durchgreifenden Veränderungen der Hämodynamik. Ein Teil der portalen Perfusion wird durch Gefäßverbindung in den systemischen Kreislauf geleitet (mit Shunt- und Varizenbildung). Es kommt zu folgenden **Veränderungen**:

- splanchnische Vasodilatation
- hyperdynamer Kreislauf
- Abnahme des peripheren Gefäßwiderstands
- Erhöhung des Herzzeitvolumens
- Verminderung der portalen Perfusion der Leber
- oft auch Reduktion der arteriell hepatischen Perfusionsreserve

Dies alles führt zu einer reduzierten Toleranz gegenüber operativem Stress mit dem Risiko einer zusätzlichen hepatischen Minderperfusion [29], Ischämie und weiterer Funktionsverschlechterung sowie hepatischer Dekompensation.

Neben den hämodynamischen Folgen zieht der PH weitere Organdysfunktionen nach sich (▶Abb. 1.5). Die Aktivierung des Renin-Angiotensin-Aldosteron-Systems führt u. a. zur renalen Vasokonstriktion, zu Minderperfusion, Hyponatriämie und dem hepatorenalen Syndrom und verstärkt die Aszitesbildung. Eine intestinale Barrierestörung sowie eine abnehmende Funktion der intestinalen und leberresidenten Immunzellen begünstigt die Anfälligkeit für Infektionen und spontan bakterielle Peritonitiden [19]. Die portale Translokation von Metaboliten aus dem Darm bei reduzierter hepatischer Detoxifikationskapazität begünstigt – vor allem im Zusammenhang mit Blutungen und spontan bakteriellen Peritonitiden – die Entwicklung einer hepatischen Enzephalopathie [11]. Komplexe Veränderungen von Mediatoren wie Endothelinen und Stickoxid befördern die Bildung von pulmonalen Shunts beim hepatopulmonalen Syndrom und können zur porto-pulmonalen Hypertonie führen, welche prognostisch in der perioperativen Phase ein signifikantes Mortalitätsrisiko bedingt [14]. Zusätzlich zu diesen Funktionsdefiziten liegen in den meisten Fällen eine hämorrhagiebegünstigende Koagulopathie und eine Anämie der Patienten vor.

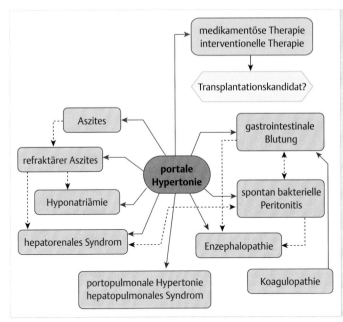

medikamentöse Therapie
interventionelle Therapie

Transplantationskandidat?

Aszites

refraktärer Aszites

Hyponatriämie

hepatorenales Syndrom

portopulmonale Hypertonie
hepatopulmonales Syndrom

portale
Hypertonie

gastrointestinale
Blutung

spontan bakterielle
Peritonitis

Enzephalopathie

Koagulopathie

Abb. 1.5 Portaler Hypertonus. Der portale Hypertonus führt zu vielen präoperativ relevanten Organdysfunktionen, die sich gegenseitig beeinflussen (gestrichelte Pfeile). Neben der präoperativen Therapie zur Stabilisierung dieser Komplikationen sollte parallel die Indikation für eine kausale Lebertransplantation geprüft werden.

Einfluss der Leberzirrhose auf das operative Risiko

Zirrhotische Patienten haben demzufolge bei jedem operativen Eingriff gegenüber nichtzirrhotischen Patienten generell eine erhöhte postoperative Morbidität und Mortalität, die zwischen 8,3 % und 25 % [20] liegt und damit signifikant höher ist als mit 1,1 % bei nichtzirrhotischen Patienten [2], [8], [17], [39]. Bei herzchirurgischen Eingriffen bei Leberzirrhotikern wird in 8 Studien zwischen 1998 und 2010 eine Gesamtmortalität von 16 % berichtet. Dabei ist das Stadium der Zirrhose entscheidend. Bei Child-Pugh A starben 5 %, bei Child-Pugh B 32 % und bei Child-Pugh C 67 % [21]. Außerdem zeigt sich, dass die Art des operativen Eingriffs relevant ist (▶ Tab. 1.10 und ▶ Tab. 1.11). Während nach elektiven Knie- und Hüftoperationen sowie laparoskopischen Cholezystektomien keine zirrhotischen Patienten verstarben [6], [22], [27], lag die Mortalität nach offenen Cholezystektomien bei 7,7 % [37], nach Gallenwegeingriffen bei 21 % [7], nach Koloneingriffen bei 41 % und nach Dünndarmeingriffen bei 67 % [20]. Auch die Modalität des Eingriffs wirkt sich auf die Mortalität aus. Während nach elektiven Hüftoperationen alle Patienten überlebten, verstarben nach Notfalleingriffen 60 % [6]. Bei elektiven Herzeingriffen starben 17 % gegenüber 80 % bei Notfalleingriffen [13], [16].

Fazit

Damit sind für die Risikoabschätzung vor einem operativen Eingriff **3 wesentliche Faktoren** relevant, die das weitere Management und die Entscheidung zur operativen Therapie beeinflussen:

- Art der Operation (Abdomen, Thorax, Peripherie)
- Notfalloperation oder elektive Operation
- Stadium der Leberzirrhose und Dekompensation bzw. Rekompensation

Einschätzung der leberbezogenen Mortalität: Score-Systeme

Neben der umfassenden medizinischen Evaluation vor geplanter operativer Therapie können Score-Systeme eine klinische Hilfestellung darstellen. Es wird kontrovers diskutiert, wie gut und akkurat diese Systeme die tatsächliche Mortalität wiedergeben, die nicht nur von den Symptomen und Komplikationen der Lebererkrankung selbst abhängt, sondern auch von der Art und Modalität des geplanten Eingriffs. Hinzu kommt, dass das breite Spektrum hepatologischer Krankheitsbilder sowohl cholestatische als auch hepatoparenchymatöse Entitäten umfasst, für die es nicht möglich ist, einen einheitlichen numerischen Prädiktor zu kalkulieren. Während alkoholische, virusassoziier-

Tab. 1.10 Beispiele für die Risikostratifizierung operativer Eingriffe.

Niedriges Operations-/Interventionsrisiko	Mittleres Operations-/Interventionsrisiko	Hohes Operationsrisiko
Augeneingriffe	Hirnchirurgie	Herzchirurgie
HNO-Eingriffe	Laminektomien	Lungenchirurgie
Zahneingriffe	Schilddrüseneingriffe	Splenektomie
Laparoskopische Eingriffe	Karotis-Chirurgie	Laparatomie
Venenstripping	Prostataeingriffe	Darmeingriffe
Genitourinäre Prozeduren	Hand-, Fuß-, Knieeingriffe	hepatobiliäre Eingriffe
Endoskopische Prozeduren	Harnblaseneingriffe	Pankreaseingriffe

Tab. 1.11 Definition der Child-Pugh-Klassifikation und Risikobewertung für Überleben und perioperative Mortalität.

Kriterium	1 Punkt	2 Punkte	3 Punkte	Einheit
Serum-Bilirubin (gesamt)	< 2,0 < 34,208	2,0–3,0 34,208–51,312	> 3,0 > 51,312	mg/dl (× 17,104 = µmol/l) µmol/l
Serum-Albumin	> 3,5	2,8–3,5	< 2,8	g/dl
Quick-Wert	> 70	40–70	< 40	%
Aszites im Ultraschall	keiner	leicht	mittelgradig	–
Hepatische Enzephalopathie	keine	Stadium I–II	Stadium III–IV	–

Punkte	Stadium	1-Jahres-Überlebensraten	5-Jahres-Überlebensraten	10-Jahres-Überlebensraten	Perioperative Mortalität
5–6	A	84 %	44 %	27 %	10 %
7–9	B	62 %	20 %	10 %	30 %
10–15	C	42 %	21 %	0 %	82 %

te und autoimmune Zirrhosen gut mit dem Child-Pugh-System und dem „Model for End Stage Liver Disease" (MELD) prognostisch abzuschätzen sind, ist dies bei primär und sekundär sklerosierender Cholangitis und primär biliärer Zirrhose nicht möglich und erfordert separate Systeme.

Definition

Das älteste System, das zur Beschreibung des Ausmaßes einer Zirrhose Einzug in das alltägliche medizinische Vokabular gefunden hat, ist das Child-Pugh-System [36]. Es ist auch heute noch ein robustes prognostisches Instrument [23], dem wesentliche Komplikationen der Leberzirrhose zugrunde liegen (▶ Tab. 1.11):
- Aszites
- Bilirubinerhöhung
- Albuminabfall
- Koagulation
- Enzephalopathie

Zur besseren Beurteilung von Patienten mit alkoholischer Leberzirrhose, die als Kandidaten für die Implantation eines transjugulären portosystemischen Shunts (TIPS) evaluiert wurden, wurde das MELD-System entwickelt. MELD beschreibt die leberbezogene 3-Monats-Mortalität-Wahrscheinlichkeit und umfasst wie der Child-Pugh-Score ebenfalls die Parameter Koagulopathie und Bilirubin und zusätzlich das Serumkreatinin. MELD hat sich als Allokationsinstrument für die Lebertransplantation in vielen Ländern etabliert [34], kann aber vor allem cholestatisch geprägte Lebererkrankungen und die akuten alkoholbedingten Lebererkrankungen nur unzureichend abbilden [31]. Hierzu sind weitere Score-Systeme entwickelt worden (▶ Tab. 1.12).

Die Analyse von Child-Pugh-Score, MELD und MELD-Natrium bei 64 abdominellen und thorakalen Eingriffen bei Zirrhotikern zeigte, dass ein Child-Pugh-Wert ≥ 7,5 die 3-Monats-Mortalität 8,3-fach, ein MELD-Score von ≥ 14,5 die 3-Monats-Mortalität 5,4-fach und ein MELD-Natrium-Score

Tab. 1.12 Für die Risikobewertung von Lebererkrankungen entwickelte Score-Modelle (die meisten dieser Score-Modelle sind online oder für Mobiltelefone verfügbar).

Score	Formel	Kommentar
MELD	MELD = 11,2 × Ln (INR) + 9,57 × Ln (Kreatin (mg/dL)) + 3,78 × Ln (Bilirubin (mg/dL)) + 6,43 × (Ätiologie: 0, wenn cholestatisch oder alkoholisch, 1 alle anderen)	3-Monats-Mortalität (entwickelt für alkoholische Zirrhotiker und TIPS)
Natrium-MELD	MELD-Na = MELD + 1,59 × (135 − Na (mmol/L))	MELD-Modifikation mit Natriumwert für 9-Monats-Mortalität
integrierter MELD	iMELD = MELD Score + (age × 0,3) − (0,7 × Na (mEq/L)) + 100	Einbeziehung von Alter
Meso-MELD	MESO Index = (MELD/Na (mEq/L)) × 100	Verhältnis MELD zu Natriumwert
Britischer MELD	UKELD = 5 × (1,5 × Ln (INR)) + 0,3 × Ln (Kreatinine (µmol/L)) + 0,6 × Ln (Bilirubin (µmol/L)) − 13 × Ln (Na (mmol/L) + 70)	britischer Listungs-MELD zur Lebertransplantation mit Natrium
gewichteter MELD	MELD = 1,266 × Ln (1 + Kreatinine (mg/dL)) + 0,939 × Ln (1 + Bilirubin (mg/dL)) + 1,658 × Ln (1 + INR)	neue relative Gewichtung der MELD-Parameter
Maddrey-Score	4,6 × (Prothrombin Zeit Patient − Prothrombin Zeit Kontrolle) + (Serumbilirubin (µmol/L)/17,1)	für alkoholische Zirrhose/Hepatitis
Hepatitis-B-Zirrhose-Score	0,5 × Bilirubin (mg/dL) + 1,7 × Kreatinin (mg/dL) + 1,8 × HBV-DNA	für dekompensierte HBV-Zirrhose
Mayo PBC Score	0,039 × Alter (yr) + 0,871 × loge Bilirubin (mg/dL) − 2,53 × loge Albumin (g/dL) + 2,9 × loge Prothrombinzeit (sec) + 0,859 × Ödeme	nur für primär biliäre Zirrhose
Mayo PSC Score	0,0295 × (Alter (yr) + 0,5373 × loge (Bilirubin (mg/dL)) − 0,8389 × (Albumin (g/dL)) + 0,5380 × loge (AST* (IU/L)) + 1,2426 × (Punkte für Varizenblutung)	nur für primär sklerosierende Cholangitis
MELD-Wert	**geschätzte postoperative Mortalität**	
0–11	5–10 %	
12–25	25–54 %	
> 26	90 %	

* AST = Aspartataminotransferase

von ≥ 14,5 die 1-Jahres-Mortalität 4,5-fach erhöhte [23]. Eine vergleichende Analyse von 53 operierten Zirrhotikern berichtet, dass ein MELD-Score > 14 eine bessere Vorhersagekraft für postoperative Mortalität hatte als die Child-Pugh-C-Kategorie [4].

Keines dieser statistisch entwickelten Prognoseinstrumente misst die eigentliche physiologische Funktionsreserve der Leber des betroffenen Patienten. Zwar geben reduzierte Albuminsynthese und Gerinnungsfaktoraktivitäten sowie Enzephalopathie als Surrogatparameter für reduzierte Detoxifikation einen guten Eindruck der Leberfunktion, ihr Umgang mit Medikamenten und metabolischem Stress kann damit aber nur teilweise erfasst werden. Hierfür wurden als metabolische Tests der Indozyaningrün-Test, der Galaktose-Eliminationskapazitätstest, der Lidocain-Metabolisierungstest sowie der Aminopyrin-Atemtest entwickelt, die allerdings nicht überall verfügbar sind und in der täglichen Praxis kaum Anwendung finden.

Fazit

Während Score-Systeme eine gute klinische Orientierung bezüglich der prognostischen Einschätzung darstellen, wird die therapeutische Entscheidung für oder wider einen operativen Eingriff immer auf einer Einschätzung der klinischen Gesamtsituation und ihrer potenziellen therapeutischen Beherrschbarkeit basieren müssen.

1.3.4 Präoperative Evaluation des Patienten

Die präoperative Risikoeinschätzung vor einem operativen Eingriff fußt zuerst auf der Identifikation von existierenden Lebererkrankungen des Patienten, deren ätiologischer Einordnung sowie der Beurteilung des Stadiums der Erkrankung und der damit verbundenen Einschränkung der Leberfunktion. Dies erfordert die Mitarbeit eines hepatogastroenterologisch spezialisierten Diagnostik- und Behandlungsteams. Vor dem Hintergrund dieser Einschätzung erfolgt die Bewertung des geplanten operativen Eingriffs und dessen vermuteten Effekts auf die Lebererkrankung. Zuletzt erfolgt die Bewertung der therapeutischen Beherrschbarkeit bereits existierender und durch den Eingriff zu erwartender Komplikationen. Dies erfordert schon vor dem operativen Eingriff die Planung einer Behandlungsstrategie mit dem Ziel der Stabilisierung der hepatobiliären Erkrankung mit ihren Komplikationen.

Diagnostik

Die Leberevaluation umfasst nach eingehender Anamnese und Untersuchung nach Zeichen einer chronischen Lebererkrankung das Folgende:
- Bestimmung von Aminotransferase-Aktivitäten (AST, ALT = Alaninaminotransferase) und cholestaseassoziierten Werten (Gamma Glutamyltransferase, AP = alkalische Phosphatase, Bilirubin)
- Parameter zur Leberfunktion (Albumin, Gerinnungsparameter)
- Parameter zur Nierenfunktion (Serumkreatinin, Cystatin C, Urinnatriumausscheidung)
- Blutbildanalyse

Eine Anämie und Thrombozytopenie weisen oft auf einen portalen Hypertonus mit hypertensiver Intestinopathie und Blutungsneigung und Thrombozytensequestrierung in der vergrößerten Milz hin. Eine chronische, auch fortgeschrittene Lebererkrankung mit portalem Hypertonus kann auch dann vorliegen, wenn diese Laborwerte nicht oder nur wenig verändert sind.

> **Vorsicht**
>
> Zu beachten ist, dass die absolute Höhe der Aminotransferasen nur einen eingeschränkten prognostischen Wert hat [18].

Bei Verdacht auf einen portalen Hypertonus empfiehlt sich die obere Intestinoskopie zur Beurteilung des Varizenstatus und dessen Blutungspotenzial.

Der Nachweis von erhöhten Aminotransferasen erfordert differenzialdiagnostische Überlegungen zu Hepatitiserkrankungen [32] (▶ Tab. 1.13). Diese zeichnen sich durch eine Entzündung der Leber aus, die ein breites Spektrum von Gründen haben und sowohl akut als auch chronisch verlaufen kann.

Zu den wichtigsten Ätiologien zählen die **klassischen Virushepatitis-Erkrankungen**:
- Hepatitis A und B (▶ Tab. 1.14)
- Hepatitis C (▶ Tab. 1.15)
- Hepatitis D und E

Eine Hepatitis kann aber auch Folge von toxischen (alkoholische Hepatitis, Arzneimittelfolgen), metabolischen (nichtalkoholische Steatohepatitis), genetischen (Morbus Wilson) und immunologischen (Autoimmunhepatitis [33]) Einflüssen sein (▶ Tab. 1.16). Ferner können hepatotrope Viren der Herpesvirus-Gruppe (CMV, EBV, HSV, VZV) eine Hepatitis bedingen. In vielen Fällen ist die klinische Präsentation uncharakteristisch mit unspektakulären Allgemeinsymptomen. Die weitere Diagnostik beinhaltet den Nachweis typischer serologischer oder biochemischer Konstellationen und – je nach Verlauf – auch struktureller Veränderungen des Lebergewebes. Dabei ist entscheidend, ob die jeweilige Hepatitis zur Chronizität neigt und damit das Risiko einer fortschreitenden Leberschädigung mit dem Risiko der Dekompensation birgt (▶ Tab. 1.14 und ▶ Tab. 1.15). Lässt sich die Ätiologie der Lebererkrankung biochemisch und serologisch nicht klären, ist die Leberbiopsie zu erwägen [30].

Die weitere Analyse beinhaltet die sonografische Darstellung der Leber, ihrer Gefäße, der Gallenwege und der Bauchorgane. Hier können auch kleine Mengen Aszites und Pleuraergüsse, Kollateralgefäße, eine Splenomegalie und Hinweise für einen strukturellen Leberumbau gewonnen werden.

Tab. 1.13 Einordnung der Laboruntersuchungen zu Virushepatitis-Erkrankungen.

Labortest	Bemerkung zur Diagnostik
Hepatitis A (HAV)	
Anti-HAV gesamt (IgG und IgM)	Anti-HAV gesamt sind zum Zeitpunkt der klinischen Manifestation und auch darüber hinaus nachweisbar. Zuverlässiger Marker für eine eventuell bestehende Immunität gegen HAV.
Anti-HAV IgM	IgM-Antikörper gegen HAV sind bereits vor Beginn der Symptome im Blut nachweisbar und fallen innerhalb von 6 Monaten wieder unter die Nachweisgrenze ab. Diagnose der akuten Hepatitis A.
HAV-RNA	HAV-RNA lässt sich im Serum und im Stuhl durch eine PCR nachweisen. Zur Sicherung der Diagnose ist sie nicht notwendig, kann aber zur Evaluation der Infektiosität hilfreich sein.
Hepatitis B (HBV)	
HBs-Antigen (HBs-Ag)	HBs-Ag zeigt eine aktive HBV-Infektion an. HBs-Ag ist der wichtigste Screening-Test für die Hepatitis B.
Anti-HBc gesamt (IgG und IgM)	Antikörper gegen HBc-Ag zeigen an, ob Kontakt mit dem HBV besteht oder bestand. Anti-HBc IgM kann eine akute HBV-Infektion abgrenzen (Cave: auch positiv bei Exazerbation einer chronischen HBV).
HBe-Antigen (HBe-Ag) und Anti-HB	HBe-Ag korreliert mit der Höhe der HBV-DNA. Eine Serokonversion zu HBe-Ag negativ und Anti-HBe positiv ist mit einem niedrig replikativen HBs-Ag-Status verbunden. Ausnahme ist die HBe-Ag negative Hepatitis B: HBe-Ag negativ, Anti-HBe positiv, aber HBV-DNA $> 10^{4-5}$ Kopien/ml
HBV-DNA	Genom des Virus, zeigt die Replikation des Virus an. Die Messung sollte quantitativ (Goldstandard) mit einem sensitiven Assay erfolgen. Die Höhe der HBV-DNA hat prognostische Bedeutung.
Hepatitis C (HCV)	
Anti-HCV	Antikörper gegen HCV-Ag zeigen an, ob Kontakt mit dem HCV besteht oder jemals bestand. Anti-HCV kann auch bei stattgehabter HCV-Infektion im Verlauf bis unter die Nachweisgrenze abfallen.
HCV-RNA	Genom des Virus, zeigt die Replikation des Virus an. Die Messung sollte quantitativ (Goldstandard) mit einem sensitiven Assay erfolgen. Die Höhe der HCV-RNA hat besondere Bedeutung bei der Therapieoptimierung.
HCV-Genotyp	Kommerziell verfügbare Typisierungsmethoden ermöglichen in mehr als 90 % der Fälle eine korrekte Zuordnung des HCV-Genotyps und somit die therapeutisch bedeutsame Unterscheidung zwischen HCV-Isolaten der Genotyp(en) 1–6.
Hepatitis D (HDV)	
Anti-HDV (IgG)	IgM-Tests zur Unterscheidung einer akuten Hepatitis D sind kommerziell nicht verfügbar.
HDV-RNA	HDV-RNA lässt sich im Serum durch PCR nachweisen. Einige Labore bieten bereits Real-Time-PCR zur Quantifizierung von HDV-RNA an.
Hepatitis E (HEV)	
Gesamt-Anti-HEV (IgG und IgM)	IgG ist sehr früh (vor Beginn der Symptome) nachweisbar.
Anti-HEV IgM	Nicht immer detektierbar, gelegentlich falsch positive Ergebnisse.
HEV-RNA	HEV-RNA lässt sich im Serum und im Stuhl durch eine PCR nachweisen.

Tab. 1.14 Unterscheidung der Formen der chronischen Hepatitis B.

Formen	Beschreibung
chronische Hepatitis B	Persistierende HBV-Infektion, die mit einer Leberzellschädigung einhergeht, die biochemisch und/oder histologisch nachweisbar ist.
hochvirämischer (immuntoleranter) HBs-Ag-Trägerstatus	Hochreplikative, persistierende HBV-Infektion ohne Zeichen der Leberzellschädigung, meist nach vertikaler Übertragung oder Infektion im Kleinkindalter; Übergang in eine chronische Hepatitis B ist möglich.
niedrigvirämischer (inaktiver) HBs-Ag-Trägerstatus	Persistierende HBV-Infektion ohne Zeichen der Leberzellschädigung. Der inaktive HBs-Ag-Trägerstatus ist HBe-Ag-negativ und niedrig replikativ. Risiko der Reaktivierung der Erkrankung (Hepatitis) im Spontanverlauf oder unter Immunsuppression.

Tab. 1.15 Unterscheidung der Formen der Hepatitis-C-Virusinfektion.

Formen	Beschreibung
akute Hepatitis-C-Virusinfektion (HCV)	Vor < 6 Monaten erworbene Infektion mit dem HCV. Sie kann mit einer Erhöhung der Aminotransferase-Aktivitäten (Transaminasen) einhergehen und zu einer Leberfunktionseinschränkung führen (akute Hepatitis C).
persistierende oder chronische Hepatitis-C-Virusinfektion (HCV)	Seit > 6 Monaten fortbestehende Infektion mit dem HCV (HCV-RNA positiv). Diese kann zu einer klinisch-chemisch und/oder histologisch nachweisbaren Leberschädigung unterschiedlichen Ausmaßes und extrahepatischer Manifestationen führen (chronische Hepatitis C).

Tab. 1.16 Differenzialdiagnostische Untersuchungen bei Lebererkrankungen.

Differenzialdiagnose	Ausschluss durch
Ebstein-Barr-Virus (EBV)	nur im Verdachtsfall
Herpes-simplex-Virus (HSV)	nur im Verdachtsfall
Zytomegalie-Virus (CMV)	nur im Verdachtsfall
Varizella-zoster-Virus (VZV)	nur im Verdachtsfall
medikamenten-/toxisch induzierte Hepatitis	Anamnese, Auslassversuch, Autoantikörper in seltenen Fällen
primär biliäre Zirrhose (PBC)	antimitochondriale Antikörper (AMA) Spezifität: PDH-E2, BCKD-E2 Leberhistologie: Kupferablagerung in den Gallenwegen; Ultraschall ohne Gallenwegveränderungen
primär sklerosierende Cholangitis (PSC)	Cholangiografie (ERC/MRC)
Autoimmune Hepatitis (AIH)	Autoantikörper (ANA, SMA, SLA, LKM-1), Ausschlussdiagnostik anderer Ätiologien, IgG-Erhöhung, typische Biopsie
Morbus Wilson	Coeruloplasmin, Kupfer im Urin, Augenuntersuchung, Kupfer quantitativ in der Leberbiopsie
Hämochromatose	Serumferritin, Serumeisen, Transferrinsättigung ggf. Leberhistologie: Eisenfärbung, Eisen quantitativ Genetik: C 282Y, H63D-Mutationen des HFE-Gens bei Kaukasiern
Alpha-1-Antitrypsinmangel	α-1-AT-Erniedrigung im Serum Genotyp: PiZZ/PiSS/PiMZ/PiSZ

1

Abschätzung des portalen Hypertonus

Der Goldstandard für die Bestimmung eines PH und dessen Ausmaßes ist die HVPG-Messung (hepatic vein pressure gradient), die invasiv über einen transjugulären Zugang gemessen werden muss [35].

Fallstricke

Die Abschätzung eines PH allein durch Folgendes ist unzuverlässig:
- klinische oder anamnestische Zeichen
- Laborwerte
- bildgebende Verfahren
- Lebersyntheseparameter

Auch die bioptisch gewonnene Information des vorherrschenden Fibrosegrads der Leber ist hier nicht ausreichend.

Fallbeispiel

Im Falle eines Fibrosegrads 4 nach METAVIR (histologisches System zur Fibrosebeurteilung) würde bei einem HVPG bei 10 mmHg eine kompensierte Zirrhose mit Varizen vorliegen, die eine 1-Jahres-Mortalität von ca. 3 % hätte. Bei gleichem Fibrosegrad und einem HVPG von > 12 mmHg sind eine Dekompensation, Varizenblutung, Enzephalopathie und Aszites mit einer 1-Jahres-Mortalität von 10–30 % zu erwarten. Ebenfalls bei Fibrosegrad 4 und einem HVPG von > 16 sind Dekompensation, Varizenblutung, spontan bakterielle Peritonitis, hepatorenales Syndrom, Aszites und Enzephalopathie mit einer 1-Jahres-Mortalität von 60–100 % wahrscheinlich [1], [10].

Ein ausgeprägter PH begünstigt bei operativen Eingriffen die Dilatation von Kollateralen, Hypotension und Endorganischämie [15], kann zu intra- und postoperativen Hämorrhagien, Aszites mit Wunddehiszenzen, Stomavarizen, Peritonitis und gastrointestinalen Varizenblutungen führen. Vor diesem Hintergrund ist die invasive HVPG-Bestimmung zu erwägen, da das Ausmaß des PH weitere Managementoptionen wie die TIPS-Implantation zur präoperativen Stabilisierung der Komplikationen bedingen kann.

Präoperative portale Dekompression

Die TIPS-Implantation ist eine minimalinvasive Prozedur zur Senkung des portalvenösen Druckes und damit zur Beherrschung von akuten gastrointestinalen Varizenblutungen und therapierefraktärem Aszites [28]. Patienten **ohne die folgenden Probleme** sind prinzipiell für diesen Eingriff geeignet:
- pulmonaler Hypertonus oder Herzversagen
- signifikante Hyperbilirubinämie
- rezidivierende Enzephalopathie
- unkontrollierte Infektionen oder Sepsis
- schwer eingeschränkte Blutgerinnung
- Thrombopenie
- anatomische Varianten
- Thrombosen des portalen Stromgebiets

Eine TIPS-Implantation als neoadjuvante präoperative Intervention hat in Studien zu einer Reduktion der Mortalität nach abdominalchirurgischen Eingriffen geführt [3], [25], [38].

Merke

Der TIPS ermöglicht eine zeitnahe effektive portale Dekompression in der präoperativen Situation.

Bei längerfristiger Planbarkeit sind leitliniengerechte medikamentöse Therapiestrategien indiziert und sinnvoll (http://www.dgvs.de). Dies gilt auch für die Behandlung der Hyponatriämie, Malnutrition, Nierenfunktionseinschränkung und für das hepatorenale Syndrom, die Koagulopathie und das Aszites-Management. Ziel ist es, die Lebererkrankung vor dem operativen Eingriff stabil zu rekompensieren (▶ Tab. 1.17).

Tab. 1.17 Präoperatives Management von Zirrhosepatienten zur Optimierung des operativen Risikos.

Problem	Komplikationen	Untersuchungen	Management
Abdomen	• Aszites • Wunddehiszenz • abdominelle Herniation • bakterielle Peritonitis • Atembehinderung	• diagnostische Parazentese • Lungenfunktion • Ansprechen auf Diuretika	• Natriumrestriktion • Kreatininüberwachung unter Diuretika • therapeutische Parazentese mit Albuminsubstitution • Antibiotika bei Peritonitis
Niere	• Niereninsuffizienz • hepatorenales Syndrom • Nephrotoxizität	• Kreatinin-Clearance • Cystatin C • DTPA Szintigrafie • Urinnatrium	• Flüssigkeitsmanagement • Nephrotoxizitäten prüfen • Kontrastmittel vermeiden • Terlipressin/Albumin
zentrales Nervensystem	hepatische Enzephalopathie	• klinische Beobachtung • Nummerverbindungstest • Flicker-Frequenz-Test • Serum Ammoniak • ggf. Endoskopie (Blutung?)	• Laktulose • Obstipation vermeiden • „hepatische" Ernährung • Rifaximin • Vorsicht mit Diuretika • Blutungen behandeln • Infekte behandeln • Vermeidung von Benzodiazepinen
Lunge	• hepatopulmonales Syndrom • portopulmonale Hyperonie	• Kontrastmittelechokardiografie • Lungenbildgebung • Orthoplathydeoxie-Test	• medikamentöse Therapie der pulmonalen Hypertonie • Pleurapunktion • Optimierung pulmonaler Funktion
Ernährung	• Malnutrition • Hypalbuminämie • Muskelatrophie	• systematische Ernährungsevaluation • Körperimpedanzmessung (BIA)	• Vitamin B_1 (Alkoholiker) • Ernährungsprogramm
Immunologie	sekundäre Infektion mit Hepatitis A oder B	• Anti-HBs • Anti-HBc • Anti-HAV	Impfung bei fehlendem Schutz
Medikamente	• Hepatotoxizität • Nephrotoxizität	kritische Revision der Dauermedikation	• Vermeidung von Nephrotoxinen • Vermeidung von Hepatotoxinen • keine NSAR
portaler Hypertonus	• Aszites • Pleuraerguss • Blutung • Enzephalopathie • Peritonitis • hepatorenales Syndrom	invasive Messung des HVPG erwägen	TIPS-Implantation vor operativem Eingriff erwägen
Gallenwege	• biliäre Obstruktion • Konkremente • Strikturen • Cholangitis • Ikterus • bakterielle Besiedelung der Gallenwege • Sepsis	• Ultraschall • ERC • MRC	• endoskopische Intervention mit Dilatation • Stent • Konkrementententfernung • Mikrobiologie der Galle • PTCD • nasobiliäre Sonde • Antibiotika
Anämie	• Leistungsminderung • Endorganischämie-Risiko • Operationsrisiko	Blutbildkontrollen	Substitution
Blutungsneigung	• Koagulopathie durch Gerinnungsfaktor-Synthesemangel • Thrombozytopenie	• Gerinnungskontrollen • Blutbildkontrollen	• ggf. Substitution • endoskopische Blutungstherapie zeitnah, wenn erforderlich

Kontraindikationen für operative Eingriffe

Wenn die Prognose der Lebererkrankung den erwarteten Nutzen eines operativen Eingriffs erheblich reduziert, liegen leberbedingte operative Kontraindikationen vor. Dies ist dann gegeben, wenn sich ein akutes Leberversagen, gleich welcher Ätiologie, entwickelt hat, eine akute Autoimmunhepatitis oder akute Alkoholhepatitis vorliegt oder eine akute Morbus-Wilson-Krise eingetreten ist. Weiterhin sind fast alle Patienten mit folgenden Indikationen keine Operationskandidaten:

- Child-Pugh-C-Zirrhose mit unkontrolliertem PH und Komplikationen
- hepatorenales Syndrom
- aktive schwere chronische Hepatitis
- substitutionspflichtige Koagulopathie

Bei Patienten mit einem hepatopulmonalen Syndrom oder einer portopulmonalen Hypertonie [14], bei denen Zeichen einer Hypoxie vorliegen, ist ein postoperatives Überleben fraglich.

Merke

Oft kann bei diesen Kontraindikationen jedoch durch eine zielgerichtete hepatologische Therapie und Betreuung die Situation beherrscht und eine Operabilität wiederhergestellt werden. In vielen dieser Fälle ist allerdings die einzig aussichtsreiche operative Therapie – bei entsprechender Eignung – eine Lebertransplantation, die das Grundproblem behebt [34]. Hier ist es wichtig, dass rechtzeitig eine Evaluation zur Lebertransplantation initiiert wird.

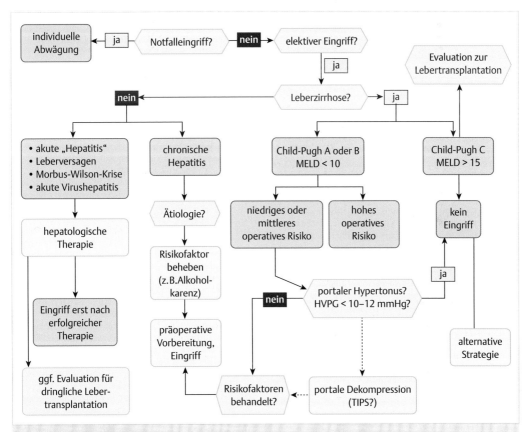

Abb. 1.6 Evaluation von Patienten mit Lebererkrankungen vor operativen Eingriffen. Risikoadaptierter Algorithmus zum präoperativen Vorgehen bei akuten und chronischen Lebererkrankungen mit und ohne portalem Hypertonus. Beispiele für die Bewertung des operativen Risikos sind in ► Tab. 1.10 genannt. Das Child-Pugh-System und das Model for End Stage Liver Disease (MELD) werden in ► Tab. 1.11 und ► Tab. 1.12 spezifiziert. Eine Checkliste der präoperativen Risikofaktorbehandlung und des Managements findet sich in ► Tab. 1.17.

Im Falle von Notfalleingriffen muss im Einzelfall die operative Indikation interdisziplinär abgewogen werden, wobei sich dabei die Einschätzung der leberbedingten Mortalitätswahrscheinlichkeit der vorgenannten Erkrankungen und Komplikationen nicht ändert, sondern eher ungünstiger ist.

1.3.5 Praktisches Vorgehen zur Risikoabschätzung

Das praktische risikoadaptierte Vorgehen bei der Evaluation von Patienten mit Lebererkrankungen vor operativen Eingriffen sowie das Komplikations- und Erkrankungsmanagement fasst ▶ Abb. 1.6 zusammen.

Merke

Patienten mit fortgeschrittenen chronischen Lebererkrankungen sind eine komplikationsträchtige Gruppe, deren erfolgreiche Behandlung in die Hände eines interdisziplinären Teams an einem spezialisierten Leberzentrum gehört.

Literatur

[1] Albilllos A, Garcia-Tsao G. Classification of cirrhosis: the clinical use of HVPG measurements. Dis Markers 2011; 31: 121–128

[2] Aranha GV, Sontag SJ, Greenlee HB. Cholecystectomy in cirrhotic patients: a formidable operation. Am J Surg 1982; 143: 55–60

[3] Azoulay D, Buabse F, Damiano I et al. Neoadjuvant transjugular intrahepatic portosystemic shunt: a solution for extrahepatic abdominal operation in cirrhotic patients with severe portal hypertension. J Am Coll Surg 2001; 193: 46–51

[4] Befeler AS, Palmer DE, Hoffman M et al. The safety of intraabdominal surgery in patients with cirrhosis: model for end-stage liver disease score is superior to Child-Turcotte-Pugh classification in predicting outcome. Arch Surg 2005; 140: 650–654, discussion 655

[5] Bellentani S, Tiribelli C, Saccoccio G et al. Prevalence of chronic liver disease in the general population of northern Italy: the Dionysos Study. Hepatology 1994; 20: 1442–1449

[6] Cohen SM, Te HS, Levitsky J. Operative risk of total hip and knee arthroplasty in cirrhotic patients. J Arthroplasty 2005; 20: 460–466

[7] Cryer HM, Howard DA, Garrison RN. Liver cirrhosis and biliary surgery: assessment of risk. South Med J 1985; 78: 138–141

[8] del Olmo JA, Flor-Lorente B, Flor-Civera B et al. Risk factors for nonhepatic surgery in patients with cirrhosis. World J Surg 2003; 27: 647–652

[9] Fujimoto K, Sawabe M, Sasaki M et al. Undiagnosed cirrhosis occurs frequently in the elderly and requires periodic follow ups and medical treatments. Geriatr Gerontol Int 2008; 8: 198–203

[10] Garcia-Tsao G, Friedman S, Iredale J et al. Now there are many (stages) where before there was one: In search of a pathophysiological classification of cirrhosis. Hepatology 2010; 51: 1445–1449

[11] Goldbecker A, Weissenborn K, Hamidi Shahrezaei G et al. Comparison of the most favoured methods for the diagnosis of hepatic encephalopathy in liver transplantation candidates. Gut 2013; 62: 1497–1504

[12] Graudal N, Leth P, Marbjerg L et al. Characteristics of cirrhosis undiagnosed during life: a comparative analysis of 73 undiagnosed cases and 149 diagnosed cases of cirrhosis, detected in 4929 consecutive autopsies. J Intern Med 1991; 230: 165–171

[13] Hayashida N, Aoyagi S. Cardiac operations in cirrhotic patients. Ann Thorac Cardiovasc Surg 2004; 10: 140–147

[14] Hoeper MM, Krowka MJ, Strassburg CP. Portopulmonary hypertension and hepatopulmonary syndrome. Lancet 2004; 363: 1461–1468

[15] Kim JJ, Dasika NL, Yu E et al. Cirrhotic patients with a transjugular intrahepatic portosystemic shunt undergoing major extrahepatic surgery. J Clin Gastroenterol 2009; 43: 574–579

[16] Klemperer JD, Ko W, Krieger KH et al. Cardiac operations in patients with cirrhosis. Ann Thorac Surg 1998; 65: 85–87

[17] Leonetti JP, Aranha GV, Wilkinson WA et al. Umbilical herniorrhaphy in cirrhotic patients. Arch Surg 1984; 119: 442–445

[18] Liu Z, Ning H, Que S et al. Complex association between alanine aminotransferase activity and mortality in general population: a systematic review and meta-analysis of prospective studies. PLoS One 2014; 9: e91410

[19] Lutz P, Parcina M, Bekeredjian-Ding I et al. Impact of rifaximin on the frequency and characteristics of spontaneous bacterial peritonitis in patients with liver cirrhosis and ascites. PLoS One 2014; 9: e93909

[20] Millwala F, Nguyen GC, Thuluvath PJ. Outcomes of patients with cirrhosis undergoing non-hepatic surgery: risk assessment and management. World J Gastroenterol 2007; 13: 4056–4063

[21] Modi A, Vohra HA, Barlow CW. Do patients with liver cirrhosis undergoing cardiac surgery have acceptable outcomes? Interact Cardiovasc Thorac Surg 2010; 11: 630–634

[22] Palanivelu C, Rajan PS, Jani K et al. Laparoscopic cholecystectomy in cirrhotic patients: the role of subtotal cholecystectomy and its variants. J Am Coll Surg 2006; 203: 145–151

[23] Paolino J, Steinhagen RM. Colorectal surgery in cirrhotic patients. ScientificWorldJournal 2014; 2014: 239293

[24] Savolainen VT, Penttila A, Karhunen PJ. Delayed increases in liver cirrhosis mortality and frequency of alcoholic liver cirrhosis following an increment and redistribution of alcohol consumption in Finland: evidence from mortality statistics and autopsy survey covering 8533 cases in 1968–1988. Alcohol Clin Exp Res 1992; 16: 661–664

[25] Schlenker C, Johnson S, Trotter JF. Preoperative transjugular intrahepatic portosystemic shunt (TIPS) for cirrhotic patients undergoing abdominal and pelvic surgeries. Surg Endosc 2009; 23: 1594–1598

[26] Schubert GE, Bethke-Bedurftig BA, Bujnoch AW et al. Liver cirrhosis in autopsy material within 48 years. I. Changes of prevalence, regional differences (author's transl). Z Gastroenterol 1982; 20: 213–220

[27] Shih LY, Cheng CY, Chang CH et al. Total knee arthroplasty in patients with liver cirrhosis. J Bone Joint Surg Am 2004; 86-a: 335–341

[28] Siramolpiwat S. Transjugular intrahepatic portosystemic shunts and portal hypertension-related complications. World J Gastroenterol 2014; 20: 16 996–17 010

[29] Strassburg CP. Gastrointestinal disorders of the critically ill. Shock liver. Best Pract Res Clin Gastroenterol 2003; 17: 369–381

[30] Strassburg CP, Manns MP. Approaches to liver biopsy techniques – revisited. Semin Liver Dis 2006; 26: 318–327

[31] Strassburg CP, Manns MP. Liver transplantation: indications and results. Internist (Berl) 2009; 50: 550–560

[32] Strassburg CP. The ABC of hepatitis. MMW Fortschr Med 2011; 153: 36–40, quiz 41

[33] Strassburg CP. Autoimmune hepatitis. Dig Dis 2013; 31: 155–163

[34] Strassburg CP. Patient selection and indications for liver transplantation. Chirurg 2013; 84: 363–371

[35] Suk KT. Hepatic venous pressure gradient: clinical use in chronic liver disease. Clin Mol Hepatol 2014; 20: 6–14

[36] Telem DA, Schiano T, Goldstone R et al. Factors that predict outcome of abdominal operations in patients with advanced cirrhosis. Clin Gastroenterol Hepatol 2010; 8: 451–457, quiz e458

[37] Thulstrup AM, Sorensen HT, Vilstrup H. Mortality after open cholecystectomy in patients with cirrhosis of the liver: a population-based study in Denmark. Eur J Surg 2001; 167: 679–683

[38] Vinet E, Perreault P, Bouchard L et al. Transjugular intrahepatic portosystemic shunt before abdominal surgery in cirrhotic patients: a retrospective, comparative study. Can J Gastroenterol 2006; 20: 401–404

[39] Ziser A, Plevak DJ, Wiesner RH et al. Morbidity and mortality in cirrhotic patients undergoing anesthesia and surgery. Anesthesiology 1999; 90: 42–53

1.4 Präoperative Risikoeinschätzung renaler Begleiterkrankungen und präoperative Diagnostik nierenkranker Patienten

L. Renders, K. Thürmel, M. Wen, U. Heemann

1.4.1 Einleitung

Patienten mit chronischen Nierenerkrankungen unterziehen sich im Laufe ihres Lebens nicht selten einem operativen Eingriff oder werden mit der Diagnose Nierenerkrankung präoperativ vorgestellt. Auf diese Weise werden häufiger auch Patienten vor dem chirurgischen Eingriff identifiziert, bei denen keine Nierenerkrankung vorbeschrieben ist. In beiden Fällen gilt, dass eine optimale präoperative Vorbereitung zu einer Senkung der perioperativen Morbidität und Mortalität beiträgt. In der tägli-

chen Routine müssen dabei einfache Algorithmen etabliert sein, damit diese Patienten nicht durch das Raster fallen.

Ein heutzutage in allen Laboren verfügbarer und leicht zu bestimmender Parameter zur Beurteilung der Nierenfunktion ist die glomeruläre Filtrationsrate (GFR). Mit der Einführung der berechneten GFR (eGFR, Berechnung erfolgt über eine im Laborsystem hinterlegte mathematische Formel)) lässt sich stellvertretend anstatt der gemessenen Kreatinin-Clearance das Maß der Nierenfunktion wesentlich genauer und einfacher abschätzen, als dies durch die alleinige Kontrolle des Serumkreatininwerts möglich ist. Die über die eGFR ermittelte Nierenfunktion dient darüber hinaus der Bestimmung des Stadiums der Nierenfunktion. Aus dieser Einteilung ergeben sich direkt auch für die perioperative Versorgung wichtige stadienabhängige Handlungsabläufe prä- und/oder postoperativ wie
- gezielte Laboruntersuchungen,
- Anpassung der Medikation,
- Wahrscheinlichkeit einer notwendigen Nierenersatztherapie.

1.4.2 Elektiver Eingriff

Elektive operative Eingriffe sollten – wenn möglich – in einer stabilen Phase des Krankheitsverlaufs der Niereninsuffizienz stattfinden. Eine adäquate Behandlung der Begleiterkrankungen (z. B. Diabetes mellitus, arterielle Hypertonie, Herzinsuffizienz) ist notwendig, um die Gefahr eines akuten hin zu einem chronischen postoperativen Nierenversagen zu verringern. Zur Operationsplanung gehört dabei auch, die Möglichkeit einer Nierenersatztherapie schon im Vorfeld mit einzuplanen und ggf. die Operation in einem Haus mit der Möglichkeit der Nierenersatztherapie durchzuführen.

1.4.3 Formen der Nierenfunktionseinschränkung

Rein formal wird ein akutes von einem chronischen Nierenversagen unterschieden. Ersteres ist meist reversibel. Postoperativ kann also entweder das bekannte chronische Nierenversagen fortbestehen oder ein akut-auf-chronisches (oder ein neu akutes) Nierenversagen auftreten. Ursächlich sind glomeruläre und/oder tubuläre Schädigungen, nicht selten auch durch Obstruktion der ableitenden Harnwege möglich. Das akute Nierenversagen führt dabei primär zu einer akuten Tubuluszellnekrose, meist auf dem Boden einer Ischämie, gelegentlich aber auch – meist toxisch oder medikamentenbedingt – durch einen starken Zellzerfall. Tubuluszellen sind aufgrund ihrer hohen Stoffwechselaktivität (200 l Primärharn werden zu 2–3 l Urin/Tag!) besonders anfällig für einen Sauerstoffmangel. Primäre akute Formen einer Glomerulonephritis sind sehr selten, während postrenale Ursachen bei Männern im höheren Alter neben Volumenmangel die häufigste Ursache einer postoperativen Nierenfunktionsverschlechterung darstellen [10], [14].

Merke

Serumkreatinin- und Serumharnstoffwert unterscheiden sich nicht im akuten und chronischen Nierenversagen.

Nur sehr hohe Serumkreatininwerte (> 15 mg/dl) können einen Hinweis für eine Ureterleckage oder ein postrenales Nierenversagen sein.

1.4.4 Erkennen der Nierenfunktionseinschränkung

Kreatinin

Nach wie vor ist der Routineparameter zur Bestimmung der Nierenfunktion das Serumkreatinin. Kreatinin stammt aus dem Muskelstoffwechsel und wird normalerweise relativ konstant gebildet. In Abhängigkeit von der Muskelmasse sind dies beim Mann im Schnitt 150–200 µmol/kg/d und bei der Frau 100–150 µmol/kg/d. Kreatinin wird glomerulär filtriert und geringfügig tubulär sezerniert. Bei einer Nierenfunktionseinschränkung finden sich steigende Serumkreatininwerte allerdings häufig erst dann, wenn die Nierenfunktion schon um bis zu 50 % reduziert ist. Weitere Faktoren wie Geschlecht und die absolute Muskelmasse beeinflussen die Kreatininkonzentration zusätzlich. Die alleinige Messung des Kreatinins im Serum reicht deswegen zur Erfassung des „kreatininblinden Bereichs" nicht aus, so dass Kreatininwerte zwischen 0,7 mg/dl und 1,5 mg/dl eine normale, aber auch deutlich eingeschränkte Nierenfunktion (glomeruläre Filtrationsrate = GFR 25–125 ml/min!) repräsentieren können. Kreatininwerte über 2,0 mg/dl sind allerdings immer pathologisch [13], [21].

Kreatinin-Clearance

Die glomeruläre Filtrationsrate ist nichts anderes als die Menge des Primärharns von ca. 200 l/d umgerechnet auf die Milliliter pro Minute und ergibt die bekannten „Normwerte" von 90–125 ml/min. Für die Bestimmung der GFR verwenden wir einen Trick, indem wir die Clearance von Kreatinin mittels der Konzentration von Serum- und Urinkreatinin, Urinvolumen und Sammelzeit (meist 24 h) bestimmen. Die renale Clearance einer Substanz ist dabei definiert als das Blutvolumen, welches in einer bestimmten Zeit (ml/min) durch die Filtration vollständig von der Substanz befreit worden ist. Die Durchführung der Kreatinin-Clearance ist aber im chirurgischen Setting prä- oder postoperativ relativ zeitaufwendig, so dass mathematische Formeln unter Mitberücksichtigung des Serumkreatinins eine gute Annäherung der Nierenfunktion im klinischen Alltag ermöglichen.

eGFR zur Bestimmung der Nierenfunktion

Die eGFR (= estimated Glomerular Filtration Rate) stellt eine Schätzung der GFR mittels unterschiedlicher mathematischer Formeln dar. Entwickelt wurden alle Formeln, um Patienten mit Nierenfunktionseinschränkungen nicht zu übersehen. Die Formeln besitzen eine hohe Sensitivität, weswegen oft im Vergleich zur Kreatinin-Clearance etwas falsch niedrigere Werte einer GFR errechnet werden. Liegt die Clearance > 60 ml/min, ist eine höhergradige Nierenfunktionseinschränkung ausgeschlossen. In allen Standardlaboren wird die eine oder andere Formel als Service verwendet. Die Ergebnisse im Laborausdruck heißen nicht selten GFR oder Clearance, so dass nicht immer sofort auf die Art der Bestimmungsmethode geschlossen werden kann.

Eine Übersicht über verschiedene eGFR-Formeln, die durchaus unterschiedliche Ergebnisse anzeigen, auch deswegen, da sie nur teilweise auf die Körperoberfläche normiert sind, sind in ▶ Tab. 1.18 zusammengefasst. Aktuell verwendete Formeln sind die sog. vereinfachte MDRD-Formel (Modification of Diet in Renal Disease) und die CKD-EPI-Formel (▶ Tab. 1.18). Die MDRD-Formel, von der es aktuell mindestens 7 verschiedene Modifikationen gibt, wurde bisher am häufigsten verwendet. Sie beruht auf der nuklearmedizinischen Messung der Iothalamat-Clearance und spiegelt

Tab. 1.18 Mathematische Formeln zur Berechnung der Nierenfunktion.

eGFR-Formel	Einsatzgebiet	Parameter
Cockcroft-Gault (1973)	Erwachsene	Geschlecht, Alter, Kreatinin, Gewicht
MDRD (1989)	Erwachsene	Geschlecht, Alter, Kreatinin
CKD-EPI (2009)	Erwachsene	Geschlecht, Alter, Kreatinin
Counahan-Barratt (2012)	Kinder	Körperlänge, Serumkreatinin

die Filtrationsleistung der Niere gut wider. In die Berechnung gehen in der einfachen Form folgende Faktoren des Patienten mit ein [11], [21]:

- Serumkreatinin
- Alter
- Geschlecht
- Rasse

Mit der CKD-EPI-Formel steht seit ein paar Jahren eine zusätzliche Formel zur Berechnung einer GFR zu Verfügung. Auch hier wird das Serumkreatinin mitberücksichtigt, die Formel ist auch für eine eGFR > 60 normiert. Beide Formeln sind bei Menschen mit moderater bis schwerer Nierenfunktionseinschränkung genauer als die Cockcroft-Gault-Formel zur Bestimmung der GFR und auf eine Körperoberfläche von 1,73 m² normiert.

Diese normierte GFR ist für Vergleichszwecke sinnvoll, während die nicht körperoberflächenkorrigierte GFR nach Cockcroft-Gault von einigen Autoren für die Berechnung von Medikamentendosierungen empfohlen wird. Ein Konsens, welche Formel für Medikamentenanpassung verwendet werden soll, besteht allerdings nicht. Die Cockcroft-Gault-Formel ist im Vergleich zur MDRD ungenau bei stark adipösen, ödematösen oder kachektischen Patienten [13], [21].

Wenn eine Berechnung mittels Formel selbst erfolgt, sollte ggf. die Einheit des Serumkreatinins beachtet werden. Der Umrechnungsfaktor lautet Kreatinin (mg/dl) = Kreatinin/88,4 (µmol/l). Allgemein sind alle Formeln nur bei stabiler Nierenfunktion validiert, werden aber in der Realität auch als Verlaufsparameter angewendet.

Die eGFR wird neben der Einschätzung der Nierenfunktion auch zur Stadieneinteilung einer chronischen Nierenerkrankung herangezogen (▶ Tab. 1.18). Diese Vorgehensweise ist sinnvoll, da stadienabhängig unterschiedliche Probleme beim

Tab. 1.19 Zusätzliche Probleme in Abhängigkeit von der Nierenfunktion.

Stadium	eGFR (ml/min/1,73 m²)	Perioperativ zu lösende Probleme
1	> 89	keine
2	60–89	keine
3a	45–59	Metformin absetzen (Zulassung CrCl > 45 ml/min)
3b	30–44	Akkumulation renal eliminierbarer Medikamente
4	15–29	Vorbereitung der Nierenersatztherapie (Dialyseshunt, Bauchfelldialysekatheter)
5	< 15	Nierenersatztherapie planen

nierenkranken Patienten zu erwarten sind, die in der perioperativen Phase abgefragt und ggf. korrigiert werden müssen [8], [13], [21].

Merke

Die eGFR dient der Abschätzung der Nierenfunktion.

Aus den Stadien 1 bis 5 der Niereninsuffizienz resultieren Hinweise für das perioperative Management (▶ Tab. 1.19, ▶ Abb. 1.7).

Cystatin C

Alternativ zur eGFR kann auch Cystatin C als Marker für die Nierenfunktion dienen. Cystatin C wird glomerulär filtriert, nicht sezerniert, zu 99 % tubulär reabsorbiert und dabei abgebaut, ohne erneut in den Blutkreislauf zu gelangen. Die Konzentration von Cystatin C im Serum muss nur einmalig gemessen werden und korrespondiert gut mit der GFR. Validierte Formeln, die auf die GFR schließen lassen, werden eingesetzt. **Falsch niedrige Werte** finden sich bei Frauen und bei einer Hyperthyreose. **Falsch erhöhte Werte** dagegen sind feststellbar bei Menschen schwarzer Hautfarbe, Hypothyreose, rheumathoider Arthritis und unter Kortison [8], [13], [21].

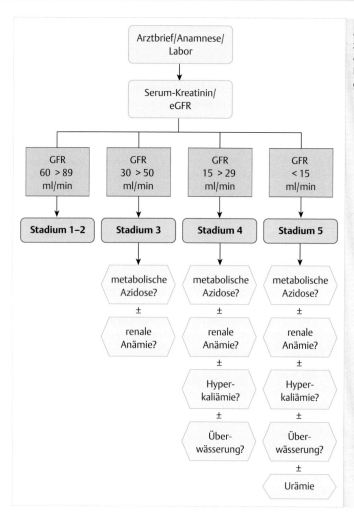

Abb. 1.7 Stadien der Niereninsuffizienz und assoziierte Probleme. Vorgehen bei Verdacht auf Nierenerkrankung und stadienabhängiges Risikomanagement.

Stadienabhängige, zusätzlich notwendige Untersuchungen bei Niereninsuffizienz

Blutbild, Gerinnung und eine Blutgruppenbestimmung gehören zu den allgemeinen Standards vor den meisten geplanten/nicht geplanten Operationen. Differenzialdiagnostisch kann die Ursache der Anämie hier durchaus am Anfang unklar sein. Sind Blutung und Hämolyse ausgeschlossen, ist auch bei Nierenkranken ein Eisenmangel häufige Ursache. Differenzialdiagnostisch ist an eine Bildungsstörung im Rahmen einer renalen Anämie (niedrigere oder normale Retikulozytenzahl) ab dem Stadium 3 zu denken, Eisenmangelanämien können in diesem Rahmen normozytär erscheinen.

Liegt eine renale Anämie vor, die behandelt werden soll, wird im Allgemeinen eine Transfusion notwendig, da die Wirkung von Erythropoetinpräparaten häufig erst nach Wochen eintritt.

Die Stadieneinteilung der Nierenerkrankungen mittels eGFR ist darüber hinaus ein einfacher und schneller Zugangsweg, um mögliche Probleme des Patienten vor der Operation frühzeitig zu erkennen. Ein einfacher Algorithmus einer Vorgehensweise ist in ▶ Abb. 1.7 und ▶ Tab. 1.19 dargestellt.

Ab dem Stadium 3 ist mit einer metabolischen Azidose und/oder Hyperkaliämie zu rechnen. Venöse Gase präoperativ sollten vorliegen, da mit der Therapie der metabolischen Azidose häufig auch eine Hyperkaliämie beherrschbar ist. Ein Kaliumwert von ≥ 6 mmol/l bei ausgeglichener BGA gilt dabei als Dialyseindikation [21].

Vorsicht

Normale Kaliumwerte schließen eine metabolische Azidose nicht aus.

Neben dem pH müssen immer auch pCO_2 und Bikarbonat mit beurteilt werden, da auch eine ausgeprägte kompensierte metabolische Azidose vorliegen kann!

Der nicht eingestellte sekundäre Hyperparathyreoidismus kann mittels Kalzium (niedrig/normal) und Phosphat (erhöht) erfasst werden, im Allgemeinen bestehen hier keine besonderen perioperativen Probleme.

Dialyse-Indikationen

Absolute Dialyse-Indikationen sind:
- die konservativ nicht beherrschbare Hyperkaliämie (≥ 6 mmol/l, je nach Operationsdauer und -art auch früher)
- metabolische Azidose (Bikarbonat < 12 mmol/l, meist konservativ nicht beherrschbar)
- Überwässerung (ggf. Nephronblockade mit Schleifendiuretikum und Thiazid)
- Urämie

Die Urämie steht hierbei als Synonym für die klinischen Spätsymptome des Nierenversagens wie Übelkeit, Erbrechen, Perikarderguss und andere. Darüber hinaus liegt bei Harnstoffwerten von > 250 mg/dl meist ebenfalls eine Dialyse-Indikation vor [9].

Besonderheiten im Notfall

Bei einer Notfallindikation für eine Operation nierenkranker Patienten gelten die Dialyse-Indikationen und die stufenweise angepasste Vorgehensweise mittels eGFR uneingeschränkt. Die Entscheidung über eine Reihenfolge (Dialyse/Operation) wird hier aber von der Art der Operation (Dauer, Invasivität, Blutungsneigung) mitbestimmt. Bei vitaler Operationsindikation muss ein konservatives Management (Azidose, Hyperkaliämie, Antagonisierung der Antikoagulanzien, Volumen) die Zeit bis zur Dialysemöglichkeit überbrücken. Eine Nierenersatztherapie intraoperativ ist dabei mittels Zitratantikoagulation zwar möglich, aber nur wenigen Grenzfällen vorbehalten.

Medikamente

Die Anpassung der Dosis von renal eliminierbaren Medikamenten stellt eine nicht geringe Herausforderung für die behandelnden Ärzte dar. Grundsätzlich gilt bei allen Medikamenten, einschleichend zu dosieren und – falls möglich – hepatisch eliminierbare Medikamente zu verwenden. Dies gilt besonders für die Therapie der arteriellen Hypertonie, da hier entsprechende Medikamente auf dem Markt sind. Die mitgebrachte Medikation sollte kritisch reflektiert bei stabilen Kreatininwerten fortgeführt, bei steigenden oder fallenden Werten jedoch angepasst werden.

Im Krankenhaus nicht selten genutzte Austauschpräparate müssen hinsichtlich der Frage ihrer Eignung für nierenkranke Patienten ausgesucht werden. Gerade beim Diabetes mellitus sollte man die mitgebrachte Medikation durchdenken, bei einer Nierenfunktionsverschlechterung sind hier viele Medikamente kontraindiziert (z.B. GFR < 45 ml/min: Metformin; GFR < 30 ml/min: Glibenclamid, Glimepirid, Acarbose). Selbst bei Dialysepatienten können Gliquidon, Repaglinid, Sitagliptin und Insulin, ggf. dosisadaptiert, eingesetzt werden. Zur Abschätzung dient auch hier die eGFR mit all ihren Limitationen [6], [8].

Eine besondere Herausforderung stellen aber die Antikoagulation, die Antibiotikagabe und die Schmerztherapie dar.

Merke

Eine Orientierung über das Eliminationsverhalten von Medikamenten bietet die frei zugängliche Internetseite http://www.dosing.de der Universität Heidelberg.

Antikoagulanzien

An Antikoagulanzien (AK) stehen neben unfraktioniertem Heparin niedermolekulare Heparine, Vitamin-K-Antagonisten und aktuell 4 neue direkt agierende orale Antikoagulanzien (DOAK = Dabigatran, Rivaroxaban, Abigatran, Edoxaban) zur Verfügung. Die Frage, inwiefern eine Pausierung der Antikoagulation präoperativ notwendig bzw. möglich ist, hängt vom Blutungs- (Patient, Operation) und Thromboserisiko ab. Zur Abschätzung des Blutungsrisikos kann der HAS-BLED-Score und zur Abschätzung des Thromboserisikos der CHADS 2-

Tab. 1.20 Empfohlene Zeitintervalle nach Absetzen von DOAK bis zum Operationsbeginn bei elektivem Eingriff unter Berücksichtigung der Nierenfunktion.

Medikament/Dosierung	Halbwertszeit (h)	Wartezeit vor einem elektiven Eingriff (Tage)	
		Normales Blutungsrisiko	Hohes Blutungsrisiko, Eingriff nahe des ZNS
Dabigatran	12–17		
CrCl ≥ 80 ml/min	ca. 13	1	2
CrCl ≥ 50 bis < 80 ml/min	ca. 15	1–2	2–3
CrCl ≥ 30 bis < 50 ml/min	ca. 18	2–3	4
CrCl < 30 ml/min	27	5	> 5
Rivaroxaban	5–13	1	1,5–2
Apixaban	8–14	1–2	2(–3)
Edoxaban	10–14	1–2	2(–3)
CrCl = Kreatinin-Clearance			

Score verwendet werden. Prinzipiell gilt: Dosierungen in Form einer Thromboseprophylaxe sind bei niedermolekularen Heparinen und den neuen oralen Antikoagulanzien selbst bei Dialysepatienten als unproblematisch anzusehen. Bei therapeutischer Antikoagulation werden bei den oralen Antikoagulanzien unterschiedliche Absetzintervalle (▶ Tab. 1.20) empfohlen [3], [4], [16].

Hier kann eine überlappende Antikoagulation mit Heparin je nach Indikation erfolgen. Im Notfall stellen heutzutage die oralen Antikoagulanzien ein gewisses Risiko dar, da die Messung des Gerinnungsstatus nicht überall und eine prophylaktische Gabe von Gerinnungsfaktoren nicht sicher etabliert ist. Für Dabigatran besteht die Möglichkeit, den Gerinnungsstatus mittels aPT, der TZ, dem ECT oder dem Hemoclot-Test zu erfassen, für Rivaroxaban, Apixaban und Edoxaban können Anti-Faktor-Xa-Bestimmungen (z. B. Rotachrom mit jeweils eigener Eichkurve) eingesetzt werden [15]. Diese Tests stehen nicht in jedem Labor zur Verfügung. Finden sich hier „Normwerte", wird von einem geringen Blutungsrisiko intraoperativ ausgegangen. Im Notfall ist diese Vorgehensweise nach Expertenmeinung mit niedrigem Evidenzlevel gerechtfertigt, bei elektiven Eingriffen wird auf die in ▶ Tab. 1.20 angegebenen Abstände zur letzten oralen Einnahme verwiesen [2], [18], ggf. mit einem entsprechenden Bridging mittels Heparin oder niedermolekularen Heparinen. Letztere sind bei Niereninsuffizienz jedoch auch nicht unproblematisch, können akkumulieren und sind entsprechend der Nierenfunktion anzupassen [3], [19]. Antidota befinden sich für alle DOAK in der Entwicklung (Idarucizumab für Dabigatran, Andexanet alfa für Riva-roxaban, Apixaban und Edoxaban und Aripazine für alle DOAK und Fondaparinux und LMWH) [20].

Antibiotikagabe

Die meisten Antibiotika werden renal eliminiert und müssen bei höhergradiger Niereninsuffizienz in der Dosis reduziert werden. Zur Orientierung der richtigen Dosierung bei Niereninsuffizienz inklusive Nierenersatztherapie ist u. a. die Ulmer Liste besonders zu empfehlen. Hier finden sich auch zusätzliche Informationen über eine Gabe von Antibiotika während intermittierender und kontinuierlicher Nierenersatzverfahren [6], [11].

Schmerzmittel

Die Verwendung von Paracetamol und Metamizol gilt als relativ unproblematisch. Nichtsteroidale Antiphlogistika (Ibuprofen, Diclofenac, COX2-Hemmer) sollten als Dauermedikation aufgrund ihres nephrotoxischen Potenzials nicht eingesetzt werden. In der Kombination mit ACE-Hemmern, AT 1-Blockern und Renin-Antagonisten (Rasilez) besteht ein erhöhtes postoperatives Risiko für ein akutes Nierenversagen. Beim Einsatz von Opiaten sind Präparate ohne bzw. mit weniger aktiven Metaboliten zu bevorzugen. **Geeignet** bei nierenkranken Patienten:

- Hydromorphon
- Buprenorphin
- Fentanyl
- Methadon
- Tilidin/Naloxon
- Dipidolor

Ungeeignet sind Morphin, Codein, Dihydrocodin und Hydrocodon [6].

1.4.5 Perioperatives Management

Shunt

Der Shuntarm sollte nicht für die Anlage von Verweilkanülen verwendet werden, und Punktionen oder Blutentnahmen sollten nicht über den Shunt erfolgen. Überhaupt sollte die wiederholte Anlage von Verweilkanülen an potenziellen zukünftigen Shuntvenen vermieden werden. Verweilkanülen am Handrücken sind dagegen unproblematisch.

Dialysekatheter

Bei notwendiger Anlage eines Dialysekatheters präoperativ, z. B. während der Einleitung der Operation, sollte ausschließlich – wenn möglich – ein jugulärer Zugang gewählt werden, da die Anlage über die V. subclavia mit einem hohem Stenoserisiko assoziiert ist. Liegende Dialysekatheter (Shaldon, Mahurka, Vorhofkatheter) sollten ausschließlich für Dialyse benutzt werden und sind für die täglichen Blutentnahmen ungeeignet [5]. Medikamente müssen bei der Dialyse angepasst werden [7].

Bauchfelldialysekatheter

Ist eine Operation außerhalb des Bauchraums geplant, kann im Allgemeinen auch postoperativ die Bauchfelldialyse fortgesetzt werden. Bei Nichtbenutzung sollte bei intaktem Bauch eine Spülung des Katheters durch geschultes Personal etwa 1 Mal/Woche erfolgen.

1.4.6 Perioperatives Volumenmanagement

Das perioperative Volumenmanagement bei Niereninsuffizienz kann durchaus problematisch werden, wenn die Restausscheidung kurz vor oder im Verlauf der Dialyse nur noch geringfügig vorhanden ist. Im Extremfall der Anurie sollte die orale Trinkmenge von 0,75–1 l/Tag nicht überschritten werden. Bei Dialysepatienten wird empfohlen, am Tag vor der Operation zu dialysieren, bei kleinerer Operation wird dabei nicht ganz das Trockengewicht (+ 1 kg) angestrebt. Prä- und postoperativ ist Wiegen die beste Bilanzierungsmaßnahme. Daher ist zu empfehlen, das Gewicht vor und nach der Operation täglich zu bestimmen, um auf Volumenänderungen schnell reagieren zu können. Gewichtsveränderungen bis zu 5 kg können dabei klinisch zunächst durchaus unbemerkt bleiben. Gerade bei älteren Patienten stellt dies allerdings ein Problem dar, da diese Patienten sehr schnell eine Herzinsuffizienz mit Lungenödem entwickeln [12].

1.4.7 Risiko spezifischer Bildgebungsverfahren bei nierenkranken Patienten

Grundsätzlich besteht bei wiederholter Gabe von Röntgenkontrastmitteln ein erhöhtes Risiko für das Auftreten eines akuten Nierenversagens oder akut auf chronisches Nierenversagen. Besonders gefährdet sind Patienten mit einem Diabetes mellitus oder einem Plasmazytom.

Auch bei der Anwendung von gadoliniumhaltigen Kontrastmitteln für die MR-Untersuchung besteht ein Risiko durch das Auftreten einer nephrogenen systemischen Fibrose (NSF) bei Dialysepatienten. Eine eGFR < 30 ml/min (< 39 ml/min je nach Guideline) gilt als Kontraindikation, da die NSF potenziell tödlich verlaufen kann, ist aber unter den aktuell verwendeten zyklischen Gadoliniumverbindungen sehr selten geworden [1], [17].

Eine Ultraschalluntersuchung, ggf. mit Ultraschallkontrastmittel, kann hier nicht selten alternativ eingesetzt werden. Leider sind die Einsatzgebiete des Ultraschalls nicht allen Ärzten bekannt und es wird lieber auf „bekannte" Methoden zurückgegriffen. Grundsätzlich gilt aber, dass im Notfall und zur Klärung operativer Strategien bei sorgfältig gestellter Indikation nicht auf die entsprechende Diagnostik verzichtet werden sollte. Falls möglich, sollte dann der Patient zuvor aufgeklärt und gewässert werden.

Literatur

[1] Daftari Besheli L, Aran S, Shaqdan K et al. Current status of nephrogenic systemic fibrosis. Clin Radiol 2014; 69: 661–668

[2] Dincq AS, Lessire S, Douxfils J et al. Management of non-vitamin K antagonist oral anticoagulants in the perioperative setting. Biomed Res Int 2014; 2014: 385 014

[3] Eisele R, Melzer N, Bramlage P. [Perioperative management of anticoagulation]. Chirurg 2014; 85: 513–519

[4] Fontana P, Robert-Ebadi H, Bounameaux H et al. Direct oral anticoagulants: a guide for daily practice. Swiss Med Wkly 2016; 146: w14 286

[5] Gallieni M, Giordano A, Rossi U et al. Optimization of dialysis catheter function. J Vasc Access 2016; 17(Suppl 1):42–46

[6] Hartmann B, Czock D, Keller F. Drug therapy in patients with chronic renal failure. Dtsch Arztebl Int 2010; 107: 647–655, quiz 55–56

[7] Kielstein JT. [Drug dosing in extracorporeal therapy]. Med Klin Intensivmed Notfmed 2014; 109: 348–353

[8] Kindgen-Milles D. [Acute kidney injury in the perioperative setting]. Med Klin Intensivmed Notfmed 2014; 109: 324–330

[9] Martola L, Wuorela M. [When and for whom to start dialytic therapy?] Duodecim 2015; 131: 1757–1762

[10] Mehta RL, Burdmann EA, Cerda J et al. Recognition and management of acute kidney injury in the International Society of Nephrology 0by25 Global Snapshot: a multinational cross-sectional study. Lancet 2016; 387: 2017–2025

[11] Michael E, Kindgen-Milles D. [Antibiotic dosing for renal function disorders and continuous renal replacement therapy]. Anaesthesist 2015; 64: 315–323

[12] Oppert M. [Acute kidney injury and sepsis]. Med Klin Intensivmed Notfmed 2014; 109: 331–335

[13] Ott A, Rehli-Burgler M. [The preanaesthetic care of patients with renal disorder]. Ther Umsch 2009; 66: 545–551

[14] Ottl T. [Acute kidney injury-emergency or coincidence?] Praxis (Bern 1994) 2013; 102: 279–284

[15] Peacock WF, Levy PD, Gonzalez MG et al. Target-specific oral anticoagulants in the emergency department. J Emerg Med 2016; 50: 246–257

[16] Peacock WF, Rafique Z, Singer AJ. Direct-acting oral anticoagulants: Practical considerations for emergency medicine physicians. Emerg Med Int 2016; 2016: 1 781 684

[17] Soulez G, Bloomgarden DC, Rofsky NM et al. Prospective cohort study of nephrogenic systemic fibrosis in patients with stage 3–5 chronic kidney disease undergoing MRI with injected Gadobenate Dimeglumine or Gadoteridol. AJR Am J Roentgenol 2015; 205: 469–478

[18] Steiner T, Bohm M, Dichgans M et al. Recommendations for the emergency management of complications associated with the new direct oral anticoagulants (DOACs), apixaban, dabigatran and rivaroxaban. Clin Res Cardiol 2013; 102: 399–412

[19] Thurmann PA, Schmiedl S. [Drug treatment of elderly patients]. Med Klin Intensivmed Notfmed 2011; 106: 16–23

[20] Tummala R, Kavtaradze A, Gupta A et al. Specific antidotes against direct oral anticoagulants: A comprehensive review of clinical trials data. Int J Cardiol 2016; 214: 292–298

[21] Vassalotti JA, Centor R, Turner BJ et al. Practical approach to detection and management of chronic kidney disease for the primary care clinician. Am J Med 2016; 129: 153–162 e7

1.5 Präoperative Risikoeinschätzung von Diabetes mellitus und anderen endokrinologischen Begleiterkrankungen

D. Müller-Wieland, A. Burchard

Operationen bedingen durch die Entwicklung des Postaggressionsstoffwechsels und den damit verbundenen Anpassungen stets einen mehr oder weniger ausgeprägten Eingriff in das endokrine System, der selbst bei stoffwechselgesunden Patienten zu klinisch apparenten Entgleisungen führen kann. Wesentlich ausgeprägter sind diese Veränderungen bei Patienten, die bereits präoperativ endokrinologisch erkrankt waren oder besonders dann, wenn endokrine Organe selbst operiert werden. Operationsbedingte endokrine Krisen können das Risiko für das Auftreten peri- und postoperativer Morbidität erhöhen. Durch eine geeignete präoperative Risikoabschätzung und ein strukturiertes Management der zu erwartenden endokrinen Imbalancen können diese Risiken gesenkt oder sogar vermieden werden.

Der **Postaggressionsstoffwechsel** läuft phasenhaft und nach einem gleichbleibenden Muster ab. Durch die Einwirkung von Traumata kommt es über neuroendokrine Regelkreise zu einer hypothalamisch-hypophysären Reaktion mit u. a. Stimulation der Katecholamine, Steroide, des Wachstumshormons sowie einer Suppression der Insulinsekretion. Unmittelbar postoperativ entwickelt sich hieraus eine katabole Stoffwechselsituation, die durch das Überwiegen kontrainsulinärer und blutdruckaktiver Hormone zu einer Hyperglykämie, Flüssigkeitsretention, Proteolyse und eventuell zu Blutdruckkrisen führt [10]. Im weiteren Verlauf nimmt mit zunehmender Reparation und Normalisierung der hormonellen Reaktion die Katabolie wieder ab (► Abb. 1.8).

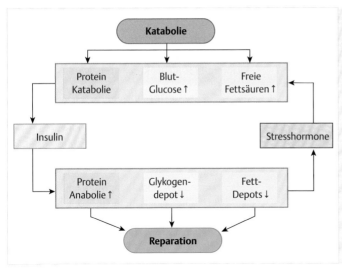

Abb. 1.8 Postaggressionsstoffwechsel. Patophysiologische Abläufe nach einem OP-Trauma.

1.5.1 Diabetes mellitus

Der Diabetes mellitus stellt eine heterogene Erkrankungsentität dar, deren Gemeinsamkeit die hyperglykäme Stoffwechselentgleisung ist. Die Ursachen reichen dabei von einer autoimmunen Inselzellzerstörung mit absolutem Insulinmangel (Typ 1) über eine Insulinresistenz mit relativem Insulinmangel (Typ 2) bis hin zur endokrinen Pankreasinsuffizienz im Rahmen von primären Pankreaserkrankungen oder Operationen (pankreopriver Diabetes mellitus). Daneben gibt es, wenn auch deutlich seltener:

- monogen vererbte oder syndromale Diabetesformen
- schwangerschaftsassoziierter Diabetes
- sekundäre Formen im Rahmen anderer endokriner Erkrankungen

So unterschiedlich die Auslöser der Hyperglykämie sind, so unterschiedlich werden die verschiedenen Formen des Diabetes mellitus behandelt. Die früher gebräuchliche Einteilung in einen sog. insulinpflichtigen und nicht insulinpflichtigen Diabetes mellitus sollte keine Anwendung mehr finden, da die Auswahl der antihyperglykämen Therapie neben einigen harten vor allem auch weicheren Kriterien und Präferenzen der Behandler unterliegt.

Der Diabetes mellitus Typ 2 stellt die überaus größte Entität dar. Bei einer bundesweiten durchschnittlichen Prävalenz von 7,2% bei Erwachsenen zwischen 18 und 79 Jahren ist mit einer Gesamtzahl von ca. 4,6 Mio. Patienten zu rechnen. Schätzungen gehen von einer zusätzlichen Dunkelziffer von 2–7% aus [6]. Die Prävalenz steigt dabei mit zunehmendem Alter an bis auf über 20% bei Patienten über 70 Jahren. Entsprechend häufig ist mit dieser Nebendiagnose bei operierten Patienten zu rechnen.

Nach derzeitiger Datenlage ist bei einem optimalen Management und einem Patienten mit einem Diabetes mellitus ohne weitere Komplikationen nicht von einem erhöhten Operationsrisiko auszugehen [9]. Vor allem die makro- und mikrovaskulären Folgeerkrankungen erhöhen das Risiko.

Patienten mit einer begleitenden koronaren Herzkrankheit haben ein erhöhtes Risiko für periinterventionelle Myokardinfarkte. Je nach Dringlichkeit der Operation sollte entsprechend präoperativ eine kardiologische Evaluation des Koronarstatus erfolgen.

Bei Vorliegen einer autonomen Neuropathie ergeben sich vielfältige Probleme. Bei einer diabetischen Gastroparese ist beispielsweise von einer verzögerten Magenentleerung auszugehen, so dass mit diesen Patienten eventuell eine verlängerte präoperative Karenzzeit vereinbart werden sollte. Darüber hinaus sollte bei dieser Patientengruppe aufgrund einer nicht selten begleitenden verlangsamten Kolontransitzeit mit dem Risiko postoperativer Darmatonien gerechnet werden. Bei kardialer Neuropathie besteht die Gefahr periinterventioneller orthostatischer Dysregulationen. Schließlich ist das Risiko von Lagerungsfehlern mit entsprechenden Nervenschäden gegeben.

Die Folgen des Postaggressionsstoffwechsels können bei Patienten mit einem Diabetes mellitus im Allgemeinen und im Rahmen einer präoperativen Stoffwechselentgleisung im Besonderen aggraviert werden. Diese Folgen sind:

- verringerte lokale Heilung
- Proteinkatabolismus
- Dehydratation
- Hyperosmolarität
- Ketoazidose
- Elektrolytentgleisungen

Es besteht zusätzlich die Gefahr einer gesteigerten Thrombogenese.

Grundlage einer präoperativen Risikoabschätzung ist eine möglichst umfassende Anamnese mit Erfassung des Diabetes-Typs und der derzeitigen Therapie. Nach eventuell bekannten Folgeerkrankungen ist zu fahnden, hier insbesondere nach einer koronaren Herzkrankheit, einer Nephropathie bzw. Niereninsuffizienz und einer Neuropathie. Nach Möglichkeit sollte eine Abstimmung mit dem behandelnden Diabetologen oder, falls vorhanden, dem Diabetes-Team vor Ort erfolgen.

Elektiv planbare Eingriffe sollten in stabilen Stoffwechselsituationen erfolgen, gemessen an Blutzucker-Nüchternwerten < 180 mg/dL und optimalerweise möglichst zielnahen HbA1c-Werten unter 7 %. Bei Werten > 7,5 % sollten elektive Eingriffe verschoben werden [4]. Relevant für die postoperativen Komplikationen ist die Stabilität der postoperativen Blutzuckerwerte. Diese sollten optimalerweise in einem interdisziplinären Team aus Chirurgen, Diabetologen und ggf. Anästhesisten behandelt werden. Es empfiehlt sich, auf die Gegebenheiten der jeweiligen Klinik abgestimmte Algorithmen zu entwickeln, um möglichst standardisierte Abläufe zu definieren. Ziel sollte es sein, Situationen zu verhindern, die zu Lücken im Blutzucker-Monitoring oder in der Therapie führen.

Als **Zielwerte** werden aktuell empfohlen:

- für Patienten auf Normalstation:
  - Nüchtern-Glukose < 140 mg/dL
  - Zufallsglukose < 180 mg/dL
- für Patienten auf Intensivstationen:
  - Blutzuckerbereich zwischen 110 und 140 mg/dL [1]

Das **Basisprogramm** an präoperativer Diagnostik sollte neben einem EKG im Labor die folgenden Untersuchungen umfassen:

- Nierenfunktionsparameter inklusive Albumin im Urin
- Elektrolyte
- Blutzucker
- HbA1c, falls nicht aktuell vorliegend

Bei bekannter KHK sind ggf. ergänzende Untersuchungen wie Echokardiografie, Belastungs-EKG, und selten eine invasive Gefäßdiagnostik notwendig (Kap. 1.1 und Kap. 2.1). Relevante vaskuläre Probleme sollten noch vor dem Eingriff kontrolliert werden.

Im Rahmen von Notfalleingriffen sind Parameter zur Beurteilung einer metabolischen Entgleisung wichtig. Hierzu gehören neben einer Evaluation des Volumenstatus (klinisch oder invasiv) der Elektrolytstatus, die Osmolalität zur Beurteilung einer hyperosmolaren Entgleisung bzw. die Blutgasanalyse zur Beurteilung einer Ketoazidose. Bei Vorliegen dieser Krisen sollte prä- bzw. intraoperativ eine entsprechende Therapie durchgeführt werden. Eine diabetologische Beurteilung sollte so schnell wie möglich erfolgen.

Bei Patienten, die mit dem oralen Antidiabetikum Metformin behandelt werden, sollte diese Therapie zur Vermeidung einer Laktatazidose eventuell 48 Stunden vor dem Eingriff abgesetzt werden. Die übrigen oralen Antidiabetika können prinzipiell bis zum Vortag der Operation gegeben werden, wobei vor allem bei den langwirksamen Sulfonylharnstoffen wie Glibenclamid Hypoglykämien während der präoperativen Nüchternphase vermieden werden sollten.

Bei Patienten mit einem Diabetes mellitus Typ 1 darf auf keinen Fall die Insulintherapie unterbrochen werden. Bei planbaren Eingriffen wäre die präoperative Gabe von 25–30 % der Gesamttagesdosis als Basalinsulin am Abend vorher oder am Operationsmorgen optimal. So könnte auch mit insulinbehandelten Patienten mit einem Diabetes mellitus Typ 2 verfahren werden. Alternativ oder bei oral geführten Patienten wäre ein Insulinnachspritzschema angezeigt (▶ Tab. 1.21).

Blutzuckerkontrollen sollten je nach Stoffwechselsituation 1- bis 2-stündlich, postoperativ dann 4-stündlich erfolgen.

Wegen der zu kontrollierenden Stoffwechselsituation und dem höheren Risiko auch der weiteren Entgleisung bei längerem Nüchternzustand sollten Patienten mit Diabetes mellitus grundsätzlich möglichst früh im Operationsplan berücksichtigt werden.

Tab. 1.21 Perioperative Insulintherapie.

Operationsform	Präoperativ	Intraoperativ	Postoperativ
kleine Operation, diagnostischer Eingriff	ICT: 25 % der Tagesdosis als Verzögerungsinsulin CT: 50 % der Tagesdosis als Verzögerungsinsulin	G 5 % mit 100 ml/h kurzwirksames Insulin nach Schema BZ-Kontrollen stündlich	Fortsetzung der bisherigen Therapie vor der 1. Mahlzeit
(mittel-)schwere Operation, unzureichende präoperative Einstellung	s. o. Beginn mit G 5 % eventuell Nachspritzschema	G 10 % mit 50 ml/h Insulin-Perfusor (50 iE/ 50 ml NaCl 0,9 %) BZ-Kontrollen mindestens stündlich Kalium-Substitution, wenn < 4 mmol/l	s. o., dabei Überlappung der intraoperativen Therapie bis 1 Std. postprandial oder totalparenterale Ernährung

1.5.2 Hyper- und Hypothyreose

Das klinische Spektrum von Schilddrüsenfunktionsstörungen ist breit. Von komplett a- oder oligosymptomatischen Erscheinungen reichen die Präsentationen bis hin zu schwersten, lebensbedrohenden Verläufen. Hierbei korreliert die Symptomatik nicht eng mit der messbaren Schilddrüsenfunktion bzw. der zirkulierenden Hormonmenge. Entsprechend unterschiedlich ist das periinterventionelle Risiko bei Hyper- oder Hypothyreose zu beurteilen.

Hyperthyreose

Eine latente Hyperthyreose mit isolierter TSH-Erniedrigung wird bei ca. 1 % der Bevölkerung gefunden [11].

Eine manifeste Schilddrüsenüberfunktion ist wesentlich seltener festzustellen. Häufigste Auslöser:
- Schilddrüsenautonomien
- autoimmune Thyreopathien/Morbus Basedow und/oder
- iatrogene Ursachen (Kontrastmittel, Hormonsubstitution)

Im Vordergrund der Komplikationen stehen kardiale Probleme, die überwiegend durch die hormoninduzierte gesteigerte Beta-Rezeptor-Sensitivität bedingt sind. Es finden sich gehäuft Arrhythmien wie das Vorhofflimmern, aber auch komplizierte ventrikuläre Ereignisse. Die fast regelhaft bestehende Sinustachykardie kann über einen erhöhten myokardialen Sauerstoffverbrauch zur Angina pectoris bzw. bei relevanter KHK auch zum Myokardinfarkt führen. Das Risiko des kardialen Pumpversagens ist erhöht.

Die Katabolie des Postaggressionsstoffwechsels kann bei ausgeprägter Hyperthyreose verstärkt werden. Der hierbei vermehrt entstehende CO_2-Anfall erhöht das Risiko von Hyperkapnien.

Zur präoperativen Risikoabschätzung ist neben der Anamnese und der serologischen Bestimmung von TSH, fT 3 und fT 4 vor allem die klinische Beurteilung relevant. Insbesondere Herzfrequenz, Körpertemperatur und die Beurteilung der Vigilanz bzw. von Unruhezuständen geben Hinweise auf das Vorliegen einer klinisch relevanten Hyperthyreose oder sogar einer thyreotoxischen Krise.

Wenn möglich, sollte vor jedem Eingriff angestrebt werden, eine Euthyreose zu erreichen. Dieses braucht im Regelfall mehrere Wochen. Elektive Eingriffe können auch bei Vorliegen einer nicht krisenhaften Hyperthyreose unter etablierter Beta-Blocker-Therapie durchgeführt werden. Bei nicht aufschiebbaren Operationen und bestehender mäßiger bis schwerer Schilddrüsenüberfunktion werden präoperativ neben den Beta-Blockern Thyreostatika und Glukokortikoide eingesetzt. Krisenhafte Überfunktionen machen neben diesen Maßnahmen eine adäquate Volumentherapie, Senkung der Körpertemperatur und ggf. sedierende Medikationen erforderlich. Ein Intensivmonitoring ist obligat [8]. Bei bekannten Schilddrüsen-Autonomien sollte vor einer Jod-Applikation eine medikamentöse Blockade durchgeführt werden.

Hypothyreose

Schilddrüsenunterfunktionen finden sich bei ca. 1 % der Bevölkerung [11]. Auslöser sind neben ablativen Therapien wie Operationen und Radiojod-Therapien postentzündliche oder Jodmangel-Zustände. Der klinische Verlauf hängt hierbei wesentlich vom Auslöser bzw. der Akutität der Entwicklung des Hormonmangels ab, ist im Allgemeinen aber wesentlich inapparenter als bei der Überfunktion.

Die Patienten beschreiben Müdigkeit bis hin zur Lethargie, können vigilanzgemindert oder gar komatös erscheinen. Es findet sich oft eine Gewichtszunahme. Im Hinblick auf die Operation sind auch hier die kardiozirkulatorischen Komplikationen entscheidend. So besteht typischerweise eine Bradykardie, die von einer arteriellen Hypotonie begleitet wird. Oft ist zusätzlich ein Volumenmangel feststellbar, so dass Anpassungen des Blutdrucks an postoperative Erfordernisse behindert werden. Auch hier besteht das Risiko des kardialen Pumpversagens. Generell scheint die Komplikationsrate aber niedriger zu sein als bei einer Hyperthyreose [3].

Generell sollte auch eine Unterfunktion präoperativ normalisiert werden. Elektive Eingriffe können aber auch milder und ggf. sogar bei mäßiger Unterfunktion durchgeführt werden. Bei ausgeprägter Unterfunktion sollte im Rahmen von dringlichen Operationen eine ggf. intravenöse Hormonsubstitution erfolgen, am besten unter kardialem Monitoring. Im Falle einer eventuell noch unsanierten koronaren Herzkrankheit sollte eine Revaskularisierung nach Rücksprache mit einem Endokrinologen vor Beginn der Hormonsubstitution stattfinden, da im anderen Fall die Gefahr eines akuten Koronarsyndroms besteht.

Alle Funktionszustände der Schilddrüse können von einer Struma begleitet sein. Diese kann in ausgeprägten Fällen die Intubation erheblich erschweren. Sollten sich also klinisch oder nativradiologisch (Trachealdeviation, mediastinale Raumforderung) Hinweise auf eine große Struma ergeben, wäre eine thorakale Computertomografie angezeigt, um die Lagebeziehungen zu den Atemwegen zu klären.

1.5.3 Nebenniereninsuffizienz/ chronische Steroidtherapie

Im Rahmen der postoperativen Anpassungsvorgänge wird die Hypothalamus-Hypophysen-Nebennieren-Achse aktiviert und es werden vermehrt ACTH und damit auch Kortisol ausgeschüttet. Grad und Dauer der Aktivierung hängen von der Schwere des Eingriffs ab. Im Falle von bestehenden Insuffizienzen dieser Achse kann es innerhalb kürzester Zeit zu lebensbedrohlichen Zuständen kommen, insbesondere durch einen Hypokortisolismus.

Die Ursachen eines Hypokortisolismus sind vielfältig. Neben primären Erkrankungen der Nebennieren wie Raumforderungen, Autoimmunphänomen, Granulomatosen usw. spielt insbesondere die sekundäre Insuffizienz nach chronischer Steroidtherapie eine Rolle.

Eine Nebennierenrindeninsuffizienz macht sich bemerkbar durch Hypotonien, Hypoglykämien, Adynamie, Vigilanzminderungen bis hin zu Koma, Hyponatriämien und Hyperkaliämien. Diese Veränderungen können sich innerhalb von Stunden entwickeln.

Patienten mit bekannter Nebenniereninsuffizienz sind typischerweise über die Erkrankung und aggravierende Umstände informiert und geschult. Optimalerweise sind sie mit einem Notfallausweis versorgt. Schwieriger ist die Situation im Fall einer chronischen Steroidtherapie. In diesen Fällen fehlt nicht selten entweder die patientenseitige Information, oder das Ausmaß der Unterfunktion ist nicht bekannt oder schwer abzuschätzen. Es sollte in jedem Fall eine endokrinologische Mitbeurteilung erfolgen.

Zur Risikoabschätzung bei Patienten, die eine chronische Steroidtherapie erhalten, können folgende **Faustregeln** dienen (angepasst nach [7]):

- Geringes Risiko eines Hypokortisolismus: weniger als 5 mg Prednison-Äquivalent pro Tag; Dauer der Steroidtherapie kürzer als 3 Wochen.
- Hohes Risiko eines Hypokortisolismus: mehr als 20 mg Prednison-Äquivalent pro Tag über mehr als 3 Wochen; klinischer Hyperkortisolismus/ cushingoider Habitus; nachgewiesene Nebenniereninsuffizienz (z. B. mittels ACTH-Test).

Vor Operationen muss die Dosis der Steroidsubstitution angepasst werden. Je nach Größe des Eingriffs sollte sie sich zwischen 100 und 300 mg Hydrokortison pro Tag bewegen. Eine Reduktion der Dosis sollte nur langsam unter Monitoring von Blutdruck und Elektrolyten erfolgen. Lediglich bei Patienten mit chronischer Steroidtherapie und geringem Risiko eines perioperativen Hypokortisolismus kann die bisherige Dosis beibehalten werden. Beim leisesten Verdacht auf eine Unterdosierung bzw. eine sich entwickelnde Addison-Krise sollte unverzüglich Hydrokortison gegeben werden.

1.5.4 Phäochromozytom

Ein Phäochromozytom stellt eine seltene Erkrankung mit katecholaminfreisetzenden Tumoren dar. Typischerweise finden sich diese Raumforderungen in den Nebennieren, können aber auch in den sympathischen Paraganglien auftreten. Klinisch imponieren diese Tumoren durch den Katecholaminexzess mit hypertensiven Krisen, Kopfschmerzen und Unruhezuständen. Die Diagnose gelingt zum einen über den direkten Nachweis des Hormonexzesses über eine Bestimmung der Hormone oder ihrer Metaboliten, zum anderen über die manchmal sehr anspruchsvolle Lokalisationsdiagnostik.

Aufgrund der mitunter langanhaltenden kardialen Belastung durch Hypertonie und Tachykardien besteht das Risiko von Kardiomyopathien. Entsprechend sollte präoperativ eine kardiale Funktionsdiagnostik mit mindestens einem Herzecho erfolgen.

Unvorbereitete Operationen eines Phäochromozytoms haben eine exzessive Mortalität. Über eine mechanisch induzierte Katecholaminfreisetzung intraoperativ ist das Risiko von schweren Blutdruckkrisen gesteigert. Zum anderen kann es nach Entfernung des Tumors zu einem relativen Mangel an Katecholaminen mit nachfolgender Hypotension bis zum Schock kommen.

Eine medikamentöse Vorbehandlung sollte am besten interdisziplinär abgestimmt erfolgen. Typischerweise werden über einen Zeitraum von 10–14 Tagen vor dem Eingriff Alpha-Blocker wie Phenoxybenzamin in einschleichender Dosis (Beginn mit 15–20 mg/d, 1- bis 2-tägliche Steigerung um 20 mg, maximale Dosis 300 mg) gegeben. Zusätzlich wird ein Beta-Blocker nach einigen Tagen zusätzlich verordnet, vor allem bei Tachykardien [5].

Je nach Schwere der hypertonen Entgleisungen und der Verträglichkeit der medikamentösen Vorbereitung sollte das Monitoring präoperativ unter stationären Bedingungen und ggf. apparativ unterstützt erfolgen. Neben dem Blutdruck, der sich im Bereich um 110 mmHg systolisch im Sitzen einpendeln sollte, wird das Körpergewicht kontrolliert. Hierbei sollte eine Zunahme von insgesamt 2–3 kg erzielt werden als Ausdruck einer ausreichenden Hydrierung. Entsprechend sollte die Trinkmenge angepasst werden auf 3–4 Liter pro Tag. Bei zunehmender Orthostase ist eine zusätzliche intravenöse Flüssigkeitstherapie sowie eine Steigerung der Kochsalzzufuhr erforderlich.

Nach neueren Untersuchungen können mit Kalziumkanalblockern ähnlich gute intraoperative Blutdruckkontrollen erreicht werden wie mit Alpha-Blockern bei besserer Steuerbarkeit der Wirkung [2] und seltenerem Einsatz vasoaktiver Substanzen postoperativ.

Literatur

[1] American Diabetes Association. Standards of Medical Care 2015. Diabetes Care, Vol 38, Suppl 1: S 1–S 90

[2] Brunaud L, Boutami M, Nguyen-Thi PL, et al. Both preoperative alpha and calcium channel blockade impact intraoperative hemodynamic stability similarly in the management of pheochromocytoma. Surgery 2014; 156(6): 1410–1417

[3] Ladenson PW, Levin AA, Ridgway EC et al. Complications of surgery in hypo-thyroid patients. Am J Med 1984; 77: 261–266

[4] Martin S, Dreyer M, Kiess W et al. Evidenzbasierte Leitlinie der DDG – Therapie des Diabetes mellitus Typ 1. Deutsche Diabetes Gesellschaft 2007

[5] Pacak K, Eisenhofer G, Ahlman H et al. Pheochromocytoma: recommendations for clinical practice from the First International Symposium October 2005. Nat Clin Pract Endocrinol Metab 2007; 3: 92–102

[6] Rathman W, Scheidt-Nave C, Roden M, et al. Type 2 Diabetes: Prevalence and Relevance of Genetic and Acquired Factors for Its Prediction. Dtsch Ärzteblatt 2013; 110(19): 331–337

[7] Schiff RL, Welsh GA. Perioperative evaluation and management of the patient with endocrine dysfunction. Med Clin North Am 2003; 87(1)

[8] Schneider HJ, Schaaf L, Kellermann W, et al. Perioperatives Management bei endokrinologischen Erkrankungen und Diabetes Mellitus. Dtsch Ärzteblatt 2007; 104(24): 1747–1751

[9] Theilmeier G, Coldewey SM. Perioperatives Risiko. In: Kochs E, Adams HA, Spies C, Hrsg. Anästhesiologie. 2. Aufl. Stuttgart: Thieme; 2009: 570–579

[10] Van den Berghe G. How does blood glucose control with insulin save lives in intensive care? J Clin Invest 2004; 114(9): 1187–1195

[11] Wiersinga WM. Subclinical hypothyroidism and hyperthyroidism. I. Prevalence and clinical relevance. J Med 1995; 46: 197–204

1.6 Neurologische Begleiterkrankungen, Demenz

U. Wüllner

Für die prä- und perioperative Risikoeinschätzung spielen – neben der Grunderkrankung und den spezifischen Risiken des operativen Eingriffs selbst – Alter und Begleiterkrankungen eine wichtige Rolle. Im Vordergrund der präoperativen Evaluation stehen kardiovaskuläre und metabolische Risikofaktoren [5]. Die Berücksichtigung auch (chronischer) neurologischer Erkrankungen kann helfen, spezifische Risiken zu identifizieren und die peri- und postoperative Morbidität zu verringern. Eine Parkinson-Erkrankung z. B. erhöht das Risiko für postoperative Stürze und verlängert den Krankenhausaufenthalt [14].

Merke

Mit dem demografisch bedingten Anstieg des Anteils älterer Menschen in der Bevölkerung nimmt die Anzahl von Patienten mit neurologischen Erkrankungen und insbesondere die Prävalenz von Menschen mit Demenz im chirurgischen Krankengut weiter zu.

Diese Patienten haben ein erhöhtes Morbiditätsrisiko im Rahmen der perioperativen Behandlung, bedürfen häufiger intensivmedizinischer Betreuung und besonderer chirurgischer und anästhesiologischer Aufmerksamkeit.

1.6.1 Demenz und Delir

Obwohl kognitive Leistungseinschränkungen nach Narkose bereits 1955 als „adverse cerebral effects of anaesthesia on old people" beschrieben wurden, wird der prä- und postoperativen Evaluation der geistigen Leistungsfähigkeit in der klinischen Routine bislang vergleichsweise wenig Aufmerksamkeit zuteil [4]. Auch in diesem Zusammenhang spielen die aufgrund der sich verändernden Altersstruktur der Bevölkerung zunehmenden Demenzerkrankungen eine besondere Rolle. Demenz bzw. vorbestehende Einschränkungen der geistigen Leistungsfähigkeit (Mild Cognitive Impairment, MCI) prädestinieren zum Auftreten eben dieser postoperativen kognitiven Dysfunktion (Postoperative Cognitive Dysfunction, POCD) und des post- und perioperativen Delirs [9]. Höheres Lebensalter, Operationsdauer und zerebrovaskuläre Vorerkrankungen stellen Risikofaktoren für beide Komplikationen dar, wobei unklar ist, welche Faktoren zum (eher akuten) Delir oder zur (eher chronischen) POCD prädestinieren.

Die genaue Pathogenese dieser diffusen Hirnschädigungen ist unklar und Serumbiomarker konnten bislang nicht etabliert werden. Aufgrund tierexperimenteller Daten ist zu vermuten, dass operativer Eingriff und Allgemeinanästhesie zur Aktivierung einer TNF-α-abhängigen Signalkaska-

de führen und die Freisetzung von Zytokinen die Integrität der Bluthirnschranke beeinträchtigt. Das postoperative Delir, das nicht nur als agitierte Bewusstseinsstörung, sondern auch als hypodynames Delir mit verlängerter Aufwachphase nach Analgosedierung auftreten kann, wird besonders häufig bei älteren Heimbewohnern mit vorbestehenden kognitiven Einschränkungen, Depression und psychotroper Vormedikation beobachtet [7].

Aber nicht immer ist z. B. eine beginnende Alzheimer-Erkrankung bereits bekannt, wenn kognitive Einschränkungen unter Alltagsbedingungen noch kompensiert und von den Betroffenen negiert werden. Orientierende psychometrische Testverfahren wie der Mini-Mental-Status nach Folstein (alternativ: Montreal Cognitive Assessment, MOCA), der Syndrom-Kurztest (SKT) und der Uhrentest können prä- und postoperativ in kurzer Zeit (zusammen in weniger als 30 Minuten) durchgeführt werden. So können kognitive Defizite objektiviert und damit die perioperative Risikoabschätzung verbessert werden (▶ Tab. 1.22) [13].

Zwar ist das Delir für die akute Behandlung in der perioperativen Phase von größerer Bedeutung, aber die deutlich länger anhaltende kognitive Störung der POCD (ohne Bewusstseinstrübung), die etwa 40 % der Patienten bei Entlassung betreffen könnte, ist ein alltagsrelevantes Problem und kann den Rehabilitationserfolg beeinträchtigen [16].

Die morphologischen Korrelate dieser Verhaltensauffälligkeiten, eine Abnahme der grauen Hirnsubstanz, atrophe Veränderungen des Hippocampus und eine relative Zunahme der Größe der Seitenventrikel, scheinen zwar prinzipiell reversibel zu sein [12], könnten aber auch Indikatoren für einen schlechteren Langzeitverlauf darstellen. Entsprechende Untersuchungen stehen noch aus.

Die postoperativen kognitiven Leistungseinschränkungen (▶ Tab. 1.23) sind wiederum insbesondere bei den Patienten ausgeprägt, bei denen bereits eine milde kognitive Einschränkung vorhanden war [16]. Es ist aufwändig, postoperative kognitive Einschränkungen voll umfänglich zu charakterisieren, da dies umfangreiche psychometrische Testungen erfordert, die bislang in der klinischen Routine kaum Anwendung gefunden haben. Jedoch ist für eine verbesserte postoperative Rekonvaleszenz – unter Umständen auch die Wiedereingliederung in ein selbstbestimmtes Leben – eine bessere Evaluation der kognitiven Fertigkeiten von großer Bedeutung. Die schon erwähnten psychometrischen Testverfahren können

Tab. 1.22 Orientierende psychometrische Kurztestverfahren.

Test	Kognitive Bereiche	Dauer (Minuten)	Bezugsquelle (Auswahl)
Montreal Cognitive Assessment (MoCA)	Aufmerksamkeit und Konzentration, Exekutivfunktionen, Gedächtnis, Sprache, visuokonstruktive Fähigkeiten, konzeptuelles Denken, Rechnen und Orientierung	10–15	http://www.mocatest.org
Mini-Mental-Status-Test (MMST)	zeitliche und räumliche Orientierung, Merk- und Erinnerungsfähigkeit, Aufmerksamkeit, Sprache und Sprachverständnis, Lesen, Schreiben, Zeichnen und Rechnen	10–15	Hogrefe Verlag für Psychologie http://www.testzentrale.de
Syndrom-Kurz-Test (SKT)	Gedächtnis und Aufmerksamkeit	10–15	Pearson PsychCorp http://www.pearsonassessment.de
Demenz-Detektion (DemTect)	verbales Gedächtnis, Wortflüssigkeit, intellektuelle Flexibilität und Aufmerksamkeit	8–10	Beltz Verlagsgruppe http://www.beltz.de
Uhren-Zeichen-Test	Aufmerksamkeit, semantisches Wissen, Sprachverständnis und visuell-räumliche Fertigkeiten	2–5	verschiedene Versionen der Durchführung und Auswertung http://dgk.de/gesundheit/verhalten-geist-psyche/alzheimer-demenz/uhrentest.html

Tab. 1.23 Postoperative kognitive Störungen.

Syndrom	Symptome	Diagnose	Auftreten/Dauer	Therapie
postoperativ neu aufgetretene kognitive Dysfunktion (POCD)	postoperativ neu aufgetretene kognitive Dysfunktion	psychometrische Tests z. B. MOCA, SKT, MMSE	akut postoperativ/ Tage bis Monate	
Delir	agitiert mit wechselnder Bewusstseinslage, Halluzinationen oder schläfrig passiv	Delir-Skalen Nu-DESC	akut postoperativ/ Tage bis Wochen	bei Alkoholentzug: Thiamin 100 mg/d, Quetiapin 50 mg zur Nacht (zN)
zentrales anticholinerges Syndrom	agitiert mit wechselnder Bewusstseinslage	klinischer Verdacht	akut postoperativ/ Tage	Physiostigmin (Anticholium), Cholinesterasehemmer
Akinetische Krise	dramatische Akinese, bei vorbestehender Parkinson-Krankheit	Therapie mit Dopaminergika	Stunden bis Tage/ postoperativ	Dopaminergika
Demenz	Gedächtnis- und Hirnwerkzeugstörungen exekutive Dysfunktion	psychometrische Tests (s.o); MRT Liquordiagnostik	vorbestehend/anhaltend	Cholesterinhemmer
posteriore reversible Enzephalopathie	wechselnde Bewusstseinslage, schläfrig passiv	klinischer Verdacht MRT	subakut	Hypertoniebehandlung, ggf. Reduktion oder Umstellung einer Immunsuppression
reversibles Vasokonstriktionssyndrom	fokal-neurologische Defizite	MRT mit MRA	Tage	unbekannt

erste Anhaltspunkte für kognitive Defizite liefern und sollten ein fester Bestandteil der postoperativen Untersuchungen sein, um die Nachbehandlung entsprechend ausrichten zu können.

1.6.2 Besonderheiten neurologischer Erkrankungen

Alzheimer-Demenz

Zusätzlich zur klinischen Präsentation bzw. den Ergebnissen der psychometrischen Tests wird die Diagnose einer Alzheimer-Demenz (AD) durch MRT und Liquorbefund erhärtet bzw. gesichert. Hinweise, dass die Entwicklung oder der Verlauf der Alzheimer-Demenz durch chirurgische Eingriffe bzw. die damit verbundenen Allgemeinanästhesien beeinflusst würde, haben sich bislang nicht erhärtet [11]. Auch in prospektiven populationsbasierten Studien wurde in einem Beobachtungszeitraum von 18 Jahren kein Einfluss operativer Eingriffe auf das Auftreten von (Alzheimer-) Demenz identifiziert [1].

Die Veränderung der gewohnten Umgebung führt nicht nur bei chirurgischen Notfällen (oft, z. B. bei Frakturen, auch verbunden mit Schmerzen), sondern auch bei elektiven Aufnahmen zum vermehrten Auftreten von Verhaltensauffälligkeiten, Angst und Erregungszuständen, zum Teil auch verstärkt durch Wahrnehmungsstörungen und psychosenahes Erleben. Ein angepasster, ausreichender Personalstand und entsprechende räumliche Verhältnisse sind häufig nicht vorhanden und nichtmedikamentöse Maßnahmen, um z. B. möglichst rasch einen stabilen Tag-Nacht-Rhythmus (wieder)herzustellen, können nicht umgesetzt werden. Im klinischen Alltag stellt sich daher die Frage nach der geeigneten akut-medizinischen, perioperativen, medikamentösen Behandlung bzw. Sedierung agitierter, dementer Patienten.

> **Vorsicht**
>
> Wegen der Gefahr paradoxer Reaktionen muss auf die häufig geübte Praxis einer (Bedarfs-) Medikation mit Benzodiazepinen verzichtet werden.

Alternativempfehlungen sind jedoch ebenfalls schwierig. Antihistaminika begünstigen wegen ihrer anticholinergen Eigenschaften ein Delir und Untersuchungen der sog. atypischen Neuroleptika

haben bislang unterschätzte Risiken für kardiovaskuläre Komplikationen wie plötzlichen Herztod und Pneumonien aufgedeckt. In 17 placebokontrollierten, durchschnittlich 10-wöchigen Studien mit 5 106 Demenzkranken, die die Substanzen Risperidon, Olanzapin, Aripiprazol oder Quetiapin erhielten, lag die Sterblichkeit bei ca. 4,5 % gegenüber 2,6 % unter Placebo [2]. Unter den konventionellen, niederpotenten Neuroleptika kommt (auch als schlafanstoßendes Medikament) z. B. Promethazin in Betracht, das auch in flüssiger Form verabreicht werden kann (z. B. Atosil-Tropfen 20–30 = 20–30 mg, am frühen Abend mit Wirkungseintritt zur Nachtruhe). Eine „Bedarfsmedikation", die vielleicht erst weit nach Mitternacht nach Rücksprache mit einem Dienstarzt verabreicht wird und nur zu Tagesmüdigkeit führt, sollte vermieden werden. Alternativ kann das Antidepressivum Mirtazapin (Remergil 15 mg p. o.) eingesetzt werden. Bei aggressiven Tendenzen am Tag kann Risperidon (Risperdal, 0,5–1 mg morgens) verabreicht werden.

Die unkritische Behandlung dementer Menschen mit Neuroleptika ist zu Recht in die Kritik geraten, bei der stationären perioperativen Behandlung muss aber auch die erhebliche Gefahr durch Selbstverletzung im agitierten Delir berücksichtigt werden. Bei „Gefahr im Verzug" kann hier eine konsequente medikamentöse Therapie (Haloperidol 5–10 mg i. m.) helfen, die unter Umständen sonst erforderliche 5-Punkt-Fixierung zu vermeiden. Eine ergänzende cholinerge Therapie mit Cholinesterasehemmern ist prinzipiell günstig und kann ein zentral-anticholinerges Syndrom abmildern (▶ Tab. 1.24). Sofern erforderlich, können oral verabreichte Cholinesterasehemmer auch auf eine transdermale Behandlung mit Rivastigmin, das CYP450-unabhängig abgebaut wird, umgestellt werden (4,6 mg/24 h) [10].

Parkinson-Syndrome

Die Parkinson-Erkrankung im eigentlichen Sinn (Morbus Parkinson, idiopathisches Parkinson-Syndrom), aber auch die meisten anderen (seltenen) Krankheiten mit den typischen Parkinson-Symptomen (Rigor, Tremor, Akinese, posturale Instabilität) werden primär als Störungen der Beweglichkeit angesehen, manifestieren sich klinisch aber immer auch mit vegetativen Störungen. Im Vordergrund stehen oft Blasen- und Mastdarmfunktionsstörungen, d. h. Miktionsstörungen mit der Gefahr eines

Tab. 1.24 Substanzen mit anticholinerger Wirkung, die Verwirrtheitszustände begünstigen.

Substanzklasse	Substanzen
Analgetika	Kodein
Antiarrhythmika	Digoxin, Lidocain
Antibiotika	Gyrasehemmer, Cephalosporine
Antidepressiva	Amitriptylin, Clomipramin, Imipramin, Maprotilin, Opipramol, Trimipramin
Antihistaminika	Chlorphenamin, Dexchlorpheniramin, Hydroxyzin
Bronchodilatatoren	Ipratropium, Theophyllin
Diuretikum	Furosemid
Gichtmittel	Colchicin
Neuroleptika	Phenothiazine, Levomopromazin, Promethazin
Parkinson-Therapeutika	Orphenadrin, Thrihexyphenidyl
Sedativa, Hypnotika	Benzodiazepine
Spasmolytika	Atropin, Oxybutynin

Harnwegsinfekts, Gastroparese und Obstipation mit Entwicklung eines Megakolons und der Gefahr des Ileus [15]. Orthostatische Dysregulation, aber auch begleitende depressive Störungen und milde bis moderate kognitive Einschränkungen der exekutiven Leistungsfähigkeit erschweren die postoperative Mobilisation, insbesondere die modernen Nachbehandlungskonzepte der Fast-Track-Therapie bei abdominellen Eingriffen mit früher Mobilisation und raschem Kostaufbau. Schluckstörungen und Funktionsstörungen der Atemmuskulatur durch Muskelrigidität erhöhen das Aspirationsrisiko und begünstigen dadurch Pneumonien und die Ausbildung von Atelektasen. Bradykinesie und posturale Instabilität bedingen eine erhöhte Gefahr für Sturzereignisse im Rahmen der postoperativen Rekonvaleszenz [14].

Die Konsequenz für den klinischen Alltag besteht aus einer engmaschigeren Bestimmung des Urinstatus, um früh auf einen Harnwegsinfekt reagieren zu können. Die Gabe von Macrogol (Polyethylenglycol 3550) zur Vergrößerung des Stuhlvolumens (1 Beutel täglich) und besonders sorgfältige Frühmobilisation und Atemtraining sind wichtig. Medikamentenpausen müssen vermieden werden, d. h. möglichst bald nach einem Eingriff sollte die Vormedikation wieder aufgenommen werden, auch wenn eine Reduktion der Medikation nur selten zu einer akinetischen Krise führt. Im Zweifelsfall, wenn Informationen über Medikamente fehlen, kann auf eine Basismedikation mit löslichem L-Dopa (z. B. Madopar LT, 3 × täglich 100 mg) p. o. oder per Sonde zurückgegriffen werden. L-Dopa wird nur enteral im proximalen Dünndarm resor-

biert, eine rektale Gabe ist ebenso unmöglich wie eine intravenöse.

Wenn nach abdominellen Eingriffen nicht enteral therapiert werden kann, bietet sich das transdermale Rotigotin-System an (Neupro Pflaster, 4 mg/24 h) [18]. Neben der transdermalen Rotigotin-Gabe kommt eine Behandlung auch mit Amantadin-Infusionen in Betracht (z. B. PK-Merz, 1–2 × 200 mg/d). Amantadin wird ausschließlich renal ausgeschieden, akkumuliert unter Umständen bei eingeschränkter Nierenfunktion und kann zu Halluzinationen und deliranten Zustandsbildern führen.

Eine große Rolle bei nächtlichen Stürzen spielt neben den motorischen Einschränkungen auch nächtlicher Harndrang und der unkontrollierte bzw. nicht assistierte Versuch des Toilettengangs. Etwas Linderung kann eine Therapie z. B. mit Trospiumchlorid (z. B. Spasmex, 15–45 mg z. N.) verschaffen, das nicht bluthirnschrankengängig ist, aber systemisch-anticholinerg Obstipation begünstigt. Alternativ kann kurzfristig auch Desmopressin (Minirin, 0,1 mg p. o., Nierenfunktion beachten!) eingesetzt werden, das sonst seinen Stellenwert bei einem Syndrom der inadäquaten ADH-Sekretion (SIADH) hat. Sedierende Antidepressiva wie Imipramin sollten wegen der zentralen anticholinergen Wirkung perioperativ vermieden werden (▶ Tab. 1.25).

Tab. 1.25 Perioperative Notfallmaßnahmen.

Erkrankung	Vorgehen*
Demenz auch möglich bei postoperativem Delir	keine Benzodiazepine; Neuroleptika als Sedativa, z. B. Promethazin (25 mg p. o.), Quetiapin (25 mg p. o, Haloperidol (10 mg i. v.)
Depression	überbrückende Behandlung mit Lorazepam (2 × 1–2 mg p. o.), bei Verdacht auf Wechselwirkungen oder unklare Bewusstseinstrübung können alle Antidepressiva ersatzlos pausiert werden (insbesondere Lithium)
Epilepsie	Levetiracetam 2 × 500 mg i. v. plus Lorazepam 2 × 1 mg i. v.
Psychose	Quetiapin (2 × 50 mg p. o.), Haloperidol (2 × 10 mg p. o.), jeweils plus Lorazepam (2 × 1 mg p. o. oder i. v.)
Multiple Sklerose bei Verdacht auf akuten Schub	Steroidgabe: z. B. Methylprednisolon 1 gr/d als Kurzinfusion i. v. für 3 Tage
Myasthenie	Pyridostigmin: 3 × 60 mg p. o. oder 6 mg/24 h kontinuierlich i. v. **cave:** hochdosierte Steroide
Parkinson-Krankheit	L-Dopa 3 × 100 mg p. o. (z. B. Madopar LT per Sonde) plus Rotigotin 4 mg/24 h TDS
Restless Legs	L-Dopa 3 × 100 mg p. o. (z. B. Madopar LT per Sonde) oder Rotigotin 2 mg/24 h TDS

* neurologisches, ggf. auch psychiatrisches Konsil

Syndrom der unruhigen Beine

Die Gesamtprävalenz des Restless Legs Syndrom (RLS) wird mit etwa 10 % angegeben. Durch Schlafentzug, Immobilisation und akuten Eisenmangel (Blutverlust, Dialyse) kann es zu einer dramatischen Exazerbation der Symptome und beim bewusstseinsgetrübten Patienten zu Unruhe und delirähnlichen Bildern kommen [3]. Ähnlich wie bei der Parkinson-Krankheit werden Dopaminergika therapeutisch eingesetzt. Zusätzlich können Pregabalin (z. B. Lyrica 50 mg z. N.) oder Opioide (z. B. Buprenorphin-Pflaster, off-label!) oder Fixkombinationen von Tilidin und Naloxon (z. B. ValoronN 50/4) und das für RLS zugelassene Oxycodon und Naloxon (z. B. Targin) eingesetzt werden. Tramadol scheint ein RLS auslösen bzw. verstärken zu können und sollte nicht verwendet werden.

Multiple Sklerose

In der Regel gibt es keine speziellen perioperativen Probleme, obwohl ältere Berichte eine mögliche Verschlechterung durch Anästhesie postuliert hatten. Fieber kann eine passagere Verschlechterung vorbestehender Defizite und Paresen hervorrufen (Uhthoff-Phänomen) und sollte daher konsequent gesenkt werden. Blasenfunktionsstörungen sind häufig (Restharnbestimmung und Urinanalyse, ggf. Katheterisierung). Bei ausgeprägter Spastik und Therapie mit Baclofen (Lioresal) kann auf Diazepam umgestellt werden (halbierte Dosis), wenn i. v. Gabe erforderlich werden sollte. Die Basistherapeutika Interferon und Glatirameracetat können perioperativ fortgeführt werden.

Neurovaskuläre Erkrankungen

Neurovaskuläre Erkrankungen erhöhen grundsätzlich die Wahrscheinlichkeit des Auftretens einer POCD und können bei Blutdruckabfall und Operationen mit hohem Blutverlust das Risiko ischämischer Infarkte verstärken. Ob bei Karotisstenosen ein erhöhtes Schlaganfallrisiko nach kardialer Chirurgie besteht, wurde kürzlich an über 2000 Patienten untersucht. Dabei ergab sich zumindest in diesem Risiko-Kollektiv kein Zusammenhang zwischen Stenosegrad und perioperativem Schlaganfall oder 30-Tage-Mortalität nach kardialer Chirurgie [17]. Bei Patienten mit einem Schlaganfall in der Anamnese sollte dennoch der Gefäßstatus präoperativ evaluiert werden (zumindest FKDS der Karotiden). Das Risiko ischämischer Infarkte bei Patienten mit Vorhofflimmern, die mit Warfarin antikoaguliert waren, stieg nicht an, wenn die Antikoagulation unterbrochen wurde, während „Bridging" auf der anderen Seite das Blutungsrisiko erhöhte [8]. Bekannte arteriovenöse Missbildungen (AVM) oder Aneurysmen der Hirnbasisgefäße erfordern intensiviertes Blutdruckmanagement, stellen aber per se keine Kontraindikationen für allgemeinchirurgische Eingriffe dar. Wie auch bei

Hirntumoren sind es nur die großen kardiochirurgischen Eingriffe mit Herz-Lungen-Maschine, bei denen aufgrund der damit verbundenen aggressiven Antikoagulation eine Abwägung vorgenommen worden muss.

Neuromuskuläre Erkrankungen

Neben den (metabolischen) Myopathien und Muskeldystrophien sind hier insbesondere zu nennen:
- myotone Dystrophie
- Myasthenia gravis (MG)
- amyotrophe Lateralsklerose (ALS)

Die betroffenen Patienten reagieren stärker auf die atemdepressive Wirkung von Opioiden, Barbituraten und Benzodiazepinen. Schluck- und Atemstörungen mit Aspirationsgefahr und postoperativen pulmonalen Komplikationen sind häufiger. Auch die myokardiale Beteiligung (Herzfunktion präoperativ evaluieren durch EKG und TTE, bei der myotonen Dystrophie auch Troponinbestimmung) und eine begleitende Dysautonomie können besonders bei einer fortgeschrittenen ALS zu Problemen führen. Von anästhesiologischer Seite gilt besondere Sorgfalt bei der Auswahl der Muskelrelaxanzien. Eine intravenöse Anästhesietechnik sollte gegenüber inhalativen Anästhetika als potenzielle Auslöser einer akuten Rhabdomyolyse bevorzugt und in der postoperativen Phase auf eher kurzwirksame Substanzen geachtet werden (z. B. Remifentanyl statt Sufentanyl oder Propofol).

Die Myasthenie kann sich einmal in einer postoperativen Phase mit erschwertem Weaning bzw. durch krisenhafte Verschlechterung durch unerwünschte Arzneimittelwirkung manifestieren (u. a. begünstigt durch Hypokaliämie und Azidose, Antiarrhythmika, Kalziumkanalblocker und bestimmte Antibiotika); sichere Medikamente sind Cephalosporine. Besonders gefährdet sind Patienten mit längerer Krankheitsdauer, immunsuppressiver Behandlung und Pyridostigmindosen über 750 mg/Tag (Umrechnung: orale Dosis/30 = intravenös, 180 mg Tagesdosis oral entsprechen 6 mg i. v. in 24 Stunden). Die Diagnose kann durch Nachweis von Azetylcholin- oder MuSk-Antikörpern i. S. erfolgen.

Epilepsie

Für epilepsiekranke Patienten gilt in noch größerem Maß als für Parkinson-Patienten, auf die Kontinuität der antikonvulsiven Medikation zu achten.

Mehrere Antikonvulsiva können durch ihre leberenzyminduzierende oder -inhibierende Wirkung die Pharmakokinetik von Anästhetika und anderen Medikamenten beeinflussen. Der erste Anfall – nicht selten bei Patienten mit ischämischen Infarkten oder Hirnblutungen in der Vorgeschichte – muss immer zumindest durch ein kraniales CT abgeklärt werden. Ein EEG ist in dieser Situation nur selten wegweisend. Die pragmatische Initialbehandlung mit Benzodiazepinen ($2 \times 1–2$ mg Lorazepam p. o. oder i. v., alternativ Clobazepam 3×5 mg oder Clonazepam $2 \times 1–2$ mg) sollte bei absehbar längeren Intensivbehandlungen rasch um 2×500 mg Levetirazetam ergänzt werden, bis eine weitere neurologische Evaluation erfolgt ist.

Medikamenten-Wechselwirkungen

Medikamente mit dopaminantagonistischen Eigenschaften, die ein Parkinsonoid auslösen können, müssen vermieden werden. Hierzu gehören insbesondere die Phenothiazine, Butyrophenone und Metoclopramid (MCP). Domperidon als Antiemetikum hat im Gegensatz zu MCP eine rein periphere dopaminantagonistische Wirkung. Patienten, die MAO-Hemmer (Selegilin, Rasagelin, Tranylcypromin) einnehmen, haben ein (eher theoretisches) Risiko, ein serotonerges Syndrom zu entwickeln. Meperidin und Selegilin führten zu Muskelstarre und Hyperthermie bei einem Patienten, so dass diese Kombination vermieden werden sollte, ebenso Phetidin und Tramadolanaloga. Es sollten bevorzugt nichtsteroidale Analgetika (Ibuprofen, Indomethazin oder Metamizol) in der primären Schmerztherapie eingesetzt werden. Für Patienten mit RLS gilt wie bei Morbus Parkinson, dass dopamin- und opiatantagonistische Medikamente die Symptome verschlechtern können. Bei Patienten mit Epilepsie müssen das große Interaktionspotenzial der Antikonvulsiva und vor allem die Wirkungen auf die verschiedenen Enzyme des Cytochrom-P450-Systems berücksichtigt werden.

1.6.3 Besonderheiten bestimmter Eingriffe für das Auftreten neurologischer Defizite

Grundsätzlich können nach chirurgischen Eingriffen zweierlei **Defizite** auftreten:
- Spezifische, dem besonderen operativen Vorgehen geschuldete, fokal-neurologische Defizite (sog. Typ-1-Defizite wie TIA bei Karotisoperation

oder periphere Nervenläsion nach unfallchirurgischen oder gynäkologischen Eingriffen), wobei in der Regel vorübergehende Lagerungsschäden oder durch Zug auf die entsprechenden Strukturen inkomplette und reversible Nerven- oder Plexusläsionen resultieren.

- Eher diffuse, globale zerebrale Schädigungen wie POCD oder postoperatives Delir (Typ-2-Defizite).

Herz-Thorax-Chirurgie

Herzchirurgische Eingriffe gehen mit einem höheren Risiko post- und perioperativer zerebrovaskulärer Komplikationen einher, wobei einerseits fokale Defizite (TIA, Anfall), aber auch diffuse, globale, zerebrale hypoxämische Schädigungen auftreten können (Typ-2). Typ-1-Defizite wurden nach herzchirurgischen Eingriffen bei etwa 3,1 % aller Patienten beobachtet. Sie verdoppeln die Krankenhausaufenthaltsdauer, erhöhen das Risiko für die Verlegung in ein Pflegeheim und verursachen etwa ein Fünftel der perioperativen Todesfälle [6].

Abdominalchirurgie

Insbesondere nach Lebertransplantationen kann es zu ausgeprägter Hyponatriämie mit der Gefahr einer pontinen Myelinolyse kommen, wenn die Hyponatriämie zu rasch korrigiert wird. Chronische Hyponatriämien müssen langsam (maximal 0,5 mmol/l/h), akute Hyponatriämien können rascher (1–2 mmol/l/h) korrigiert werden.

Orthopädie – Unfallchirurgie

Hierzu gehören Nervenläsionen im Allgemeinen, inkomplette Femoralisläsionen nach Hüft-TEP und Peronäusläsionen nach Knie-TEP im Besonderen. In der Regel liegt eine Neurapraxie mit erhaltenem Axon und Hüllgewebe und guter Prognose für eine vollständige Erholung vor, seltener auch eine Axonotmesis mit erhaltenen Hüllstrukturen, aber axonalem Schaden. Bei vollständigen Plegien muss versucht werden, mögliche Willküraktivität der Muskulatur und damit die Kontinuität des Nervs nachzuweisen, um ggf einen traumatisierten Nerv (Neurotmesis) aufzusuchen und eine mikrochirurgische Adaptation zu versuchen.

Literatur

[1] Aiello Bowles EJ, Larson EB, Pong RP et al. Anesthesia exposure and risk of dementia and Alzheimer's disease: A prospective study. J Am Geriatr Soc 2016; 64(3): 602–607
[2] arznei-telegramm 2005; 36: 51–52
[3] Bartelke F, Pfister R, Kämmerer W. Perioperatives Vorgehen bei Restless-legs-Syndrom. Der Anästhesist 2013; 12: 1023–1032
[4] Bedford PD. Adverse cerebral effects of anaesthesia on old people. Lancet 1955: 259–263
[5] Böhmer AB, Wappler F, Zwißler B. Assessing preoperative risk – from routine tests to individualized investigation. Dtsch Arztebl Int 2014; 111: 437–446
[6] BQS-Qualitätsreport 2004. BQS-Institut für Qualität und Patientensicherheit
[7] Dasgupta M, Dumbrell AC. Preoperative risk assessment for delirium after noncardiac surgery: a systematic review. J Am Geriatr Soc 2006; 54(10): 1578–1589
[8] Douketis JD et al., for the BRIDGE investigators. Perioperative bridging anticoagulation in patients with atrial fibrillation. N Engl J Med 2015; 373: 823–833
[9] Elie M, Cole MG, Primeau FJ et al. Delirium risk factors in elderly hospitalized patients. J Gen Intern Med 1998; 13: 204–212
[10] Förstl H. Behandlungs- und Versorgungsstrategien bei Alzheimer und verwandten Demenzen. Nervenarzt 2008a; 79: 617–629
[11] Jiang J, Jiang H. Effect of the inhaled anesthetics isoflurane, sevoflurane and desflurane on the neuropathogenesis of Alzheimer's disease (review). Mol Med Rep 2015; 12(1): 3–12
[12] Kline RP, Pirraglia E, Cheng H et al., for the Alzheimer's Disease Neuroimaging Initiative. Surgery and brain atrophy in cognitively normal elderly subjects and subjects diagnosed with mild cognitive impairment. Anesthesiology 2012; 116: 603–612
[13] Kratz T, Heinrich M, Schlauß E et al. The prevention of postoperative confusion – a prospective intervention with psychogeriatric liaison on surgical wards in a general hospital. Dtsch Arztebl Int 2015; 112: 289–296
[14] Mueller MC, Jüptner U, Wuellner U et al. Parkinson's disease influences the perioperative risk profile in surgery. Langenbecks Arch Surg 2009; 394(3): 511–515
[15] Rana AQ, Ahmed US, Chaudry ZM et al. Parkinson's disease: a review of non-motor symptoms. Expert Rev Neurother 2015; 15(5): 549–562
[16] Rundshagen I. Postoperative cognitive dysfunction. Dtsch Arztebl Int 2014; 111(8): 119–125
[17] Sonny A, Gornik HL, Yang D et al. Lack of association between carotid artery stenosis and stroke or myocardial injury after noncardiac surgery in high-risk patients. Anesthesiology 2014; 121(5): 922–929
[18] Wüllner U, Standop J, Kaut O et al. Parkinson's disease. Perioperative management and anesthesia. [Morbus Parkinson. Perioperatives Management und Anästhesie.] Anaesthesist 2012; 61(2): 97–105

1.7 Präoperative Risikoeinschätzung hämatoonkologischer Begleiterkrankungen

Ch. Meyer zum Büschenfelde

1.7.1 Einleitung

Aufgrund der vielfältigen therapeutischen Möglichkeiten hat sich die Prognose vieler hämato-onkologischer Erkrankungen in den letzten Jahren deutlich verbessert. Folglich handelt es sich bei den meisten hämatologischen und onkologischen Erkrankungen heutzutage um chronische Erkrankungen, die per se keine Kontraindikation für einen chirurgischen Eingriff darstellen.

Entscheidend für die präoperative Risikoeinschätzung ist zum einen die Prognose der zugrundeliegenden hämatoonkologischen Grunderkrankung, zum anderen die Dringlichkeit und die zu erwartende Morbidität des geplanten operativen Eingriffs. Letztendlich ist jedoch immer der Allgemeinzustand des Patienten zu berücksichtigen. Als Skala zur Einschätzung der Aktivität, Selbstversorgung und Selbstbestimmung bei Patienten mit bösartigen Tumoren dient der sog. Karnofsky-Index (▶ Tab. 1.26) [5]. Dieser sollte insbesondere bei Tumorpatienten mit fortgeschrittener Erkrankung erhoben werden.

Es ist unmöglich, eine generelle Empfehlung zur Risikoeinschätzung hämato-onkologischer Begleiterkrankungen auszusprechen. Notwendig sind die individuelle Beratung des Patienten und der interdisziplinäre Dialog zwischen Chirurgen und Hämato-Onkologen. Idealerweise findet die Diskussion in einer interdisziplinären Tumorkonferenz statt. Dies gilt insbesondere bei der Festlegung von sog. multimodalen Therapiekonzepten zur kurativen Behandlung von Tumorpatienten.

1.7.2 Hämatologische Begleiterkrankungen

Unter Hämatopoese versteht man die Bildung der Zellen des Blutes aus blutzellbildenden Stammzellen. Es handelt sich dabei um einen komplexen biologischen Prozess, der sich unter physiologischen Umständen beim Gesunden zum größten Teil im Knochenmark abspielt. Die Hämatopoese geht von einer pluripotenten Stammzelle aus (▶ Abb. 1.9). Die weitere Steuerung erfolgt abhängig vom Zelltyp durch eine Vielzahl von Mechanis-

Tab. 1.26 Allgemeinzustand.

Karnofsky-Index in Prozent	ECOG	Einstufung
100	0	keine Beschwerden, keine Zeichen der Krankheit
90	0	fähig zu normaler Aktivität, kaum oder geringe Symptome
80	1	normale Aktivität mit Anstrengung möglich, deutliche Symptome
70	1	Selbstversorgung; normale Aktivität oder Arbeit nicht möglich
60	2	einige Hilfestellung nötig, selbstständig in den meisten Bereichen
50	2	Hilfe und medizinische Versorgung werden oft in Anspruch genommen
40	3	behindert, qualifizierte Hilfe benötigt
30	3	schwerbehindert, Hospitalisation erforderlich
20	4	schwer krank, intensive medizinische Maßnahmen erforderlich
10	4	moribund, unaufhaltsamer körperlicher Verfall
0	5	Tod

men, u. a. über Hormone wie Erythropoietin, Zytokine und über Zell-Zell-Kontakt untereinander und mit den Stromazellen des Knochenmarks.

Die Hämatopoese muss die kontinuierliche, bedarfsgerechte Versorgung von Blutzellen sicherstellen. Sowohl der Mangel als auch der Überschuss an Blutzellen hat weitreichende Folgen für den Sauerstofftransport, die Immunabwehr und für die rheologischen Eigenschaften des Blutes. In der einfachen, routinemäßigen Blutbilduntersuchung werden die Leukozyten, Erythrozyten sowie die Thrombozyten erfasst. Die Zellen des Blutes haben eine begrenzte Lebensdauer (Erythrozyten: ca. 120 Tage, Thrombozyten: ca. 10 Tage, intravasale Verweildauer der Granulozyten: 6–8 Stunden), daher ist eine ständige Erneuerung erforderlich. Die Kenntnis der Lebenszeit der Zellen des Blutes ist gerade nach stattgehabter Chemotherapie entscheidend, um eine Vorhersage zu treffen, wann mit einer Regeneration zu rechnen ist [3].

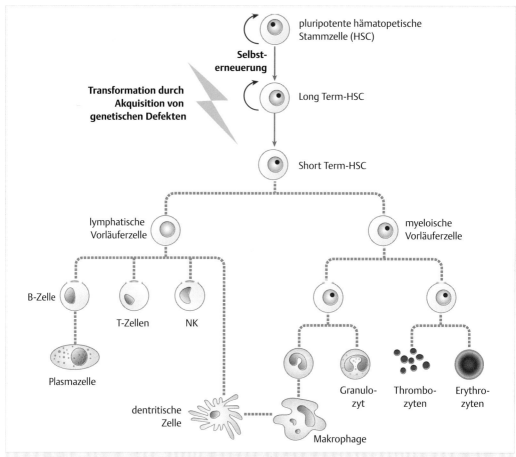

Abb. 1.9 Hämatopoese. Die Hämatopoese ist in einem hierarchischen System strukturiert, an dessen Spitze die pluripotente Stammzelle steht. Aus dieser Zelle gehen über eine Reihe von Entwicklungsstufen alle reifen Blutzellen hervor. Gleichzeitig besitzt die Stammzelle die einzigartige Fähigkeit, sich selbst zu erneuern und dadurch die Hämatopoese lebenslang aufrechtzuerhalten.

Anämie

Unter Anämie versteht man die Verminderung der Hämoglobinkonzentration (Hb) bei Männern < 13 g/dl, bei Frauen < 12 g/dl), des Hämatokrits (Hkt) bzw. der Erythrozytenzahl. Die Erstellung des Blutbilds ist die häufigste Untersuchung in der Klinik und die Anämie der häufigste erhobene pathologische Befund. Die Anämie ist Symptom einer Erkrankung und erfordert die Suche nach der zugrundeliegenden Erkrankung bzw. ob diese mit den bereits bekannten Diagnosen in Einklang zu bringen ist. Pathophysiologisch unterteilt man die **Anämien** folgendermaßen:

- Anämien als Folge von Bildungsstörungen
- Anämien als Folge eines gesteigerten Erythrozytenabbaus
- Anämien als Folge von Blutverlusten
- Anämien als Folge einer Verteilungsstörung

Klinisch ist die Einteilung der Anämien nach dem Retikulozytenproduktionsindex sinnvoll, da es die Unterscheidung zwischen hypo- und hyperregenerativen Anämien erlaubt. Der Verlust (Blutung oder Hämolyse) von Blut kann so einfach von einer Bildungsstörung unterschieden werden. Die weitere diagnostische Klassifizierung in mikrozytäre, normozytäre und makrozytäre Anämien erfolgt anhand des erythrozytären Parameters MCV (mitt-

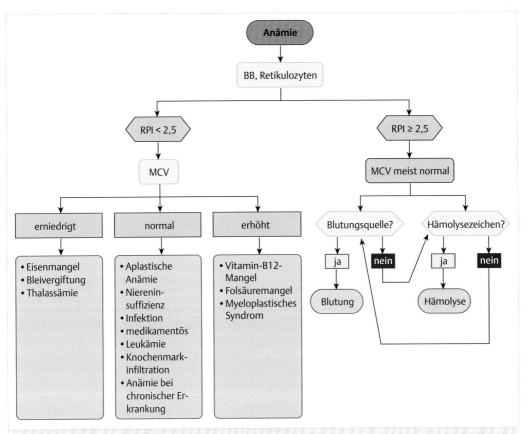

Abb. 1.10 Anämieabklärung. Diagnostik der Anämien aufgrund der Bestimmung von RPI und MCV. BB = Blutbild; RPI = Retikulozytenproduktionsindex; MCV = mittleres korpuskuläres Volumen.

leres korpuskuläres Volumen). Anhand dieser beiden Marker, dem Volumen der Erythrozyten und dem Retikulozytenproduktionsindex, ist eine erste, einfache differenzialdiagnostische Beurteilung möglich (▸ Abb. 1.10). Ein weiterer erythrozytärer Parameter MCH (mittlerer korpuskulärer Hämoglobingehalt) erlaubt die weitere Einteilung in hypochrome, normochrome und hyperchrome Anämien.

Die weiterführende Diagnostik in der Abklärung von Anämien beinhaltet die endoskopischen Verfahren (Gastroskopie, Koloskopie) und ggf. die gynäkologische oder HNO-ärztliche Untersuchung zum Nachweis von Blutungsquellen oder Tumoren, die Oberbauchsonografie zum Ausschluss/Nachweis einer Splenomegalie, Lymphadenopathie oder Leberzirrhose. Die direkte Untersuchung der Hämatopoese mittels Knochenmarkpunktion dient vor allem dem Nachweis bzw. Ausschluss von hä-

matologischen Systemerkrankungen (Leukämie, MDS, Lymphom, aplastische Anämie) und ist vor allem bei unklarer Panzytopenie oder leukämischem Blutbild indiziert.

Merke

Die Bestimmung des Erythropoietinspiegels kann für die Diagnostik und Therapie von MDS und bei Niereninsuffizienz hilfreich sein, der Coombs-Test sollte zur Abklärung einer ungeklärten Hämolyse durchgeführt werden. Bei entsprechender Symptomatik sollte eine rheumatologische Diagnostik erfolgen.

Polyzythämie

Unter Polyzythämie versteht man eine Vermehrung von roten Blutkörperchen oder des Hämoglobingehalts über die Werte der Referenzpopulation. Man unterscheidet die relativen Polyzythämien, die auf der Reduktion des Plasmavolumens beruhen, von der primären Polyzythämia vera und den sekundären Formen. Präoperativ ist bei Vorliegen einer Polyzythämie in besonderem Maße auf Organfunktionseinbußen zu achten. Im Rahmen des perioperativen Managements sollte auf eine frühzeitige Thromboseprophylaxe geachtet werden.

Ursachen:
- relative Polyzythämie (Dehydratation, Eiweißmangel)
- primäre Polyzythämie: Polyzythämia vera
- sekundäre Polyzythämie
  - durch Gewebehypoxie
    - Höhenaufenthalt
    - Lungenerkrankung
    - Rauchen
    - alveoläre Hypoventilation
    - renale Erkrankungen
  - bei Tumorerkrankungen
    - Hypernephrom
    - hepatozelluläre Tumore
    - Phäochromozytom
    - Hämangioblastom
  - Erythropoietin-Therapie

Granulozytopenie (Neutropenie)

Als Granulozytopenie bezeichnet man die Verminderung der neutrophilen Granulozyten im Blut. Sie ist die häufigste Form der Leukopenie, also der Abnahme der Zahl der weißen Blutkörperchen (Leukozyten). Eine fiebrige Neutropenie liegt bei zusätzlich länger als eine Stunde anhaltendem Fieber über 38°C oder einmaligem Fieber über 38,5°C vor. In der Regel sind Granulozytopenien < 1000/μl asymptomatisch. Im Gegensatz dazu kommt es bei Werten < 500/μl regelmäßig zu Infektionen.

Die schwerste Form der Neutropenie ist die Agranulozytose. Als Auslöser von febrilen Neutropenien sind vor allem Bakterien als Erreger zu nennen. Die Verläufe sind häufig foudroyant, was die Notwendigkeit einer breiten, in der Regel intravenösen Antibiotikatherapie zur Folge hat. Einige Chemotherapie-Regimen habe eine hohe Rate an Neutropenien zur Folge. Daher erfolgt bei entsprechendem Risiko nach Applikation der Chemotherapie die prophylaktische Gabe des granuloyztenstimulierenden Wachstumsfaktors (G-CSF). Es konnte gezeigt werden, dass durch den prophylaktischen Einsatz von G-CSF die Rate an febrilen Neutropenien gesenkt werden kann [1].

Ursachen der Granulozytopenie:
- Granulozytopenien durch Bildungsstörung im Knochenmark:
  - Knochenmarkschädigung (Medikamente, Strahlen, Autoantikörper)
  - Knochenmarkinfiltration (Leukämie, Lymphom, Karzinom, OMF)
  - Reifungsstörung (Vitamin B_{12}, Folsäuremangel, MDS, seltene kongenitale Formen)
- Granulozytopenien durch gesteigerten Zellumsatz:
  - Immunneutropenien
  - Verbrauch bei Infektionen
  - Verteilungsstörung
- kombinierte Bildungs- und Umsatzstörungen

Grundsätzlich sollte bei einer neu diagnostizierten Granulozytopenie ein Differenzialblutbild angefertigt werden. Die Vorstellung bei einem Hämato-Onkologen sollte anschließend erfolgen, insbesondere wenn die Leukopenie nicht mit bereits bekannten Diagnosen und/oder Therapien, die diese erklären, in Einklang zu bringen sind. Im Falle eines elektiven Eingriffs sollte interdisziplinär ein geeigneter Zeitpunkt bestimmt werden.

Merke

Im Falle einer Notfalloperation ist in Abhängigkeit der Ursache der Granulozytopenie die Gabe des hämatopoetischen Wachstumsfaktors G-CSF in Erwägung zu ziehen.

Leukozytose

Leukozytose bezeichnet die Vermehrung von Leukozyten im Blut. Bei Vorliegen einer Leukozytose sollte umgehend ein Differenzialblutbild angefertigt werden. Hierdurch lässt sich klären, welche Zellart für die Vermehrung der Leukozyten verantwortlich ist. Häufig handelt es sich um eine Vermehrung der neutrophilen Granulozyten (Neutrophilie) oder der Lymphozyten (Lymphozytose), aber auch die übrigen weißen Blutkörperchen können von einer solchen Zellzahlerhöhung betroffen sein (Basophilie, Eosinophilie, Monozytose).

Grundsätzlich unterscheidet man die reaktiven Leukozytosen von den neoplastischen Leukozytosen.

Ursachen:
- reaktiv:
  - Infektionen
  - Autoimmunerkrankungen
  - Traumen, Infarkt
  - Nikotinabusus
  - Medikamente (vor allem Steroide)
  - Tumore
- neoplastisch:
  - Leukämie
  - Non-Hodgkin-Lymphome
  - myeloproliferative Syndrome

In den meisten Fällen handelt es sich bei den Leukozytosen um ein reaktives Geschehen, häufig bedingt durch Infektionen. Leichte Leukozytosen bis etwa 13 000/µl können allein durch Rauchen verursacht werden.

Thrombozytopenie

Als Thrombozytopenie bezeichnet man den Mangel an Thrombozyten im Blut. Normalerweise verfügt der Mensch über ca. 150 000–450 000 Thrombozyten pro µl Blut; wird dieser Wert unterschritten, spricht man von einer Thrombozytopenie. Klinisch ist eine Thrombozytopenie bei Werten erst unter 30–50 000/µl relevant, da erst ab diesem Niveau mit einer erhöhten Blutungsneigung zu rechnen ist, solange keine zusätzliche Funktionsstörung der Thrombozyten (Thrombozytopathien) vorliegt. In der Regel ist erst bei Werten unter 20 000/µl mit Spontanblutungen zu rechnen wie:
- Nasenbluten
- Hämatomen
- Petechien der Haut und Schleimhäute
- Hirnblutungen
- Magen-Darm-Blutungen

Bei Thrombozytenwerten unter 10 000/µl wird in der Regel die Verabreichung von Thrombozyten-Konzentraten empfohlen.

Ursachen:
- Thrombozytopenien durch Bildungsstörung im Knochenmark:
  - Knochenmarkschädigung (Medikamente, Strahlen, Autoantikörper, Infekte)
  - Knochenmarkinfiltration (Leukämie, Lymphom, Karzinom, OMF)
  - Reifungsstörung (Vitamin B_{12}, Folsäuremangel, MDS)
- Thrombozytopenien durch gesteigerten Zellumsatz:
  - Thrombozytopenie bei gesteigerter Thrombinaktivität (DIC, Infektion, Malignom)
  - Immunthrombopenien
    - postinfektiös, Medikamente, Heparin, SLE, Posttransfusion, ITP
  - künstliche Herzklappen
  - thrombotische Mikroangiopathie (TMA)
- Verteilungsstörung

Bei Vorliegen einer Thrombopenie ohne Blutungszeichen sollte differenzialdiagnostisch die sog. Pseudothrombozytopenie ausgeschlossen werden. Hierbei handelt es sich um falsch niedrige Thrombozytenwerte. Die Pseudothrombozytopenie ist EDTA-abhängig und kann durch wiederholte Abnahme von Zitratblut nachgewiesen werden.

Thrombozytose

Eine Thrombozytose liegt vor, wenn die Thrombozyten im Blut über den Normalbereich hinaus vermehrt sind. Man unterscheidet die reaktive Thrombozytose, die von anderen Grunderkrankungen hervorgerufen wird, von der essenziellen Thrombozythämie, die pathogenetisch zu den myeloproliferativen Erkrankungen des Knochenmarks gezählt wird.

Ursachen:
- reaktive Thrombozytose
  - nach Splenektomie
  - bei Malignomen
  - bei Traumen oder Operationen
  - nach zytostatischer Chemotherapie
  - nach akutem Blutverlust
  - bei chronischem Eisenmangel
  - bei chronisch-entzündlichen Erkrankungen (z. B. Morbus Crohn, rheumatische Erkrankungen)
- essenzielle Thrombozythämie (myeloproliferatives Syndrom)

In der Regel weisen die klinisch wenig relevanten reaktiven Thrombozytosen meist Thrombozytenwerte < 1 000 000/µl auf. Abzutrennen davon sind die Thrombozytosen im Rahmen von myeloproliferativen Erkrankungen des Knochenmarks. Bei dieser Erkrankung kommt es einerseits zu thrombembolischen Komplikationen. Diese stellen die häufigste Todesursache dar. Andererseits kann eine essentielle Thrombozythämie auch durch eine hämorrhagische Diathese aufgrund funktionsgestörter Thrombozyten klinisch manifest werden.

1.7.3 Onkologische Begleiterkrankungen

Per se ist das Vorliegen eines soliden Tumors keine Kontraindikation für einen chirurgischen Eingriff. Im Gegenteil, die onkologische Chirurgie ist neben der internistischen Onkologie und der Strahlentherapie ein wesentlicher Grundpfeiler in der kurativen Therapie solider Tumoren. Daher erfolgt sowohl die Planung der Therapie als auch die Behandlung selber in aller Regel interdisziplinär. Natürlich stellt sich zunächst die Frage, ob ein anstehender chirurgischer Eingriff mit der Grunderkrankung in Zusammenhang steht oder dieser als ein unabhängiges Geschehen zu betrachten ist. Nicht selten zeigt sich intraoperativ oder in der histologischen Aufarbeitung, dass die Tumorerkrankung entgegen der präoperativen Annahme doch ursächlich für die Beschwerden war, die zu dem Eingriff geführt haben.

Merke

Zu betonen ist, dass Metastasen auch nach einem langen krankheitsfreien Intervall nach Behandlung des Primärtumors auftreten können. Dies gilt insbesondere für Tumore wie das Mammakarzinom, das maligne Melanom und das Nierenzellkarzinom.

Daher ist die ausführliche Erhebung der onkologischen Anamnese notwendige Voraussetzung vor jedem geplanten operativen Eingriff. Wurde anamnestisch eine medikamentöse Therapie oder Strahlentherapie durchgeführt, sollten folgende **Befunde** erhoben werden:
- Vortherapien inklusive der Strahlenfelder
- Zeitpunkt der letzten Chemotherapie/Strahlentherapie
- spezielle onkologische Medikation mit potenziellen Nebenwirkungen

Entscheidend für die präoperative Risikoeinschätzung onkologischer Begleiterkrankungen ist jedoch die Einschätzung der Prognose sowie des Karnofsky-Index (▶ Tab. 1.26) [5] der zugrundeliegenden Tumorerkrankung.

Neben der Einschätzung onkologischer Begleiterkrankungen sei auch auf die zunehmende Bedeutung der onkologischen Chirurgie in der Primärtherapie von Malignomen verwiesen. Die onkologische Chirurgie stellt den Grundpfeiler der kurativen Therapie solider Tumore dar. Durch die Weiterentwicklung von Operationsverfahren, verbesserte perioperative intensivmedizinische Betreuung und nicht zuletzt Fortschritte in der onkologischen Behandlung von Malignomen können heutzutage große viszeralchirurgische Eingriffe auch Patienten höheren Lebensalters und Patienten mit komplexen Begleiterkrankungen sicher angeboten werden. Insbesondere bei fortgeschrittenen Tumorerkrankungen haben multimodale Therapiekonzepte unter Beteiligung von Chirurgen, internistischen Onkologen und Strahlentherapeuten eine immer größere Bedeutung erlangt. Die Festlegung erfolgt entsprechend in interdisziplinär geführten Tumorboards.

In der internistischen Onkologie hat in den letzten Jahren ein verbessertes Verständnis von molekularen Mechanismen, die für die Pathogenese von Tumorerkrankungen entscheidend sind, zur Entwicklung zahlreicher neuer Substanzen geführt, vor allem der monoklonalen Antikörper und sog. Small Molecules. Diese haben die Therapielandschaft sowohl in der Hämatologie als auch in der Onkologie grundlegend verändert. Im Gegensatz zu den klassischen zytotoxischen Chemotherapeutika werden bei der sog. zielgerichteten Therapie (Targeted Therapy) die Kenntnisse von Expressionen und Mutationen auf den Tumorzellen ausgenutzt, um die Erkrankung spezifisch zu behandeln.

In den letzten Jahren wurden viele sog. Driver-Mutationen entdeckt [4], [7]. Es handelt sich dabei um Mutationen von wichtigen Molekülen der Signaltransduktionskaskade von Tumorzellen, die die Tumorerkrankung treiben und deren spezifische Ausschaltung die Proliferation bzw. das Überleben von Tumorzellen hemmt. In verschiedenen randomisierten Phase-III-Studien mit unterschiedlichen Medikamenten zeigten viele dieser „neuen" Substanzen eine höhere Ansprechrate mit konsekutiv längerem progressionsfreien Überleben und Gesamtüberleben, was zur Zulassung dieser Medikamente geführt hat. Andererseits haben die „neuen" Substanzen vielfach ein anderes, neuartiges Nebenwirkungsprofil, welches für die präoperative

Risikoeinschätzung entscheidend sein kann. Der monoklonale Antikörper Bevacizumab z. B. findet in der Onkologie breite klinische Anwendung. Bevacizumab bindet VEGF (Vascular Endothelial Growth Factor) in seiner löslichen Form und verhindert somit die Bindung an den VEGF-Rezeptor. Auf diese Weise entfaltet Bevacizumab seine anti-angiogenetische und anti-proliferative Wirkung. Allerdings hat die Anwendung zahlreiche, zum Teil schwerwiegende **Nebenwirkungen**. Es wurden beobachtet [8]:

- Darmperforationen
- Fisteln
- Blutungen
- Wundheilungsstörungen
- nekrotisierende Fasziitis

Aus diesem Grund wird empfohlen, den Einsatz von Bevacizumab bei elektiven Eingriffen im Rahmen von peri-/präoperativen Therapiekonzepten mit einem Abstand von 7–8 Wochen zu planen.

Patienten, die mit Tyrosinkinase-Inhibitoren (TKI) behandelt werden, erhalten diese vielfach als orale Dauermedikation. Viele dieser TKI sind gegen den vaskulären endothelialen Wachstumsfaktor-Rezeptor (VEGFR) gerichtet, weswegen bei allen Medikamenten dieser Substanzklasse neben einem erhöhten Blutungsrisiko eine eingeschränkte Wundheilung beobachtet wurde. Als Beispiel sei das vermehrte Auftreten von Spätkomplikationen wie Anastomoseninsuffizienzen nach Einsatz dieser Substanzen aufgeführt [2]. Wenn Patienten einem größeren chirurgischen Eingriff unterzogen werden, wird daher eine zeitweise Unterbrechung der Therapie mit Tyrosinkinase-Inhibitoren als Vorsichtsmaßnahme empfohlen. Es besteht jedoch eine begrenzte klinische Erfahrung hinsichtlich der zeitlichen Abstimmung der Wiederaufnahme der Therapie nach einem größeren chirurgischen Eingriff. Daher sollte die Entscheidung, die TKI-Therapie nach einem solchen Eingriff wieder aufzunehmen, auf der klinischen Bewertung der Erholung vom chirurgischen Eingriff erfolgen.

Ähnliches gilt auch für Tyrosinkinase-Inhibitoren, die nicht gegen VEGFR gerichtet sind. Imatinib sollte möglichst 72 Stunden vor einer geplanten Operation abgesetzt werden, um mögliche Wechselwirkungen mit Anästhetika oder Notfallmedikamenten zu vermeiden. Die Einnahme von Dasatinib und Nilotinib sollte 48 Stunden vorher abgesetzt werden. Die erneute Einnahme von TKI ist normalerweise möglich, sobald Nahrung auf-

genommen werden kann und die Genesung gut voranschreitet.

Aber auch der Einsatz klassischer Chemotherapeutika hat direkten Einfluss auf das chirurgische Vorgehen. Als Beispiel sei die Lebermetastasenchirurgie zu nennen, die sich in den letzten Jahren zu einem Standardverfahren in der Therapie des hepatisch metastasierten kolorektalen Karzinoms etabliert hat [6]. Die perioperative Chemotherapie mit FOLFOX zeigt im Vergleich mit der alleinigen Resektion ein signifikant längeres krankheitsfreies Überleben und wird daher als Standardtherapie bei primär resektablen Lebermetastasen angeboten.

Vorsicht

Chemotherapeutika wie Oxaliplatin und Irinotecan führen zu einer Gewebsschädigung an der Leber, die als sog. chemotherapieassoziierte Steatohepatitis (CASH) bezeichnet wird.

Aufgrund dieser Gewebsschädigung reichen die erforderlichen 25 % an verbleibendem Restleberparenchym nach der Resektion (eine Menge, die bei gesundem Leberparenchym ausreichen würde) bei intensiv vorbehandelten Patienten nicht aus. Daher hat das Ausmaß der präoperativen Chemotherapie einen direkten Einfluss auf die nachfolgende Lebermetastasen-Resektion. Darüber hinaus konnte gezeigt werden, dass Morbidität und Mortalität nach Lebermetastasen-Resektionen nach ausgedehnter Vortherapie mit Chemotherapeutika über die Entwicklung einer sog. Steatohepatitis zunehmen [9].

Literatur

[1] de Naurois J, Novitzky-Basso I, Gill MJ et al. Management of febrile neutropenia: ESMO Clinical Practice Guidelines. ESMO Guidelines Working Group. Ann Oncol 2010; 21 Suppl 5: v252–256, DOI: 10.1093/annonc/mdq196

[2] Eveno C, le Maignan C, Soyer P et al. Late anastomotic colonic dehiscence due to antiangiogenic treatment, a specific drug-class complication requiring specific treatment: an example of pazopanib complication. Clin Res Hepatol Gastroenterol 2011; 35(2): 135–139

[3] Hoffman R, Benz E, Silberstein L et al. Hematology: Basic Principles and Practice. 6 Aufl. Philadelphia: Churchill Livingstone; 2013

[4] Johnson DB, Sosman JA. Update on the targeted therapy of melanoma. Curr Treat Options Oncol 2013; 14(2): 280–292, DOI: 10.1007/s11864-013-0226-8. Review

[5] Karnofsky DA, Burchenal JH. The Clinical Evaluation of Chemotherapeutic Agents in Cancer. In: MacLeod CM, ed. Evaluation of Chemotherapeutic Agents. New York: Columbia University Press; 1949: 196

[6] Nordlinger B, Sorbye H, Glimelius B et al. EORTC Gastro-Intestinal Tract Cancer Group; Cancer Research UK; Arbeitsgruppe Lebermetastasen und -tumoren in der Chirurgischen Arbeitsgemeinschaft Onkologie (ALM-CAO); Australasian Gastro-Intestinal Trials Group (AGITG); Fédération Francophone de Cancérologie Digestive (FFCD). Perioperative FOLFOX4 chemotherapy and surgery versus surgery alone for resectable livermetastases from colorectal cancer (EORTC 40 983): long-term results of a randomised, controlled, phase 3 trial. Lancet Oncol 2013; 14(12): 1208–1215, DOI: 10.1016/S 1470–2045(13)70 447–9. Epub 2013 Oct 11

[7] Pao W, Girard N. New driver mutations in non-small-cell lung cancer. Lancet Oncol 2011; 12(2): 175–180, DOI: 10.1016/S 1470–2045(10)70 087–5. Review

[8] Shamloo BK, Chhabra P, Freedman AN et al. Novel adverse events of bevacizumab in the US FDA adverse event reporting system database: a disproportionality analysis. Drug Saf 2012; 35(6): 507–518

[9] Vauthey JN, Pawlik TM, Ribero D et al. Chemotherapy regimen predicts steatohepatitis and an increase in 90-day mortality after surgery for hepatic colorectal metastases. J Clin Oncol 2006; 24(13): 2065–2072

1.8 Scores zur Abschätzung des perioperativen Blutungsrisikos

L. Ney, M. Spannagl

1.8.1 Präoperativer Ausschluss patientenseitiger Blutungsrisiken

Kein Labortest alleine kann eine intakte Blutgerinnung nachweisen. Ursächlich hierfür ist das enge Zusammenspiel verschiedener, positiv und negativ rückgekoppelter Mechanismen in der Hämostase und deren Abhängigkeit vom physiologischen Milieu. Insbesondere Störungen der primären Hämostase (d. h. Störungen der Thrombozytenfunktion und des Von-Willebrand-Faktors) werden durch die üblichen Globaltests der plasmatischen Gerinnung nicht erfasst. Daher ist die anamnestische Frage nach dem bisherigen erfolgreichen „Funktionieren" der Blutgerinnung der beste Prädiktor für eine auch intraoperativ erwartbar funktionierende Hämostase, vorausgesetzt, das Trauma des Eingriffs selbst führt nicht zu einer relevanten Gerinnungsstörung.

Für den anamnestischen Ausschluss relevanter Gerinnungsstörungen sind standardisierte Fragebögen besonders geeignet. Ein weit verbreiteter Fragebogen (S. 130) wurde an über 5 500 elektivoperativen Patienten der Charité validiert und er-

brachte einen exzellenten negativen Vorhersagewert von 0,998 zur Prädiktion negativer Resultate laborchemischer Globaltests (Quick, aPTT, Thrombozytenzahl und -funktion mittels PFA 100) [6]. Keiner der Patienten mit negativer Gerinnungsanamnese hatte eine klinisch relevante Blutungsneigung.

Merke

Kein Labortest allein kann eine intakte Blutgerinnung nachweisen. Daher ist eine spezifische Blutungsanamnese der beste Prädikator einer intakten Hämostase.

Fragebogen

Fragebogen zur Blutungsanamnese nach [6]. Wird eine Frage mit „Ja" beantwortet, ist ein individualisiertes Vorgehen mit ggf. weiterführender Diagnostik angezeigt. Werden alle Fragen verneint, ist eine hämorrhagische Diathese äußerst unwahrscheinlich und eine zusätzliche Labordiagnostik gilt als verzichtbar (zumindest bei ASA-I- und -II-Patienten und erwartbar niedrigem intraoperativen Blutverlust).

- Ist bei Ihnen jemals eine Blutgerinnungsstörung oder eine Thrombose festgestellt worden?
- Gab/gibt es in Ihrer Familie (Blutsverwandte) Fälle von Blutungsneigung?
- Hatten Sie im letzten Jahr eine Blutabnahme mit auffälligem Ergebnis?
- Beobachten Sie folgende Blutungsarten – auch ohne erkennbaren Grund?
  - Nasenbluten
  - blaue Flecken oder punktförmige Blutungen (auch am Körperstamm ohne sich anzustoßen)
  - Gelenkblutungen, Blutungen in Weichteile oder Muskel
- Beobachten Sie bei Verletzungen (z. B. Schnittwunden, Schürfwunden) oder nach einer Zahnbehandlung (z. B. Zahnziehen) ein längeres Nachbluten?
- Gab es in Ihrer Vorgeschichte längeres oder verstärktes Nachbluten während oder nach Operationen (waren eventuell Transfusionen nötig)?
- Heilen Ihre Wunden schlecht ab (auch ohne Infektion)?
- Nehmen oder nahmen Sie in letzter Zeit Medikamente zur Blutverdünnung ein?

- Bekommen Sie „Thrombosespritzen"?
- Nehmen oder nahmen Sie in den letzten 7 Tagen Schmerz- oder Rheumamittel ein, auch frei verkäufliche?
- **Nur für Frauen**: Ist oder war Ihre Regelblutung verstärkt oder verlängert (> 7 Tage)?

1.8.2 Blutung in der Akutmedizin

Transfusionsbedarf bei Trauma-Patienten

Bei schwer verletzten Patienten steht akut weniger die Frage im Vordergrund, ob es überhaupt zu Blutungen kommt, sondern vielmehr die Überlegung, wie diese beherrscht werden können. Neben der erforderlichen Damage-Control-Surgery steht in diesem Zusammenhang die Transfusions- und Substitutionstherapie im Zentrum. Bereits in den ersten Minuten muss festgelegt werden, welche Zugänge der Patient braucht, ob eine Transfusions- und Substitutionstherapie bereits vor dem Vorliegen diagnostischer Kenngrößen (sei es aus der Point-of-Care-, sei es aus der Labordiagnostik) eingeleitet werden soll und welche Blutprodukte bereitgestellt werden müssen.

Für die rasche Beantwortung dieser Fragen sind physiologische Einzelwerte aus folgenden Gründen ungeeignet:

- da sie auch anderen Faktoren unterliegen und daher wenig spezifisch sind (z. B. Tachykardie durch Blutverlust und/oder durch Schmerzen) oder
- da sie durch Kompensationsmechanismen unzureichend oder erst verzögert das Ausmaß des Traumas wiederspiegeln (z. B. arterielle Hypotension) und daher wenig sensitiv sind.

Deshalb wurden verschiedene Scores entwickelt (▶ Tab. 1.27), die aus Kombinationen klinischer und hämatologischer Parameter den Transfusionsbedarf vorhersagen sollen. In einem direkten Vergleich erwies sich der besonders einfach anzuwendende ABC-Score als überlegen, allerdings mit vielen falsch positiven Ergebnissen [7].

Blutungsrisiko in internistischen Akutsituationen

In der internistischen Akutmedizin gibt es erkrankungsspezifische Scores für Patienten mit oberer gastrointestinaler Blutung (Glasgow-Blatchford Bleeding Score [1]) oder mit akutem Koronarsyndrom (CRUSADE Score [13]). Hier werden neben Alter und Geschlecht Kreislaufparameter und Laborwerte sowie Komorbidität abgefragt.

Der Glasgow-Blatchford-Score wird zum Aufnahmezeitpunkt erhoben und erwies sich als prädiktiv bezüglich des Interventionsbedarfs, des

Tab. 1.27 Scores zur Vorhersage einer erforderlichen Massivtransfusion und die dabei verwendeten Parameter. Bei ABC werden die abgefragten Punkte addiert, bei einer Summe ≥ 2 ist eine Massivtransfusion wahrscheinlich erforderlich. TASH und McLaughlin gewichten die abgefragten Parameter mit definierten Algorithmen. Der TASH-Score (Trauma Associated Severe Hemorrhage) wurde anhand des Trauma-Registers der Deutschen Gesellschaft für Unfallchirurgie entwickelt. McLaughlin und Mitarbeiter entwickelten ihren Score ausschließlich anhand kriegsverletzter Patienten (Quelle: [9]).

Parameter Befund	ABC [10]	TASH [14]	McLaughlin [8]
penetrierende Verletzung	•		
Beckenfraktur		•	
Femurfraktur		•	
Tachykardie	•	•	•
Hypotension	•	•	
thorakale oder abdominelle Blutung in der primären Ultraschalldiagnostik (FAST)	•	•	
Hb-Konzentration		•	•
Base Excess		•	
pH			•
Geschlecht		•	

Transfusionsbedarfs und der Krankenhausaufenthaltsdauer. Hierfür werden Parameter graduell (Harnstoff-Stickstoff im Blut, Hämoglobinkonzentration und systolischer Blutdruck) oder kategorisch (Tachykardie, Melaena, Synkope, Lebererkrankungen, Herzinsuffizienz) in Punktwerte übersetzt, deren Summe zwischen 0 und 23 liegt. Hinsichtlich der Prädiktion des Therapiebedarfs ist er anderen Scores (Rockall, AIMS 65) überlegen.

Der CRUSADE-Blutungsscore soll das periinterventionelle Blutungsrisiko ursprünglich bei Nicht-ST-Hebungsinfarkten vorhersagen. Wie beim Glasgow-Blatchford-Score werden Parameter, graduell (Hämatokrit, Kreatinin-Clearance, Herzfrequenz, systolischer Blutdruck) oder kategorisch (Geschlecht, dekompensierte Herzinsuffizienz, Gefäßerkrankung, Diabetes) in einen Score zwischen 0 und 100 Punkten übersetzt, dem Blutungsrisiken von 3 % bei weniger als 20 Punkten bis 19 % bei über 50 Punkten zugeordnet werden können. Der Score wurde multizentrisch aus Daten von über 70 000 Patienten entwickelt und erreicht in der Receiver Operating Characteristic (ROC) eine Area under the Curve (AUC, auch: C-Statistik) von über 0,7.

1.8.3 Blutungsrisiko bei kardiovaskulären Erkrankungen

Die Zahl der Patienten, die akut oder noch häufiger chronisch antikoaguliert sind, nimmt derzeit rapide zu. Ursächlich hierfür ist nicht allein die Zunahme an spezifischen Krankheiten der älter werdenden Gesellschaft, sondern auch ein höherer Stellenwert der antikoagulatorischen Therapie in der Primär- und Sekundärprophylaxe. Häufige Indikationen für eine therapeutische Antikoagulation (plasmatisch oder thrombozytär) sind in ▶ Tab. 1.28 zusammengefasst.

Der zunehmende Stellenwert der Antikoagulation beruht nicht zuletzt auf einem angenommenen oder nachgewiesenen optimierten Nutzen-Risiko- bzw. Nutzen-Aufwand-Verhältnis durch den Einsatz der neuen, Nicht-Vitamin K-antagonistischen oralen Antikoagulanzien (NOAK oder OAK). Um das Blutungsrisiko individuell abschätzen zu können, wurden mehrere Scores entwickelt (▶ Tab. 1.29). Diese beruhen teilweise noch ausschließlich auf Daten von Patients unter Vitamin-K-Antagonisten (VKA).

Die derzeit größte klinische Bedeutung hat der HAS-BLED-Score, der – wenn auch kontrovers diskutiert – Eingang in kardiologische Leitlinien gefunden hat [4]. Seine Vorteile liegen in der einfachen Anwendbarkeit sowie einer vergleichsweise höheren, gleichwohl aber unbefriedigenden Sensitivität um 0,5 [2]. Ob sich die neuen, auch an Patienten unter DOAK entwickelten Scores durchsetzen werden, kann zum Zeitpunkt der Drucklegung dieses Buches noch nicht beurteilt werden.

Insgesamt bleibt festzuhalten, dass die Testcharakteristika der genannten Scores für das mit chronischen Krankheiten assoziierte Blutungsrisiko so begrenzt sind (die c-Statistik (siehe oben) ihrer jeweiligen Receiver Operating Characteristic liegt durchwegs um oder unter 0,7), dass sie einer rein klinischen Einschätzung keinesfalls überlegen sind [3]. Zudem geben sie ein rein statistisches Risiko für akzidentelle oder spontane Blutungen an,

Tab. 1.28 Häufige Indikationen zur Gerinnungshemmung und die hierfür hauptsächlich eingesetzte Modalität. Strenge Indikation bedeutet, dass auch kurze, z. B. perioperative Pausen der Dauermedikation möglichst vermieden oder durch Alternativpräparate überbrückt werden müssen (Quelle: [9]).

Therapiemodalität Indikation	Thrombozyten-Aggregationshemmung	Gerinnungshemmung	Strenge Indikation
Vorhofflimmern		•	
koronare Herzerkrankung	•		bei DES 6–12 Monate duale Thrombozytenhemmung
periphere arterielle Verschlusskrankheit	•	•	
zerebrovaskuläre Erkrankung	•		
venöse Thrombembolie		•	6–8 Wochen
mechanischer Herzklappenersatz		•	lebenslang

Tab. 1.29 Vergleich der bei verschiedenen Blutungsscores erfassten Parameter. Vergleich der bei verschiedenen Blutungsscores erfassten Parameter(GDF-15: growth differentiation factor-15, gesteigert bei Nierenfunktionsstörungen. Alternativ zur Verwendung von GDF-15 gibt es auch Berechnungsmodelle anhand von Cystatin C oder der glomerulären Filtrationsrate.)

Score Parameter	HAS-BLED [12]	Orbit [11]	ABC [5]
Lebererkrankung	•		
Niereninsuffizienz	•	•	
Alkoholabusus	•		
Alter	>65 •	≥75 J. •	•
Schlaganfall	•		
Instabile INR	•		
Blutungsanamnes	•	•	•
Thz-Aggregationshemmer	•	•	
schlecht eingestellter Hypertonus	•		
Anämie/Hb-Konzentration		•	•
Troponin T			•
GDF-15			•
c-Index [5]	0,61	0,65	0,71

Tab. 1.30 Parameter zur präoperativen Abschätzung des patientenseitigen Blutungsrisikos.

Bereich	konkrete Fragestellung
Basisparameter	Alter, Geschlecht
Anamnese	Blutung vs. Thrombembolie
(Co-)Morbidität	Leber, Niere, Knochenmark, Malignome
kardiovaskuläres Risiko	Arteriosklerose
Medikation	Antikoagulanzien
Thrombozytenaggregationshemmer
Medikamente mit hämostaserelevanten Nebenwirkungen (NSAR, SRI)

können aber keine Aussagen für das konkrete intra- oder postoperative Blutungsrisiko machen.

1.8.4 Bedeutung standardisierter Erhebungs- und Scoring-Systeme

Bislang erfolgte eine dauerhafte Antikoagulation meist mit VKA, und damit stand die INR als zuverlässiger Laborparameter des Grades der Antikoagulation zur Verfügung. Mit Zunahme des Einsatzes von Nicht-VKA-OAK verliert die INR ihr Einsatzgebiet und die Bedeutung der Validierung und Weiterentwicklung von Bleeding Scores bzw. standardisierter Risikoerhebungen steigt erheblich an.

Leider steht kein universell anwendbarer Score zur Verfügung, der valide das perioperative Blutungsrisiko einschätzen könnte. Aus den oben dargestellten Standardanamnesen und Scores lässt sich jedoch ableiten, welche patientenseitigen Parameter bei einer qualifizierten klinischen Abschätzung des Blutungsrisikos in jedem Fall berücksichtigt werden müssen (▶ Tab. 1.30).

Literatur

[1] Blatchford O, Murray WR, Blatchford M. A risk score to predict need for treatment for upper-gastrointestinal haemorrhage. Lancet 2000; 356: 1318–1321

[2] Caldeira D, Costa J, Fernandes RM et al. Performance of the HAS-BLED high bleeding-risk category, compared to ATRIA and HEMORR2HAGES in patients with atrial fibrillation: a systematic review and meta-analysis. Journal of interventional cardiac electrophysiology : an international journal of arrhythmias and pacing 2014; 40: 277–284

[3] Donze J, Rodondi N, Waeber G et al. Scores to predict major bleeding risk during oral anticoagulation therapy: a pro-

spective validation study. The American journal of medicine 2012; 125: 1095–1102

[4] European Heart Rhythm Association, European Association for Cardio-Thoracic Surgery, Camm AJ et al. Guidelines for the management of atrial fibrillation: the task force for the management of atrial fibrillation of the European Society of Cardiology (ESC). Europace : European pacing, arrhythmias, and cardiac electrophysiology : journal of the working groups on cardiac pacing, arrhythmias, and cardiac cellular electrophysiology of the European Society of Cardiology 2010; 12: 1360–1420

[5] Hijazi Z, Oldgren J, Lindback J et al. The novel biomarker-based ABC (age, biomarkers, clinical history)-bleeding risk score for patients with atrial fibrillation: a derivation and validation study. Lancet 2016; 387: 2302-2311

[6] Koscielny J, Ziemer S, Radtke H et al. A practical concept for preoperative identification of patients with impaired primary hemostasis. Clinical and applied thrombosis/hemostasis : official journal of the International Academy of Clinical and Applied Thrombosis/Hemostasis 2004; 10: 195–204

[7] Krumrei NJ, Park MS, Cotton BA et al. Comparison of massive blood transfusion predictive models in the rural setting. The journal of trauma and acute care surgery 2012; 72: 211–215

[8] McLaughlin DF, Niles SE, Salinas J et al. A predictive model for massive transfusion in combat casualty patients. The Journal of trauma 2008; 64: S 57–63, discussion S 63

[9] Ney L, Spannagl M. Gerinnungsprobleme in der Intensivmedizin. Intensivmedizin up2date 2017(1); 27–47

[10] Nunez TC, Voskresensky IV, Dossett LA et al. Early prediction of massive transfusion in trauma: simple as ABC (assessment of blood consumption)? The Journal of trauma 2009; 66: 346–352

[11] O'Brien EC, Simon DN, Thomas LE et al. The ORBIT bleeding score: a simple bedside score to assess bleeding risk in atrial fibrillation. Eur Heart J 2015

[12] Pisters R, Lane DA, Nieuwlaat R et al. A novel user-friendly score (HAS-BLED) to assess 1-year risk of major bleeding in patients with atrial fibrillation: the Euro Heart Survey Chest 2010; 138: 1093–1100

[13] Subherwal S, Bach RG, Chen AY et al. Baseline risk of major bleeding in non-ST-segment-elevation myocardial infarction: the CRUSADE (Can Rapid risk stratification of Unstable angina patients Suppress ADverse outcomes with Early implementation of the ACC/AHA Guidelines) Bleeding Score. Circulation 2009; 119: 1873–1882

[14] Yucel N, Lefering R, Maegele M et al. Trauma Associated Severe Hemorrhage (TASH)-Score: probability of mass transfusion as surrogate for life threatening hemorrhage after multiple trauma. The Journal of trauma 2006; 60: 1228–1236, discussion 1236–1237

1.9 Stellenwert von Risiko-Scores

K. S. Lehmann

1.9.1 Hintergrund und Ziele präoperativer Risiko-Scores

Präoperative Risiko-Scores erlauben es, die Eintrittswahrscheinlichkeit unerwünschter perioperativer Ereignisse statistisch zu berechnen. Risiko-Scores drücken damit auch das Bedürfnis nach einer risikoarmen und bezüglich möglicher Komplikationen planbaren chirurgischen Behandlung aus. Frühe Risiko-Scores haben überwiegend eine Abschätzung der Mortalität nach Operation angeboten. Diese ist für reguläre Eingriffe heute jedoch vergleichsweise niedrig, so dass das Morbiditätsrisiko und das Risiko eingriffsspezifischer Komplikationen in den Vordergrund einer Risikoanalyse rücken. Allerdings werden in spezialisierten Abteilungen zunehmend auch Patienten mit schwerer Komorbidität und hohem Gesamtrisiko behandelt. Für diese Patienten kann eine differenzierte präoperative Risikoeinschätzung in der Therapieplanung sehr hilfreich sein.

Merke

Risiko-Scores können und sollen die klinische Einschätzung eines erfahrenen Arztes nicht ersetzen. Sie bieten sich aber als Entscheidungs- und Argumentationshilfe an.

Risiko-Scores werden hierbei durchaus unterschiedlich gehandhabt und u. a. mit den folgenden Zielen angewendet.

▶ **Therapieplanung.** Wenn für eine Erkrankung Therapiealternativen mit unterschiedlicher Eingriffsschwere zur Verfügung stehen, können Scores dabei helfen, eine für den Patienten risikoarme Therapie zu planen. Dies kann auch die Vermeidung einer Operation zugunsten einer konservativen Therapie bedeuten. Zudem kann die perioperative Therapie anhand des Risikoprofils gesteuert werden, wie z. B. die Einplanung eines Intensivaufenthalts.

▶ **Patienteninformation.** Risiko-Scores können einen wichtigen Beitrag in der präoperativen Aufklärung des Patienten leisten. Für den Patienten ist dabei häufig nicht nur die Mortalität entscheidend. Insbesondere ältere Patienten lehnen oft eine länger dauernde Intensivbehandlung oder zu erwartende Invalidität ab. In der Patienteninformation bieten sich also Scores an, mit denen spezifische Risiken kalkuliert werden können, welche über die alleinige Angabe der Mortalität oder Gesamtmorbidität hinausgehen. Dies trifft beispielsweise für Wundinfekte, Anastomoseninsuffizienzen oder längere Intensivaufenthalte zu. Für den Patienten kann eine quantitative Angabe eine wichtige Information und auch Entscheidungshilfe darstellen. Im Gespräch ist zu bedenken, dass Menschen Prozentangaben (Beispiel: 30-prozentiges Risiko einer Wundinfektion) häufig nicht korrekt deuten können, so dass diese Angaben besser verständlich formuliert werden sollten (Beispiel: 3 von 10 Patienten erleiden eine Wundinfektion).

▸ **Qualitätssicherung.** Die von präoperativen Scores errechnete Komplikationsrate kann mit den tatsächlichen Behandlungsergebnissen verglichen werden. Auf diese Weise ist eine Beurteilung der chirurgischen Behandlungsqualität möglich. Einige Scores wurden primär für diesen Zweck erstellt, wie z. B. der POSSUM-Score (siehe Kap. POSSUM-Scores). Ein wichtiger neuer Aspekt ist hierbei die Risikoadjustierung, also die statistische Erfassung des Risikoprofils einer chirurgischen Abteilung. Dies drückt sich vor allem in der Komorbidität der behandelten Patienten aus, kann aber auch andere Faktoren umfassen, wie die apparative oder personelle Ausstattung.

Nur mit einer Risikoadjustierung sind Behandlungsergebnisse zwischen Abteilungen vergleichbar. In den USA wird dies seit den 1990er Jahren mit ACS NSQIP (siehe Kap. Risiko-Scores auf Basis einer risikoadjustierten Qualitätssicherung) intensiv durchgeführt. Auch in Deutschland rückt dieser Aspekt mit der Ende 2014 beschlossenen Krankenhausreform in den Vordergrund. Stichworte sind die Entwicklung von Qualitätsindikatoren und die qualitätsorientierte Vergütung, die in den nächsten Jahren umgesetzt werden sollen.

Umgekehrt können mit den so erhobenen risikoadjustierten Qualitätsparametern aber auch statistisch hochwertige Risiko-Scores erstellt werden. Dies wird z. B. vom Registerprogramm der US-amerikanischen Gesellschaft für Chirurgie (American College of Surgeons) ACS NSQIP mit dem Surgical Risk Calculator durchgeführt (▸ Tab. 1.31). In Deutschland hat die Deutsche Gesellschaft für Allgemein- und Viszeralchirurgie (DGAV) mit einer risikoadjustierten Qualitätserfassung begonnen und stellt für das Jahr 2017 zunächst eine Risikoberechnung für die Behandlung des kolorektalen Karzinoms auf Basis deutscher Behandlungsdaten zur Verfügung (▸ Tab. 1.31).

▸ **Ressourcenplanung.** Präoperative Risiko-Scores können hilfreich in der Vergabe medizinischer Ressourcen sein. So kann ein Patient mit hohem, erwartetem Morbiditätsrisiko in eine Abteilung mit entsprechender Intensivausstattung verlegt werden. Ein weiteres Beispiel ist der APACHE-Score (siehe Kap. APACHE-Scores), welcher für schwerkranke Patienten auf Intensivstationen entwickelt wurde, um Therapieentscheidungen zu unterstützen.

▸ **Präoperative Risikoreduktion.** Wenn ein Score eine erhöhte perioperative Morbidität prognostiziert, kann bei elektiven Eingriffen eine präoperative Reduktion dieses Risikos für den betreffenden Patienten versucht werden. Dies trifft insbesondere für spezifische Risiken, wie z. B. kardiale Komplikationen zu. So kann präoperativ eine Optimierung der Medikation erfolgen und damit das erwartete Risiko gesenkt werden. Ein Beispiel für einen Score, der so verwendet werden kann, ist der Child-Pugh-Score (siehe Kap. Child-Pugh-Score). Ziel einer präoperativen Optimierung kann die konservative Therapie einer Leberzirrhose mit Überführung in ein niedrigeres Child-Pugh-Stadium sein.

▸ **Kommunikation und Dokumentation.** Risiko-Scores erleichtern die interprofessionelle Kommunikation. So können allgemeine oder spezifische Operationsrisiken eines Patienten beispielsweise innerhalb der Chirurgie oder zwischen Anästhesie und Chirurgie auf Grundlage einer gemeinsamen Nomenklatur kommuniziert werden. In ähnlicher Weise können Risikoeinschätzungen auch schriftlich dokumentiert werden, wie es für die ASA-Klassifikation bereits seit langem Standard ist. Dies kann auch unter forensischen Gesichtspunkten und bei schwierigen Therapieentscheidungen eine Entlastung des Arztes darstellen.

Tab. 1.31 Übersicht der präoperativen Risiko-Scores. Eine gute Ressource für die Online-Berechnung verschiedener Scores ist zu finden unter http://www.mdcalc.com/.

Score	Langform	Parameter	Outcome	Anwendbarkeit	Weitere Informationen
ASA	Physical Status Classification System der American Society of Anesthesiologists	subjektive Einschätzung der systemischen Erkrankung	Mortalität, Morbidität (konkrete Zahlen nur aus der Sekundärliteratur mit hoher Varianz)	einfach	aktuelle Version: https://www.asahq.org/resources/clinical-information/asa-physical-status-classification-system
POSSUM-Scores	Physiological and Operative Severity Score for the Enumeration of Mortality and Morbidity	• physiologisch • Labor • intraoperativ	Mortalität, zum Teil Morbidität	intermediär	Es existieren verschiedene POSSUM-Scores. Online-Rechner: https://www.vasgbi.com/riskscores.php (originaler POSSUM), http://www.riskprediction.org.uk (POSSUM-Varianten)
ACS NSQIP Surgical Risk Calculator	National Surgical Quality Improvement Program des American College of Surgeons	>20 anamnestische und klinische Parameter	Mortalität, Gesamtmorbidität, organspezifische Morbidität	intermediär	Online-Rechner: http://www.riskcalculator.facs.org
DGAV StuDoQ	Studien-, Dokumentations- und Qualitätszentrum der Deutschen Gesellschaft für Allgemein- und Viszeralchirurgie	anamnestische und klinische Parameter	Mortalität, Gesamtmorbidität, organspezifische Morbidität, eingriffspezifische Morbidität	intermediär	derzeit nur für kolorektales Karzinom Online-Rechner: http://www.studoq.de
APACHE II	Acute Physiology And Chronic Health Evaluation	• physiologisch • Labor • GCS • Alter • Gesundheitsstatus	Mortalität	komplex	Erhebungsbogen: http://www.intensivcareunit.de Online-Rechner: http://www.mdcalc.com/apache-ii-score-for-icu-mortality/
Child-Pugh	Child-Pugh-Turcotte-Score	• Labor • Aszites • Enzephalopathie	Mortalität	intermediär	Für die Planung von Lebertransplantationen wird meist der MELD-Score verwendet.
MELD	Model for End Stage Liver Disease	• Serumkreatinin • Gesamtbilirubin • INR	Überlebenswahrscheinlichkeit	komplex	Online-Rechner: http://www.idir.uniklinikum-jena.de/meld.html
RCRI	Revised Cardiac Risk Index	• Schwere des geplanten Eingriffs • Anamnese • Labor	schwerwiegende kardiale Komplikationen	einfach	nur kardiales Risiko
ACS NSQIP MICA	National Surgical Quality Improvement Program des American College of Surgeons, Myocardial Infarction or Cardiac Arrest	• Art des geplanten Eingriffs • ASA • Alter • Pflegebedürftigkeit • Kreatinin	Myokardinfarkt, Herzstillstand	intermediär	kardiale Risikoberechnung auf Basis von ACS NSQIP Online-Rechner: http://www.surgicalriskcalculator.com

1.9.2 Anforderungen

Ein idealer präoperativer Risiko-Score
- erlaubt die präzise Quantifizierung eines definierten Risikos (z. B. Mortalität).
- erlaubt die Beurteilung eingriffspezifischer Risiken (z. B. Anastomoseninsuffizienz).
- basiert auf eindeutig definierten Risikofaktoren.
- wird anhand objektiver Daten erstellt.
- kann möglichst frühzeitig während der Behandlung berechnet werden.
- ist einfach zu benutzen.
- ist kostenneutral.
- ist für elektive und Notfalleingriffe geeignet.
- ist statistisch gut validiert.

Insbesondere die Kriterien der einfachen Anwendung und der präzisen Quantifizierung auf Basis eindeutiger Risikofaktoren sind in der Praxis nicht vereinbar. So muss ein Kompromiss zwischen einfacher Erstellung und präziser Aussage gefunden werden. Die Auswahl eines Scores richtet sich daher auch nach dem zu erwartenden Risikoprofil. So wird die einfach zu erstellende ASA-Klassifikation umfassend angewendet, der komplexe APACHE-Score aber überwiegend bei intensivpflichtigen Patienten.

1.9.3 Risiko-Scores

ASA-Klassifikation

Das Physical Status Classification System der American Society of Anesthesiologists (im klinischen Alltag meist nur als ASA-Score bezeichnet) nimmt eine Sonderstellung unter den hier vorgestellten Score-Systemen ein: Der ASA-Score ist der älteste Score, wird am häufigsten benutzt und beruht allein auf der klinischen Einschätzung des Arztes.

Die ASA-Klassifikation wurde 1941 von M. Saklad im Auftrag der American Society of Anesthesiologists formuliert, um das präoperative Risiko eines Patienten abschätzen zu können. 1963 erfolgte eine Modifikation zur heute verwendeten Form. Zuletzt wurde die Klassifikation um die Gruppe ASA 6 zur Abgrenzung für hirntote Organspender von anderen Patienten erweitert. Die ASA-Klassifikation wird nach der alleinigen klinischen Einschätzung eines Arztes vergeben und kategorisiert das Ausmaß der systemischen Erkrankung eines Patienten (▶ Tab. 1.32). Abgesehen davon existiert keine zusätzliche Definition, die diese Kategorisierung weiter beschreibt.

Ein wesentlicher Vorteil des ASA-Score ist die einfache Erhebung. Da keine apparativen Unter-

Tab. 1.32 ASA-Klassifikation.

a) Die Angaben zur Mortalität stammen aus einer Metaanalyse, die alle publizierten Studien zur perioperativen Mortalität mit mehr als 3000 Patienten weltweit bis zum Jahr 2011 ausgewertet hat ([1]). Insgesamt wurden 21,4 Millionen Fälle analysiert. Eine Unterteilung nach Schweregrad der Operation, Qualität des Gesundheitssystems oder anderen Kriterien liegt nicht vor.

b) Die Angaben zur Mortalität stammen aus der European Surgical Outcomes Study von 2012 mit mehr als 46000 Patienten [8]. Ambulante Operationen sowie Herzchirurgie, Neurochirurgie, Geburtshilfe und radiologische Interventionen wurden ausgeschlossen. Die Autoren berichten von einer Mortalität, die insgesamt höher als erwartet war.

c) Die Mortalität bezieht sich auf 6 Studien zu Notfalleingriffen bei 1224 älteren Patienten [10]. ASA 1 und 2 wurden hierbei zusammengefasst.

Klassifi-kation	Beschreibung	a) Mortalität (%) alle Patienten	b) Mortalität (%) alle Patienten	c) Mortalität (%) Notfall, ≥ 64 Jahre
ASA 1	normaler, gesunder Patient	0,05	3,11	6
ASA 2	Patient mit leichter systemischer Erkrankung	0,14	2,93	
ASA 3	Patient mit schwerer systemischer Erkrankung	0,94	4,66	18
ASA 4	Patient mit schwerer Allgemeinerkrankung, die eine ständige Lebensbedrohung ist	6,18	17,90	44
ASA 5	moribunder Patient, der ohne Operation voraussichtlich nicht überleben wird	27,35	54,44	89
ASA 6	hirntoter Patient, dessen Organe zur Organspende entnommen werden	–	–	–

suchungen oder anderen Parameter erforderlich sind, kann der Score alleine auf Grundlage der Anamnese und Untersuchung des Patienten erstellt werden. Selbstverständlich können vorhandene diagnostische Informationen in die Überlegungen des Arztes einbezogen werden.

Dieser Vorteil stellt jedoch gleichzeitig auch den wesentlichen Kritikpunkt dar: Der ASA-Score ist subjektiv, da ihm keine definierten objektiven Kriterien zugrunde liegen. Zudem wird die geplante chirurgische Therapie als wesentlicher Einflussparameter nicht einbezogen. Weiterhin wird die fehlende Trennschärfe zwischen ASA 2 (leichte systemische Erkrankung) und ASA 3 (schwere systemische Erkrankung) kritisiert, welche weniger eindeutig ist als in den anderen Klassen. In der Praxis fallen jedoch 80 % aller Patienten in diese beiden Klassen. Untersuchungen konnten eine ungenügende Korrelation zwischen verschiedenen Ärzten bezüglich der Einteilung in ASA 2 und ASA 3 zeigen.

Eine direkte Korrelation zur Mortalität wird von der ASA-Klassifikation nicht gegeben, so dass derartige Angaben der Sekundärliteratur entnommen werden müssen. ▶ Tab. 1.32 zeigt eine Übersicht hierzu. Die größte Metaanalyse zur perioperativen Mortalität hat 21,4 Mio. Operationen in Allgemeinanästhesie weltweit ausgewertet. Patienten mit ASA 2 haben zu ASA 1 eine fast dreifach erhöhte perioperative Mortalität. Mit jedem weiteren ASA-Stadium nimmt die Mortalität um das 4- bis 6-Fache zu. Diese Zahlen unterstreichen auch die Eignung der ASA-Klassifikation zur Kategorisierung des Patientenrisikos trotz der oben geschilderten teilweise unscharfen Trennung zwischen den einzelnen Stufen. Eine große europäische Studie zeigte eine insgesamt höhere Mortalität bei einem im Vergleich zur vorherigen Studie enger definierten Patientenkollektiv (▶ Tab. 1.32). Bei älteren Patienten und Notfalleingriffen ist die Mortalität deutlich höher und korreliert ebenfalls signifikant mit dem ASA-Stadium (▶ Tab. 1.32). Zusammenfassend kann die ASA-Klassifikation als gut validiert gelten und hat sich als robust erwiesen.

Im Gegensatz zu anderen Scores, welche auf apparativen oder anderen objektiven Daten beruhen, reflektiert die ASA-Klassifikation die Einschätzung eines erfahrenen Arztes. Die ASA-Klassifikation kategorisiert also klinische Erfahrung und ist damit ein Meta-Score. Umgekehrt beziehen Scores, welche die ASA-Klassifikation beinhalten (wie z. B. der Surgical Risk Calculator von ACS NSQIP), diese klinische Erfahrung mit ein.

POSSUM-Scores

Der POSSUM-Score (Physiological and Operative Severity Score for the enUmeration of Mortality and Morbidity) wurde 1991 zum Audit von chirurgischen Abteilungen erstellt. POSSUM wurde ursprünglich also als Instrument für die retrospektive Qualitätsanalyse gestaltet. Der Score wird heute aber überwiegend für die prospektive Risikoabschätzung verwendet.

Der P-POSSUM (Portsmouth POSSUM) wurde 1998 als revidierter Score nach der Analyse von 10 000 Patientendaten in Portsmouth zur Verfügung gestellt [9]. P-POSSUM benutzt einen anderen mathematischen Algorithmus zur Risikoberechnung bei identischen Parametern, hat jedoch eine etwas bessere Korrelation zum Outcome als der originäre POSSUM. Dabei ist zu beachten, dass P-POSSUM nur die Mortalität berechnet.

Weitere **Variationen** des POSSUM-Score:
- CR-POSSUM für kolorektale Eingriffe, welcher weniger Parameter als POSSUM umfasst (10 statt 18)
- O-POSSUM für die ösophagogastrale Chirurgie
- V-POSSUM für Gefäßoperationen

POSSUM-Scores sind in der Berechnung mäßig komplex, so dass die Anwendung auch in der klinischen Routine gut möglich ist. Online-Ressourcen zur Berechnung finden sich in ▶ Tab. 1.31. Je nach Variante des Score werden verschiedene physiologische und Laborparameter erfasst. Hinzu kommen intraoperative Parameter, wie die Schwere des Eingriffs oder der Blutverlust. Für eine präoperative Risikoberechnung müssen diese intraoperativen Angaben also abgeschätzt werden. Für jeden Parameter existieren 3 bis 4 Ausprägungen, aus denen mit einem Punktesystem der Score berechnet wird. Die Vorhersage bezieht sich auf die Mortalität und – je nach Score – auch auf die Gesamtmorbidität. Spezifische Komplikationen können nicht berechnet werden.

Aufgrund der verwendeten Parameter und der Berechnung nehmen POSSUM-Scores eine Mittelstellung zwischen der einfach zu erstellenden ASA-Klassifikation und den komplex zu berechnenden APACHE-Scores ein.

Merke

Ein Kritikpunkt an den POSSUM-Scores ist die Tendenz, die Mortalität in bestimmten Risikogruppen zu unter- oder zu überschätzen. Dennoch gelten die POSSUM-Scores als gut validiert.

Risiko-Scores auf Basis einer risiko-adjustierten Qualitätssicherung

▶ **ACS NSQIP.** Das National Surgical Quality Improvement Program des American College of Surgeons wurde Anfang der 1990er Jahre als risikoadjustierte Qualitätserfassung initiiert. Ziel war ein abteilungsübergreifender Vergleich der chirurgischen Behandlungsqualität. Um eine Vergleichbarkeit zwischen Abteilungen mit unterschiedlichem Patientengut zu ermöglichen, wurde die Qualitätserfassung risikoadjustiert. Hierzu werden Daten erfasst, die geeignet sind, das patientenindividuelle Risiko zu beschreiben. Auf diese Weise können Unterschiede in der Komorbidität, z. B. zwischen einer kleineren chirurgischen Abteilung und einer großen Universitätsklinik, statistisch in der Ergebnisberechnung ausgeglichen werden. ACS NSQIP erfasst hierzu eine große Anzahl an präoperativen Risikofaktoren, Laborwerten und intraoperativen Daten, sowie die 30-Tage-Mortalität und -Morbidität mit spezifischen Komplikationen. Das System ist mit mehr als einer Million Datensätzen weltweit die größte risikoadjustierte Datenerfassung chirurgischer Behandlungsergebnisse.

Diese Datenbasis eignet sich aber auch sehr gut zur Erstellung von Risiko-Scores, da sowohl umfangreiche präoperative Parameter vorhanden sind als auch detaillierte Angaben zum postoperativen Ergebnis. Mit diesem Hintergrund wurde 2009 auf Basis eines Vorläufers für die kolorektale Chirurgie der universelle Surgical Risk Calculator erstellt und validiert [3]. Im Gegensatz zu anderen Scores wurden die relevanten Parameter nicht empirisch ausgewählt, sondern statistisch aus einer hohen Anzahl klinischer Variablen extrahiert. Der Rechner steht online frei zur Verfügung (▶ Tab. 1.31).

▶ **DGAV StuDoQ.** Vorhandene Scores haben gezeigt, dass deren Ergebnisse erheblich durch Patientenpopulationen und Unterschiede in den nationalen Gesundheitssystemen beeinflusst werden. Für eine Generalisierbarkeit und Reproduzierbarkeit wäre also eine Analyse auf Grundlage na-

tionaler Daten wünschenswert. Die Deutsche Gesellschaft für Allgemein- und Viszeralchirurgie (DGAV) hat deshalb 2012 mit StuDoQ (Studien-, Dokumentations- und Qualitätszentrum der DGAV) eine standardisierte risikoadjustierte Qualitätserfassung für die Chirurgie eingeführt. Während zu Beginn nur die Therapie des kolorektalen Karzinoms erfasst wurde, sind später die chirurgische Therapie von Pankreaserkrankungen und Anfang 2015 die bariatrische Chirurgie hinzugekommen. Für die Zukunft sind weitere Datenerfassungen vorgesehen (▶ Tab. 1.31).

Auf Grundlage der bisher erfassten Daten zum kolorektalen Karzinom wird seit Frühjahr 2015 eine risikoadjustierte Berechnung der Mortalität und spezifischer Komplikationen innerhalb von 30 Tagen postoperativ angeboten. Die Berechnung steht online unter http://www.studoq.de zur Verfügung. Für die Zukunft sind weitere Risikoberechnungen geplant, so dass hier in absehbarer Zeit ein an die deutschen Verhältnisse angepasstes System zur Verfügung stehen wird. Ein Vorteil von DGAV StuDoQ gegenüber ACS NSQIP ist, dass hier sehr spezifische Komplikationen der jeweiligen Therapie erfasst werden, wie z. B. Blasenentleerungsstörungen bei Rektumoperationen. Dem steht gegenüber, dass bei StuDoQ derzeit nur eine begrenzte Anzahl an chirurgischen Therapien zur Verfügung steht. Allerdings wird die Datenerfassung kontinuierlich ausgebaut.

Scores auf Basis einer risikoadjustierten Qualitätsanalyse werden statistisch mit komplexen Regressionsanalysen erstellt. Die resultierenden Algorithmen eignen sich nicht für eine schnelle manuelle Berechnung. Allerdings stehen Online-Rechner zur Verfügung, die frei verfügbar und einfach anzuwenden sind.

APACHE-Scores

Der APACHE-Score (Acute Physiology And Chronic Health Evaluation) ist für Intensivstationen entwickelt worden, um die Überlebenswahrscheinlichkeit von Patienten vorherzusagen. Der Score wurde nicht speziell für chirurgische Patienten entwickelt. Die erste Version des APACHE wurde 1981 publiziert. APACHE II wurde 1985 mit einer reduzierten Anzahl an Parametern erstellt, da die erste Version zu komplex für den praktischen Einsatz war. Mit erweiterten Parametern stehen seit 1991 APACHE III und seit 2006 APACHE IV zur Verfügung. Die Studienergebnisse bezüglich der

Tab. 1.33 Child-Pugh-Score für Patienten mit Leberzirrhose. Klinische Parameter und Punkte. Bei Vorliegen einer primär biliären Zirrhose (PBC) oder primär sklerosierenden Cholangitis (PSC) gelten für Serumbilirubin andere Wertebereiche.

Befund	1 Punkt	2 Punkte	3 Punkte
Serumbilirubin, gesamt (mg/dl)	<2,0	2,0–3,0	>3,0
Serumalbumin (g/dl)	>3,5	2,8–3,5	<2,8
Quick-Wert (%) oder INR	>70 <1,7	40–70 1,7–2,3	<40 >2,3
Aszites in der Sonografie	keiner	leicht	mittelgradig
hepatische Enzephalopathie	keine	Grad I–II	Grad III–IV

Stadium und perioperative Mortalität		
Child-Pugh-Stadium	*Punkte*	*Perioperative Mortalität (%)*
A	5–6	10
B	7–9	30
C	10–15	80

Überlegenheit der neueren APACHE-Scores über APACHE II sind widersprüchlich. Aufgrund dieser Daten und der vorhandenen Infrastruktur wird weiterhin häufig APACHE II verwendet.

Für den APACHE II wird eine größere Anzahl von physiologischen und Laborparametern erhoben sowie die Glasgow Coma Scale (dieser Teil stellt den Acute Physiology Score dar). Es wird jeweils der schlechteste Wert aus 24 Stunden verwendet. Zusätzlich werden das Alter (Age Points) und der Gesundheitsstatus (Chronic Health Points) einbezogen. Die erreichte Punktzahl korreliert mit der Mortalität.

Merke

Ein wesentlicher Nachteil der APACHE-Scores ist deren Komplexität. Für Intensivstationen mit automatischer Datenerfassung sind die Scores geeignet, in der chirurgischen Routine ist dies jedoch zu komplex. Eine Online-Berechnung findet sich in ▶ Tab. 1.31.

Child-Pugh-Score

Der Child-Pugh-Score (auch Child-Turcotte-Pugh-Score) wurde zur Vorhersage der Mortalität chirurgischer Eingriffe bei Patienten mit chronischer Lebererkrankung bzw. Leberzirrhose entwickelt und erlaubt eine gute Abschätzung der Mortalität (▶ Tab. 1.33). Der Score wird inzwischen auch generell zur Vorhersage der Prognose dieser Patienten verwendet. Der Child-Pugh-Score ist damit ein

Score, der für eine spezielle Risikogruppe angepasst wurde.

Die wesentliche Konsequenz aus einem ermittelten Child-Pugh-Stadium B ist der Versuch, dieses durch konservative Therapie präoperativ in ein Stadium A zu überführen. Patienten im Stadium C sollten wenn möglich nicht operiert werden.

In der Transplantationsmedizin wird statt dem Child-Pugh-Score zunehmend der MELD-Score (Model for End Stage Liver Disease) benutzt. Der Score kann auch für allgemeinchirurgische Eingriffe mit guter prognostischer Qualität verwendet werden, ist jedoch in der Berechnung komplexer (▶ Tab. 1.31).

Kardiale Risiko-Scores

▶ **RCRI.** Der RCRI (Revised Cardiac Risk Index) ist der Nachfolger des lange Zeit als Standard geltenden Goldman Index und berechnet das Risiko schwerwiegender kardialer Komplikationen für nichtkardiochirurgische Operationen [7]. Als Prädiktoren werden die folgenden **6 Parameter** verwendet:

- hohes Risiko der Operation (abdominelle oder thorakale Operation, suprainguinale Gefäßoperation)
- Anamnese einer ischämischen Herzerkrankung
- Anamnese einer Herzinsuffizienz
- Anamnese einer zerebrovaskulären Erkrankung
- präoperative Insulinbehandlung
- präoperatives Serumkreatinin > 2,0 mg/dl

Das **Risiko** steigt mit der Anzahl der Prädiktoren an und beträgt

- ohne Prädiktor 0,4%,
- mit 1 Prädiktor 0,9%,
- mit 2 Prädiktoren 6,6% und
- mit ≥ 3 Prädiktoren > 11%.

▶ **ACS NSQIP MICA (MICA: Myocardial Infarction or Cardiac Arrest).** Auf Basis der ACS-NSQIP-Daten (Kap. Risiko-Scores auf Basis einer risikoadjustierten Qualitätssicherung) wurde 2011 in einer dedizierten Analyse ein Risiko-Score vorgestellt, der die präoperative Prädiktion eines Myokardinfarkts oder eines Herzstillstands erlaubt [5]. Aufgrund der großen Datenbasis mit über 200 000 Patienten gilt der Score als gut validiert. Er beinhaltet als Parameter folgende Faktoren:

- Art des geplanten Eingriffs
- ASA
- Alter
- Pflegebedürftigkeit
- Serumkreatinin

Eine Online-Berechnung steht zur Verfügung (▶ Tab. 1.31).

▶ **ACS NSQIP Surgical Risk Calculator.** Auch der Risikokalkulator von ACS NSQIP (Kap. Risiko-Scores auf Basis einer risikoadjustierten Qualitätssicherung) erlaubt eine kardiale Risikoberechnung auf Grundlage der sehr großen Datenbasis. Zudem werden in der Online-Berechnung neben kardialen Ereignissen auch weitere Komplikationen dargestellt (▶ Tab. 1.31).

Die Leitlinie der European Society of Cardiology empfiehlt zusammen mit der European Society of Anaesthesiology (ESC/ESA) die Verwendung des RCRI oder einer NSQIP-Kalkulation zur präoperativen kardialen Risikoevaluation für nichtherzchirurgische Eingriffe (2014; Klasse I, Level B). Die US-amerikanische kardiologische Leitlinie (ACC/AHA) hält dabei den ACS NSQIP Surgical Risk Calculator trotz einiger Einschränkungen für am besten geeignet [4].

Weitere Scores

Neben den genannten Scores existiert eine große Anzahl weiterer Scores. Diese sind mehr oder weniger gut validiert und zum Teil für bestimmte Fachgebiete oder Risikogruppen spezialisiert. Übersichten finden sich in der Literatur [2], [6], [10].

1.9.4 Praktische Anwendung

In der Praxis hat sich die ASA-Klassifikation als einfach zu erhebender und gut validierter Score durchgesetzt. Der ASA-Score wird meist von der Anästhesie vergeben, allerdings ist die Klassifikation auch in der Chirurgie leicht möglich. Ein wesentlicher Nachteil ist, dass die quantitative Korrelation mit Mortalität und Morbidität nur aus der Sekundärliteratur bezogen werden kann. Da hier unterschiedliche Studien zugrunde gelegt werden können, ist die Einteilung in ein ASA-Stadium also nicht gleichbedeutend mit einer quantitativ genau definierten Morbidität.

Der P-POSSUM-Score ist in der Berechnung komplexer, jedoch in der klinischen Routine mit vertretbarem Aufwand zu erheben. Da der Score an einer großen und publizierten Datenbasis validiert wurde, können quantitative Angaben zur Mortalität gegeben werden.

> **Merke**
>
> Ein Nachteil der POSSUM-Scores ist die fehlende Prädiktion eingriffsspezifischer Komplikationen.

Ein neuer Weg wird mit Scores anhand einer risikoadjustierten Qualitätsanalyse beschritten. ACS NSQIP erlaubt auf Grundlage einer sehr großen Datenbasis die Berechnung von Mortalität und Gesamtmorbidität. Zudem kann eine Auswahl an weiteren Komplikationen berechnet werden, wie z. B. Wundinfektionen oder Pneumonien. Allerdings fehlen auch hier derzeit noch eingriffsspezifische Komplikationen.

Mit DGAV StuDoQ ist eine risikoadjustierte Qualitätsanalyse in Deutschland entstanden. Der Risikorechner erlaubt auch die Berechnung eingriffspezifischer Komplikationen. Allerdings ist die Datenbasis derzeit noch deutlich kleiner als bei ACS NSQIP und umfasst nur ausgewählte Erkrankungen.

Literatur

[1] Bainbridge D, Martin J, Arango M et al. Perioperative and anaesthetic-related mortality in developed and developing countries: a systematic review and meta-analysis. Lancet 2012; 380: 1075–1081
[2] Barnett S, Moonesinghe SR. Clinical risk scores to guide perioperative management. Postgrad Med J 2011; 87: 535–541
[3] Bilimoria KY, Liu Y, Paruch JL et al. Development and evaluation of the universal ACS NSQIP surgical risk calculator: a de-

cision aid and informed consent tool for patients and surgeons. J Am Coll Surg 2013; 217: 833–842, e1–3

[4] Fleisher LA, Fleischmann KE, Auerbach AD et al. 2014 ACC/AHA guideline on perioperative cardiovascular evaluation and management of patients undergoing noncardiac surgery. A report of the American College of Cardiology/American Heart Association Task Force on Practice Guidelines. Circulation 2014; 130: e278–e333

[5] Gupta PK, Gupta H, Sundaram A et al. Development and validation of a risk calculator for prediction of cardiac risk after surgery. Circulation 2011; 124: 381–387

[6] Hariharan S, Zbar A. Risk scoring in perioperative and surgical intensive care patients: a review. Curr Surg 2006; 63: 226–236

[7] Lee TH, Marcantonio ER, Mangione CM et al. Derivation and prospective validation of a simple index for prediction of cardiac risk of major noncardiac surgery. Circulation 1999; 100: 1043–1049

[8] Pearse RM, Moreno RP, Bauer P et al. Mortality after surgery in Europe: a 7 day cohort study. The Lancet 2012; 380: 1059–1065

[9] Prytherch DR, Whiteley MS, Higgins B et al. POSSUM and Portsmouth POSSUM for predicting mortality. Physiological and operative severity score for the enumeration of mortality and morbidity. Br J Surg 1998; 85: 1217–1220

[10] Rix TE, Bates T. Pre-operative risk scores for the prediction of outcome in elderly people who require emergency surgery. World J Emerg Surg 2007; 2: 16

2 Vorbereitung von Patienten

2.1 Sinn und Unsinn präoperativer apparativer Untersuchungen (EKG, Röntgen-Thorax, Doppler-Sonografie)

R. Tomasi, B. Zwißler

In Europa werden jährlich ca. 19 Mio. Operationen durchgeführt, davon 30 % bei Patienten mit kardiovaskulären Erkrankungen (ca. 5,7 Mio. Eingriffe/Jahr). Die perioperative Komplikationsrate beträgt zwischen 7 und 11 % und die Letalität zwischen 0,8 und 1,5 %. 42 % der Komplikationen beruhen auf kardialen Ursachen [9].

Die präoperative Abklärung all dieser Patienten hat als primäres Ziel, das perioperative Risiko zu vermindern. Chirurgen und Anästhesisten kommt in gleichem Maße die Rolle zu, im Rahmen der präoperativen Untersuchungen Patienten zu identifizieren, die eine weiterführende präoperative Evaluation benötigen, ggf. unter Zuhilfenahme technischer Untersuchungsverfahren. So sollen Patienten mit einer bisher unbekannten oder nicht ausreichend behandelten Erkrankung präoperativ erkannt und die Therapie optimiert werden.

Grundlage dieser Evaluation ist die präoperative Anamnese und die körperliche Untersuchung. Diese sollten sorgfältig nach einem standardisierten Schema erfolgen. Ergeben sich dabei keine Hinweise auf eine relevante, die Operation beeinflussende Erkrankung, sind weitere technische Untersuchungen in der Regel nicht erforderlich.

Bei Auffälligkeiten können u. a. folgende weiterführende Untersuchungen durchgeführt werden [13]:
- 12-Kanal-Elektrokardiogramm (EKG)
- Röntgenaufnahme des Thorax
- Lungenfunktionstestung
- Doppler-Sonografie der Hals- und/oder Beingefäße
- Echokardiografie

In diesem Kapitel wird der Nutzen und die Wertigkeit der technischen Untersuchungen 12-Kanal-EKG, Röntgenaufnahmen des Thorax und Doppler-Sonografie der Halsgefäße näher beleuchtet. Die Bedeutung anderer technischer Untersuchungen wie Ergometrie, Myokardszintigrafie und Koronarangiografie werden in anderen Kapiteln beschrieben.

2.1.1 12-Kanal-EKG

Das EKG ist ein schmerzloses, nichtinvasives, jederzeit wiederholbares und fast überall durchführbares Untersuchungsverfahren. Es ist ein Teil der kardiologischen Basisuntersuchung und besteht aus den 3 Extremitätenableitungen nach Einthoven, den 3 Ableitungen nach Goldberger und den 6 Brustwandableitungen nach Wilson. Mit dem 12-Kanal-EKG können Herzfrequenz, Herzrhythmus, Lagetyp und die elektrische Aktivität von Vorhöfen und Herzkammern erfasst werden. Bei Störungen des Herzrhythmus oder der Erregungsleitung können in der Regel eindeutige Diagnosen gestellt werden. Bei anderen Störungen liefert das EKG nur Hinweise und muss in Zusammenschau mit dem klinischen Bild beurteilt werden.

Mit einem präoperativen 12-Kanal-EKG sollen kardiale Erkrankungen, die das weitere anästhesiologische Vorgehen beeinflussen, erkannt werden. Es gehört zu den häufigsten präoperativ angeordneten technischen Untersuchungsverfahren und kann nicht nur zur Risikoeinschätzung, sondern auch als Ausgangsbefund für die Beurteilung perioperativer Veränderungen bei kardialen Risikopatienten herangezogen werden. Bei Patienten mit einer ischämischen Herzerkrankung liefert es prognostische Informationen und ist prädiktiv für das Langzeitüberleben dieser Patienten [5]. Bei Operationen mit einem niedrigen kardialen Risiko hingegen identifiziert es ein erhöhtes perioperatives Risiko nicht [10].

Die Durchführung eines präoperativen 12-Kanal-EKG wird gemäß den gemeinsamen Empfehlungen der Deutschen Gesellschaft für Anästhesiologie und Intensivmedizin, der Deutschen Gesellschaft für Chirurgie und der Deutschen Gesellschaft für Innere Medizin aus dem Jahr 2010 **in folgenden Situationen** empfohlen [13] (▶ Abb. 2.1):
- bei kardial asymptomatischen Patienten vor Eingriffen mit einem hohen kardialen Risiko
- bei Patienten mit mehr als einem kardialen Risikofaktor nach Lee (Herzinsuffizienz, koronare Herzkrankheit, periphere arterielle Verschlusskrankheit, zerebrovaskuläre Insuffizienz, Dia-

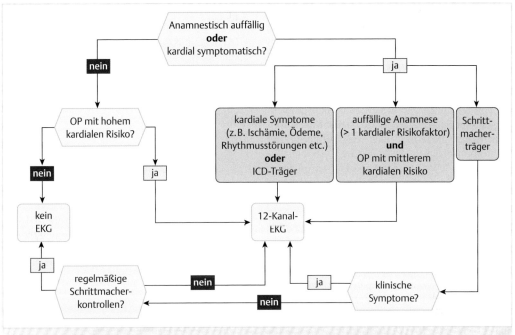

Abb. 2.1 Empfehlungen zum präoperativen 12-Kanal-EKG. ICD = implantierter Defibrilator.

betes mellitus, Niereninsuffizienz) vor Eingriffen mit einem mittleren kardialen Risiko
- grundsätzlich bei Patienten mit klinischen Symptomen einer ischämischen Herzerkrankung und/oder Herzinsuffizienz, mit Klappenerkrankungen, bei Herzrhythmusstörungen, bei Herzvitien und bei Trägern eines implantierten Defibrillators

Dagegen ist ein präoperatives EKG **nicht erforderlich**
- bei Patienten mit unauffälliger kardialer Anamnese, unabhängig vom Alter des Patienten, vor Operationen mit einem niedrigen kardialen Risiko sowie
- bei Patienten mit Herzschrittmachern, die regelmäßig ihre Schrittmacherkontrollen einhalten.

Die im Jahr 2014 publizierten Leitlinien der Europäischen [7] sowie Amerikanischen [2] Fachgesellschaften für Anästhesie (ESA, ASA) und Kardiologie (ECC, ACC) weichen in Bezug auf die Indikation für ein präoperatives EKG nur geringfügig vom derzeit in Deutschland gültigen Standard ab.

Auch in diesen Leitlinien wird ein 12-Kanal-EKG vor Operationen mit einem niedrigen kardialen Risiko nicht angeraten. Allerdings empfiehlt die Eu-

ropäische Leitlinie [7], bei Patienten > 65 Jahre vor Eingriffen mit einem mittleren oder hohen kardialen Risiko die Durchführung eines EKG in Erwägung zu ziehen, unabhängig davon, ob die Patienten anamnestische oder klinische Hinweise auf eine kardiale Vorerkrankung zeigen. Als Eingriffe mit hohem kardialen Risiko gelten vor allem arterielle gefäßchirurgische Operationen. Dagegen werden viszeralchirurgische Eingriffe, die mit einer Laparotomie einhergehen, in der Regel als Eingriff mit mittlerem Risiko betrachtet.

Kleinere laparoskopische Operationen (Cholezystektomien, Antireflux-Operationen) werden ebenso wie Eingriffe an der Körperoberfläche (z. B. Herniotomien) als Operationen mit niedrigem kardialem Risiko angesehen. In der europäischen Leintlinie wird somit eine eigentlich verlassene, starre Altersgrenze von 65 Jahren als Indikation für die Durchführung eines präoperativen EKG wieder eingeführt. Grund dafür ist wahrscheinlich, dass zwar bei symptomfreien Patienten unter 40 Jahren lediglich in 0,6 % der Fälle mit pathologischen präoperativen EKG-Befunden zu rechnen ist, bei 60-Jährigen jedoch in 25 % der Fälle [14]. Diese präoperativen EKG-Veränderungen sind für die kardiale Krankenhauskomplikationsrate jedoch nicht prädiktiv. Auch führen im Routine-EKG entdeckte Veränderungen nur in bis zu 2,6 % der Fälle zu einer Verschiebung des Operationstermins oder zu einer Änderung des anästhesiologischen Managements [12], wodurch starre Altersgrenzen ebenfalls relativiert werden.

Unzweifelhaft ist jedoch, dass sowohl in der Europäischen [7] als auch der Amerikanischen [2] Leitlinie – ähnlich wie in den deutschen Empfehlungen – ein präoperatives EKG bei kardial symptomatischen Patienten oder bei Patienten mit mehreren kardialen Risikofaktoren (Herzinsuffizienz, KHK, PAVK, zerebrovaskuläre Insuffizienz, Diabetes mellitus, Niereninsuffizienz) als indiziert angesehen ist. Dabei wird nicht unterschieden, ob es sich um Eingriffe mit niedrigem, mittlerem oder hohem Risiko handelt. Grund hierfür ist, dass Patienten mit einer bekannten koronaren Herzkrankheit oder mit einem hohen Risiko für eine KHK, die im daraufhin durchgeführten präoperativen 12-Kanal-EKG Negativierungen der ST-Strecke und/oder eine erhöhte Herzfrequenz aufweisen, eine höhere Rate an perioperativ relevanten kardialen Ereignissen und eine Zunahme der Gesamtletalität zeigen. Interessanterweise wiesen in dieser Studie EKG-Diagnosen wie Linksschenkelblock, Zeichen von Linksherzhypertrophie oder das Vorhandensein einer Q-Welle keine prognostische Wertigkeit für die Krankenhausletalität auf [5].

Demgegenüber erbrachte eine prospektive, monozentrische Untersuchung an 345 Patienten vor aortenchirurgischen Eingriffen, Amputationen oder Laparotomien ein höheres Risiko an relevanten kardialen Ereignissen in der Gruppe der Patienten ohne bekannte koronare Herzkrankheit, aber mit Zeichen von Linksherzhypertrophie und einem verlängerten QTc-Intervall (> 440 ms) als bei Patienten ohne Auffälligkeiten [11]. In einer weiteren Untersuchung an 1363 Patienten wurden pathologische Befunde im präoperativen EKG als unabhängige Prädiktoren (OR: 2,8; p = 0,005) für das Auftreten von perioperativen Komplikationen identifiziert, wie Hypo- oder Hypertensionen und hämodynamisch relevante Arrhythmien [3]. Im Gegensatz dazu konnte in einer retrospektiven Kohortenstudie mit 70 996 Patienten wiederum kein Zusammenhang zwischen einer verbesserten Überlebensrate und einem präoperativ durchgeführten EKG gefunden werden [17].

Fazit

Die Bedeutung von Auffälligkeiten im präoperativen EKG ist somit noch nicht abschließend geklärt. Eindeutig ist jedoch, dass ein EKG präoperativ auf jeden Fall durchgeführt werden sollte bei (▶ Abb. 2.1)

- Patienten mit mehreren kardialen Risikofaktoren;
- Eingriffen mit mittlerem Risiko und auffälliger Anamnese;
- allen Patienten mit Eingriffen mit hohem Risiko.

Den Europäischen Leitlinien folgend kann ein EKG zusätzlich bei Eingriffen mit mittlerem und hohem Risiko bei Patienten > 65 Jahren erwogen werden. Die rein routinemäßige Anordnung eines präoperativen EKG muss dagegen heute als obsolet angesehen werden.

2.1.2 Röntgen-Thorax

Die am häufigsten durchgeführte apparative Untersuchung von Herz und Lunge ist die meist im posterior-anterioren und seitlichen Strahlengang angefertigte Röntgenaufnahme des Thorax. Mit ihr können folgende Strukturen beurteilt werden:

- Lunge
- Herzgröße
- Mediastinum
- Pleura
- Zwerchfell
- knöcherner Brustkorb mit Rippen, Sternum und Brustwirbelsäule

Der Röntgen-Thorax gehörte lange Zeit zum Routine-Screening vor operativen Eingriffen.

Präoperativ werden tatsächlich bei 10 % der Untersuchungen Auffälligkeiten in einer Röntgen-Thorax-Aufnahme beschrieben. Allerdings waren lediglich 1,3 % dieser Befunde vorher nicht bekannt und lediglich in 0,1 % der Fälle wurde das anästhesiologische Management modifiziert [1]. Die Analyse von 1282 als Routineuntersuchungen angeordneten Röntgen-Thorax-Bildern wies insgesamt 15 pathologische Befunde nach, wovon aber in der Nachbefundung 14 als falsch positiv gewertet wurden. Die Autoren folgerten daraus, dass eine Routineuntersuchung bei sonst asymptomatischen Patienten nicht sinnvoll sei, jedoch hohe Kosten verursache [16].

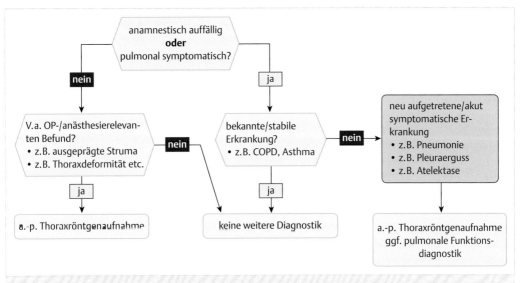

Abb. 2.2 Thoraxröntgen. Empfehlungen zur präoperativen Röntgenaufnahme des Thorax.

Eine Metaanalyse über die Wertigkeit des präoperativen Screenings mittels Röntgenaufnahmen des Thorax aus dem Jahr 2005 zeigte allerdings, dass der diagnostische Gewinn dieser Untersuchung mit zunehmendem Alter ansteigt. Die meisten der gefundenen Veränderungen waren dabei chronischen Ursprungs. Es handelte sich hauptsächlich um kardiale Veränderungen (Kardiomegalie) und obstruktive Veränderungen im Rahmen einer COPD. Diese Erkrankungen konnten aber auch im Rahmen der klinischen Untersuchung ermittelt werden. Wurden weitere Untersuchungen eingeleitet, erfolgte in nur 10 % der Fälle eine Änderung des Managements. Bei postoperativen pulmonalen Komplikationen gab es keine Unterschiede zwischen Patienten, die eine präoperative Röntgenuntersuchung des Thorax erhalten hatten, und solchen, die keine erhalten hatten. Die Autoren folgerten aus diesen Befunden, dass es keine Beziehung zwischen präoperativer Routineuntersuchung des Thorax und Letalität sowie Morbidität gibt [6]. Diese und ähnliche Untersuchungen führten zu der Erkenntnis, dass die Vorhersage perioperativer Komplikationen durch ein präoperatives Röntgenbild des Thorax' bei unauffälliger Anamnese und körperlicher Untersuchung gering ist. Nicht zuletzt auch wegen der zusätzlichen Strahlenbelastung wird die routinemäßige Durchführung eines Röntgen-Thorax kritisch beurteilt.

Ein Röntgen-Thorax ist hingegen weiterhin indiziert bei einer klinischen Verdachtsdiagnose (z. B. Pneumonie, Atelektase, Pleuraerguss), die Konsequenzen für das perioperative Vorgehen hat (▶ Abb. 2.2). In speziellen Fällen, die für das anästhesiologische Management von Bedeutung sein können (z. B. Trachealverlegungen bei ausgeprägter Struma, Deformitäten des Thorax), kann eine Aufnahme des Thorax indiziert sein [13]. In den ESC/ESA Guidelines on Non-Cardiac Surgery aus dem Jahre 2014 [7] wird das Thema Röntgen-Thorax als präoperative Routineuntersuchung allerdings nicht mehr aufgeführt.

Fazit

Zusammenfassend ist eine Röntgenuntersuchung des Thorax – unabhängig vom Alter des Patienten – heute als obsolet zu betrachten, wenn keine klinischen Hinweise auf pathologische Befunde vorliegen. Eine sorgfältige Anamnese und klinische Untersuchung können viele Patienten vor unnützen Röntgen-Thorax-Aufnahmen bewahren.

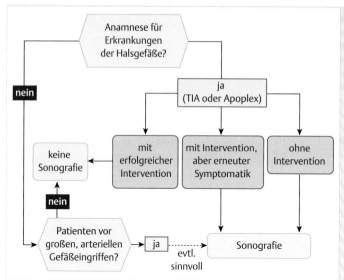

Abb. 2.3 Sonografie. Empfehlungen zur Sonografie der Halsgefäße.

2.1.3 Doppler-Sonografie der Arteria carotis

Die Doppler-Sonografie der Halsgefäße ist eine spezielle Untersuchung mit Ultraschall, mit der die Fließgeschwindigkeit des Blutes in der A. carotis gemessen wird. Damit kann bei Patienten mit Gefäßstenosen eine genauere Differenzierung des Stenosegrads (höchstgradig, subtotal, Verschluss) und eine bessere Dokumentation erfolgen.

Das perioperative Risiko eines Schlaganfalls ist in der Allgemeinchirurgie mit 0,08 bis 0,7 % eher gering, in der Aortenchirurgie jedoch mit 8,7 % sehr hoch [15]. Auch die Anzahl von Notoperationen ist bei diesem zweiten Patientenkollektiv erhöht. Das Risiko für ein zerebrovaskuläres Ereignis bei Patienten mit einer symptomatischen Karotisstenose oder mit einem stattgehabten Apoplex oder TIA (transitorische ischämische Attacke) innerhalb der letzten 6 Monate ist höher als in einer gesunden Kontrollgruppe (OR: 1,6–2,9) [4]. Bei diesen Patienten ist daher eine Kontrolluntersuchung der Halsgefäße indiziert, falls noch keine adäquate Abklärung oder Versorgung erfolgt ist. Ansonsten soll die Untersuchung nur wiederholt werden, wenn es seit dem letzten Ereignis zu einer Veränderung der klinischen Symptome gekommen ist (▶ Abb. 2.3).

Der Schweregrad einer Stenose korreliert nicht mit der Ausprägung eines Strömungsgeräusches über der A. carotis. Gesicherte Empfehlungen zum Vorgehen bei einem Strömungsgeräusch gibt es aber bisher nicht. Hingegen kann die Sonografie der Halsgefäße vor großen gefäßchirurgischen Eingriffen im arteriellen Stromgebiet erwogen werden, da diese Patienten häufiger eine Karotisstenose aufweisen [13].

Merke

Die Prävalenz der Karotisstenose kann bei Patienten mit peripher-arterieller Verschlusskrankheit oder koronarer Herzkrankheit bis zu 25 % betragen [8].

Literatur

[1] Archer C, Levy AR, McGregor M. Value of routine preoperative chest x-rays: a meta-analysis. Can J Anaesth 1993; 40 (11): 1022–1027

[2] Fleisher LA et al. 2014 ACC/AHA Guideline on perioperative cardiovascular evaluation and management of patients undergoing noncardiac surgery: executive summary: a report of the American College of Cardiology/American Heart Association Task Force on Practice Guidelines. Circulation 2014

[3] Fritsch G et al. Abnormal pre-operative tests, pathologic findings of medical history, and their predictive value for perioperative complications. Acta Anaesthesiol Scand 2012; 56 (3): 339–350

[4] Gerraty RP, Gates PC, Doyle JC. Carotid stenosis and perioperative stroke risk in symptomatic and asymptomatic patients undergoing vascular or coronary surgery. Stroke 1993; 24(8): 1115–1118

[5] Jeger RV et al. Long-term prognostic value of the preoperative 12-lead electrocardiogram before major noncardiac sur-

gery in coronary artery disease. Am Heart J 2006; 151(2): 508–513

[6] Joo HS et al. The value of screening preoperative chest x-rays: a systematic review. Can J Anaesth 2005; 52(6): 568–574

[7] Kristensen SD et al. 2014 ESC/ESA Guidelines on non-cardiac surgery: cardiovascular assessment and management: the joint task force on non-cardiac surgery: cardiovascular assessment and management of the European Society of Cardiology (ESC) and the European Society of Anaesthesiology (ESA). Eur J Anaesthesiol 2014

[8] Kühnl A, Dirrigl M, Eckstein HH. Extrakranielle Karotisstenose – wer soll gescreent werden? Gefäßchirurgie 2009; 14(5): 362–369

[9] Longrois D, Hoeft A, De Hert S. 2014 European Society of Cardiology/European Society of Anaesthesiology members who participated in the European Task Force. Eur J Anaesthesiol 2014; 31: 513–516

[10] Noordzij PG et al. Prognostic value of routine preoperative electrocardiography in patients undergoing noncardiac surgery. Am J Cardiol 2006; 97(7): 1103–1106

[11] Payne CJ et al. Is there still a role for preoperative 12-lead electrocardiography? World J Surg 2011; 35(12): 2611–2616

[12] Practice advisory for preanesthesia evaluation: an updated report by the American Society of Anesthesiologists Task Force on Preanesthesia Evaluation. Committee on Standards and Practice Parameters. Anesthesiology 2012; 116(3): 522–538

[13] Präoperative Evaluation erwachsener Patienten vor elektiven, nichtkardiochirurgischen Eingriffen. Der Anästhesist 2010; 59(11): 1041–1050

[14] Roissant RW, Zwissler B. Die Anästhesiologie. 2th ed. Heidelberg: Springer; 2008

[15] Selim M. Perioperative stroke. N Engl J Med 2007; 356(7): 706–713

[16] Tigges S et al. Routine chest radiography in a primary care setting. Radiology 2004; 233(2): 575–578

[17] Wijeysundera DN et al. Association of echocardiography before major elective non-cardiac surgery with postoperative survival and length of hospital stay: population based cohort study. BMJ 2011; 342: d3 695

2.2 Evaluation und Therapie der Mangelernährung

P. Rittler

2.2.1 Hintergrund

Insgesamt werden in Deutschland über 17 Mio. chirurgische Eingriffe pro Jahr in allen Bereichen (inklusive Notfälle, ambulant und stationär) durchgeführt, dabei machen ca. 50 % der Eingriffe aufgrund ihrer Größe oder relevanter Vorerkrankungen der Patienten eine stationäre Behandlung erforderlich. Den Erfolg elektiver Eingriffe bestimmt neben dem Verlauf der Operation vor allem die Inzidenz an postoperativen Komplikationen. Hierbei gilt es zu unterscheiden zwischen

- unmittelbar operativen Komplikationen,
- Komplikationen aufgrund der Komorbidität (z. B. koronare Herzkrankheit, Diabetes mellitus, Asthma bronchiale),
- Komplikationen durch nosokomiale Infektionen und Wundheilungsstörungen.

Letztere spielen eine ganz entscheidende Rolle, da diese ein vermeidbares oder zumindest deutlich minimierbares Risiko darstellen. Die Häufigkeit nosokomialer Infekte (vor allem Wundinfekte und Pneumonien) liegt in der Regel zwischen 0,5 und 11,5 %. Die Wahrscheinlichkeit, eine solche postoperative Komplikation zu erleiden, korreliert neben dem Ausmaß des operativen Eingriffs vor allem mit dem präoperativen Ernährungsstatus. Es zeigt sich jedoch im klinischen Alltag, dass die Bedeutung des Ernährungsstatus für die Prognose und Lebensqualität des Patienten noch immer unterschätzt wird.

Des Weiteren gilt es, die Begriffe, die die Mangelernährungszustände beschreiben, eindeutig zu definieren und das Problem klar zu stratifizieren. Bei einem isolierten Eiweißmangel mit zeitgleicher adäquater Energiezufuhr liegt ein sog. **Kwashiorkor** vor, geht dieser Eiweißmangel mit einem Energiedefizit einher, handelt es sich um den sog. **Marasmus**. Beide Krankheitsbilder sind jedoch aufgrund der isolierten Proteindefizite meist überwiegend in Entwicklungsländern anzutreffen und zeigen in Industrieländern eine sehr geringe Inzidenz.

Die **Kachexie** hingegen ist Leitsymptom einer Reihe von Erkrankungen und wird entweder durch den kombinierten Verlust von Fett und Muskelmasse oder durch den alleinigen Verlust von Muskelmasse (**Sarkopenie**) charakterisiert. Zahlreiche Krankheiten führen zu katabolen Stoffwechselveränderungen, die letztendlich eine Kachexie herbeiführen können. Zu diesen Krankheitsbildern gehören:

- Anorexie
- fortgeschrittene Tumorleiden
- septische Krankheitsbilder
- Gewebetraumen von großem Ausmaß mit konsekutivem Inflammationssyndrom

Aber auch hohes Alter oder eine chronische Herzinsuffizienz können zur Kachexie führen.

Merke

Zum besseren Verständnis ist die folgende **Differenzierung der Mangelernährung** sinnvoll:
- eine allein durch Unterernährung bedingte Form
- eine krankheitsbedingte oder krankheitsassoziierte Form

Einteilung der unterschiedlichen Formen der Unterernährung:
- **Kwashiorkor**: isolierter Eiweißmangel mit zeitgleicher adäquater Energiezufuhr
- **Marasmus**: Eiweißmangel mit einem Energiedefizit

Einteilung der krankheitsbedingten Mangelernährungsformen:
- **spezifischer Nährstoffmangel**: Defizit an essentiellen Nährstoffen (Vitamine, Spurenelemente, Mineralien, Wasser, Fettsäuren)
- **Sarkopenie**: alleiniger Verlust von Muskelmasse
- **Kachexie**: kombinierter Verlust von Fett und Muskelmasse

2.2.2 Problem der Mangelernährung

Die Bestimmung des Ernährungsstatus bei Patienten erfolgt häufig immer noch intuitiv anhand der Erfahrung des behandelnden Arztes, geprägt von der Überzeugung, dass Mangelernährung weitgehend auf den Bereich fortgeschrittener chronisch zehrender Erkrankungen (wie z. B. HIV- oder onkologischer Patienten) und sehr alter Patienten beschränkt ist. Es wird darüber hinaus hierbei häufig der Zustand einer Mangelernährung mit dem Vorliegen einer Kachexie gleichgesetzt. Aufgrund zahlreicher Untersuchungen ist aber bekannt, dass Patienten mit noch normalem Body-Mass-Index (BMI) erkrankungsbedingt ernährungsphysiologische Mangelzustände aufweisen können.

Merke

Patienten mit noch normalem BMI können erkrankungsbedingt ernährungsphysiologische Mangelzustände aufweisen.

Welche Bedeutung der Mangelernährung bei Patienten zukommt, konnte in einer Multicenter-Studie an 5 Versorgungskrankenhäusern und 7 Universitätskliniken gezeigt werden. Diese von der Deutschen Gesellschaft für Ernährungsmedizin (DGEM) initiierte Studie sah eine Prävalenz von 10–65 % bei der Gesamtheit der stationär aufgenommenen Patienten. Die Inzidenz der Mangelernährung korrelierte zum einen mit der Diagnose und dem Schweregrad der Erkrankung (z. B. über 30 % Mangelernährung bei onkologischen Patienten) und zum anderen aber auch mit dem Alter der Patienten (20 % der 40- bis 60-Jährigen, 60 % der über 80-Jährigen).

Eine weitere wichtige Erkenntnis dieser Studie sowie anderer Untersuchungen war der Nachweis einer Korrelation zwischen präoperativer Mangelernährung und verlängerter Krankenhausverweildauer. Dies deutet darauf hin, dass der bekannte Zusammenhang zwischen schlechtem Ernährungsstatus bzw. dem relevanten Vorliegen von ernährungsphysiologischen Mangelerscheinungen mit der Häufigkeit und Schwere auftretender Komplikationen (vor allem nosokomialer Infektionen) korreliert und damit den Therapieerfolg in entscheidendem Maße gefährden kann.

2.2.3 Detektion der Mangelernährung

Bis heute stehen leider weder konkrete laborchemische Methoden oder technische Untersuchungsmöglichkeiten zur Verfügung, um einen Mangelernährungszustand oder eine signifikante Mangelernährung eindeutig zu identifizieren. Viele technische Hilfsmittel, wie z. B. die Bioimpedanzanalyse (BIA), sind in der klinischen Routine aufgrund der zeit- und personalintensiven Durchführung der Messung nicht praktikabel oder aufgrund der hohen Anschaffungskosten (Isotopenverdünnungsverfahren, Detektion via Neutronenaktivierung) nicht in jeder klinischen Einrichtung verfügbar.

Anhand zahlreicher Studien konnte jedoch gezeigt werden, dass mit einer Kombination aus Serum-Albumin-Wert (▶ Tab. 2.1) und anamnestischen Screening Tools eine hohe Spezifität und Sensitivität bezüglich der Erkennung von Mangelernährung und Mangelernährungszuständen erzielt werden kann.

Tab. 2.1 Laborchemische Parameter zum Mangelernährung-Screening.

Parameter	Halbwertszeit (HWZ)	Mangelernährung			
		keine	leicht	mittel	schwer
Albumin (g/dl)	20 Tage HWZ	>3,5	<3,5	<3,0	<2,0
Präalbumin (mg/l)	2 Tage HWZ	300–150	150–120	120–100	<100
Lymphozyten (pro mm³)	–	>1500	<1500	<1200	<800

Aus klinischer Sicht hat sich die folgende **Einteilung** bewährt:
- normal ernährt
- mäßig mangelernährt
- schwer mangelernährt

Für die Praxis hat sich die Einschätzung des Ernährungszustands anhand des sog. Subjective Global Assessment (SGA) oder des durch die European Society of Parenteral and Enteral Nutrition (ESPEN) etablierten Nutritional Risk Screening 2002 (NRS 2002) durchgesetzt.

Merke

Nur durch eine Kombination von Serum-Albumin-Wert und anamnestischen Screening-Methoden kann eine Mangelernährung detektiert werden.

Für das operative Patientengut stehen folgende **etablierte Screening-Methoden** zur Verfügung:
- Subjective Global Assessment Score (SGA)
- Nutritional Risk Screening 2002 (NRS 2002)

Die Durchführung des Mangelernährung-Screenings sollte idealerweise im Rahmen der allgemeinen Anamneseerhebung unter Verwendung einer der beiden Screening-Methoden innerhalb der ersten 24 Stunden nach stationärer Aufnahme erfolgen. Wird hierfür der NRS 2002 herangezogen, werden zunächst **folgende Daten** erfasst:
- aktueller Body-Mass-Index (kg/m²)
- Gewichtsverlust innerhalb der letzten 3 Monate vor Aufnahme
- Ausmaß der Reduktion der Nahrungsaufnahme in der vergangenen Woche
- Schwere der Erkrankung

Ergibt dieses initiale Screening keine pathologischen Befunde im Sinne der Fragestellung, erfolgt die Kennzeichnung des Patienten als „nicht man-

Tab. 2.2 Spezifizierung des Risikos für eine Mangelernährung nach dem NRS 2002.

Parameter	Punkte
Graduierung des Gewichtsverlusts	
<5 %	0
>5 % in 3 Monaten	1
>5 % in 2 Monaten	2
>5 % in 1 Monat	3
tägliche Nahrungsaufnahme	
75–100 %	0
50–75 %	1
25–50 %	2
0–25 %	3
Alter	
<70 Jahre	0
>70 Jahre	1
Schwere der Erkrankung bzw. Größe der geplanten Operation	
keine Stoffwechselerkrankung	0
chronische Erkrankungen (z. B. Diabetes mellitus, Leberzirrhose, COPD) oder Femurfrakturen oder Cholezystektomien	1
große abdominelle Operation (z. B. Kolonresektion, Gastrektomie, Hemihepatektomien) oder Chemotherapie oder Rezidiveingriffe	2
Pankreasresektion oder zu erwartende intensivmedizinische Therapie	3

gelernährt" in der Patientenkurve. Ergibt das Screening hingegen Hinweise auf das Vorliegen einer Mangelernährung, wird das Risiko für eine Mangelernährung oder das evidente Vorliegen einer Mangelernährung nach dem NRS 2002 (▶ Tab. 2.2) spezifiziert.

Erreicht ein Patient 1–2 Punkte, so besteht ein relatives Risiko für eine Mangelernährung. Bei dieser Patientengruppe sollte das Screening wöchentlich wiederholt werden, um ein Auftreten einer

A. Anamnese

1. Gewichtsveränderung

Gesamtverlust in den letzten 6 Monaten: Menge = _____ kg;
prozentualer Verlust = _____

Veränderungen in den letzten 2 Wochen: Zunahme   _____
                                                 Abnahme   _____
                                                 unverändert   _____

2. Veränderungen in der Nahrungszufuhr (bezogen auf den Normalzustand)
☐ unverändert
☐ verändert   Dauer = _____ Wochen

Art der Veränderung: ☐ hypokalorische feste Nahrung
                              ☐ komplette flüssige Diät
                              ☐ hypokalorische flüssige Diät
                              ☐ Fasten

3. Gastrointestinale Beschwerden (länger als zwei Wochen anhaltend)
☐ keine; ☐ Übelkeit; ☐ Erbrechen; ☐ Durchfall; ☐ Anorexie

4. Körperliche Aktivität
☐ keine Einschränkungen (z.B. voll arbeitsfähig)
☐ eingeschränkt   Dauer = _____ Wochen

Art der Einschränkung: ☐ leicht reduzierte Belastbarkeit
                              ☐ geringe Belastbarkeit
                              ☐ nicht belastbar (bettlägerig)

5. Grunderkrankung und ihr Verhältnis zum Ernährungsbedarf

Hauptdiagnose _____
Energiebedarf (Stress):   ☐ kein Stress
                        ☐ geringer Stress
                        ☐ mäßiger Stress
                        ☐ starker Stress

B. Körperlicher Untersuchungsbefund
(für jede Variable ist zu spezifizieren in 0 = normal, 1+ = gering, 2+ = mäßig, 3+ = stark)

	0	1+	2+	3+
Verlust von subkutanem Fett (über M. trizeps, Brustkorb)	☐	☐	☐	☐
Muskelschwund (M. quadrizeps, deltoideus)	☐	☐	☐	☐
Knöchelödeme	☐	☐	☐	☐
Flankenödeme	☐	☐	☐	☐
Aszites	☐	☐	☐	☐

C. SGA-Klassifizierung

☐ A = gut ernährt
☐ B = mäßige Mnagelernährung (auch fraglich)
☐ C = schwere Mangelernährung

Abb. 2.4 Subjective Global Assessment (SGA). Variablen für das Subjective Global Assessment.

Tab. 2.3 Stratifizierung der Patienten durch Screening-Methoden.

Klassifizierung	NRS in Punkten	SGA
Guter Ernährungszustand	0	A
Risiko für eine Mangelernährung	1–2	B
Signifikante Mangelernährung	≥ 3	C

Mangelernährungssituation während des stationären Aufenthalts zu erfassen und ggf. zu behandeln. Des Weiteren liegt bei Patienten, die im Rahmen des Screenings 3 oder mehr als 3 Punkte erreichen, eine signifikante Mangelernährung vor.

Ein ähnliches Vorgehen wird bei der Klassifizierung mittels des Subjective Global Assessment (SGA) praktiziert. Der SGA erlaubt es ebenfalls, einen Patienten ernährungsmedizinisch zu klassifizieren mit den Unterscheidungen zwischen gut ernährt (A), mäßig mangelernährt (B) oder schwer mangelernährt (C). Die Variablen für das SGA sind in ▸ Abb. 2.4 aufgeführt.

Merke

Beide Screening-Methoden (SGA/NRS 2002) stratifizieren den untersuchten Patienten in eine der 3 genannten Gruppen, wie in ▸ Tab. 2.3 zusammengefasst.

2.2.4 Mangelernährung in der Chirurgie

Für das chirurgische Patientengut lässt sich aufgrund der Daten aus der German Hospital Malnutrition Study in der Regel eine Mangelernährungsrate von durchschnittlich 15 % erwarten, wobei diese jedoch sowohl entsprechend dem chirurgischen Spektrum der Klinik als auch hinsichtlich der Alterszusammensetzung des Patientenkollektivs variieren kann.

Darüber hinaus konnte die oben genannte Untersuchung eine Korrelation zwischen Ernährungszustand und Länge der Krankenhausverweildauer aufzeigen. So kommt es in der Gruppe der mangelernährten Patienten zu einer um 43 % verlängerten Verweildauer. Des Weiteren stellt sich die Frage, welche Faktoren zu einer signifikanten Verlängerung der Liegezeit in der Gruppe der mangelernährten Patienten führten. In dieser Untersuchung konnte eine eindeutige Korrelation zwi-

schen Mangelernährung und vorbestehenden Begleiterkrankungen anhand der Anzahl der prästationär regelmäßig verabreichten Medikamente nachgewiesen werden.

Inwieweit diese vorbestehenden Komorbiditäten mit perioperativ auftretenden Komplikationen assoziiert sind, untersuchte eine prospektive Multicenter-Studie an insgesamt 5051 Patienten in 26 Kliniken in Europa. Diese Untersuchung verwendete den bereits oben genauer spezifizierten NRS 2002 zur Detektion von Mangelernährungszuständen. Es wurden hierbei die 3 Patientengruppen (normaler Ernährungszustand, Risiko auf das Entstehen einer Mangelernährung, mangelernährte Patienten) in 2 Gruppen inkludiert. In die Gruppe der „Not at Risk"-Patienten wurden alle Patienten mit normalem Ernährungszustand (n = 3404) eingeschlossen. Die Gruppe der „At Risk"-Patienten (n = 1647) bildeten schließlich diejenigen, die als mangelernährt oder mit dem Risiko auf eine Mangelernährung gescreent waren. Bei den eingeschlossenen operativen und nichtoperativen Fachgebieten traten bei sog. „At Risk"-Patienten signifikant häufiger kardiale Komplikationen wie z. B. Rhythmusstörungen, Ischämien oder Reanimationen auf (▸ Abb. 2.5) [11]. Darüber hinaus war in dieser Gruppe auch eine Vielzahl nichtinfektiöser Komplikationen signifikant gesteigert.

Dass dieses Patientengut nicht nur aufgrund vorbestehender Begleiterkrankungen zu einer relevanten Risikogruppe zählt, spiegelt sich auch in den signifikant gehäuft auftretenden **Anastomoseninsuffizienzen** wieder. Hierbei wird ein weiteres Problem des mangelernährten Patienten sehr deutlich, denn dieses Kollektiv zeigt vor allem in den operativen Fachgebieten eine deutlich **verschlechterte Wundheilung**, welche sich in den dramatischen Fällen in den genannten Anastomoseninsuffizienzen wiederspiegelt.

Allein diese beiden Problemfelder – Wundheilungsstörungen und vorbestehende Begleiterkrankungen – könnten die signifikant gesteigerte Verweildauer dieser Patienten erklären, sind aber noch nicht die einzigen Faktoren für die erhöhte Krankenhaus-Morbidität und Liegezeit. Dass ein schlechter Ernährungszustand nicht nur die Wundheilung verzögert, sondern auch zu einem kompromittierten Immunsystem führt, zeigen die Ergebnisse bezüglich der detektierten infektiösen Komplikationen in dieser Multicenter-Studie. So finden sich in der Gruppe der „At Risk"-Patienten (▸ Abb. 2.6) bzw. der mangelernährten Patienten

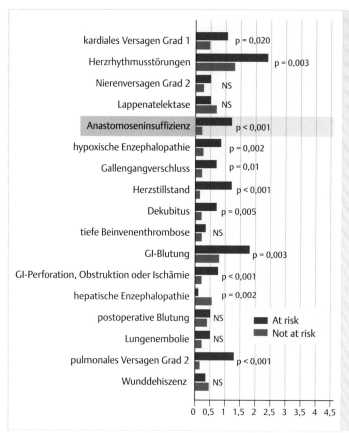

Abb. 2.5 Nichtinfektiöse Komplikationen (ns = nicht signifikant). Fallzahladjustierte prozentuale Verteilung.

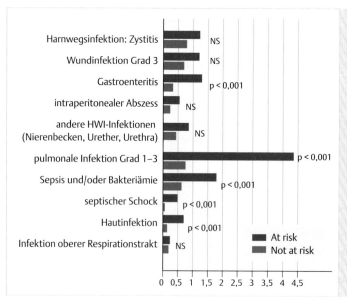

Abb. 2.6 Infektiöse Komplikationen (ns = nicht signifikant). Fallzahladjustierte prozentuale Verteilung.

signifikant mehr infektiöse Komplikationen während des stationären Aufenthalts [11]. Neben septischen Ereignissen spielen hierbei vor allem die nosokomialen Pneumonien eine entscheidende Rolle bezüglich Heilungsverlauf und Outcome dieser Risikopatienten.

Merke

Eine präoperativ existente Mangelernährung führt zu vermehrten perioperativen Komplikationen. Ursache hierfür sind zum einen nosokomiale Infektionen und zum anderen Wundheilungsprobleme.

Als Ursache hierfür konnte anhand zahlreicher Untersuchungen ein vor allem beim mangelernährten Patienten in seiner Funktionalität eingeschränktes Immunsystem gefunden werden. Vor allem Studien zur Effektivität von immunmodulierenden Ernährungstherapien zeigten, dass im Patientengut der Mangelernährten vermehrt nosokomiale Infekte (11,5 % versus 0,5 %) auftreten und durch eine entsprechende supportive ernährungsmedizinische Therapie, die sog. immunmodulierende Ernährung, positiv im Sinne einer Reduktion der Infekthäufigkeit und Liegedauer beeinflusst werden kann.

2.2.5 Therapie der Mangelernährung

Wird im Rahmen eines elektiven operativen Eingriffs ein Patient als mangelernährt detektiert, so muss dieser zunächst adäquat ernährungsmedizinisch konditioniert und der geplante Eingriff verschoben werden, um das drohende Komplikationsszenario zu minimieren. Zahlreiche Studien und Untersuchungen konnten zeigen, dass ein mangelernährter Patient idealerweise 5–7 Tage präoperativ eine Ernährungstherapie erhalten sollte, die dann in der postoperativen Phase, angepasst an den Postaggressionsstoffwechsel, fortgeführt werden sollte.

Hierbei sollte **primär der orale/enterale Weg** (z. B. Trinkpäckchen) gewählt werden. Im Fall der nicht bedarfsdeckenden oralen/enteralen Ernährung muss die geplante Ernährungstherapie parenteral als **additive parenterale Ernährung** oder als **total parenterale Ernährung (TPN)** eskaliert werden.

Für die orale und enterale Ernährung kommen vor allem hochkalorische Präparate mit hohem Proteinanteil zum Einsatz. Entsprechend den aktuellen Leitlinien der DGEM sind bei diesem Patientenkollektiv sog. immunmodulierende Präparate mit zusätzlich angereicherten Substraten wie Arginin, ω-3-Fettsäuren (Fischöle) und Nukleotiden zu favorisieren.

2.2.6 Fazit

Aufgrund des signifikant gesteigerten Risikos für mangelernährte Patienten, im postoperativen Verlauf eine infektiöse oder nichtinfektiöse Komplikation zu erleiden, sollte im Rahmen jeder stationären Aufnahme (im Idealfall bereits prästationär) ein Screening mittels der etablierten Screening Tools (NRS 2002, SGA) bezüglich des Vorliegens einer Mangelernährung durchgeführt werden. Hierbei gilt als mangelernährt:
- Gewichtsverlust > 10–15 % innerhalb von 6 Monaten
- BMI < 18,5 kg/m^2
- Nutritional Risk Score (NRS 2002) ≥ 3 oder Subjective Global Assessment (SGA) = Grad C
- Serumalbumin < 30 g/L, sofern präoperativ eine Nieren- oder Leberfunktionsstörung ausgeschlossen wurde
- Beobachtung und Dokumentation der oralen Nahrungsaufnahme

Die dadurch als mangelernährt detektierten Patienten müssen bereits präoperativ eine den Leitlinien der Deutschen Gesellschaft für Ernährungsmedizin (DGEM) konforme ernährungsmedizinische Konditionierung erhalten. Eine entsprechende präoperative Ernährungstherapie beinhaltet neben einer oralen/enteralen Konditionierung (adäquate Kalorienzufuhr) auch die Applikation sog. immunmodulierender Ernährung, die infektiöse Komplikationen verringern kann. Darüber hinaus müssen mangelernährte Patienten bei unzureichender oraler/enteraler Energiezufuhr mit einem parenteralen Ernährungsregime supplementiert werden, um das Risiko perioperativer infektiöser Komplikationen zu reduzieren.

Um dieser Problematik adäquat entgegenzuwirken, ist die Einführung eines Mangelernährung-Screenings sowie präoperativer und postoperativer Ernährungsstandards entsprechend den DGEM-Leitlinien in der alltäglichen klinischen Routine unabdingbar. Entsprechende perioperalive Ernährungsstandards wurden in den letzten Jahren entwickelt und liegen in den einschlägigen Fachzeitschriften vor.

Literatur

[1] Braga M, Gianotti L, Nespoli L et al. Nutritional approach in malnourished surgical patients: a prospective randomized study. Arch Surg 2002; 137: 174–180

[2] Cerantola Y, Hübner M, Grass F et al. Immunonutrition in gastrointestinal surgery. Br J Surg 2011; 98: 37–48

[3] Kondrup J, Rasmussen HH, Hamberg O et al. Ad hoc ESPEN Working Group, Nutritional risk screening (NRS 2002): a new method based on an analysis of controlled clinical trials. Clin Nutr 2003; 22: 321–336

[4] Kuppinger D, Hartl WH, Bertok M et al. Nutritional screening for risk prediction in patients scheduled for abdominal operations. Br J Surg 2012; 99: 728–737

[5] Messner RL, Stephens N, Wheeler WE et al. Effect of admission nutritional status on length of hospital stay. Gastroenterol Nurs 1991; 13: 202–205

[6] Pirlich M, Schütz T, Norman K et al. The German hospital malnutrition study. Clin Nutr 2006; 25(4): 563–572

[7] Rittler P, Bolder U, Hartl WH et al. Enterale Ernährung. Indikation und Zugangswege. Der Chirurg 2006; 77: 1063–1078

[8] Rittler P, Jauch KW. Ernährungsmedizinische Algorithmen in der Chirurgie. Aktuel Ernaehr Med 2007; 32: 299–306

[9] Rittler P, Jauch KW, Hartl WH. Metabolische Unterschiede zwischen Anorexie, Katabolie und Kachexie. Aktuel Ernaehr Med 2007; 32: 93–98

[10] Senkal M, Zumtobel V, Bauer KH et al. Outcome and cost-effectiveness of perioperative enteral immunonutrition in patients undergoing elective upper gastrointestinal tract surgery: a prospective randomized study. Arch Surg 1999; 134: 1309–1316

[11] Sorensen J, Kondrup J, Prokopowicz J et al. EuroOOPS: An international, multicenter study to implement nutritional risk screening and evaluate clinical outcome. Clinical Nutrition 2008; 27: 340–349

[12] van Venrooij L, de Vos R, Borgmeijer-Hoelen M et al. Preoperative unintended weight loss and low body mass index in relation to complications and length of stay after cardiac surgery. Am J Clin Nutr 2008; 87: 1656–1661

[13] Wallace WC, Cinat ME, Nastanski F et al. New epidemiology for postoperative nosocomial infections. Am Surg 2000; 66: 874–878

[14] Weimann A, Breitenstein S, Breuer JP et al. S3-Leitlinie Ernährung in der Chirurgie. Aktuel Ernaehr Med 2013; 38: e155–e197

2.3 Präoperative Anämie: Bedeutung und Diagnostik

Ch. von Heymann, L. Kaufner

2.3.1 Bedeutung der präoperativen Anämie

Nach einer Vielzahl großer klinischer Untersuchungen im Bereich der Herzchirurgie und Orthopädie ist die präoperative Anämie als Risikofaktor für die perioperative Morbidität und Mortalität anerkannt. In einer knapp 40 000 nichtherzchirurgische Patienten umfassenden multizentrischen Studie in Europa wurde kürzlich eine Prävalenz der präoperativen Anämie unterschiedlicher Genese von 31,1 % bei Männern und 26,5 % bei Frauen identifiziert [1].

> **Merke**
>
> Die Definition der Anämie folgt den Kriterien der Weltgesundheitsorganisation (WHO), die bei Männern einen Hämoglobinwert (Hb-Wert) < 13 g/dl und bei Frauen < 12 g/dl festlegt.

Klinisch ist die aus der Anämie resultierende, eingeschränkte Sauerstofftransportkapazität von Bedeutung, deren Folge eine mögliche inadäquate Oxygenierung von Organen mit hohem Sauerstoffumsatz (Herz, zentrales Nervensystem) sein kann. Präoperativ anäme Patienten, die sich einem nichtherzchirurgischen Eingriff unterziehen, haben ein höheres Risiko, im Krankenhaus zu versterben, und weisen eine verlängerte Krankenhausverweildauer auf als Patienten mit einem normalen präoperativen Hb [1]. Dieses Risiko bleibt aber nicht auf die Dauer des stationären Aufenthalts anämer Patienten begrenzt, sondern setzt sich auch in einer deutlich erhöhten Langzeit-Morbidität und -Mortalität fort [10].

Die Auswirkungen der präoperativen Anämie auf das Kurzzeit- und Langzeit-Outcome bestehen sowohl für die milde Form der Anämie (Hb 10–12 g/dl bei Frauen; Hb 10–13 g/dl bei Männern) als auch – in deutlich stärkerer Ausprägung – für die schwere Form der Anämie (Hb < 10 g/dl bei Männern und Frauen). Dies ist unabhängig davon, welchem Eingriff sich Patienten mit präoperativer Anämie unterziehen (z. B. herzchirurgisch, orthopädisch). Erschwerend kommt hinzu, dass die präoperative Anämie häufig mit weiteren Komorbiditäten vergesellschaftet ist. Hierzu zählen vor allem die koronare Herzkrankheit, der Diabetes mellitus und die Niereninsuffizienz. Da jede dieser Vorerkrankungen bereits für sich einen Risikofaktor für das Überleben darstellt, müssen diese Komorbiditäten für die präoperative Anämie als ergänzende Einflussgrößen, sog. Confounder, mit berücksichtigt werden. Mithilfe von multivariaten Regressionsanalysen lässt sich dann der Einfluss auf das Überleben eines jeden Confounders im Vergleich zur präoperativen Anämie statistisch auswerten. Dabei zeigten nahezu alle großen klinischen Untersuchungen, dass die präoperative Anämie ein unabhängiger und schwerwiegender Risikofaktor für die postoperative Sterblichkeit darstellt.

Die präoperativ unbehandelte Anämie hat eine perioperativ erhöhte Transfusionsrate zur Folge. Die Transfusion mit allogenen Erythrozytenkonzentraten stellt meist eine symptomatische Therapie der Anämie dar, da die Ursache der Anämie präoperativ selten diagnostiziert und ursachengerecht behandelt wird. Zudem stellt die Bluttransfusion – ähnlich wie die oben genannten Komorbiditäten – auch ohne erschwerende Anämie ein zusätzliches Risiko für die Sterblichkeit dar und geht mit einer längeren Verweildauer der Patienten auf der Intensivstation und im Krankenhaus sowie einer erhöhten postoperativen Infektionsrate einher [9].

Unabhängig von einer bestehenden Anämie sind vor allem kardiochirurgische Operationen, aber auch z. B. orthopädische Revisionseingriffe grundsätzlich mit einer hohen Transfusionswahrscheinlichkeit assoziiert. Die unbehandelte präoperative Anämie erhöht diese Wahrscheinlichkeit zusätzlich. Deshalb haben insbesondere Patienten mit einer schweren Anämie, die häufig mit einer erhöhten Zahl an Transfusionen verbunden ist, ein deutlich höheres Risiko von Morbidität und Mortalität als transfundierte Patienten ohne präoperative Anämie oder anäme Patienten, bei denen intraoperativ in Abhängigkeit des operativen Verfahrens keine Transfusion erforderlich war.

Aus diesem Grund rücken interdisziplinäre Behandlungsstrategien zur Behandlung der präoperativen Anämie und zur Vermeidung von Bluttransfusionen immer stärker in den Fokus. An dieser Stelle soll auf die europäischen Empfehlungen zum Management der präoperativen Anämie bei orthopädischen Patienten (NATA Guidelines) [3] verwiesen werden, in denen, basierend auf einer

evidenzbasierten Literaturanalyse, klare Handlungsempfehlungen für die Diagnostik und Therapie der präoperativen Anämie hinterlegt sind. Für den deutschsprachigen Raum ist zurzeit eine S3-Leitlinie zur Bedeutung, Diagnostik und Therapie der präoperativen Anämie im Auftrag der Deutschen Gesellschaft für Anästhesiologie und Intensivmedizin (DGAI) in der Entwicklung. Neben der Behandlung der präoperativen Anämie ist die Vermeidung von medizinisch nicht indizierten Transfusionen eine wesentliche Säule aktuell diskutierter sog. „Blood-Patient-Management"-Konzepte [12].

Merke

Die präoperative Anämie ist eine Erkrankung hoher Prävalenz und hat unbehandelt oder in Kombination mit der Transfusion von Erythrozytenkonzentraten einen großen Einfluss auf Morbidität und Mortalität nach operativen Eingriffen.

2.3.2 Ursachen und Diagnostik der präoperativen Anämie

Weltweit wird die Prävalenz der Anämie unterschiedlichster Ursache mit 32,9 % angegeben, deren häufigste Ursache ein Eisenmangel ist [7]. In der Ätiologie der präoperativen Anämie sind neben dem Eisenmangel bzw. anderen nutritiven Mangelzuständen folgende Problemstellungen zu nennen:

- Blutungsanämie (z. B. chronische gastro-intestinale Blutverluste)
- Anämie als Ursache chronischer Erkrankungen (renale Anämie oder bei chronischen Entzündungen, z. B. rheumatoider Arthritis)
- infekt- oder tumor- (oder chemotherapie-) assoziierte Anämie
- durch Medikamenteninteraktionen verursachte Anämie (z. B. NSAR)

Grundsätzlich besteht aber eine Anämie auch häufig ohne erkennbare Ursache oder kann sich bei Patienten, bei denen bei stationärer Aufnahme noch keine Anämie vorlag, im Rahmen des Krankenhausaufenthalts und somit ggf. auch präoperativ als eine im Krankenhaus erworbene Anämie manifestieren (z. B. auch durch wiederholte Blutentnahmen, Anemia of chronic Investigation) [6], [12].

Neben der laborchemischen Diagnostik können bereits im Patientengespräch und in der ersten körperlichen Untersuchung Zeichen einer bestehenden Anämie erkennbar werden. Die wichtigsten Symptome einer präoperativen Anämie in der Anamnese sind in ▶ Tab. 2.4 zusammengefasst. Anamnestisch sind hier vor allem die Hinweise auf einen möglichen chronischen Blutverlust oder auf eine für die Anämie relevante, chronische Erkrankung, wie z. B. Erkrankungen des blutbildenden Systems, chronisch-entzündliche Erkrankungen oder die Niereninsuffizienz zu nennen (▶ Tab. 2.4). Voroperationen und mögliche Transfusionen während früherer stationärer Aufenthalte können ebenfalls auf eine Anämie hindeuten (▶ Tab. 2.4). Begleitet werden die Hinweise in der Anamnese durch Symptome wie Abgeschlagenheit, Blässe oder Müdigkeit (▶ Tab. 2.4). Deutet sich aus der Anamnese bereits eine Anämie bisher unklarer Genese an, sollte differenzialdiagnostisch immer an eine maligne Ursache mit oder ohne gastrointestinale Blutung gedacht und folgende Untersuchungen angeschlossen werden:

- rektale Untersuchung
- Lymphknotenstatus
- Lebergröße
- Milzgröße (Hepatosplenomegalie)

Neben der weiter unten beschriebenen Labordiagnostik ist möglicherweise eine weiterführende Diagnostik (Koloskopie, CT etc.) indiziert (▶ Tab. 2.4).

Dennoch bleibt in vielen Fällen der chemische Hb-Wert in der Operationsvorbereitung der einzige Hinweis auf eine Anämie. Auch ohne bestehende Begleitsymptomatik oder eine richtungsweisende Anamnese sollte bei diesen Patienten eine Differenzialdiagnostik zur Klärung der Ursache der Anämie durchgeführt werden. Um bei der hohen Prävalenz der präoperativen Anämie ausreichend Zeit für Diagnostik und Therapie zu haben, wird grundsätzlich eine Überprüfung des Hb-Wertes > 28 Tage vor der geplanten Operation empfohlen [3].

Liegt eine Anämie anhand der WHO-Definition vor, sollte sich eine **Labordiagnostik** anschließen [3]. ▶ Abb. 2.7 fasst die laborparametrischen Untersuchungsmöglichkeiten schematisch zusammen: Ausgangspunkt der Laborbestimmungen ist das kleine Blutbild mit dem Hb-Wert und dem mittleren korpuskulären Volumen der Erythrozyten (MCV, 81–100 fl, Normwert richtet sich nach Referenzwert des Labors).

Das Erythrozytenvolumen erlaubt die klassische **Dreiteilung** (▶ Abb. 2.7):

- mikrozytäre Anämie (MCV erniedrigt, z. B. Eisenmangel, chronische Erkrankungen)
- normozytäre Anämie (MCV normal)
- makrozytäre Anämie (MCV erhöht, z. B. megaloblastäre Anämie, Vitamin-B_{12}-Mangel)

Fehlen Hinweise auf eine Niereninsuffizienz oder eine chronische entzündliche Erkrankung, sollte primär die Eisenmangelanämie bzw. die Überprüfung des Eisenstatus im Mittelpunkt stehen

Tab. 2.4 Hinweise und Symptome einer präoperativen Anämie sowie Normwerte der Laboruntersuchung in Bezug auf den Eisenstatus.

Anamnese	Symptome	Labor (Eisenstatus)
• Blutungsanamnese (z. B. Menstruationsanamnese, Hämatochezie, Hämaturia, Hämatoemesis) • anämierelevante Erkrankungen: chronische Entzündungen, Diabetes, Niereninsuffizienz, Endokrinopathien (Schilddrüse), Lebererkrankungen, Malignitäten • Medikamentenanamnese • bekannte Anämie (Hb-Wert früher?), Operationen (Splenektomie), Bluttransfusion, Blutspende • Ernährungsstörungen, Diäten, Trinkverhalten	• Müdigkeit, Abgeschlagenheit, Kachexie • Angina-pectoris-Symptome, Palpitationen, Dyspnoe, Herzgeräusche • Hämatome, Petechien, Purpura • Schleimhäute, Hautblässe • Lymphadenopathien, Hepatosplenomegalie • rektale Untersuchung, Hinweis auf okkultes Blut • Reflexpathologien	• Serum Eisen 50–180 g/dl (Normwerte) • Transferrin 200–360 mg/dl • Transferrinsättigung 20–50 % • löslicher Transferrinrezeptor 0,75–1,76 mg/l • Ferritin: 30–300 µg/l (Männer), 20–200 µg/l (Frauen) • MCV 81–100 fl • Retikulozyten 0,8–2,5 % • Hb 13–17 g/dl (Männer), 12–16 g/dl (Frauen)

Alle Angaben sind Richtwerte und abhängig von den im Labor verwendeten Messmethoden.

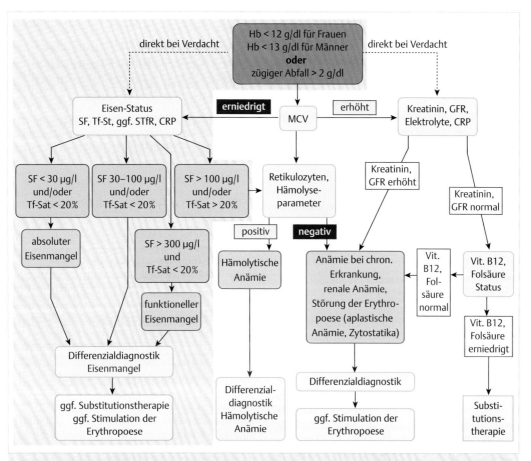

Abb. 2.7 Labordiagnostik bei Anämie. Labordiagnostik zur Differenzierung der Ursache einer präoperativen Anämie (graue Hinterlegung: Differenzierung der Eisenmangelanämie). Hb: Hämoglobin; SF: Serumferritin; Tf-St: Transferrinsättigung; sTfR: löslicher Transferrinrezeptor; MCV: mittleres korpuskuläres Erythrozytenvolumen; GFR: glomeruläre Filtrationsrate; CRP: C-reaktives Protein; Vit B_{12}: Vitamin B_{12}.

(▶ Abb. 2.7, grau hinterlegt). Grundsätzlich lässt sich der absolute Eisenmangel von einem funktionellen Eisenmangel unterscheiden, bei dem zwar genug Eisen vorhanden, aber dessen Freisetzung aus dem retikuloendothelialen System (RES) und anschließende Verwertung, z. B. durch inflammatorische Zytokine, blockiert ist.

Für die Differenzierung eines Eisenmangels stehen vor allem die Transferrinsättigung (TF-Sat), welches die Bestimmung des Serum-Eisens erfordert, und das Serum-Ferritin (SF) zur Verfügung. Grundsätzlich kann von einem absoluten Eisenmangel ausgegangen werden, wenn Ferritin-Werte < 20 µg/l bei gesunden Frauen bzw. < 30 µg/l bei gesunden Männern gemessen werden (▶ Tab. 2.4). Zusätzlich kann die Transferrinsättigung, d. h. Sät-

tigung des Eisentransportproteins Transferrin mit Eisen, bei diesen Patienten auf Werte unter 20 % absinken (▶ Tab. 2.4). Liegen die Ferritinwerte noch vergleichsweise hoch bzw. im Normbereich, kann ein zusätzlicher Abfall der Transferrinsättigung < 20 % helfen, einen funktionellen Eisenmangel zu demaskieren (▶ Abb. 2.7). Denn im Rahmen chronischer Entzündungen ist das Ferritin aufgrund seiner Reaktivität als Akutphase-Protein nur eingeschränkt verwertbar. Aus diesem Grund sollte bei Verdacht auf eine Entzündung auch der Infektionsstatus untersucht und z. B. das C-reaktive Protein (CRP) oder andere Infektionsparameter bestimmt werden (▶ Abb. 2.7).

Der lösliche Transferrinrezeptor (sTfR) dient der Differenzialdiagnose der Anämie, bedingt durch einen Eisenmangel oder durch eine chronische Erkrankung. Er liegt in der Regel zwischen 0,76 und 1,76 mg/l (Normwerte abhängig von Labormethode). Während Ferritin die vorhandenen Eisenspeicher wiederspiegelt, drückt der lösliche Transferrinrezeptor den aktuellen Bedarf an Eisen aus. Liegt nämlich ein Eisenmangel vor, wird der Rezeptor vermehrt auf der Oberfläche der an der Erythropoiese beteiligten Zellen exprimiert und kontinuierlich abgestoßen, so dass proportionale Konzentrationen im Plasma messbar sind. Die Konzentration ist weitgehend unabhängig von akuten Entzündungen, malignen Erkrankungen oder Leberfunktionsstörungen. **Erhöhte Werte** treten u. a. bei einem Eisenmangel auf, aber auch bei funktionellen Störungen, wie z. B.:

- Thalassämie
- Sichelzellanämie
- Vitamin-B_{12}-Mangelanämie
- megaloblastäre Anämie

Hingegen sind bei entzündlichen Ursachen der Anämie bzw. der Anämie chronischer Erkrankungen normale Werte messbar.

Neben der laboranalytischen Diagnose einer Eisenmangelanämie sollte zeitgleich über die Bestimmung des Kreatininwerts und der glomerulären Filtrationsrate (GFR) die Nierenfunktion überprüft werden (▶ Abb. 2.7). Ist diese unauffällig, folgt die Bestimmung des Vitamin-B_{12}- (Vit. B_{12}) und Folsäure-Status als mögliche, aber seltene Ursachen der Anämie.

Eine Vielzahl der präoperativ diagnostizierten Anämien lassen sich mit den beschriebenen laborparametrischen Methoden einfach in der klinischen Routine erkennen und behandeln. Dennoch gibt es Anämien, bei denen der Eisen-, Vitamin-B_{12}- und Folsäurestatus sowie die Nierenfunktion regelrecht sind, deren MCV normal oder erniedrigt ist und bei denen die Bestimmung der Retikulozytenzahl, d. h. der Anteil unreifer Erythrozyten als Zeichen einer gesteigerten Erythropoese, aber auch einer möglichen Hämolyse, unauffällig ist bzw. das CRP oder andere Parameter keinen Hinweis auf eine Entzündung geben. Dieser große Formenkreis der Anämie meist chronischer Erkrankungen erfordert – gerade im Hinblick auf mögliche Störungen der Erythropiese – eine hämatologische Differenzialdiagnostik (▶ Abb. 2.7 s. Kap. 1.7).

Merke

Im Mittelpunkt der präoperativen Diagnostik steht die frühzeitige Hb-Wertbestimmung (idealerweise > 28 Tage präoperativ) sowie die Anamnese und Symptombefundung. Gibt es anamnestisch keine Hinweise auf eine chronische Erkrankung, steht die laborparametrische Differenzierung eines Eisenmangels als häufigste Ursache der Anämie an erster Stelle.

2.3.3 Therapie der präoperativen Anämie

Wie jede medizinische Therapie sollte sich auch die Behandlung der präoperativen Anämie nach deren Ursache richten, um einen längerfristigen Behandlungserfolg zu erzielen. Diagnostik und Behandlung sollten konsiliarisch von der Hämatologie/Onkologie begleitet werden. Bei der Diagnostik der Anämieursache steht der Ausschluss einer okkulten Blutungsquelle und/oder einer Neoplasie im Vordergrund, bevor mit einer Substitutionstherapie begonnen wird. Auch wenn eine okkulte Blutung bzw. ein malignes Grundleiden ausgeschlossen werden konnten, lässt sich doch bei einer Vielzahl von Patienten die Ursache der Anämie nicht eindeutig klären. In diesen Fällen oder wenn eine Anämie der chronischen Erkrankung angenommen werden muss, ist eine symptomatische Therapie in der Regel mit erythropoesestimulierenden Agenzien (ESA) angezeigt, auf die im weiteren Verlauf noch näher eingegangen wird.

Merke

Die Behandlung der präoperativen Anämie muss ursachengerecht erfolgen.

Wie oben bereits ausgeführt, bedarf die Therapie der Anämie Zeit, so dass eine Hb-Wert-Bestimmung (Anämiediagnostik) ≥ 28 Tage vor dem geplanten Eingriff – wenn diese Zeit zur Verfügung steht – empfohlen wird [3].

Basierend auf den Ergebnissen der labor- und weiterführenden Diagnostik wird, wenn immer möglich, eine medikamentöse Anämiebehandlung nach Ausschluss von Mitursachen eingeleitet, z. B. intermittierende Blutungen bei

- Uterusmyomen,
- erosiver Gastritis und Duodenitis,
- chronisch-entzündlicher Darmerkrankung,
- Refluxerkrankung,
- vegetarischer Ernährung,
- Resorptionsstörungen.

Merke

Die Behandlung der präoperativen Anämie sollte mit der für die Grundkrankheit zuständigen internistischen Fachabteilung abgestimmt werden.

Eisenmangelanämie

Die folgenden Empfehlungen orientieren sich an den aktuellen Leitlinienempfehlungen der DGHO zur Behandlung der Eisenmangelanämie [4]. Die Therapie des Eisenmangels kann entweder oral (primär zweiwertiges Eisen, Fe^{2+}, oder 3-wertiges Eisen, Fe^{3+}) oder bei Unverträglichkeit von oralem Eisen bzw. nicht ausreichender Zeit für eine orale Substitution mit intravenösem Eisen (Eisen-Glukonat, Eisencarboxymaltose, o. ä.) erfolgen. Der Eisenbedarf und die erforderliche orale Eisengabe errechnen sich nach den folgenden Formeln:

Eisenbedarf in mg = Hb-Defizit (Soll-Hb – Ist-Hämoglobin) × 200 + Speichereisen (250 mg)
Orale Eisengabe in mg: Eisenbedarf × 10 (dieser Faktor ergibt sich aus einer angenommenen Resorption von oralem Fe^{2+} von 10 %)

Therapie

Oral: 50–100 mg Fe^{2+} täglich, am besten nüchtern oder 1 Stunde vor bzw. nach den Mahlzeiten.

Bei Unverträglichkeit Einnahme zu den Mahlzeiten, was die Unverträglichkeitserscheinungen, aber auch erheblich die Resorptionsquote reduziert oder Wechsel auf ein Fe^{3+}-Präparat.

Intravenös: Die Indikation ist bei Folgendem gegeben:
- Unverträglichkeit oraler Eisenpräparate
- Eisenresorptionsstörung (z. B. Helicobacter-pylori-assoziierte Gastritis)
- unzureichende Effektivität der oralen Eisentherapie
- tumor- und chemotherapieinduzierte Anämie

Dosis: Siehe Herstellerangaben der einzelnen Präparate, z. B. 62,5 mg Eisen-Glukonat (Ferrlecit), 200 mg Eisen-Hydroxyd-Saccharose (Venofer) oder 1000 mg Eisencarboxymaltose (Ferinject). Zur besseren Verträglichkeit sollte die Gabe prinzipiell als Kurzinfusion über einen Zeitraum von 15–30 Minuten erfolgen. Die Gefahr möglicher allergischer Reaktionen ist zu beachten.

Eine Kontrolle der oralen und intravenösen Eisentherapie sollte nach 14 Tagen mit der Messung der Retikulozyten und des Hb-Wertes vorgenommen werden. Eine Weiterführung der Eisensubstitution sowie weitere Therapiekontrollen über die geplante Operation hinaus sind mit dem behandelnden hämotologischen Konsiliarius abzustimmen.

Merke

Die präoperative Eisenmangelanämie kann oral oder intravenös behandelt werden. Bei dringlicher Operationsindikation ist die intravenöse Behandlung schneller effektiv.

Renale Anämie

Die renale Anämie beruht in erster Linie auf einem relativen Erythropoietinmangel (EPO), so dass die Substitution mit Erythropoietin (in rekombinanter Form) eine zentrale Rolle spielt. Um die volle Effektivität der EPO-Therapie zu gewährleisten, ist ein normaler Eisenspiegel notwendig (Ferritin > 200 µg/l anstreben). Die Behandlung kann oral erfolgen, wird jedoch vor allem bei Hämodialysepatienten bevorzugt parenteral vorgenommen. Das Ziel der EPO-Substitution bei renaler Anämie besteht in der Konstanthaltung eines Hb > 11 g/dl. Die Dosierung von Erythropoietin alpha oder beta zu Beginn der Behandlung liegt bei 3 × 50–100 IE/kg pro Woche mit anschließender dosisreduzierter Dauertherapie [8] und sollte in jedem Fall durch eine nephrologische Behandlung begleitet werden.

Vitamin-B$_{12}$-Mangelanämie

Die Vitamin-B$_{12}$-Mangelanämie imponiert im Blutbild als megaloblastäre Anämie (MCV > 100 fl, abhängig vom Referenzwert des Labors) und wird aufgrund der körpereigenen Vitamin-B$_{12}$-Speicher häufig erst nach Jahren klinisch symptomatisch. Die Therapie erfolgt nach der Ursache des Vitamin-B$_{12}$-Mangels entweder oral oder intravenös, die Dosis richtet sich nach der Ursache, der Schwere und der Symptomatik der Erkrankung, z. B. mit 10–500 µg täglich p. o. bzw. 1–2 mg täglich i. v. [5].

Folsäuremangel-Anämie

Die Folsäuremangel-Anämie imponiert ebenso wie die durch einen Vitamin-B$_{12}$-Mangel verursachte Anämie mit einem erhöhten MCV der Erythrozyten. Die Therapie erfordert die Behandlung der zugrundeliegenden Ursache und ggf. die Folsäuresubstitution mit 5 mg/d oral bis zur Normalisierung des Blutbilds [2].

Anämie chronischer Erkrankungen

Sind als Ursachen einer Anämie eine chronische Infektion (z. B. rheumatoide Arthritis), eine maligne oder hämatologische Erkrankung, eine Niereninsuffizienz bzw. ein Eisen-, Vitamin-B$_{12}$- oder Folsäuremangel ausgeschlossen, dann wird in der Literatur dieses Krankheitsbild häufig als Anämie chronischer Erkrankung (Anaemia of chronic Disease) bezeichnet [3], die therapeutisch die kombinierte Gabe von Erythropoietin und Eisen erfordert. Die Behandlung sollte in Zusammenarbeit mit der Hämatologie erfolgen und kurzfristig kontrolliert werden. Bei geplanten Operationen mit hoher Dringlichkeit können intensivierte Behandlungsschemata mit z. B. Erythropoietin alpha 1 × 40 000 IE/Woche [11], [13] plus intravenösem Eisen, z. B. 3 × 200 mg pro Woche oder 1 × 1000 mg (je nach Zulassung des verwendeten Präparats) zum Einsatz kommen.

Merke

Anämie aufgrund von nutritiven Mangelzuständen können durch Substitution einfach behandelt werden. In einem intensivierten Behandlungskonzept der Anämie der chronischen Erkrankung werden Erythropoietin und Eisen kombiniert eingesetzt.

2.3.4 Fazit für den klinischen Alltag

Die präoperative Anämie ist eine Erkrankung mit hoher Prävalenz und betrifft 20–30 % aller Patienten. Besteht eine präoperative Anämie, sollten eine

Diagnostik und – wie bei allen anderen präoperativen Erkrankungen auch (z. B. unzureichend eingestellte COPD oder entgleistes Blutzuckerprofil bei Diabetes mellitus) – ursachengerechte Therapie durchgeführt werden, wenn die Operation ein Transfusionsrisiko hat und die Dringlichkeit der Operation die Diagnostik erlaubt. Diagnostik und Behandlung der präoperativen Anämie sind für das Behandlungsergebnis chirurgischer Patienten wichtig, da die präoperative Anämie ein unabhängiger Risikofaktor für das Outcome (Morbidität und Mortalität) operativer Patienten ist. Die Diagnostik der Anämie ist in der Regel wenig aufwendig, die Therapie der Anämie erfordert jedoch häufig Zeit – das muss mit der Dringlichkeit der Operation abgestimmt werden. Die Transfusion von Erythrozytenkonzentraten ist nicht in jedem Fall die beste Therapie der präoperativen Anämie, da diese Behandlung meist nicht die Ursache behandelt und selbst ein Risikofaktor sein kann, z. B. für infektiöse Komplikationen nach der Operation.

Literatur

[1] Baron DM et al. Preoperative anaemia is associated with poor clinical outcome in non-cardiac surgery patients. Br J Anaesth 2014; 113(3): 416–423

[2] Block B. Innere Medizin – Leitlinien 2007/2008: Zusammenstellung evidenzbasierter Leitlinien und Empfehlungen. Stuttgart: Thieme; 2007: 4

[3] Goodnough LT et al. Detection, evaluation and management of preoperative anaemia in the elective orthopaedic surgical patient: NATA guidelines. British Journal of Anaesthesia 2011; 106(1): 13–22

[4] Hastka J et al. Onkopedia Leitlinien Eisenmangel und Eisenmangelanämie. April 2011, unter https://www.onkopedia.com/de/onkopedia/guidelines/eisenmangel-und-eisenmangelanaemie/@@view/html/index.html

[5] Herrmann W, Obeid R. Ursachen und frühzeitige Diagnostik von Vitamin-B12-Mangel. Dtsch Arztebl 2008; 105(40): 680–685

[6] Karski JM et al. Etiology of preoperative anemia in patients undergoing scheduled cardiac surgery. Canadian Journal of Anaesthesia 1999; 46(10): 979–982

[7] Kassebaum NJ et al. A systematic analysis of global anemia burden from 1990 to 2010. Blood 2014; 123(5): 615–624

[8] Kuhlmann U, Hrsg. Nephrologie: Pathophysiologie – Klinik – Nierenersatzverfahren. Stuttgart: Thieme; 2008: 315

[9] Murphy GJ et al. Increased mortality, postoperative morbidity, and cost after red blood cell transfusion in patients having cardiac surgery. Circulation 2007; 116(22): 2544–2552

[10] Musallam KM et al. Preoperative anaemia and postoperative outcomes in non-cardiac surgery: a retrospective cohort study. Lancet 2011; 378(9800): 1396–1407

[11] Rosencher N, Poisson D, Albi A et al. Two injections of erythropoietin correct moderate anemia in most patients awaiting orthopedic surgery. Can J Anaesth 2005; 52(2): 160–165

[12] Schlegel E, Biscoping J. Patient blood management – from product to individual therapy. Anästh Intensivmed 2014; 55: 498–509

[13] So-Osman C 1, Nelissen RG, Koopman-van Gemert AW et al. Patient blood management in elective total hip- and knee-replacement surgery (Part 1): a randomized controlled trial on erythropoietin and blood salvage as transfusion alternatives using a restrictive transfusion policy in erythropoietin-eligible patients. Anesthesiology 2014; 120: 839–851, DOI: 10.1097/ALN.000 000 0000 000 134

2.4 Alkohol, Tabak, Drogen

T. Neumann

2.4.1 Substanzkonsum

Patienten, die sich einer Operation unterziehen, konsumieren häufig Tabak, Alkohol und andere Substanzen. „Psychische und Verhaltensstörungen durch psychotrope Substanzen" (ICD 10) umfasst ein Kontinuum von riskantem, schädlichem oder abhängigem Gebrauch. Es wird geschätzt, dass ungefähr jeder dritte operative Patient raucht. Jeder fünfte betreibt einen zumindest riskanten Alkoholkonsum bzw. jeder zehnte erfüllt Abhängigkeitskriterien. Jeder zwölfte konsumiert regelmäßig Drogen. Meist wird mehr als eine Substanz verwendet [11].

2.4.2 Komorbidität

Regelmäßiger Alkohol-, Tabak- oder Drogenkonsum ist mit relevanten somatischen und psychiatrischen Komorbiditäten assoziiert, oft bestehen zusätzlich beträchtliche psychosoziale Probleme. Viele Patienten werden in Notfalleinrichtungen gesehen.

Perioperative Komplikationen sind bei Patienten mit substanzbezogenen Störungen häufiger, auch wenn die pathophysiologischen Veränderungen noch subklinisch sind. Beispielsweise werden **Probleme** wie Blutungen, Wundheilungsstörungen, Infektionen oder kardiopulmonale Komplikationen häufiger bei diesen Patienten beobachtet, ohne dass schon eine Leberzirrhose besteht oder eine kardiopulmonale Erkrankung manifest ist.

Alkohol

Chronisch erhöhter Alkoholkonsum betrifft alle wesentlichen Organsysteme. Postoperative bzw. posttraumatische Komplikationen sind 2- bis 5-mal häufiger bei Patienten, die mehr als 60 g Alkohol pro Tag (z. B. 1,5 Liter Bier) konsumieren. Derartige **Komplikationen** [3], [14], [15], [17], [18], [24], [25] sind

- Infektionen (z. B. nosokomiale Pneumonie, Sepsis, Wundinfektionen),
- Herzkomplikationen (Herzrhythmusstörungen, Herzinsuffizienz),
- Blutungen und Nachblutungen,
- Acute Respiratory Distress Syndrome (ARDS),
- andere chirurgische Komplikationen und
- typische Probleme wie das Alkoholentzugssyndrom oder die Wernicke-Enzephalopathie.

Merke

Komorbiditäten können sich in bestimmten Patientengruppen mit Alkoholkonsum unterschiedlich und in Abhängigkeit vom Trinkmuster präsentieren. So unterscheiden sich junge, riskant alkoholtrinkende Unfallpatienten in relevanter Weise von z. B. älteren Patienten mit Tumoren, die mit Alkoholkonsum assoziiert sind.

Nikotin

Unter Patienten mit Krebs-, Herz-Kreislauf- oder Lungenerkrankungen sind Raucher überrepräsentiert. So ist das Auftreten der folgenden **Krankheitsbilder** erhöht:

- perioperative Lungenkomplikationen
- kardiovaskuläre Komplikationen
- beeinträchtigte Wundheilung
- Wundinfektion

Merke

Bei Rauchern ist die perioperative Morbidität erhöht.

Raucher, die bis zur Operation weiterhin rauchen, haben beispielsweise eine 2- bis 6-fach erhöhte Lungenmorbidität im Vergleich zu Nichtrauchern [4], [21], [22].

(Illegale) Drogen

Die Komplikationen unterscheiden sich je nach Substanzgruppe und den Unterschieden im Wirkmechanismus [1], [2], [5], [6], [7], [8], [11], [12], [14], [16], [20].

Bei sedierenden Medikamenten und besonders bei Opioiden ist die Atemdepression oder Atemwegsverlegung mit folgender Hypoxie typischerweise verantwortlich für Morbidität und Tod.

Stimulanziengebrauch kann kann mit kardiovaskulären Komplikationen einhergehen.

Bei Patienten mit i. v. Drogenabusus ist es oft schwierig, einen venösen Zugang zu legen.

Weitere Beispiele für **drogenassoziierte Morbiditäten mit heterogener Genese**:
- Aspiration
- Lungenentzündung
- Lungenödem
- ST-Segment-Veränderungen
- Herzrhythmusstörungen
- Hypotonie und Herzinsuffizienz
- Delir
- Ischämie (auch zerebral, spinal)
- Trauma
- Lagerungsschäden
- Nervenkompressionssyndrome und Muskelschäden mit Crush-Syndrom oder Rhabdomyolyse
- akute und chronische Infektionen wie HIV und Hepatitis
- Bakteriämie
- Herzklappenerkrankungen
- Arteriosklerose
- Trauma und psychiatrische Komorbidität
- Polytoxikomanie

Opiatentzugserscheinungen:
- Herzrasen
- Durchfall, Bauchkrämpfen
- Hyperhidrose mit Dehydratation
- Mydriasis
- Gänsehaut
- Craving
- Angst, Dysphorie

Merke

Ein individulles Vorgehen ist erforderlich. Opiatabhängige Patienten können Patienten mit erheblichen Begleiterkrankungen sein. Auch opiatbehandelte Schmerzpatienten können Zeichen der Abhängigkeit haben.

2.4.3 Detektion und Diagnose

Im Gegensatz zu anderen Krankheitsbildern wird Substanzmissbrauch im perioperativen Kontext oft nicht adäquat erkannt und behandelt. Verschiedene Gründe wie Stigma oder Angst vor Stigmatisierung, der Mangel an Zeit und Ressourcen, mangelnde Ausbildung, Projektionen und viele (falsche) Mythen über die Entstehung dieser Erkrankungen verzögern oder verhindern eine Diagnosestellung und den Therapiebeginn. Öfter wird die Diagnose erst nach Eintreten von Komplikationen gestellt (z. B. Schädel-Hirn-Verletzungen und Alkoholvergiftung, Delirium und Thiamin-Mangel). Bei intoxikierten oder deliranten kritisch erkrankten Patienten kann die Diagnosestellung zusätzlich erschwert sein. Daher sind hier gezielte und proaktive diagnostische Ansätze erforderlich, um sowohl den Substanzgebrauch als auch die assoziierte Morbidität zu erfassen.

Ein Feedback über eventuelle substanzkonsumassoziierte Befunde kann zur Diagnosestellung beitragen. Substanzkonsum ist ein relevanter Risikofaktor für eine erhöhte perioperative Morbidität. Patienten mit Substanzmissbrauch, bei denen eine Operation geplant wird, erwarten meist nicht, dass ihr Alkohol-, Tabak- oder Substanzkonsum im Rahmen einer präoperativen Risikobewertung thematisiert wird. Der Gesprächsstil sollte deshalb an die besondere Arzt-Patienten-Interaktion angepasst werden [4], [9], [13], [14], [15] [22].

Merke

Auf eine sachliche, bestimmte und empathische (bzw. nichtkonfrontative), aber direktive patientenorientierte Gesprächsführung ist zu achten, um mit dem Patienten ein Arbeitsbündnis schließen zu können.

Für die Kommunikation mit Patienten mit substanzkonsumbezogenen Störungen kann das FRAMES-Konzept angewandt werden. Es umfasst:
- Aufklärung über das Risiko des Drogenkonsums (Feedback)
- Einbeziehung (Responsibility) des Patienten
- klar formulierte Ziele (Advice)
- eine Reihe alternative Veränderungsstrategien und Maßnahmen (Menue of behavioural Changes)

- direktive, aber empathische und wertschätzende Gesprächsführung (Empathie)
- Betonung der Selbsteffizienz des Patienten

Patienten mit substanzbezogenen Störungen sollte präoperativ eine kurze Intervention angeboten werden. Durch Kurzinterventionen und gesundheitsorientierte Gesprächsführung können auch längerfristige Änderungen der Motivation bezüglich eines riskanten Substanzkonsums erreicht werden. Patientenpräferenzen sollten geprüft werden. Ein Arbeitsbündnis sollte etabliert werden. **Motivational Interviewing** beinhaltet einen direktiven, aber nonkonfrontativen und einen ambivalenzakzeptierenden Gesprächsstil und wird empfohlen [3].

Eine Überbrückung in die spezifische Behandlung kann sinnvoll sein. Patienten mit einer relevanten psychiatrischen Erkrankung sollten von einem Psychiater gesehen werden. Die meisten Patienten finden substanzbezogene Intervention vor einer geplanten Operation relevant.

Viele pathophysiologischen Veränderungen und Organfunktionsstörungen im Zusammenhang mit chronischem Substanzkonsum sind potenziell reversibel durch Abstinenz [23], [24].

Bei Patienten mit substanzbezogenen Störungen können Prozeduren mit Anästhesie sicher durchgeführt werden. Durch sekundär- bzw. tertiärpräventive evidenzbasierte Maßnahmen kann das Komplikationsrisiko reduziert bzw. können Komplikationen in der Schwere deutlich vermindert werden: Bausteine eines Konzepts beinhalten diagnostische und therapeutische Maßnahmen:

▶ **Systematisches Screening unter Verwendung von Fragebögen und Biomarkern.** Eine frühzeitige Diagnose ist wichtig. Allerdings werden alkoholbezogene Störungen meist unterschätzt, vor allem bei Frauen und jüngeren Patienten: Einer von 14 Patienten mit einer alkoholbezogenen Störung (AUD) wurde während der präoperativen Visite tatsächlich als AUD-Patient diagnostiziert, aber mit einem elektronischen Fragebogen wurde 1 von 6 AUD-Patienten detektiert [9]. Fragebögen wie der *Alcohol Use Disorders Identification Test* (AUDIT) werden empfohlen, da sie mehr AUD-Patienten detektieren [3]. Rauchen bzw. ein abhängiger Drogenkonsum werden meist mit der Anamnese erhoben. Bei unklaren Erkrankungen oder Krankheitsverläufen soll frühzeitig nach Drogen in Urin, Blut (bzw. Haar) oder Speichel gesucht werden [2], [6], [7], [8], [10], [11], [12], [13], [14], [20].

▶ **Diagnostik.** Die Diagnose einer alkoholbezogenen Störung beruht auf der Zusammenschau von Anamnese, körperlicher Untersuchung, paraklinischen Befunden und Laborwerten und auf strukturierten Selbstangaben (Fragebögen). Die Diagnose schädlichen Gebrauchs bzw. Abhängigkeit wird auf Grundlage der operationalisierten Kriterien des ICD 10 gestellt. Hier geht interessanterweise die Konsummenge nicht ein. Im perioperativen Kontext ist ein Alkoholkonsum von 60 g/Tag oder mehr mit einem gehäuften Auftreten von Komplikationen assoziiert [4], [18], [24]. Die Schwere einer Nikotinabhängigkeit kann mit dem *Fagerström-Test* für Nikotinabhängigkeit erfasst werden, um z. B. eine Nikotinersatztherapie zu steuern [4].

▶ **Systematische diagnostische Evaluation.** Das klinische Bild kann sehr untypisch sein, Beschwerden werden untypisch geschildert.

▶ **Kommunikation.** Individualisierte Risikoberatung und Information, gesundheitsbezogene Gesprächsführung, Kurzinterventionen, Motivational Interviewing, FRAMES [3], [4], [5], [14], [18].

▶ **Angepasste Anästhesie.** Pharmakodynamische und -kinetische Veränderungen sind zu beachten. Chronischer Konsum von psychoaktiven Substanzen kann die Rezeptorfunktionen verändern. Bei der Gabe von Sedativa oder Analgetika ist z. B. eine veränderte GABA- oder Opiat-Rezeptorfunktion (höhere Dosen im Entzug, niedrigere Dosen bei Intoxikation) nötig. Die Fachinformationen sollten konsultiert werden. Eine Dosierung nach Wirkung mit geeignetem (Neuro-)Monitoring wird empfohlen [14].

▶ **Monitoring von Entzugssymptomen und Prophylaxe des Entzugssyndroms**
▶ **Alkohol.** Die zur **Prophylaxe des Entzugssyndroms** am häufigsten verwendeten Medikamente sind [1], [2], [3], [11], [12], [14], [15], [17], [18], [19], [24]:
- Benzodiazepine
- Clomethiazol (per os)
- Alpha-2-Agonisten (Clonidin, Dexmedetomidin)
- Neuroleptika (Haloperidol, Risperidon)

Die prophylaktischen Dosierungen sind niedriger als die bei therapeutischer Anwendung. Auf einer peripheren Station kann eine Monotherapie reichen. Eine systematische und scoregestützte Überwachung (CIWA-Ar, DDS) mit Dosisanpassung ist erforderlich, ggf. muss diese sogar auf einer Intensivstation erfolgen. Ein Ausschleichen der Entzugsprophylaxe sollte wegen des Suchtpotenzials der oben genannten Medikamente vor Entlassung erfolgen. Der Übergang von der Prävention bis zur Behandlung ist kontinuierlich. Ein länger wirkendes Benzodiazepin (z. B. Lorazepam) kann am Abend zur Prämedikation und ein kurz wirkendes Benzodiazepin (z. B. Midazolam) am Morgen der Operation gegeben werden.

Bei alkoholkranken Patienten kann nach chirurgischem Stress postoperativ ein Hyperkortisolismus auftreten. Pharmakologische Interventionen durch Hemmung der HPA-Achse (Stressprävention) mit Morphin (15 Mikrogramm/kg/h), niedrig dosiertem Ketoconazol oder niedrigen Dosen von Ethanol (0,5 g/kg/Tag IV) in alkoholkranken Patienten konnten in einer Untersuchung einen Hyperkortisolismus nach chirurgischem Stress sowie auch infektiöse Komplikationen im Vergleich zu Placebo reduzieren [17]. Schmerzen sollten durch den Einsatz von Rating-Skalen standardisiert überwacht und behandelt werden.

Eine Beurteilung der Motivation bezüglich einer Änderung des Alkoholkonsums und informierte Zustimmung nach gemeinsamer Entscheidungsfindung sollte erfolgen, besonders vor dem Einsatz von prophylaktischen Medikamenten (besonders Alkohol).

▸ **Nikotin.** Aktuell rauchenden Patienten sollte eine evidenzbasierte Nikotinersatztherapie angeboten werden, auch im Sinne einer Harm Reduction [1], [4], [24].

▸ **Opiate.** Patienten mit Opiatabhängigkeit werden substituiert, meist mit Levomethadon oder Racemat oder Buprenorphin. Eindosierung, Stabilisierung, Überwachung und Umgang mit Beikonsum werden in den entsprechenden Leitlinien beschrieben. Auf eine Basissubstitution mit einem länger wirksamen Opiat erfolgt symptomorientiert eine weitere Schmerztherapie je nach Schmerzgenese on top unter Überwachung mit klaren Algorithmen zur Vermeidung von Unter- oder Überdosierungen. Auf eine QT-Verlängerung im EKG mit entsprechenden klinischen Folgen ist bei Opiatkonsum zu achten [1], [6], [14].

▸ **Therapie des Entzugssyndroms.** Die Diagnose eines Alkoholentzugssyndroms (Alcohol Withdrawal Syndrome, AWS) ist eine Ausschlussdiagnose (siehe Erläuterung des Akronyms I WATCH DEATH (S. 130)) [1], [2], [3], [9], [11], [15], [18], [19], [24], [25]. Das Alkoholentzugssyndrom sollte frühzeitig behandelt werden. Ein AWS kann bei kritisch kranken Patienten schwerer sein. Wechselwirkungen zwischen Anästhesie, postoperativem Stress, Trauma, Infektionen, Zytokin, Hormonen und Neurotransmittersystemen sowie anderen Faktoren sind komplex und erfordern eine zügige und wirksame Therapie. Initial werden für Agitation und Anfälle Benzodiazepine gegeben. Wenn ein Alkoholentzugssyndrom auftritt, sollte die Verwendung mehrerer Medikamente in Betracht gezogen werden. Symptomorientiert werden für autonome Hyperaktivität zusätzlich alpha-2-Agonisten (Clonidin oder Dexmedetomidin) bzw. für Halluzinationen oder produktiv-psychotische Symptome Neuroleptika gegeben. Ethanol ist hier obsolet.

Mögliche Bestandteile eines klinischen Behandlungspfads für Patienten mit Substanzstörung

Strukturiertes Screening auf Alkohol-, Tabak- und Drogenkonsum:

- Trinken Sie Alkohol? Wenn ja:
  - Alcohol Use Disorder Identification Test (AUDIT) (10 Fragen) oder
  - Kurzversion, AUDIT-C (3 Fragen)
- Konsumieren Sie Drogen? Wenn ja:
  - welche?
  - wie oft?
  - operationalisierte Kriterien DSM-IV oder ICD
- Rauchen Sie? Wenn ja:
  - Fagerström-Test für Nikotinabhängigkeit

Wenn die Screening-/Fragebogenergebnisse negativ sind und/oder es Patienten sind, die von einer kritischen Erkrankung bedroht sind (z. B. größere Operation) und/oder anamnestische Angaben nicht verfügbar/zuverlässig sind:

- fremdanamnestische Informationen
- Erwägung biologischer Marker
- Labortests:
  - Alkohol: CDT (Carbohydrat defizientes Transferrin, GGT, MCV, Peth (Phosphatidylethanol), EtG (Ethylglucuronid), BAL
  - Nikotin: CO-Hb, Cotinin
  - Drogen: Stoff- oder Stoffwechseltests in Urin, Speichel oder Blut

- Beurteilung der Komorbidität, Risikostratifizierung, ggf. gezielte Evaluierung möglicher Komorbidität (Beispiele)
  - neuropsychiatrisch: bei Delir DD zügig abklären, neurodegenerative Erkrankungen?
  - kardiovaskulär: Vitien, Myopathien, Gefäßerkrankung, ischämische Herzerkrankung?
  - pulmonal: chronische Infektionen, obstruktive Erkrankungen?
  - infektiologisch: Pneumonien, chronische virale Infektionen, z. B.: HBV, HBC, HIV?
  - hepatologisch: Hepatitis, Leberzirrhose?
  - gastrointestinal: Reflux, Pankreatitis?
  - traumatologisch: Verletzungen?
  - neurologisch: Polyneuropathie

Memnotic zur Abklärung von Delirursachen
I WATCH DEATH:
I Infections
W Withdrawal
A Acute metabolic
T Trauma
C CNS
H Hypoxia
D Deficiencies
E Endocrinopathy
A Acute vascular
T Toxins/Drugs
H Heavy metals

Screening positiv: Synopsis aller Befunde:
- allgemeine, spezielle Eigen- (und Fremd-)Anamnese, körperliche Untersuchung, Fragebögen, Marker, Sicherheiten, Informationen, medizinische Befunde
- Diagnosestellung: gemäß ICD-10, riskanter Konsum, Komorbidität

Spezifische Interventionen diskutieren. Idealerweise wird der informierte Patient partizipativ in den Entscheidungsprozess (Shared Decision Making) eingeschlossen (Psychoedukation, Risikokommunikation, Kurzinterventionen, z. B. Motivational Interviewing, gesundheitsorientierte Gesprächsführung...)

Mögliche prophylaktische, präventive Intervention →
- Substitution (pharmakologische Prophylaxe des Entzugs)
  - Alkohol: Alkoholgabe bei ausgewählten Fällen in einem Gesamtkonzept möglich, Benzodiazepin, Neuroleptikum, Clonidin, Ketamin
  - Nikotin
  - Opiate, Sedativa
- Maßnahmen, die auf die veränderte Stressantwort zielen (HPA-Blockade), frühe Mobilisierung
- Therapie der Suchterkrankung (z. B. Entgiftung, Entzugsbehandlung, Motivationsbehandlung, Reha-, Selbsthilfegruppen...)
- Abstinenz
- Therapie und gezielte Evaluation und Überwachung der Komorbidität
- Monitoring des Substanzkonsums

Wenn vorbeugende Behandlung nicht notwendig:
- informieren, unterstützen, bestätigen
- abwarten oder unterstützende Therapie beim ehemaligen Drogenkonsumenten
- ggf. Neubewertung des Substanzkonsums in speziellen medizinischen Bedingungen

Die Dosierung der genannten Substanzen sollte symptomorientiert und scoregestützt dem klinischen Zustand des Patienten angepasst werden. Der CIWA-Ar-Score (Clinical Institute Withdrawal Assessment of Alcohol Score revised) wurde für Normalstationen validiert, während der Delirium Detection Score (DDS) für die Intensivstation validiert überprüft wurde. Vorsicht ist geboten bei der Kombination Clonidin und Haloperidol in der Behandlung des Alkoholentzugssyndroms, speziell bei Hypokaliämie und Hypomagnesiämie (QT-Verlängerung und Arrhythmien). Diese Elektrolytstörungen sollten deshalb behandelt werden [1], [2], [3], [10], [12], [14], [15], [17], [18], [19], [25].

Das Opiatentzugssyndrom wird durch Opiatgabe behandelt, möglichst strukturiert, scoregestützt bzw. symptomorientiert und unter Überwachung [1], [5], [6], [12], [14].

► **Abstinenz**
► **Alkohol.** Pathophysiologische Funktionsstörungen aufgrund starken Alkoholkonsums sind potenziell reversibel. Bei Alkoholabstinenz verbessern

sich folgende Probleme innerhalb eines Zeitrahmens von Wochen oder Monaten [24]:
- veränderte Immunantwort
- Stressreaktion
- alkoholische Kardiomyopathie
- verlängerte Blutungszeit
- Häufigkeit von postoperativer Hypoxie
- Wundheilung

In zwei Studien aus Dänemark zeigte sich ein Effekt einer präoperativen 4-wöchigen Alkoholabstinenz und psychosozialen Beratung in Kombination mit Disulfiram auf die Gesamtkomplikationen einschließlich der Infektionsrate. Untersucht wurden nichtabhängige Patienten mit einem Konsum von 60–420 g Alkohol pro Tag, bei denen kolorektale Resektionen oder Implantationen von Hüftgelenkendoprothesen erfolgen sollten. Nach kolorektaler Chirurgie führte eine präoperative Alkoholabstinenz zur Reduktion der postoperativen Morbidität von 74 % auf 31 %. Die 30-Tage-Mortalität wurde nicht reduziert [22], [23], [24].

▶ **Nikotin.** Eine bevorstehende Operation wird als guter Zeitpunkt für einen Rauchstopp angesehen. Rauchern sollte eine Tabakentwöhnung oder eine Unterstützung zum Rauchstopp (Kurzintervention zur Motivationsbehandlung, verhaltenstherapeutisch orientierte Intervention, ggf. mit Nikotinersatztherapie (NRT)) angeboten werden. Die Erfolgsaussichten sind gut und peri- und postoperative Komplikationsrisiken können reduziert werden.

In einer Cochrane-Analyse [21] über 6 Kurzinterventions- und 2 intensivere Programme mit mehreren Sitzungen (7-mal mit NRT) wurde der Effekt auf das Rauchverhalten zum Operationszeitpunkt und 12 Monate postoperativ sowie auf die postoperative Komplikationsrate untersucht. Die beiden intensiveren Programme beinhalteten einen Rauchstopp 6–8 bzw. 3–4 Wochen vor der Operation. 5 von 7 Untersuchungen zeigten einen signifikant stärkeren Effekt der intensiveren Programme auf den Rauchstopp zum Operationszeitpunkt: das relative Risiko (RR) betrug nach Intensivprogrammen 10,8 und nach Kurzprogrammen 1,4. Nach 12 Monaten lag das RR bei 1,6, der Effekt war hauptsächlich auf die beiden Untersuchungen mit den intensiven Programmen (RR = 3,0) zurückzuführen. Tabakentwöhnungsinterventionen reduzierten postoperative Komplikationen (5 Studien: Komplikationen im Allgemeinen: RR: 0,7;

Wundkomplikationen: RR: 0,7). Der Effekt war ausgeprägter bei den intensiveren Interventionen, bei Kurzinterventionen war der Effekt nicht statistisch signifikant. Es wurde gefolgert, dass ein Rauchstopp 4–8 Wochen vor dem operativen Eingriff den besten Erfolg habe [21]. Unklar ist noch, wie substituiert werden soll, ob dies in allen Settings gilt, wie lange vorher ein Rauchstopp mindestens erfolgen sollte und ob es bezüglich neuropsychiatrischer bzw. neurokognitiver Komplikationen Unterschiede gibt [1], [4], [24].

▶ **Opiate.** Eine abstinenzorientierte Therapie ist im perioperativen Umfeld bei Patienten mit Opiat- oder Sedativaabhängigkeit nicht sinnvoll. Eine Substitutionstherapie sollte erfolgen. Anders ist es beim rehabilitierten Patienten mit anamnestisch bestehendem Drogenkonsum und Abhängigkeit. Es besteht die Gefahr eines Rückfalls (Relaps) nach belastenden Ereignissen wie Trauma oder Operation. Daher können diese Patienten von einer sorgfältigen und empathischen Psychoedukation profitieren. Eine Anbindung an eine spezialisierte Suchtberatung für die postoperative Zeit sollte frühzeitig geplant werden. Bei der Narkoseführung müssen Opiate ggf. nach Wirkung (Neuromonitoring) unter Anwendung von opiatsparenden Maßnahmen erfolgen (Regionalanästhesie, NSAR, Ketamin) [1], [5], [6].

▶ **Behandlung nach den Prinzipien der Suchttherapie, individuelle Indikationsstellung.** Patienten können nach individueller Indikationsstellung und ggf. nach motivierender Therapie von den Angeboten der evidenzbasierten **Suchtmedizin** profitieren:
- z. B. Alkohol: körperliche Entgiftung, qualifizierte Entzugsbehandlung, Entwöhnungsbehandlung und Postakutbehandlung, Rehabilitation [3]
- z. B. Raucherentwöhnung: Nikotin-Motivationsbehandlung und Kurzinterventionen, Harm Reduction, psychotherapeutische Interventionen (z. B. VT-Gruppen- und Einzeltherapie, Hypnotherapie) [4]
- z. B. illegale Drogen: Hier haben sich neben klassischen suchtmedizinischen Angeboten (Prävention, Repression und Therapie) schadensmindernde Angebote (Substitution, Stabilisierung…) etabliert [1], [6], [7].

► **Evaluation und Behandlung von Komorbidität.** Hier sei auf die entsprechenden Buchkapitel verwiesen.

► **Stressantwortreduzierende Maßnahmen.** Dies bedeutet die Anwendung evidenzbasierter allgemeiner Behandlungsmaßnahmen mit dem Ziel, Komplikationen nach operativen Eingriffen zu vermeiden. Eine rasche Rekonvaleszenz der Patienten wird angestrebt, möglichst mit zügiger postoperativer Mobilisation des Patienten noch am Operationstag. Auswirkungen der Störungen der durch das operative Trauma gestörten Homöostase sind so gering wie möglich zu halten, Störungen sind konsequent zu behandeln (Monitoring). Frühe zielwertorientierte Therapie, Minimierung von Sekundärschäden), die Autonomie der Patienten gilt es zu erhalten.

► **Psychosoziale Therapie.** Psychosoziale Probleme, wie z. B. Armut, fehlende Unterstützung, juristische Probleme, können bei diesen Patienten mit Substanzkonsum aggravierend hinzukommen.

► **Komplexe interdisziplinäre Behandlungsansätze.** Sie sind modular aufgebaut und vernetzt (Stepped Care) [3], [4], [7].

► **Ausblick.** Offene Fragen betreffen in diesem Zusammenhang optimale Strategien für die Kommunikation, gemeinsame Entscheidungsfindung und Psychoedukation einschließlich der Schulung und der Implementierung von suchtmedizinischer Betreuung in chirurgischen Einrichtungen. Ein optimales, gestuftes Konzept in einem gegebenen Gesundheitssystem ist von großem Interesse.

Da Wissenschaft und Gesundheitsversorgung sich schnell entwickeln, ist es sehr empfehlenswert, sich mit den aktuellen Leitlinien (systematisch entwickelte, wissenschaftlich begründete und praxisorientierte Entscheidungshilfen für die angemessene ärztliche Vorgehensweise bei speziellen gesundheitlichen Problemen) vertraut zu machen. Nur ein systematischer, formaler Ansatz mit Gruppenkonsens ist in der Lage, die Entwicklungen in diesem Bereich zu überblicken. 2015 ist die aktuelle S 3-Leitlinie zu Alkohol- und Tabakabhängigkeit erschienen (http://www.AWMF.de), und Mitte 2015 wurde die Leitlinie zum Opiatkonsum (Leitlinien der Deutschen Gesellschaft für Suchtmedizin, DGS e. V.: Therapie der Opiatabhängigkeit – Teil 1: Substitutionsbehandlung publiziert, sowie 2016 S 3-Leitlinien zu Methamphetamin-bezogenen Störungen.

Literatur

[1] Awissi DK, Lebrun G, Fagnan M et al. Regroupement de Soins Critiques, Réseau de Soins Respiratoires. Alcohol, nicotine, and iatrogenic withdrawals in the ICU. Crit Care Med 2013; 41(9 Suppl 1): S 57–68, Review

[2] AWMF S 3 – Leitlinie AWMF Leitlinien. Registernummer 001–012: Analgesie, Sedierung und Delirmanagement in der Intensivmedizin. 2015. www.AWMF.org

[3] AWMF S 3 – Leitlinie AWMF Leitlinien-Registernummer 076–001: Screening, Diagnose und Behandlung alkoholbezogener Störungen. 2015, www.AWMF.org

[4] AWMF S 3 – Leitlinie AWMF Leitlinien-Registernummer 076–006: Interdisziplinäre Leitlinie der Qualität S 3 zum Screening, der Diagnostik und Behandlung des schädlichen und abhängigen Tabakkonsums. 2015, http://www.AWMF.org

[5] Bell J, Reed K, Gross S et al. The management of pain in people with a past or current history of addiction. Salisbury, England: National Addiction Team, King's College London; 2013. http://www.actiononaddiction.org.uk

[6] Deutsche Gesellschaft für Suchtmedizin. 2014. http://www.dgsuchtmedizin.de/fileadmin/documents/Leitlinien/Leitlinien_Substitution_der_DGS-29–01–2014.pdf

[7] Die Drogenbeauftragte der Bundesregierung, Bundesministerium für Gesundheit (BMG), Bundesärztekammer (BÄK). S 3-Leitlinien Methamphetaminbezogenen Störungen, Konsultationsfassung. 2016. www.crystal-meth.aezq.de

[8] Hernandez M, Birnbach DJ, van Zundert AA. Anesthetic management of the illicit-substance-using patient. Curr Opin Anaesthesiol 2005; 18: 315–324

[9] Kip M, Neumann T, Jugel C et al. New strategies to detect alcohol use disorder in the preoperative assessment clinic of a German university hospital. Anesthesiology 2008; 109: 169–170

[10] Kleinwächter R, Kork F, Weiß-Gerlach E et al. Improving the detection of illicit substance use in preoperative anesthesiological assessment. Minerva Anesthesiol 2010; 76: 29–37

[11] Kork F, Neumann T, Spies C. Perioperative management of patients with alcohol, tobacco and drug dependency. Curr Opin Anaesthesiol 2010; 23: 384–390

[12] Lingford-Hughes AR, Welch S, Peters L et al. British Association for Psychopharmacology, Expert Reviewers Group. BAP updated guidelines: evidence-based guidelines for the pharmacological management of substance abuse, harmful use, addiction and comorbidity: recommendations from BAP. J Psychopharmacol 2012; 26: 899–952

[13] Neumann T, Spies C. Use of biochemical markers in clinical practice. Addiction 2003; 98(Suppl 2): 81–91

[14] Neumann T, Kox WJ, Spies CD. Anästhesiologisches Vorgehen bei Sucht- und Begleiterkrankungen in Forschung und Praxis. Suchtmed 2003; 5: 13–20

[15] Sander M, Neumann T, von Dossow V et al. Alkoholabusus: Risikofaktoren für die Anästhesie und Intensivmedizin (Alcohol use disorder: risks in anesthesia and intensive care medicine). Internist 2006; 47: 332–341

[16] Schmoldt A. Arzneimittelinteraktionen bei substituierten Heroinabhängigen. Suchttherapie 2004; 5: 162–166

[17] Spies C, Eggers V, Szabo G et al. Intervention at the level of the neuroendocrine-immune axis and postoperative pneumonia rate in long-term alcoholics. Am J Respir Crit Care Med 2006; 174: 408–414

[18] Spies CD, Rommelspacher H. Alcohol withdrawal in the surgical patient: Prevention and treatment. Anesth Analg 1999; 88: 946–952

[19] Spies CD, Otter HE, Hüske B et al. Alcohol withdrawal severity is decreased by symptom-orientated adjusted bolus therapy in the ICU. Intensive Care Med 2003; 29: 2230–2238

[20] Steadman JL, Birnbach DJ. Patients on party drugs undergoing anesthesia. Curr Opin Anaesthesiol 2003; 16: 147–152

[21] Thomasen T, Villebro N, Møller AM. Interventions for preoperative smoking cessation. Cochrane Database Syst Rev. 2014: CD002 294.

[22] Tønnesen H, Kehlet H. Preoperative alcoholism and postoperative morbidity. Br J Surg 1999; 86: 869–874

[23] Tønnesen H, Rosenberg J, Nielsen HJ et al. Effect of preoperative abstinence on poor postoperative outcome in alcohol misusers: randomised controlled trial. BMJ 1999; 318: 1311–1316

[24] Tønnesen H, Nielsen PR, Lauritzen JB et al. Smoking and alcohol intervention before surgery: evidence for best practice. Br J Anesth 2009; 102: 297–306

[25] Ungur LA, Neuner B, John S et al. Prevention and therapy of alcohol withdrawal on intensive care units: systematic review of controlled trials. Alcohol Clin Exp Res 2013; 37: 675–686

2.5 Umgang mit kardiovaskulärer Dauermedikation

M. Leschke

Zur präoperativen Evaluierung der Patientendaten gehört die lückenlose Erfassung der aktuellen medikamentösen Therapie. In diesem Abschnitt soll insbesondere der spezielle Umgang mit der kardiovaskulären Dauermedikation von Thrombozytenaggregationshemmern und anderen kreislaufwirksamen Medikamenten bei Patienten mit kardiovaskulären Erkrankungen vor nichtkardialen Operationen diskutiert werden. Es gehört zur präoperativen Aufgabe zu überprüfen, inwieweit alle internistisch-kardiologischen Indikationen für die Behandlung mit folgenden Medikamenten optimal dosiert sind:

- Thrombozytenaggregationshemmer
- Betablocker
- Statine
- ACE-Hemmer
- AT-I-Blocker
- Kalziumantagonisten

Außerdem muss geprüft werden, inwieweit in Abhängigkeit vom Blutungsrisiko des geplanten Eingriffs unter Umständen bei Thrombozytenaggrega-tionshemmern ein Absetzen zu erwägen ist, ohne dass ein erhöhtes Risiko eines atheroembolischen kardiovaskulären Ereignisses droht.

Bei elektiven nichtkardialen Eingriffen sollte grundsätzlich bei gerade erfolgten Koronarinterventionen mit Stentimplantationen ein Verschieben des Eingriffs um 3–6 Monate diskutiert werden zur Vermeidung von Stentthrombosen im Fall des Absetzens der Thrombozytenaggregationshemmer.

2.5.1 Thrombozyten-aggregationshemmer

Thrombozytenaggregationshemmer werden zur Primär- und insbesondere Sekundärprophylaxe zur Vermeidung eines atherothrombotischen Ereignisses bei kardiovaskulären Erkrankungen eingesetzt. In der Kombinationstherapie werden Plättchenhemmer nach akutem Koronarsyndrom – speziell in der koronaren Interventionstherapie – mit einem unbeschichteten (BMS) oder in aktuell fast mehr als 90 % der Fälle mit einem beschichteten Stent (DES) verwendet, aber auch bei elektiven Interventionen in wachsender Häufigkeit.

Aspirin erhöht das Blutungsrisiko während eines chirurgischen Eingriffs um den Faktor 1,5, so dass aktuell dieses Blutungsrisiko bei perioperativer Fortführung der Aspirin-Therapie relevanter eingeschätzt wird als das mögliche Risiko eines akuten Koronarsyndroms nach Absetzen von Aspirin bei chronischer Einnahme. Dass das Absetzen von Aspirin mit einem prognoserelevanten Rezidivrisiko eines Koronarereignisses belastet ist, beruht auf einer Metaanalyse von Biondi-Zoccai [1]. Methodenkritisch muss allerdings berücksichtigt werden, dass für diesen gravierenden Risikozuwachs in der Analyse in erster Linie eine einzige Studie mit einem vorzeitigen Absetzen der Thrombozytenaggregationshemmer nach Stentimplantation verantwortlich war.

Das Risiko einer Stentthrombose ist bei vorzeitigem Absetzen der dualen Plättchenhemmung innerhalb der ersten 6 Wochen nach BMS-Implantation und innerhalb der ersten 12 Monate nach DES-Implantation besonders hoch [10]. Bei bis zu 5 % der interventionell behandelten Koronarpatienten erfolgt im 1. Jahr nach Implantation eines Koronarstents eine nichtkardiale Operation. In diesem Zeitabschnitt stellt insbesondere die Stentthrombose mit einer gravierenden Letalität von mehr als 50 % infolge eines akuten Herzinfarkts eine vitale Gefährdung der Patienten dar.

Merke

Hauptauslöser einer akuten Stentthrombose ist das vorzeitige und unkritische Absetzen der Plättchenhemmung, insbesondere in der unmittelbaren perioperativen Phase.

Risiko einer Stentthrombose:
- **Niedriges Risiko:**
  - > 6 Monate nach PCI mit BMS
  - > 12 Monate nach PCI mit DES
- **Intermediäres Risiko:**
  - 1–6 Monate nach BMS-Implantation
  - 6–12 Monate nach DES-Implantation
  - > 12 Monate nach komplexer PCI mit DES (lange Stents; multiple Stents, insbesondere mit Stentüberlappung; schmale Gefäße; Bifurkationen; Hauptstamm der linken Koronarstenose; letztes offenes Gefäß)
- **Hohes Risiko:**
  - < 1 Monat nach BMS-Implantation
  - < 6 Monate nach DES-Implantation
  - < 12 Monate nach komplexer PCI mit DES (lange Stents; multiple Stents, insbesondere mit Stentüberlappung; schmale Gefäße; Bifurkationen; Hauptstamm der linken Koronarstenose; letztes offenes Gefäß)
- **Grundsätzlich:**
  - PCI bei akutem Koronarsyndrom, bei Stentthrombose, linksventrikulärer Ejektionsfraktion < 35 %, Niereninsuffizienz und Diabetes mellitus erhöhen das Risiko. Die Verwendung von DES der neuen Generation reduziert das Risiko, in Einzelfällen ist dann nur eine 2-monatige duale Thrombozyten-Aggregationshemmung erforderlich.

Demnach muss zur **Risikostratifizierung** einer Stentthrombose Folgendes berücksichtigt werden:
- Stenttyp (BMS oder DES)
- Komplexität der Koronarintervention (Hauptstammintervention, Bifurkationsintervention, prognoserelevante Intervention)
- Zeitpunkt der Intervention
- gravierende Komorbiditäten wie Diabetes Typ-2 und Niereninsuffizienz
- bereits erlittene Stentthrombosen

Aktuell ist auch wichtig, inwieweit es sich um einen DES der neuen oder alten Generation handelt.

Bei dieser komplexen Analyse erforderlicher Daten muss der interventionelle Kardiologe grundsätzlich präoperativ bzw. präinterventionell in die Entscheidung einbezogen werden, ob
- ein elektiver nichtkardialer Eingriff ggf. verschoben werden muss,
- eine Monotherapie mit einem Plättchenhemmer bei kalkulierbarem Blutungsrisiko vertretbar ist oder
- bei geringem Blutungsrisiko der Operateur den Eingriff auch unter einer Kombinationstherapie mit Clopidogrel und Aspirin vornehmen kann.

Die Auflistung Risiko einer Stentthrombose ermöglicht eine Risikoeinschätzung des atherothrombotischen bzw. Stentthromboserisikos. Bei der Beurteilung des periprozeduralen Blutungsrisikos wird ▶ Tab. 2.5 zugrunde gelegt.

Dabei wird **folgendes Vorgehen** empfohlen:
- Bei niedrigem Blutungsrisiko und hohem atherothrombotischen Risiko sollte die Plättchenhemmung unverändert auch in der dualen Form perioperativ fortgeführt werden.

Tab. 2.5 Periprozedurales Blutungsrisiko.

Hohes Blutungsrisiko	Niedriges Blutungsrisiko
Herzchirurgie	Hautoperation, -biopsie
Klappenersatz	Biopsien
Koronare Bypass-Operation	Lymphknotenexstirpationen
Aortenaneurysma	bronchiale und gastrointestinale Endoskopien
Neurochirurgie	Kataraktoperationen
ZNS und Rückenmark	Schrittmacher-, ICD-Implantationen
Laminektomie	diagnostische Herzkatheter
Knie- und Hüftgelenkersatz	Zahnextraktion
Tumorchirurgie	Herniotomie
Große gefäßchirurgische Eingriffe	Hämorrhoidenoperation
Transurethrale Prostataresektion	laparoskopische Cholezystektomie
Polypektomie	abdominelle Hysterektomie
Multiple Zahnextraktionen	Kürettage
	Arthroskopie

- Bei mittlerem und hohem Blutungsrisiko sollte bei hohem atherothrombotischen Risiko die Plättchenhemmung mit Aspirin perioperativ fortgeführt werden.
- Bei hohem Blutungsrisiko und hohem atherothrombotischen Risiko muss eine kurzfristige Unterbrechung der Plättchenhemmung gegenüber einer Überbrückung mit einem GPIIb-IIIa-Rezeptorantagonisten unter stationären Bedingungen abgewogen werden.
- Bei einem niedrigen atherothrombotischen Risiko und einem mittleren und hohen Blutungsrisiko kann die Plättchenhemmung unterbrochen werden.

Aktuelle Publikationen und Registerdaten deuten darauf hin, dass das Stentthromboserisiko offenbar überschätzt wird, so dass in den aktuellen Leitlinien zur Myokardrevaskularisation bei Verwendung von DES der neuen Generation nur noch eine duale Thrombozyten-Aggregationshemmung von 3 Monaten erforderlich ist [12].

Die neuen P2Y12-Inhibitoren Prasugrel und Ticagrelor, die leitliniengemäß bevorzugt bei akuten Koronarsyndromen eingesetzt werden, weisen gegenüber Clopidogrel ein größeres Blutungsrisiko auf, so dass bei Fortführung einer dualen Thrombozyten-Aggregationshemmung ggf. ein Austausch mit Clopidogrel in der klinischen Praxis präoperativ erfolgt.

Merke

Grundsätzlich sollten große gefäßchirurgische arterielle Eingriffe zur Prävention von arteriellen Mikrothromben unter Aspirin erfolgen.

Im Gegensatz zur bisherigen Praxis bei koronaren Risikopatienten bzw. bei Patienten mit kardiovaskulären Risikofaktoren, die bisher keine Plättchenhemmung mit Aspirin einnahmen, zeigte sich in der POISE-Studie [4] durch die präoperative Einleitung einer Aspirintherapie kein therapeutischer Benefit gegenüber Placebo bei im Gegenteil vermehrter Blutungsneigung unter Aspirin. Allerdings war der Anteil großer gefäßchirurgischer Operationen vergleichsweise gering. Darüber hinaus wiesen nur 23% der operierten Patienten eine koronare Herzkrankheit auf, und ferner waren Patienten zur Karotischirurgie ausgeschlossen, so dass eine endgültige Bewertung noch nicht erfolgen kann. Andererseits ist eine routinemäßige Fortführung einer Aspirintherapie bei Patienten mit lediglich kardiovaskulären Risikofaktoren ohne eindeutige Hinweise einer zugrundeliegenden koronaren Herzkrankheit vor dem Hintergrund der POISE-Daten nicht gerechtfertigt. Zudem sind verstärkte Blutungen prognoserelevant [6] und eine Anämie ist perioperativ mit den Konsequenzen eines möglicherweise höheren Transfusionsbedarfs und eines schlechten Outcome belastet.

Merke

Grundsätzlich kann das Problem des perioperativen bzw. periinterventionellen antithrombotischen Managements nur individuell unter exakter Berücksichtigung der patientenseitigen Dispositionsfaktoren einer erhöhten Operationsmorbidität gelöst werden. Die skizzierten Grundlagen und Empfehlungen können deshalb nur als Rahmenbedingungen gelten.

2.5.2 Betablocker

Die Rationale einer perioperativen Betablockade beruht auf einer Reduktion des myokardialen Sauerstoffverbrauchs infolge Bradykardisierung, einer verlängerten Diastole und einer reduzierten Myokardkontraktilität. Während die DECREASE-Studien der niederländischen Arbeitsgruppe um Don Poldermans die perioperative Betablockade in positiver Weise, aber höchst umstritten bezüglich der wissenschaftlichen Seriosität mit einem verbesserten Outcome bewerteten [9], zeigt eine aktuelle Metaanalyse von 10 529 Patienten unter Ausschluss der DECREASE-Daten eine signifikant um 27% erhöhte Mortalität nach 30 Tagen bei einer Reduktion der Rate nicht tödlicher Herzinfarkte, aber auf Kosten einer Zunahme von Schlaganfällen um 73% und von Hypotensionen um 51% [2].

Demzufolge wird der Einsatz von Betablockern im perioperativen Management in den aktuellen ESC-Leitlinien [7] herabgestuft. Grundsätzlich wird eine Fortführung einer bereits zuvor präoperativ eingeleiteten Betablockertherapie empfohlen, wobei auf eine Frequenzeinstellung um 60–70 pro Minute zur Vermeidung kritischer perioperativer Bradykardien und auf eine Vermeidung von Hypotensionen (systolischer RR > 100 mmHg) geachtet werden sollte.

Eine **Klasse-IIb-Empfehlung** wird formuliert für
- eine präoperative Initialisierung einer Betablockertherapie, möglichst 4 Wochen vor dem geplanten Eingriff.
- Patienten vor einem Hochrisikoeingriff und mehr als zwei klinischen Risikofaktoren.
- Patienten mit bekannter koronarer Herzkrankheit und Hinweisen einer Myokardischämie.

Dabei sollten Atenolol und Bisoprolol bevorzugt eingesetzt werden. Auf eine langsame Dosisauftitrierung muss präoperativ geachtet werden.

Merke

Postoperative Tachykardien infolge von Schmerzen, Hypovolämie, Blutverlust, Fieber und Infektion sollten kausal therapiert werden und nicht durch eine Höherdosierung der Betablockade.

2.5.3 ACE-Hemmer und AT-I-Blocker

ACE-Hemmer und AT-I-Blocker üben neben blutdrucksenkenden Effekten organ- und gefäßprotektive Effekte aus, ohne dass bisher Belege vorliegen, wonach diese Substanzgruppe die 30-Tage-Mortalität oder die 1-Jahr-Mortalität nach großen arteriell-vaskulären Operationen bei Hochrisikopatienten reduzieren [8].

Andererseits ist die perioperative Verabreichung von ACE-Hemmern und AT-I-Blockern mit dem Risiko von Hypotensionen unter Narkosebedingungen verknüpft, so dass es ratsam erscheint, 24 Stunden vor dem geplanten Eingriff auf die unmittelbare perioperative Einnahme zu verzichten, insbesondere bei Hochdruck-Patienten mit stabiler linksventrikulärer Funktion. So führt das Absetzen dieser Substanzgruppe zu weniger hämodynamisch relevanten Hypotensionen, zumal bei gleichzeitigem Volumenmangel und möglicher Gabe von Antiphlogistika das Risiko einer Nierenfunktionsverschlechterung besteht. Eine Weiterführung der Therapie kann bei stabilen Kreislaufverhältnissen spätestens am 2. postoperativen Tag erfolgen.

Bei Patienten mit Herzinsuffizienz und kardialer Dysfunktion sollte die Medikation mit ACE-Hemmern und AT-I-Blockern unter engmaschiger Kontrolle des Flüssigkeitshaushalts fortgeführt werden. Patienten mit neu diagnostizierter Herzinsuffizienz und kardialer Dysfunktion sollten präoperativ langsam einschleichend niedrig dosiert mit einem ACE-Hemmer oder AT-I-Blocker therapiert werden, ggf. unter Verschiebung eines elektiven Eingriffs [7].

2.5.4 Statine

Statine können das Risiko einer Plaqueruptur und damit eines perioperativen Myokardinfarkts infolge einer Plaquestabilisierung und pleiotroper Effekte reduzieren, wobei die Statingabe möglichst 4 Wochen vor dem geplanten Eingriff erfolgen sollte, insbesondere bei Patienten mit Arteriosklerosemanifestationen und bei großen arteriell-vaskulären Eingriffen. Deshalb sollen Statine grundsätzlich in der perioperativen Phase weitergeführt werden. In zwei Metaanalysen konnte bei Patienten unter einer perioperativen Statintherapie eine signifikante Reduktion postoperativer Myokardinfarkte bei allerdings überwiegend kardialen Operationen und interventionellen Prozeduren [3], [11] nachgewiesen werden.

Merke

Statine reduzieren offenbar auch die Prävalenz von postoperativem Vorhofflimmern, Nierenversagen und Organdysfunktionen.

2.5.5 Kalziumantagonisten

Nach einer Metaanalyse von 1007 Patienten reduzieren Kalziumantagonisten mit bradykardisierender Wirkung – wie Diltiazem, Verapamil und Amlodipin – die Rate an Episoden von Myokardischämien und supraventrikulären Tachykardien im Rahmen nichtkardialer Operationen, wobei der kombinierte Endpunkt aus Tod und Myokardinfarkt gesenkt werden konnte. Andererseits sind Kalziumantagonisten bei linksventrikulärer systolischer Dysfunktion und Herzinsuffizienz kontraindiziert. Demnach kann die Weiterführung einer Kalziumantagonisten-Therapie bei Hochdruck-Patienten und bei Patienten mit vasospastischer Angina pectoris bei nichtkardialen Operationen vorgenommen werden. Allerdings sollten Dihydropyridine mit kurzer Halbwertszeit, wie Nifedipin, wegen Hypotensionen und Reflex-Tachykardien unbedingt in der perioperativen Phase vermieden werden.

2.5.6 Verschiedene Substanzen: Diuretika, Nitrate und Clonidin

Eine **Diuretika**-Therapie bei Patienten mit eingeschränkter linksventrikulärer Pumpfunktion und Herzinsuffizienz sollte unter engmaschiger Kontrolle des Volumenstatus fortgeführt werden, wobei bei postoperativer Hypervolämie ggf. rasch wirksame Schleifendiuretika zur Anwendung kommen. Andererseits müssen Hypokaliämien und Hypovolämien vermieden werden. So können Hypokaliämien, die bei nahezu 30 % nichtkardialer Operationen auch unabhängig von der Einnahme von Diuretika auftreten können, das Risiko ventrikulärer Arrhythmien und eines Herz-Kreislauf-Stillstands erhöhen. Deshalb sollte bei Patienten unter hochdosierter Diuretika-Therapie in der perioperativen Phase ein engmaschiges Monitoring der Elektrolyte erfolgen.

Nitrate werden zur Prävention von Myokardischämien verwendet, wobei keine Daten einer verbesserten Prognose in der perioperativen Phase existieren. Insbesondere müssen Hypotensionen mit Reflex-Tachykardien berücksichtigt werden.

In der POISE-2-Studie wurde **Clonidin** als zentraler Alpha-2-Rezeptor-Antagonist unter der Vorstellung einer sympathikolytischen Wirksamkeit und zur Vermeidung perioperativer Stressreaktionen bei 10 010 Patienten mit einer nichtkardialen Operation gegenüber Placebo untersucht. Clonidin reduzierte nicht die Rate an Todesfällen und nichtfatalen Myokardinfarkten, führte aber zu einem erhöhten Risiko einer relevanten Hypotension und eines nicht tödlichen Herz-Kreislauf-Stillstands.

Digitalisglykoside zur Therapie einer chronischen Herzinsuffizienz sollten wegen ihrer geringen therapeutischen Breite, schlechten Steuerbarkeit und ihres arrhythmogenen Potentials präoperativ abgesetzt werden, wobei der Nutzen des Absetzens angesichts der langen Halbwertszeit unklar ist. Bei Patienten mit normofrequenter absoluter Arrhythmie sollte die Therapie wegen der Gefahr von perioperativen Tachyarrhythmien fortgeführt werden.

Literatur

[1] Biondi-Zoccai GGL, Lotrionte M, Agostoni P et al. A systematic review and meta-analysis on the hazards of discontinuing or not adhering to aspirin among 50 279 patients at risk for coronary artery disease. Europ Heart J 2006; 27: 2667–2674

[2] Bouri S, Shun-Shin MJ, Cole GD et al. Meta-analysis of secure randomized controlled trials of beta-blockade to prevent perioperative death in non-cardiac surgery. Heart 2014; 100: 456–464

[3] Chopra V, Wesorick DH, Sussman JB et al. Effect of peri-operative statins on death, myocardial infarction, atrial fibrillation, and length of stay: a systematic review and meta-analysis. Arch Surg 2012; 147: 181–189

[4] Devereux PJ, Mrkobrada M, Sessler DI et al. Aspirin in patients undergoing noncardiac surgery. N Engl J Med 2014; 370: 1494–1503

[5] Devereux PJ, Sessler DI, Leslie K et al. Clonidine in patients undergoing noncardiac surgery. N Engl J Med 2014; 370: 1504–1513

[6] Gombotz H, Hofmann A. Patient blood management. Anaesthesist 2013; 62: 519–527

[7] Kristensen SD, Knuuti J, Saraste A et al. 2014 ESC/ESA guidelines on non-cardiac surgery: cardiovascular assessment and management. Eur Heart J 2014; DOI:10.1093/eurheartj/ehu282

[8] Lau WC, Froehlich JB, Jewell ES et al. Impact of adding aspirin to beta-blocker and statin in high-risk patients undergoing major vascular surgery. Ann Vasc Surg 2013; 27: 537–545

[9] Lüscher TF, Gersh B, Landmesser U et al. Is the panic about beta-blockers in perioperative care justified? Eur Heart J 2014. Epub ahead of print

[10] Rossini R, Musumeci G, Visconti LO et al. Perioperative management of antiplatelet therapy in patients with coronary stents undergoing cardiac and non-cardiac surgery: a consensus document from Italian cardiological, surgical and anaesthesiological societies. Euro Intervention 2014; 10: 38–46

[11] Winchester DE, Wen X, Xie L et al. Evidence of pre-procedural statin therapy: a meta-analysis of randomized trials. J Am Coll Cardiol 2010; 56: 1099–1109

[12] Windecker S, Kolh P, Alfonso F et al. 2014 ESC/EACTS guidelines on myocardial revascularization of the European Society of Cardiology (ESC) and the European Association for Cardio-Thoracic Surgery (EACTS) developed with the special contribution of the European Association of Percutaneous Cardiovascular Interventions (EAPCI). Eur Heart J 2014; 35: 2541–2619

2.6 Umgang mit gerinnungshemmender Medikation inklusive Bridging

Ch. Hammerstingl

Viele Patienten, bei denen ein operativer Eingriff notwendig ist, nehmen aufgrund eines erhöhten Ischämierisikos eine dauerhafte orale Antikoagulation (OAK = Vitamin-K-Antagonisten, neue OAK) oder eine Plättchenhemmung ein. Generell werden Plättchenhemmer zur Prophylaxe einer ischämischen Komplikation im arteriellen Gefäßbett eingesetzt, wie z. B. als Schutz vor einem Herzinfarkt. Eine plasmatische Antikoagulation mit Vitamin-K-Antagonisten (VKA) und/oder den nOAK ist meist langfristig notwendig zum Schutz vor systemischen Embolien, wie z. B.

- als Schlaganfallprophylaxe bei Vorhofflimmern,
- nach einem mechanischen Herzklappenersatz,
- als Schutz vor venösen Thrombembolien (tiefe Beinvenenthrombose, Lungenembolie).

Vorsicht

Die Einsatzgebiete der Plättchenhemmer und OAK sind streng voneinander zu trennen. Mehrere Studien haben eindeutig gezeigt, dass OAK die Plättchenhemmer nicht ersetzen können und Plättchenhemmer ineffektiv sind als Embolieprophylaxe bei Patienten mit erhöhtem kardioembolischen Risiko.

Das Kapitel soll als Grundlage dienen für eine individuelle risikoadaptierte Therapieplanung.

2.6.1 Risikostratifizierung und Therapieplanung

Im Folgenden werden einige **therapeutische Prinzipien** zusammengefasst, welche im perioperativen Umgang mit gerinnungsaktiven Substanzen zu beachten sind.

Prinzip I

Generell müssen akute Notfälle von elektiven Eingriffen unterschieden werden.

Bei akuten Blutungen oder Notfalleingriffen kann meist lediglich auf nicht beeinflussbare Umstände reagiert werden. Unterschiedliche Maßnahmen zur Antagonisierung der zur Verfügung stehenden Antikoagulanzien werden in einem späteren Abschnitt des Kapitels zusammengefasst.

Prinzip II

Bei elektiven Eingriffen gilt grundsätzlich, dass (provozierte) ischämische Komplikationen meist schwerwiegender sind als „zu erwartende" Blutungskomplikationen.

▶ Tab. 2.6 ermöglicht eine Risikostratifizierung der Patienten, abhängig von der Indikation zur OAK [4].

Vorsicht

Kardiale Embolien haben eine hohe Mortalität bis zu 40 %, schwerwiegende Blutungskomplikationen sind in der Regel eher gutartig mit einer Mortalität bis ca. 4 % [4].

Bei Hochrisikopatienten muss die Indikation zur Unterbrechung einer OAK streng gestellt werden; in der Regel ist bei diesen Patienten eine überbrückende gerinnungshemmende Therapie (Bridging) erforderlich. Alle Patienten müssen über potenzielle Risiken durch die Unterbrechung einer gerinnungshemmenden Therapie aufgeklärt werden.

Prinzip III

Eine Vielzahl von Eingriffen kann durchgeführt werden, ohne dass die Unterbrechung einer oralen Antikoagulation erforderlich ist.

▶ Tab. 2.7 beinhaltet eine Zusammenfassung unterschiedlicher Eingriffe und eine Stratifizierung nach dem zu erwartenden Blutungsrisiko [4].

Prinzip IV

Ein klassisches Bridging (= überbrückende gerinnungshemmende Therapie) ist nur sinnvoll bei Patienten, die unter einer OAK mit Vitamin-K-Antagonisten stehen. Der Nutzen eines Bridging ist nicht belegt während der Unterbrechung einer (dualen) Plättchenhemmung.

Tab. 2.6 Risikostratifizierung von Patienten mit Indikation zur dauerhaften Thromboembolieprophylaxe.

TE (Thromboembolie)	Indikation für die Aufnahme einer dauerhaften OAK		
Risk stratum	Mechanischer Klappenersatz	Vorhofflimmern	Venöse Thromboembolie (VTE)
Hohes Risiko	Zustand nach Mitralklappenersatz Kugelkäfig- oder Kippscheiben AK-Prothese Schlaganfall oder TIA innerhalb der letzten 6 Monate	CHADS$_2$-Score 5 bis 6 Schlaganfall oder TIA innerhalb der letzten 3 Monate rheumatisches Mitralklappenvitium	VTE innerhalb der letzten 3 Monate schwere Thrombophilie (z. B. Protein-C-, Protein-S-Mangel oder Antithrombindefizienz; Antiphospholipid-Syndrom; kombinierte Erkrankungen)
Moderates Risiko	Doppelflügel-AK-Prothese und einer oder mehrere der folgenden Risikofaktoren: • Vorhofflimmern • Schlaganfall oder TIA in der Anamnese • Hypertension • Diabetes mellitus • chronische Herzinsuffizienz • Alter > 75 Jahre	CHADS$_2$-Score 3 bis 4	VTE innerhalb der letzten 3–12 Monate nichtschwere Thrombophilie (z. B. heterozygotes Faktor-V-Leiden der Prothrombin-Genmutation) wiederholte VTE aktive Krebserkrankung (Therapie innerhalb der letzten 6 Monate oder palliative Situation)
Geringes Risiko	Doppelflügel-AK-Prothese ohne begleitendes Vorhofflimmern oder Risikofaktoren für einen Schlaganfall	CHADS$_2$-Score 0 bis 2 (weiterhin keine zerebrale Ischämie in der Anamnese)	VTE vor mehr als 12 Monaten und keine begleitenden Risikofaktoren

AK = Aortenklappe, TIA = transitorische ischämische Attacke, CHADS-Score = Risiko-Score für Schlaganfall, VTE = venöse Thromboembolie

Tab. 2.7 Zusammenfassung unterschiedlicher Eingriffe und Stratifizierung nach dem zu erwartenden Blutungsrisiko.

Eingriffe mit hohem Blutungsrisiko (2-Tages-Risiko für große Blutungen 2–4 %)	Eingriffe mit geringem Blutungsrisiko (2-Tages-Risiko für Blutungen < 2 %)
Chirurgischer Herzklappenersatz	Cholezystektomie
Aortokoronare Bypass-Anlage	abdominale Hysterektomie
Abdominelle Aortenaneurysmachirurgie	gastrointestinale Endoskopie ± Biopsie, Enteroskopie, biliärer-/Pankreas-Stent ohne Sphinkterotomie, Endosonografie ohne Feinnadelaspiration
Tumorchirurgie in folgenden Bereichen: • Neurochirurgie • Urologie • Kopf und Hals • abdominell • Brust	Herzschrittmacher und ICD-Implantation und elektrophysiologische Untersuchungen
Beidseitige Knie-TEP	einfache Zahnextraktionen
Laminektomie	Korrektur eines Karpaltunnelsyndroms
Transurethrale Prostataresektion (TUR)	einfache Knie-/Hüft-TEP, Schulter-/Fuß-/Handchirurgie und Arthroskopie
Nierenbiopsie	Dilatation und Kürettage
Polypektomie, endoskopische Therapie von Ösophagusvarizen, ERCP, pneumatische Dilatation	dermatologische Exzisionen
PEG-Anlage	abdominelle Leistenhernienoperation
Endoskopische Feinnadelaspiration	Hämorrhoidenchirurgie
Multiple Zahnextraktionen	Entfernen axillärer Lymphknoten

Tab. 2.7 Fortsetzung

Eingriffe mit hohem Blutungsrisiko (2-Tages-Risiko für große Blutungen 2–4 %)	Eingriffe mit geringem Blutungsrisiko (2-Tages-Risiko für Blutungen < 2 %)
Gefäßchirurgische Eingriffe	Kataraktoperation, Eingriffe der vorderen Augenkammer
	diagnostische Koronarangiografie und einfache Interventionen
	Angiografie der peripheren Arterien
	Bronchoskopie ± Biopsie
	ZVK-Entfernung
	Biopsien an Haut, Harnblase, Prostata, Schilddrüse, Brust und Lymphknoten

2.6.2 Unterbrechung einer oralen Antikoagulationstherapie

Vitamin-K-Antagonisten

Wenn aufgrund des Eingriffs eine Gerinnungsnormalisierung erforderlich ist, so muss die träge Kinetik der einzelnen Substanzen berücksichtigt werden (ca. 7 Tage bei Phenprocoumon, ca. 5 Tage bei Warfarin). Die orale oder intravenöse Gabe von Vitamin K (z.B. 1–2 mg [4]) zur beschleunigten Normalisierung der Gerinnung wird generell nicht empfohlen. Nur bei schwerwiegenden Blutungen sollte die akute Antagonisierung einer VKA-Therapie durch Zufuhr von rasch wirksamen Gerinnungskomponenten (z.B. Fresh Frozen Plasma, gefrorenes Frischplasma, FFP) unter engmaschigen Laborkontrollen erfolgen.

Perioperativ kann bei **Patienten mit geringem Thrombembolierisiko** (▶ Tab. 2.6) die Pausierung der therapeutischen Antikoagulation für bis zu 7 Tage toleriert werden [1], [6]. In allen anderen Fällen, d.h. bei Patienten mit moderatem oder hohem TE-Risiko, sollte ein Bridging in Erwägung gezogen werden. Ist eine therapeutische Antikoagulation nicht möglich, muss unabhängig davon immer die Notwendigkeit einer niedrig dosierten Thromboseprophylaxe überprüft werden, z.B. bei Immobilisation oder bei internistischen Risikopatienten.

Als Bridging-Substanzen werden überwiegend Heparine verwendet. Unfraktioniertes Heparin (UFH) muss intravenös appliziert werden (Ziel-aPTT 1,5- bis 2-fach verlängert), die Therapie ist schlecht steuerbar und erfordert ein engmaschiges Monitoring. Niedermolekulare Heparine (NMH) werden in einer an das Körpergewicht angepassten Dosierung subkutan appliziert. Die meisten verfügbaren NMH (▶ Tab. 2.8) werden überwiegend renal eliminiert, bei schwerer Niereninsuffi-

Tab. 2.8 Zusammenfassung der aktuell kommerziell verfügbaren NMH.

NMH	Therapeutische Dosis		Hochrisiko-Prophylaxe-Dosis**
	„voll"	„halb"	
Dalteparin	200*	100*	5 000
Enoxaparin	200*	100*	4 000
Tinzaparin	175*	entfällt	–
Nadroparin	184*	92*	5 700
Certoparin	2 × 8 000**	8 000**	3 000

* Anti-Xa IE/kg Körpergewicht, ** Anti-Xa IE

zienz besteht das Risiko einer relevanten Kumulation des Wirkstoffs. Für deutliches Über- und Untergewicht liegen nur wenige Daten vor; bei hohem Lebensalter (z.B. > 75 Jahre) sollte die gewichtsadaptierte Dosis auf ca. 75 % reduziert werden.

In mehreren Publikationen konnten Sicherheit und Effektivität einer Bridging-Therapie mit NMH nachgewiesen werden. Patienten mit hohem Embolierisiko sollten eine therapeutische Antikoagulation erhalten, bei moderatem Embolierisiko reicht eine halbtherapeutische Dosierung der NMH als Embolieschutz aus (▶ Tab. 2.9) [3], [4], [10], [11], [13], [18]. Die letzte NMH-Gabe sollte > 24 Stunden vor dem geplanten Eingriff erfolgen [4], [17]. Ein Monitoring der Substanzen wird im Alltag nicht empfohlen [12]. Eine therapeutische Antikoagulation kann – abhängig von dem Blutungsrisiko – bis zu 72 Stunden pausiert werden, um vital bedrohliche Blutungskomplikationen zu vermeiden.

Tab. 2.9 Überbrückung einer OAK mit NMH bei Patienten mit geringem bzw. hohem Thromboembolierisiko bzw. bei Eingriffen mit geringem oder hohem Blutungsrisiko. Bei schwerer Niereninsuffizienz (GFR < 30 ml/min/1,73 m²) sollte niedermolekulares Heparin durch unfraktioniertes Heparin ersetzt werden.

Geringes/moderates thromboembolisches Risiko	Eingriffe mit geringem Blutungsrisiko
• Vitamin-K-Antagonisten-Therapie bis 5 Tage vor dem Eingriff • Niedermolekulares Heparin zur Thromboembolieprophylaxe periprozedural (halbtherapeutische Dosis) • Wiederbeginn der Vitamin-K-Antagonisten innerhalb 24 Stunden und Absetzen des niedermolekularen Heparins, wenn INR im therapeutischen Bereich	andauernde Vitamin-K-Antagonisten-Therapie (INR im niedrig-therapeutischen Bereich halten)
Hohes thromboembolisches Risiko	**Eingriffe mit hohem Blutungsrisiko**
• Vitamin-K-Antagonisten-Therapie bis 5 Tage vor dem Eingriff • Beginn einer therapeutischen Gabe von niedermolekularem Heparin 3 Tage vor dem Eingriff (24 Stunden vor dem Eingriff letzte Gabe) • Niedermolekulares Heparin zur Thromboembolieprophylaxe periprozedural • Wiederbeginn der Vitamin-K-Antagonisten innerhalb 24 Stunden und niedermolekulares Heparin in therapeutischer Dosis (soweit möglich nach chirurgischer Maßgabe) • Absetzen der niedermolekularen Heparine, sobald INR im therapeutischen Bereich	Absetzen der Vitamin-K-Antagonisten-Therapie und Weiterbehandlung mit niedermolekularem Heparin entsprechend dem thromboembolischen Risiko (Gering- oder Hochrisikoschema)

Merke

Bei Hochrisikopatienten sollte eine Therapieplanung im interdisziplinären Konsens erfolgen.

2.6.3 Neue orale Antikoagulanzien

Die neuen OAK (nOAK) sind leitliniengerecht zur Schlaganfallprophylaxe bei Vorhofflimmern und auch in der Therapie der VTE zugelassen [2], [7], [19]. Aktuell stehen für diese Indikation zwei orale Faxtor-Xa-Inhibitoren (Rivaroxaban, Apixaban) zur Verfügung sowie der orale Thrombininhibitor Dabigatran. Die Substanzen weisen erhebliche Unterschiede auf in den individuellen Stoffeigenschaften (▶ Tab. 2.10) [15].

Die Hersteller geben sehr unterschiedliche Empfehlungen zum perioperativen Handling der einzelnen Substanzen. Für die meisten Eingriffe existieren keine klinischen Daten zur periinterventionellen Therapieplanung. Eine Arbeitsgruppe der europäischen Fachgesellschaft hat daher den aktuellen Wissensstand praxisorientiert zusammengestellt (▶ Tab. 2.11) [15].

Die Gefahr lebensbedrohlicher Blutungsereignisse unter den nOAK mit der dringlichen Notwendigkeit zur sofortigen Antagonisierung wird im Allgemeinen stark überschätzt [14]. In der klinischen Realität sind die meisten hämorrhagischen Komplikationen mit konservativen Maßnahmen beherrschbar, ohne den Einsatz spezifischer Gerinnungsfaktoren (▶ Tab. 2.12) [15].

2.6.4 Unterbrechung einer plättchenhemmenden Therapie

Bei **stabiler koronarer Herzkrankheit** (= keine Intervention, keine ischämietypischen Beschwerden seit 12 Monaten) oder anderen Manifestationen einer Arteriosklerose kann eine orale plättchenhemmende Therapie mit ASS nach Risikoabwägung bei elektiven Operationen kurzfristig ausgesetzt werden. Die letzte Einnahme sollte 7 Tage vor dem Eingriff erfolgen.

Anders verhält es sich bei Patienten unter dualer Plättchenhemmung (ASS in Kombination mit Clopidogrel, Prasugrel oder Ticagrelor):

Bei diesen Patienten kann die Unterbrechung der DAPT das Risiko für Stentthrombosen relevant erhöhen.

Merke

Stentthrombosen sind oft akute koronare Gefäßverschlüsse mit der Konsequenz eines ggf. lebensbedrohlichen Myokardinfarkts [16].

Tab. 2.10 Eigenschaften der bereits zugelassenen nOAK.

	Dabigatran	Rivaroxaban	Apixaban
Wirkmechanismus	selektive direkte FIIa-Inhibition	selektive direkte FXa-Inhibition	selektive direkte FXa-Inhibition
Prodrug	Dabigatranetexilat	nein	nein
Orale Bioverfügbarkeit	~ 6 %	> 80 %	~ 50 %
tmax	0,5–2 h	2–4 h	1–3 h
Plasmaproteinbindung	34–35 %	92–95 %	~ 87 %
Verteilungsvolumen	60–70 l	50 l	21 l
Renale Elimination	~ 85 %	~ 33 % aktive Substanz	~ 27 %
Halbwertszeit	12–14 h	5–13 h	8–15 h
Metabolismus (Leber)	gering	66 %	25 %
P-GP-Substrat	ja	ja	ja
CYP3A4-Substrat	nein	ja	ja

tmax: Zeit bis zur maximalen Konzentration, FII: Faktor II, Fx: Faktor X

Tab. 2.11 Perioperative Therapie mit nOAK, abhängig von dem Blutungsrisiko des Eingriffs und der Nierenfunktion.

Kreatinin-Clearance (CrCl)	Dabigatran		Apixaban		Rivaroxaban	
	Sehr geringes Blutungsrisiko und/oder adäquate lokale Blutstillung möglich: Eingriff im Talspiegel möglich (≥ 12–24 h nach letzter Einnahme).					
	Geringes Risiko	Hohes Risiko	Geringes Risiko	Hohes Risiko	Geringes Risiko	Hohes Risiko
≥ 80 ml/min	≥ 24	≥ 48	≥ 24	≥ 48	≥ 24	≥ 48
50–80/min	≥ 36	≥ 72	≥ 24	≥ 48	≥ 24	≥ 48
30–50/min	≥ 48	≥ 96	≥ 24	≥ 48	≥ 24	≥ 48
15–30/min	–	–	≥ 36	≥ 48	≥ 36	≥ 48
< 15 ml/min	Alle Substanzen sind offiziell nicht zugelassen.					

Generell gilt:

- Die empfohlene Therapiedauer nach Implantation eines Stents ohne medikamentöse Beschichtung beträgt 4–6 Wochen.
- Eine DAPT wird für 6 (–12) Monate empfohlen nach Implantation eines medikamentenbeschichteten Stents (DES) [5], [8], [9], [20], [21], [22].
- Eine DAPT sollte für 12 Monate nach einem akuten Herzinfarkt vorgenommen werden.

Im Zweifel sollte Rücksprache mit dem behandelnden Kardiologen gehalten werden, ob und wann eine plättchenhemmende Therapie unterbrochen werden kann.

Repräsentative Studien zum Bridging gibt es für diese Situation nicht. Mit zunehmendem Abstand von dem Akutereignis sinkt im zeitlichen Verlauf das Ischämierisiko während einer Unterbrechung der DAPT. Häufig können Eingriffe ohne wesentlich erhöhtes Blutungsrisiko nach Absetzen von Clopidogrel (≥ 5 Tage) unter einer Monotherapie mit ASS durchgeführt werden. ▸ Tab. 2.13 und ▸ Abb. 2.8 stellen die empfohlene Vorgehensweise für die Eingriffsplanung unter oraler Plättchenhemmung dar [8], [17]. Siehe hierzu auch Kap. 2.5

Merke

Grundsätzlich gilt: Antikoagulanzien können Plättchenfunktionshemmer nicht ausreichend wirksam ersetzen.

Tab. 2.12 Mögliche Maßnahmen zur Therapie von Blutungen unter nOAK.

	Direkte FII-Inhibitoren (Dabigatran)	Direkte FX-Inhibitoren (Apixaban, Rivaroxaban)
Vital nicht-bedrohliche Blutungen	Abschätzen der HWZ, abhängig von der letzten Einnahme und der Nierenfunktion: normal: 12–24 h CrCl 50–80 ml/min: 24–36 h CrCl 30–50 ml/min: 36–48 h CrCl 30 ml/min: > 48 h Diurese aufrechterhalten!	Abschätzen der HWZ, abhängig von der letzten Einnahme: ca. 12–24 h
	lokale Hämostase (z. B. Kompression)	lokale Hämostase (z. B. Kompression)
	Thrombozytenkonzentrate bei Thrombopenie oder -pathie	Thrombozytenkonzentrate bei Thrombopenie oder -pathie
	FFP als Plasmaexpander (kein Antagonist!)	FFP als Plasmaexpander (kein Antagonist!)
	Tanexamsäure kann als Adjuvans erwogen werden	Tanexamsäure kann als Adjuvans erwogen werden
	Desmopressin in Ausnahmefällen (= Koagulopathie, Thrombopathie)	Desmopressin in Ausnahmefällen (= Koagulopathie, Thrombopathie)
	Dialyse erwägen Aktivkohle nicht sinnvoll	
Vital bedrohliche Blutungen	alle oben genannten und zusätzliche Maßnahmen	alle oben genannten und zusätzliche Maßnahmen
	Prothrombin-Komplex-Konzentrate 25 U/kg (ggf. wiederholt)	Prothrombin-Komplex-Konzentrate 25 U/kg (ggf. wiederholt)
	aktivierte Prothrombin-Komplex-Konzentrate 50 iE/kg (max. 200 iE/kg/d)	aktivierte Prothrombin-Komplex-Konzentrate 50 iE/kg (max. 200 iE/kg/d)
	aktivierter Faktor VII (rffVIIa, 90 mg/kg) Sehr teuer, wenige Daten!	aktivierter Faktor VII (rffVIIa, 90 mg/kg) Sehr teuer, wenige Daten!

HWZ: Halbwertszeit, CrCl: Kreatinin-Clearance, FFP: Fresh Frozen Plasma (oder gefrorenes Frischplasma)

Tab. 2.13 Planung von PCI und Operation zur Verminderung von Stentthrombosen.

PCI oder Operation verschiebbar	Bei unaufschiebbaren Operationen
Vermeidung einer präoperativen PCI mit Stentimplantation in den letzten 6 Wochen vor geplanter Operation	soweit möglich, durchgehende Fortsetzung der dualen Plättchenhemmung
Wenn PCI vor dringlicher OP erforderlich → nach Möglichkeit ohne Stentimplantation	mindestens ASS-Monotherapie und für einige Tage (unter stationären Bedingungen möglichst mit PCI-Bereitschaft im Haus) Absetzen des P2Y12-Inhibitors
Bei Stentimplantation → Bevorzugung eines unbeschichteten Stents	Generell sollten operative Eingriffe bei Patienten nach Stentimplantation unter dualer Plättcheninhibition nur in Zentren durchgeführt werden, an denen eine interventionelle kardiologische Abteilung verfügbar ist.

Alternativ: Verschiebung der Operation (6 Wochen nach BMS, ≥ 6 Monate nach DES)

Vollständige Beendigung der dualen Plättchenhemmung kurz nach PCI (= 2–3 Wochen nach BMS, 3–6 Monate nach DES) wegen des erhöhten Myokardinfarktrisikos aus dringlichen Gründen (Überwachung und PCI-Möglichkeit über 24 Stunden erwägen).
Nach Berücksichtigung der Kriterien aus ▶ Tab. 2.9 ist unter Umständen auch von einem anhaltenden Risiko für Stentthrombosen auszugehen.

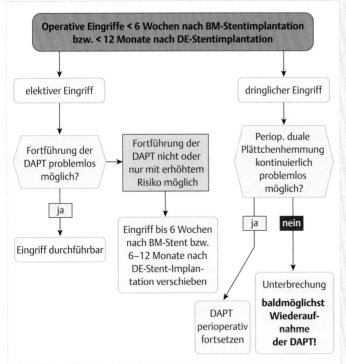

Abb. 2.8 DAPT. Therapeutisches Vorgehen bei Eingriffen unter DAPT.

2.6.5 Zusammenfassung

Das optimale periinterventionelle Vorgehen bei Patienten unter einer antithrombotischen Therapie sollte gemeinsam von allen Beteiligten (Kardiologe, Operateur, Anästhesist) unter den Aspekten des chronischen und akuten Blutungs- und Ischämierisikos geplant werden.

Wichtige Informationen:
- Art und Dringlichkeit der Intervention
- Blutungswahrscheinlichkeit/-lokalisation
- Beherrschbarkeit stattfindender Blutungen
- mögliche Alternativeingriffe

Die Notwendigkeit und das Ausmaß einer gerinnungshemmenden Therapie müssen im Hinblick auf das individuelle Ischämierisiko evaluiert werden. Über die Notwendigkeit dieses Vorgehens müssen der Patient und sein behandelnder Arzt informiert sein. Der Stellenwert neuer Antikoagulanzien und Plättchenhemmer in einem perioperativen Umfeld ist noch unklar.

Literatur

[1] Camm AJ, Kirchhof P, Lip GY et al. Guidelines for the management of atrial fibrillation: the task force for the management of atrial fibrillation of the European Society of Cardiology (ESC). Eur Heart J 2010; 31(19): 2369–2429

[2] Connolly SJ, Ezekowitz MD, Yusuf S et al. Dabigatran versus warfarin in patients with atrial fibrillation. N Engl J Med 2009; 361(12): 1139–1151

[3] De CR, Husted S, Wallentin L et al. Anticoagulants in heart disease: current status and perspectives. Eur Heart J 2007; 28(7): 880–913

[4] Douketis JD, Spyropoulos AC, Spencer FA et al. Perioperative management of antithrombotic therapy: Antithrombotic therapy and prevention of thrombosis. 9th ed.: American College of Chest Physicians Evidence-Based Clinical Practice Guidelines. Chest 2012; 141(2 Suppl): e326S–e350S

[5] Dweck MR, Cruden NL. Noncardiac surgery in patients with coronary artery stents. Arch Intern Med 2012; 172(14): 1054–1055

[6] Fuster V, Ryden LE, Cannom DS et al. ACC/AHA/ESC 2006 guidelines for the management of patients with atrial fibrillation. Full text: a report of the American College of Cardiology/American Heart Association Task Force on practice guidelines and the European Society of Cardiology Committee for Practice Guidelines (writing committee to revise the 2001 guidelines for the management of patients with atrial fibrillation) developed in collaboration with the European Heart Rhythm Association and the Heart Rhythm Society. Europace 2006; 8(9): 651–745

[7] Granger CB, Alexander JH, McMurray JJ et al. Apixaban versus warfarin in patients with atrial fibrillation. N Engl J Med 2011; 365(11): 981–992

[8] Grines CL, Bonow RO, Casey Jr DE et al. Prevention of premature discontinuation of dual antiplatelet therapy in patients with coronary artery stents: a science advisory from the American Heart Association, American College of Cardiology, Society for Cardiovascular Angiography and Interventions, American College of Surgeons, and American Dental Association, with representation from the American College of Physicians. Circulation 2007; 115(6): 813–818

[9] Hamm CW, Bassand JP, Agewall S et al. ESC Guidelines for the management of acute coronary syndromes in patients presenting without persistent ST-segment elevation: the task force for the management of acute coronary syndromes (ACS) in patients presenting without persistent ST-segment elevation of the European Society of Cardiology (ESC). Eur Heart J 2011; 32(23): 2999–3054

[10] Hammerstingl C, Tripp C, Schmidt H et al. Periprocedural bridging therapy with low-molecular-weight heparin in chronically anticoagulated patients with prosthetic mechanical heart valves: experience in 116 patients from the prospective BRAVE registry. J Heart Valve Dis 2007; 16(3): 285–292

[11] Hammerstingl C, Omran H. Bridging of oral anticoagulation with low-molecular-weight heparin: experience in 373 patients with renal insufficiency undergoing invasive procedures. Thromb Haemost 2009; 101(6): 1085–1090

[12] Hammerstingl C, Omran H, Tripp C et al. How useful is determination of anti-factor Xa activity to guide bridging therapy with enoxaparin? A pilot study. Thromb Haemost 2009; 101(2): 325–332

[13] Hammerstingl C, Schmitz A, Fimmers R et al. Bridging of chronic oral anticoagulation with enoxaparin in patients with atrial fibrillation: results from the prospective BRAVE registry. Cardiovasc Ther 2009; 27(4): 230–238

[14] Healey JS, Eikelboom J, Douketis J et al. Periprocedural bleeding and thromboembolic events with dabigatran compared with warfarin: results from the randomized evaluation of long-term anticoagulation therapy (RE-LY) randomized trial. Circulation 2012; 126(3): 343–348

[15] Heidbuchel H, Verhamme P, Alings M et al. EHRA Practical Guide on the use of new oral anticoagulants in patients with non-valvular atrial fibrillation: executive summary. Eur Heart J 2013; 34(27): 2094–2106

[16] Ho PM, Peterson ED, Wang L et al. Incidence of death and acute myocardial infarction associated with stopping clopidogrel after acute coronary syndrome. JAMA 2008; 299(5): 532–539

[17] Hoffmeister H, Bode C, Darius H et al. Unterbrechung antithrombotischer Behandlung (Bridging) bei kardialen Erkrankungen. Kardiologe 2010; 4: 365–374

[18] Omran H, Bauersachs R, Rubenacker S et al. The HAS-BLED score predicts bleedings during bridging of chronic oral anticoagulation. Results from the national multicentre BNK Online bRiDging REgistRy (BORDER). Thromb Haemost 2012; 108(1): 65–73

[19] Patel MR, Mahaffey KW, Garg J et al. Rivaroxaban versus warfarin in nonvalvular atrial fibrillation. N Engl J Med 2011; 365(10): 883–891

[20] Silber S, Albertsson P, Aviles FF et al. Guidelines for percutaneous coronary interventions. The task force for percutaneous coronary interventions of the European Society of Cardiology. Eur Heart J 2005; 26(8): 804–847

[21] Silber S, Borggrefe M, Bohm M et al. Drug-eluting coronary stents and drug eluting balloon catheters: summary of the position papers of the DGK. Clin Res Cardiol 2008; 97(8): 548–563

[22] Wijns W, Kolh P, Danchin N et al. Guidelines on myocardial revascularization. Eur Heart J 2010; 31(20): 2501–2555

2.7 Antiemetische Prophylaxe

L. Eberhart

2.7.1 Postoperative Vermeidung von Übelkeit und Erbrechen

Übelkeit und Erbrechen in der postoperativen Phase (PONV) sind zusammen mit Schmerzen die häufigsten Nebenwirkungen von Operation und Narkose. Patienten möchten beide Beschwerden unbedingt vermeiden. Fragt man Patienten nach ihren Präferenzen für die unmittelbare postoperative Phase, hat der Wunsch, ohne Übelkeit aus der Narkose zu erwachen und nicht erbrechen zu müssen, größte Wichtigkeit. Er steht auf der Prioritätenliste oft sogar noch vor dem Wunsch nach Schmerzfreiheit oder dem Vermeiden anderer postoperativer Probleme, wie z. B. Kältezittern oder postoperativer Abgeschlagenheit. Es verwundert daher nicht, dass Patienten über Länder und Kulturen hinweg einen nennenswerten finanziellen Beitrag aus eigenen Mitteln zuzahlen würden, wenn man ihnen eine Narkose ohne PONV garantieren könnte oder eine Narkose durchführt, die diesem Anspruch zumindest sehr nahe kommt.

Erschließt sich die Aversion von Patienten gegen Schmerzen sofort, lohnt sich bei der Bewertung von Übelkeit und Erbrechen ein zweiter Blick auf die Evolutionsbiologie und die Genese der Symptome: Erbrechen stellt einen archaischen Schutzreflex vor enteralen Vergiftungen dar, gleichsam einen Hustenreflex des Gastrointestinaltrakts. Die aufkeimende Übelkeit bewahrt den Organismus vor der weiteren Aufnahme verdorbener, toxinbelasteter Nahrung. Zudem kommt es zu einem vollständigen Sistieren der gesamten Dünndarmmotilität – auch dieser Reflex dient der Abwehr einer weiteren enteralen Giftaufnahme. Kurz vor dem eigentlichen Erbrechensvorgang kommt es zu einer massiven retrograden Perestaltik, die Dünndarminhalt in Richtung Magen und anschließend über den Einsatz der Bauchpresse explosionsartig nach außen befördert. Damit verbunden ist eine erhebliche Beeinträchtigung des gesamten Wohlbefindens – letztlich ein „Vergiftungsgefühl" als

Warnhinweis, entsprechende Nahrungsmittel in Zukunft zu meiden. Übelkeit und Erbrechen sind im Rahmen von Narkose und Operation natürlich primär durch die parenterale Gabe von Medikamenten getriggert. Daher läuft der im Grunde genommen sinnvolle Schutzreflex vor enteraler Intoxikation in diesem Fall ins Leere.

▶ **Starke subjektive Belastung der Patienten.** Ist die starke subjektive Beeinträchtigung des Wohlbefindens an sich schon Grund genug, PONV konsequent vorzubeugen, so gibt es zahlreiche weitere juristische, ökonomische und nicht zuletzt medizinische Argumente.

▶ **Juristische Aspekte.** Im Jahr 2012 wurde erstmals durch das OLG Koblenz letztinstanzlich einer Klägerin wegen unzureichend behandeltem PONV Schmerzensgeld zugesprochen (Az 5 U 1450/11).

▶ **Ökonomische Aspekte.** PONV stellt nach ambulanten Operationen zusammen mit Schmerzen die häufigste Ursache ungeplanter stationärer Aufnahmen dar. Zudem erfordert PONV auf peripheren Pflegestationen einen erheblichen zusätzlichen Pflegeaufwand und kompliziert die postoperativen Abläufe. So wurden unlängst die Gesamtkosten für eine emetische Episode bei einem Patienten mit 31 Euro beziffert, wobei mehr als die Hälfte dieser Zusatzkosten durch Personalkosten bedingt war.

▶ **Medizinische Aspekte.** Wie bereits dargestellt, verursacht PONV ein starkes subjektives Krankheitsgefühl, das sich zweifellos ungünstig auf die postoperative Rekonvaleszenz auswirkt.

Der Patient kann keine Medikamente und Nahrung zu sich zu nehmen und der nachvollziehbare Wunsch, sich möglichst wenig zu bewegen (dies würde die Übelkeit deutlich verschlimmern), behindert zwangsläufig die postoperative Mobilisation. Damit konterkariert PONV alle Bestrebungen für eine frühe postoperative Enteralisierung und Mobilisation des Patienten und ist damit absolut inkompatibel zu Ansätzen für eine beschleunigte Erholung nach operativen Eingriffen, wie sie z. B. in sog. Fast-Track- oder ERAS-Konzepten formuliert werden. Die Ablehnung, Tabletten zu schlucken, bzw. die Unfähigkeit, diese bei sich zu behalten, verkompliziert zudem die perioperative Fortführung einer entsprechenden Dauermedikation, da wichtige Medikamente (z. B. Antibiotika, Antihypertensiva u. a.) intravenös zugeführt werden müssen.

Merke

Kein PONV = Grundvoraussetzung für schnelle postoperative Erholung (Fast-Tracking).

Schließlich zeigt das chirurgische Schrifttum, dass Erbrechen und Würgen nach Operationen ein unabhängiger Risikofaktor für das Entstehen von Nahtdehiszenzen ist. Bei bestimmten Operationen (Auge, aber auch plastische Operationen) kann es durch den hohen intraabdominellen und intrathorakalen Druck im Zuge des Erbrechens zu Nachblutungen und/oder subfaszialen Einblutungen im Operationsgebiet kommen.

2.7.2 Ursachen für Übelkeit und Erbrechen

Hauptgrund für PONV sind volatile Anästhetika und Opioide. Bestimmte Operationen und Operationsverfahren erhöhen ihrerseits die Inzidenz und gelten als unabhängige Risikofaktoren. Dazu zählen sicherlich Operationen an der Schilddrüse, aber auch Schieloperationen sowie zahlreiche laparoskopische Operationen. Dabei ist es nicht einfach zu differenzieren, ob die zu beobachtende Risikoerhöhung bei letztgenannten Operationen tatsächlich auf einem zusätzlichen emetogenen Stimulus beruht (z. B. vagale Stimulation durch das Kapnoperitoneum) oder nicht auch durch die Überrepräsentation weiblicher Patienten in dieser Patientengruppe zurückzuführen ist (gynäkologische Pelviskopien oder die laparoskopische Cholezystektomie). Denn zweifelsohne ist weibliches Geschlecht neben einer positiven PONV-Anamnese, einer langen Operations- und Narkosedauer und – interessanterweise – dem Nichtraucherstatus (d. h. Nichtraucher haben ein höheres PONV-Risiko als Raucher) ein starker, patientenbezogener Risikofaktor für PONV.

Merke

Patientenassoziierte Risikofaktoren für PONV:
- weibliches Geschlecht
- jüngeres Alter
- positive PONV-Anamnese bei früheren Narkosen/Operationen
- Anamnese für Reisekrankheit
- Nichtraucherstatus

Weiterhin sind folgende operations- und narkose-assoziierten Risiken bekannt:
- Einsatz von volatilen Anästhetika
- Einsatz von Lachgas
- Opioidmedikation in der perioperativen Phase (direkte Dosis-Nebenwirkung-Beziehung)
- lange Operations-/Narkosedauer
- bestimmte Operationstypen (vor allem Struma-operationen, Schieloperationen, laparoskopische Eingriffe)

In den vergangenen Jahren gab es intensive Bemühungen, anhand dieser Risikofaktoren prädiktive Modelle aufzustellen, mit denen das individuelle Risiko eines Patienten vorhergesagt werden konnte, unter PONV zu leiden. Ausgelöst wurde die Suche nach entsprechenden Vorhersagemodellen durch die hohen Preise der damals neu auf den Markt gekommenen Serotonin-3-Rezeptorantagonisten (5-HT 3-Antagonisten oder Setrone). Hier wollte man solche Patienten identifizieren, die besonders von einer prophylaktischen Gabe profitieren und entsprechende Hochrisikopatienten für PONV identifizieren. Durchgesetzt hat sich dabei der Apfel-Score. Dieser nutzt die Faktoren „weibliches Geschlecht", „positive PONV-Anamnese oder positive Anamnese für Reisekrankheit", „Nichtraucherstatus" und die „Wahrscheinlichkeit für eine postoperative Opioidmedikation" als Risikofaktoren. Liegt keiner dieser Faktoren vor, beträgt die Wahrscheinlichkeit für PONV etwa 10 % und steigt auf 20 %, 40 %, 60 % und sogar 80 % an, wenn 1, 2, 3 oder alle 4 Risikofaktoren vorliegen.

In letzter Zeit wird aber wieder sehr intensiv darüber diskutiert, ob solche Vorhersagemodelle für die klinische Praxis wirklich nützlich sind oder ob nicht vielmehr wesentlich liberaler vorgegangen werden soll – bis hin zu Forderungen, jeder Patient solle eine entsprechende antiemetische Prophylaxe erhalten. Dementsprechend ist unter Fachleuten kaum mehr das Wie (welche Medikamente oder Methoden sollen für die PONV-Prophylaxe eingesetzt werden), sondern vielmehr das Wann und bei Wem umstritten.

Zusammenfassung

Freiheit von Übelkeit und Erbrechen in der postoperativen Phase ist ein integraler Bestandteil für eine schnelle und komplikationslose Rekonvaleszenz des operativen Patienten. Diese PONV-Freiheit

- ermöglicht frühe orale Nahrungsaufnahme.
- sorgt für schnelle Oralisierung und damit erhebliche Vereinfachung der postoperativen Medikation, insbesondere der Schmerzmedikation.
- erleichtert die postoperative Mobilisation.
- verbessert das Patientenwohlbefinden und die Patientenzufriedenheit.
- vermeidet unnötige Auseinandersetzungen mit dem Patienten und dessen Angehörigen (bis hin zu juristischen Streitfällen).
- verringert deutlich die Arbeitsbelastung des Pflegepersonals im Aufwachraum, auf der Intensivstation und auf peripheren Pflegestationen.
- vereinfacht den postoperativen Behandlungsprozess und ist daher auch betriebswirtschaftlich sinnvoll.
- steigert das Image einer operativen Abteilung und des gesamten Krankenhauses.

2.7.3 Notwendigkeit einer antiemetischen Prophylaxe

Grundsätzlich bestehen folgende 3 Möglichkeiten:
- Jeder Patient wird prophylaktisch abgedeckt.
  - Pro: keine komplizierten Entscheidungsverfahren, hohe Effektivität.
  - Kontra: Viele Patienten werden „vergeblich" behandelt, schlechte Effizienz, Nebenwirkungen von Antiemetika treten häufiger auf.
- Nur Risikopatienten werden prophylaktisch behandelt.
  - Pro: Effiziente, zielgerichtete Prophylaxe, die bei ausgewählten Patienten intensiver = multimodal sein kann.
  - Kontra: komplizierte Entscheidungsfindung trotz „vereinfachter" Risiko-Scores, relativ ungenaue Prognose für einen individuellen Patienten. Behandlungsalgorithmen für die Therapie von PONV sollten vorhanden sein.
- Keine antiemetische Prophylaxe („Wait and see"-Strategie).
  - Pro: Keine komplizierten Entscheidungsverfahren; hohe Effizienz, da postoperativ wirklich nur die Patienten behandelt werden, die Symptome aufweisen.
  - Kontra: Gefahr der Unterversorgung von Patienten mit PONV, wenn nicht sichergestellt ist, dass zu jedem Zeitpunkt eine konsequente (= multimodale) PONV-Therapie erfolgen kann.

Tab. 2.14 PONV-Risiko.

Anzahl der Risikofaktoren	PONV-Risiko in Prozent
0	10
1	20
2	40
3	60
4	80

Merke

Generelle PONV-Prophylaxe ist einfacher und im Endergebnis auch effektiver, ein risikoadaptiertes Vorgehen ist effizienter – im Sinne eines zielgerichteteren Medikamenteneinsatzes.

▶ **Vereinfachter PONV-Score nach Apfel.** Dabei wird das Vorhandensein folgender **Risikofaktoren** (siehe ▶ Tab. 2.14) bestimmt und diese gezählt:
- weibliches Geschlecht
- früheres PONV/Kinetosen
- Nichtraucherstatus
- postoperative Gabe von Opioiden

▶ **PONV-Risiko.** (mit volatilen Anästhetika + Lachgas, ohne Antiemetika)

Wird ein risikoadaptiertes Vorgehen gewählt, sollte ab dem Vorliegen von 2 Risikofaktoren eine antiemetische Prophylaxe erfolgen. Bei 3 oder 4 Risikofaktoren sollte diese multimodal sein.

2.7.4 Bausteine eines antiemetischen Portfolios

Zum Thema PONV und dessen Prophylaxe wurden in den letzten Jahrzehnten Tausende von Arbeiten veröffentlicht. Eine mittlerweile dreistellige Zahl an Metaanalysen hat diese Flut an Originalarbeiten systematisch aufgearbeitet und ermöglicht zusammen mit einem relativ aktuellen Review der Cochrane-Collaboration und einer sehr großen, multizentrischen Studie eine sehr fundierte Beurteilung der Wirksamkeit und – mit einigen Abstrichen – auch der Sicherheit von anästhesiologischen und medikamentösen Maßnahmen für die PONV-Prophylaxe.

Dabei muss man grundsätzlich zwischen Maßnahmen unterscheiden, die zwingend bereits zur Operation durchgeführt werden müssen, und sol-

chen meist medikamentösen, die auch postoperativ als Therapie und damit zur Sekundärprophylaxe verwendet werden können.

▶ **Durchführung einer nicht bzw. wenig emetogenen Anästhesie**

▶ **Regionalanästhesien statt Allgemeinanästhesien.** Regionalanästhesien sind in Bezug auf die Nebenwirkung PONV deutlich weniger problematisch als Allgemeinanästhesien. Zwar werden auch während rückenmarksnahen Regionalanästhesien Übelkeit und Erbrechen beobachtet, allerdings sind diese Symptome fast immer durch Hypotension und/oder Bradykardien und dementsprechend durch eine zerebrale Minderperfusion bedingt. Deshalb werden zur Prophylaxe, aber natürlich auch zur Therapie, Symphatomimetika, Vasopressoren, Atropin und Volumengabe eingesetzt und keinesfalls klassische Antiemetika appliziert.

Regionalanästhesien, die in Kombination mit einer Allgemeinanästhesie angelegt werden, verhindern zwar nicht den emetogenen Reiz entsprechender Substanzen, können aber in der postoperativen Phase dazu beitragen, den Einsatz von postoperativen Opioiden zu minimieren. Über diesen opioidsparenden Mechanismus können auch Regionalanästhesien zur Reduktion des PONV-Risikos beitragen.

▶ **Intravenöse Anästhesie mit Propofol** (anstatt Gabe volatiler Anästhetika). Während volatile Anästhetika (z. B. Desfluran, Isofluran, Sevofluran) dosisabhängig, d. h. linear zum mathematischen Produkt aus Applikationsdauer und relativer Dosis Triggersubstanzen für PONV sind, ist bei Verwendung von Propofol kein entsprechender Effekt nachzuweisen. Das bedeutet nicht zwangsläufig, dass Propofol selbst antiemetische Effekte hat, sondern in erster Linie, dass es nicht emetogen ist.

Die Durchführung einer intravenösen Anästhesie mit Propofol ist somit eine einfache und sehr effektive Maßnahme zur Reduktion von PONV.

▶ **Verzicht auf Lachgas.** Die Vermeidung von Lachgas trägt zusätzlich zur weiteren Reduktion des PONV-Risikos bei. Allerdings ist diese Maßnahme weniger effektiv als die oben erwähnte Vermeidung volatiler Anästhetika. Dennoch werden beide Prinzipien häufig miteinander kombiniert und mit dem Begriff TIVA (totale intravenöse Anästhesie) bezeichnet.

▸ **Begleitende antiemetische Maßnahmen** – Gabe von Antiemetika

▸ **5-HT 3-Antagonisten. Nebenwirkungen**: Kopfschmerzen, Obstipation

Kontraindikationen: keine absoluten

- **Ondansetron** (Zofran – mittlerweile auch weitere generische Präparate erhältlich): relativ kurze Halbwertszeit (3–4 h), ab 2 Jahren zugelassen
  Dosis: 8 mg i. v., 16 mg oral
- **Granisetron** (Kevatril – mittlerweile auch weitere generische Präparate erhältlich): lange Halbwertszeit (9 h), ab 2 Jahren
  Dosis: 1 mg i. v., 2 mg oral
- **Palonosetron** (Aloxi): neue Substanz, bislang noch nicht für PONV zugelassen, aber positiv in Studien getestet; höchste Rezeptoraffinität und -selektivität aller Vergleichssubstanzen, extrem lange Halbwertszeit (72 h), ab 18 Jahren
  Dosis: 250 µg oral, 500 µg oral

▸ **Dopamin-Antagonisten (D 2-Antagonisten). Nebenwirkungen**: extrapyramidal motorische NW, Akathisie (ca. 1 pro 100–200 Anwendungen), Sedierung

Absolute Kontraindikation: Morbus Parkinson; **relative Kontraindikation**: Kinder

- **Droperidol** (Xomolix): Neuroleptikum aus der Gruppe der Butyrophenone; nur in anästhesiologischen Fachkreisen bekannt, daher Einsatz meist intraoperativ oder im Aufwachraum
  Dosis: 0,625–1,25 mg i. v.
- **Haloperidol** (Haldol, weitere generische Präparate erhältlich): Neuroleptikum aus der Gruppe der Butyrophenone, equipotent zu Droperidol – weltweiter Einsatz der Substanz seit 1963, lange Halbwertszeit (14 h)
  Dosis: 1 mg i. v.
- **Metoclopramid** (Paspertin, mittlerweile auch weitere generische Präparate erhältlich): schwacher Dopaminantagonist, sehr schwacher 5-HT 3-Rezeptorantagonist, prokinetische Eigenschaften, daher schwächere Wirkung, so dass für eine äquivalente Wirkung relativ hohe Dosierungen erforderlich sind, kurze Halbwertszeit (3–4 h)
  Dosis: 20 mg i. v.

▸ **Histaminantagonisten (H1-Antagonisten). Nebenwirkungen**: Sedierung, Harnverhalt, anticholinerge Nebeneffekte

Kontraindikationen: Engwinkelglaukom, Prostatahypertrophie, geriatrische Patienten

- **Dimenhydrinat** (Vomex A, mittlerweile auch weitere generische Präparate erhältlich)
  Dosis: 62 mg i. v.
  Zudem bewährtes Antiemetikum bei Kindern (ab 6 kg zugelassen)
  Dosis: 1 mg/kg KG i. v., 2 mg/kg KG oral/supp
- **Promethazin** (Atosil): Substanz mit schwachen dopaminantagonistischen Begleiteffekten
  Dosis: 25–50 mg i. v.

▸ **Glukokortikoide. Nebenwirkungen**: Verschlechterung der perioperativen Glukosetoleranz, psychotrope Effekte (meist Euphorie), die häufig befürchteten negativen Effekte auf Wundheilung/Wundinfekte konnten für die Einmalgabe dieser Substanzen mittlerweile widerlegt werden.

Kontraindikationen: Diabetes Typ II, gestörte Glukosetoleranz (relativ)

- **Dexamethason** (Fortecortin, mittlerweile auch weitere generische Präparate erhältlich): Nur Dexamethason ist für die Indikation PONV untersucht und zugelassen, höchstwahrscheinlich wirken aber alle Glukokortikoide in entsprechender relativer glukokortikoider Dosierung antiemetisch. Antiemetischer Effekt tritt erst nach ca. 2 Stunden ein, was beim Zeitpunkt der Applikation berücksichtigt werden muss.
  Dosis: 4–8 mg i. v., 8 mg oral
- **Scopolamin** (als transdermales System): Scopoderm
  Nebenwirkungen: Sedierung, Harnverhalt, Mydriasis, anticholinerge Nebeneffekte
  Kontraindikationen: Engwinkelglaukom, Prostatahypertrophie, geriatrische Patienten
  Durchschnittlich effektives Antiemetikum, allerdings mit überproportional hoher Nebenwirkungsrate. Bereits kleinste Reste auf der Haut können leicht über die Hände ins Auge gelangen und führen dort zu einer lang anhaltenden Mydriasis.
  Dosis: Ein Pflaster (transdermales System) benötigt mehrere Stunden, um einen konstanten Plasmaspiegel von Scopolamin aufzubauen. Muss daher deutlich vor Operationsbeginn appliziert werden.

▸ **Neurokinin1-Antagonisten**
- **Aprepitant** (Emend oral; IVEMEND als Injektionslösung): Aus der Chemotherapie bekannte Substanz mit sehr guter Wirkung bei spätem Erbrechen. Derzeit noch hochpreisiges Antiemetikum, daher vor allem für therapieresistente Fälle

erwägenswert. Effektivität auch bei PONV in einer großen Zulassungsstudie nachgewiesen. Substanz steht aber für diese Indikation noch nicht zur Verfügung.

Dosis: 80 mg oral (Emend), 150 mg i. v. (IVEMEND)

Hinsichtlich der Effektivität gibt es keinerlei klinisch relevante Unterschiede zwischen den aufgeführten Antiemetika. Bisher sind alle Versuche, eine operationsspezifische antiemetische Prophylaxe zu etablieren, erfolglos geblieben. So wurde beispielsweise versucht, H_1-Antagonisten bevorzugt in der HNO und speziell bei Eingriffen am Ohr zu verwenden unter der Vorstellung, dass hierbei eine Reizung des Gleichgewichtsorgans erfolge und daher Substanzen, die bei der Vorbeugung von Reisekrankheiten besonders bewährt sind, hier besonders gute Effekte zeigen könnten. Genauso wenig erfolgreich waren entsprechende Versuche mit 5-HT$_3$-Antagonisten, hier unter der Annahme, dass die Blockade freier Vagusendigungen im Peritoneum (die serotonerg aktiviert werden) besonders gut wirksam sein könnte. Auch Konzepte, die versuchten, eine präventive Antiemese durchzuführen – angelehnt an das Konzept der präemptiven Analgesie, also der Blockade von Rezeptoren, bevor ein algetischer bzw. emetischer Reiz auftritt – waren letztlich allesamt nicht erfolgreich.

Vielmehr setzte sich mit der Zeit die (wissenschaftlich ernüchternde, aber klinisch nützliche) Erkenntnis durch, dass in Bezug auf PONV-Vermeidung „viel auch viel hilft". Dabei bezieht sich „viel" aber nur auf die Zahl der einzelnen Maßnahmen, z. B. der Verwendung von Antiemetika unterschiedlicher Rezeptorprofile, und nicht auf die Dosis eines einzelnen Medikaments. Folglich können bei der Entscheidung, welche antiemetischen Maßnahmen ergriffen werden, die Konzepte ganz individuell an den Patienten angepasst werden. Hierbei ist in erster Linie auf die Nebenwirkungen der Substanzen zu achten. Dabei sind mit „Nebenwirkungen" nicht immer nur „unerwünschte Wirkungen" gemeint. Vielmehr haben bestimmte Antiemetika auch positive Nebeneffekte. Hier ist z. B. die abschwellende und antiphlogistische Wirkung der Glukokortikoide zu nennen, die insbesondere bei Weichteileingriffen koanalgetische Effekte entfalten. Droperidol reduziert deutlich die Rate postoperativer Kopfschmerzen. Zudem fördern Dopamin-Antagonisten (Droperidol, Metoclopramid) die gastrointestinale Motilität – ein Effekt, der vor allem nach abdominalchirurgischen Eingriffen von großer Bedeutung ist. Im Gegensatz dazu entfalten 5-HT$_3$-Antagonisten und Substanzen mit anticholinergen Nebenwirkungen, wie z. B. Dimenhydrinat (Vomex), eher ungünstige Effekte auf die gastrointestinale Motilität.

Für den Chirurgen besonders interessant ist die Diskussion um den Effekt von Steroiden auf die Rate an Wundinfektionen bzw. Wundheilungsstörungen. Hier zeigen einige Fall-Kontroll-Studien sowie eine Metaanalyse zur perioperativen Einmalgabe von Methylprednisolon keine Hinweise auf solche Effekte. Gleichwohl sollte bei Wiederholungseingriffen (z. B. bei repetitiven Vakuumversiegelungen von Wunden) auf die wiederholte Gabe von Glukokortikoiden verzichtet werden.

Aktuelle Studien geben auch Entwarnung beim Einsatz bei Karzinomoperationen. Hier bestanden Sorgen hinsichtlich einer vermehrten intraoperativen Aussaat von Tumorzellen durch mögliche immunsupprimierende Effekte der Kortikosteroide.

Die Auswahl einer bestimmten **Intervention** erfolgt unter folgenden Gesichtspunkten:

- Alle antiemetischen Maßnahmen sind annähernd gleich effektiv. Eine relative Reduktion der PONV-Inzidenz durch eine der beschriebenen Therapien um ein Drittel ist realistisch.
- Welche Intervention durchgeführt wird, muss in erster Linie anhand des (un-)erwünschten Nebenwirkungspotenzials entschieden werden.
- Eine TIVA kann postoperativ nicht mehr nachgeholt werden, während klassische Antiemetika auch postoperativ zur Therapie zur Verfügung stehen und wirksam sind.
- Der Effekt von Dexamethason setzt erst nach ca. 2 Stunden ein, so dass sich diese Substanz eher zur Primärprophylaxe (oder ggf. zur Sekundärprophylaxe) anbietet.
- Bei Kindern erfolgt eine Dosisanpassung an das Körpergewicht. Etliche 5-HT$_3$-Antagonisten haben altersbezogene Indikationseinschränkungen, die allerdings nur zulassungsbedingt und nicht medizinisch begründet sind. Dopamin-Antagonisten dürfen bei Kindern wegen des hohen Risikos für extrapyramidale Bewegungsstörungen nur sehr zurückhaltend eingesetzt werden.
- Pharmakokinetische Überlegungen sind aufgrund der üblicherweise durchgeführten Einmalapplikation aller Antiemetika von untergeordneter Bedeutung.

▶ **Besonderheit: antiemetische Prophylaxe im Rahmen einer patientenkontrollierten Analgesie.** Die Philosophie einer patientenkontrollierten Analgesie besteht in der Überlegung, dass Patienten am besten dazu in der Lage sind, ihre Schmerztherapie selbst zu steuern. Dies geschieht meist über PCA-Pumpen, mit denen sich der Patient selbstbestimmt kleinere Dosierungen eines starken Opioidanalgetikums selbst appliziert. Dies ist insofern naheliegend, als Patienten hier gleichzeitig als Sensor wie auch als Steuerung innerhalb eines Regelkreises fungieren. Damit wird die analgetische Qualität verbessert, indem der Patient eine individualisierte Dosierung erhält und zudem Wartezeiten vermieden werden, die bei der klassischen Methode (Nurse-based Analgesia) durch administrative und logistische Probleme bei der Abgabe und Verabreichung von Schmerzmedikation die Regel sind.

PCA-Techniken werden meist bei Patienten eingesetzt, bei denen ein überdurchschnittliches Schmerzniveau und dementsprechend ein hoher Opioidbedarf erwartet wird. Aufgrund der hohen Opioidapplikation besteht dementsprechend ein zusätzliches Risiko für PONV. Daher wurde in der Vergangenheit in verschiedenen Untersuchungen getestet, inwieweit ein Zumischen eines Antiemetikums zum Opioid in der PCA-Pumpe eine mögliche Vorbeugung gegen PONV bewirken könnte. Dabei haben sich sowohl 5-HT$_3$-Antagonisten als auch Droperidol (Handelsname: Xomolix) als besonders erfolgreich erwiesen. Allerdings gibt es nur für Droperidol verlässliche Daten zur Kompatibilität und Stabilität mit Morphin und Piritramid. An der Klinik des Autors wird daher folgende Mischung verwendet:

- 50 mg Morphin auf 49 ml NaCl verdünnt + 1 ml (= 2,5 mg) Droperidol (Xomolix)
- 75 mg Piritramid auf 49 ml NaCl verdünnt + 1 ml (= 2,5 mg) Droperidol (Xomolix)

2.7.5 Indikationsstellung zur antiemetischen Prophylaxe

Wie am Anfang des Kapitels bereits diskutiert, ist PONV eine ausgesprochen belastende, aber gut vermeidbare Nebenwirkung in der postoperativen Phase – sowohl hinsichtlich des subjektiven Patientenkomforts als auch in Bezug auf alle Maßnahmen, die in der Folge zur Verbesserung und Beschleunigung der postoperativen Rekonvaleszenz ergriffen werden sollen. Da sich diese Sichtweise zunehmend durchsetzt, wird die Indikation zu einer multimodalen Prophylaxe großzügiger gestellt. Angesichts des äußerst günstigen Nebenwirkungsprofils der zur Verfügung stehenden antiemetischen Maßnahmen sind Vorbehalte gegen eine liberale Prophylaxestrategie sicherlich nicht besonders stichhaltig.

Ökonomische Bedenken muss man dahingehend beantworten, dass es in der gesamten modernen Medizin wahrscheinlich keine vergleichbare Intervention gibt, mit der man mit vergleichsweise geringem Ressourcenverbrauch einen dermaßen großen Gewinn an Lebensqualität für den Patienten erzielen kann. Zudem werden die Prozesse in der postoperativen Phase im Aufwachraum, besonders aber auf den peripheren Pflegestationen erheblich vereinfacht. Das bedeutet rein betriebswirtschaftlich einen großen Gewinn für eine Klinik (eine Episode Übelkeit/Erbrechen führt zu Zusatzkosten von 31 Euro, wovon 18 Euro alleine Personalbindungskosten sind).

Dementsprechend tritt die Bedeutung von Scoring-Systemen für die Entscheidung, ob eine Prophylaxe durchgeführt werden soll, zunehmend in den Hintergrund zugunsten einer liberalen, generellen Prophylaxe. Gleichwohl ist es wichtig, weiterhin eine individuelle Abschätzung des PONV-Risikos durchzuführen, um aufbauend auf einer generellen Prophylaxe eine erweiterte Therapie bei Hochrisikopatienten durchzuführen.

2.7.6 Einzelintervention oder multimodaler Ansatz

Alle vorgestellten antiemetischen Interventionen bewirken eine relative Risikoreduktion von etwa 30 %. Damit wird das PONV-Risiko z. B. bei Vorliegen von 3 Risikofaktoren (~ 60 %) rechnerisch auf 42 % gesenkt:

$$60\,\% - (0,3 \times 60\,\%)$$

Schon allein dieses einfache Rechenbeispiel macht deutlich, dass bei Risikopatienten eine Einfachprophylaxe insuffizient sein muss.

Merke

Bei Hochrisikopatienten ist eine Kombinationsbehandlung (3 oder mehr Bausteine aus dem antiemetischen Portfolio) indiziert. Bei der Kombination antiemetischer Maßnahmen kann man von einem additiven Effekt der Einzelinterventionen ausgehen.

Vorsicht

Entwickelt ein Patient postoperativ (z. B. im Aufwachraum) PONV, muss immer eine antiemetische Kombinationstherapie eingeleitet werden, da die Chancen für erneute Beschwerden außerordentlich hoch sind.

Dies gilt sinngemäß auch für die Therapie von PONV auf der Station. Hierzu folgt in diesem Werk ein separater, kurzer Beitrag (Kap. 5.7).

2.7.7 Zusammenfassung

Übelkeit und Erbrechen in der postoperativen Phase (PONV) ist auf der einen Seite eine subjektiv extrem belastende und krankmachende Nebenwirkung von Narkose und Operation. Andererseits kann ihr mit simplen, preiswerten und nebenwirkungsarmen Methoden vorgebeugt werden. Daher sollte eine liberale Prophylaxe durchgeführt werden. Diese verbessert und beschleunigt die postoperative Rekonvaleszenz. Chirurgen und Anästhesisten müssen hier gemeinsam an einem Strang ziehen und verbindliche Vorgehensweisen für die Operation und die postoperative Nachbehandlung festlegen.

Aufgabe des Anästhesisten ist es dementsprechend, bereits bei der Anästhesieplanung und später während der Operation individuell antiemetische Maßnahmen sinnvoll zu kombinieren. Regionalanästhesie bzw. Allgemeinanästhesie als total intravenöse Anästhesie mit Propofol, kombiniert mit der Applikation von Dexamethason, Droperidol und 5-HT$_3$-Antagonisten, sind hierbei Methoden der ersten Wahl.

Chirurgen sind nach der Verlegung des Patienten aus dem Aufwachraum in der Verantwortung, diese Maßnahmen entsprechend zu ergänzen oder auszuweiten, sollte es postoperativ trotz allem zum Auftreten von PONV kommen.

2.7.8 Klinische Beispiele

▸ **Liberale Prophylaxe (Vorgehensweise aus der Klinik des Autors).** Alle Patienten erhalten prophylaktisch zwei antiemetische Maßnahmen aus folgendem Armentarium:
- TIVA mit Propofol
- 8 mg Dexamethason
- 1 mg Droperidol
- 1 mg Granisetron
- 62 mg Dimenhydrinat

Bei Hochrisikopatienten werden 1–2 weitere Maßnahmen aufgestockt. Nur in Ausnahmefällen (bekannt gute Verträglichkeit bei früheren Anästhesien) wird auf die generelle Prophylaxe verzichtet.

▸ **Risikoadaptiertes Vorgehen.** Bei allen Patienten wird eine Risikoanamnese durchgeführt:
- Patienten ohne Risikofaktor (RF): balancierte Anästhesie
- Patienten mit 1 RF: 8 mg Dexamethason
- Patienten mit 2 RF: TIVA + 8 mg Dexamethason
- Patienten mit 3 RF: TIVA + 8 mg Dexamethason + 1 mg Granisetron **oder** 1 mg Droperidol
- Patienten mit 4 RF: TIVA + 8 mg Dexamethason + 1 mg Granisetron + 1 mg Droperidol

▸ **„Wait and see"-Strategie.** Es erfolgt keinerlei PONV-Prophylaxe. Beim Auftreten von Beschwerden erhalten alle Patienten eine 3-er Kombination aus 8 mg Dexamethason (Diabetiker: 62 mg Dimenhydrinat), 1 mg Granisetron und 1 mg Droperidol.

Literatur

[1] Becke K, Kranke P, Weiss M et al. Handlungsempfehlung zur Risikoeinschätzung, Prophylaxe und Therapie von postoperativem Erbrechen im Kindesalter. Anästh Intensivmed 2007; 48: S 95–98

[2] Carlisle JB, Stevenson CA. Drugs for preventing postoperative nausea and vomiting. Cochrane Database Syst Rev 2006; (3): CD004 125

[3] Gan TJ, Diemunsch P, Habib AS et al. Consensus guidelines for the management of postoperative nausea and vomiting. Anesth Analg 2014; 118: 85–113

[4] Kranke P, Eberhart L. Übelkeit und Erbrechen in der perioperativen Phase (PONV): Risikoeinschätzung, Vermeidung und Therapie in der klinischen Praxis. Köln: Deutscher Ärzteverlag; 2012

[5] Rüsch D, Eberhart L, Wallenborn J et al. Übelkeit und Erbrechen nach Operationen in Allgemeinanästhesie: Eine evidenzbasierte Übersicht über Risikoeinschätzung, Prophylaxe und Therapie. Dtsch Arztebl Int 2010; 107: 733–741

[6] Schwenk W, Spiess C, Müller J. Fast Track in der operativen Medizin: perioperative Behandlungspfade für Chirurgie, Gynäkologie, Urologie, Anästhesie und Pflege. Berlin: Springer; 2009

Kapitel 3

Fachspezifische Besonderheiten der Patientenvorbereitung

3 Fachspezifische Besonderheiten der Patientenvorbereitung

3.1 Patientenvorbereitung in der Viszeralchirurgie

J. F. Lock

Bei der überwiegenden Mehrzahl viszeralchirurgischer Primäreingriffe handelt es sich um Elektiveingriffe, so dass der individuellen Patientenvorbereitung ein entscheidender Stellenwert für die Behandlungsqualität, die Patientensicherheit und die effektive innerklinischen Abläufe zukommt.

Die Patientenvorbereitung in der Viszeralchirurgie beginnt zunächst mit der präoperativen Planung vom Zeitpunkt der Diagnose einer chirurgisch potenziell therapierbaren Erkrankung bzw. der Indikationsstellung zu einem operativen Eingriff. In den allermeisten Fällen ist präoperativ zusätzliche technische Diagnostik (z. B. Schnittbildgebung, Sonografie, Endoskopie) zur Operationsplanung bzw. Indikationsstellung erforderlich. Zusätzlich müssen potenzielle Nebenerkrankungen und perioperative Risikofaktoren identifiziert, ggf. weiter untersucht oder auch therapiert werden. Trotz bestehender innerklinischer Standards und Behandlungspfade ist oftmals eine individuelle patientenorientierte Patientenvorbereitung erforderlich. Diese Planungsphase sollte in Zeiten knapper Ressourcenverteilung – insbesondere bezüglich der verfügbaren Betten und Operationszeiten – in jedem möglichen Fall vor der stationären Aufnahme abgeschlossen werden.

Mit der Indikationsstellung, spätestens aber mit der stationären Aufnahme beginnt dann die praktische Patientenvorbereitung, welche sich insbesondere auf die Reduktion von Risikofaktoren und die unmittelbare Vorbereitung des Patienten auf den operativen Eingriff bezieht.

3.1.1 Präoperative Planung

Ziel der präoperativen Planung ist in erster Linie die individuelle Sicherstellung einer optimalen chirurgischen Behandlung. Allerdings spielt eine sorgfältige und geordnete präoperative Planung inklusive der dazu erforderlichen Diagnostik eine bedeutende Rolle, um Fehler zu vermeiden und die interklinischen Abläufe zu optimieren.

Aus organisatorischen Gründen empfiehlt es sich, die präoperative Planung bereits vor der stationären Aufnahme zu beginnen und im besten Fall prästationär abzuschließen. Nur so können ungeplante präoperative Verzögerungen und damit einhergehende Probleme mit der Betten- und Operationssaalplanung vermieden werden. Daher verfügen die meisten chirurgischen Kliniken mittlerweile über ein **zentrales Patientenmanagement**, das Folgendes übernimmt:

- strukturierte Planung
- Koordinierung und Terminierung von
  - präoperativer Diagnostik
  - Aufklärung
  - Prämedikation
  - stationärer Aufnahme
  - Operation

Bezüglich der präoperativen Diagnostik und Patientenvorbereitung liegen aktuell die Leitlinien der Deutschen Gesellschaft für Chirurgie und der Deutschen Gesellschaft für Allgemein- und Viszeralchirurgie vor (www.awmf.org; ▶ Tab. 3.1).

Bezüglich des präoperativen Tumor-Staging bei Tumoren des Gastrointestinaltrakts liegen entsprechende Leitlinien für Magen-, Pankreas-, Leberzell- und kolorektales Karzinom vor (siehe ▶ Tab. 3.1). Hierbei kommen insbesondere (Schnitt-) bildgebende Verfahren, Endoskopie, Sonografie und Laboruntersuchungen zum Einsatz. Gemeinsames Ziel des Staging ist eine präoperative Abschätzung des Tumorstadiums, welches für die Indikation und die Auswahl der Art des operativen Eingriffs von entscheidender Bedeutung ist (▶ Tab. 3.2). Ein präoperatives PET-CT ist bei Primäreingriffen standardmäßig lediglich bei neuroendokrinen Tumoren (DOTATATE PET) erforderlich.

Tab. 3.1 Aktuelle Leitlinien für die Viszeralchirurgie.

Region	Leitlinie	Stand	Gültigkeit bis
Schilddrüse	benigne Schilddrüsenerkrankungen, operative Therapie	01.08.2010	01.08.2015
	maligne Schilddrüsenerkrankungen, operative Therapie	09.11.2012	30.11.2016
Ösophagus/Magen	Magenkarzinom – Diagnostik und Therapie der Adenokarzinome des Magens und ösophago-gastralen Übergangs	15.02.2012	31.12.2015
	gastroösophageale Refluxkrankheit	31.05.2014	31.05.2019
	Ösophaguskarzinom	01.09.2015	01.09.2019
	Chirurgie der Adipositas	01.06.2010	01.06.2015
Leber/Galle	Gallensteine, Diagnostik und Therapie	01.07.2007	31.12.2012
	hepatozelluläres Karzinom: Diagnostik und Therapie	01.05.2013	31.05.2016
Pankreas	exokrines Pankreaskarzinom	31.10.2013	31.10.2016
	chronische Pankreatitis	31.08.2012	31.08.2017
Dickdarm	kolorektales Karzinom	14.06.2013	01.12.2016
	Diagnostik und Therapie des Morbus Crohn	01.01.2014	31.12.2018
	Colitis ulcerosa: Diagnostik und Therapie	30.09.2011	30.09.2016
	Divertikelkrankheit/Divertikulitis	31.12.2013	31.12.2018
Proktologie	Analabszess	30.09.2011	30.09.2016
	kryptoglanduläre Analfisteln	01.04.2011	30.04.2016
	rektovaginale Fistel	01.04.2012	01.04.2017
	Sinus pilonidalis	30.04.2014	30.04.2019

Tab. 3.2 Präoperatives Tumor-Staging.

Organ	CT	MRT	Endoskopie	Sonografie	weitere
Ösophagus	Thorax und Abdomen mit i. v. und oralem KM	nicht Standard	Gastroskopie und Kolonoskopie	EUS	
Magen siehe S 3-Leitlinie	Thorax und Abdomen mit i. v. und oralem KM	nicht Standard	Gastroskopie	EUS	
Kolon siehe S 3-Leitlinie	bei inkompletter Kolonoskopie, fakultativ Thorax und Abdomen mit i. v. und rektalem KM	nicht Standard	komplette Kolonoskopie	Abdomen	Tumormarker CEA Röntgen-Thorax
Rektum siehe S 3-Leitlinie	fakultativ Abdomen und Becken mit i. v. und rektalem KM	Becken	komplette Kolonoskopie starre Rektoskopie	rektale EUS	Tumormarker CEA Röntgen-Thorax
Pankreas siehe S 3-Leitlinie	Abdomen mit i. v. KM	fakultativ	keine diagnostische ERCP		Tumormarker CA19–9
Leber siehe S 3-Leitlinie	3-Phasen-Abdomen mit KM + Thorax	Leber mit KM		CE-US	Tumormarker AFP, CA19–9

KM: Kontrastmittel, EUS: Endosonografie, CE-US: Kontrastmittelsonografie, ERCF: endoskopisch retrograde Cholangio-Pankreatikografie

3.1.2 Präoperative Umgebungs-diagnostik

Neben der krankheitsspezifischen Diagnostik ist es erforderlich, die patientenspezifischen Risiken für die Operation und das gewählte Anästhesieverfahren präoperativ zu beurteilen. Hierbei hat sich in den letzten Jahrzehnten ein eindrücklicher Wandel weg von der früher üblichen Routinediagnostik (z. B. Laboruntersuchungen, EKG, Röntgen-Thorax) hin zu einer patientenorientierten Umgebungsdiagnostik ergeben. Hierbei kommt insbesondere der Anamnese und körperlichen Untersuchung sowie der Risikobeurteilung der Art des operativen Eingriffs ein zentraler Stellenwert zu.

Zahlreiche Studien konnten zeigen, dass die meisten präoperativen Routinediagnostikverfahren nur einen sehr geringen prädiktiven Wert für das Auftreten von postoperativen Komplikationen haben, insbesondere präoperativer Röntgen-Thorax, EKG und Laboruntersuchungen. Die aktuellen Standards hierzu sind in den gemeinsamen Empfehlungen der operativ beteiligten Fachgesellschaften „Präoperative Evaluation erwachsener Patienten vor elektiven, nichtkardiochirurgischen Eingriffen" ausführlich beschrieben [10]. Hier wird insbesondere die Durchführung des Prämedikationsgesprächs zum Zeitpunkt der Indikationsstellung zur Operation in einem Zeitfenster von bis zu 6 Wochen vor der Operation empfohlen statt am Aufnahmetag vor der Operation. Bei Patienten mit relevanten Nebenerkrankungen (z. B. Lunge, Herz, Niere, Leber) sind neben dem präoperativen Staging entsprechende diagnostische Untersuchungen zur Einschätzung des Operationsrisikos möglich, ohne Zeitdruck und Gefahr für Patient oder Operationsplan (s. a. Kap. 1.1–1.9).

3.1.3 Fast-Track-Rehabilitation

Seit der Veröffentlichung erster Studien zur beschleunigten postoperativen Rehabilitation nach viszeralchirurgischen Eingriffen vor ca. 20 Jahren haben sich in den darauffolgenden 10 Jahren definierte Behandlungsempfehlungen für die kolorektale Chirurgie herausgebildet [4]. Hier werden die Begriffe *Fast-Track Surgery (FTS)* oder *Enhanced Recovery after Surgery (ERAS)* oftmals synonym verwendet. Seither wurden analoge Verfahren oftmals auch für andere operative Eingriffe entwickelt.

Der wesentliche Aspekt lag hierbei nicht auf einer Veränderung der chirurgischen Eingriffe oder der Umstellung von offen-chirurgischen auf endoskopische Operationsverfahren, sondern vielmehr auf einer Optimierung der perioperativen medizinischen Maßnahmen (siehe Zusatzinfo (S. 158)). Neben der geringen Häufigkeit von postoperativen Komplikationen und der schnelleren Rekonvaleszenz ergab sich als positiver gesundheitsökonomischer Nebeneffekt die Möglichkeit zur frühzeitigen postoperativen Entlassung der Patienten aus der stationären Behandlung.

Nachdem die Fast-Track-Rehabilitation heutzutage in der kolorektalen Chirurgie als etablierter Standard angesehen werden kann [11], ist in Zukunft ebenfalls eine Etablierung von entsprechenden Konzepten in der Magen- [1] und Leberchirurgie [6] zu erwarten.

Zusatzinfo

Fast-Track-Rehabilitation
Präoperativ:
- Patienteninformation und Motivation
- Verzicht auf Darmlavage
- verkürzte Nüchternheit

Intraoperativ:
- konsequente Hypothermieprävention
- restriktives Volumenmanagement
- Reduktion von/Verzicht auf Drainagen, Kathetern und Sonden

Postoperativ:
- forcierte Mobilisation
- frühzeitige enterale Ernährung
- rasche Entfernung von Drainagen, Kathetern und Sonden
- patientengesteuerte Schmerztherapie mit Periduralkatheter

Postoperative Überwachung

Spätestens am Vortag einer elektiven Operation sollte eine postoperative Überwachung auf einer Überwachungs- oder Intensivstation entschieden und intern geplant werden. Neben der Art des Eingriffs spielen auch hier erneut das Alter sowie entsprechende Komorbiditäten eine wichtige Rolle. Patienten mit bekanntem Schlafapnoe-Syndrom oder fortgeschrittenen Lungenerkrankungen benötigen beispielsweise regelhaft eine postoperative Monitor-Überwachung.

Postoperative Analgesie

Auch für Patienten, die nicht in einem Fast-Track-Rehabilitationsprogramm behandelt werden, ist der perioperative Einsatz von rückenmarksnahen Schmerzkathetern (Periduralanästhesie, PDA) in der Mehrzahl der offenen viszeralchirurgischen und onkologischen Eingriffe sinnvoll. Insbesondere die gastrointestinalen Nebenwirkungen der PDA sind deutlich geringer als eine intravenöse patientengesteuerte Analgesie (PCA).

Demgegenüber wird die Bedeutung der perioperativen rückenmarksnahen Schmerzkatheter in der laparoskopischen (auch onkologischen) Chirurgie in den letzten Jahren wieder eher kritisch beurteilt [5]. Insbesondere die katheterassoziierte postoperative Hypotension mit entsprechender Kreislaufunterstützung verhindert bei bis zu 30 % der Patienten, dass dieses Verfahren insgesamt einen positiven Effekt im postoperativen Verlauf nach laparoskopischen Operationen erzielen kann. Möglicherweise wird es daher in Zukunft eine Empfehlung geben, bei laparoskopischen Eingriffen auf eine PDA zu verzichten.

3.1.4 Präoperative Maßnahmen

Allgemeine Maßnahmen vor der Operation

Die meisten allgemeinen Maßnahmen unterscheiden sich nicht wesentlich von denen vor anderen chirurgischen Eingriffen.

M!

> **Merke**
>
> **Checkliste vor viszeralchirurgischen Eingriffen:**
> - Freigabe durch Anästhesie?
> - Operationsaufklärung vorhanden und unterschrieben?
> - Befunde vorhanden und kontrolliert?
> - Hausmedikation kontrolliert/ggf. pausiert?
> - Blutgruppenbestimmung?
> - Blutkomponenten anfordern?
> - Intraoperative Antibiotikaprophylaxe festgelegt?
> - Seitenmarkierung erforderlich?
> - Abführende Maßnahmen erforderlich?
> - Lokalisation eines potenziell erforderlichen Stomas anzeichnen
> - Schnittmarkierung erforderlich

Präoperative Nüchternheit

Bei den meisten Patienten ist eine präoperative Nüchternheit ab Mitternacht vor der Operation nicht erforderlich. Patienten, die kein besonderes Aspirationsrisiko haben, sollen bis 2 Stunden vor Narkosebeginn klare Flüssigkeiten trinken. Feste Nahrung ist bis 6 Stunden vor der Anästhesie erlaubt [13].

Spezielle Darmvorbereitung

Ein kontrovers diskutiertes und in der Praxis sehr unterschiedlich gehandhabtes Thema ist die präoperative Darmvorbereitung.

Während in den vergangenen Jahrzehnten eine orthograde (mechanische) Darmlavage mit Macrogol/Polyethylenglykol, Natriumphosphat oder Magnesiumsulfat eine präoperative Standardprozedur vor viszeralchirurgischen, insbesondere Dickdarm-Eingriffen darstellte, haben zahlreiche klinische Studien in den vergangenen 15 Jahren die Sinnhaftigkeit dieser Prozedur stark in Frage gestellt. Insbesondere modere ERAS-Protokolle enthalten keine Empfehlung mehr für eine präoperative Darmlavage.

Eine seit 2003 mehrfach aktualisierte Metaanalyse von Guenaga et al. [3] konnte zeigen, dass der Verzicht auf eine präoperative Darmlavage zu keiner erhöhten Komplikationsrate nach kolorektalen Operationen führt. Andererseits bleibt es ungeklärt, ob eine Darmlavage, z.B. bei Anlage eines protektiven Ileostomas und Ausschaltung der Dickdarmpassage, nicht sinnvoll sein könnte. Aus praktischen Gesichtspunkten ist bei geplanter Verwendung von transanal eingebrachten Zirkularstaplern die Applikation von 1–2 Klistieren kurz vor der Operation empfehlenswert, um eine intraoperative Stuhlausräumung des Rektums zu vermeiden.

Ein in Deutschland wenig praktiziertes, jedoch in den USA häufig verwendetes Verfahren ist die zusätzliche präoperative orale Antibiotikagabe vor Dickdarmeingriffen. Verwendet werden zumeist die Antibiotika Neomycin und Metronidazol, welche am präoperativen Tag 3-malig verabreicht werden. Mehrere aktuelle amerikanische Studien beschreiben eine Reduktion von postoperativen Infektionen im Operationsgebiet um bis zu 50 % [7]. Europäische Kritiker der oralen Antibiotikaprophylaxe allerdings warnen vor einem potenziell erhöhten Risiko einer Clostridium difficile. Die orale Antibiotikaapplikation spielt in den Deutschen Leitlinien keine Rolle.

Merke

Zusammengefasst erscheint es aktuell nachgewiesen, dass eine alleinige orthograde Darmlavage vor Dickdarmeingriffen keinen positiven Effekt auf postoperative Komplikationen hat.

Derzeit sieht es danach aus, dass eine zusätzliche orale Antibiotikagabe das Risiko von Infektionen im Operationsgebiet reduziert, wobei allerdings unklar ist, ob dies mit einer Darmlavage kombiniert werden sollte.

Stomaplanung

Bei onkologischen Rektumeingriffen und Kolektomien ist regelmäßig die Anlage eines Stomas erforderlich. Einerseits als temporär protektives, doppelläufiges Stoma, andererseits als definitives, endständiges Stoma. Generell sollten Patienten vor Eingriffen, welche die Möglichkeit einer Stomaanlage mit sich bringen, präoperativ eine Stomaberatung mit wasserfester Markierung einer oder mehrerer optimaler Stomapositionen im Bereich des M. rectus abdominis erhalten.

Präoperative Medikation

▶ **Antikoagulanzien.** Viszeralchirurgische und insbesondere onkologische Eingriffe zeichnen sich allgemein durch ein potenziell großes Blutungsrisiko aus. Daher ist eine präoperative Beendigung einer vorbestehenden, oralen Antikoagulation zwingend erforderlich. Perioperativ erfolgt meist ein Bridging mittels niedermolekularen Heparins, teilweise sogar als prophylaktische Vollantikoagulation. Wichtig ist zu beachten, dass eine Vollantikoagulation mindestens 24 Stunden präoperativ und 24–36 Stunden postoperativ pausiert werden muss. Anderenfalls entspricht das Blutungsrisiko dem einer Operation unter oraler Antikoagulation (s. Kap. 2.6).

▶ **Betablocker.** In der Regel sollten Betablocker perioperativ weitergegeben werden. Bei hoher Dosierung sollte eine Dosisreduktion erwogen werden [10] (s. Kap. 2.5).

▶ **Thrombozytenaggregationshemmer.** Elektive Eingriffe dürfen nur unter einfacher Thrombozytenaggregationshemmung durchgeführt werden. Handelt es sich bei der Einnahme von Acetylsalicylsäure um eine Primärprophylaxe, dann sollte diese mindestens 5 Tage präoperativ pausiert werden. Bei Sekundärprophylaxe nach kardiovaskulären Ereignissen sollte die Gabe perioperativ weitergeführt werden. Elektive Operationen unter dualer Thrombozytenaggregationshemmung, insbesondere nach Implantation eines Drug-eluting Stents (DES), sollten bis zur Beendigung der dualen Thrombozytenaggregationshemmung verschoben werden [10] (s. Kap. 2.5 + 2.6).

▶ **Orale Antidiabetika.** Eine präoperative antidiabetische Therapie mit dem Biguanid Metformin sollte wegen des potenziellen Risikos einer Laktatazidose 48 Stunden präoperativ pausiert werden. Allerdings ist zu beachten, dass dies häufig zu ausgeprägten präoperativen Hyperglykämien führt, welche dann die Durchführung der Operation verhindern können. Daher sollte bei diesen Patienten am Operationstag bereits frühzeitig der Blutzucker kontrolliert und mittels Insulin eingestellt werden [10] (s. Kap. 1.5).

▶ **Glukokortikoide.** Generell besteht bei perioperativer Unterbrechung einer Dauermedikation mit Glukokortikoiden (sowohl unter- als auch oberhalb der Cushing-Schwelle) das Risiko einer inadäquaten Kortisolproduktion mit konsekutiver Addison-Krise. Deshalb sollte grundsätzlich eine Dauermedikation mit Glukokortikoiden perioperativ nicht unterbrochen werden und ggf. in Abhängigkeit des operativen Traumas eine zusätzliche parenterale Kortisonsubstitution am operativen Tag erfolgen [10] (s. Kap. 1.5).

Bezüglich des Risikos einer präoperativen Kortisontherapie vor Eingriffen bei chronisch entzündlichen Darmerkrankungen auf die Inzidenz von Anastomoseninsuffizienzen besteht bislang keine eindeutige Datenlage.

Gewichtsreduktion

Die Bedeutung der Adipositas als Risikofaktor in der Viszeralchirurgie ist nach wie vor ein kontrovers diskutiertes Thema. Der weit verbreiteten Meinung, dass sich Übergewicht negativ auf die Behandlungsergebnisse nach viszeralchirurgischen Eingriffen auswirke, widersprachen mehrere große Studien seit 2003, welche zeigten, dass die Adipositas kein unabhängiger Risikofaktor für postoperative Komplikationen ist [2].

Eine große amerikanische prospektive Studie mit mehr 100 000 Patienten konnte bestätigen, dass Übergewicht und Adipositas Grad I (BMI < 35 kg/m^2) keinen Einfluss auf die postoperative Morbidität und Mortalität haben [8]. Lediglich das Risiko für Wundinfektionen zeigte sich bereits bei Übergewicht statistisch signifikant erhöht. Bei Patienten mit morbider Adipositas (BMI > 40 kg/m^2) ist im Vergleich zu Normalgewichtigen die postoperative Morbidität deutlich erhöht. Allerdings konnte diese Studie auch zeigen, dass postoperative Morbidität und Mortalität durch Untergewicht (BMI ≤ 18,5 kg/m^2) weitaus negativer beeinflusst werden als durch Übergewicht.

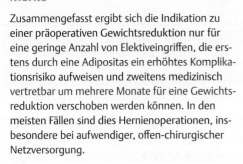

Merke

Zusammengefasst ergibt sich die Indikation zu einer präoperativen Gewichtsreduktion nur für eine geringe Anzahl von Elektiveingriffen, die erstens durch eine Adipositas ein erhöhtes Komplikationsrisiko aufweisen und zweitens medizinisch vertretbar um mehrere Monate für eine Gewichtsreduktion verschoben werden können. In den meisten Fällen sind dies Hernienoperationen, insbesondere bei aufwendiger, offen-chirurgischer Netzversorgung.

Präoperative Ernährungstherapie bei Mangelernährung

Präoperative Mangelernährung ist ein überaus häufiges und klinisch sehr bedeutendes Problem in der onkologischen Viszeralchirurgie. Die Häufigkeit von Mangelernährung wird in deutschen Krankenhäusern auf bis zu 25 % geschätzt. Das postoperative Mortalitätsrisiko für Mangelernährte ist bis zu 3-fach erhöht im Vergleich zu Normalgewichtigen [8].

Seit 2013 existiert eine entsprechende S3-Leitlinie „Klinische Ernährung in der Chirurgie", welche ausführliche Handlungsempfehlungen enthält [13]. Patienten mit schwerem metabolischen Risiko sollen vor der Operation eine Ernährungstherapie erhalten, selbst wenn die Operation verschoben werden muss. Die Indikation zur präoperativen Ernährungstherapie besteht bei

• Untergewicht (BMI ≤ 18,5 kg/m^2),

• Gewichtsverlust > 10–15 % innerhalb von 6 Monaten oder

• Proteinmangel (Serumalbumin < 30 g/L).

Grundsätzlich sollten Mangelernährte und Tumorpatienten vor großen abdominalchirurgischen Eingriffen Trinknahrung erhalten. Eine präoperative Ernährungstherapie sollte vorzugsweise vor der Krankenhausaufnahme begonnen werden. Wenn eine adäquate orale Nahrungszufuhr nicht realisierbar ist, sollte eine parenterale Ernährung erfolgen.

Da sehr viele Patienten ihren Energiebedarf in der präoperativen Phase durch eine normale Ernährung nicht adäquat decken, kann unabhängig vom Ernährungsstatus das Angebot von Trinknahrung empfohlen werden (s. Kap. 2.2).

Rauchen, Alkohol

Zahlreiche Studien konnten einen negativen Einfluss des **Rauchens** auf postoperative Komplikationen, insbesondere Wundheilungsstörungen nachweisen. Ein aktueller Cochrane Review untersuchte die Möglichkeiten einer präoperativen Intervention zum Nichtrauchen und den Effekt auf die postoperativen Komplikationen [12]. Es zeigte sich hierbei, dass eine Raucherentwöhnung mindestens 4 Wochen präoperativ begonnen und intensiv begleitet werden sollte, um das Risiko postoperativer Komplikationen signifikant zu reduzieren. Generell sollte Patienten vor einer Operation geraten werden, das Rauchen aufzugeben, wobei bislang keine Studie eindeutig nachweisen konnte, dass kurzfristige Raucherentwöhnung einen Einfluss auf postoperative Komplikationen hat.

Auch gesundheitsschädlicher Genuss von **Alkohol** ist ein nachgewiesener Risikofaktor für postoperative Komplikationen, insbesondere Wunddehiszenzen, Pneumonien und Sepsis [9]. Allerdings liegen bisher keine Studien vor, die einen positiven Effekt von präoperativer Alkoholkarenz nachweisen konnten. Letztlich sollte Patienten zur Risikominimierung eine vollständige präoperative Alkoholkarenz empfohlen werden (s. Kap. 2.4).

Literatur

[1] Chen S, Zou Z, Chen F et al. A meta-analysis of fast track surgery for patients with gastric cancer undergoing gastrectomy. Ann R Coll Surg Engl 2015; 97: 3–10

[2] Dindo D, Muller MK, Weber M et al. Obesity in general elective surgery. Lancet 2003; 361: 2032–2035

[3] Guenaga KF, Matos D, Wille-Jorgensen P. Mechanical bowel preparation for elective colorectal surgery. Cochrane Database Syst Rev 2011, CD001 544

[4] Gustafsson UO, Scott MJ, Schwenk W et al. Guidelines for perioperative care in elective colonic surgery: Enhanced Recovery After Surgery (ERAS) Society recommendations. World J Surg 2013; 37: 259–284

[5] Hubner M, Blanc C, Roulin D et al. Randomized clinical trial on epidural versus patient-controlled analgesia for laparoscopic colorectal surgery within an enhanced recovery pathway. Ann Surg 2014. Epub ahead of print

[6] Jones C, Kelliher L, Dickinson M et al. Randomized clinical trial on enhanced recovery versus standard care following open liver resection. Br J Surg 2013; 100: 1015–1024

[7] Morris MS, Graham LA, Chu DI et al. Oral antibiotic bowel preparation significantly reduces surgical site infection rates and readmission rates in elective colorectal surgery. Ann Surg 2015. Epub ahead of print

[8] Mullen JT, Moorman DW, Davenport DL. The obesity paradox: body mass index and outcomes in patients undergoing nonbariatric general surgery. Ann Surg 2009; 250: 166–172

[9] Nath B, Li Y, Carroll JE et al. Alcohol exposure as a risk factor for adverse outcomes in elective surgery. J Gastrointest Surg 2010; 14: 1732–1741

[10] Präoperative Evaluation erwachsener Patienten vor elektiven, nicht kardiochirurgischen Eingriffen. Anaesthesist 2010; 59: 1041–1050

[11] Schwenk W. Fast-Track-Rehabilitation in der Viszeralchirurgie. Chirurg 2009; 80: 690–701

[12] Thomsen T, Villebro N, Moller AM. Interventions for preoperative smoking cessation. Cochrane Database Syst Rev 2014; 3: CD002 294

[13] Weimann A, Breitenstein S, Breuer JP et al. Klinische Ernährung in der Chirurgie. Aktuelle Ernährungsmedizin 2013; 38: e155–e197

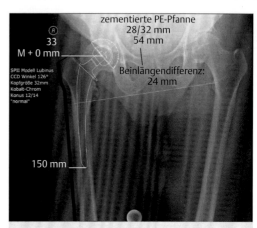

Abb. 3.1 Präoperative Prothesenplanung bei einer geplanten Hüftprothese.

3.2 Patientenvorbereitung in Unfallchirurgie und Orthopädie

M. M. Ploeger, K. Kabir, C. Burger

3.2.1 Präoperative Vorbereitung

In der Orthopädie und Unfallchirurgie werden neben notfallmäßigen und geplanten stationären Eingriffen immer häufiger ambulante Operationen durchgeführt. Je nach Eingriff sind unterschiedliche präoperative Vorbereitungen zu treffen.

Für alle drei Kategorien von Operationen stehen an erster Stelle die richtige Indikationsstellung und ausführliche Aufklärung des Patienten über den Eingriff, mögliche Alternativen und die damit verbundenen Risiken und Komplikationen.

Die **Bildgebung** sollte stets vor der Operation auf ihre Vollständigkeit überprüft werden, bei Eingriffen der Primärendoprothetik zählt hierzu außerdem eine Prothesenplanung (▶ Abb. 3.1). Geplante Operationen bieten die Möglichkeit, mit dem Patienten ausführlich das weitere postoperative Prozedere zu besprechen, so dass insbesondere bei Eingriffen in der Endoprothetik rehabilitative Maßnahmen rechtzeitig eingeleitet werden können. Orthesen, besondere Verbände oder auch Vakuumpumpen müssen schon präoperativ angefordert werden, so dass sie im Operationssaal bereitstehen. Bei komplexen Eingriffen mit neuen Systemen sollte rechtzeitig ein Vertreter der Vertriebsfirma bzw. des Herstellers zur weiteren Unterstützung intraoperativ informiert werden. Dem operativen Eingriff bzw. der gesundheitlichen Situation des Patienten entsprechend muss vorher ein Intensiv- oder Überwachungsbett angemeldet sein, damit bei Komplikationen eine gute postoperative Betreuung gewährleistet ist.

Insbesondere in der Orthopädie und Unfallchirurgie werden in den letzten Jahren immer mehr Eingriffe ambulant durchgeführt. Arthroskopien oder auch Entfernungen von Osteosynthesematerial können je nach Allgemeinzustand des Patienten ambulant operiert werden. Hierbei ist es unerlässlich, den Patienten darüber zu informieren, dass er postoperativ nicht verkehrstüchtig ist und sich zeitnah in der Ambulanz zur Verlaufskontrolle vorstellen sollte. Präoperativ erfolgt die Aufklärung, bei der der Patient auch über einen – je nach Verlauf – möglichen stationären Aufenthalt informiert werden muss und eine **Laborentnahme**:

- kleines Blutbild
- Gerinnungskontrolle
- Elektrolyte
- CRP
- Kreatinin

Merke

Auch bei kleinen Eingriffen, bei denen es postoperativ zu stärkeren Nachblutungen kommen kann, sollte der Patient sicherheitshalber einen kurzen stationären Aufenthalt einplanen. Dies gilt insbesondere für Patienten, die blutverdünnende Medikamente einnehmen.

Notfallmäßige Operationen erfordern eine schnelle und zügige Operationsvorbereitung des Patienten. Sofern der Patient wach, ansprechbar und kardiopulmonal stabil ist, muss eine schriftliche bzw. mündliche Aufklärung durch den Chirurgen erfolgen. Je nach Eingriff und dem damit verbundenen Blutungsrisiko müssen neben der Blutentnahme außerdem Kreuzblut abgenommen sowie Erythrozytenkonzentrate auf Notfall bestellt werden. Gerade bei älteren Patienten, die häufig blutverdünnende Medikamente einnehmen, muss der Gerinnung eine besondere Beachtung geschenkt werden, so dass präoperativ ggf. gerinnungsfördernde Maßnahmen eingeleitet werden können, wie z. B. die Gabe von Fresh Frozen Plasma oder Vitamin K. Zielführend ist in der Regel präoperativ ein Quick-Wert > 40 %, bei geplanter endoprothetischer Versorgung ist ein Quick-Wert > 60 % wünschenswert (s. Kap. 2.6).

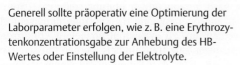

Merke

Generell sollte präoperativ eine Optimierung der Laborparameter erfolgen, wie z. B. eine Erythrozytenkonzentrationsgabe zur Anhebung des HB-Wertes oder Einstellung der Elektrolyte.

Der angestrebte HB-Wert hängt einerseits von den Vorerkrankungen des Patienten ab, andererseits auch von dem zu erwartenden Blutungsrisiko, so dass ggf. Rücksprache mit dem Operateur bezüglich einer Auftransfundierung gehalten werden sollte (s. Kap. 2.3).

Aufgrund von Osteosynthesematerialien und Prothesen spielen in der Orthopädie und Unfallchirurgie Metallallergien eine wichtigere Rolle als in manch anderen Bereichen der Medizin. Bei ca. 12 % der Bevölkerung wird eine zunehmende Sensibilisierung gegen Kontaktallergene wie Nickel, Kobalt oder Chrom nachgewiesen – diese Metalle sind in fast allen orthopädischen Implantaten aus Edel-

stahl enthalten. Eine wirkliche Implantatunverträglichkeit scheint jedoch sehr viel seltener zu sein, genaue Zahlen sind aktuell nicht sicher zu benennen. Trotzdem sollte eine mögliche Allergie vor einer geplanten Prothesenimplantation abgefragt und ggf. getestet werden [7].

Praxis

Checkliste zur präoperativen Patientenvorbereitung in der Orthopädie/Unfallchirurgie:
- Labor (Gerinnung, HB, Elektrolyte, Kreatinin, CRP, Leukozyten)
- Röntgenbilder, MRT, CT, ggf. Prothesenplanung
- Aufklärung chirurgisch/anästhesiologisch
- IMC/Intensivbetten anmelden

3.2.2 Allgemeine Anforderungen im Operationssaal

Unabhängig davon, ob Eingriffe geplant oder notfallmäßig stattfinden, sind im Operationssaal stets dieselben Standards einzuhalten. Insbesondere in der Gelenkchirurgie, wenn es um den Einsatz von Implantaten oder Osteosynthesematerial geht, muss ein besonders hoher und konsequenter Hygienestandard gewahrt werden, da die Therapie infizierter Gelenke sehr langwierig und komplikationsreich sein kann. Die Infektionsrate nach osteosynthetischer Versorgung wird auf 5–10 % geschätzt, nach Primärendoprothesen auf ungefähr 1–3 % [2].

Bei geplanten Operationen muss ein besonderes Augenmerk auf das Operationsfeld gelegt werden. Kontaminierte Hautverletzungen und Hautveränderungen stellen eine Kontraindikation bei geplanten Operationen dar. Salben, Cremes und Make-up sollten im weiteren Operationsbereich vollständig entfernt werden, am besten empfiehlt man dem Patienten, am Vorabend zu duschen. Von ausgiebigem Baden und Waschen mit desinfektionsmittelhaltigen Seifen sollte hingegen abgeraten werden [8].

Merke

Vor jedem Eingriff erfolgt ein kurzes Time-out, bei dem sowohl Operateur als auch Anästhesist und Pflegekräfte den Eingriff, die zu operierende Seite und die Vollständigkeit der Implantate überprüfen.

Schmuck

Sowohl der Operateur als auch der Patient sollten jeglichen Schmuck im Operationsbereich oder an den Händen, wie z. B. Ringe, Ohrringe, Piercings etc., entfernen, da hier eine erhöhte Keimbelastung nachgewiesen werden konnte [3], [6].

Präoperative Rasur

Eine Rasur im Operationsgebiet sollte nur durchgeführt werden, wenn es zu einer mechanischen Störung der Haare kommen kann. Falls dies erforderlich ist, sollte die Rasur erst kurz vor Operationsbeginn erfolgen, da gezeigt werden konnte, dass Rasuren am Vorabend oder 24 Stunden vorher mit einem deutlich höheren Infektionsrisiko einhergehen [3], [10].

Steriles Abwaschen und Abdecken

Bevor der Patient bzw. das Operationsfeld steril abgewaschen wird, sollte eine Vorwaschung mit einem Antiseptikum erfolgen. Gerade in der Unfallchirurgie weisen die Wunden häufig starke makroskopische Verschmutzungen auf.

Das sterile Abwaschen erfolgt bei offenen Wunden mit einem Schleimhautantiseptikum, bei geschlossenem Hautniveau mit einem gefärbten Hautantiseptikum. Das sterile Abdecken des Operationsfelds soll eine Barriere zwischen Keimen der Haut und der Operationswunde bewirken. So muss für jeden orthopädischen/unfallchirurgischen Eingriff ein spezifisches Abdecken des Operationsgebiets erfolgen [5]. Bei Operationen an den oberen oder unteren Extremitäten werden Hände bzw. Füße mit sterilen Stoffmanschetten oder sterilen Handschuhen abgedeckt.

Ein intraoperatives Röntgen erfolgt nur mit einem steril abgedeckten Röntgengerät. Hierbei muss vor allem beim Durchschwenken des C-Bogens darauf geachtet werden, dass dieser mit einem zusätzlichen sterilen Tuch abgedeckt wird, da durch das Durchschwenken unter dem Operationstisch hindurch die Sterilität nicht mehr gewahrt ist.

Blutleeremanschette

Bei bestimmten Operationen an den Extremitäten, wie z. B. Arthroskopien am Knie oder Handgelenk, kann das Operieren in Blutleere von Vorteil sein. Zu den Kontraindikationen zum Operieren mit Blutleeremanschette zählen eine PAVK, Diabetes oder In-

fektionen. Beim Anlegen der Blutleeremanschette ist darauf zu achten, dass das Eindringen von Flüssigkeiten unter die Manschette verhindert wird, da es dadurch zu verbrennungsähnlichen Hautverätzungen kommen kann [9]. Außerdem zeigt sich häufig postoperativ eine vermehrte Schwellung aufgrund der Reperfusion der Extremität.

Antibiotikagabe

Operationen, bei denen Fremdmaterial wie z. B. Platten oder Prothesen implantiert wird sowie bei initial stark verschmutzten Wunden empfiehlt sich eine Single-Shot-Antibiotikagabe ca. 30 Minuten präoperativ zur Infektprophylaxe [1]. Je nach Dauer der Operation kann eine weitere Gabe des Antibiotikums erfolgen, damit eine sichere Antibiotikakonzentration bis zur Hautnaht gewährt ist. Bei präoperativem Infektverdacht werden zunächst Proben bzw. Abstriche entnommen, bevor das Antibiotikum verabreicht wird (s. Kap. 4.1).

Verband

Der Verband nach der Operation wird unter sterilen Bedingungen angelegt. Erst danach wird die sterile Abdeckung entfernt, um dann ggf. noch einen Kompressionsverband anzulegen.

3.2.3 Postoperative Besonderheiten

Je nach intraoperativer Blutung sollte ca. 6 Stunden postoperativ eine HB-Kontrolle durchgeführt werden, um zu evaluieren, inwiefern Erythrozytenkonzentrate transfundiert werden müssen. Die Literatur zeigt, dass Patienten mit einem postoperativ höheren HB ein besseres Outcome haben [4]. Außerdem wird der Patient am Operationstag zur Gips- oder Verbandskontrolle bzw. zur Dokumentation der peripheren Durchblutung, Sensibilität und Motorik visitiert.

Bei ambulanten Patienten sollte ein zeitnaher Termin in der Ambulanz oder bei niedergelassenen Kollegen zur postoperativen Kontrolle vereinbart werden.

Literatur

[1] Classen DC, Evans RS, Pestotnik SL et al. The timing of prophylactic administration of antibiotics and the risk of surgical-wound infection. N Engl J Med 1992; 326: 281–286, DOI: 10.1056/nejm199 201 303 26 0501

[2] Darouiche RO. Device-associated infections: a macroproblem that starts with microadherence. Clin Infect Dis 2001; 33: 1567–1572, DOI: 10.1086/323130

[3] Deutsche Gesellschaft für Krankenhaushygiene. Krankenhaushygiene. Wiesbaden: mhp; 1998

[4] Diamond PT, Conaway MR, Mody SH et al. Influence of hemoglobin levels on inpatient rehabilitation outcomes after total knee arthroplasty. J Arthroplasty 2006; 21: 636–641, DOI: 10.1016/j.arth.2005.09.006

[5] Harnoss JC, Partecke LI, Heidecke CD et al. Concentration of bacteria passing through puncture holes in surgical gloves. Am J Infect Control 2010; 38: 154–158, DOI: 10.1016/j.ajic.2009.06.013

[6] Hayes JH. Ring use as a risk factor for hand colonization in a surgical intensive care unit. In: 41st Annual Interscience Conference on Antimicrobial Agents and Chemotherapy 2001, Dec 16–19; Chicago, IL, USA

[7] Rau C, Thomas P, Thomsen PDM. Metallallergie bei Patienten vor bzw. nach endoprothetischem Gelenkersatz. Der Orthopäde 2008; 37: 102–110

[8] Rotter ML, Larsen SO, Cooke EM et al. A comparison of the effects of preoperative whole-body bathing with detergent alone and with detergent containing chlorhexidine gluconate on the frequency of wound infections after clean surgery. The European Working Party on Control of Hospital Infections. J Hosp Infect 1988; 11: 310–320

[9] Rudolph H, Gärtner J, Studtmann V. Hautschäden nach Verwendung von Blutleeremanschetten. In: Unfallchirurgie. Berlin: Springer; 1990: 244–251

[10] Seropian R, Reynolds BM. Wound infections after preoperative depilatory versus razor preparation. Am J Surg 1971; 121: 251–254

3.3 Patientenvorbereitung in der Gefäßchirurgie

N. Tsilimparis, F. Heidemann, E. S. Debus

3.3.1 Einleitung

Gefäßchirurgische Patienten unterscheiden sich in der präoperativen Vorbereitung von anderen chirurgischen Patienten, weil eine besondere Beachtung kardiovaskulärer Risikofaktoren und die Optimierung der perioperativen medikamentösen Therapie von spezieller Bedeutung sind. Diese Patienten weisen in der Regel eine generalisierte Arteriosklerose auf, welche sich u. a. in den Herzkranzgefäßen, den hirnversorgenden Gefäßen, der Aorta und den Extremitätengefäßen manifestieren kann. Aufgrund dieser arteriosklerotischen Veränderungen sowie der damit zusammenhängenden Folgeerkrankungen wie arterieller Hypertonus, Diabetes mellitus oder chronische Niereninsuffizienz haben Patienten ein erhöhtes Risiko für mannigfache perioperative Komplikationen wie kardiopulmonale, renale und thromboembolische oder Blutungsereignisse.

Das erhöhte Risiko für das Auftreten kardiovaskulärer Ereignisse hat folgende **Ursachen**:

- kardiale Vorbelastung gefäßchirurgischer Patienten
- intraoperative Volumenverschiebung aufgrund von Blutverlust während eines Gefäßeingriffs
- operative Stressreaktion mit vegetativer Dysregulation

Da die Komorbidität des Gefäßpatienten primär von der kardiovaskulären Gesamtsituation des Patienten gekennzeichnet ist, muss er vor einer invasiven Therapie einer sorgfältigen Risikoabklärung unterzogen werden. Hierzu haben sich Scores bewährt, die sich zunehmend etablieren.

Als **prädiktive Faktoren** für postoperative kardiovaskuläre Ereignisse gelten folgende Vorerkrankungen:

- Herzinsuffizienz (verminderte linksventrikuläre Funktion)
- koronare Herzerkrankung
- Klappenvitien (insbesondere Aorten-/Mitralstenosen)
- Arrhythmien

Die präoperative Abklärung und Therapie dieser Organsysteme im Hinblick auf die perioperative Risikoevaluation und das postoperative Outcome unter Fast-Track-Bedingungen wird im Folgenden dargestellt.

3.3.2 Allgemeine Risikoabschätzung

Die allgemeine präoperative Risikoabklärung ist ein wesentlicher Bestandteil vor jeder Operation und umfasst vor allem Haupt- und Nebenerkrankungen, Medikamenten-, Blutungs- und Allergieanamnese sowie Kenntnisse über die Leistungsfähigkeit, gemessen in metabolischen Äquivalenten (MET). Eine ausreichende Belastbarkeit wird nach diesem Konzept in > 4 MET gesehen (Treppensteigen über 1 Stockwerk, leichte Hausarbeit möglich – entsprechend Belastung > 100 W2), eine schlechte darunter. Neben Anamnese und körperlicher Untersuchung sind individuell weiterführende Maßnahmen wie z. B. laborchemische Untersuchungen und EKG erforderlich. Dies dient in der Gesamtheit dem Erfassen von Organsystemen und Fehlfunktionen, d. h. dem patientenbezogenen Risiko. Zusammen mit dem Risiko des geplanten Eingriffs und des geplanten Anästhesieverfahrens ergeben sich daraus das perioperative Risiko und die daraus resultierenden Maßnahmen zum perioperativen Risikomanagement.

Merke

Grundsätzlich gilt dabei, dass jede diagnostische Maßnahme mit dem kleinstmöglichen invasiven Aufwand durch einen relevanten Informationsgewinn gerechtfertigt sein muss und nur dann sinnvoll ist, wenn sie Einfluss auf das perioperative Management nimmt.

Im Rahmen des Fast-Track-Konzepts beginnt neben der Risikoevaluation bereits präoperativ eine Therapie der Komorbiditäten, um die „Gesamtperformance" des Patienten präoperativ so weit wie möglich zu optimieren.

3.3.3 Kardiale Risikoabschätzung

Die kardiale Abklärung ist ein zentraler Bestandteil der präoperativen Risikoabschätzung. Die European Society of Cardiology (ESC) und die European Society of Anaesthesiology (ESA) sowie das American College of Cardiology (ACC) und die American Heart Association (AHA) haben 2014 die neuen Leitlinien zur präoperativen kardialen Risikoeinschätzung bei nichtkardiochirurgischen Eingriffen herausgegeben [11], [18].

Die Gesamtkomplikationsrate für nichtkardiochirurgische Eingriffe liegt weltweit bei etwa 7–11 % und bei einer Mortalität von 0,8–1,5 % [15]. Bis zu 42 % dieser Komplikation sind kardialer Genese [7].

Nichtkardiochirurgische Eingriffe werden – wie in ▶ Tab. 3.3 ersichtlich – nach ihrem kardialen Risiko in 3 Schweregrade eingeteilt [18]. Praktisch alle arteriellen gefäßchirurgischen Eingriffe, mit Ausnahme der Karotisrekonstruktion, tragen ein hohes kardiales Risiko. Besondere Erwähnung verdient dabei, dass nicht nur die Aortenchirurgie, sondern auch die peripheren Revaskularisationen einem hohen kardialen Risiko unterliegen. Obwohl die infrainguinalen Rekonstruktionen als weniger invasiv als aortenchirurgische Eingriffe gelten, umfassen sie ein mindestens gleich großes kardiales Risiko. Grund dafür ist die höhere Koinzidenz von Diabetes, Niereninsuffizienz, KHK und Alter.

Score-Systeme zur Risikostratifizierung

Gemäß der aktuellen europäischen und amerikanischen Leitlinien [11], [18] zur präoperativen Risikoabschätzung werden Risiko-Scores zur Risikostratifizierung empfohlen. Hierfür sollten insbesondere der Revised Cardiac Risk Index (RCRI) und das Model des American College of Surgeons National Surgical Quality Improvement Program (ACS NSQIP) genutzt werden.

Der Revised Cardiac Risk Index (RCRI) von Lee et al. [19] wurde 1999 entwickelt, um postoperative Herzinfarkte, höhergradige AV-Blockierungen, Lungenödeme, Kammerflimmern und Herzstillstand abzuschätzen (http://www.mdcalc.com/revised-cardiac-risk-index-for-pre-operative-risk/). Er besteht aus den folgenden **6 Variablen**:
- Art des Eingriffs (suprainguinale Gefäßeingriffe, intraperitoneale und intrathorakale Eingriffe)
- bekannte ischämische Herzerkrankung
- bekannte Herzinsuffizienz
- bekannte zerebrovaskuläre Erkrankungen (Zustand nach Schlaganfall oder TIA)
- präoperativer insulinpflichtiger Diabetes mellitus
- chronische Niereninsuffizienz (Kreatinin > 2 mg/dl)

Tab. 3.3 Kardiale Risikostratifizierung operativer Eingriffe.

niedriges Risiko < 1 %	mittleres Risiko 1–5 %	hohes Risiko > 5 %
Zahneingriffe	Karotiseingriffe (TEA oder Stent)	Aortenchirurgie oder großer gefäßchirurgischer Eingriff
Eingriffe an der Körperoberfläche	PTA	• offene untere Extremität • Revaskularisation • Amputation • Thrombektomie
Brustchirurgie	endovaskuläre Aortenaneurysma-Ausschaltung	

Das **kardiale Risiko** errechnet sich aus der Anzahl der genannten Variablen:

- 0 = 0,4 %
- 1 = 0,9 %
- 2 = 6,6 %
- ≥ 3 = > 11 %

Ein neues Prädiktionsmodell wurde 2011 durch Gupta et al. [14] auf Grundlage der NSQIP-Datenbank (http://www.surgicalriskcalculator.com/miorcardiacarrest) erstellt.

Die **5 Prädiktoren** für perioperativen Myokardinfarkt oder Herzstillstand waren:

- Art des Eingriffs
- funktionaler Status
- Kreatininerhöhung > 1,5 mg/dl
- ASA-Klassifikation
- Alter

Der RCRI wurde von der Vascular Study Group of New England (VSG) an elektiven und dringlichen vaskulären Eingriffen untersucht und konnte ein allgemein unterschätztes kardiales Komplikationsrisiko für dieses Patientengut nachweisen [2]. Daraufhin wurde von der Arbeitsgruppe der VSG-Cardiac-Risk-Index entwickelt, welcher kardiale Komplikationen für gefäßchirurgische Eingriffe genauer vorhersagt. Er besteht aus folgenden **Variablen**:

- Nikotinkonsum
- Alter
- insulinabhängiger Diabetes mellitus
- KHK
- Herzinsuffizienz
- Zustand nach aortokoronarem Bypass oder PCI
- COPD
- Kreatinin > 1,8 mg/dl
- Langzeitbehandlung mit Betablockern

Diagnostik

Die präoperative kardiale Diagnostik dient der Abklärung der linksventrikulären (LV)-Funktion, Myokardischämie und Klappenanomalien, welche das perioperative kardiale Outcome wesentlich beeinflussen. Hierzu stehen laborchemische Untersuchungen, EKG und TTE, sowie weitere führende Diagnostik wie Stress-Tests, CT, MRT oder Koronarangiografie zur Verfügung.

Als Biomarker für Myokardischämie und Herzinsuffizienz gelten kardiale Troponine und das (pro) BNP. Eine Routineuntersuchung der Biomarker vor gefäßchirurgischen Eingriffen wird nicht empfohlen, jedoch sollte eine Bestimmung bei Hochrisikopatienten (MET ≤ 4 oder ein RCRI-Wert > 1 bei gefäßchirurgischen Eingriffen) erwogen werden [11], [18].

Ein EKG als Routineuntersuchung generell vor Operationen ist nicht erforderlich, da es das perioperative Outcome, vor allem bei Patienten mit niedrigem Operationsrisiko ohne relevante Vorerkrankungen, nicht verbessert. Bei Eingriffen mit hohem kardialen Operationsrisiko sollte das EKG jedoch immer als kardiale Basisdiagnostik dienen. Auch Patienten mit mittlerem Operationsrisiko und kardialen Risikofaktoren sollten ein EKG erhalten (s. Kap. 2.1).

Weitere Indikationen sind Patienten mit

- symptomatischer ischämischer Herzerkrankung,
- Herzinsuffizienz,
- ICD-Träger,
- Patienten mit Herzrhythmusstörungen oder Klappenvitien [11], [18].

Auch Erkenntnisse über die LV-Funktionen können für die präoperative Risikoabschätzung von großem Interesse sein. Dies kann mittels vielfältiger Methoden erfolgen, z. B. SPECT, MRT oder eine transthorakale Echokardiografie (TTE). Die zugänglichste und vielseitigste Methode ist die TTE. Eine routinemäßige TTE-Untersuchung ist gemäß den aktuellen Leitlinien nicht empfohlen, sollte jedoch vor Hochrisikoeingriffen erwogen werden, da LV-Dysfunktionen und Klappenvitien mit Major Cardiac Events (MACE) assoziiert sind [26]. Auch bei Patienten mit kardiopulmonaler Verschlechterung unklarer Genese und nicht abgeklärtem Herzgeräusch sowie Patienten mit bekannter Herzinsuffizienz und progredienter Symptomatik innerhalb 1 Jahres sollten ein TTE erhalten.

Zur nichtinvasiven erweiterten kardialen Diagnostik gehören in erster Linie das Belastungs-EKG sowie die Stress-Echokardiografie und die Myokardszintigrafie. Erste Wahl für belastbare Patienten ist das Belastungs-EKG mit Fahrradergometer. Dieses gibt Informationen über Blutdruck, Herzfrequenz und mögliche ST-Streckenveränderungen in Abhängigkeit von der Belastung. Zeigen sich bereits bei niedriger Belastung ischämietypische Veränderungen, so steigt das perioperative Risiko für kardiale Ereignisse signifikant.

Dipyridamole, Adenosin oder Dobutamin werden zur pharmakologischen Stresstestung in Kombination mit kardialer Myokardszintigrafie oder TTE genutzt. Hierbei werden Untersuchungen in Ruhe und unter Belastung zur Darstellung von reversiblen und fixierten Defekten des Myokards gemacht.

Eine kardiale Stresstestung ist bei asymptomatischen Patienten vor Hochrisikoeingriff empfohlen, welche mehr als 2 kardiale Risikofaktoren und eine Belastungskapazität < 4 MET haben. Zudem sollte eine Stresstestung bei Patienten mit Mittel- bis Hochrisikoeingriffen mit 1–2 Risikofaktoren und < 4 MET erwogen werden [18].

Neuere Methoden sind das kardiale MRT und das koronare CT. Das kardiale MRT kann ebenfalls zur Ischämiedetektion genutzt werden. Dabei kann sowohl die Perfusion als auch die Wandbewegung während Ruhe und Stress dargestellt werden [22]. Bisher gibt es nur eine geringe Datenlage zum MRT im präoperativen Setting und zur Risikostratifizierung vor nichtkardialen Eingriffen.

Das koronare CT lässt anhand der Kalziumablagerungen Rückschlüsse auf eine vorhandene KHK zu. Es dient somit ebenfalls dem nichtinvasiven Ausschluss einer KHK bei Patienten mit niedrigem Arterioskleroserisiko. Aufgrund der fehlenden Invasivität, verglichen mit einer Koronarangiografie, könnte es in Zukunft eine Option zum präoperativen KHK-Ausschluss werden. Bisher gibt es jedoch kaum Daten zur Effektivität im Bereich der präoperativen Settings.

Die invasivste kardiale Diagnostik ist die Koronarangiografie. Die Indikation zur präoperativen Koronarangiografie entspricht derjenigen im nichtchirurgischen Setting. Eine routinemäßige Koronarangiografie ist demnach vor einer Operation nicht empfohlen. Die Durchführung sollte bei akutem Myokardinfarkt, NSTEMI und instabiler AP trotz optimaler medikamentöser Behandlung erfolgen [18]. Erwogen werden sollte dies auch bei stabiler AP vor Mittel- und Hochrisikoeingriffen und bei pathologischer vorangegangener Stresstestung. Zur präoperativen Risikoeinschätzung kardiovaskulärer Begleiterkrankungen s. a. Kap. 1.1.

3.3.4 Pulmonale Risikoabschätzung

Pulmonale Komplikationen zählen zu den häufigsten perioperativen Komplikationen und lassen sich beispielsweise in folgende **Majorkomplikationen** einteilen [6]:

- Atemversagen
- verlängerte mechanische Ventilation
- Pneumonie

Minorkomplikationen sind z. B. Atelektasen [6].

Die Inzidenzzahlen für perioperative pulmonale Komplikationen schwanken deutlich und liegen für nichtthoraxchirurgische Eingriffe bei 2–19 % sowie für herz- und thoraxchirurgische Eingriffe bei 8–39 % [10]. Die Unterschiede der Inzidenzen lassen sich durch verschiedene Definitionen der pulmonalen Komplikationen erklären.

> **Merke**
>
> Die Risiken für die Entwicklung pulmonaler Komplikationen lassen sich in patientenbezogene Faktoren und prozedurbezogene Faktoren unterteilen.

Prozedurbezogene Risikofaktoren betreffen vor allem das Operationsgebiet. Thorax- und abdominalchirurgische Eingriffe im Allgemeinen sowie aortenchirurgische Eingriffe im Speziellen zählen zu den Hochrisikoeingriffen für postoperative pulmonale Komplikationen (PPC). Daneben gelten u. a. Notfalleingriffe, Eingriffe in Allgemeinanästhesie, multiple Transfusionen und eine Operationsdauer > 3 Stunden als weitere prozedurbezogene Aspekte. Die wichtigsten patientenbezogenen Risikofaktoren sind zunehmendes Alter und die ASA-Klassifikation. Außerdem gelten u. a. vorbestehende Lungenerkrankungen wie COPD, Rauchen sowie die neuerlich identifizierten Faktoren OSAS und PAH zu den patientenbezogenen Risikofaktoren [29].

Diagnostik

Gemäß dem American College of Physicians (ACP) ist eine Lungenpathologie bereits durch Anamnese und körperliche Untersuchung diagnostizierbar [28]. Neben der Anamnese pulmonaler Erkrankungen, Raucheranamnese sowie klinischen Zeichen wie Zyanose, Dyspnoe und pathologischem Auskultationsbefund können bereits einfache Untersuchungen wie Pulsoxymetrie und venöse Blutgasanalyse Aufschluss über Störungen des Atemtrakts geben.

Weiterführende Diagnostik wie Spirometrie und Spiroergometrie sind generell nicht notwendig und finden vor allem in der Thoraxchirurgie ihren Einsatz. Auch das Thoraxröntgenbild gehört mittlerweile nicht mehr zur präoperativen Diagnostik, da es nur eine geringe Aussagekraft und somit meist keine therapeutische Konsequenz hat [18]. Eine Indikation besteht nur, wenn Verdachtsdiagnosen mit perioperativer Konsequenz wie Pneumonie, Erguss oder Atelektasen festgestellt oder ausgeschlossen werden sollen. Eine präoperative Lungenfunktionsdiagnostik ist daher nur bei Patienten mit neu aufgetretenen Erkrankungen bzw. mit Verdacht auf akut symptomatische pulmonale Erkrankungen zur Schweregradeinschätzung und Therapiekontrolle indiziert (s. Kap. 2.1).

Risikostratifizierung

Die ACP haben Skalen zur Abschätzung des Auftretens von postoperativen pulmonalen Komplikationen erarbeitet. Danach werden aortale Rekonstruktionen mit dem höchsten Risiko-Score im Vergleich zu allen anderen nichtkardialen Eingriffen assoziiert [6]. 2009 wurde der Respiratory Failure Index aktualisiert und stellt heute eine sehr sichere Möglichkeit zur Risikostratifizierung und Identifikation von Hochrisikopatienten dar. Hierbei zeigt sich, dass die Aneurysmachirurgie ein unabhängiger Risikofaktor ist. Für das pulmonale Risiko bei peripherer Gefäßchirurgie wurde ein multifaktorieller Risiko-Score entwickelt. Patienten mit einem Score > 40 haben demzufolge ein höher als 30 %-iges Risiko, eine postoperative respiratorische Insuffizienz zu entwickeln. Zur präoperativen Risikoeinschätzung pulmonaler Begleiterkrankungen s. a. Kap. 1.2.

3.3.5 Renale Risikoabschätzung

Die chronische Niereninsuffizienz gehört zu den typischen Komorbiditäten von Patienten mit Gefäßerkrankungen. Funktionseinschränkungen der Niere können selbst bei noch unauffälliger Klinik und blander Laborchemie vorliegen. Dies macht eine genaue Anamnese der Risikofaktoren, wie arterieller Hypertonus und Diabetes mellitus, sehr wichtig.

Die Inzidenz des akuten Nierenversagens bei nichtkardiochirurgischen Eingriffen und Patienten mit normalem Serumkreatinin liegt bei 0,8–1 %. Gefäßchirurgische Eingriffe gehören auch hier zu den führenden Eingriffen mit postoperativem Nierenversagen. Es konnten u. a. Hochrisikoeingriffe wie suprainguinale Gefäßrekonstruktionen und das Vorhandensein einer PAVK als unabhängige präoperative Prädiktoren aufgezeigt werden [17].

Bei bereits präoperativ bestehender Niereninsuffizienz steigt das Risiko für ein perioperativ akutes (auf chronisches) Nierenversagen deutlich. In einer prospektiven Analyse von n = 2347 Patienten (Serumkreatinin < 2,27 mg/dl) mit offen-chirurgischer Versorgung eines abdominellen Aortenaneurysmas (AAA) entwickelten 6 % ein akutes Nierenversagen. Assoziiert war dies neben einem Alter > 75 Jahre, einem symptomatischen sowie juxta-/suprarenalen AAA, Hypertonus und Lungenerkrankungen mit einem präoperativ erhöhten Serumkreatinin (> 1,7 mg/dl) [13].

Diagnostik

Folgende **Laborparameter** dienen der präoperativen Abschätzung der Nierenfunktion:
- Kreatinin
- GFR
- Harnstoff
- Natrium
- Kalium

Aus Anamnese, geplantem Eingriff sowie Laborparametern lassen sich eine präexistente Nierenfunktionseinschränkung sowie das Risiko für ein perioperativ akutes Nierenversagen inklusive einer kontrastmittelinduzierten Nephropathie abschätzen.

Risikostratifizierung

Der Einfluss präoperativer Risikofaktoren auf die Entwicklung eines akuten Nierenversagens wurde besonders gut bei herzchirurgischen Patienten untersucht, so dass Modelle zur Risikostratifizierung hauptsächlich an herzchirurgischen Patienten etabliert wurden [31].

Kheterpal et al. [17] haben einen Risiko-Index anhand einer allgemeinchirurgischen Population entwickelt, den General Surgery Acute Kidney Risk Index.

Dieser besteht aus folgenden **Risikofaktoren**:
- Alter > 56 Jahre
- männliches Geschlecht
- aktive kongestive Herzinsuffizienz
- Aszites
- Hypertonus
- Notfalleingriff
- milde bis moderate Niereninsuffizienz
- nicht insulinpflichtiger Diabetes mellitus

Aus diesen Faktoren werden **5 Risikoklassen** unterteilt: Mit zunehmender Anzahl der Risikofaktoren steigt die Inzidenz des akuten Nierenversagens in Prozent:
- Klasse I (0–2 Risikofaktoren) = 0,2
- Klasse II (3 Risikofaktoren) = 0,8
- Klasse III (4 Risikofaktoren) = 1,8
- Klasse IV (5 Risikofaktoren) = 3,3
- Klasse V (6 Risikofaktoren) = 8,9

Zur präoperativen Risikoeinschätzung renaler Begleiterkrankungen s. a. Kap. 1.4

3.3.6 Blutung und thrombembolische Ereignisse

Gefäßmedizinische Patienten nehmen aufgrund ihrer arteriosklerotischen Erkrankungen in der Regel Thrombozytenaggregationshemmer (TAH), ggf. kann auch eine duale TAH indiziert sein.

Aufgrund von Komorbiditäten wie Vorhofflimmern, Vitien mit Klappenersatz oder tiefer Beinvenenthrombose kann zudem die Indikation zur Antikoagulation mit Vitamin-K-Antagonisten oder den neuen oralen Antikoagulanzien (NOAC) bestehen.

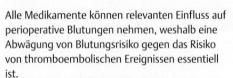

Merke

Alle Medikamente können relevanten Einfluss auf perioperative Blutungen nehmen, weshalb eine Abwägung von Blutungsrisiko gegen das Risiko von thromboembolischen Ereignissen essentiell ist.

Hieraus wiederum resultiert die Entscheidung über eine mögliche Pausierung der Medikation oder – im Falle der oralen Antikoagulation – über eine Bridging-Therapie mit Heparin.

Diagnostik

In Bezug auf die präoperative Diagnostik und Risikostratifizierung gibt es unterschiedliche Empfehlungen. Insgesamt ist die Datenlage gering, so dass auch die Leitlinien geringe Evidenzgrade haben.

Einheitlich wird die Notwendigkeit einer ausführlichen **präoperativen Blutungsanamnese** gesehen. Diese sollte vor allem Folgendes umfassen:

- aktuelle operative Eingriffe mit resultierenden Blutungskomplikationen
- Frage nach Blutungsneigung
- Familienanamnese
- Medikamentenanamnese mit Hinblick auf OAK und TAH

Die Meinungen zum präoperativen Routine-Screening auf Gerinnungsstörungen mithilfe von INR, pTT und Thrombozytenzahl ist jedoch widersprüchlich. So empfiehlt das British Committee for Standards in Haematology bei negativer Blutungsanamnese keine Gerinnungsdiagnostik [4]. Hingegen empfehlen verschiedene Gesellschaften [5] auch bei negativer Blutungsanamnese eine Basisdiagnostik mit pTT, INR und Thrombozytenzahl. Diese Empfehlungen beruhen auf folgenden Überlegungen:
- Möglichkeit von bestehenden angeborenen oder erworbenen Gerinnungsstörungen
- Notwendigkeit eines Baseline-Tests/Ausgangswerts im Falle einer perioperativen Blutungskomplikation
- Nutzen der Thrombozytenzahl zur Beurteilung einer heparininduzierten Thrombozytopenie bei perioperativer Heparingabe

Insbesondere sollten Patienten mit ASA ≥ 3 sowie schweren Organdysfunktionen oder KHK vor größeren operativen Eingriffen sowie bei Eingriffen mit zu erwartendem hohen Blutverlust eine Diagnostik erhalten [5].

Risikostratifizierung Blutungsrisiko

Die Erstellung von evidenzbasierten Scores zur Risikostratifizierung des perioperativen Blutungsrisikos von Patienten ist aufgrund der multifaktoriellen Genese und der lückenhaften Literatur schwierig. Bisher gibt es keine im perioperativen Setting validierten Scores.

Für die Risikostratifizierung müssen dabei diverse Aspekte berücksichtigt werden. So wird zunächst in patienten- und prozedurbezogene Faktoren unterschieden [12].

Zu den patientenbezogenen Variablen zählen u. a. die Einnahme von Antikoagulanzien und TAH inklusive deren zeitlicher Nähe zum Eingriff, welche eine Prozedur mit vermeintlich niedrigem Blutungsrisiko, z. B. Polypektomien, deutlich verkomplizieren können.

Die patientenbezogenen Faktoren können zudem in Scores abgebildet werden. Im sog. Bleed-MAP-Risiko-Score zeigten sich die 4 Parameter positive Blutungsanamnese, Vorhandensein mechanischer Herzklappen in Mitralposition, aktives Krebsleiden und postoperative Thrombozytopenie korreliert mit erhöhter perioperativer Blutung [30].

Auch der eigentlich unter OAK bei Vorhofflimmern für das Blutungsrisiko entwickelte HAS-BLED-Score kann das Blutungsrisiko während der Bridging-Therapie mit Heparinen vorhersagen [23]. Er besteht aus den folgenden **Items**:

* Bluthochdruck
* abnormale Leber-/Nierenfunktion
* Schlaganfall
* Blutungsgeschichte oder -disposition
* instabiler INR-Wert
* Alter > 65 Jahre
* Drogen-/Alkoholabusus

Für die prozedurspezifischen perioperativen Blutungsrisiken steht wenig Literatur zur Verfügung. Demnach wurden anstelle eines Scores in den Leitlinien von Douketis et al. [8] Eingriffe identifiziert, welche mit einem erhöhten Blutungsrisiko unter Antikoagulation und Plättchenhemmung einhergehen. Dazu gehören Eingriffe an stark vaskularisierten Organen und Eingriffe mit großem Gewebetrauma.

Risikostratifizierung thromboembolischer Ereignisse

Für das perioperative Assessment gibt es keine validierten Risiko-Scores für thromboembolische Ereignisse. Trotz fehlender perioperativer Testung wird jedoch bei VHF-Patienten zur Risikostratifizierung der CHADS 2-Score angewendet. **Relevante Informationen** für die Einschätzung perioperativer thromboembolischer Ereignisse sind für die verschiedenen Indikationsgruppen u. a.:

* Zeitpunkt der letzten TVBT
* Punktwert des CHADS 2-Scores
* Lokalisation und Art einer Kunstklappe

Nach dem genannten Risikostratifizierungsschema beschreibt „high" ein Risiko thromboembolischer Ereignisse von > 10 %/Jahr, „moderate" 5–10 %/Jahr und „low" < 5 %/Jahr [8]. Aus diesem Risiko ergibt sich das perioperative Management der Antikoagulanzien.

3.3.7 Schlaganfall

Der perioperative Schlaganfall ist eine schwerwiegende Komplikation und oft ischämischer Genese auf dem Boden arteriosklerotischer Gefäßveränderungen. Gefäßmedizinische Patienten haben ein erhöhtes Risiko für einen **perioperativen Schlaganfall**. Die wesentlichen **Risikofaktoren** hierfür sind [1], [20]:

* Schlaganfall-Anamnese
* fortgeschrittenes Alter
* kardiale Erkrankungen wie Herzinfarkt, Vorhofflimmern, Herzinsuffizienz und Klappenvitien
* Nierenfunktionsstörungen
* Hypertonus
* COPD
* Rauchen
* Adipositas

Das allgemeine perioperative Schlaganfallrisiko bei nichtkardialen Eingriffen liegt bei ca. 0,1 % [20]. Im Jahr 2013 veröffentlichten Sharifpour et al. [27] eine prospektive Analyse der ACS-NSQIP-Datenbank des Zeitraums 2005–2009 mit n = 47 750 Patienten, welche einen gefäßchirurgischen Eingriff, exklusive Karotiseingriffe, erhalten hatten. In der primären Kohorte mit n = 37 927 Patienten, exklusive der endovaskulären Eingriffe, bestand eine 30-Tages-Schlaganfallinzidenz von 0,6 %. In den Untergruppen lagen die Inzidenzen bei 0,5 % für periphere Rekonstruktionen, 0,7 % für Majoramputationen und 0,8 % für offene abdominelle Aorteneingriffe.

Als **unabhängige Prädiktoren** konnten festgestellt werden:

* fortgeschrittenes Alter
* kardiale Vorgeschichte
* weibliches Geschlecht
* Schlaganfall in der Vorgeschichte
* akutes Nierenversagen oder Dialysepflichtigkeit

In einer zweiten Kohorte wurde die offene Rekonstruktion (OR) mit der endovaskulären Ausschaltung (EVAR) des AAA verglichen. Hier zeigte sich ebenfalls eine Gesamtinzidenz von 0,6 %, wobei sich für die OR 0,8 % und für EVAR 0,5 % Schlaganfallinzidenz mit einer Odds Ratio von 1,8 ergab [27].

Die Karotischirurgie im Speziellen hat nachvollziehbarerweise ein erhöhtes perioperatives Schlaganfallrisiko aufgrund intraoperativer Embolisierung, klemmbedingter Ischämie und postoperativer Thrombose und Embolie. Insgesamt wird das Schlaganfallrisiko bei Karotiseingriffen mit ca. 2–5 % angegeben [9], [16], wobei jedoch zwischen asymptomatischer und symptomatischer Karotisstenose unterschieden wird. Laut deutscher Leitlinie der extrakraniellen Karotisstenose liegt die OR der Schlaganfallinzidenz der beiden Gruppen bei 1,62 zuungunsten der symptomatischen Karotisstenose.

Diagnostik – Screening

Ein anamnestisches Screening auf Risikofaktoren eines perioperativen Schlaganfalls, vor allem die Frage nach bereits stattgehabtem Schlaganfall, sollte erfolgen und ein erhöhtes perioperatives Risiko mit dem Patienten besprochen werden. Patienten mit Schlaganfallanamnese unklarer Ursache sollten dies präoperativ abklären lassen. Hierzu stehen eine Duplexsonografie der hirnversorgenden Gefäße, kraniale Bildgebungen wie CT und MRT mit Angiografie sowie EKG und Echokardiografie zur Verfügung. Gemäß der ESVS-Leitlinie [24] sollte aufgrund der hohen Inzidenz einer klinisch relevanten Karotisstenose eine Bildgebung der Karotiden bei allen Patienten mit stattgehabter Symptomatik einer territorialen Ischämie des Karotisstromgebiets erfolgen. Zudem sollte eine Bildgebung bei Patienten mit Amaurosis und Verdacht auf retinale Arterienverschlüsse in Betracht gezogen werden. Ein Routine-Screening der asymptomatischen Normalpopulation, auch bei vorhandenem asymptomatischen zervikalen Strömungsgeräusch ohne weitere Risikofaktoren, wird jedoch nicht empfohlen. Ein Screening auf eine Karotisstenose sollte dagegen bei Populationen dann erfolgen, wenn multiple Risikofaktoren vorliegen. Zu diesen zählen Patienten mit PAVK, einem Alter > 65 Jahren sowie Risikofaktoren wie CAD, Rauchen, Hypercholesterinämie.

Somit sollten alle Patienten mit PAVK vor elektiven Rekonstruktionen des Gefäßsystems zerebrovaskulär untersucht werden, während Patienten mit Aortenaneurysmata nur dann gescreent werden sollten, wenn sie sich in einem Alter > 65 Jahren befinden und einen der oben genannten Risikofaktoren aufweisen. Dies dürfte allerdings die Mehrheit der Patienten betreffen.

Screening-Empfehlungen für asymptomatische Karotisstenose vor operativen Eingriffen sind für kardiochirurgische Eingriffe am besten belegt. Eine Duplexsonografie der supraaortalen Gefäße wird

vor **Koronarbypass** bei Folgendem empfohlen (Empfehlungsgrad I, Evidenzlevel B) [25]:
- bekannte zerebrovaskuläre Vorgeschichte
- Strömungsgeräusch bei der klinischen Untersuchung
- Alter > 70 Jahre
- koronare Mehrgefäßerkrankung oder/und PAVK

Bei Notfall- oder nicht aufschiebbaren Eingriffen sollte auf ein Karotis-Screening verzichtet werden, da keine therapeutische Konsequenz besteht [18].

3.3.8 FAST-VASC-Konzept: präoperative Therapieoptimierung

Von enormer Bedeutung für das postoperative Outcome nach gefäßchirurgischen Eingriffen ist die Einhaltung der Prinzipien der Fast-Track-Chirurgie.

Alle elektiven Patienten sollten bereits in der Ambulanz über die gemeinsamen Ziele des perioperativen Verlaufs unterrichtet und sorgfältig aufgeklärt werden. Neben der formalen operativen Aufklärung zu dem eigentlichen Eingriff erfolgt daher die Aufklärung über das Fast-Vasc-Konzept, die den Patienten ausführlich über die postoperativen Verhaltensregeln informiert.

3.3.9 Medikamentöse Optimierung vor gefäßchirurgischen Eingriffen

Zunehmend weisen Daten darauf hin, dass eine optimale medikamentöse Therapie das peri- und postoperative Ergebnis bei gefäßchirurgischen Patienten relevant beeinflussen kann (s. Kap. 2.5).

Statine

Statine sind mittlerweile bei Patienten mit koronarer Herzerkrankung sehr verbreitet. Patienten mit Atherosklerose der peripheren Gefäße (Karotis, Extremitäten, Aorta, Nieren) sollten allerdings auch eine Statintherapie zur Sekundärprophylaxe erhalten, unabhängig davon, ob ein Eingriff ansteht.

Statine induzieren eine Plaquestabilisierung in den Koronararterien, die Plaque-Ruptur und anschließende Myokardinfarkte in der perioperativen Phase verhindern kann. Mehrere Kohortenstudien haben demonstriert, dass Statine nicht nur eine positive Wirkung auf die 30-Tage-Mortalität und Myokardinfarktrate haben, sondern auch einen Effekt auf die langfristige Mortalität und kardiovaskuläre Ereignisse für sowohl PAVK- als auch Aneurysma-Patienten.

Nach den 2014 ESC/ESA Leitlinien sollte die Statintherapie mindestens 2 Wochen vor gefäßchirurgischen Eingriffen begonnen werden. Patienten, die sich bereits unter Statintherapie befinden, sollten ihre Therapie in der perioperativen Phase fortsetzen bzw. so schnell wie möglich postoperativ wiederaufnehmen [18].

Betablocker

Die Datenlage bezüglich perioperativer Betablocker bei nichtherzchirurgischen Patienten ist sehr unterschiedlich – je nach Studie, die man zitiert. Aus diesem Grund und bei unklarer Datenlage wurde von einer klaren Empfehlung zu Beginn einer Betablockertherapie in den aktuellen Leitlinien Abstand genommen. Dafür wurde eine schwache (IIb) Empfehlung gegeben für den Beginn einer Betablockade bei Hochrisikopatienten mit 2 oder mehr Risikofaktoren und einem ASA-Status von 3 oder mehr oder bei Patienten mit ischämischer Herzerkrankung. Weiterhin besteht die starke Empfehlung, bei Patienten mit vorbestehender Betablockade die Therapie fortzusetzen, um ein Rebound-Phänomen und die assoziierten kardiovaskulären Komplikationen zu minimieren.

Die Initiierung einer neuen hochdosierten Betablockade ohne Dosistitrierung sollte unbedingt vermieden werden.

3.3.10 Präoperative Darmvorbereitung und Ernährung

Über den Stellenwert einer mechanischen Darmvorbereitung vor abdominalen gefäßchirurgischen Eingriffen liegen keine spezifischen Daten vor, aber die Vorteile einer solchen Darmvorbereitung haben sich genau wie in der kolorektalen Chirurgie nicht bestätigt. Jede unnötige Patientenbelastung durch forciertes Abführen am Tag vor der Operation sollte daher vermieden werden. Muehling et al. konnten darstellen, dass durch Einführung eines perioperativen Fast-Track-Konzepts für die Aortenchirurgie das postoperative Ergebnis ohne Darmvorbereitung optimiert werden konnte [21].

Wichtig erscheint hingegen die adäquate präoperative Optimierung des Ernährungszustands des Patienten. Der Ernährungszustand von Patienten mit PAVK, Karotisstenose und Aneurysmaerkrankung korreliert positiv mit erhöhter Inzidenz von postoperativen Komplikationen [3]. Es kommt nicht selten vor, dass PAVK-Patienten besonders im fortgeschrittenen Alter chronisch unterernährt sind. Eine Erhöhung der oralen Kalorieneinnahme durch ein strukturiertes Ernährungsprogramm kann das Outcome erheblich verbessern und Komplikationen reduzieren. Hierzu verschreiben wir in unserer Einrichtung bei solchen Patienten hochkalorische Proteinlösungen für 2 Wochen präoperativ. Auch entsprechend den Leitlinien der klinischen Ernährung in der Chirurgie sollten Patienten mit schwerem metabolischen Risiko eine präoperative Ernährungstherapie erhalten, auch wenn die Operation verschoben werden muss [32] (s. Kap. 2.2).

Zur Reduktion der präoperativen Nüchternheit und des präoperativen Dyskomforts erhalten alle Patienten am Operationstag und bis zu 2 Stunden vor der Narkoseeinleitung ein Carbohydrate Loading mit oraler Glukosezufuhr.

3.3.11 Präoperative Schmerzbehandlung

Patienten mit chronischer Extremitätenischämie im Fontaine-Stadium III–IV stellen sich häufig mit chronischen Schmerzen an der betroffenen Extremität vor. Die Einleitung einer suffizienten Schmerztherapie mittels peripher- und zentralwirkender Analgetika ist wichtig, aber oft nicht ausreichend. Der Einsatz einer regionalen Schmerztherapie mit einem Periduralkatheter (PDK) oder einem Ischiadikuskatheter kann für diese Patientenkohorte von enormer Bedeutung sein, besonders wenn der geplante Eingriff nicht zeitnah erfolgen kann. Die Abläufe bei Einsatz von Regionalkathetern müssen interdisziplinär klar geregelt sein (▶ Tab. 3.4).

Ablauf der Schmerztherapie bei chronischer kritischer Ischämie (PAVK-Stadium III/IV):
- Indikationen zur Anlage eines Regionalkatheters:

Alle Patienten mit chronischer PAVK Stadium III–IV und Schmerzsymptomatik am Fuß oder Unterschenkel.
- **Elektive Aufnahmen:**
  - Überprüfung der aktuellen Schmerztherapie und geplanten Intervention/Operation durch Gefäßchirurg

Tab. 3.4 Algorithmus zur Fast-Vasc-Rehabilitation von Patienten mit kritischer Ischämie.

Zeitpunkt	Prozedur
präoperativ	Patienteneinverständnis zur Datendokumentation, Informationsgespräch über perioperative Behandlung und Entlassungsziel 6.–7. Tag basale i. v. Nicht-Opioid-Analgetika, Vermeidung systemischer Opioide; basale Leitungsanästhesie durch Ischiadikuskatheter; alternativ distale, thorakale oder lumbale kombinierte PCA-PDA (LA/Opioid; Level Th 9–L 2) Nahrungsaufnahme bis 6 Stunden und klare Flüssigkeit bis 2 Stunden vor Operation; 2 Karbonhydratlösungen bis 2 Stunden präoperativ
intraoperativ	nach Narkoseeinleitung i. v. Nicht-Opioid-Analgetika; minimalinvasiver Zugang (endoskopische Venenentnahme); keine Drainage, wenn möglich; Entfernung der Magensonde vor Extubation
Operationstag	Aufnahme auf IMC oder periphere Station; basale i. v. Nicht-Opioid-Analgetika, Vermeidung systemischer Opioide; zielorientierte Volumentherapie, bei orthostatischer Dysregulation zusätzlich i. v. 500–1000 ml Kristalloide; normale Krankenhauskost; 3 Proteindrinks/d; kurzer Spaziergang auf dem Flur, Mobilisation in den Stuhl für 2 h
1. postoperativer Tag	Verlegung auf Normalstation; basale orale Nicht-Opioid-Analgetika, Vermeidung systemischer Opioide; zielorientierte Volumentherapie; Trinkmenge > 1500 ml; normale Krankenhauskost; Mobilisation außerhalb des Bettes > 8 h, 2-mal Spaziergang auf dem Flur; Entfernung Blasenkatheter
2. postoperativer Tag	basale orale Nicht-Opioid-Analgetika; normale Krankenhauskost; Trinkmenge > 1500 ml; komplette Mobilisation
3. postoperativer Tag	Fortsetzen wie Tag 2 bis zur Entlassung
4. postoperativer Tag	Entfernung Ischiadikuskatheter/PDK; Umstellung auf orale Schmerztherapie
6.–7. postoperativer Tag	Entlassung
10.–12. postoperativer Tag (wenn Patient ambulant)	ambulante Wiedervorstellung; Entfernung der Hautklammern; Planung des Follow-up

- Klärung des geplanten Eingriffs und der vorhandenen und geplanten Antikoagulation
- Anmeldung eines Schmerzkonsils am Aufnahmetag
- Beurteilung des Patienten durch Schmerzdienst innerhalb von 24 Stunden (oder präoperativ, wenn Eingriff für nächsten Tag geplant) zur Anlage eines Regionalkatheters
- Anlage eines Periduralkatheters oder Ischiadikuskatheters am Aufnahmetag oder präoperativ

- **Akute Aufnahmen:**
  - Überprüfung der aktuellen Schmerztherapie und geplanten Intervention/Operation durch Gefäßchirurg
  - Klärung des geplanten Eingriffs und der vorhandenen und geplanten Antikoagulation
  - Anmeldung eines Schmerzkonsils am Aufnahmetag
  - Beurteilung des Patienten durch Schmerzdienst innerhalb von 24 Stunden (oder präoperativ, wenn Eingriff für nächsten Tag geplant) zur Anlage eines Regionalkatheters
  - Anlage eines PDK oder Ischiadikuskatheters innerhalb von 2 Tagen nach Aufnahme

- **Postoperative Betreuung von Regionalkathetern:**
  - tägliche Visite durch Schmerzdienst gemeinsam mit Stationsarzt am Vormittag
  - gemeinsame Entscheidung zur Entfernung des Schmerzkatheters
  - Verständigung zwischen Schmerzdienst und Gefäßchirurg für Änderungen der Schmerztherapie
  - Pause der Regionalanästhesie am Vormittag des 4. postoperativen Tages
  - nach Beurteilung der Schmerzsymptomatik im Verlauf des Tages Entfernung des Katheters am gleichen Abend

Handhabung der Regionalkatheter:
- bei Eintreten von neurologischer Symptomatik Pause der Regionalanästhesie und unverzügliche Informationsweitergabe an Schmerzdienst
- Eine Abstellung oder Pausierung des Schmerzkatheters sollte vermieden werden. In diesem Fall soll der Schmerzdienst unverzüglich informiert werden.

Die Regionalanalgesie ist ebenso für Aorteneingriffe essentiell, und hier sollte ein PDK immer – wenn möglich – auf Th 6–8 angelegt werden, um eine adäquate postoperative Schmerztherapie zu erreichen.

Merke

Die präoperative Vorbereitung gefäßchirurgischer Patienten ist von enormer Bedeutung – nicht nur zur Optimierung des chirurgischen Ergebnisses, sondern noch mehr für die Reduktion der perioperativen kardiovaskulären Komplikationen, die bei gefäßchirurgischen Patienten viel häufiger sind.

Literatur

[1] Bateman BT, Schumacher HC, Wang S et al. Perioperative acute ischemic stroke in noncardiac and nonvascular surgery: incidence, risk factors, and outcomes. Anesthesiology 2009; 110(2): 231–238

[2] Bertges DJ, Goodney PP, Zhao Y et al. The Vascular Study Group of New England Cardiac Risk Index (VSG-CRI) predicts cardiac complications more accurately than the Revised Cardiac Risk Index in vascular surgery patients. J Vasc Surg 2010; 52(3): 674–683, 83 e1–83 e3

[3] Boitano LT, Wang EC, Kibbe MR. Differential effect of nutritional status on vascular surgery outcomes in a veterans affairs versus private hospital setting. Am J Surg 2012; 204(5): e27–37

[4] Chee YL, Crawford JC, Watson HG et al. Guidelines on the assessment of bleeding risk prior to surgery or invasive procedures. British Committee for Standards in Haematology. British journal of haematology 2008; 140(5): 496–504

[5] Cosmi B, Alatri A, Cattaneo M et al. Assessment of the risk of bleeding in patients undergoing surgery or invasive procedures: Guidelines of the Italian Society for Haemostasis and Thrombosis (SISET). Thrombosis research 2009; 124(5): e6–e12

[6] Degani-Costa LH, Faresin SM, dos Reis Falcao LF. Preoperative evaluation of the patient with pulmonary disease. Brazilian journal of anesthesiology 2014; 64(1): 22–34

[7] Devereaux PJ, Chan MT, Alonso-Coello P et al. Vascular events in noncardiac surgery patients cohort evaluation study I, association between postoperative troponin levels and 30-day mortality among patients undergoing noncardiac surgery. JAMA 2012; 307(21): 2295–2304

[8] Douketis JD, Spyropoulos AC, Spencer FA et al. Perioperative management of antithrombotic therapy: Antithrombotic therapy and prevention of thrombosis, 9th ed. American college of chest physicians evidence-based clinical practice guidelines. Chest 2012; 141(2 Suppl): e326S–350S

[9] Eckstein HH. Evidence-based management of carotid stenosis: recommendations from international guidelines. The Journal of cardiovascular surgery 2012; 53(1 Suppl 1): 3–13

[10] Fisher BW, Majumdar SR, McAlister FA. Predicting pulmonary complications after nonthoracic surgery: a systematic review of blinded studies. The American journal of medicine 2002; 112(3): 219–225

[11] Fleisher LA, Fleischmann KE, Auerbach AD et al. 2014 ACC/AHA Guideline on perioperative cardiovascular evaluation and management of patients undergoing noncardiac surgery: Executive summary: A report of the American college of cardiology/American Heart Association Task Force on Practice Guidelines. Circulation 2014

[12] Gombotz H, Knotzer H. Preoperative identification of patients with increased risk for perioperative bleeding. Current opinion in anaesthesiology.2013; 26(1): 82–90

[13] Grant SW, Grayson AD, Grant MJ et al. What are the risk factors for renal failure following open elective abdominal aortic aneurysm repair? Eur J Vasc Endovasc Surg 2012; 43 (2): 182–187

[14] Gupta PK, Gupta H, Sundaram A et al. Development and validation of a risk calculator for prediction of cardiac risk after surgery. Circulation 2011; 124(4): 381–387

[15] Haynes AB, Weiser TG, Berry WR et al. A surgical safety checklist to reduce morbidity and mortality in a global population. The New England journal of medicine 2009; 360 (5): 491–499

[16] Jonas DE, Feltner C, Amick HR et al. Screening for asymptomatic carotid artery stenosis: a systematic review and meta-analysis for the U.S. Preventive Services Task Force. Annals of internal medicine 2014; 161(5): 336–346

[17] Kheterpal S, Tremper KK, Heung M et al. Development and validation of an acute kidney injury risk index for patients undergoing general surgery: results from a national data set. Anesthesiology 2009; 110(3): 505–515

[18] Kristensen SD, Knuuti J, Saraste A et al. 2014 ESC/ESA Guidelines on non-cardiac surgery: cardiovascular assessment and management: The Joint Task Force on non-cardiac surgery: cardiovascular assessment and management of the European Society of Cardiology (ESC) and the European Society of Anaesthesiology (ESA). European heart journal 2014; 35(35): 2383–2431

[19] Lee TH, Marcantonio ER, Mangione CM et al. Derivation and prospective validation of a simple index for prediction of cardiac risk of major noncardiac surgery. Circulation 1999; 100(10): 1043–1049

[20] Mashour GA, Shanks AM, Kheterpal S. Perioperative stroke and associated mortality after noncardiac, nonneurologic surgery. Anesthesiology 2011; 114(6): 1289–1296

[21] Muehling BM, Ortlieb L, Oberhuber A et al. Fast track management reduces the systemic inflammatory response and organ failure following elective infrarenal aortic aneurysm repair. Interact Cardiovasc Thorac Surg 2011; 12(5): 784–788

[22] Nandalur KR, Dwamena BA, Choudhri AF et al. Diagnostic performance of stress cardiac magnetic resonance imaging in the detection of coronary artery disease: a meta-analysis. Journal of the American College of Cardiology 2007; 50(14): 1343–1353

[23] Omran H, Bauersachs R, Rubenacker S et al. The HAS-BLED score predicts bleedings during bridging of chronic oral anticoagulation. Results from the national multicentre BNK Online bRiDging REgistRy (BORDER). Thrombosis and haemostasis 2012; 108(1): 65–73

[24] Ricotta JJ, Aburahma A, Ascher E et al. Updated Society for Vascular Surgery guidelines for management of extracranial carotid disease: executive summary. J Vasc Surg 2011; 54 (3): 832–836

[25] Ringleb P, Eckstein HH. S 3 Leitlinie Carotisstenose. Gefäßchirurgie 2012; 17: 502–519

[26] Rohde LE, Polanczyk CA, Goldman L et al. Usefulness of transthoracic echocardiography as a tool for risk stratifica-

tion of patients undergoing major noncardiac surgery. The American journal of cardiology 2001; 87(5): 505–509

[27] Sharifpour M, Moore LE, Shanks AM et al. Incidence, predictors, and outcomes of perioperative stroke in noncarotid major vascular surgery. Anesthesia and analgesia 2013; 116 (2): 424–434

[28] Smetana GW, Lawrence VA, Cornell JE, American College of Physicians. Preoperative pulmonary risk stratification for noncardiothoracic surgery: systematic review for the American College of Physicians. Annals of internal medicine 2006; 144(8): 581–595

[29] Smetana GW. Postoperative pulmonary complications: an update on risk assessment and reduction. Cleveland Clinic journal of medicine 2009; 76 Suppl 4: S 60–65

[30] Tafur AJ, McBane 2nd R, Wysokinski WE et al. Predictors of major bleeding in peri-procedural anticoagulation management. Journal of thrombosis and haemostasis: JTH 2012; 10 (2): 261–267

[31] Thakar CV, Arrigain S, Worley S et al. A clinical score to predict acute renal failure after cardiac surgery. Journal of the American Society of Nephrology: JASN 2005; 16(1): 162–168

[32] Weimann A, Breitenstein S, Breuer JP et al. Clinical nutrition in surgery. Guidelines of the German Society for Nutritional Medicine. Chirurg 2014; 85(4): 320–326

3.4 Patientenvorbereitung in der Thoraxchirurgie

C. Ludwig

3.4.1 Einleitung

Die Thoraxchirurgie ist zum überwiegenden Teil eine elektive onkologische Chirurgie. Die Qualität der Thoraxchirurgie bemisst sich nach der postoperativen Morbidität und Mortalität. In der Publikation von Wilkins et al. [32] wurde die Entwicklung der Krankenhausmortalität zwischen 1931 und 1970 in vier Dekaden dargestellt und verglichen. In der ersten Dekade – 1931 bis 1940 – lag die Mortalität nach einer Lobektomie bei 37,5 %. Zwischen 1961 und 1970 – in der letzten Dekade – lag die Mortalität nur noch bei 9,1 %. Vergleichbar war hierzu die Entwicklung der Mortalitätsrate nach einer Pneumonektomie, die am Anfang 56,5 % betrug und später 11,1 %. Im Jahr 2003 lag die 30-Tage-Mortalität nach einer Lobektomie in England bei 2,3 % und nach einer Pneumonektomie bei 5,8 % [22].

Die detaillierte präoperative Abklärung ist mitverantwortlich für die Absenkung der postoperativen Mortalitätsrate und dient der präoperativen Aufklärung sowie der Vermeidung von intraoperativen Überraschungen mit ungünstigem Ausgang für den Patienten.

3.4.2 Thoraxchirurgische Patientenvorbereitung

Basisdiagnostik und Staging

Die Erstvorstellung eines Patienten erfolgt in der Regel mit einer Röntgenübersichtsaufnahme und einer Computertomografie von Thorax und Oberbauch (Nebennieren und Leber). Die Untersuchung sollte zur besseren Darstellung des Mediastinums kontrastmittelverstärkt sein und laut der Empfehlung der AG Thoraxdiagnostik der Deutschen Röntgengesellschaft [5] eine portalvenöse Kontrastmittelphase für die Leber beinhalten.

Anhand dieser Bilder wird ein klinisches Tumorstadium gemäß der TNM-Klassifikation [33] festgelegt. Das weitere Prozedere wird nach den Empfehlungen der interdisziplinären S 3-Leitlinie der Deutschen Gesellschaft für Pneumologie und Beatmungsmedizin und der Deutschen Krebsgesellschaft durchgeführt [18]. Das MRT des Schädels ist die Untersuchung der Wahl zum Ausschluss von Hirnmetastasen. Zur Ganzkörperuntersuchung wird das FDG-PET empfohlen. Als Alternative hierzu kann ein Ganzkörper-MRT eingesetzt werden. Patienten im Stadium I (cT 1N0 und cT 2N0) und II (cT 1N1, cT 2N1 und cT 3N0) können primär operiert werden, sofern ihre kardiopulmonale Funktion es erlaubt.

Patienten mit einem Tumor in der Lunge > 2 cm oder mit mediastinal vergrößerten Lymphknoten > 1 cm im Querdurchmesser benötigen zum Ausschluss von Lymphknotenmetastasen ein mediastinales Staging mittels EBUS oder Mediastinoskopie (eventuell videoassistierte Thorakoskopie). Alle anderen Patienten haben ein weiter fortgeschrittenes Tumorstadium, das vor der Resektion eine neoadjuvante Behandlung benötigt oder im Falle einer Metastasierung (M1a/M1b) eine palliative Therapie. In wenigen Fällen, bei denen eine solitäre Fernmetastase ohne Lymphknotenmetastasen vorliegt, kann ein kuratives Konzept mit Resektion des Lungentumors, adjuvanter Chemotherapie und Bestrahlung/Resektion der solitären Metastase in Erwägung gezogen werden [26].

Resektabilität – Risikoprofil

Die Qualität der Thoraxchirurgie wird gemessen an der postoperativen Mortalität. Das Ausmaß einer Resektion ist entscheidend für das operative Risiko. Im Jahr 2001 hat die British Thoracic Society eine 30-Tage-Mortalität nach einer Lobektomie in England von ≤ 4 % und nach einer Pneumonektomie von ≤ 8 % empfohlen [6]. Ähnliche Zahlen wurden 1983 von Ginsberg et al. und der Lung Cancer Study Group publiziert [16]. Das Alter der Patienten stellte sich hierbei als wesentlicher Faktor für das postoperative Risiko dar (Alter: < 60 = 1,3 %, > 70 = 7,1 %). Die Morbidität und Mortalität einer Lungenresektion ist direkt abhängig vom Auftreten postoperativer pulmonaler Komplikationen, da diese am häufigsten sind.

Um das perioperative Risiko präoperativ zu errechnen, wurden mehrere Scores entwickelt [15]. Leider sind sehr große Patientenzahlen notwendig, um eine aussagekräftige Vorhersage zum perioperativen Risiko bei geringer postoperativer Mortalität treffen zu können. Jeder Wert, der für so einen Score benutzt wird oder nicht, hat einen Einfluss auf das errechnete Risiko.

Merke

Zum aktuellen Zeitpunkt ist keiner dieser Scores ausreichend validiert. Dennoch stehen uns einige erwähnenswerte Modelle zur Verfügung.

European Society Objective Score (ESOS.01) [4], [9]: Hier wurde ein statistisches Modell mit den von der ESTS Database erhobenen Daten von 3 426 Patienten erstellt. Damit konnte anhand einer Formel das postoperative Risiko einer Lungenresektion bei Lungenkarzinom mit nur 2 Variablen, dem Alter und der ppoFEV1 (ppo = prädikativ postoperativ) errechnet werden.

ESOS.01 (operatives Risiko) =
– 588 578 + 0,0501 × Alter – 0,0218 × ppoFEV1

Dieses Modell wurde in drei unabhängigen Zentren prospektiv erfolgreich erprobt und verglichen. Das errechnete postoperative Risiko war mit dem der postoperativen Mortalität vergleichbar.

Thoraco-Score [11]: In der französischen Gesellschaft für Herz- und Thoraxchirurgie wurde ein Score mit der bisher größten Patientenzahl entwickelt. Der Thoraco-Score wurde bei 15 183 Patienten angewandt, wovon 338 während des stationären Aufenthalts starben. Dieser Score zur perioperativen Risikostratifizierung berücksichtigt 9 Variablen (▶ Tab. 3.5).

Anhand einer komplexen Formel wird das individuelle Risiko der Operation ermittelt, und die Patienten werden daraufhin in 4 Risikogruppen (▶ Tab. 3.6) unterteilt (http://www.sfar.org/scores2/thoracoscore2.php). Das errechnete Operationsrisiko, genannt Risikogruppe, war ver-

Tab. 3.5 Faktoren für die Risikostratifizierung.

Variable	Möglichkeiten	Bedeutung	p-Wert
Alter	> 55 Jahre	0	< 0,0001
	55–65 Jahre	1	
	> 65 Jahre	2	
Geschlecht	weiblich	0	0,003
	männlich	1	
ASA	≥ 2	0	< 0,0001
	≤ 3	1	
WHO Performance Status	≥ 2	0	< 0,001
	≤ 3	1	
Dyspnoe Score	≥ 2	0	< 0,001
	≤ 3	1	
Dringlichkeit der Operation	elektiv	0	0,0002
	Notfall	1	
Operation	alle	0	< 0,0001
	Pneumonektomie	1	
Dignität	benigne	0	< 0,0001
	maligne	1	
Komorbidität	0	0	< 0,0001
	≥ 2	1	
	≤ 3	2	

Tab. 3.6 Errechnete Mortalität.

Risikogruppe	Mortalität	95 % Konfidenz-intervall
< 1 %	0,29	0,15–0,43
1–3 %	2,47	1,56–2,68
3–7 %	4,84	3,46–5,99
≥ 7 %	13,2	12,76–18,43

Tab. 3.7 Kardialer Risiko-Index (Revised cardiac risk index, RCRI).

Anzahl der Risikofaktoren	Risiko einer kardialen Komplikation in %
0	0,4
1	1
2	7
≥ 3	11

gleichbar mit der erhobenen postoperativen Krankenhausmortalität. In den aktuellen Richtlinien der BTS (British Thoracic Society) wird dieser Score mit Evidenzgrad C bewertet [22].

STS Database Risk Model [21]: Es wurde von der herzchirurgischen Datenbank abgeleitet. Daten von 18 800 Patienten mit maligner Lungenerkrankung wurden zwischen 2002 und 2008 analysiert. Hierbei wurden 24 Variablen berücksichtigt.

Auffallend ist, dass in allen vorhandenen Scores die ppo DLCO (Diffusionskapazität der Lunge) nicht berücksichtigt wurde, obwohl dieser Parameter in der univariaten Analyse der ESTS einen signifikanten prädiktiven Wert hatte. Grund dafür ist, dass in den meisten Kliniken zum Zeitpunkt der Entstehung dieser Scores die DLCO nicht zur Routine gehörte und daher bei mehr als 70 % der Patienten der präoperative Wert fehlte.

In all diesen Scores wird präoperativ ein objektiver Wert errechnet, der genutzt werden kann. Dazu kommen aber weitere Faktoren wie die subjektive Einschätzung des Chirurgen, die Größe des Krankenhauses, die Erfahrung und das Operationsvolumen des Chirurgen. Diese Faktoren haben Einfluss auf das Ergebnis und sind in diesen Scores nicht berücksichtigt worden. Nichtsdestotrotz können diese Scores eine sinnvolle Unterstützung sein bei der Entscheidung für oder gegen eine Operation.

3.4.3 Funktionelle Patientenvorbereitung

Kardiale Abklärung

Nach thoraxchirurgischen Eingriffen liegt die Inzidenz von kardialen Ereignissen (Herzinfarkt oder postoperative kardiale Todesursache) laut den Erhebungen des American College of Cardiology (ACC) und der American Heart Association (AHA) zwischen 1 % und 5 %. Das postoperative kardiale Risiko nach thoraxchirurgischen Eingriffen wurde daher als intermediär eingestuft [10].

Kardiale Risikofaktoren:
- bekannte KHK
- Anamnese einer kardialen Dekompensation
- Hirngefäßerkrankung
- insulinpflichtiger Diabetes mellitus
- Niereninsuffizienz mit Serumkreatinin ≥ 2 mg/dL

Eine kardiale Abklärung ist dringend notwendig, wenn der Patient eine positive kardiale Anamnese hat oder ≥ 3 Risikofaktoren. Wenn ≥ 3 Risikofaktoren vorhanden sind, steigt das Risiko einer kardialen Komplikation auf 11 % (▶ Tab. 3.7).

Nach einem Herzinfarkt sollte ein elektiver thoraxchirurgischer Eingriff erst 4–6 Wochen nach dem Ereignis durchgeführt werden [10], [22]. Die LV-Funktion ist von allen in der Kardiologie untersuchten Parametern der mit Abstand härteste Prädiktor für kardiovaskuläre Mortalität und plötzlichen Herztod. Kertai et al. konnten in einer Metaanalyse zeigen, dass eine LV-Funktion < 35 % eine Sensitivität von 50 % und eine Spezifität von 91 % für die Prädiktion von postoperativen kardialen Komplikationen und plötzlichen Herztod hat [20].

Eine normale LV-Funktion besteht bei einem Wert > 55 %. Zwischen 50 % und 55 % ist die LV-Funktion grenzwertig erhalten, zwischen 40 % und 50 % leichtgradig eingeschränkt, zwischen 30 % und 40 % mittelgradig eingeschränkt und bei < 30 % hochgradig eingeschränkt. Mit jeder Stufe der Abnahme der LV-Funktion sinkt die Überlebenswahrscheinlichkeit bei operativen Eingriffen signifikant ab. Am meisten sind Patienten mit einer EF < 40 % gefährdet, was die untere Grenze darstellt, die es nicht zu unterschreiten gilt. Eine präoperative Diagnostik und daraus folgende Therapie zur Verbesserung der LV-Funktion ist hier zwingend erforderlich [14].

Eine pulmonale arterielle Hypertonie (PAH) > 30 mmHg führt zu einer bedeutenden Erhöhung des postoperativen Risikos sowie der 30-Tage-Mortalität nach einer Bypass-Operation [28]. Ebenfalls als bedeutender Risikofaktor in der nichtkardialen Chirurgie gilt die PAH, die mit einer erhöhten postoperativen Morbidität und Mortalität einhergeht [27] (s. Kap. 1.1).

Pulmonale Abklärung

Die Lungenfunktion ist der Grundstein der funktionellen pulmonalen Abklärung. Die präoperative FEV1 und die DLCO haben jeweils einen prädiktiven Wert in der univariaten Analyse der postoperativen Morbidität und Mortalität [8], [12], [13], [25], [31]. In den aktuellen Leitlinien der BTS wird eine berechnete postoperative FEV1 (ppoFEV1) oder DLCO (ppo DLCO) < 35 % und in den ACCP-Leitlinien < 30 % als absolute Kontraindikation zur Resektion gesehen [10], [22].

Die Kalkulation der postoperativen Lungenfunktion (ppoFEV1/ppo DLCO) wird anhand der 19 vorhandenen Lungensegmente (10 rechts und 9 links) vorgenommen. Die Zahl der verschlossenen Segmente im CT Thorax (O), wird von der Gesamtzahl von 19 Segmenten subtrahiert, um so die Anzahl der funktionierenden Segmente zu ermitteln (T).

$T = 19 - O$
$R = T$ – funktionierende Segmente, die reseziert werden

Der prädiktive postoperative Wert (ppo) der Lungenfunktion lautet:

$$\text{ppo Wert} = (\text{präoperativer Wert}/T) \times R$$

Bei normalen präoperativen Werten ≥ 80 % (oder ≥ 2 L) für FEV1 und DLCO ist das postoperative Risiko gering und eine Resektion bis zur Pneumonektomie möglich. Ist aber einer von beiden Werten niedriger, benötigen wir weitere Informationen, um das Risiko für den Patienten so weit wie möglich einzugrenzen.

Es gibt keine direkte Korrelation zwischen der FEV1 und der DLCO, da sie unterschiedliche Aspekte der Lungenfunktion messen. Ferguson et al. haben 1988 erstmals gezeigt, dass die DLCO ein Prädiktor für postoperative Komplikationen in der Lungenchirurgie ist. Eine ppo DLCO < 30 % geht einher mit einer postoperativen Komplikationsrate von bis zu 80 %, eine ppo DLCO < 40 % hat eine

deutlich niedrigere Komplikationsrate von 23 % [12], [13], [29].

Die FEV1 ist unterschiedlich zu werten, je nachdem ob eine Überblähung der Lunge vorhanden ist oder nicht. Linden et al. konnten zeigen, dass Patienten mit einer COPD einen Verlust von 8 % der ppoFEV1 hatten im Vergleich zu Patienten ohne COPD, die bei einer ähnlichen minimalinvasiven Resektion 16 % ppoFEV1 verloren [23]. Dies erklärt sich durch den positiven Effekt der Volumenreduktion bei Patienten mit einer COPD. Auf der anderen Seite ist der Verlust der Lungenfunktion nach einer Lobektomie oder Pneumonektomie in der perioperativen Phase größer als erwartet (ca. 10 % unter der errechneten ppoFEV1) [8], [30]. Ein Patient mit einer ppoFEV1 von 35 % hat tatsächlich eine perioperative FEV1 von ca. 25 %. Daher brauchen wir, um die Frage der Resektabilität zu beantworten, zusätzliche Information über die Lungenfunktion (VO₂ max, Perfusionsszintigrafie).

Hier ist die Spiroergometrie als Parameter der kardiopulmonalen Belastbarkeit von großer Bedeutung. Der Patient wird an seine physiologische Grenze gebracht. Dies ist vergleichbar mit der Situation einer Operation. Die VO_2 max ist der durch die Spiroergometrie gewonnene Parameter, der einen starken prädiktiven Wert für postoperative Komplikationen und die postoperative langfristige Belastbarkeit hat. Die VO_2 max ist die maximale Sauerstoffaufnahme, bei der eine Steigerung der Leistung die Aufnahme nicht mehr verbessern kann. Patienten mit einer VO_2 max > 20 ml/kg/min haben eine uneingeschränkte Belastbarkeit und können reseziert werden bis hin zur Pneumonektomie. Zwischen 15–20 ml/kg/min ist die Resektion mit einem vertretbaren Risiko möglich. Bei einer VO_2 max < 10 ml/kg/min verbietet sich eine Resektion, da hier die postoperative Mortalität auf 40–50 % steigt [1], [2], [3], [24].

Die quantitative Perfusionsszintigrafie kann von Nutzen sein, um die postoperative Lungenfunktion zu berechnen. Diese Methode ist leider ungenau und wird sehr wahrscheinlich in den kommenden Jahren von einer CT-Thorax-Volumetrie ersetzt werden [34]. In Einzelfällen wird mithilfe der Perfusionsszintigrafie die Zielregion definiert. Eine Kombination aus onkologischer Resektion mit Lungenvolumen-Reduktionschirurgie macht die Resektion möglich, sofern die Zielregion im Bereich des Tumors liegt [23]. Die Ventilationsszintigrafie bringt keine zusätzliche Information.

Eine Alternative ist Treppensteigen (Stair Climbing Test). Mehrere Autoren haben eine Korrelation zwischen der Belastbarkeit beim Treppensteigen und der Resektabilität sowie der postoperativen Mortalität beschrieben. Generell sind 5 Etagen ohne eine Pause äquivalent mit einer VO_2 max von 15 ml/kg/min, 2 Etagen mit 12 ml/kg/min. Leider ist diese einfache Methode nicht standardisiert (wie viele Stufen, wie schnell, was wird gemessen etc.) und daher nicht wissenschaftlich fundiert oder einsetzbar [7], [17], [19].

3.4.4 Zusammenfassung

Die strukturierte präoperative Patientenvorbereitung dient der Erstellung eines Risikoprofils für jeden Patienten vor einer geplanten Operation. In der Thoraxchirurgie steht an erster Stelle der funktionellen Abklärung die kardiale Anamnese und Untersuchung, gefolgt von der pulmonalen Abklärung. Die Risikoabschätzung hinsichtlich der Operation kann uns und dem Patienten als Grundlage dienen in der Entscheidung für oder gegen eine Operation.

Literatur

[1] Bayram AS, Candan T, Gebitekin C. Preoperative maximal exercise oxygen consumption test predicts postoperative pulmonary morbidity following major lung resection. Respirology 2007; 12: 505–510, DOI: 10.1111/j.1440-1843 2007.01 097.x

[2] Benzo R, Kelley GA, Recchi L et al. Complications of lung resection and exercise capacity: a meta-analysis. Respiratory medicine 2007; 101: 1790–1797, DOI: 10.1016/j.rmed.2007.02.012

[3] Benzo RP, Sciurba FC. Oxygen consumption, shuttle walking test and the evaluation of lung resection. Respiration; international review of thoracic diseases 2010; 80: 19–23, DOI: 10.1159/000 235 543

[4] Berrisford R, Brunelli A, Rocco G et al. The European Thoracic Surgery Database project: modelling the risk of in-hospital death following lung resection. European journal of cardiothoracic surgery : official journal of the European Association for Cardio-thoracic Surgery 2005; 28: 306–311

[5] Biederer J, Wildberger JE, Bolte H et al. Protokollempfehulungen für die Computertomographie der Lunge: Konsensus der Arbeitsgemeinschaft Thoraxdiagnostik der DRG. Deutsche Röntgengesellschaft; 2008. http://www.ag-thorax.drg.de/de-DE/376/stellungnahmen-und-empfehlungen

[6] British Thoracic S, Society of Cardiothoracic Surgeons of Great B, Ireland Working P. BTS guidelines: guidelines on the selection of patients with lung cancer for surgery. Thorax 2001; 56: 89–108

[7] Brunelli A, Monteverde M, Salati M et al. Stair-climbing test to evaluate maximum aerobic capacity early after lung resection. The Annals of thoracic surgery 2001; 72: 1705–1710,

[8] Brunelli A, Refai M, Salati M et al. Predicted versus observed FEV1 and DLCO after major lung resection: a prospective evaluation at different postoperative periods. The Annals of thoracic surgery 2007; 83: 1134–1139, DOI: 10.1016/j.athoracsur.2006.11.062

[9] Brunelli A, Varela G, Van Schil P et al. Multicentric analysis of performance after major lung resections by using the European Society Objective Score (ESOS). European journal of cardio-thoracic surgery : official journal of the European Association for Cardio-thoracic Surgery 2008; 33: 284–288, DOI: 10.1016/j.ejcts.2007.10.027

[10] Donington J, Ferguson M, Mazzone P et al. American College of Chest Physicians and Society of Thoracic Surgeons consensus statement for evaluation and management for high-risk patients with stage I non-small cell lung cancer. Chest 2012; 142: 1620–1635, DOI: 10.1378/chest.12–0790

[11] Falcoz PE. Validated scoring system for risk assessment in major thoracic surgery: how surgery boils down to risk and benefit! European journal of cardio-thoracic surgery : official journal of the European Association for Cardio-thoracic Surgery 2012; 41: 602, DOI: 10.1093/ejcts/ezr215

[12] Ferguson MK, Little L, Rizzo L et al. Diffusing capacity predicts morbidity and mortality after pulmonary resection. J Thorac Cardiovasc Surg 1988; 96: 894–900

[13] Ferguson MK, Dignam JJ, Siddique J et al. Diffusing capacity predicts long-term survival after lung resection for cancer. European journal of cardio-thoracic surgery: official journal of the European Association for Cardio-thoracic Surgery 2012; 41: e81–86, DOI: 10.1093/ejcts/ezs049

[14] Fleisher LA, Beckman JA, Brown KA et al. ACC/AHA 2007 guidelines on perioperative cardiovascular evaluation and care for noncardiac surgery: Executive summary: A report of the American College of Cardiology/American Heart Association Task Force on Practice Guidelines (Writing Committee to Revise the 2002 Guidelines on Perioperative Cardiovascular Evaluation for Noncardiac Surgery) developed in collaboration with the American Society of Echocardiography, American Society of Nuclear Cardiology, Heart Rhythm Society, Society of Cardiovascular Anesthesiologists, Society for Cardiovascular Angiography and Interventions, Society for Vascular Medicine and Biology, and Society for Vascular Surgery. Journal of the American College of Cardiology 2007; 50: 1707–1732, DOI: 10.1016/j.jacc.2007.09.001

[15] Ganai S, Ferguson MK. Can we predict morbidity and mortality before an operation? Thoracic surgery clinics 2013; 23: 287–299, DOI: 10.1016/j.thorsurg.2013.04.001

[16] Ginsberg RJ, Hill LD, Eagan RT et al. Modern thirty-day operative mortality for surgical resections in lung cancer. J Thorac Cardiovasc Surg 1983; 86: 654–658

[17] Girish M, Trayner Jr E, Dammann O et al. Symptom-limited stair climbing as a predictor of postoperative cardiopulmonary complications after high-risk surgery. Chest 2001; 120: 1147–1151

[18] Goeckenjan G, Sitter H, Thomas M et al. Prevention, diagnosis, therapy, and follow-up of lung cancer: interdisciplinary guideline of the German Respiratory Society and the German Cancer Society. Pneumologie 2011; 65: 39–59, DOI: 10.1055/s-0030-1 255 961

[19] Holden DA, Rice TW, Stelmach K et al. Exercise testing, 6-min walk, and stair climb in the evaluation of patients at high risk for pulmonary resection. Chest 1992; 102: 1774–1779

[20] Kertai MD, Boersma E, Bax JJ et al. A meta-analysis comparing the prognostic accuracy of six diagnostic tests for pre-

dicting perioperative cardiac risk in patients undergoing major vascular surgery. Heart 2003; 89: 1327–1334

[21] Kozower BD, Sheng S, O'Brien SM et al. STS database risk models: predictors of mortality and major morbidity for lung cancer resection. The Annals of thoracic surgery 2010; 90: 875–881, discussion 881–873, DOI: 10.1016/j.athoracsur.2010.03.115

[22] Lim E, Baldwin D, Beckles M et al. Guidelines on the radical management of patients with lung cancer. Thorax 2010; 65 (Suppl 3): 1–27, DOI: 10.1136/thx.2 010 145 938

[23] Linden PA, Bueno R, Colson YL et al. Lung resection in patients with preoperative FEV1 < 35 % predicted. Chest 2005; 127: 1984–1990, DOI: 10.1378/chest.127.6.1984

[24] Loewen GM, Watson D, Kohman L et al. Preoperative exercise Vol 2 measurement for lung resection candidates: results of Cancer and Leukemia Group B Protocol 9 238. Journal of thoracic oncology: official publication of the International Association for the Study of Lung Cancer 2007; 2: 619–625, DOI: 10.1097/JTO.0b013e318 074bba7

[25] Markos J, Mullan BP, Hillman DR et al. Preoperative assessment as a predictor of mortality and morbidity after lung resection. The American review of respiratory disease 1989; 139: 902–910, DOI: 10.1164/ajrccm/139.4.902

[26] Plones T, Dango S, Brugger W et al. Potentially curative surgical therapy in oligometastatic non-small cell lung cancer. Deutsche medizinische Wochenschrift 2014; 139: 538–542, DOI: 10.1055/s-0033–1 360 099

[27] Ramakrishna G, Sprung J, Ravi BS et al. Impact of pulmonary hypertension on the outcomes of noncardiac surgery: predictors of perioperative morbidity and mortality. Journal of the American College of Cardiology 2005; 45: 1691–1699, DOI: 10.1016/j.jacc.2005.02.055

[28] Reich DL, Bodian CA, Krol M et al. Intraoperative hemodynamic predictors of mortality, stroke, and myocardial infarction after coronary artery bypass surgery. Anesthesia and analgesia 1999; 89: 814–822

[29] Santini M, Fiorello A, Vicidomini G et al. Role of diffusing capacity in predicting complications after lung resection for cancer. The Thoracic and cardiovascular surgeon 2007; 55: 391–394, DOI: 10.1055/s-2007–965 326

[30] Varela G, Brunelli A, Rocco G et al. Predicted versus observed FEV1 in the immediate postoperative period after pulmonary lobectomy. European journal of cardio-thoracic surgery : official journal of the European Association for Cardio-thoracic Surgery 2006; 30: 644–648, DOI: 10.1016/j.ejcts.2006.07.001

[31] Wang J, Olak J, Ferguson MK. Diffusing capacity predicts operative mortality but not long-term survival after resection for lung cancer. J Thorac Cardiovasc Surg 1999; 117: 581–586, discussion 586–587

[32] Wilkins Jr EW, Scannell JG, Craver JG. Four decades of experience with resections for bronchogenic carcinoma at the Massachusetts General Hospital. J Thorac Cardiovasc Surg 1978; 76: 364–368

[33] Wohlschlager J, Wittekind C, Theegarten D. New TNM classification of malignant lung tumours. Der Pathologe 2010; 31: 355–360, DOI: 10.1007/s00 292–010–1303–4

[34] Wu MT, Pan HB, Chiang AA et al. Prediction of postoperative lung function in patients with lung cancer: comparison of quantitative CT with perfusion scintigraphy. AJR American journal of roentgenology 2002; 178: 667–672, DOI: 10.2214/ajr.178.3 178 0667

3.5 Patientenvorbereitung in der Neurochirurgie

U. Neubauer

Eine der wesentlichen Aufgaben in der präoperativen Patientenvorbereitung ist das Vermeiden von Komplikationen, die ggf. erst intra- oder postoperativ in Erscheinung treten können. Eine Besonderheit in der Neurochirurgie ist der Umstand, dass die unterschiedlichen Lokalisationen intrakranieller Prozesse unterschiedliche Lagerungen des Patienten erfordern, um die pathologischen Prozesse auf dem sichersten Weg zu erreichen. Bei der Lagerung von Patienten für neurochirurgische Eingriffe gilt es daher, das optimale Verhältnis zwischen bestmöglichem operativen Zugang für den Operateur und geringstmöglichem Risiko für den Patienten zu finden [12], da auch die verschiedenen Lagerungen bereits spezifische Risiken bergen.

Neben der allgemein gebräuchlichen Rückenlagerung des Patienten sind in der Neurochirurgie die Bauchlagerung, die Seitenlagerung sowie die sitzende Lagerung für Zugänge zur hinteren Schädelgrube neben weiteren Variationen von Bedeutung.

3.5.1 Fixierung des Kopfes

Für die in aller Regel mikrochirurgisch ausgeführten intrakraniellen Eingriffe ist es zwingend erforderlich, den Kopf vor der endgültigen Lagerung komplett zu fixieren, um jegliche Bewegung des Kopfes während der Operation zu vermeiden. Zur Fixierung dienen Drei-Punkt-Klammersysteme, die fest im Schädelknochen verankert werden. Es muss darauf geachtet werden, dass die Haltedorne einerseits guten Halt im Knochen finden, andererseits nicht zu tief eingedreht werden, um nicht nach Durchdringen der Tabula interna des Schädelknochens meningeale Gefäße zu verletzen und so Blutungen auszulösen [13]. Die Haltedorne dürfen daher nicht in der relativ dünnen Temporalschuppe (Os temporale) platziert werden. Die gebräuchlichen Systeme besitzen für den Anpressdruck Markierungen, die die optimale Position anzeigen.

Vorsicht

Das Anlegen der Halteklammer stellt einen intensiven Schmerzreiz dar. Deshalb sollte zuvor die Narkose vertieft werden oder das Anlegen der Fixierungsdorne mit zusätzlicher Lokalanästhesie erfolgen [14].

3.5.2 Operationslagerungen in der Neurochirurgie

Eines der Probleme bei der Operation intrakranieller Raumforderungen ist der häufig erhöhte intrakranielle Druck. Zusätzlich führt eine flache, horizontale Körperlage zu einem venösen Rückstau mit Schwellung und erhöhter Blutungsgefahr. Eine Hirnschwellung kann intraoperativ zu deutlich erschwerten Operationsbedingungen führen. Es ist daher allgemein üblich, den Patienten mit erhöhtem Oberkörper zu lagern, um durch den verbesserten venösen Abfluss die Operationsbedingungen zu verbessern. Allerdings ist damit die Gefahr eines Lufteintritts in das venöse System verbunden, da bereits in dieser Position – auch schon in der Rückenlagerung – die Venen im Operationsfeld oberhalb des rechten Vorhofs liegen und einen negativen Druck haben können. Von noch größerer Bedeutung ist diese Gefahr aufgrund des hohen Druckgefälles bei der sitzenden Lagerung, auf die noch speziell eingegangen wird.

Die **Rückenlagerung** ist die Standardlagerung für alle ventralen Zugänge zur Wirbelsäule und bei den meisten intrakraniellen Eingriffen im frontalen, parietalen und auch temporalen Bereich. Für die mehr lateralen Zugänge, wie die häufig genutzte pterionale Trepanation wird dabei der Kopf leicht zur Gegenseite gedreht. Wenn eine Drehung über 45° erforderlich wird, sollte die ipsilaterale Schulter angehoben und unterstützt werden, um postoperativen HWS-Beschwerden vorzubeugen und venöse Gefäßobstruktionen, vor allem der kontralateralen V. jugularis interna, während der Operation zu verhindern. Die Arme werden in neutraler Position angelagert, die Kniegelenke leicht angewinkelt (Knierolle) und die Fersen unterpolstert.

Die **Seitenlagerung** ist für Zugänge zur temporalen Basis, zum okzipitalen Bereich des Kopfes und für laterale Prozesse der hinteren Schädelgrube geeignet. Bei spinalen Eingriffen ist die Seitenlage-

rung für laterale Zugänge zur Brust- und Lendenwirbelsäule gebräuchlich.

Vorsicht

Bei der Lagerung ist insbesondere die Polsterung des tiefer liegenden Beines am Fibulakopf zur Vermeidung einer Schädigung des N. peronaeus zu beachten sowie die sichere Lagerung des oben liegenden Armes zur Vermeidung einer Plexusschädigung.

Die **Bauchlagerung** ist die Standardlagerung für die meisten spinalen Operationen in der Neurochirurgie im Bereich von Lenden- und Brustwirbelsäule. Im Bereich der Halswirbelsäule werden dorsale Eingriffe sowohl in Bauchlagerung als auch in sitzender Lagerung durchgeführt.

Für die spinalen Eingriffe an der Brust- und Lendenwirbelsäule in Bauchlagerung werden die Arme ausgelagert, wobei hier als sicherer Standard rechte Winkel im Bereich der Schulter- und Ellenbogengelenke einzuhalten sind, um Schädigungen zu vermeiden. Für Eingriffe im Bereich der hinteren Schädelgrube oder der Halswirbelsäule in Bauchlagerung werden die Arme an den Körper angelegt. Hierbei muss darauf geachtet werden, dass kein stärkerer Zug an den Armen und Schultern erzeugt wird, um Plexusschäden zu vermeiden. Für die ausreichende Polsterung sämtlicher Auflagestellen ist zu sorgen.

Vorsicht

Besonderes Augenmerk muss bei der Bauchlagerung auf die Auflagefläche des Gesichts gelegt werden. Insbesondere muss dafür Sorge getragen werden, dass die Augen keinem Druck ausgesetzt sind.

Bei der Bauchlagerung sollten Lagerungshilfen unter Becken und Thorax platziert werden, um jeglichen Druck auf den Bauch zu vermeiden, da ein erhöhter intraabdomineller Druck zum venösen Rückstau bis in die spinalen epiduralen Venen mit erhöhter Blutungsgefahr führt. Bei stark adipösen Patienten kann dies im Einzelfall die Bauchlagerung unmöglich machen, so dass stattdessen der Patient in Seitenlagerung operiert werden muss.

Die Bauchlagerung wird auch für die Zugänge zur hinteren Schädelgrube genutzt. Sie bietet den Vorteil, dass die Gefahr einer Luftembolie geringer ist, dafür sind aber die lokalen Operationsbedingungen durch erhöhten venösen Druck, Schwellung und den fehlenden Abfluss von Blut aus dem Operationsfeld schlechter. Für den Anästhesisten ist bei der Bauchlagerung oftmals die Beatmung erschwert – gerade bei übergewichtigen Patienten. Der Zugang zum Tubus und seine Kontrolle sind in der Bauchlagerung schwieriger. Es muss daher auf eine besonders gute Fixierung geachtet werden, damit sie sich nicht während der oftmals längeren Operationsdauer durch Speichelsekretion lösen kann.

Merke

Bei lang dauernden Operationen in Bauchlagerung mit hohem Blutverlust und Hypotension sind Fälle von ein- oder beidseitigem Visusverlust beschrieben worden [12].

Eine spezielle Modifikation der Bauchlagerung ist die **Concorde-Lagerung**. Dabei wird der Oberkörper schräg angehoben und der Kopf nach unten inkliniert, so dass das Okziput den höchsten Punkt darstellt. Durch die Höhendifferenz zwischen Kopf und Thorax ist der venöse Abfluss verbessert, das Risiko einer Luftembolie jedoch wieder vergrößert. Die Concorde-Lagerung stellt somit einen Kompromiss zwischen der Bauchlagerung und der sitzenden Lagerung dar.

Bei der Concorde-Lagerung ist wie für alle Zugänge zur hinteren Schädelgrube und dem kraniozervikalen Übergang eine Flexion der HWS erforderlich. Es besteht dadurch das Risiko von Rückenmarkschädigungen durch Kompression bei starker Flexion [6]. Es sollte daher bereits präoperativ getestet werden, ob der Patient die HWS-Flexion verträgt.

Die **sitzende Lagerung** bietet den besten Zugang zu Mittellinienprozessen der hinteren Schädelgrube im Kleinhirn, im Kleinhirnwurm, dem supracerebellär-infratentoriellen Raum und im kraniozervikalen Übergang [9]. Dazu wird der Oberkörper in eine 60°-Position aufgerichtet, die Hüften werden gebeugt, ebenso die Kniegelenke, so dass die Beine eine hohe Lage in Relation zum Körperstamm haben, um den venösen Rückfluss zu fördern. Der

Kopf wird nach vorn flektiert und in einer Halteklammer fixiert.

Wegen des hydrostatischen Druckgefälles zwischen Operationsgebiet und dem rechten Herzen besteht bei der sitzenden Lagerung prinzipiell die Gefahr eines Lufteintritts über Venen/Sinus in das venöse System. Bei größeren Luftmengen kann diese Luftembolie kreislaufwirksam sein. Von anästhesiologischer Seite wird daher regelhaft ein zentralvenöser Katheter bis in den rechten Vorhof vorgeschoben, um eventuell intraoperativ eintretende Luft absaugen zu können.

Im Fall eines persistierenden offenen Foramen ovale kann die Luft über den linken Vorhof in den großen Kreislauf gelangen und so zur paradoxen Luftembolie führen. Ein offenes Foramen ovale stellt daher eine – zumindest relative – Kontraindikation für eine sitzende Lagerung dar und muss vor Lagerung und Operation ausgeschlossen werden [12]. Dies geschieht durch eine transösophageale Echokardiografie, die sowohl am wachen Patienten noch vor dem Operationstag als auch nach Einleitung der Narkose noch vor der Lagerung erfolgen kann. Dies bietet den Vorteil, dass mit dem einmal platzierten Ultraschallkopf gleich das intraoperative Monitoring fortgesetzt werden kann.

Merke

Bei einem offenen Foramen ovale, das sich bei ca. 25 % aller Patienten findet, wird in der Klinik des Autors auf eine sitzende Lagerung verzichtet und die Operation stattdessen in Bauchlagerung durchgeführt.

Besondere Aufmerksamkeit muss bei der sitzenden Lagerung auf die Lagerung der Arme des Patienten gelegt werden. Die Arme müssen so weit unterstützt werden, dass nicht das gesamte Gewicht der Arme an den Schultern und damit dem Plexus brachialis zieht. Beim relaxierten Patienten kann in Narkose schon das Eigengewicht der Arme ausreichen, um gravierende Plexusläsionen hervorzurufen.

Bei Operationen in der hinteren Schädelgrube kommt es in sitzender Lagerung zum Abfluss von Liquor aus dem Ventrikelsystem bis hin zum Pneumatozephalus. Bei Patienten mit einem liegenden ventrikuloperitonealen Shunt besteht die Gefahr von Shunt-Fehlfunktionen oder bei ventrikuloatrialem Shunt-System gar das Risiko eines Luftdurchtritts durch das Shunt-System. Bei diesen Patienten sollte aus Sicherheitsgründen ebenfalls auf eine sitzende Lagerung verzichtet werden.

Eine Zusammenfassung der verschiedenen Lagerungen sowie die Zugänge und Vor- und Nachteile findet sich in ▶ Tab. 3.8.

3.5.3 Rasur

Ein vermeintlich simples, aber nicht ausdiskutiertes Thema zur Infektionsprophylaxe ist die Frage, ob der behaarte Kopf vor Operationen rasiert werden soll oder nicht. Es gibt bis heute keine ausreichend sichere Evidenz, um diese Frage klar und endgültig zu beantworten. Die bislang vorliegenden Studien zeigen keinen Unterschied in der Infektionshäufigkeit [1]. Die Infektionsraten sind bei Patienten mit und ohne Rasur nahezu identisch, wenn die Rasur unmittelbar vor der Operation nach der Narkoseeinleitung erfolgt. Eine Rasur ist nach gegenwärtigem Erkenntnisstand daher nicht zwingend erforderlich. Eine gründliche Desinfektion des behaarten Kopfes reicht aus [15].

Allerdings ist es weit verbreitete Praxis, eine Rasur dennoch vorzunehmen. Verschiedene Gründe werden dafür genannt, wie die bessere Möglichkeit zur Fixierung der sterilen Abdeckung, die leichtere postoperative Wundpflege und andere. Wenn man sich zu einer Rasur entschließt, sollte sie allerdings unmittelbar vor dem Eingriff erfolgen. Denn es ist andererseits nachgewiesen, dass eine Rasur am Vortag der Operation aufgrund der Mikrotraumen der Haut zu einer erhöhten Rate an Infektionen und Wundheilungsstörungen führt [2].

3.5.4 Antibiotische Prophylaxe bei Shunt-Operationen

Eine Shunt-Infektion ist eine gefürchtete Komplikation bei der Therapie des Hydrozephalus mittels Shunt-Implantation mit einer Häufigkeit von ca. 5–10 % im Langzeitverlauf [10]. Bei einem großen Teil der Fälle ist davon auszugehen, dass die Keime bereits bei der primären Implantation in das System gelangt sind. Dafür spricht vor allem, dass sich in der Mehrzahl der Fälle typische Hautkeime wie Staphylococcus epidermidis und Propionibakterien als Erreger finden. Nach der aktuellen Studienlage [5] gibt es keinen eindeutigen Beweis dafür, dass durch eine antibiotische Prophylaxe die Infektionsrate sicher gesenkt werden kann. Dies liegt auch an der mangelnden Aussagekraft der Studien [10]. Andererseits wird es aus ethischen Gründen keine ausreichend große, prospektiv-randomisierte Studie geben, um zu einer höheren Evidenz zu gelangen (Clinical Equipoise). So wird bei Liquor-Shunt-Operationen neben der strengen Asepsis bei der Operation, einer strikten Standardisierung des Operationsablaufs [4] und trotz der relativ kurzen Operationsdauer deutlich unter 1 Stunde

Tab. 3.8 Lagerung bei neurochirurgischen Eingriffen.

Lagerung	Zugänge	Anmerkungen
Rückenlagerung	Kopf: frontale, pterionale, parietale und vordere temporale Prozesse spinal: alle ventralen Zugänge	schnell, einfach, geringster Aufwand Begrenzung durch ggf. erforderliche Kopfrotation
Bauchlagerung	Kopf: okzipitale Prozesse, hintere Schädelgrube, kraniozervikaler Übergang spinal: alle dorsalen Zugänge	einfachster Zugang für dorsale spinale Eingriffe erschwerte lokale Bedingungen für intrakranielle Eingriffe, erschwerter Patientenzugang für die Anästhesie Lagerungsschäden (Druck)
Seitenlagerung	Kopf: laterale Schädelbasis, laterale Prozesse der hinteren Schädelgrube spinal: laterale Zugänge thorakal und lumbal	aufwendig, höheres Risiko für Lagerungsschäden, Plexusläsionen
Sitzende Lagerung	Kopf: Mittellinienprozesse der hinteren Schädelgrube, kraniozervikal und suprazerebellär-infratentoriell spinal: dorsale Halswirbelsäule	bessere lokale Bedingungen durch optimale venöse Drainage, freies Operationsfeld, leichter Patientenzugang für die Anästhesie Luftembolie, Pneumatozephalus, erhöhter Monitoringbedarf
Concorde-Lagerung	Kopf: okzipitale und suprazerebellär-infratentorielle Prozesse	als Modifikation analog der Bauchlagerung

dennoch eine perioperative antibiotische Prophylaxe empfohlen.

3.5.5 Präoperative Bildauswertung und Operationsplanung

Die seit etlichen Jahren zur Verfügung stehende Methode der Neuronavigation, bei der intraoperativ das Operationsgebiet mit den präoperativ gewonnenen Bilddaten abgeglichen wird, hat nicht nur Auswirkungen auf den Operationsablauf selbst. Sie bietet auch ganz neue Möglichkeiten in der präoperativen Operationsplanung und -vorbereitung. Die Neuronavigation hat ihren größten Wert bei der Operation tief liegender, an der Hirnoberfläche nicht erkennbarer Pathologien. Sie ermöglicht kleine, zielgerichtete und damit schonende Zugänge. Kleine oberflächliche Prozesse können mit der Neuronavigation präoperativ exakt lokalisiert und die erforderliche Zugangstrepanation kann dadurch minimiert werden (▶ Abb. 3.2).

Dies erfordert die eingehende präoperative Analyse der Bilddaten. An der Workstation der Neuronavigation kann die Operation von der optimalen Kopflagerung über die Trepanation, den Ort der Hirnrindeninzision und den weiteren Weg bis zur Läsion simuliert und anatomisch exakt geplant werden [11]. Durch die Einbeziehung weiterer Bilddaten, wie die des funktionellen MRT [8], der Faserbahndarstellung mit dem Diffusions-Tensor-Imaging (DTI) und anderen können funktionell wichtige Rindenareale oder Faserbahnen in die Zugangsplanung einbezogen und ggf. besser geschont werden. So können die Zugänge zum medialen Temporallappen, z. B. bei Resektionen im Rahmen der Epilepsiechirurgie, so geplant werden, dass das Risiko von Schäden im Bereich der Sehbahn verringert wird [3].

Merke

Bedeutung hat die Neuronavigation neben der Operationsplanung für den individuellen Patienten durch die Möglichkeit der Operationssimulation und der bildgestützten eigentlichen Operation, mittlerweile zusätzlich auch für die Ausbildung der Neurochirurgen [7].

Literatur

[1] Bhatti MI, Leach PA. The incidence of infections for adults undergoing supra-tentorial craniotomy for tumours without hair removal. Br J Neurosurg 2013; 27(2): 218–220

[2] Broekman M, van Beijnum J, Peul WC et al. Neurosurgery and shaving: what's the evidence? J Neurosurg 2011; 115: 670–678

[3] Chen X, Weigel D, Ganslandt O et al. Prediction of visual field deficits by diffusion tensor imaging in temporal lobe epilepsy surgery. Neuroimage 2009; 45(2): 286–297

[4] Choux M, Genitori L, Lang D et al. Shunt implantation: reducing the incidence of shunt infection. J Neurosurg 1992: 875–880

[5] Haines SJ, Walters BC. Antibiotic prophylaxis for CSF shunts: a meta-analysis. Neurosurgery 1994; 34: 87–92

[6] Haisa T, Kondo T. Midcervical flexion myelopathy after posterior fossa surgery in the sitting position. Neurosurgery 1996; 38(4): 819–821

[7] Kockro RA, Stadie A, Schwandt E et al. A collaborative virtual reality environment for neurosurgical planning and training. Neurosurgery 2007; 61(5 Suppl 2): 379–391

[8] Mahvash M, Maslehaty H, Jansen O et al. Functional magnetic resonance imaging of motor and language for preoperative planning of neurosurgical procedures adjacent to functional areas. Clin Neurol Neurosurg 2014; 123: 72–77

[9] Porter JM, Pidgeon C, Cunningham AJ. The sitting position in neurosurgery: a critical appraisal. Br J Anaesth 1999; 82(1): 117–128

[10] Ratilal B, Costa J, Sampaio C. Antibiotic prophylaxis for surgical introduction of intracranial ventricular shunts: a systematic review. J Neurosurg Pediatr 2008; 1(1): 48–56

[11] Risholm P, Golby AJ, Wells 3 rd W. Multimodal image registration for preoperative planning and image-guided neurosurgical procedures. Neurosurg Clin N Am 2011; 22(2): 197–206

[12] Rozet I, Vavilala MS. Risks and benefits of patient positioning during neurosurgical care. Anesthesiol Clin 2007; 25(3): 631–x

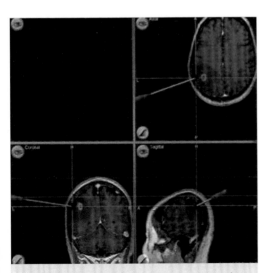

Abb. 3.2 Neuronavigation. Präoperativer Screenshot der Neuronavigation zur Trepanationsplanung bei subkortikaler Filia links parietal.

185

[13] Sade B, Mohr G. Depressed skull fracture and epidural haematoma: an unusual post-operative complication of pin headrest in an adult. Acta Neurochir (Wien) 2005; 147(1): 101–103

[14] Schaffranietz L, Rüffert H, Trantakis C et al. Effect of local anesthetics on hemodynamic effects during Mayfield skull clamp fixation in neurosurgery using total intravenous anesthesia. Anaesthesiol Reanim 1999; 24(2): 51–54

[15] Sheinberg MA, Ross DA. Cranial procedures without hair removal. Neurosurgery 1999: 44(6): 1263–1265

3.6 Patientenvorbereitung in der Kinderchirurgie

Th. Meyer

Die Kinderchirurgie stellt zwar nur ein kleines Teilgebiet der Chirurgie dar, umfasst jedoch vom Extremfrühgeborenen bis zum Adoleszenten alle Altersklassen und beinhaltet ein weitreichendes Spektrum von Krankheitsbildern aus dem Gebiet der kindlichen Viszeralchirurgie über die Kindertraumatologie bis hin zur Kinderurologie. Da nicht alle Kinder immer in einer kinderchirurgischen Abteilung/Klinik therapiert werden, ist es wichtig, dass die behandelnden Ärzte (Allgemein- und Viszeralchirurgen sowie Anästhesisten) eine präoperative Evaluation zur Abschätzung des perioperativen Risikos durchführen können.

Merke

Kinder sind keine verkleinerten Ausgaben von Erwachsenen. Die jeweilige chirurgische Klinik muss kritisch beurteilen können, ob die fachlichen Voraussetzungen zur chirurgischen Therapie von Kindern im ärztlichen und pflegerischen Bereich gegeben sind!

In diesem Zusammenhang muss nach dem Eingriff auch Personal zur Verfügung stehen, das im Umgang mit Kindern und Jugendlichen geschult ist und eine qualifizierte Überwachung gewährleisten kann. Zu dieser angepassten Infrastruktur muss auch die Möglichkeit gehören, einen Pädiater jederzeit hinzuziehen zu können. Röntgen- und Laboruntersuchungen müssen von Personal durchgeführt werden, das ebenso im Umgang mit Kindern ausgebildet ist und über die notwendigen kindgerechten Apparate und entsprechenden Techniken verfügt. Aufgrund dieser Überlegungen muss entschieden werden, ob der geplante Eingriff

Tab. 3.9 Syndrome mit assoziierten Fehlbildungen/Atemweghindernissen, die ein intra- und postoperatives Atemmanagement erschweren können.

Syndrom	Assoziierte Fehlbildungen/Atemweghindernis
Apert-Syndrom	Kraniosynostosen, Mittelgesichtshypoplasie
Beckwith-Wiedemann-Syndrom	Makroglossie
Crouzon-Syndrom (Morbus Crouzon)	Kraniosynostosen, Mittelgesichtshypoplasie
Freemann-Sheldon-Syndrom	Mikrostomie
Goldenhar-Syndrom	Mittelgesichtshypoplasie, Mandibulahypoplasie (ein- oder beidseitig)
Klippel-Feil-Syndrom	eingeschränkte Beweglichkeit der HWS
Mukopolysaccharidose (MPS)	HWS Immobilität, subglottische Weichgewebevermehrung
Pierre-Robin-Syndrom	Mikrognathie, Glossoptosis
Treacher-Collins-Syndrom	Maxilla-/Mandibulahypoplasie
Trisomie 21	Makroglossie, subglottische Stenosen, Mittelgesichtshypoplasie

im betreffenden Krankenhaus durchgeführt werden kann oder ob das Kind in eine geeignete Klinik überwiesen oder verlegt werden muss [1]. Des Weiteren ist anzumerken, dass eine Vielzahl kongenitaler Syndrome mit kraniofazialen Veränderungen assoziiert ist, die ein intra- und postoperatives Atemwegmanagement erheblich erschweren können (▶ Tab. 3.9) [9].

3.6.1 Gespräch und klinische Untersuchung

Grundsätzlich sollten vor einem Eingriff sowohl der behandelnde Chirurg als auch der Anästhesist die Möglichkeit zum Gespräch und zur klinischen Untersuchung mit den Eltern und dem Kind haben. Die behandelnden Ärzte erhalten so wesentliche Informationen über folgende wichtige Fakten:
- aktueller Gesundheitszustand des Kindes
- relevante Vorerkrankungen wie
  ○ Frühgeburtlichkeit
  ○ Impfstatus
  ○ Zeitpunkt der letzten Impfung

- ○ Allergien
- ○ Medikamentengebrauch
- Angaben zu möglichen früheren Anästhesieverfahren und möglichen Nebenwirkungen:
  - ○ PONV
  - ○ Unruhe in der Aufwachphase
  - ○ Halsschmerzen

Zum anderen muss der behandelnde Arzt aber auch beruhigend auf Eltern und Kind einwirken, da eine Operation und der damit verbundene Aufenthalt in einer Klinik oder Praxis für die Kinder in der Regel einen relevanten Einschnitt in ihr ansonsten „unbeschwertes Leben" darstellt [1], [6]. Aber auch für die Eltern stellt der Krankenhausaufenthalt eine Belastung dar: sie müssen ihr Kind in fremde Hände geben, können so ihrer natürlichen Beschützerfunktion nicht mehr nachkommen und haben Sorge, dass ihrem Kind in ihrer Abwesenheit Schaden zugefügt werden könnte [6].

Merke

Unsicherheit und Ängste der Eltern sind ansteckend für das Kind.

Bei gesunden Kindern, unauffälliger Anamnese und kleinen chirurgischen Eingriffen (z. B. Herniotomien, Zirkumzisionen, Therapie des Hodenhochstands) kann auf eine routinemäßig durchgeführte präoperative Laboruntersuchung verzichtet werden. Eine gezielte Röntgendiagnostik ist nur in seltenen Fällen erforderlich.

Merke

Anamnese und nicht Labor als Screening-Verfahren.

Ergeben sich jedoch im Rahmen des Patientengesprächs und der Anamneseerhebung Hinweise für das Vorliegen einer möglichen Gerinnungsstörung, muss zwingend eine erweiterte Gerinnungsdiagnostik durchgeführt werden. Bei allen größeren Eingriffen und Endoskopien inklusive Biopsien sollte immer eine präoperative **Labordiagnostik** erfolgen:

- Elektrolyte
- Blutbild
- Quick
- PTT
- ggf. Kreatinin und Harnstoff

Das **von-Willebrand-Jürgens-Syndrom** stellt hierbei die häufigste angeborene Gerinnungsstörung mit erhöhter Blutungsneigung dar. Es handelt sich dabei um eine Gruppe hämorrhagischer Diathesen, deren gemeinsames Merkmal eine quantitative oder qualitative Abweichung des von-Willebrand-Faktors (vWF) ist, der eine wichtige Rolle bei der Blutgerinnung spielt. Das von-Willebrand-Jürgens-Syndrom ist die häufigste vererbte Blutungskrankheit. Die Prävalenz wird auf 800/100 000 Menschen geschätzt, wobei nur 12,5/100 000 Menschen signifikante Symptome haben. Ein schweres von-Willebrand-Jürgens-Syndrom ist sehr selten und betrifft < 0,3/100 000 Menschen. Erworbene Formen sind beschrieben, jedoch sehr selten. Der Erbgang ist in der Regel autosomal-dominant, die schweren Formen und einige Subtypen werden autosomal-rezessiv vererbt. Männer und Frauen sind etwa gleich häufig betroffen. Es werden 3 verschiedene Typen der Erkrankung unterschieden, bei denen der vWF entweder weniger (Typ I und II) oder gar nicht (Typ III) produziert wird. In ca. 90 % der klinischen Fälle liegt ein Typ I vor [2], [3], [9].

▶ **Infekte der oberen Atemwege.** Da Infekte der oberen Atemwege gerade bei kleineren Kindern häufig sind, wird der pädiatrisch tätige Chirurg und Anästhesist oft mit der Frage konfrontiert, wie bei floriden oder erst vor kurzer Zeit durchgemachten Infekten der oberen Atemwege vorgegangen werden soll [1]. So sollten elektive Eingriffe bei kranken Kindern (reduzierter Allgemeinzustand, Temperatur > 38,5° und/oder produktiver Husten) nicht durchgeführt und der Operationstermin um 4 bis 6 Wochen verschoben werden. Aber auch die Beurteilung der Eltern ist wegweisend. Falls die Eltern ihr Kind als krank beurteilen, empfiehlt es sich, den Eingriff ebenfalls zu verschieben (▶ Abb. 3.3).

▶ **Elektive Eingriffe.** Vor einem elektiven Eingriff sollte der Abstand bei **Lebendimpfstoffen** mindestens 2 Wochen und bei **Totimpfstoffen** mindestens 1 Woche betragen. Bei dringenden Eingriffen stellt aber eine vor kurzem durchgeführte Impfung kein Hindernis dar.

Die **präoperative Nüchterngrenze** für elektive Eingriffe beträgt 6 Stunden für feste Speisen und 2 Stunden für klare Flüssigkeiten – unabhängig davon, ob der Eingriff stationär oder ambulant durchgeführt wird. Findet der Eingriff erst am

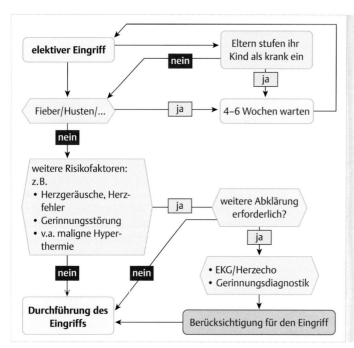

Abb. 3.3 Infekte der oberen Atemwege. Vorgehen bei Infekten der oberen Atemwege.

Nachmittag statt, sollten Kinder und Jugendliche noch 6 Stunden vor dem geplanten Eingriff eine leichte Mahlzeit zu sich nehmen. Säuglinge können bis 4 Stunden vor dem geplanten Eingriff noch gestillt werden (▶ Tab. 3.10). Bei Notfalleingriffen ist das Kind generell als nicht nüchtern zu betrachten. Hierbei sind dann aus anästhesiologischer Sicht spezielle Einleitungstechniken (Ileus-Einleitung, RSI = Rapid Sequence Induction) zu fordern, um das erhöhte Aspirationsrisiko zu minimieren [1].

▶ **Frühgeborene und Extremfrühgeborene.** Eine besondere Gruppe der Patienten in der Kinderchirurgie stellen die ehemaligen Frühgeborenen und Extremfrühgeborenen dar. Säuglinge, die vor der 37. Schwangerschaftswoche (SSW) auf die Welt kommen, werden definitionsgemäß als Frühgeborene bezeichnet.

Definition

Frühgeborenes: < 37. Schwangerschaftswoche bzw. < 260 Schwangerschaftstage.

Tab. 3.10 Präoperative Nüchterngrenzen in Abhängigkeit vom Alter des Patienten.

Alter	präoperative Nüchterngrenze
Kinder < 6 Monate	bis 4 h präoperativ: Milch bis 2 h präoperativ: klare Flüssigkeiten (stilles Wasser, Tee...)
Kinder > 6 Monate	bis 6 h präoperativ: Nahrung (feste Nahrung, Milch...) bis 2 h präoperativ: klare Flüssigkeiten

Neben der Unreife der einzelnen Organe und einer veränderten Empfindlichkeit gegenüber Medikamenten liegen in der Gruppe der ehemaligen (Extrem-) Frühgeborenen (< 37. SSW) gehäuft folgende Auffälligkeiten vor:

- bronchopulmonale Dysplasien
- gastroösophageale Refluxerkrankungen
- intraventrikuläre Hämorrhagien
- Laryngomalazie
- Trachealstenose als Folge einer Langzeitbeatmung

Nach operativen Eingriffen unter Narkose kann es daher gehäuft zu Apnoephasen kommen [1], [2], [3], [9].

Merke

Je kleiner das postkonzeptionelle Alter des Patienten ist, desto größer ist die Gefahr der postoperativen Apnoeanfälle.

Diese Patienten sollten daher mindestens 24 Stunden auf einer kinderchirurgischen/pädiatrischen Station überwacht werden, um die Apnoeanfälle sofort erkennen und suffizient therapieren zu können.

▸ **Kongenitale Herzfehler.** Die Inzidenz für kongenitale Herzfehler liegt bei 0,8 %. Präoperativ sollten die aktuellen Befunde über die Art des Herzfehlers, Angaben zu möglichen Korrektureingriffen sowie ein aktuelles EKG vorliegen. Bereits 2007 wurde von der American Heart Association eine neue Leitlinie für die antibiotische Prophylaxe der infektiösen Endokarditis publiziert [10]. Im Vergleich zu früheren Leitlinien ist diese Prophylaxe erheblich seltener erforderlich, weil man davon ausgeht, dass eine generelle antibiotische Endokarditisprophylaxe relativ ineffektiv sein dürfte und Risiko und Kosten der antibiotischen Therapie nicht aufwiegt. Die **Endokarditisprophylaxe** beschränkt sich daher auf bestimmte Eingriffe mit besonders hohem Bakteriämierisiko:

- zahnärztliche Eingriffe
- Eingriffe am Respirationstrakt
- Eingriffe bei floriden Infektionen
- Eingriffe bei Infektionen an Haut, Hautanhangsgebilden oder muskuloskelettalem Gewebe

Eine antibiotische Endokarditisprophylaxe bei Eingriffen am Gastrointestinaltrakt wird nicht mehr empfohlen [7]. Eine generelle antibiotische Prophylaxe wird daher laut dem oben genannten Positionspapier [7], [10] nur noch bei Patienten mit den im Folgenden genannten Risikokonstellationen empfohlen.

Patienten mit der höchsten Wahrscheinlichkeit eines schweren oder letalen Verlaufs einer infektiösen Endokarditis:

- Patienten mit Klappenersatz (mechanische und biologische Prothesen)
- Patienten mit rekonstruierten Klappen unter Verwendung alloprothetischen Materials
- Patienten nach überstandener Endokarditis
- Patienten nach angeborenen Herzfehlern, operierte Herzfehler mit Implantation von Conduits

(mit oder ohne Klappe) oder residuellen Defekten, d. h. turbulenter Blutströmung im Bereich des prothetischen Materials
- alle operativ oder interventionell unter Verwendung von prothetischem Material behandelten Herzfehler

▸ **Diabetes mellitus.** Kinder und Jugendliche mit einem Diabetes mellitus, die einen operativen Eingriff benötigen, sollten möglichst als erster Punkt im Tagesprogramm laufen, da diese Patienten Nüchternheit und Dehydratation nur schwer tolerieren. Perioperativ sollten alle 1 bis 2 Stunden Blutzuckermessungen erfolgen. Hierbei sollte der Blutzuckerspiegel bei 90–150 mg/dl liegen [3].

▸ **Dystrophe Muskelerkrankung.** Liegt bei Kindern und Jugendlichen eine dystrophe Muskelerkrankung (z. B. Muskeldystrophie Duchenne oder Becker) vor, sollte im Vorfeld eine erweiterte kardiale und pulmonale Abklärung erfolgen, da kardiale und pulmonale Begleiterkrankungen vorliegen können. Gasförmige Inhalationsanästhetika können bei diesen Kindern eine Rhabdomyolyse induzieren, die dem klinischen Bild einer malignen Hyperthermie entspricht [3].

▸ **Maligne Hyperthermie.** Die maligne Hyperthermie (MH) ist eine metabolische Myopathie, der ein genetisch determinierter Defekt der intrazellulären Ca^{2+}-Homöostase zugrunde liegt, und die bei disponierten Patienten durch volatile Inhalationsanästhetika und depolarisierende Muskelrelaxanzien ausgelöst werden kann [8]. Durch die unkontrollierte intramuskuläre Freisetzung von Ca^{2+}-Ionen über funktionell veränderte sarkoplasmatische Ca^{2+}-Kanäle, den Dihydropyridin- und Ryanodinrezeptoren kann sich innerhalb kürzester Zeit eine lebensbedrohliche Stoffwechselentgleisung entwickeln [5]. Für Deutschland wurde die Inzidenz fulminanter MH-Verläufe mit 1:60 000 Allgemeinanästhesien angegeben, bei einer geschätzten Prävalenz der genetischen Veranlagung von 1:10 000 [4]. Es gilt als gesichert, dass die MH bei allen ethnischen Gruppen vorkommt. Es sind beide Geschlechter betroffen, wobei eine Prädominanz des männlichen Geschlechts und von Kindern bzw. Jugendlichen vermutet wird [3], [4].

▸ **Adipositas.** Ein zunehmendes Problem stellt auch die Adipositas im Kindes- und Jugendalter dar.

Tab. 3.11 Dosierung zur präoperativen Medikation.

Alter	Midazolam			
	per os	rektal	nasal	intravenös
Neugeborene, Säuglinge < 6 Monate	in der Regel keine Prämedikation notwendig: Schnuller, Glukosegabe p. o. zur Beruhigung ausreichend			
Säuglinge > 6 Monate, Kleinkinder	0,5–1 mg/kg KG maximale Dosis: 15 mg	0,5–1 mg/kg KG	0,2–0,4 mg/kg KG	0,1 mg/kg KG
Schulkinder	0,5 mg/kg KG maximale Dosis: 15 mg	0,5 mg/kg KG	0,2 mg/kg KG	0,1 mg/kg KG

Die Inzidenz für Übergewicht im Kindesalter liegt bei ca. 15 %, wobei die Tendenz weiter steigend ist. Ähnlich wie bei Erwachsenen haben adipöse Kinder ein erhöhtes Risiko für ein Schlafapnoe-Syndrom, was sich auf den postoperativen Verlauf erheblich auswirken kann. Ebenso kann die Adipositas während der Maskennarkose Ventilationsstörungen und Probleme bei der Beatmung bedingen. Kinder mit einem Body-Mass-Index (BMI) > 30 benötigen daher eine genaue präoperative Anamnese im Hinblick auf ein Schlafapnoe-Syndrom sowie eine suffiziente intra- und postoperative Überwachung. Zusätzlich haben übergewichtige Kinder im Vergleich zu normalgewichtigen Kindern ein erhöhtes Risiko für postoperative Wundinfektionen und tiefe Beinvenenthrombosen [9].

▶ **Prämedikation.** Eine effiziente Prämedikation reduziert die Trennungsangst, induziert eine partielle anterograde Amnesie, erleichtert die stressarme Einleitung der Anästhesie und reduziert die Inzidenz von unerwünschten postoperativen Verhaltensstörungen. Während bei jungen Säuglingen eine medikamentöse Prämedikation im Allgemeinen nicht notwendig ist, wird bei Säuglingen über 6 Monaten, Kleinkindern und Schulkindern in der Regel ein Anxiolytikum, meist Midazolam, verabreicht (▶ Tab. 3.11). Die Applikation von Midazolam kann rektal oder oral erfolgen. Selten wird das Medikament auch nasal oder intramuskulär verabreicht [1].

Literatur

[1] Frei F. Grundlagen der Kinderanästhesie. In: von Schweinitz D, Ure B, Hrsg. Kinderchirurgie: Viszerale und allgemeine Chirurgie im Kindesalter. Berlin: Springer; 2013: 21–42

[2] Gillick J, Puri P. Pre-operative Management and vascular access. In: Puri P, Höllwarth M, eds. Pediatric Surgery: Diagnosis and Management. Berlin: Springer; 2009: 27–38

[3] Hardacker D. Pediatric Anesthesia Guidelines. In: Ladd AP, Rescorla FJ, Grosfeld JL, eds. Handbook of pediatric surgical Patient Care. Singapore: World Sience Publishing; 2014: 61–70

[4] Hartung E, Anetseder M, Olthoff D et al. Die regionale Verbreitung der Malignen-Hyperthermie-Veranlagung in Deutschland: Stand 1997. Anästhesiol Intensivmed Notfallmed Schmerzther 1998; 33: 238–243

[5] Jurkatt-Rott K, McCarthy TV, Lehmann-Horn F. Genetics and pathogenesis of malignant hyperthermia. Muscle Nerve 2000; 23: 4–17

[6] Lermann J. Anxiolyse – By the parent or for the parent? Anaesthesiology 2000; 92: 925–927

[7] Naber CK, Al-Nawas B, Baumgartner H et al. Prophylaxe der infektiösen Endokarditis. Kardiologe 2007; 1: 243–250

[8] Rosenberg H, Davis M, James D et al. Malignant hyperthermia. Orphanet J Rare Diseases 2007; 2: 1–14

[9] Weintraub AY, Maxwell LG. Preoperative Assessment and Preparation. In: Mattei P, ed. Fundamentals of Pediatric Surgery. Berlin: Springer; 2011: 3–15

[10] Wilson W, Taubert KA, Gewitz M et al. Prevention of infective endocarditis. Guidelines from the American Heart Association: Rheumatic Fever, Endocarditis, and Kawasaki Disease Committee, Council on Cardiovascular Disease in the Young, and the Council on Clinical Cardiology, Council on Cardiovascular Surgery and Anesthesia, and the Quality of Care and Outcomes Research Interdisciplinary Working Group. Circulation 2007; 116: 1736–1754

3.7 Patientenvorbereitung in der plastischen Chirurgie

T. R. Mett, P. M. Vogt

3.7.1 Einleitung

Die Behandlung plastisch-chirurgischer Patienten unterscheidet sich im Vergleich zu den anderen chirurgischen Disziplinen durch das umfangreiche Spektrum, welches – unabhängig von Körperregionen, Alter und Geschlecht – den gesamten Körper umfasst. Gemäß den 4 Säulen der plastischen Chirurgie unterscheiden sich auch die Vorbereitungen im Detail in der Rekonstruktion, Verbrennung, Handchirurgie und Ästhetik. Sowohl Eingriffe an der Körperoberfläche mit rein lokalen Maßnahmen als auch überregionale Eingriffe und Operationen an Knochen, Sehnen, Gelenken, Nerven und Gefäßen erfordern teils sehr spezifische Vorberei-

Tab. 3.12 Bedarf präoperativer Untersuchungen.

	kleine Operation	mittlere Operation	große Operation
Beispiele	Narbenkorrektur, Karpaldachspaltung	lokale Lappenplastik	freie mikrovaskuläre Lappenplastik
Labor	kleines Blutbild, Quick, INR, aPTT	+ Elektrolyte, Glukose, Leberenzyme, Bilirubin, CRP, Harnstoff, ggf. Blutgruppe	+ Cholestaseparameter, Kreatinin, LDH, Gesamtprotein, Urinstatus, Blutgruppe
Zusatzdiagnostik	ab 60. Lebensjahr: Thoraxröntgen ab 40. Lebensjahr: 12-Kanal-EKG	ab 40. Lebensjahr: Thoraxröntgen obligat: 12-Kanal-EKG	Thoraxröntgen, 12-Kanal-EKG, ggf. Echokardiografie, Lungenfunktionstest

tungen, um eine geplante Operation erfolgreich durchführen zu können. Auch die konservative Therapie muss entsprechend der klinischen Situation gut geplant und entsprechend den Resultaten der Vorbereitung durchgeführt werden. Grundsätzlich muss – wie auch in anderen Fachrichtungen – zwischen notfallmäßigen und elektiven Operationen unterschieden werden. Eine Besonderheit stellen hierbei Patienten der Verbrennungschirurgie dar, auf die separat eingegangen werden soll. Um für Patienten und Behandler im klinischen Alltag eine möglichst große Sicherheit zu schaffen, empfiehlt es sich, Standards zu nutzen, welche als Basis für eine strukturierte Patientenvorbereitung dienen sollen [1], [10].

3.7.2 Basisvorbereitung

Zur Einschätzung des individuellen, perioperativen Risikos ist eine ausführliche Anamneseerhebung mit zielorientierten Rückfragen unerlässlich. Neben der befundorientierten klinischen Statuserhebung ist eine allgemeine körperliche Untersuchung obligat und bietet die Grundlage für spezielle Zusatzuntersuchungen zur Abklärung und Bewertung möglicher Komorbiditäten.

Zunächst muss häufig entschieden werden, ob ein Patient prinzipiell für eine operative Maßnahme qualifiziert ist oder eher von einer konservativen Therapie profitiert. Als Hilfsmittel kann die ASA-Klassifikation angewendet werden, welche unabhängig vom Alter des Patienten und dem geplanten Eingriff den Allgemeinzustand und somit das Operationsrisiko bewerten lässt. In enger interdisziplinärer Zusammenarbeit mit der Anästhesie sollte das peri- sowie postoperative Komplikationsrisiko der Patienten eingestuft werden, so dass eine postoperative Überwachung rechtzeitig

organisiert werden kann. Da vor allem in der Handchirurgie und der plastischen Chirurgie die Nachbehandlung einen wesentlichen Teil des Erfolgs ausmacht, muss bei fehlender Compliance (aus kognitiven, psychosozialen oder physischen Gründen) der konservativen Therapie gegenüber einer aufwendigen Rekonstruktion der Vorrang gegeben werden.

Wir unterscheiden in den einzelnen Spezialbereichen zwischen kleinen, mittleren und großen Operationen, die neben der Anamnese und klinischen Untersuchung entsprechend mehr oder weniger apparativer Voruntersuchungen bedürfen [10] (▶ Tab. 3.12).

Kleine Operation

Zu dieser Gruppe zählen Eingriffe an der Körperoberfläche, wie z. B. Naevusexzisionen, Narbenkorrekturen und Blepharoplastiken oder Karpaldachspaltungen.

Empfehlenswert ist eine laborchemische Bestimmung der hämatologischen Grundparameter wie Hämoglobin, Leukozyten- und Thrombozytenzahl und Gerinnungsparameter (INR, Quick, aPTT) zum Ausschluss eines entzündlichen Geschehens oder der hämostaseologischen Pathologie. Bei sehr jungen und gesunden Patienten sind zusätzliche Laboruntersuchungen verzichtbar. Für Operationen mit Intubationsnarkose sind Thoraxröntgenaufnahmen bei Patienten ab dem 60. Lebensjahr und ein 12-Kanal-EKG bei Patienten ab dem 40. Lebensjahr empfehlenswert. Zusätzliche Untersuchungen sind in der Regel nur bei auffälliger Anamnese oder pathologischen Ergebnissen der Voruntersuchung indiziert. (Zu Sinn und Unsinn präoperativer apparativer Untersuchungen s. a. Kap. 2.1).

Mittlere Operation

Zu mittleren Eingriffen zählen u. a. Defektdeckungen mit lokalen Lappenplastiken, Mammareduktionsplastiken oder Liposuktionen, die alle in der Regel in Allgemeinnarkose durchgeführt werden.

Laborchemisch sollten die oben genannten Parameter um Folgendes ergänzt werden:
- komplettes kleines Blutbild
- Elektrolyte
- Serumglukose
- Leberenzyme
- Bilirubin
- CRP
- Harnstoff im Serum
- kleiner Gerinnungsstatus
- Blutgruppenbestimmung bei potenziellem Transfusionsbedarf

Durch die erweiterten laborchemischen Parameter kann möglichen metabolischen Komplikationen durch Narkotika vorgebeugt werden. Eine Thoraxröntgenaufnahme sollte ab dem 40. Lebensjahr durchgeführt werden. Ein 12-Kanal-EKG ist bei diesen Eingriffen obligat.

Große Operation

Unter großen Eingriffen werden freie Lappenplastiken, großflächige Weichteileingriffe zum Bodycontouring oder in der Verbrennungschirurgie verstanden. Transfusionsbedürftige Blutverluste sind hier in > 10 % der Fälle zu erwarten.

Ausführliche Blutuntersuchungen umfassen:
- kleines Blutbild
- Elektrolyte
- Serumglukose
- Leberenzyme
- Cholestaseparameter
- CRP
- Kreatinin
- Harnstoff im Serum
- LDH
- Gesamtprotein
- Gerinnungsstatus
- Urinstatus
- Blutgruppenbestimmung mit Bereitstellung von Blutprodukten

Thoraxröntgen und EKG müssen je nach Befunden um eine Echokardiografie und Lungenfunktionsdiagnostik ergänzt werden.

> **Vorsicht**
>
> Aufgrund der steigenden Anzahl älterer und multimorbider Patienten können verschiedene Zusatzuntersuchungen auch schon bei kleineren Eingriffen indiziert sein.

3.7.3 Antikoagulanzien und Thromboembolieprophylaxe

Patienten mit kardiovaskulären Komorbiditäten stehen oft unter einer Dauertherapie mit **Antikoagulanzien**. Kumarinpräparate müssen entsprechend pausiert und mit Heparinpräparaten überbrückt werden, so dass ein Ziel-Quick von 70 % erreicht wird. Soweit aus internistischer Sicht vertretbar, sollten Therapien mit Acetylsalizylsäure (ASS) oder Clopidogrel für mindestens 10 Tage pausiert werden. Die zunehmende Polypragmasie stellt ein weiteres Risiko für perioperative Komplikationen dar. Eine Zusammenarbeit mit den betreuenden Hausärzten und Internisten und den Kollegen der Anästhesie ermöglicht in diesem Fall eine risikoarme prä- und postoperative Patientenführung. (Zum Umgang mit kardiovaskulärer Dauermedikation und gerinnungshemmender Medikation s. a. Kap. 2.5 und 2.6).

Auf die peri- und postoperative **Thromboembolieprophylaxe** soll hier nicht im Detail eingegangen werden. Im Wesentlichen orientieren sich die Risikoabwägungen und entsprechenden physikalischen und medikamentösen Maßnahmen an der Größe und Lokalisation der geplanten Operation, gemäß der S 3 Leitlinie der AWMF (Arbeitsgemeinschaft der wissenschaftlichen medizinischen Fachgesellschaften) [2], [3], [4].

Bei Verbrennungspatienten ergibt sich bereits aus dem Verbrennungsausmaß, welches zu einer Immobilisation über mehr als 24 Stunden führt, die Indikation zur venösen Thromboembolieprophylaxe. Zudem führen Hypovolämie mit erniedrigter Organperfusion in den initialen 48 bis 72 Stunden zu einem erhöhten Thromboembolierisiko [7]. Bei extensiven Verbrennungen kommt es zu einer Komplementaktivierung und Einleiten der Gerinnungskaskade, welche eine Thrombosierung der kleinen Gefäße bewirken kann. Das Verbrennungsausmaß korreliert direkt proportional mit dem prothrombotischen Effekt. Zusätzlich wurde gezeigt, dass bei Schwerbrandverletzten die

Konzentration antithrombotischer Proteine (Antithrombin, Protein S und C) sinkt und somit eine Hyperkoagulabilität entsteht [6]. Je nach klinischem Verlauf verändert sich im Einzelfall das Risikoprofil, weshalb regelmäßig erweiterte Gerinnungsparameter erhoben und die prophylaktischen Maßnahmen ggf. angepasst werden müssen.

3.7.4 Notfallvorbereitungen

Die Entitäten der plastisch-chirurgischen Notfälle umfassen im Wesentlichen:

- Infektionen
- Traumata, vor allem der Hand
- Verbrennungen
- postoperative Komplikationen

Neben einer fokussierten Anamnese und klinischen Untersuchung werden bei Notfallpatienten routinemäßig Blutentnahmen zur Bestimmung der Entzündungsparameter und Gerinnungsparameter durchgeführt. Zudem muss der Tetanusschutz des verletzten Patienten erfragt und im Zweifel aufgefrischt werden. Erweiterte laborchemische Untersuchungen sind bei Schwerbrandverletzten entsprechend dem intensivmedizinischen Standard notwendig. Je nach Anamnese und Untersuchungsbefund wird die rechtfertigende Indikation für radiologische Diagnostik gestellt und je nach Verfügbarkeit notfallmäßig durchgeführt. Polytraumatisierte Patienten werden gemäß dem standardisierten Vorgehen des ATLS examiniert und behandelt.

Zusammen mit der Anästhesie müssen Risiko und Nutzen einer Notfalloperation bei nicht nüchternen oder antikoagulierten Patienten abgewogen werden. Im Einzelfall können lokal begrenzte Maßnahmen in Lokalanästhesie, Sedoanalgesie oder Kurznarkose zur „Damage Control" indiziert sein, um für eine definitive Versorgung bessere Vorbereitungen treffen zu können und den Allgemeinzustand und die Gerinnungswerte zu stabilisieren. Bei infektionsbedingten Notfällen, wie z. B. einer Handphlegmone, sollte eine kalkulierte antibiotische Therapie bereits präoperativ begonnen werden.

Merke

Trotz Notfallindikation ist eine Aufklärung beim wachen und orientierten Patienten, auch unmittelbar präoperativ, über die geplanten Maßnahmen vorzunehmen und schriftlich zu dokumentieren.

3.7.5 Elektive Eingriffe in der Handchirurgie

Auch in der Handchirurgie steht die ausführliche Anamnese im Zentrum der Patientenvorbereitung und ergibt in Zusammenschau mit einer eingehenden klinischen Untersuchung die Basis zur Entscheidung für zusätzliche Diagnostik. Während der klinischen Untersuchung empfiehlt es sich, schematisiert vorzugehen und standardisierte Untersuchungsbögen zu Hilfe zu nehmen. Dies unterstützt dabei, auch nebenbefundliche Pathologien zu erfassen und die Planung einer möglichen Operation mit einzubeziehen. Bei Patienten mit Verletzungen des Plexus brachialis sollte die klinische Evaluation mithilfe eines standardisierten Plexusuntersuchungsbogens vorgenommen werden, um Art und Lokalisation der Schädigung zu identifizieren. Häufige apparative diagnostische Mittel sind konventionelle Röntgenaufnahmen in mindestens 2 Ebenen sowie Ultraschall- und neurophysiologische Untersuchungen zur Bestätigung klinischer Verdachtsdiagnosen.

Merke

Die Aufklärung für handchirurgische Eingriffe sollte patientenorientiert sein, die therapeutischen Möglichkeiten aufzeigen und eine realistische Einschätzung des Behandlungserfolgs beinhalten.

Die üblichen chirurgischen Komplikationsrisiken müssen vor allem in der Handchirurgie aus anatomischen Gründen um die Gefahr der Verletzung funktioneller Leitungsstrukturen ergänzt werden. Mit dem Patienten muss auch die Möglichkeit eines Gewebetransfers von Sehnen, Gefäßen oder Nerven mit den potenziellen Entnahmestellen und den resultierenden Folgeerscheinungen für rekonstruktive Maßnahmen besprochen werden. Wesentlich für den Behandlungserfolg ist in der

Handchirurgie die Nachbehandlung, die bereits präoperativ mit dem Patienten erörtert werden muss, damit diese nahtlos angeschlossen werden kann. Unter Umständen scheiden schon zu diesem Zeitpunkt aufwendige Rekonstruktionen wegen mangelnder Compliance aus.

Die genaue Operationsplanung schließt auch die Lagerung des Patienten ein, welche stets vom Operateur durchgeführt werden sollte. Für handchirurgische Eingriffe wird der betroffene Arm auf einem Armtisch ausgelagert und mit einem Tourniquet für eine Blutsperre versehen. Die meisten handchirurgischen Eingriffe werden in Blutleere durchgeführt, welche direkt vor dem Operationsbeginn mit 100 mmHg über dem systolischen Blutdruck angelegt wird. Der Arm sollte so kurz wie möglich vor Operationsbeginn mit einem elektrischen Trimmer rasiert werden, um Infektionen vorzubeugen. Die Verwendung von Einmalrasierern hat in Studien eine erhöhte Rate an Infektionen und oberflächlichen Hautverletzungen gezeigt [9]. Der Arm sollte bis über das Ellenbogengelenk abgewaschen werden, um eventuelle Hauttransplantate, Nerven-, Gefäß- oder Sehnentransplantate entnehmen zu können. Je nach vorheriger Planung empfiehlt es sich, das ipsilaterale Bein ggf. bis zur Leiste abzuwaschen und steril abzudecken, um Optionen für einen freien Gewebetransfer offen zu halten.

3.7.6 Rekonstruktive Chirurgie

In der rekonstruktiven Chirurgie hat das Ziel einer Wiederherstellung der Körperform mittels Defektdeckung oder Rekonstruktion funktioneller und ästhetischer Einheiten oberste Priorität. Dabei wird nicht algorithmischen Vorgaben gefolgt, sondern die Therapie an den individuellen Patienten und dessen Bedarf angepasst. Die 1982 eingeführte rekonstruktive Leiter von Mathes und Nahai [8] (▶ Abb. 3.4) kann eine Hilfestellung darstellen. Sie wurde jedoch durch ein Modell abgelöst, bei dem die Methoden fließend ineinander übergehen und sich die Techniken sogar bedarfsgerecht überlappen bzw. ergänzen können. Aufgrund des wissenschaftlichen, medizinischen und technologischen Fortschritts sind die Optionen weit gefächert und reichen von der temporären Defektdeckung zur Wundkonditionierung mittels Vakuumwundtherapie über Composite Tissue Allotransplantation bis hin zu Entwicklungen des Tissue Engineering [5].

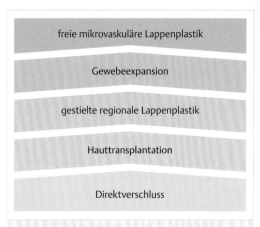

Abb. 3.4 Rekonstruktive Leiter. Darstellung der 1982 von Mathes und Nahai eingeführten rekonstruktiven Leiter.

Zur Planung einer Defektdeckung muss die Wunde bzw. der Defekt detailliert beurteilt werden. Neben der obligaten Anamnese sind sowohl Wundgröße, Beschaffenheit des Wundgrunds, Wundrands und des umliegenden Gewebes als auch mikrobiologische Keimnachweise wichtige Parameter der Therapieplanung. Bei lang bestehenden, chronischen Wunden ist eine vorgeschaltete Gewebebiopsie zum Malignitätsausschluss obligat.

Ähnlich wie in der Handchirurgie muss für eine freie, aber auch lokale Lappenplastik ein gewisses Maß an Compliance für die postoperative Nachbehandlung gesichert sein. Bei den häufig älteren Patienten zeigen sich vermehrt degenerativ alterierte Gefäßsituationen der unteren Extremitäten (z. B. PAVK), die oft Ursache einer Wundheilungsstörung sind und so eine mikrovaskuläre Defektdeckung unmöglich machen können. Sowohl bei lokalen als auch bei freien Lappenplastiken ist die präoperative Doppler-Sonografie des potenziellen Gefäßstiels obligatorisch. Bei degenerativen Gefäßveränderungen sollte eine weiterführende Gefäßdarstellung ggf. mit radiologischer Interventionsbereitschaft geplant werden. Bei massiven Degenerationen empfiehlt sich eine Vorstellung in der Gefäßchirurgie zur Evaluierung einer möglichen Perfusionsverbesserung durch eine rekonstruktive Gefäßchirurgie.

Merke

Bei lokalen und auch freien Lappenplastiken muss präoperativ der versorgende Gefäßstiel, der Perforator bzw. das Anschlussgefäß mit möglichen Alternativen mittels Doppler-Sonografie oder weiterführender Bildgebung identifiziert werden.

In die Aufklärung des Patienten muss die Hebemorbidität und die Möglichkeit des Gewebeuntergangs eingeschlossen werden. Bei multimorbiden Patienten kann eine große Operation ein hohes Mortalitätsrisiko bedeuten, so dass kleinere Maßnahmen durchgeführt werden müssen oder auf operative Therapien gänzlich verzichtet werden muss.

Präoperativ ist zu klären, ob nach der Operation eine intensivmedizinische Überwachung benötigt wird, intraoperativ umgelagert werden muss und wie viele Blutprodukte bereitgestellt werden müssen. Die individuelle Lagerung des Patienten ist durch den Operateur durchzuführen. Hierbei ist besonders auf potenzielle Druckstellen und Nervenkompressionen zu achten. Spezielle Polsterungen in Schultern und Armen sollen Plexustraktionen vermeiden. Bei Rekonstruktionen an den Extremitäten sollten diese frei gelagert und großzügig abgewaschen werden. Es empfiehlt sich, auch die kontralaterale Seite steril abzudecken, um ggf. Transplantate entnehmen zu können (z.B. Spalthaut-, Venen- oder Nervenentnahme). Bei Eingriffen am Torso sollte auch dieser großzügig abgewaschen werden und den Blick auf die Gegenseite ermöglichen, um sich an der gegebenen Symmetrie zu orientieren und die benachbarten ästhetischen Einheiten berücksichtigen zu können.

In der chirurgischen Behandlung der Mammae ergeben sich weitere Besonderheiten. Auch hier sind standardisierte Statusbögen empfehlenswert. Ausführlich muss mit den Patienten das zu erwartende Ergebnis, das Narbenbild und mögliche Komplikationen besprochen werden. Zur präoperativen Planung gehört hier ganz wesentlich das Einzeichnen am stehenden Patienten. Bei Mammae-Eingriffen muss ebenfalls großzügig abgewaschen und abgedeckt werden, so dass die Schulterkappen frei sind und die kontralaterale Seite einsehbar ist.

3.7.7 Verbrennungschirurgie

Bei Schwerbrandverletzten, die einer operativen Therapie bedürfen, bestehen häufig akute oder subakute Indikationen. Deshalb müssen die Patienten oft mehrfach operiert werden.

Zu einer **professionellen Planung** gehören:

- Einschätzung des Verbrennungsausmaßes in Fläche und Tiefe
- Evaluierung der Möglichkeiten und Indikationen der Defektdeckung mittels autologer, allogener oder xenogener Transplantate
- somit frühzeitige Planung möglicher Folgeoperationen

Ziel ist eine möglichst zeitnahe Nekrektomie mit frühestmöglicher definitiver Deckung der Wunden.

3.7.8 Ästhetische Chirurgie

Da ästhetische Operationen hochelektive Eingriffe sind und meist körperlich gesunde Patienten zunächst in einen krankheitsentsprechenden Zustand überführen, muss insbesondere bei ästhetischen Eingriffen eine „schonungslose Aufklärung" über die Risiken und die zu erwartenden Ergebnisse erfolgen. Auch das Einholen von Zweitmeinungen kann hier hilfreich und vertrauensbildend sein.

Literatur

[1] Berger A, Hierner R. Plastische Chirurgie: Grundlagen, Prinzipien, Techniken. Berlin: Springer; 2003

[2] Green D. VTE prophylaxis in aesthetic surgery patients. Aesthetic surgery journal/the American Society for Aesthetic Plastic Surgery 2006; 26: 317–324, DOI: 10.1016/j.asj.2006.04.008

[3] Jokuszies A, Niederbichler A, Herold C et al. [The current evidence-based guidelines regarding prophylaxis of venous thrombembolism and their relevance for plastic surgery]. Handchirurgie, Mikrochirurgie, plastische Chirurgie: Organ der Deutschsprachigen Arbeitsgemeinschaft für Handchirurgie: Organ der Deutschsprachigen Arbeitsgemeinschaft für Mikrochirurgie der peripheren Nerven und Gefässe 2010; 42: 251–259, DOI: 10.1055/s-0030-1 249 617

[4] Jokuszies A, Herold C, Niederbichler AD et al. Anticoagulative strategies in reconstructive surgery – clinical significance and applicability. German medical science: GMS e-journal 2012; 10: Doc01, DOI: 10.3 205/000 152

[5] Knobloch K, Vogt PM. [The reconstructive sequence in the 21st century. A reconstructive clockwork]. Der Chirurg; Zeitschrift für alle Gebiete der operativen Medizin 2010; 81: 441–446, DOI: 10.1007/s00 104–010–1917–3

[6] Kowal-Vern A, Gamelli RL, Walenga JM et al. The effect of burn wound size on hemostasis: a correlation of the hemo-

static changes to the clinical state. The Journal of trauma 1992; 33: 50–56, discussion 56–57

[7] Martyn J. Clinical pharmacology and drug therapy in the burned patient. Anesthesiology 1986; 65: 67–75

[8] Mathes SJ, Nahai F. Clinical applications for muscle and musculocutaneous flaps. Mosby Incorporated 1982

[9] Tanner J, Norrie P, Melen K. Preoperative hair removal to reduce surgical site infection. The Cochrane database of systematic reviews 2011: CD004 122, DOI: 10.1002/14 651 858. CD004 122.pub4

[10] Vogt PM. Praxis der Plastischen Chirurgie: Plastisch-rekonstruktive Operationen – Plastisch-ästhetische Operationen – Handchirurgie – Verbrennungschirurgie. Berlin: Springer; 2012

3.8 Patientenvorbereitung in der Mund-, Kiefer- und Gesichtschirurgie

T. E. Reichert, M. M. Hullmann

3.8.1 Einleitung

Die Patientenvorbereitung in der Mund-, Kiefer- und Gesichtschirurgie unterscheidet sich von anderen Fachdisziplinen durch die **besondere Lokalisation** und das **große Spektrum** der zu behandelnden Erkrankungen. Da die Mundhöhle immer keimbeladen ist, spielt die perioperative Infektionsprophylaxe eine große Rolle bei allen operativen Eingriffen in diesem Bereich. Ein weiteres Charakteristikum der Operationen im Mund-, Kiefer- und Gesichtsbereich ist die sehr enge Beziehung zu den oberen Atemwegen, die ein spezielles Management im Rahmen der Patientenvorbereitung notwendig macht. Diese beiden Aspekte werden daher in separaten Kapiteln behandelt. Daneben gibt es für verschiedene Patientengruppen innerhalb des Fachgebiets spezielle Aspekte der Patientenvorbereitung, die für Lippen-Kiefer-Gaumenspalt-Patienten, Traumapatienten und Tumorpatienten nachfolgend aufgeführt werden.

3.8.2 Perioperative Infektionsprophylaxe

Die Wundinfektionsprophylaxe spielt eine wichtige Rolle, um das Gelingen der chirurgischen Therapie sicherzustellen. Die in der Mund-, Kiefer- und Gesichtschirurgie behandelten Operationsgebiete Mundhöhle, obere Atemwege sowie angrenzende Strukturen sind aufgrund ihrer anatomischen Struktur und physiologischen Bakterienlast einer suffizienten Desinfektion nicht gut zugänglich.

Durch die regelmäßig vorhandene bakterielle Kontamination des Operationsgebiets besteht das Risiko von Wundheilungsstörungen und Speichelfisteln. Generell wird durch eine perioperative Antibiotikaprophylaxe das Risiko der postoperativen Wundinfektion reduziert [8]. Das verabreichte Antibiotikum sollte die zu erwartenden Erreger erfassen, rechtzeitig vor dem operativen Eingriff gegeben werden und so hoch dosiert sein, dass ein ausreichender Gewebespiegel vom Beginn bis zum Ende der Operation gewährleistet ist. Dabei kann die Applikation des Antibiotikums entweder intravenös oder oral erfolgen.

> **Merke**
>
> Für eine Operationsdauer von weniger als 2 Stunden ist eine einmalige Antibiotikagabe in der Regel ausreichend. Bei längerer Operationsdauer sollte in Abhängigkeit von der Halbwertszeit des Antibiotikums die Gabe wiederholt werden [6].

Entsprechend der aktuellen Literatur hat die Applikation des Antibiotikums nach dem Wundverschluss keinen reduzierenden Einfluss auf die Wundinfektionsrate [6]. Trotzdem wird in Deutschland immer noch bei 70 % der Patienten eine perioperative Antibiotikaprophylaxe über 24 Stunden hinaus durchgeführt. Bei fehlender Wirkung auf die postoperative Wundinfektionsrate wird dadurch gleichzeitig die Resistenzentwicklung der Bakterien gegenüber dem Antibiotikum gefördert und der Selektionsdruck erhöht. Außerdem entstehen unnötige Kosten und mehr Nebenwirkungen durch das Antibiotikum. Nach aktueller Empfehlung sollte daher die perioperative Antibiotikaprophylaxe auch in der Mund-, Kiefer- und Gesichtschirurgie nicht länger als 24 Stunden gegeben werden [6] (s. dazu auch Kap. 4.1).

Mit dem Ziel, die Wunden in der Mundhöhle zu entlasten und damit ebenfalls einer Wunddehiszenz und -infektion vorzubeugen, wird bei vielen Patienten postoperativ die Ernährung über eine nasogastrale Sonde durchgeführt. Diese Sonde wird oft schon präoperativ im Rahmen der Narkose für den operativen Eingriff gelegt, um dies dem Patienten in wachem und postoperativem Zustand zu ersparen. Weitere supportive antibakterielle perioperative Maßnahmen bestehen in der täglichen und mehrfachen Anwendung von Mundspülungen mit Chlorhexidin-Lösung (0,2 %). Dieses auch schon präoperativ eingesetzte Antiseptikum besitzt ein breites antimikrobielles Keimspektrum und vermindert sehr wirksam die Keimbelastung der Mundhöhle.

Die Chlorhexidin-Lösung oder alternative Antiseptika wie z. B. Octenisept-Lösung (Wirkstoffe: Octenidinhydrochlorid, Phenoxyethanol) oder Povidon-Iod werden auch unmittelbar vor dem operativen Eingriff nach Legen der Rachentamponade eingesetzt, um die Mundhöhle zu desinfizieren [1]. Mit einem Stieltupfer kann dann das Antiseptikum in den verschiedenen Bereichen der Mundhöhle verteilt werden. Die vorher korrekt platzierte Rachentamponade verhindert dabei sowohl das Tiefertreten der Desinfektionslösung in den Rachenraum als auch die Kontamination des Pharynx und Larynx mit Blut und Operationsdebris.

In der Mund-, Kiefer- und Gesichtschirurgie ist bei entsprechender Lokalisation des operativen Zugangs (z. B. Bügelschnitt) auch die präoperative Haarentfernung eine wichtige Einzelmaßnahme zur Infektionsprävention. Zur Entfernung von Bart-, Gesichts- oder Kopfhaaren wird das Clipping (Haarkürzung) oder der Einsatz von Haarentfer-

nungscremes anstelle des Rasierens bevorzugt, da eine erhöhte Infektionsgefahr von Mikroläsionen durch die Rasur ausgeht [1]. Dies trifft vor allem dann zu, wenn die Haarentfernung nicht am Operationstag, sondern früher durchgeführt wird.

3.8.3 Management der Atemwege bei kranio-maxillo-fazialen Eingriffen

Präoperative Evaluation

Der Sicherung der Atemwege bei kranio-maxillo-fazialen operativen Eingriffen kommt eine besonders hohe Bedeutung zu, da der Atemweg einerseits häufig durch die zu behandelnde Grunderkrankung (Tumor, Trauma, Fehlbildung, Entzündung) verändert und eingeengt ist und andererseits das Operationsgebiet mit dem Arbeitsfeld des Anästhesisten identisch ist [5]. Die Konsequenz ist, dass mit einer Häufung von schwierigen Atemwegsverhältnissen und problematischen Intubationen gerechnet werden muss [5], [15]. Zur fachspezifischen Patientenvorbereitung gehört daher

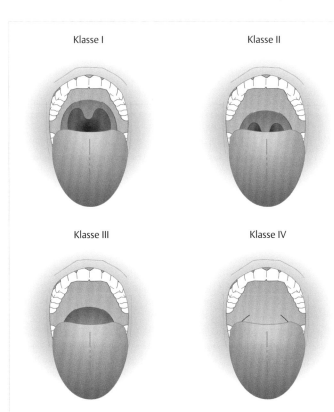

Klasse I

Klasse II

Klasse III

Klasse IV

Abb. 3.5 Modifizierter Mallampati-Score (Quelle: Roewer N, Thiel H, Wunder C. Anästhesie compact. 4. überarbeitete und erweiterte Auflage. Stuttgart: Thieme; 2012). Der modifizierte Mallampati-Score unterscheidet in 4 Stufen die Einsehbarkeit des Rachens. Dabei wird sowohl die Zungengröße in Relation zum Pharynx als auch die maximale Schneidekantendistanz des Patienten berücksichtigt.
Grad 1: volle Sichtbarkeit von weichem Gaumen, Uvula, Gaumenbögen und Tonsillen
Grad 2: seitliche Gaumenbögen und Spitze der Uvula nicht mehr einsehbar
Grad 3: nur weicher Gaumen einsehbar
Grad 4: nur harter Gaumen einsehbar

eine präoperative anästhesiologisch-chirurgische gründliche Beurteilung der Atemwege des Patienten im Rahmen der Prämedikation, um vermeidbare Notfallsituationen zu umgehen [5]. Diese Beurteilung ist bei einem elektiven operativen Eingriff deutlich besser möglich als bei einer Notfallsituation, bei der schon Zeichen der Atemwegsdekompensation (Stridor, Apnoe, Zyanose) bestehen.

Bei der Anamneseerhebung sollte explizit nach Schwierigkeiten bei vorausgegangenen operativen Eingriffen und außerdem nach Vorerkrankungen wie Schnarchen, Schlafapnoe und anatomische Varianten, die einer Standardintubation entgegenstehen könnten, gefragt werden [5]. Zur klinischen Untersuchung gehört die Untersuchung der Mundhöhle und der oberen Atemwege. Zur Abschätzung des Schwierigkeitsgrads einer endotrachealen Intubation wurde der Mallampati-Score entwickelt [9]. Bei diesem Score wird nach seiner Modifikation in 4 Stufen unterschieden, wie weit sich der Rachen einsehen und der Kehlkopfeingang laryngoskopisch einstellen lässt (▶ Abb. 3.5). Der Score, der bei neutraler Kopfhaltung erhoben wird, setzt das anatomische Raumangebot im oropharyngealen Übergang und die maximale Schneidekantendistanz (SKD) in Beziehung zum steigenden Schwierigkeitsgrad bei der direkten Laryngoskopie bzw. endotrachealen Intubation [5]. Prinzipiell wird die Insertion eines Standard-Laryngoskop-Spatels bei einer SKD von weniger als 25 mm problematisch [5].

Neben angeborenen oder erworbenen anatomischen Besonderheiten kann auch die Grunderkrankung selbst zu einem schwierigen Atemweg führen. In ▶ Tab. 3.13 sind relevante Erkrankungen auf dem Gebiet der Mund-, Kiefer- und Gesichtschirurgie (MKG-Chirurgie) aufgelistet, die häufig zu schwierigen Atemwegsverhältnissen führen [5].

Bei sehr vielen operativen Engriffen in der Mund-, Kiefer- und Gesichtschirurgie sollte die Mundhöhle möglichst gut zugänglich und frei von einem Beatmungstubus sein. Für operative Eingriffe, bei denen die korrekte Verzahnung von Ober- und Unterkiefer (Okklusion) eine entscheidende Rolle spielt, ist dies sogar zwingend notwendig. Zu diesen Operationen gehören die Umstellungsosteotomien zur Korrektur skelettaler Gesichtsdeformitäten (Dysgnathiechirurgie) sowie die Reposition und Osteosynthese zentraler Mittel-

Tab. 3.13 Erkrankungen auf MKG-chirurgischem Gebiet, die häufig zu schwierigen Atemwegsverhältnissen führen.

Erkrankung/Situation	potenzielle Komplikationen/Folgen
starke Blutung infolge Trauma oder Tumor im Kopf-Hals-Bereich	problematische Atemwegsfreihaltung, Aspirationsgefahr, schwierige Intubation
instabiler Unterkiefer mit Aussprengung der Symphysen-/Kinnregion	Verlust der Aufhängung von Zunge, Hyoid und Larynx, Atemwegsobstruktion, schwierige Maskenbeatmung/Ventilation und direkte Laryngoskopie
Logenabszesse im Orofazial- und Halsbereich	reflektorische Kieferklemme (Trismus), direkte mechanische Atemwegsobstruktion, Intubationshindernis, Aspirationsgefahr bei akzidenteller Rupturierung
ausgedehnte Tumoren in Mundhöhle, Oro- und Hypopharynx	Atemwegsobstruktion, Intubationshindernis, Veränderung der normalen Anatomie
Zustand nach Operation und/oder Bestrahlung von Kopf-Hals-Tumoren mit Weichgewebefibrosierung	starke Veränderung der normalen Anatomie, keine Überstreckung des Kopfes möglich, stark eingeschränkte direkte Laryngoskopie
ossäre Kiefergelenkankylose	hochgradige Kieferklemme mit geringer SKD, direkte Laryngoskopie unmöglich
Sklerodermie	starre unbewegliche Haut- und Weichgewebestrukturen perioral bzw. im unteren Gesichtsdrittel, bindegewebige Kieferklemme mit eingeschränkter SKD, schwierige/unmögliche Laryngoskopie
Pierre-Robin-Sequenz	schwierige Laryngoskopie und Intubation durch mandibuläre Mikrognathie und Glossoptose
kraniofaziale Syndrome: Goldenhar-Syndrom, Nager-de-Reynier-Syndrom, Treacher-Collins-Syndrom, Dysostosis cleidocranialis etc.	Unterkieferhypoplasie (mandibuläre Mikrognathie), ggf. Anomalien der HWS, Gaumenspalten, gotischer Gaumenbogen – transversal Enge im Oberkiefer etc., Laryngoskopie meist unmöglich
Trisomie 21	Mikrostoma, Makroglossie, Neigung zum Laryngospasmus, schwierige Laryngoskopie

Tab. 3.14 Vor- und Nachteile der elektiven Tracheotomie gegenüber der längerfristigen Intubation.

Vorteile	Nachteile
Reduktion der Gefahr von Aspiration und Atemwegsinfektionen, leichtere Absaugung der Atemwege	erhöhte Sekretbildung durch Reizung der Trachealschleimhaut
geringere Gefahr der Schädigung von Trachea und Larynx	fehlende Reinigungs-, Temperierungs- und Befeuchtungsfunktion der oberen Atemwege
deutliche Reduktion des Totraumvolumens mit Vereinfachung der Ventilation und Entwöhnung vom Beatmungsgerät	in der Regel zusätzliche Operation mit Verschluss des Tracheostomas (einschließlich Rückverlagerung des Knorpeldeckels) notwendig
frühzeitige Verlegung auf Normalstation möglich und damit Verringerung der Inzidenz nosokomialer Infektionen mit Problemkeimen, Kosteneinsparung	
Erleichterung des Sprechens mit Sprechkanüle oder Sprechaufsatz	

gesichts- und Unterkieferfrakturen. Bei diesen und anderen Patienten mit erwartet schwierigem Atemweg wird in der Regel fiberoptisch nasotracheal intubiert [5]. Diese Form der Intubation ist trainings- und techniksensitiv und sollte nur von einem erfahrenen Anästhesisten durchgeführt oder supervisiert werden. Während der fiberoptischen Intubation sollte sich ein in der Tracheotomie erfahrener Chirurg im Operationsbereich befinden, um jederzeit bei möglichen Intubationsschwierigkeiten eingreifen zu können [5].

Elektive Tracheotomie

Bei Patienten in der Mund-, Kiefer- und Gesichtschirurgie, bei denen die Notwendigkeit einer Langzeitbeatmung besteht oder bei denen mit einer längerfristigen Verlegung der Atemwege gerechnet werden muss, wird die Indikation zur elektiven Tracheotomie gestellt [11]. Zu diesen Patienten zählen insbesondere diejenigen mit fortgeschrittenen malignen Tumoren im Kopf-Hals-Bereich, bei denen neben der Tumorresektion und Neck Dissection häufig auch komplexe rekonstruktive Verfahren durchgeführt werden. Dadurch verlängert sich die Beatmungszeit und es muss mit einer längerfristigen Einengung der oberen Atemwege gerechnet werden. Aber auch bei Patienten mit schweren Traumen im kranio-maxillo-fazialen Bereich (panfaziale Frakturen) oder mit ausgedehnten und schwer therapierbaren Entzündungen (sehr ausgeprägte Logenabszesse und Phlegmonen) mit Ausbreitungstendenz kann eine Tracheotomie indiziert sein.

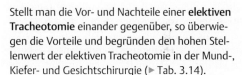

Merke

Stellt man die Vor- und Nachteile einer **elektiven Tracheotomie** einander gegenüber, so überwiegen die Vorteile und begründen den hohen Stellenwert der elektiven Tracheotomie in der Mund-, Kiefer- und Gesichtschirurgie (▶ Tab. 3.14).

Submentale Tubusausleitung

Bei manchen Eingriffen in der kranio-maxillo-fazialen Traumatologie, bei denen einerseits eine gute Okklusionskontrolle und ggf. mandibulo-maxilläre Fixation (MMF) notwendig ist und andererseits der nasoethmoidale Komplex so stark frakturiert oder getrümmert ist, dass eine nasotracheale Intubation nicht möglich ist, kann alternativ zur elektiven Tracheotomie auch eine submentale Tubusausleitung erfolgen. Bei dieser Technik wird nach einer orotrachealen Intubation ein Tunnel zwischen vorderem Mundboden und äußerer Haut unter dem Kinn in direktem Kontakt zur Innenseite des Unterkiefers angelegt und der Tubus von oral nach submental durchgezogen [11].

3.8.4 Vorbereitung bei Patienten mit Lippen-Kiefer-Gaumen-Spalten

Lippen-Kiefer-Gaumen-Spalten machen etwa 11–15 % aller Fehlbildungen des menschlichen Körpers aus und gehören zu den Kerngebieten innerhalb der Mund-, Kiefer- und Gesichtschirurgie [3], [13]. Nur mit einem konsequent interdisziplinären Behandlungsplan unter Beteiligung der MKG-Chirurgie, der Kieferorthopädie, der Hals-Nasen-Ohren-

Heilkunde (Phoniatrie, Pädaudiologie) und der Logopädie, die in entsprechenden Behandlungszentren zusammenarbeiten, kann eine erfolgreiche funktionelle und ästhetische Rehabilitation der Patienten erreicht werden [3]. Dabei muss sich der MKG-Chirurg einer subtilen Operationstechnik unter besonderer Berücksichtigung funktioneller Aspekte wie der Rekonstruktion natürlicher Muskelringe bedienen [3], [13].

Die ersten Operationen bei Patienten mit Lippen-Kiefer-Gaumenspalten finden schon im Säuglings- und Kleinkindesalter statt. Aus diesem Grund müssen die speziellen Anforderungen an das perioperative Management von Säuglingen und Kleinkindern berücksichtigt werden [14]. Für den Verschluss des Lippen-Nasen-Komplexes mit Rekonstruktion des M. orbicularis oris und der perinasalen Muskulatur, Nasenbodenbildung und primärer Rhinoplastik hat sich allgemein ein Operationszeitpunkt zwischen dem 4. und 6. Lebensmonat als günstig erwiesen. Dabei sollte das Körpergewicht des Säuglings mindestens 5–6 kg betragen und der Hämoglobinwert im Blut mindestens bei 10 g/dl liegen [13].

Merke

Bei Operationen in diesem Lebensalter ist ein spezielles Verständnis von pädiatrischer Anatomie und Physiologie notwendig, um keine unnötigen Risiken einzugehen [14].

So ist der kindliche Atemweg generell enger, der Hals kürzer und die Zunge in Relation zum Unterkiefer deutlich größer. Im Wechselgebiss können Zähne gelockert sein, und außerdem kann im Kindesalter das lymphatische Gewebe im Bereich der Tonsillen und Adenoide stark vergrößert sein und den Atemweg weiter einengen. Bei isoliertem oder gleichzeitigem Vorliegen einer Gaumenspalte, die aufgrund der Funktionsstörung der Gaumenmuskulatur zu fehlendem Druckausgleich zwischen Rachen und Mittelohr und somit zu Schallleitungsschwierigkeiten und Hörverlust führen kann, sollte das Kind präoperativ dem HNO-Spezialisten vorgestellt werden. Gegebenenfalls können im Rahmen der primären Spaltoperationen sowohl ein Hörtest als auch eine Parazentese oder Paukendrainage durchgeführt werden.

Vorsicht

Kinder mit Infektionen im Bereich der Atemwege bergen ein höheres Risiko für Komplikationen während der Narkose und in der postoperativen Phase. Daher sollten Atemwegsinfektionen schon präoperativ sicher ausgeschlossen und bei Anzeichen einer Infektion die Operation um mindestens 2 Wochen verschoben werden.

Kinder im Alter zwischen 1 und 5 Jahren besitzen präoperativ die größten Angstgefühle. Um die Angst des Kindes vor der Operation zu reduzieren, sollten Chirurg, Anästhesist und die Eltern des Kindes schon in der Phase der Vorbereitung eng zusammenarbeiten und beraten, welche Strategie dem Kind am besten helfen kann. In den meisten Fällen ist es sehr hilfreich, wenn zumindest ein Elternteil das Kind bis zur Patientenschleuse oder bis zum Einleitungsraum begleiten kann.

3.8.5 Vorbereitung bei Patienten mit Traumata des Gesichtsschädels

Traumata im Bereich des Gesichtsschädels führen regelmäßig zu Verletzungen von Weichgewebe, Zähnen und knöchernen Strukturen des Schädels, wobei folgende Bereiche betroffen sein können:
- Unterkiefer
- Mittelgesicht einschließlich Oberkiefer
- Jochbein/Jochbogen
- nasoorbitaler/nasoethmoidaler Komplex
- supraorbitale Strukturen wie die Stirnhöhle

Häufig sind diese Verletzungen mit Verletzungen in anderen Bereichen des Körpers kombiniert. Für Frakturen des Gesichtsschädels gilt das Prinzip der primären Frakturversorgung innerhalb eines Zeitraums von maximal 2 Wochen, da nach diesem Zeitraum eine anatomisch korrekte Frakturreposition und -osteosynthese durch die einsetzende Kallusbildung deutlich erschwert wird. Innerhalb dieser Zeit müssen alle Maßnahmen der speziellen Patientenvorbereitung erfolgen.

Bei der definitiven chirurgischen Therapie wird eine exakte dreidimensionale Rekonstruktion der skelettalen Strukturen angestrebt, um das Gesicht in originärer Breite, Höhe und Projektion wiederherzustellen [10]. Sind der Unterkiefer oder das Mittelgesicht mit zahntragenden Abschnitten betroffen, ist die Wiederherstellung der korrekten Verzahnung eines der wichtigsten Ziele der Operation. Daher ist in vielen Fällen zumindest temporär eine mandibulo-maxilläre Fixierung (MMF) notwendig, um die Okklusion zu sichern. Dies muss schon bei der Auswahl des Anästhesieverfahrens berücksichtigt werden (vgl. Kap. 3.8.3).

Traumapatienten erhalten in der Notaufnahme in der Regel ein kraniales Computertomogramm (CCT), wenn eine Schädelverletzung vermutet wird. Da ein Teil dieser Patienten auch Verletzungen im Bereich des Gesichtsschädels aufweist, erscheint es sinnvoll, im Rahmen der initialen Bildgebung auch ein Gesichtsschädel-CT zu veranlassen, um sofort einen Überblick über das Ausmaß der Schädelverletzungen zu erhalten.

Für die definitive operative Versorgung des Traumapatienten spielt die **Bildgebung** ebenfalls eine herausragende Rolle. Für einfache Unterkieferfrakturen reicht in der Regel die klassische Röntgendiagnostik in 2 Ebenen (Orthopantomogramm = OPT) in Kombination mit einer Unterkieferübersichtsaufnahme nach Clementschitsch oder einer Unterkiefer-Aufbissaufnahme aus. Für komplexe Unterkieferfrakturen und Frakturen im Bereich des Mittelgesichts ist eine dreidimensionale Bildgebung mittels CT oder DVT (digitale Volumentomografie) indiziert. Für Frakturen im Bereich der Orbita, der Schädelbasis und der Stirnhöhlen sollte ein CT mit möglichst enger Schichtdicke (1–2 mm) durchgeführt werden. Die Bilddaten können dann mithilfe spezieller Softwareprogramme auch für Folgendes weiter verarbeitet werden [10], [16]:

- dreidimensionale Rekonstruktion
- Segmentierungen der frakturierten Regionen
- Spiegelungen von Skelettanteilen im Vergleich zu nicht frakturierten Strukturen
- Herstellung von 3D-Modellen
- intraoperative Navigation

Im Rahmen der speziellen Patientenvorbereitung können im Einzelfall auch individuelle Implantate für den Traumapatienten angefertigt werden.

Mittelgesichtsfrakturen, die die Schädelbasis betreffen (Le-Fort-Frakturen II/III, Frakturen des nasoethmoidalen Komplexes), sowie Stirnhöhlenfrakturen mit Beteiligung der Hinterwand bergen das Risiko einer Duraverletzung mit Liquorrhoe. Daher muss bei diesen Frakturen eine entsprechende Diagnostik zum Nachweis/Ausschluss oder ggf. zur Lokalisation einer Liquorfistel durchgeführt werden. In Ergänzung zum hochauflösenden CT wird für den Nachweis oder Ausschluss einer Liquorrhoe zunächst die Durchführung eines β-Trace oder Transferrin-Tests empfohlen [7]. Bei Nachweis einer Liquorrhoe wird der Patient in der Regel konsiliarisch von HNO-ärztlicher oder neurochirurgischer Seite mitbehandelt und das Duraleck im Rahmen der operativen Frakturversorgung verschlossen.

Bei Beteiligung der Orbitawände im Rahmen der Gesichtsschädelfraktur sollte der Patient von augenärztlicher Seite mitbetreut werden. Schon im Rahmen der präoperativen Vorbereitung dieser Patienten wird eine augenärztliche Untersuchung empfohlen [7].

Zur **Notfallsituation** mit zwingender augenärztlicher Beteiligung führen **folgende Symptome und Situationen** [7]:

- partieller oder vollständiger Visusverlust
- massiv erhöhter intraokulärer Druck
- Exophthalmus mit Anhalt für eine akute Raumforderung im Orbitatrichter (retrobulbäres Hämatom, Emphysem)
- schwere Dislokation des Augeninhalts (z. B. in die Kieferhöhle)
- Einklemmung der Augenmuskeln („Trap-Door"-Effekt, insbesondere bei Kindern)

3.8.6 Vorbereitung bei Patienten mit Kopf-Hals-Tumoren und geplanter mikrovaskulärer rekonstruktiver Chirurgie

Die Behandlung von Tumoren der Kopf-Hals-Region gehört zu den Hauptaufgaben in der Mund-, Kiefer- und Gesichtschirurgie. In der Kopf-Hals-Region tritt eine Vielzahl unterschiedlicher benigner und maligner Tumoren auf, die in Abhängigkeit vom Ursprungsgewebe in epitheliale, mesenchymale oder odontogene Tumoren unterteilt werden [12]. Plattenepithelkarzinome des oberen Aerodigestivtrakts besitzen innerhalb der Tumoren in diesem Bereich aufgrund ihrer Häufigkeit und Morbidität die größte klinische Bedeutung, wobei in der Mund-, Kiefer- und Gesichtschirurgie insbesondere das Mundhöhlenkarzinom im Fokus steht. Für die Mehrzahl der Patienten mit einem Mundhöhlenkarzinom gilt die chirurgische Entfernung der Tumorgewebe als primäre Methode der Wahl, wobei es entscheidend ist, ob es gelingt, den Tumor im Gesunden, d. h. mit tumorfreien Resektionsrändern zu entfernen [12], [18]. Je nach Größe und Lokalisation des Tumors führt dies zu entsprechenden Defekten mit Verlust

Tab. 3.15 In der MKG-Chirurgie eingesetzte mikrovaskuläre Transplantate mit ihren Indikationen und notwendigen Voruntersuchungen.

Transplantat	Indikationen	Voruntersuchungen
Radialer Unterarmlappen (Radialislappen)	ausgedehnte, flache Schleimhautdefekte (z. B. Mundbodendefekte)	Allen-Test, ggf. Doppler-Sonografie der Armgefäße
Oberarmlappen	intraorale und extraorale Weichgewebedefekte (Zungendefekte, Alternative zum Radialislappen)	Ausschluss von Oberarmverletzungen, Gefäßdoppler-Untersuchung zum Aufsuchen und Markieren der septokutanen Äste
Skapula-/Paraskapulalappen	ausgedehnte, tiefe Gesichtshautdefekte	allgemeiner Gefäßstatus
M.-latissimus-dorsi-Lappen	volumenfordernde (perforierende) Defekte	allgemeiner Gefäßstatus
anterolateraler Oberschenkel- bzw. M.-vastus-lateralis-Lappen	volumenfordernde Weichgewebedefekte	präoperatives Aufsuchen und Markieren der Perforansgefäße mit dem Gefäßdoppler
Beckenkammtransplantat	reine Knochendefekte	ggf. CT des Beckens und 3D-Planung
Skapulatransplantat	ausgedehnte Knochen-Weichgewebe-Defekte des Oberkiefers	allgemeiner Gefäßstatus, klinische Untersuchung des Entnahmebereichs
Fibulatransplantat	langstreckige knöcherne Unterkieferdefekte, kombinierte Knochen-Weichgewebe-Defekte	Angiografie der Beingefäße, präoperatives Aufsuchen und Markieren der Perforansgefäße mit dem Gefäßdoppler, ggf. CT der Unterschenkel und 3D-Planung
Perforanslappen	flache Defekte der Mundschleimhaut oder äußeren Haut mit guter Gefäßsituation in direkter Umgebung des Defekts	allgemeiner Gefäßstatus, klinische Untersuchung des Entnahmebereichs (Ober-, Unterschenkel)

von Hart- und Weichgewebe. Dies hat zur Folge, dass wichtige Funktionen wie Schlucken, Sprechen und Kauen erheblich eingeschränkt werden können. Nur durch Anwendung moderner rekonstruktiver Verfahren einschließlich des mikrochirurgischen Gewebetransfers lassen sich diese Funktionen erhalten.

Zur **operativen Behandlung eines Mundhöhlenkarzinoms** gehört heutzutage standardmäßig [12], [18]:

- Tumorresektion
- Entfernung verschiedener regionärer Lymphknotengruppppen (Neck Dissection)
- Rekonstruktion von Hart- und Weichgewebe in einem Eingriff

Die damit verbundene längere Operationsdauer und hohe Belastung des Patienten verlangen eine sorgfältige spezielle Patientenvorbereitung [2].

Neben den Untersuchungen zum klassischen **Tumorstaging**:

- klinische Untersuchung,
- Kopf-Hals-CT/MRT,
- Hals- und Bauch-Sonografie,
- Spiegeluntersuchung oder Panendoskopie des oberen Aerodigestivtrakts,

- Röntgen- oder CT-Thorax,
- ggf. CT-Abdomen,

und zur **Operations- und Narkosefähigkeit**:

- internistische,
- laborchemische,
- kardiologische,
- pulmologische,
- gastroenterologische und
- ggf. neurologische Untersuchungen

des Patienten sind **spezielle präoperative Untersuchungen** notwendig, um das geplante rekonstruktive Verfahren erfolgreich durchführen zu können (▸ Tab. 3.15) [4], [17].

Eine mikrochirurgische Anastomosierung freier Transplantate ist nur dann möglich, wenn in der Defektregion geeignete Anschlussgefäße vorhanden sind. Ausgedehnte Voroperationen am Hals, ein Zustand nach Bestrahlung im Operationsgebiet, Infektionen oder ein schlechter Gefäßstatus können den mikrochirurgischen Gewebetransfer sehr stark einschränken. In diesen Situationen kann eine in der Vorbereitungsphase durchgeführte MR-Angiografie der Halsgefäße wertvolle Hinweise geben und letztlich zur Entscheidung gegen ein mikrovaskuläres Rekonstruktionsverfahren führen.

Bei knöchernen Rekonstruktionen mit einem mikrovaskulären Fibula- oder Beckenkammtransplantat ist mittlerweile die akkurate **3D-CMF-Planung** etabliert. Bei diesem Verfahren werden bereits präoperativ Sägeschablonen erstellt, die die Ausmaße und Segmentierungsschnitte am Transplantat vorgeben, um das Transplantat der individuellen Defektgröße genau anzupassen. Zusätzlich werden individuell geformte Osteosynthese- und Rekonstruktionsplatten angefertigt, die bei der eigentlichen Operation ohne weitere Biegung präzise passen und zu einer wesentlichen Zeitersparnis führen [16].

Literatur

[1] Graf K, Stiesch M, Müller M-C et al. Vermeidung postoperativer Wundinfektion. Erfahrung mit Surveillance und Strategien. MKG-Chirurg 2012; 5: 200–207

[2] Harris CM, Nierzwicki BL, Blanchaert RH. Perioperative management of maxillofacial tumor and reconstruction patients. Oral Maxillofac Surg Clin N Am 2006; 18: 227–239

[3] Hemprich A. Die interdisziplinäre Behandlung von Patienten mit Lippen-Kiefer-Gaumenspalten. MKG-Chirurg 2011; 4: 323–334

[4] Hölzle F, Riediger M, Ehrenfeld M. Mikrochirurgische Transplantate. In: Hausamen JE, Machtens E, Reuther J, Eufinger H, Kübler A, Schliephake H, Hrsg. Mund-, Kiefer- und Gesichtschirurgie. 4. Aufl. Berlin: Springer; 2012: 645–707

[5] Jacob M, Cornelius C-P, Otto S. Der schwierige Atemweg bei kranio-maxillo-fazialen Eingriffen. Teil 1: Anästhesiologisches Management. OP-Journal 2011; 27: 160–167

[6] Karbach J, Al-Nawas B. Perioperative Antibiotikaprophylaxe in der MKG-Chirurgie. MKG-Chirurg 2014; 7: 261–267

[7] Kühnel T, Reichert TE. Traumatologie des Mittelgesichtes. 86. Jahresversammlung der Deutschen Gesellschaft für Hals-Nasen-Ohren-Heilkunde, Kopf- und Hals-Chirurgie, Berlin; 2015

[8] Kujath P, Bouchard R, Scheele J et al. Current perioperative antibiotic prophylaxis. Chirurg 2014; 77(490): 492–498

[9] Mallampati SR, Gatt SP, Gugino LD et al. A clinical sign to predict difficult tracheal intubation. Can Anesth Soc J 1985; 32: 429–434

[10] Mast G, Ehrenfeld M, Cornelius CP. Maxillofaziale Frakturen: Mittelgesicht und interne Orbita. Teil 2: Therapieoptionen. Der Unfallchirurg 2012; 115(2): 145–163

[11] Otto S, Cornelius C-P, Schiel S et al. Der schwierige Atemweg bei kranio-maxillo-fazialen Eingriffen. Teil 2: Der chirurgische Atemweg. OP-Journal 2011; 27: 168–171

[12] Reichert TE, Gosau M. Grundlagen der Tumorchirurgie. In: Hausamen JE, Machtens E, Reuther J, Eufinger H, Kübler A, Schliephake H, Hrsg. Mund-, Kiefer- und Gesichtschirurgie. 4. Aufl. Berlin: Springer; 2012: 441–461

[13] Schliephake H, Hausamen J-E. Lippen-Kiefer-Gaumenspalten. In: Hausamen JE, Machtens E, Reuther J, Eufinger H, Kübler A, Schliephake H, Hrsg. Mund-, Kiefer- und Gesichtschirurgie. 4. Aufl. Berlin: Springer; 2012: 309–364

[14] Steinberg MJ, Herrera AF. Perioperative considerations in the management of pediatric surgical patients. Oral Maxillofacial Surg Clin N Am 2006; 18: 35–47

[15] Strauss RA, Noordhoek R. Management of the difficult airway. Atlas Oral Maxillofac Surg Clin N Am 2010; 18: 11–28

[16] Wilde F, Schramm A. Rekonstruktion nach Trauma. MKG-Chirurg 2013; 6: 154–164

[17] Wolff KD. Mikrovaskulärer Gewebetransfer. MKG-Chirurg 2010; 3: 30–37

[18] Wolff KD, Follmann M, Nast A. Clinical practice guideline: The diagnosis and treatment of oral cavity cancer. Dtsch Arztebl Int 2012; 109(48): 829–835

3.9 Patientenvorbereitung in der Herzchirurgie

R. Petzina, G. Hoffmann, J. Cremer

3.9.1 Entwicklung der Herzchirurgie

Die „Geburtsstunde" der Herzchirurgie wird mit Ludwig Rehns (1849–1930) operativer Versorgung einer thorakalen Stichverletzung auf den 09.09.1896 in Frankfurt/Main datiert. Intraoperativ wurde eine 1,5 cm große Verletzung des rechten Ventrikels mit Einzelnähten versorgt und die Durchführbarkeit einer „Herznaht" war somit bewiesen [9]. In den Folgejahren entwickelte sich die Herzchirurgie rasant. Als Herzoperationen bei Erwachsenen sind z. B. die Perikardiolyse von Ludolf Brauer im Jahre 1902, die pulmonale Embolektomie nach Trendelenburg, die ersten Erweiterungen einer stenosierten Mitralklappe (E. C. Cutler und S. A. Levine 1923, H. Souttar 1925) sowie die Resektion eines rechtsventrikulären Aneurysmas durch Ferdinand Sauerbruch 1931 zu erwähnen. Durch die Entwicklung der **Herz-Lungen-Maschine (HLM)** wurde erstmals 1953 durch J. H. Gibbon ein Vorhofseptumdefekt im extrakorporalen Kreislauf erfolgreich korrigiert. Seit diesem Zeitpunkt wird ein Großteil aller Herzoperationen durch den Einsatz der HLM sicher und erfolgreich durchgeführt.

Dieses Kapitel geht ausschließlich auf die Herzchirurgie im Erwachsenenalter ein. Die Chirurgie angeborener Herzfehler (Kinderherzchirurgie) kann hier leider nicht abgebildet werden.

Typische herzchirurgische operative Eingriffe bei Erwachsenen sind [10]:
- aortokoronare Bypass-Chirurgie (ACB-OP)
- Aortenklappenersatz- oder Aortenklappenrekonstruktionsoperation (AKE/AKR)

- kathetergestützte Aortenklappen-Implantation (TAVI – Transcatheter-aortic-Valve-Implantation)
- Mitralklappenersatz- oder Mitralklappenrekonstruktionsoperation (MKE/MKR)
- Trikuspidalklappenersatz- und Trikuspidalklappenrekonstruktionsoperation (TKE/TKR)
- Aortenchirurgie bei Aneurysma und Dissektion der thorakalen und thorakoabdominellen Aorta
- linksventrikuläre Rekonstruktion und Herzinsuffizienzchirurgie
- Chirurgie bei tachykarden Herzrhythmusstörungen und Herzschrittmachertherapie
- Herztumoren und Erkrankungen des Perikards
- Verletzungen des Herzens und des Mediastinums
- pulmonale Embolektomie und pulmonale Thrombendarteriektomie
- Herz-, Lungen- und Herz-Lungen-Transplantationen
- Herzunterstützungssysteme und Kunstherzimplantationen

3.9.2 Herzchirurgische Daten in Deutschland

In Deutschland existieren aktuell 79 herzchirurgische Zentren, in welchen 2013 insgesamt über 126 000 herzchirurgische Operationen erfolgten. Der größte Anteil liegt bei den ACB-Operationen mit insgesamt 40 400 Eingriffen. Hierbei sind alle ACB-Operationen mit und ohne Einsatz der HLM (OPCAB – Off-Pump Coronary Artery Bypass) zusammengefasst. An zweiter Stelle folgen die Herzklappen-Operationen und dort vor allem die Aortenklappen-Operationen mit beeindruckender Zunahme an TAVI-Prozeduren von 41 Eingriffen im Jahr 2006 auf 7 553 im Jahr 2013 [5], [6].

Die Altersstruktur unserer Patienten entwickelt sich parallel zum allgemeinen demografischen Wandel einer immer älter werdenden Gesellschaft. Der Anteil der über 80-jährigen Patienten in der Herzchirurgie stieg kontinuierlich von 7,4 % im Jahr 2004 auf 13,8 % im Jahr 2013. Im gleichen Zeitraum kam es zu einer Zunahme an Notfalloperationen von 9,7 % (2004) auf 11,6 % (2013), während sich die herzchirurgischen Kombinationseingriffe (z. B. ACB-OP mit AKE) mit etwa 7 % (ca. 13 000 Kombinationseingriffe/Jahr) auf einem stabilen Niveau halten [5], [6].

3.9.3 Minimalinvasive Operationstechniken und Hybridverfahren

In den letzten Jahren ist ein deutlicher Trend zu minimalinvasiven Operationstechniken und Hybridprozeduren, einer Kombination aus operativen und interventionellen Verfahren, zu verzeichnen. Den Standardzugangsweg in der Herzchirurgie stellt die mediane Sternotomie dar. Viele herzchirurgische Prozeduren werden mittlerweile zur Reduktion des Operationstraumas in minimalinvasiven Operationstechniken durchgeführt, z. B. die minimalinvasive Mitralklappenchirurgie über eine rechts-laterale Minithorakotomie oder die minimalinvasive Aortenklappenchirurgie über eine partielle Sternotomie.

Ebenso nehmen die Hybridoperationsverfahren zu, wie z. B. die TAVI-Prozeduren, die gemeinsam von Kardiochirurgen und Kardiologen durchgeführt werden, sowie die operative Myokardrevaskularisation, z. B. mittels einer MIDCAP-OP und einer PCI (PCI: perkutane Koronarintervention durch Kardiologie). Bei der MIDCAB-Operation (minimalinvasiver direkter koronararterieller Bypass) erfolgt eine Anastomosierung der linken A. thoracica interna (LIMA) mit dem R. interventricularis anterior (RIVA/LAD) über eine anterolaterale Minithorakotomie links am schlagenden Herzen ohne Einsatz der HLM.

Im Bereich der Mitralklappeneingriffe entwickelt sich aktuell ein neues Verfahren zur Behandlung eines Mitralklappenvitiums bei Hochrisikopatienten in Form einer kathetergestützten Mitralklappenstent-Implantation (TMVI: Transcatheter Mitral Valve Implantation).

Fazit

In der Herzchirurgie kommt es zu einer deutlichen Zunahme komplexer operativer Eingriffe an immer älter werdenden Patienten mit vermehrten Komorbiditäten. Jedoch fordern die Krankenhausstrukturen eine weitere Reduktion der prä- und postoperativen stationären Verweildauer. Um diesem Dilemma der optimierten Patientenversorgung einerseits und dem hohen ökonomischen Druck andererseits gerecht zu werden, bedarf es eines strukturierten Aufnahmeprozesses, um eine maximale Patientensicherheit mit hoher Qualität erzielen zu können.

3.9.4 Elektiver herzchirurgischer Patient

Der **Erstkontakt** mit dem elektiv zu operierenden Patienten erfolgt häufig über ein Einbestellungsschreiben. Dieses Schreiben informiert den Patienten über den geplanten stationären Aufnahme- und Operationstermin und muss in leicht verständlicher Form verfasst werden. Dabei sollten folgende **Aspekte** berücksichtigt werden:

- Skizzieren des groben Fahrplans von stationärer Aufnahme, Operation, Intensivstation, Normalstation bis zur Entlassung/Verlegung und möglicher Anschlussheilbehandlung
- Datum, Uhrzeit und exakter Ort der stationären Aufnahme
- Muss der Patient am Tag der Aufnahme „nüchtern" erscheinen?
- Welche Medikamente darf der Patient noch zu Hause einnehmen und welche nicht (z. B. Antikoagulation, Antidiabetika, Antibiotika, Immunsuppressiva…)? Bei Bedarf sollte der Patient Rücksprache mit Hausarzt, Kardiologe oder Herzchirurg halten.
- Von den Patienten mitzubringen sind Medikamentenplan, Herzschrittmacher-/ICD-Ausweis, Allergiepass.
- Besteht Anlass zu einer prästationären Zahn- oder HNO-ärztlichen Abklärung, z. B. vor Herzklappenoperationen?
- Liegt ein allgemein erhöhtes Blutungsrisiko oder eine Anämie vor?

Die ärztliche stationäre Aufnahme der Patienten beginnt mit einer ausführlichen Anamnese, gefolgt von einer körperlichen Untersuchung. Das **persönliche Gespräch** mit dem Patienten und möglicherweise den Angehörigen soll eine Vertrauensbasis schaffen, wobei alle wesentlichen Befunde erhoben werden sollten:

- Beschwerdesymptomatik und Belastbarkeit
- Nebenerkrankungen
- Medikation
- Voroperationen
- Einwilligungsfähigkeit in die Herzoperation
- Ansprechpartner im Notfall
- Patientenverfügung
- Vorsorgeuntersuchungen

Bei jüngeren Patientinnen sollte zudem der Menstruationszyklus erfragt und eine mögliche Schwangerschaft ausgeschlossen werden.

Bei der **allgemeinen körperlichen Untersuchung** ist der Gefäßstatus des Patienten von besonderer Bedeutung. Das Vorliegen einer peripheren arteriellen Verschlusskrankheit (PAVK) muss präoperativ über eine Pulsstatuserhebung und ggf. eine Doppler-Untersuchung detektiert werden. In seltenen Fällen kann es bei Patienten mit einer ausgeprägten PAVK, die einer Herzoperation mit Einsatz der HLM zugeführt werden, zu erheblichen peripheren Durchblutungseinschränkungen kommen.

Für die ACB-Operation kann die Möglichkeit einer Entnahme der A. radialis über einen beidseitigen Allen-Test geprüft werden. Dabei werden gleichzeitig A. radialis und A. ulnaris am Handgelenk komprimiert und der Patient wird aufgefordert, die Hand mehrmals hintereinander zu öffnen und zu schließen. Dabei wird die Handfläche weißlich verfärbt. Bei Freigabe der A. ulnaris-Perfusion, unter Beibehaltung der Kompression der A. radialis, sollte es zu einer raschen Durchblutung des Hohlhandbogens innerhalb der ersten 5–10 Sekunden kommen. Dann kann die A. radialis entnommen werden, da die Durchblutung der Hand über die A. ulnaris gewährleistet ist [2].

Bei Dialysepatienten mit einem arteriovenösen Shunt (AV-Shunt, häufig mit A. radialis) und Patienten mit einer fortgeschrittenen Niereninsuffizienz und möglicherweise anstehender AV-Shunt-Anlage muss die Entnahme der A. radialis als Bypass-Graft sehr kritisch betrachtet werden. Für die Entnahme der V. saphena magna (in sehr seltenen Fällen auch der V. saphena parva) ist die klinische Beurteilung des oberflächlichen Beinvenensystems am stehenden Patienten erforderlich, nachdem zuvor anamnestisch „Beinvenenthrombose, Varizen und Varizenstripping" ausführlich evaluiert wurden. Im Zweifelsfall oder ergänzend können sonografische Untersuchungen sowohl der A. radialis und A. ulnaris als auch der V. saphena magna (parva) durchgeführt werden.

Die Verwendung der linken A. thoracica interna (A. mammaria links/LIMA) erfolgt in über 90 % aller ACB-Operationen aufgrund exzellenter Langzeitoffenheitsraten. Immer häufiger wird mittlerweile zusätzlich die rechte A. thoracica interna (A. mammaria rechts/RIMA) als Bypass-Graft eingesetzt. In der Anamnese sollte nach Thoraxtrauma oder thorakaler Bestrahlungstherapie gefragt werden, da diese Faktoren Einflüsse auf die Flusseigenschaften und die Präparation der A. thoracica interna haben können. Zusätzlich kann ein insulinpflichtiger Diabetes mellitus zu einer erhöhten Rate an postoperativen sternalen Wundheilungsstörungen führen bei der Verwendung von LIMA und RIMA.

Notwendige Untersuchungen vor einer elektiven Herzoperation

▶ **Herzkatheteruntersuchung.** Beurteilung des Koronarstatus, möglicher Vitien, Dilatation oder Verkalkung der Aorta ascendens. Die Befunde der Herzkatheteruntersuchung müssen sowohl als Bildsequenz als auch in schriftlicher Form vorliegen, möglichst mit dem gemeinsamen Beschluss der kardiologischen und kardiochirurgischen Abteilungen (Herz-Team-Entscheidung), welche operativen Prozeduren geplant sind.

▶ **EKG.** Präoperative Erkennung u. a. von Myokardischämien, des Rhythmus und intrakardialer Blockbilder. Daraus können sich intra- oder postoperative Entscheidungen ableiten, wie z. B. Möglichkeit einer zusätzlichen chirurgischen Ablation (MAZE-Verfahren) bei Vorhofflimmern oder Implantation eines Herzschrittmachers/ICD.

▶ **Röntgen-Thorax.** Befundung von Herz, Lunge, Mediastinum, z. B. Herzgröße, Verkalkungen der Aorta, Verlauf der Trachea, Ausschluss von pneumonischen Infiltraten und Lungenrundherden.

▶ **Doppler-Untersuchung der A. carotis.** Signifikante Stenosierungen der A. carotis interna (≥ 70 %) können bei geplanten kardiochirurgischen Eingriffen simultan mitversorgt werden. Derzeit wird in der CABACS-Studie, der weltweit ersten prospektiv randomisierten klinischen Studie, die Sicherheit und Wirksamkeit der elektiven ACB-OP gegenüber der Kombination aus ACB-OP mit Karotisendarteriektomie bei Patienten mit asymptomatischer hochgradiger A.-carotis-interna-Stenose verglichen.

▶ **Lungenfunktionstest.** Risikoeinstufung für die Operabilität und das pulmonale Weaning.

▶ **Echokardiografie.** Beurteilung u. a. der Ejektionsfraktion, von Wandbewegungsstörungen, der Klappenfunktionen und eines möglichen persistierenden Foramen ovale.

▶ **Laboruntersuchungen.** Neben den Routine-Laborparametern (Blutbild, Gerinnung, Leber-, Nie-
renretentions- und Entzündungswerte, Blutgruppe, Schilddrüsenwerte) sind in zunehmendem Maße Gerinnungsstörungen wie eine heparininduzierte Thrombozytopenie (HIT) oder ein von-Willebrand-Syndrom abzuklären. Eine generelle Untersuchung der Patienten in Bezug auf Hepatitis- und HIV-Serologie sowie ein präoperatives MRSA-Screening (MRSA: methicillinresistente Staphylococcus-aureus-Stämme) sind sinnvoll und müssen krankenhausintern festgelegt werden [3].

▶ **Computertomografie (CT).** Bei kardialen Reoperationen oder Thoraxdeformitäten kann eine CT-Thorax-Untersuchung z. B. exakt den Abstand des Herzens und der Gefäße zum Sternum bestimmen. Ebenfalls dient die CT-Untersuchung zur Quantifizierung des Verkalkungsgrads der thorakalen Aorta und des Aortendurchmessers. Auf eine Kontrastmittelgabe bei CT-Untersuchungen sollte möglichst unmittelbar präoperativ verzichtet werden, da diese zu einer erhöhten Rate an postoperativen Niereninsuffizienzen führen kann [1].

Alle Befunde, präoperative Untersuchungen, chirurgische und anästhesiologische Aufklärungen und Besonderheiten müssen zwingend präoperativ bei elektiv zu operierenden Patienten vorliegen und in einer „Aufnahme-Checkliste" (▶ Abb. 3.6) dokumentiert werden.

3.9.5 Standardisierter Aufnahmeprozess

Der Prozess der Patientenaufnahme erfolgt im optimalen Fall bereits einen Tag vor der geplanten Aufnahme mit Sichtung aller vorliegenden Befunde. Dabei können die noch ausstehenden Untersuchungen frühzeitig für den Aufnahmetag eingeleitet werden.

Bei elektiven Patienten für eine Herzoperation sollte möglichst eine prästationäre Aufnahme geplant werden. Hierbei wird der komplette Aufnahmeprozess an einem Tag durchgeführt und die Patienten werden wieder nach Hause entlassen. Dadurch ist ausreichend Zeit zwischen der herzchirurgischen und anästhesiologischen Operationsaufklärung und dem Operationstermin gewährleistet. Zusätzlich können in der Zwischenzeit noch ausstehende Untersuchungen, Medikamentenumstellungen oder eine Optimierung des Hämoglobinwerts (Hb-Wert) in Zusammenarbeit mit den niedergelassenen Kollegen erfolgen, um optimale präoperative Voraussetzungen zu schaffen.

Präoperative Checkliste – **Herzchirurgie**

Nachname: _____   Aufnahme am: _____

Vorname: _____   Aufnahmearzt/-ärztin: _____

Geburtsdatum: _____   Geplante OP: _____

	Status	**Bemerkung**	**Unterschrift**

Befunde

Arztbrief-Befunde	☐ vohanden	_____	_____
Herzkatheter-Film	☐ vohanden	☐ DVD ☐ KIS _____	_____
Herzkatheder-Befund	☐ vohanden	_____	_____
Karotis-Diagnostik	☐ vohanden	Stenosen: ☐ ja ☐ nein	
	☐ angemeldet	Folgediagnostik: _____	
Lungenfunktion	☐ vohanden	_____	_____

Untersuchungen

Aufnahme-Untersuchung	☐ durchgeführt	_____	_____
Blutentnahme	☐ durchgeführt	☐ gesehen _____	_____
EKG	☐ durchgeführt	_____	_____
Röntgen-Thorax	☐ angemeldet	☐ gesehen _____	_____
V. saphena	☐ Li. US ☐ Li. OS		
Verwendbare Grafts	☐ Re. US ☐ Re. OS		_____
A. radialis	☐ Radialis links		
Verwendbare Grafts	☐ Radialis rechts		_____

Aufklärungen

Chirurgie	☐ durchgeführt	_____	_____
Anästhesie	☐ angemeldet		
	☐ durchgeführt		_____

Besonderheiten

CT-Untersuchung		_____	_____
Sonst. Untersuchungen		_____	_____
Klinische Studie		_____	_____
DGTHG-Register	☐ Aortenklappen-Register		
	☐ Akute Aortendissektion Typ A		
	☐ Mediastinitis-Register		_____
Scores	log. EuroScore	[ ] %	
	log. EuroScore II	[ ] %	
	STS Score	[ ] %	_____

Abb. 3.6 Aufnahmeprozess bei einer elektiven Herzoperation. Beispiel für eine präoperative Aufnahme-Checkliste. KIS = Klinikinformationssystem; STS = Society of Thoracic Surgeons

Ausdrücklich ist auf eine Normalisierung des präoperativen Hb-Wertes zu achten, da perioperative Bluttransfusionen mit einer erhöhten Rate an Mortalität, Morbidität und Infektionen assoziiert sind [8]. Die Weltgesundheitsorganisation (WHO) fordert seit 2011 die Einführung eines Patient Blood Managements (PBM) [7]. Hierunter fällt auch die kritische Überprüfung und rechtzeitige Umstellung/Absetzung der Therapie mit Thrombozytenaggregationshemmern und Antikoagulationen, vor allem in Bezug auf die neuen/direkten oralen Antikoagulanzien (NOAK, DOAK) zur Reduktion der Transfusionsrate.

Nicht bei allen Patienten ist eine prästationäre Aufnahme möglich. In diesen Fällen erfolgt die komplette Operationsevaluation am Aufnahmetag, damit der Patient am Folgetag operiert werden kann.

Am Aufnahmetag erscheinen die Patienten oft gleichzeitig morgens im Krankenhaus. Um einen strukturierten Aufnahmeprozess mit kurzen Wartezeiten zu gewährleisten, sind individuelle „Aufnahmepfade" sinnvoll. Jeder Patient erhält einen individuellen Fahrplan, damit nicht alle Patienten gleichzeitig bei einer Untersuchung erscheinen und es zu unnötigen Wartezeiten kommt (▶ Abb. 3.7). Somit kann sichergestellt werden, dass einige Patienten bereits bei den notwendigen Untersuchungen sind, während andere Patienten von Seiten der Ärzte und der Pflege aufgenommen, untersucht und aufgeklärt werden können. Zusätzlich haben die Patienten einen strukturierten Fahrplan in der Hand, auf dem Art, Uhrzeit und Ort der Untersuchung eindeutig hinterlegt sind. Der Patient erhält zusätzlich die Information, sich bei längeren freien Zeiten zwischen zwei Untersuchungen wieder zur Aufnahmestation/Aufnahmeambulanz zu begeben. Somit steht der Patient unmittelbar zur Verfügung, falls es zu Terminänderungen kommen sollte. In ▶ Abb. 3.7 sind Untersuchungspfade für sechs präoperative Patienten exemplarisch dargestellt.

Zusätzlich zu diesen Aufnahmeparametern ist eine Einstufung der Patienten anhand von Risiko-Scores wesentlich. In der Herzchirurgie sind beispielsweise der EuroScore (European System for Cardiac Operative Risk Evaluation) und der STS Score (Society of Thoracic Surgeons) online verfügbar zur Abschätzung des perioperativen Letalitäts- und Morbiditätsrisikos. Die aktuellen Registerstudien unserer Deutschen Gesellschaft für Thorax-, Herz- und Gefäßchirurgie (DGTHG), derzeit das

Aortenklappen- und das Mediastinitisregister sowie das Deutsche Register für akute Aortendissektion Typ A sind auf der entsprechenden Homepage (http://www.dgthg.de/dgthg_leistungsstatistik) einsehbar und zu berücksichtigen. Klinische Studien des jeweiligen Krankenhauses sollen in den Aufnahmeprozess integriert werden.

Nach Sichtung und Würdigung aller präoperativen Befunde ist die Checkliste zu komplettieren und eine Einstufung der Operabilität des Patienten in Bezug auf die geplante herzchirurgische Prozedur vorzunehmen. In seltenen Fällen ist eine Verschiebung des Operationstermins notwendig, z. B. bei akuten Infektionen, aktiven gastrointestinalen Blutungen oder aufgrund der Abklärung neu aufgetretener Neoplasien. Die Operationskoordination ist über die Vollständigkeit der Patientenuntersuchungen, der geplanten Operation und wesentlicher Befunde zu informieren. Folgende wichtige Informationen sind für das gesamte Operationsteam (Operationspflege, Anästhesie, Kardiotechnik) auf dem **Operationsplan** zu vermerken:

- Name, Geburtsdatum und Station des Patienten
- Größe und Gewicht, Risiko-Scores
- infektiös ja/nein; Isolation ja/nein; Dialyse ja/nein
- Diagnosen mit Ejektionsfraktion
- geplante Operation (inklusive Zugangsweg)
- A. thoracica interna links/rechts geplant
- Entnahme (endoskopisch) A. radialis links/rechts oder V. saphena magna links/rechts geplant
- Ablation (MAZE-Prozedur) geplant

Die **Patientenvorbereitung** ist ein zentraler Baustein für den weiteren Verlauf unserer Patienten. Sie hat maßgeblichen Einfluss auf den intra- und postoperativen Verlauf, u. a. auf:

- Transfusionsaufkommen
- Schmerztherapie
- Wundmanagement
- Patientensicherheit [4]
- Optimierung der Krankenhaus-Verweildauer

Patientenaufnahme

Zeit	Administrat. Aufnahme	Stationäre Aufnahme, Labor, EKG	Anamnese, Untersuchung, Aufklärung	Röntgen-Thorax	Lungen-funktion	Carotis-Doppler	Anästhesie Aufklärung
07:00	P1 P2 P3						
07:30		P4 P5 P6 P1 P2 P3					
08:00							
08:30			P4 P5 P6				
09:00			Patient 1	Patient 2	Patient 3		
09:30			Patient 2	Patient 1	Patient 4	Patient 3	
10:00			Patient 3	Patient 4	Patient 1	Patient 5	Patient 6
10:30			Patient 4	Patient 3	Patient 2	Patient 1	Patient 5
11:00			Patient 5	Patient 6		Patient 2	Patient 1
11:30			Patient 6	Patient 5			Patient 2
12:00					Patient 5	Patient 4	Patient 3
12:30					Patient 6		Patient 4
13:00						Patient 6	

Vakant	Zeitpuffer für unvorhersehbare Terminverschiebungen

Untersuchungsplan für Patienten

Untersuchungsplan für _____
(Name des Patienten)

Sehr geehrte(r) Patient(in),

auf Ihrem Untersuchungsplan finden Sie alle Informationen für Ihre vorgesehenen Untersuchungen. Bitte finden Sie sich pünktlich zu Ihren angegebenen Untersuchungen ein.

Sollte es zu längeren freien Zeiten zwischen zwei Untersuchungsterminen kommen, melden Sie sich bitte wieder bei Ihrer Aufnahmestation:
Gebäude Chirurgie, 1. Stock, Zimmer 1, Telefon: 0123 - 45 67 89

07:00 Uhr **Anmeldung in der Verwaltung** (Gebäude Chirurgie im Erdgeschoss)
07:30 Uhr **Stationäre Aufnahme** (1. Stock, Zimmer 1)
   • Blutentnahme
   • EKG
09:00 Uhr **Lungenfunktionstest** (3. Stock, Anmeldung Zimmer 4)
09:30 Uhr **Ultraschall-Untersuchung der Halsschlaggefäße** (UG, Anmeldung Zimmer 4)
10:00 Uhr **Besprechung, Untersuchung und Aufklärung für Ihre Operation durch Arzt/Ärztin** _____
   (UG, Anmeldung Zimmer 4)
10:30 Uhr **Röntgen des Brustkorbs** (2. Stock, Anmeldung Zimmer 3)
12:00 Uhr **Aufklärungsgespräch Anästhesie** (4. Stock, Anmeldung Zimmer 5)

Patientenpfad 3

Ihre Herzchirurgie wünscht Ihnen einen angenehmen Aufenthalt und eine baldige Genesung.

Abb. 3.7 Beispiel für einen standardisierten Aufnahmeprozess bei einer elektiven Herzoperation. Beispielbogen für Patientenaufnahme und Untersuchungsplan.

Fazit ✅

Die Vorbereitung elektiver Patienten in der Herzchirurgie kann nur über einen strukturierten Aufnahmeprozess mit individualisierten Aufnahmepfaden erfolgen. Die prästationäre Aufnahme ist anzustreben, um noch ausstehende Untersuchungen, Medikamentenumstellungen sowie eine Optimierung des präoperativen Hämoglobinwerts durchführen zu können. Dadurch ist auch ausreichend Zeit zwischen chirurgischer Operationsaufklärung und Operationstermin gewährleistet. Die nach fachärztlichem Standard durchgeführte kritische Würdigung aller Befunde, die Dokumentation in einer Checkliste, eine intensive Kommunikation mit der Operationskoordination und ein gut strukturierter Operationsplan erhöhen die Patientensicherheit und generieren eine hohe Qualität.

Literatur

[1] Alsabbagh MM, Asmar A, Ejaz NI et al. Update on clinical trials for the prevention of acute kidney injury in patients undergoing cardiac surgery. Am J Surg 2013: 86–95, DOI: 10.1016/j.amjsurg.2012.08.007
[2] Cable DG, Mullany CJ, Schaff HV. The Allen Test. Ann Thorac Surg 1999; 67: 876–877
[3] Empfehlung der Kommission für Krankenhaushygiene und Infektionsprävention (KRINKO) beim Robert Koch-Institut. Empfehlung zur Prävention und Kontrolle von Methicillin-resistenten Staphylococcus-aureus Stämmen (MRSA) in medizinischen und pflegerischen Einrichtungen. Bundesgesundheitsbl 2014; 57: 696–732, DOI 10.1007/s00 103-014-1980-x
[4] http://www.aktionsbuendnis-patientensicherheit.de
[5] http://www.dgthg.de/dgthg_leistungsstatistik
[6] http://www.herzstiftung.de/herzbericht
[7] http://www.patientbloodmanagement.de/de/informationen-fuer-aerzte
[8] Moskowitz DM, McCullough JN, Shander A et al. The impact of blood conservation on outcomes in cardiac surgery: is it safe and effective? Ann Thorac Surg 2010: 451–458, DOI: 10.1016/j.athoracsur.2010.04.089
[9] Rehn L. Über Herzwunden und Herznaht. Verh 26 Kongr Dtsch Ges Chir 1987; I: 7 277, II: 151–165
[10] Ziemer G, Haverich A. Herzchirurgie. 3. Aufl. Stuttgart: Thieme; 2010

Kapitel 4

Intraoperative Maßnahmen

4 Intraoperative Maßnahmen

4.1 Perioperative Antibiotikaprophylaxe und lokale Maßnahmen zur Vermeidung chirurgischer Infektionen

Ch. Eckmann

4.1.1 Epidemiologie, medizinischer und ökonomischer Schaden postoperativer Wundinfektionen

Postoperative Wundinfektionen (Surgical Site Infections, SSI) sind eine schwerwiegende und nicht selten verhinderbare Komplikation, die Morbidität und Mortalität der Patienten erhöhen und einen signifikanten finanziellen Schaden für das Gesundheitssystem produzieren. Vorbeugung und Management von postoperativen Wundinfektionen sind sehr häufig Gegenstand von Publikationen sowie von Diskussionen im Rahmen von Morbiditäts- und Mortalitätskonferenzen.

SSI verursachen über 40 % aller nosokomialen Infektionen bei chirurgischen Patienten. In den Vereinigten Staaten, aus denen wir zuverlässige Daten besitzen, erleiden pro Jahr etwa 500 000 bis 750 000 Patienten eine SSI [1], [8], [10], [12]. Patienten mit SSI haben eine höhere Wahrscheinlichkeit, auf der Intensivstation behandelt zu werden, einen verlängerten Krankenhausaufenthalt sowie ein größeres Risiko für eine Wiederaufnahme als Patienten, bei denen keine postoperative Wundinfektionen auftreten. Bei onkologischen Patienten mit SSI wird eine verringerte Überlebensrate berichtet. Außerdem haben Patienten mit postoperativen Wundinfektionen einen erhöhten Bedarf an ambulanter ärztlicher und pflegerischer Weiterbetreuung. Bei Betrachtung dieser Konsequenzen entstehen laut Daten aus den Vereinigten Staaten pro Jahr Extrakosten von etwa 2 Mrd. Dollar [2], [6], [7], [8], [9], [15].

4.1.2 Ursachen und Risikofaktoren postoperativer Wundinfektionen

Die Ursachen und Präventionen postoperativer Wundinfektionen sind komplex und multifaktoriell. Verschiedene patientenabhängige Risikofaktoren, die mit einer erhöhten Anzahl postoperativer Wundinfektionen einhergehen, schließen folgende Faktoren ein [4], [8]:

- Übergewicht
- erhöhtes Alter (> 65 Jahre)
- Diabetes mellitus
- Rauchen
- chronische Systemerkrankungen
- intravenöser Drogen- und Alkoholmissbrauch
- langfristige Einnahme von Kortikosteroiden über 10 mg/d
- Patienten aus einem Altersheim oder einer Pflegeeinrichtung
- Kolonisation mit resistenten oder besonders virulenten Organismen

Eine Zusammenfassung verschiedener Risikofaktoren für die Entwicklung einer postoperativen Wundinfektion [14] findet sich in ▸ Tab. 4.1.

Postoperative Wundinfektionen sind außerdem eng verbunden mit vielen behandlungsassoziierten Faktoren. Zu diesen gehören [6], [8], [15]:

- chirurgische Technik
- Invasivität und Ausmaß der durchgeführten Operation
- Adhärenz zu aseptischer oder steriler Vorgehensweise
- Kontamination des Operationsfelds mit Darminhalt
- Länge der Operation
- Methode der Haarentfernung
- Einbringung von Fremdkörpern oder Implantaten
- Administration von Antibiotika
- Normothermie
- Anzahl der Bluttransfusionen

Tab. 4.1 Risikofaktoren postoperativer Wundinfektionen.

patienteneigene Risikofaktoren	chirurgische Faktoren – präoperativ	chirurgische Faktoren – intraoperativ	chirurgische Faktoren – postoperativ
Alter > 65 Jahre	Notfalloperation	Erfahrung des Chirurgen	Drainagedauer > 3 Tage
Diabetes mellitus	längerer Krankenhausaufenthalt	Operationsdauer > 2 h	respiratorische Sepsis
Immuninkompetenz	falsches Timing der Prophylaxe	infizierter Operationsbereich	invasive Techniken
Mangelernährung	Wunde schmutzig oder kontaminiert	kontaminierter Operationsbereich	Urinkatheter
Übergewicht	Vorbestrahlung	Bluttransfusionen	Thoraxdrainage
ASA-Score > 2	Hochrisikooperation	lange Anästhesiedauer	Magensonde
MRSA-Träger	Rezidiveingriff	mehr als ein operativer Eingriff	ZVK
Dialysepatient	Gallengangverschluss	Diathermie	Dialyse postoperativ
Leberzirrhose	erhöhtes CRP	Sauerstoffabfall	frühe Reoperation wegen Blutung
Stomaträger	Fremdkörperimplantation	Unterkühlung	Leak der Zerebrospinalflüssigkeit, externer Shunt
Drogenabusus	Rasur nicht direkt präoperativ	ineffektive Wirkspiegel	
andere Infektionen	präoperativer Urinkatheter	Verfahrenswechsel von laparoskopisch zu offen	
periphere Ödeme	vorausgegangene neurochirurgische Eingriffe	Enterokokken in der Wunde	
Lymphangitis		Enterobakterien in der Wunde	
Neuropathie		Bacteroides in der Wunde	
Rauchen			
rheumatische Arthritis			
Fieber präoperativ			
AVK			

4.1.3 Prävention von Wundinfektionen als interdisziplinäres Projekt inklusive lokaler Maßnahmen

Die Verhinderung postoperativer Wundinfektionen ist eine multidisziplinäre Aufgabe, die sich nicht auf die Chirurgen alleine und auch nicht auf die Gabe von Antibiotika alleine reduzieren lässt. Vielmehr muss ein streng protokolldefiniertes Patientenmanagement vorliegen, das konsistent ist mit evidenzbasierten Maßnahmen und Empfehlungen. Standardisierte Initiativen wie das Surgical Care Improvement Project (SCIP) in den USA zielen darauf ab, die perioperative Infektion zu verhindern [5], [8], [11], [13].

Zu den **evidenzbasierten Maßnahmen** der Verhinderung postoperativer Wundinfektionen, die nicht mit der Antibiotikagabe zu tun haben, gehören:

- Normothermiekontrolle bei Patienten in der perioperativen Phase
- Gebrauch von Clippern zur Haarentfernung im Operationsgebiet
- frühzeitige Entfernung von Urinkathetern
- perioperative Hyperoxie

Die Überwachung (Surveillance) von Wundinfektionen bei speziellen Indikatoroperationen (z. B. Cholezystektomie, Appendektomie, Sigmaresektion) ist ebenfalls ein äußerst sinnvolles Instrument, um Wundinfektionsraten zu verringern bzw. niedrig zu halten. Die Beteiligung in dem deutschlandweit verfügbaren KISS-System, das von der Charité und dem nationalen Referenzzentrum für nosokomiale Infektionen initiiert wurde, hat in vielen Publikationen Folgendes zeigen können: Sobald die Kliniken an der Überwachungsmaßnahme teilnehmen, kommt es im Verlauf zu einer signifikanten Reduktion von Wundinfektionen.

4.1.4 Indikationsstellung

Allgemein anerkannte Indikationen für eine perioperative Antibiotikaprophylaxe (PAP) sind Eingriffe mit hohen Infektionsraten bei „sauber kontaminierten" oder bei „kontaminierten" Operationen sowie „saubere" Eingriffe mit niedrigen Infektionsraten, jedoch gravierenden Folgen einer postoperativen Wundinfektion. Zu Letzterem zählen insbesondere Eingriffe, bei denen alloplastisches Material eingebracht wird. Folgende Faktoren sind für die **Auswahl eines Antibiotikums** zur PAP wegweisend:

- Patient inklusive Risikofaktoren
- Art der Operation
- zu erwartendes Erregerspektrum
- lokale Resistenzepidemiologie
- Pharmakokinetik
- Halbwertszeit
- Konzentration im Zielgewebe
- Toxizität und Verträglichkeit
- Vorliegen prospektiver, randomisierter, kontrollierter Studien
- Kosten

Unstrittig ist die PAP bei Operationen in der Viszeralchirurgie mit hohen Wundinfektionsraten (meist > 10 %), wie kolorektale Eingriffe. Ob eine PAP auch indiziert ist und durchgeführt werden sollte, wenn es sich um Eingriffe mit sehr niedrigen (< 1–3 %) postoperativen Wundinfektionsraten handelt (z. B. Leistenhernienreparation, laparoskopische Cholezystektomie), ist eine schwierige Entscheidung, die weder kategorisch verneint noch generell befürwortet werden kann. Hier sollte das individuelle Risikoprofil des Patienten in die Entscheidung miteinbezogen werden.

Merke

Wenn die PAP als Einmalgabe (Single Shot) appliziert und somit richtig durchgeführt wird, geht keinerlei Potenzial der Resistenzentwicklung von ihr aus.

Dann wird eine geringe Wundinfektionsrate durch die PAP noch geringer, was für den einzelnen Patienten, den betreuenden Chirurgen, für das Krankenhaus und für das Gesundheitssystem nur von Vorteil sein kann.

4.1.5 Durchführung der perioperativen Antibiotikaprophylaxe

Die perioperative Antibiotikaprophylaxe (PAP) beschreibt die kurzzeitige, meist einmalige perioperative Antibiotikagabe. Ziel ist die Minderung der Rate postoperativer Infektionen im Operationsgebiet, verursacht durch Bakterien, die während der Operation in das Operationsgebiet gelangen oder dort schon vorhanden sind. Zu den evidenzbasierten Maßnahmen, die eine postoperative Wundinfektion verhindern können, gehört zunächst die Einrichtung einer interdisziplinären sog. Antibiotikamanagementgruppe (Antibiotic Stewardship Committee), die sich mindestens einmal pro Jahr trifft. Hierbei wird ein Update der häufig nachgewiesenen Erreger bei spezifischen Eingriffen mit Empfindlichkeiten und Resistenzen durchgeführt. Abhängig von dem Ergebnis der Erreger- und Resistenzstatistik werden dann aktualisierte Empfehlungen zur perioperativen Antibiotikaprophylaxe gegeben.

Wenn solche Maßnahmen strukturiert in Krankenhäusern durchgeführt werden, lassen sich die Wundinfektionsraten deutlich senken. Somit ist die Auswahl des für die Operation korrekten Antibiotikums, das die zu erwartenden Erreger umfasst, entscheidend für den Erfolg der PAP. Durch das Infektionsschutzgesetz sind die Leiter medizinischer Einrichtungen nicht nur zur Dokumentation der mikrobiologischen Daten verpflichtet, sondern auch dazu, die Ergebnisse an die behandelnden Abteilungen weiterzugeben und ggf. Konsequenzen aus den Ergebnissen abzuleiten. Empfehlungen zur Gabe von Antibiotika bei speziellen operativen Eingriffen finden sich unter [14].

Ferner sollte die Applikation des Antibiotikums der Anästhesie oder einer designierten Person überlassen werden. In der wichtigen Phase der Applikation des Antibiotikums (innerhalb 1 Stunde vor der Inzision) hat die Anästhesieabteilung den intensivsten Kontakt mit dem Patienten und dies gewährleistet, dass das Antibiotikum zur korrekten Zeit appliziert wird.

Das Timing der PAP ist für den Erfolg der Prophylaxe entscheidend. Eine zu früh oder zu spät durchgeführte PAP reduziert postoperative Wundinfektionen nicht. Optimalerweise sollte die prophylaktische Gabe von Antibiotika innerhalb 1 Stunde vor der Inzision erfolgen [6], [8], [14] [15].

Zu den wesentlichen Modalitäten der perioperativen Antibiotikaprophylaxe gehört auch das sog. Single-Shot-Prinzip. Bei allen Eingriffen, die kürzer als 3 Stunden dauern, ist die Einmalgabe eines Antibiotikums in der Regel ausreichend. Eine zweite Gabe sollte abhängig von der Halbwertszeit gegeben werden. Generell gilt die Faustregel, dass nach etwa 3 Stunden Operationsdauer noch einmal das Antibiotikum appliziert werden sollte. Auch sollte eine erneute Gabe des Antibiotikums erwogen werden, wenn ein größerer Blutverlust während der Operation eingetreten ist, da sich dadurch auch die Konzentration des Antibiotikums im Blutkreislauf erheblich vermindert [3], [14].

Der für die Erhaltung der Antibiotika als wertvolle Medikamente sicherlich wichtigste Punkt ist die postoperative Diskontinuität der Antibiotikagabe. In vereinzelten Arbeiten ist eine Antibiotikagabe bis zu 24 Stunden postoperativ, insbesondere in der Herzchirurgie, als sinnvoll beschrieben worden. Für alle viszeralchirurgischen Eingriffe gilt jedoch, dass mit dem Ende der Operation die Antibiotikagabe beendet werden sollte. Eine Fortführung der Antibiotikagabe senkt nicht die Rate an postoperativen Wundinfektionen, sie führt aber über die nicht evidenzbasierte Fortführung zu Resistenzen. Eine Antibiotikagabe, die 3 Tage postoperativ fortgeführt wird, gibt einem Bakterium mit einer Generationszeit von 20 Minuten ca. 100 Generationen Zeit, auf das Antibiotikum eine Resistenz zu entwickeln.

Merke

Die postoperative Antibiotikagabe im Rahmen der Prophylaxe ist sinnlos, teuer und verursacht Resistenzen [3], [14].

Die Arbeitsgruppe Allgemein- und Viszeralchirurgische Infektionen der Deutschen Gesellschaft für Allgemein- und Viszeralchirurgie (DGAV) hat daher die Antibiotikaprophylaxe als zentrales Thema identifiziert und addressiert. In Anlehnung an die aktuellen Empfehlungen des European Center for Disease Prevention and Control (ECDC) wurde ein 5-Punkte-Plan zur Verbesserung der evidenzbasierten Durchführung der Antibiotikaprophylaxe vorgeschlagen [3]. Hierbei werden die wichtigsten Kriterien einer korrekten Antibiotikaprophylaxe dargestellt und wesentliche Modalitäten zur adäquaten Durchführung einer PAP (nach [3]) genannt.

Evidenzbasierte Vorgehensweisen zur Reduktion von Wundinfektionen:

- Implementierung einer interdisziplinären Gruppe zur Regulierung der PAP auf Krankenhausebene (mindestens 1-mal jährlich)
- Gabe der PAP durch Anästhesie oder eine andere designierte Person
- zeitgerechte Anwendung der Prophylaxe (30–60 min vor Hautschnitt)
- Single-Shot-Prophylaxe; zweite Gabe nur bei Eingriffen > 3 h oder bei großem Blutverlust
- keine Fortführung der Prophylaxe im postoperativen Verlauf

Fazit

Zusammenfassend kann eine unsachgemäße, d. h. zu früh, zu spät oder zu lange gegebene Antibiotikaprophylaxe erhebliche negative Auswirkungen haben. Zu diesen negativen Konsequenzen zählen eine Resistenzentwicklung, erhöhte Kosten sowie vermehrte unerwünschte Wirkungen des Antibiotikums (Toxizität). Eine indikationsgerecht und korrekt durchgeführte PAP hingegen senkt das Risiko der Entwicklung einer postoperativen Wundinfektion erheblich.

Literatur

[1] Awad SS. Adherence to surgical care improvement measures and post-operative surgical site infections. Surg Infect 2012; 13: 234–237

[2] Berenguer CM, Ochsner Jr MG, Lord SA et al. Improving surgical site infections: using National Surgical Care Improvement Program data to institute Surgical Care Improvement Project protocols in improving surgical outcomes. J Am Coll Surg 2010; 217: 737–741

[3] European Centre for Disease Prevention and Control. Systematic review and evidence-based guidance on perioperative antibiotic prophylaxis. Stockholm: ECDC; 2013.

[4] Fry DE. Fifty ways to cause surgical site infections. Surg Infect 2011; 12: 497–500

[5] Hawn MT, Vick CC, Richman J et al. Surgical site infection prevention: time to move beyond surgical care improvement program. Ann Surg 2011; 254: 494–499

[6] Hendren S, Fritze D, Banerjee M et al. Antibiotic choice is independently associated with risk of surgical site infection after colectomy: a population-based cohort study. Ann Surg 2013; 257: 469–475

[7] Larochelle M, Hyman N, Gruppi L et al. Diminishing surgical site infections after colorectal surgery with surgical care improvement project: is it time to move on? Dis Colon Rectum 2011; 54: 394–400

[8] Munday GW, Deveaux P, Roberts H et al. Impact of implementation of the Surgical Care Improvement Project and future strategies for improving quality in surgery. Am J Surg 2014; 208: 835–840

[9] Ngyen N, Yegiyants S, Kaloostian C et al. The Surgical Care Improvement Project (SCIP) initiative to reduce infection in elective colorectal surgery: which performance measures affect outcome? Am J Surg 2008; 74: 1012–1016

[10] Potenza B, Deligencia M, Estigoy B et al. Lessons learned from the institution of the Surgical Care Improvement Project at a teaching medical center. Am J Surg 2009; 198: 881–888

[11] Rosenberger LH, Politano AD, Sawyer RG. The surgical care improvement project and prevention of post-operative infection. Surg Infect 2011; 12: 163–168

[12] Salkind AR, Rao KC. Antibiotic prophylaxis to prevent surgical site infections. Am Fam Physician 2011; 83: 585–590

[13] Stulberg JJ, Delaney CP, Neuhauser DV et al. Adherence to surgical care improvement project measures and the association with postoperative infections. JAMA 2010; 303: 2479–2485

[14] Wacha H, Kujath P, Bodmann KF et al. Perioperative Antibiotikaprophylaxe: Empfehlungen der PEG-Experten-Kommission. Chemother J 2010; 19: 70–84

[15] Wick EC, Hobson DB, Bennett JL et al. Implementation of a surgical comprehensive unit-based safety program to reduce surgical site infections. J Am Coll Surg 2012; 215: 193–200

4.2 Intraoperativer Erhalt der Normothermie

E.-P. Horn

Allgemeinanästhesie bewirkt durch Vasodilatation eine Wärmeumverteilung vom ca. 37 °C warmen Körperkern in ca. 31 °C kühle periphere Körperabschnitte, vor allem in die Subkutis. Der Wärmeumverteilung folgt rasch die Wärmeabstrahlung über die Haut des Patienten, der ohne aktive Gegenmaßnahmen innerhalb weniger Minuten viel Körperwärme verliert. Das Resultat ist eine unbeabsichtigte perioperative Hypothermie. Da intraoperativ durch die Anästhetika sowohl die körpereigene Wärmeproduktion als auch das Kältezittern (Shivering) stark eingeschränkt sind, sinkt die Körperkerntemperatur über die Dauer der Operation weiter stetig ab und kann in letzter Konsequenz unterhalb von 25 °C Körperkerntemperatur einen Herzstillstand beim Patienten bewirken. Operationssäle mit Klimaanlagen und hoher Umverteilung der Luft begünstigen die Auskühlung der Patienten.

Leitlinien zur Vermeidung der perioperativen Hypothermie beschreiben die Folgen für den Patienten [3], [10], [13]. Hypothermie ist demnach ein wesentlicher, wenn nicht der entscheidende Risikofaktor für das Auftreten **postoperativer Wundinfektionen**. Der Pathomechanismus dafür ist, dass Hypothermie Vasokonstriktion bewirkt, die über die Minderperfusion zur Gewebshypoxie führt und damit das entscheidende Substrat der bakteriellen Infektionsabwehr, den Sauerstoff, perioperativ im Wundgewebe reduziert. Auch perioperative kardiale Ereignisse wie **Herzinfarkt** und **Herzrhythmusstörungen** sowie perioperative **Gerinnungsstörungen** treten bei perioperativer Hypothermie vermehrt auf.

Merke

Folgen unbeabsichtigter perioperativer Hypothermie:
- Wundinfektion
- Herzinfarkt
- Herzrhythmusstörungen
- Gerinnungsstörungen
- erhöhter Transfusionsbedarf
- Druckulzera
- verlängerte Wirkdauer der Anästhetika
- Elektrolytverschiebungen
- periphere Vasokonstriktion
- reduzierter Sauerstoffpartialdruck
- Shivering

Patienten mit Hypothermie neigen postoperativ zu unangenehmem Kältezittern (Shivering). Perioperative Normothermie ist damit ein wichtiger Qualitätsindikator einer operativen Einheit.

4.2.1 Definition der perioperativen Hypothermie

Die normale Körperkerntemperatur liegt beim erwachsenen Menschen zwischen 36,0 und 37,5 °C. Perioperative Hypothermie besteht bei einer Körperkerntemperatur unterhalb von 36 °C. Vasokonstriktion und Shivering treten bei den Patienten bei sehr unterschiedlicher Körperkerntemperatur auf. Bei Kindern liegt die normale Körperkerntemperatur bis zum 5. Lebensjahr zwischen 36,5 und 38,0 °C. Neugeborene haben bei Geburt durch Sectio caesarea eine rektal gemessene Körpertemperatur von 37,5 °C und kühlen beim Bonding auf der Brust der Mutter im Sectio-Operationssaal ohne aktive Wärmezufuhr rasch aus [8].

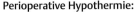

Definition

Perioperative Hypothermie:
- Körperkerntemperatur < 36 °C
- Kinder bis zu 5 Jahre < 36,5 °C

4.2.2 Perioperative Temperaturmessung

Um perioperative Hypothermie frühzeitig zu erkennen, muss die Körperkerntemperatur des Patienten gemessen werden. Die Schwelle zur Hypothermie sollte individuell festgelegt werden. Die erste perioperative Messung der Körpertemperatur sollte grundsätzlich schon 1–2 Stunden vor Einleitung der Anästhesie erfolgen, da Patienten präoperativ hypotherm sein können. Sie sollten dann vor elektiven Operationen bis zum Erreichen der Normothermie aktiv gewärmt werden [13].

4

Merke

Perioperative Temperaturmessung:
- 1–2 Stunden präoperativ
- intraoperativ kontinuierlich oder alle 15 min
- Messort perioperativ nicht wechseln
- Messung oral oder vesikal

Die Messung der Körperkerntemperatur soll an jedem Arbeitsplatz der Anästhesie möglich sein und intraoperativ kontinuierlich oder mindestens alle 15 Minuten erfolgen.

Der eine ideale Ort zur Messung der perioperativen Körperkerntemperatur existiert nicht, so dass differenzierte Empfehlungen nötig sind. Wichtig für die Praxis ist, dass die Infrarot-Temperaturmessung am Innenohr des Patienten nicht eingesetzt werden soll, weil die auf dem Markt befindlichen Geräte methodenbedingt nicht zuverlässig die Körperkerntemperatur messen.

Merke

Ort der Körpertemperaturmessung:
- gut geeignet:
  - sublingual
  - vesikal
  - ösophageal
  - nasopharyngeal
  - direkt tympanal
- ungeeignet:
  - infrarot tympanal
  - rektal
  - axillär

Die Temperaturmessung in der hinteren sublingualen Tasche ist im Gegensatz dazu eine sehr valide Messmethode, die nichtinvasiv, einfach durchzuführen und kostengünstig ist. Sie korreliert sehr gut mit der Körperkerntemperatur [6]. Die sublinguale Temperaturmessung kann auch intraoperativ bei intubierten Patienten und beim Einsatz der Larynxmaske sicher eingesetzt werden [5]. Wichtig ist die korrekte Platzierung der Sonde in der hinteren sublingualen Tasche.

Die Infrarot-Ohrtemperaturmessung und die axilläre Temperaturmessung sind zur Erfassung der perioperativen Körpertemperatur ungeeignet, und auch die rektale Messung sollte aufgrund unzureichender Validität nicht eingesetzt werden.

Die ösophageale, vesikale, nasopharyngeale und die direkte tympanale Temperaturmessung sind in Abhängigkeit des jeweiligen Operationsgebiets perioperativ gut geeignet. Dabei sollte der Ort der Temperaturmessung nicht im oder in der Nähe des Operationsgebiets liegen. Die Temperaturmessung in der Harnblase ist beispielsweise bei Eingriffen im Unterbauch und bei geringer Urinproduktion ungenau.

Bei Kindern bis zum 2. Lebensjahr ist die rektale Temperaturmessung die geeignete Methode zur Erfassung der perioperativen Körperkerntemperatur. Kleinkinder und insbesondere Säuglinge haben eine höhere Körperkerntemperatur als ältere und kühlen perioperativ aufgrund ihrer relativ großen Körperoberfläche schneller aus als Erwachsene. Die perioperative Temperaturmessung sollte deshalb regelhaft zum Monitoring einer Anästhesie bei Kindern gehören [10].

4.2.3 Risikofaktoren für die Entstehung einer perioperativen Hypothermie

Für die Entstehung einer perioperativen Hypothermie wurden Risikofaktoren identifiziert [10]. Diese spielen in der täglichen Praxis jedoch eine untergeordnete Rolle, weil Maßnahmen zur Vermeidung der perioperativen Hypothermie grundsätzlich bei allen Patienten eingeleitet werden und nicht von dem Vorhandensein von Risikofaktoren abhängen.

Patienten mit Untergewicht und höherem Lebensalter haben ein besonders hohes Risiko für Hypothermie. Dies gilt auch für
- kombinierte Regional- und Allgemeinanästhesien,

- lange Operationszeiten,
- große chirurgische Eingriffe und
- hohe perioperative Infusionsvolumina.

Merke

Risikofaktoren der Hypothermie:
- Untergewicht (z. B. BMI < 19)
- höheres Alter (z. B. > 60 Jahre)
- Regional- und Allgemeinanästhesie
- lange Operationsdauer (z. B. > 2 h)
- hohe Infusionsvolumina
- größere chirurgische Eingriffe

4.2.4 Raumtemperatur des Operationssaals

Ein umgebungsbezogener Risikofaktor für perioperative Hypothermie ist die Raumtemperatur im Operationssaal unterhalb 21 °C. Deshalb soll die Raumtemperatur des Operationssaals bei Erwachsenen mindestens 21 °C und bei Kindern mindestens 24 °C betragen [3], [13].

Grundsätzlich kühlen Patienten in Operationssälen aus, wenn die Umgebungstemperatur deutlich niedriger als 30 °C ist. Der Kompromiss zur Vermeidung perioperativer Hypothermie und Akzeptanz durch das Operationsteam liegt in der Regel bei Raumtemperaturen im Operationssaal zwischen 21 und 24 °C. Der Effekt der Raumtemperatur ist bei Allgemeinanästhesie stärker ausgeprägt als bei Regionalanästhesie [10].

4.2.5 Erhalt der Normothermie durch präoperative Maßnahmen

Patienten sollen vor Einleitung einer Allgemeinanästhesie zur Vermeidung einer perioperativen Hypothermie aktiv gewärmt werden (▶ Abb. 4.1). Dieser Vorgang wird auch **Prewarming** genannt [2]. Effizient ist die aktive Wärmung der Patienten mit z. B. 40–44 °C warmer Luft durch eine konvektive Wärmedecke. Optimal ist es, wenn direkt präoperativ der gesamte Körper des Patienten im Bett gewärmt wird. Dabei muss besonders auf die Wärmung der Arme und Beine des Patienten geachtet werden. Die Wärmung soll 20–30 Minuten, mindestens aber 10 Minuten lang erfolgen [7]. Besonders effizient ist das Prewarming beim Einsatz der Periduralanästhesie [9]. Die wärmeerhaltenden Ef-

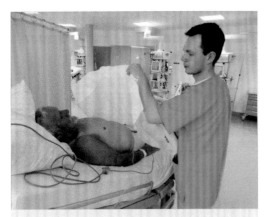

Abb. 4.1 Prewarming. Präoperatives Wärmen eines Patienten mit konvektiver Luftwärmung in der Holding Area. (Quelle: Horn EP, Bräuer A, Höcker J et al. Vermeidung unbeabsichtigter perioperativer Hypothermie – Umsetzung der Leitlinie. Journal Club AINS 2014; 3:174–179)

fekte des Prewarming halten bis zu 2 Stunden nach Beendung des Verfahrens an [3].

Merke

Präoperative Maßnahmen zum Erhalt der Normothermie:
- Prewarming mit 40–44 °C warmer Luft für 20–30 min
- Vermeidung von Zugluft
- Patienten nicht abdecken

Organisatorische Abläufe und Maßnahmen für das Prewarming sowie die Bereitstellung von Ressourcen wie Personal und Wärmegeräte müssen entsprechend den individuellen krankenhausinternen Gegebenheiten erfolgen [1].

4.2.6 Erhalt der Normothermie durch intraoperative Maßnahmen

Während der operativen Phase, also von Beginn bis Ende der Anästhesie, sollen Patienten mit einer Anästhesiedauer > 30 min aktiv gewärmt werden [3], [10]. Bei Operationen bis zu 60 Minuten Dauer kann eine 20-minütige präoperative Wärmung ausreichen, so dass intraoperativ der Patient nicht in jedem Fall aktiv gewärmt werden muss [7].

Konvektive Luftwärmung ist auch im Operationssaal etabliert und effektiv. Dazu stehen kostengünstige Wärmedecken unterschiedlicher Größen und Hersteller zur Verfügung. Wichtig für die tägliche Praxis ist, dass von Beginn der Anästhesie an aktiv gewärmt wird und nicht erst mit Beginn des operativen Eingriffs. Bei bereits unterkühlten Patienten kann intraoperativ Normothermie nur schwierig wieder erreicht werden.

Merke

Intraoperative Maßnahmen zum Erhalt der Normothermie:
- Wärmung mit 44 °C warmer Luft bei Anästhesiedauer > 30 min
- konduktive Wärmung alternativ einsetzbar, aber teuer
- nicht aktiv gewärmte Haut isolieren

Konduktive Wärmeverfahren mit z. B. Wassermattenanzügen sind – korrekt angewendet – effektiver als konvektive Verfahren und können alternativ eingesetzt werden [2]. Zu empfehlen sind Matten, die auf den Körper gelegt werden. Unter den Rücken platzierte konduktive Matten sollten nur ergänzend benutzt werden [4]. Die Anwendung konduktiver Wärmeverfahren setzt den direkten, flächenhaften und dauerhaften Kontakt der Wärmematten mit der Haut des Patienten voraus. Deshalb zeigen diese Verfahren in der praktischen Anwendung nicht immer die zu erwartende Effizienz. Verschiedene konduktive Wärmeverfahren wurden als gleich effektiv bewertet [2]. Nachteilig sind die hohen Anwendungskosten.

Zusätzlich zur aktiven Wärmung sollte die größtmögliche, nicht aktiv gewärmte Haut der Patienten abgedeckt, also isoliert werden. Isolation durch unterschiedliche Decken ist zur Aufrechterhaltung intraoperativer Normothermie in der Regel nicht ausreichend, reduziert aber die radiativen und konvektiven Wärmeverluste über die Haut. Wenn hygienisch vertretbar, kann die Bettdecke auf dem Patienten belassen werden, da diese besser isoliert als andere im Operationssaal verwendete Decken [1].

Aufgrund mangelhafter Effizienz, ungünstiger Kosten-Nutzen-Relation oder unzureichender Sicherheit sollte Folgendes unterbleiben:
- Ösophaguswärmer
- Erwärmung von Insufflationsgasen

- Wärmetherapie mit Unterdruck
- Infrarotstrahler
- intravenöse Wärmeaustauscher
- Zufuhr von Aminosäuren zur metabolischen Wärmeproduktion

4.2.7 Wärmung von Infusionen, Blutprodukten und Spüllösungen

Bei Infusionsraten über 500 ml/h sollte die Wärmung von Infusionen und Blutprodukten intraoperativ eingesetzt werden. Infusionswärmer sind bei niedrigen Flüssigkeitsumsätzen ineffektiv [12]. Deshalb sollte dieses Verfahren zurückhaltend und nur bei Operationen mit großen Infusionsmengen bzw. Transfusionsbedarf eingesetzt werden. Intraoperativ sollten Spüllösungen auf 38–40 °C vorgewärmt werden. Spüllösungen für Gelenkspülungen müssen nicht vorgewärmt werden.

Merke

Wärmung von Infusionslösungen:
- bei Infusionsraten > 500 ml/h Infusionen z. B. auf 37 °C wärmen
- Wärmung von Infusionen bis zum Patienten (Inline-Erwärmung)
- abdominelle Spüllösungen auf 38–40 °C vorwärmen
- Vorwärmung von Gelenkspülungen nicht erforderlich
- bis zu 2 Erythrozytenkonzentrate (EK) nicht vorwärmen

Bei Transfusionen ist nach den Empfehlungen der Bundesärztekammer die Erwärmung von Erythrozytenkonzentraten (EK) zu unterlassen, da ein EK bei kühlschrankkalter Transfusion die höchste Qualität zeigt. Bei Massivtransfusion, Transfusion bei unterkühlten Patienten und beim Vorliegen von Kälteantikörpern sollen EK vorgewärmt werden. Die Wärmung von Infusionslösungen bis zum venösen Zugang, die sog. Inline-Erwärmung, ist besonders effektiv [3], [10].

4.2.8 Erhalt der Normothermie durch postoperative Maßnahmen

Bei Aufnahme auf die postoperativ nachsorgende Organisationseinheit wie Aufwachraum oder Intensivstation soll die Körperkerntemperatur des Patienten gemessen werden. Bei postoperativ hypothermen Patienten soll der Patient bis zum Erreichen der Normothermie mit einer konvektiven Wärmedecke gewärmt und die Körpertemperatur regelmäßig, z. B. alle 15 Minuten, gemessen werden.

Merke

Postoperative Maßnahmen zum Erhalt der Normothermie:
- Ausleitung der Allgemeinanästhesie nur bei Normothermie
- Temperaturmessung bei Aufnahme in Aufwachraum/Intensivstation
- bei postoperativer Hypothermie und bei Shivering aktive Wärmung

Grundsätzlich soll eine Allgemeinanästhesie in Normothermie ausgeleitet werden. Unklar ist, bei welchem Wert der Körpertemperatur sicher ausgeleitet werden kann. Häufig wird unterhalb von 35 °C Körpertemperatur die Narkose aufrechterhalten und aktiv Wärme bis zur Normothermie zugeführt.

4.2.9 Information von Patienten und Personal über den Erhalt der perioperativen Normothermie

Die Unkenntnis der Folgen einer ungewollten perioperativen Hypothermie bei Patienten und den an der Operation beteiligten Berufsgruppen sind Gründe dafür, dass nicht immer konsequent gemeinsam an deren Vermeidung gearbeitet wird. Deshalb sollen Patienten über die Risiken einer unbeabsichtigten perioperativen Hypothermie und deren Auswirkungen präoperativ informiert werden (▶ Abb. 4.2). Auch die Information des Nutzens einer präoperativen Wärmung mit warmer Luft in einem Vorbereitungsgespräch erhöht die Akzeptanz dieses Verfahrens. Optimal sind die persönliche präoperative Information der Patienten und ihrer Angehörigen in Verbindung mit schriftlichen Patienteninformationen.

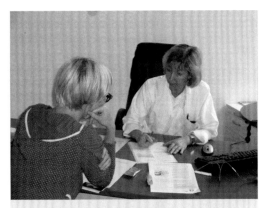

Abb. 4.2 Präoperative Aufklärung. Präoperative Aufklärung eines Patienten über die perioperative Hypothermie, deren Ursachen und Folgen sowie über die Maßnahmen zu Prophylaxe und Therapie. (Quelle: Horn EP, Bräuer A, Höcker J et al. Vermeidung unbeabsichtigter perioperativer Hypothermie – Umsetzung der Leitlinie. Journal Club AINS 2014; 3:174–179)

Merke

Patienteninformationen zur Vermeidung perioperativer Hypothermie:
- Was ist perioperative Hypothermie?
- Welche Risikofaktoren bestehen?
- Welche Auswirkungen sind möglich?
- Was kann der Patient selbst machen?
- Warum werden Patienten präoperativ gewärmt?

Das perioperativ im Rahmen der Operation eingesetzte Personal auf Station und im Operationssaal soll in Hinblick auf die Vermeidung perioperativer Hypothermie geschult und das vorhandene Wissen regelmäßig evaluiert werden. Prophylaxe und Therapie der perioperativen Hypothermie soll den Mitarbeitern in einer Checkliste zur Verfügung gestellt werden. Schulungskonzepte sollen in operativen Einheiten zum Erhalt der perioperativen Normothermie erstellt und umgesetzt werden.

Checkliste Pflegepersonal

Checkliste Normothermie:
- Patient über Risiko der Hypothermie informiert.
- Patient informiert, sich präoperativ warm zu halten.
- 1–2 Stunden vor Operation Körperkerntemperatur gemessen.
- Information des Anästhesisten bei Temperatur < 36 °C.
- Prewarming für 20–30 (mindestens 10) Minuten präoperativ.
- Intraoperativ aktive Wärmung bei Operation > 30 Minuten.
- Infusionswärmung bei Infusionsrate > 500 ml/h.
- Temperaturmessung intraoperativ alle 15 Minuten.
- Temperaturmessung bei Übernahme AWR/ITS.
- Anästhesist informiert bei Temperatur < 36 °C.
- Temperaturmessung bei Verlegung auf die Station.

4

4.2.10 Qualitäts- und Erfolgskontrolle zum Erhalt perioperativer Normothermie

Um die Qualität des Wärmemanagements innerhalb einer Operationseinheit zu beurteilen, sollte die Inzidenz postoperativ auftretender Hypothermie alle 3–6 Monate stichprobenartig evaluiert werden. Die deutschsprachige Leitlinie empfiehlt dazu, alle Patienten eines Operationstags hinsichtlich der Inzidenz postoperativer Hypothermie durch Messung der postoperativen Körperkerntemperatur bei Eintreffen im Aufwachraum bzw. der Intensivstation zu erfassen. Zusätzliche Parameter müssen nicht erfasst werden [13].

Merke

Für die Qualitätskontrolle zum Erhalt der perioperativen Normothermie muss die Körpertemperatur operativer Patienten an einem Stichtag alle 3–6 Monate erfasst werden.

4.2.11 Zusammenfassung

Folgendes Vorgehen zum Erhalt perioperativer Normothermie wird empfohlen:

- Messung der Körperkerntemperatur 1–2 Stunden vor Beginn der Anästhesie
- intraoperativ kontinuierlich oder alle 15 Minuten Körperkerntemperatur messen
- Körperkerntemperatur perioperativ möglichst oral, alternativ nasopharyngeal, ösophageal oder vesikal messen
- Patienten präoperativ 20–30 Minuten (mindestens 10 Minuten) aktiv konvektiv wärmen
- Patienten bei Anästhesiedauer > 30 Minuten intraoperativ aktiv konvektiv wärmen
- Operationssaaltemperatur mindestens 21 °C, bei Kindern mindestens 24 °C
- konduktive Wärmeverfahren alternativ einsetzen
- Infusionen und Blutprodukte ab Infusionsraten > 500 ml/h wärmen
- perioperativ größtmögliche, nicht aktiv gewärmte Körperoberfläche isolieren
- Allgemeinanästhesie nur bei Normothermie ausleiten
- Shivering mit aktiver Wärmung und ggf. ergänzend medikamentös therapieren
- postoperative Hypothermie bis zum Erreichen von Normothermie mit konvektiver Wärme therapieren
- Inzidenz postoperativer Hypothermie regelmäßig evaluieren

Literatur

[1] Bräuer A, Brandes IF, Perl T et al. Prewarming. Yesterday's luxury, today's minimum requirement. Anaesthesist 2014; 63: 406–414

[2] Brauer A, Perl T, Uyanik Z et al. Perioperative thermal insulation: minimal clinically important differences? Br J Anaesth 2004; 92: 836–840

[3] de Brito Poveda V, Clark AM, Galvao CM. A systematic review on the effectiveness of prewarming to prevent perioperative hypothermia. J Clin Nurs 2012

[4] Forbes SS, Eskicioglu C, Nathens AB et al. Evidence-based guidelines for prevention of perioperative hypothermia. J Am Coll Surg 2009; 209: 492–503

[5] Galvao CM, Marck PB, Sawada NO et al. A systematic review of the effectiveness of cutaneous warming systems to prevent hypothermia. J Clin Nurs 2009; 18: 627–636

[6] Hocker J, Bein B, Bohm R et al. Correlation, accuracy, precision and practicability of perioperative measurement of sublingual temperature in comparison with tympanic membrane temperature in awake and anaesthetised patients. Eur J Anaesthesiol 2012; 29: 70–74

[7] Hooper VD, Andrews JO. Accuracy of noninvasive core temperature measurement in acutely ill adults: the state of the science. Biol Res Nurs 2006; 8: 24–34

[8] Horn EP, Bein B, Bohm R et al. The effect of short time periods of pre-operative warming in the prevention of peri-operative hypothermia. Anaesthesia 2012; 67: 612–617

[9] Horn EP, Bein B, Steinfath M et al. The incidence and prevention of hypothermia in newborn bonding after cesarean delivery: a randomized controlled trial. Anesth Analg 2014; 118: 997–1002

[10] Horn EP, Bein B, Steinfath M et al. Prewarming before and after epidural anesthesia for major abdominal surgery to prevent perioperative hypothermia. Reg Anesth Pain Med 2014; in press

[11] Horn EP, Bräuer A, Höcker J et al. Vermeidung unbeabsichtigter perioperativer Hypothermie – Umsetzung der Leitlinie. Journal Club AINS 2014; 3:174–179

[12] NICE, Clinical-Practice-Guideline. The management of inadverten perioperative hypothermia in adults. National Collaborating Centre for Nursing and Supportive Care commissioned by National Institute for Health and Clinical Excellence (NICE). Available at: http://guidance.nice.org.uk/CG65 (accessed 14/06/2008) 2008

[13] Sessler DI. Complications and treatment of mild hypothermia. Anesthesiology 2001; 95: 531–543

[14] Torossian A, Bein B, Bräuer A et al. S3 Leitlinie Vermeidung von perioperativer Hypothermie. http://www.awmf.org/uploads/tx_szleitlinien/001–018l_S3_Vermeidung_perioperativer_Hypothermie_2014–05.pdf

4.3 Chirurgische Gesichtspunkte verschiedener Anästhesieverfahren

C. J. P. Simanski

4.3.1 Einleitung

In Anbetracht der zunehmenden Ökonomisierung des Ablaufs im Operationssaal kann die regionalanästhesiologische Versorgung des Patienten für den verantwortlichen Operateur auch eine überleitungszeitreduzierende (zwischen zwei operativen Eingriffen) Alternative darstellen.

Collantes et al. zeigten, dass nur 50 % der Maßnahmenzeit im Operationssaal tatsächlich auch Operationszeit ist. Die andere Hälfte teilt sich in Transportzeit in den Operationssaal, anästhesiologische Ein- und Ausleitung und Abtransport aus dem Operationssaal auf [5]. Dabei beeinflusst insbesondere der „Fehlerfaktor Mensch" maßgeblich den Operationsablauf und damit einen reibungslosen zügigen Operationsbetrieb.

Seitens der Operateure kommt es häufig zu einer Fehleinschätzung der Operationszeit. Es konnte gezeigt werden, dass die Kalkulation der Operationszeit umso genauer vorgenommen wird, je erfahrener der Operateur ist, und dass damit eine Optimierung der Prozesszeit erfolgt.

Seitens der Anästhesie kommt es häufig zu langen Einleitungs- und Ausleitungszeiten, abhängig von der Art der Klinik und der damit verbundenen Ausbildungsstruktur [1]. Diesbezüglich ist eine Prozessoptimierung mittels Regionalanästhesie durch den verantwortlichen Operateur denk- und machbar.

4.3.2 Chirurgische Gesichtspunkte

Regionale und systemische Verfahren

Es zeigt sich – durch harte Daten gesichert –, dass grundsätzlich lokoregionale gegenüber systemischen Formen der Analgesie vorzuziehen sind [18]. Dies setzt aber bei Katheterverfahren eine permanente regionalanästhesiologische Kompetenz innerhalb einer Klinik rund um die Uhr voraus.

Mehrere Metaanalysen konnten die Vorteile lokoregionaler Verfahren gegenüber systemischen Formen der Analgesie belegen (Level of Evidence = LoE: 1a) [2], [15], [17], [21]. Sollten lokoregionale Analgesieverfahren perioperativ nicht durchführbar sein (z. B. Fehlschlagen des Blocks, schwierige anatomische Verhältnisse), sollte im Rahmen eines multimodalen systemischen Therapiekonzepts durch die bettenführende Abteilung therapiert werden [11], [12]. Bei zu erwartenden mittelstarken bis starken Schmerzen sollten dann Opioide in Kombination mit Nichtopioid-Analgetika eingesetzt werden. Eine Metaanalyse bei mehr als 2300 Patienten konnte zeigen, dass sich bei dieser kombinierten Therapieform sowohl der Morphinverbrauch um 30–50%, als auch die postoperative Nausea (12%), Emesis (32%) und die Sedierung (29%) reduziert [13].

Merke

Regionale Analgesieverfahren ermöglichen in Abhängigkeit von der verwendeten Lokalanästhetikamenge eine praktisch vollständige Schmerzausschaltung. Sie sind damit systemischen Analgesieverfahren prinzipiell überlegen.

Lokalanästhetika

Die analgetische Wirkung mittellang wirkender Lokalanästhetika wie Lidocain (z. B. Xylocain, EMLA-Pflaster), Mepivacain (Scandicain) oder Prilocain (Xylonest) beträgt in Abhängigkeit vom blockierten Nerv zwischen 2 und 4 Stunden. Eine klinisch nutzbare Analgesie in der postoperativen Phase erzielt man bei einzeitigen Blockaden nur durch Verwendung lang wirksamer Lokalanästhetika wie Bupivacain (Carbostesin), Levobupivacain (Chirocain) oder Ropivacain (Naropin), wobei diese Substanzen entweder allein oder in Kombination mit mittellang wirkenden Lokalanästhetika appliziert werden können. Es können Analgesiezeiten bis zu 12 Stunden erzielt werden [19], [20].

Im Vergleich zum Bupivacainracemat weisen das Enantiomer Levobupivacain und Ropivacain eine **geringere Kardiotoxizität** auf. Darüber hinaus ist Ropivacain durch eine geringere motorische Blockade im Vergleich zu Bupivacain gekennzeichnet. Dieser Unterschied gewinnt insbesondere für die postoperative Schmerztherapie Bedeutung, da hierdurch die Mobilisierung der Patienten erleichtert wird.

Adjuvanzien

Im Rahmen der postoperativen Schmerztherapie dient der Zusatz von Adjuvanzien im Wesentlichen dazu, die Wirkungsdauer der Lokalanästhetika zu verlängern. Die umfangreichsten Studien der letzten Jahre hierzu wurden mit dem α-2-Adrenozeptoragonisten Clonidin durchgeführt. Der Zusatz geringer Mengen Clonidin (≤ 1 µg/kg) verlängert danach die Wirkungsdauer von Lokalanästhetika um 100–200%, wobei unter diesen Dosierungen selten allenfalls mäßige Auswirkungen auf die Herzfrequenz (Bradykardie) oder den Blutdruck (Hypotension) auftreten. Bisher nur für Plexusblockaden existieren Ergebnisse aus kontrollierten Studien, die darauf hinweisen, dass der Zusatz geringer Opioidmengen (Morphin 5 mg, Buprenorphin 0,3 mg) zu einer erheblichen Verlängerung (bis zu 36 Stunden) der Analgesie nach einzeitigen Plexusanästhesien führt.

Einzeitige Blockaden

Einzeitige Blockaden ermöglichen in der Regel eine schmerzfreie postoperative Phase bis zum Abend des Operationstags, bei Zusatz von Adjuvanzien sogar bis zum Morgen des 1. postoperativen Tages.

Tab. 4.2 Lokalanästhetika.

Wirkstoff	Handelsname (z. B.)	Konzentration in %	Wirkdauer	Relative Potenz (Procain = 1)	Wirkeintritt	Anwendungsgebiete	Toxizität/Höchstdosis (70 kg schwerer Erwachsener, ohne Adrenalinzusatz)
Procain	Novocain	0,5–1	45–60 min: kurz bis mittellang	1	langsam	1. Infiltrationsanästhesie 2. periphere Nervenblockade	gering 500 mg
Lidocain	Xylocain Lidocain EMLA	1. 0,5–4 2. 0,25–0,5 (i. v. Regionale)	1. 45–60 min: kurz bis mittellang 2. 1–3 h	4	3–5 min schnell	1. Oberflächen- und Infiltrationsanästhesie 2. periphere Nervenblockade	200–500 mg
Mepivacain	Scandicain	1. 1 2. 1–2	2–3 h mittellang	4	3–5 min schnell	1. Infiltrationsanästhesie 2. periphere Nervenblockade	300–400 mg
Articain	Ultracain	4	45 min kurz	6	3–5 min schnell	Leitungsanästhesie in der Zahnheilkunde	500 mg
Prilocain	Xylonest	1. 0,5–1 2. 0,5–2	2–3 h mittellang	4	<3 min schnell	1. Infiltrationsanästhesie 2. periphere Nervenblockade	gering 400 mg
Bupivacain	Carbostesin	0,125–0,75	4–5 h mittellang bis lang	16	langsam	1. Infiltrationsanästhesie 2. periphere Nervenblockade	(relativ hoch) 150–175 mg
Ropivacain	Naropin	0,2–1	4–6 h mittellang bis lang	16	3–5 min schnell	1. Infiltrationsanästhesie 2. periphere Nervenblockade	300 mg

Aufgrund der begleitenden motorischen Blockade muss jedoch gewährleistet werden, dass neurologische Schäden vermieden werden. Für diese Art der Analgesie eignen sich deshalb vor allem ausreichend differenzierte Patienten (▶ Tab. 4.2) [7].

Die Durchführung von **lokalen Blöcken** (z. B. Fußblock, Weichteilinfiltration, Feldblock bei Hernienoperationen) oder die **intraoperative Einlage eines Wundkatheters** (z. B. nach Hüft-TEP) ist in der Hand des verantwortlichen Operateurs ein effizientes, komplikationsarmes Schmerzreduktionsmittel und gut praktikabel.

Studien zeigen, dass die mittlere Dauer zur Durchführung des Blockes sehr kurz ist (z. B. 6 Minuten), die durchschnittliche VAS-Intensität (VAS: Visuelle Analogskala) bei Blockdurchführung sehr schmerzarm ist (0,44 Punkte auf einer Skala von 0–10 Punkten), die mittlere Wirkdauer des Blockes bis zu 14 Stunden anhält und eine sehr hohe Patientenzufriedenheit 1 Stunde bis 1 Woche postoperativ (4,8 von 5 Punkten) resultiert [4], [8], [9], [14].

Auch in der Orthopädie/Unfallchirurgie können **intraoperative periartikuläre Injektionen** von verschiedenen Medikamentenkombinationen zu einer postoperativen Analgetikaeinsparung führen [3], [4]. Dabei hat sich eine Kombination von Lokalanästhetikum (z. B. Ropivacain), nichtsteroidalem Antirheumatikum (z. B. Ketorolac), Morphin (z. B. Epimorphine) und Epinephrin als schmerzreduzierend herausgestellt. Es führt zur Einsparung systemischer Opioide und höherer Patientenzufriedenheit bei unmittelbar vor Hautnaht applizierter intraartikulärer Analgesie. Dabei handelt es sich um ein sicheres Verfahren, besonders bei Patienten mit ASA-Klassifikation 3–4 mit guter Durchführbarkeit durch den operativ Tätigen [3].

4.3.3 Komplikationen

Allgemeine Komplikationen

Wenn der Operateur die lokoregionalen Verfahren eigenverantwortlich anwendet, muss er auch über pharmakologische Lokalanästhetikanebenwirkungen und über mögliche verfahrenstechnische Komplikationen informiert sein. Sowohl bei einzeitigen Nervenblockaden als auch bei Katheterverfahren besteht bei jeder Lokalanästhetikumapplikation das Risiko einer intravasalen Fehlinjektion. Insbesondere muss beachtet werden, dass es bei den verschiedenen Katheterverfahren zu einer sekundären Katheterdislokation kommen kann. Bei einer intravasalen Injektion kommt es innerhalb von 1–2 Minuten zu subjektiven Symptomen wie Ohrenrauschen, periorale Taubheit oder perorales Kribbeln. Höhere Dosierungen können innerhalb von 2–3 Minuten zu zerebralen Krämpfen und insbesondere bei Verwendung von Bupivacain zu schweren Rhythmusstörungen führen. Vor allem nach Bupivacain kann es zu einer lang anhaltenden therapieresistenten Asystolie kommen. Bei allen Katheterverfahren besteht das Risiko einer lokalen Infektion.

Vorsicht

Sorgfältige Beachtung der Hygienemaßnahmen bei der Katheteranlage sowie tägliche Überwachung bzw. Pflege der Kathetereinstichstelle sind unabdingbare Voraussetzungen für die Durchführung dieser Analgesieverfahren.

Im Rahmen der Punktion zur Nervenblockade können Nerven oder Gefäße verletzt werden. Besonders risikoträchtig sind dabei Blockaden am Plexus brachialis und am N. femoralis.

Spezielle Komplikationen

Nach Interkostal- und Interpleuralblockaden kann es zum Pneumothorax kommen (Interpleuralkatheteranlage 1–5 %, Interkostalblockaden < 1 %).

Probleme

Nach mehrtägiger Zufuhr höherer Mengen lang wirkender Lokalanästhetika beobachtet man regelhaft eine Kumulation der Plasmaspiegel, häufig deutlich über dem als toxische Grenze angegebenen Wert. Trotzdem sind toxische Nebenwirkungen unter längerfristiger Lokalanästhetikazufuhr sehr selten.

Ein anderes Problem im Zusammenhang mit Katheterverfahren entsteht nicht selten durch Verklebungen in der Umgebung des Katheters, die sich nach einigen Tagen entwickeln und die ungehinderte Ausbreitung der Lokalanästhetikalösung verhindern. Dies führt insbesondere am Plexus brachialis und am N. femoralis zu einer unzureichenden Blockade einzelner Faszikel.

Überwachung

Die initiale Dosisfindung bei der Anspritzung von Katheteranalgesien sollte idealerweise unter Überwachung im Operationssaal oder im Aufwachraum erfolgen. Die weitere Betreuung kann auf der peripheren Station erfolgen.

Merke

Mindestens einmal täglich müssen Wirksamkeit, Notwendigkeit, Nebenwirkungen sowie die lokale Situation durch den Anästhesisten überprüft werden.

Die Befunde müssen dokumentiert werden, ebenso die Maßnahmen auf der peripheren Station durch das Pflegepersonal oder die Stationsärzte. Mit Ausnahme der Patienten, die einen Katheter zur Phantomschmerzprophylaxe erhalten, sollte einmal täglich ein vollständiges Abklingen der Wirkung abgewartet werden. Nach jeder Bolusinjektion müssen die Patienten für mindestens 15–20 Minuten engmaschig überwacht werden. Dies kann auch durch das Pflegepersonal der Station erfolgen. Aufgrund des erhöhten Pneumothoraxrisikos bei Anlage eines Interpleuralkatheters sollte die Indikation zur Durchführung eines Kontrollröntgenthorax großzügig gestellt werden (**Akutschmerzleitlinien**) [10].

4.3.4 Fazit

Die regionalen Anästhesietechniken, sei es durch rückenmarksnahe Verfahren, Plexusanästhesien oder lokale Blöcke, sind effiziente Analgesieverfahren intra-, peri- und postoperativ. Sie finden insbesondere bei multifaktoriell erkrankten Patienten oder bei solchen, die postoperativ ein hohes Schmerzintensitätsniveau über eine längere postoperative Phase zu erwarten haben (z. B. Knietotalendoprothesen, Arthrolysen etc.) eine hervorragende Anwendbarkeit. Voraussetzung für eine gute klinische Effizienz ist dabei eine hohe anästhesiologische Kompetenz bei der Durchführung. Sollten spezielle Patientenfaktoren lokale Blöcke erforderlich machen, sind diese auch in der Hand des verantwortlichen Operateurs ein wirksames Mittel zur intra-, peri- und postoperativen Analgesie. Dieses setzt aber gute Kenntnisse in der pharmakologischen Wirksamkeit der Lokalanästhetika und in der Anatomie der Nervenverläufe zu ihrer erfolgreichen Durchführung voraus.

Literatur

[1] Ashraf N et al. Against the clock: estimating theatre time in ENT. Clinical Otolaryngology 2012; 37: 58–75

[2] Block BM, Liu SS, Rowlingson AJ et al. Efficacy of postoperative epidural analgesia: a meta-analysis. Jama 2003; 290 (18): 2455–2463

[3] Busch CA, Shore BJ, Bhandari R et al. Efficacy of periarticular multimodal drug injection in total knee arthroplasty. A randomized trial. J Bone Joint Surg Am 2006; 88: 959–963

[4] Busch CA, Whitehouse MR, Shore BJ et al. The efficacy of periarticular multimodal drug infiltration in total hip arthroplasty. Clin Orthop Relat Res 2010; 468: 2152–2159

[5] Collantes E, Mauffrey C, Lewis C et al. A review of 1241 trauma cases: A study of efficiency in trauma theatres. Injury 2008; 39: 742–747

[6] Dill-Müller D. Lokale Anästhesieverfahren in der Dermatologie. Teil 1: Grundlagen. Hautarzt 2012; 63: 53–64

[7] Dullenkopf A, Borgeat A. Lokalanästhetika, Unterschiede und Gemeinsamkeiten der „-caine". Anästhesist 2003; 52: 329–340

[8] Foote J. et al. Surgeon administered regional blocks for day case forefoot surgery. Foot Ankle Surg 2012; 18(2): 141–143

[9] Grosser DM et al. Preoperative lateral popliteal nerve block for intraoperative and postoperative pain control in elective foot and ankle surgery: a prospective analysis. FAI 2007; 28 (12): 1271–1275

[10] http://www.awmf.org/uploads/tx_szleitlinien/041-001_S3_Behandlung_akuter_perioperativer_und_posttraumatischer_Schmerzen_aktualisierte_Fassung_04-2009_05-2011.pdf

[11] Kehlet H, Dahl JB. The value of „multimodal" or „balanced analgesia" in postoperative pain treatment. Anesth Analg 1993; 77: 1048–1056

[12] Kehlet H, Wilmore DW. Multimodal strategies to improve surgical outcome. Am J Surg 2002; 183(6): 630–641

[13] Marret E, Kurdi O, Zufferey P et al. Effects of nonsteroidal anti-inflammatory drugs on patient-controlled analgesia morphine side effects: meta-analysis of randomized controlled trials. Anesthesiology 2005; 102(6): 1249–1260

[14] Needoff M et al. Local anesthesia for postoperative pain relief after foot surgery: a prospective clinical trial. Foot Ankle Int 1995; 16: 11–13

[15] Richman JM, Liu SS, Courpas G et al. Does continuous peripheral nerve block provide superior pain control to opioids? A meta-analysis. Anesth Analg 2006; 102(1): 248–257

[16] Ricketts D et al. An orthopaedic theatre timings survey. Ann R Coll Surg Engl 1994; 76: 200–204

[17] Rodgers A, Walker N, Schug S et al. Reduction of postoperative mortality and morbidity with epidural or spinal anaesthesia: results from overview of randomised trials. BMJ 2000; 321(7275): 1493

[18] Simanski CJP. Schmerztherapie an den unteren Extremitäten. Orthopäde 2008; 37: 959–969

[19] Simanski C, Althaus A, Neugebauer E. Schmerztherapeutische Möglichkeiten in der Unfallchirurgie. Unfallchirurg 2013; 116: 931–949

[20] Simanski C, Neugebauer E. Schmerztherapie. In: Allgemein- und Viszeralchirurgie I. Allgemeinchirurgie – Common Trunk. Becker H, Markus P, Hrsg. 3. Aufl. München: Urban & Fischer – Elsevier; 2015

[21] Wu CL, Bronstein RD, Chen JM et al. Postoperative analgesic requirements in patients undergoing arthroscopic anterior cruciate ligament reconstruction. Am J Orthop 2000; 29: 974–978

4.4 Chirurgische Maßnahmen zur postoperativen Schmerzreduktion

S. Riedl

4.4.1 Einleitung und Definition

Operativ tätige Ärzte sollten sich bewusst sein, dass es vor allem die Schmerzen sind, vor denen sich Patienten fürchten. Um dem Auftreten von Schmerzen kontrolliert entgegentreten zu können, erfordert jeder operative Eingriff ein Konzept zur Vermeidung oder Verminderung von Schmerzen. Dieses Konzept muss schon präoperativ beginnen, Einfluss auf die Wahl und Ausführung einer Operation haben und zu einer aktiven postoperativen Akutschmerztherapie übergehen, die sich zu einem eigenen Tätigkeitsfeld entwickelt hat. Schließlich besteht eine erfolgreiche Strategie von Schmerzvermeidung und Schmerzbehandlung aus einem Mosaik vieler Einzelbausteine, die sich am Patienten ganzheitlich ergänzen und in der interdisziplinären Zusammenarbeit in besonderer Weise gefragt sind. Da aber der operativ tätige Arzt die zu Schmerzen führende Erkrankung seines Patienten meistens am besten kennt und durch die

Durchführung seines Eingriffs das Ausmaß des dadurch bedingten Schmerzes direkt beeinflussen kann, hat er eine Schlüsselfunktion in der Beeinflussung des postoperativen Schmerzes.

Schmerzen sind ursprünglich Ausdruck einer gefühlten oder tatsächlichen Bedrohung der körperlichen Integrität eines Menschen. Als Symptom einer Erkrankung sind die unterschiedlichen Schmerzbilder häufig diagnostisch richtungsweisend. In vielen Fällen einer akuten Erkrankung ist jedoch eine wirksame Schmerztherapie unverzüglich erforderlich. Die noch häufig bestehende Lehrmeinung, dass ein Patient mit akuten Abdominalschmerzen nicht mit Opioiden behandelt werden darf, lässt sich im Zeitalter der modernen bildgebenden Diagnostik nicht mehr aufrechterhalten. Eine Reihe von Studien konnte an über 1600 Patienten zeigen, dass die prädiagnostische Analgesie mit einem Opioid keinen Einfluss auf den Diagnoseprozess hat. Wichtig war im Kontext dieser Studien aber eine korrekte Dokumentation und Informationsweitergabe der medikamentösen Begleittherapie.

Schmerzen entstehen nicht am Schmerzrezeptor, sondern sind das Produkt von Reizverarbeitung und Bewertung im Kopf des Patienten. Durch die verschiedenen Mechanismen, die an der Schmerzentstehung beteiligt sind, gibt es auch eine Vielzahl von Möglichkeiten, die Schmerzentstehung wirksam zu vermindern oder zu verhindern. Dazu gehört bereits eine vertrauensvolle Aufklärung des Patienten über seine Schmerzsituation, denn Angst und Unsicherheit verstärken das Schmerzempfinden genauso wie frühere Negativerlebnisse in ähnlichen Situationen. Gelingt es, dem Patienten Sicherheit in seiner Erwartungshaltung zu vermitteln, kann er vor allem mit geringen Schmerzen wesentlich besser umgehen.

Merke

Daher kommt einer umfassenden Aufklärung vor geplanten Eingriffen besondere Bedeutung zu, die den Patienten auch über zu erwartende Schmerzen und deren Behandlung informiert.

Besondere Aufmerksamkeit erfordern Patienten mit chronischen Schmerzen, weil diese meist eine andere Dosierung von Schmerzmitteln erhalten müssen. Auch Patienten mit eingeschränkter Kooperationsfähigkeit sowie Kinder müssen besonders intensiv betreut werden.

4.4.2 Maßnahmen

Noch vor dem Beginn des chirurgischen Eingriffs können wirksame Maßnahmen zur Schmerzreduktion erfolgen. Zum Beispiel kann eine präoperativ ausreichend große Rasurfläche postoperativ ein schmerzhaftes Entfernen von Klebeverbänden mit darunter haftenden Haaren wirksam vermeiden. Zumindest wird das spätere Abziehen von Pflastern in Wuchsrichtung der Haare und nicht in deren Gegenrichtung vom Patienten meist als weniger schmerzhaft wahrgenommen.

Besonders bei Eingriffen an der Körperoberfläche oder im Weichteilbereich kann eine orale Gabe nichtsteroidaler Analgetika bereits präoperativ im Rahmen der Prämedikation erfolgen, um postoperativ optimale Wirksamkeit zu entfalten. Vor allem Patienten mit Analeingriffen profitieren davon. Zusätzlich wird der Einsatz von Dexamethason im HNO-Bereich empfohlen, weil Kortison nicht nur antiemetisch, sondern auch schmerzreduzierend wirkt. Die Bedenken bezüglich postoperativer Gerinnungsstörungen können aus klinischer Erfahrung bei kleinen und mittelgroßen Eingriffen nicht nachvollzogen werden, so dass z. B. in der Strumachirurgie eine präoperative Gabe von Ibuprofen und Dexamethason zu einer sehr guten Schmerzreduktion führt. Interdisziplinär abgestimmte Konzepte in der medikamentösen Schmerztherapie sollten daher bereits die Prämedikation mit einbeziehen.

Der Einsatz von Infiltrationsanästhesien oder Leitungsblockaden – als Injektion oder über Katheter – periduraler oder spinaler Anästhesietechniken ist abhängig von Art und Größe des jeweiligen Eingriffs und erfordert eine Abstimmung mit den beteiligten Anästhesisten.

Merke

Eine korrekt ausgeführte Infiltrationsanästhesie oder Leitungsblockade ist meistens wirkungsvoller als eine systemische Schmerztherapie.

Der intraoperative Einsatz von Lokalanästhetika sollte daher ggf. auch in Kombination mit anderen Verfahren vorgenommen werden. Dies gilt insbesondere für die Verwendung von Katheterverfahren, die auch postoperativ weitergeführt werden können. Diese Techniken und der Einsatz der Periduralanästhesie, die sich in der großen Abdominalchirurgie und Thoraxchirurgie bewährt hat, erfordern ein mit den beteiligten Anästhesisten abgestimmtes Therapiekonzept. Darin ist nicht nur der Einsatz dieser Verfahren, sondern auch ihre Beendigung abzustimmen, die einfacher sein kann, wenn postoperativ eine systemische Analgesie erfolgt, die eine koordinierte Deeskalation der eingesetzten Schmerztherapiekomponenten beinhaltet. So lässt sich beispielsweise ein Periduralkatheter früher entfernen, wenn der Patient gleichzeitig systemisch eine niedrigdosierte Opioidtherapie erhält.

4.4.3 Postoperative Schmerzen

Die Durchführung der Operation selbst – und dafür ist ausschließlich der Chirurg verantwortlich – beinhaltet viele Komponenten mit Einfluss auf das postoperative Schmerzniveau.

Der operative Zugangsweg ist ein wesentlicher Faktor für das postoperative Schmerzbild. Die Cholezystektomie hat gezeigt, dass laparoskopische Verfahren konventionellen Schnittführungen überlegen sind. Single-Port-Zugänge können diese Erfahrung möglicherweise noch weiter bestätigen.

Darüber hinaus konnte eine Reihe von Studien belegen, dass bei laparoskopischen Cholezystomien die Installation eines Lokalanästhetikums im Bereich des Trokarkanals zu einer signifikanten Schmerzreduktion führt. Nach klinischer Erfahrung sind es dabei Haut, Faszien und das Peritoneum, die gezielt infiltriert werden müssen. Deshalb erscheint es sinnvoll, die Infiltrationsanästhesie bereits vor dem Setzen des Trokars durchzuführen. Bei laparoskopischen Eingriffen wird auch die Spülung des Peritoneums mit einem Lokalanästhetikum zur Schmerzreduktion vorgeschlagen, hat sich jedoch bisher nicht durchgesetzt. Einigkeit besteht jedoch bezüglich der Bedeutung des Druckniveaus der Gasinsufflation bei Laparoskopien, das möglichst niedrig gehalten werden sollte, um die typischen, vor allem rechtsseitigen Schulterschmerzen zu vermeiden. Die Verwendung von angewärmtem und angefeuchte-

tem Kohlendioxid soll ebenfalls zur Schmerzreduktion beitragen.

Ob quere Laparotomien im Vergleich zu Längslaparotomien weniger Schmerzen verursachen, wird in letzter Zeit zurückhaltender diskutiert. Letztendlich kommt es auch auf die Wirksamkeit der postoperativen Schmerztherapie an, die zum subjektiven Gesamtergebnis beim Patienten wesentlich beiträgt. Bisher gibt es keine Studie zur Bedeutung der Nahttechnik des Bauchdeckenverschlusses für das postoperative Schmerzempfinden. Doch in der Hernienchirurgie hat sich die Bedeutung einer möglichst spannungsfreien Rekonstruktion unter Verwendung von Kunststoffnetzen als wichtige Maßnahme zur Schmerzreduktion erwiesen.

Während der Operation können auch Einzelmaßnahmen erheblichen Einfluss auf das postoperative Schmerzniveau haben. Die Benutzung des elektrischen Messers, z. B. in der Analregion, reduziert kutane Schmerzen. Schon bei der Wahl des Zugangswegs sollte die Lagebeziehung zu benachbarten Nerven berücksichtigt werden, die beim späteren Wundverschluss versehentlich in Nähte einbezogen werden können mit der Folge ausgeprägter Schmerzsyndrome. Gesichert ist, dass sich die Einlage von Drainagen negativ auf das Gesamtschmerzbild auswirkt und daher nur begründet erfolgen sollte.

Merke

Zumindest ist auf eine adäquate Fixierung der Drainagen mit Verbandsmaterial zu achten, die vermeiden sollte, dass Drainageschläuche an ihren Fixierungsnähten ziehen oder ins Gewebe drücken, weil Patienten darauf liegen müssen.

Nicht selten sind es schließlich die Hautnähte, die unter Schmerzen entfernt werden müssen. Hier kann der Einsatz von resorbierbarem Material in geeigneten Regionen für den Patienten sehr angenehm sein.

4.4.4 Postoperative Maßnahmen

Die Wahl geeigneter Verbandstechniken ist eine spezifisch chirurgische Maßnahme, um Schmerzen zu reduzieren. Die Forderung nach einem spannungsfreien Anlegen von Verbänden und dem Vermeiden von Druckstellen, vor allem an Extremitäten, klingt zwar banal, muss aber im klinischen Alltag regelmäßig beachtet werden. Eine einfache Reduktion von Schmerzen besteht darin, die Intervalle zwischen Verbandswechseln so lange wie möglich auszudehnen. Verbandsmaterialien, die nicht mit dem Wundgrund verkleben, bereiten beim Verbandswechsel meist auch weniger Schmerzen. Eine gezielte Ruhigstellung frischer Wunden in Verbänden, durch Lagerung oder Schienen wird vom Patienten als angenehm empfunden.

Schließlich ist es von besonderer Bedeutung, den Patienten im Umgang mit seiner Erkrankung anzuleiten. Je weniger Ängste verbleiben und je mehr Sicherheit der Patient im Umgang mit seinem Körper und seiner Situation gewinnt, desto leichter fällt ihm der Umgang mit seinen Schmerzen. Deshalb ist bei schweren Erkrankungen oder Tumorleiden der Einsatz von Psychologen, Psychoonkologen und auch Seelsorgern ebenfalls ein Aspekt, der zur Schmerzbewältigung beitragen kann.

Um Schmerzen zielgerichtet behandeln zu können, muss die Entwicklung der Schmerzempfindung beachtet werden. Zu Beginn steht die Aktivierung von Schmerzrezeptoren durch eine direkte Gewebeschädigung oder die Freisetzung von entsprechenden Gewebesubstanzen und Entzündungsmediatoren. Die Schmerzbotschaft wird in mehreren Ebenen der Weiterleitung moduliert, wobei das Rückenmark eine besondere Bedeutung als Vorverstärker oder Schmerzhemmer besitzt. Durch die Konvergenz von Schmerzbahnen aus Hautarealen der Körperoberfläche und aus Eingeweidebereichen kann es zum Phänomen des „übertragenen Schmerzes" kommen. Neuroplastische Vorgänge können bereits auf Rückenmarkebene Schmerzen dauerhaft verstärken und zur Chronifizierung von Schmerzbildern beitragen, die letztendlich auch nach Beseitigung des Schmerzauslösers weiterbestehen können. Schließlich wird die Schmerzmeldung in unserem Gehirn bewertet und mit anderen Erfahrungen in Verbindung gebracht. Dieser Weg der Schmerzverarbeitung ist keine Einbahnstraße, sondern wirkt auch in entgegengesetzter Richtung, so dass bereits der Gedanke an negative Erfahrungen das Schmerzempfinden verstärken oder unterhalten kann.

Merke

Der gefühlte Schmerz entsteht nicht am Rezeptor, sondern im Kopf.

4.4.5 Fazit

Der operativ tätige Arzt kann alle diese Ebenen der Schmerzentstehung nutzen, um eine Schmerzreduktion zu erreichen. Der Patient wird dadurch unterstützt, seine Krankheit zu überwinden und seine Leistungsfähigkeit zurückzugewinnen und sich wieder wohlfühlen zu können. Aktive Schmerztherapie und -vermeidung steigert die Patientenorientierung, fördert die Zusammenarbeit zwischen allen beteiligten Berufsgruppen und ist durch niedrigere Komplikationsraten und schnellere Rekonvaleszenz auch ein positiver Wirtschaftlichkeitsfaktor in der Behandlung von Patienten.

Literatur

[1] Laubenthal H, Neugebauer E. S 3-Leitlinie „Behandlung akuter perioperativer und posttraumatischer Schmerzen" (AWMF Register Nr. 041/001)

[2] Macintyre PE, Scott DA, Schug SA, Visser EJ, Walker SM, Hrsg. Acute Pain Management: Scientific Evidence. 3. Aufl. Melbourne: ANCZA & FPM; 2010

[3] PROSPECT (procedure specific postoperative pain management) www.postoppain.org

4.5 Flüssigkeits- und Volumentherapie

M. Jacob, D. Chappell

4.5.1 Perioperative Infusionstherapie

Perioperative Infusionstherapie möchte Flüssigkeitsdefizite ausgleichen. Sie imitiert daher zum einen eine Leistung, die unter Alltagsbedingungen vom Gastrointestinalsystem erbracht wird, während perioperativer Nüchternheit jedoch ausfällt. Darüber hinaus muss perioperative Infusionstherapie auch auf akute Probleme reagieren, die der Körper aus dem täglichen Leben so nicht kennt, z. B. auf akute, chirurgisch induzierte Blutung. Als offensichtlich lohnenswert kristallisierte sich in der jüngeren Vergangenheit mehr und mehr ein planvolles Vorgehen heraus, dass das primäre Steady State der Flüssigkeitskompartimente des elektiv operierten Patienten so lange wie möglich aufrecht zu erhalten sucht [5]. Vor diesem Hintergrund ist es frappierend, wie pauschal die perioperative Infusionstherapie lange Zeit durchgeführt wurde. Geradezu peinlich jedoch mutet es an, wie kurz wir vor allem in Deutschland, aber auch in Europa, davor waren, all die Erkenntnisse der letzten 10 Jahre, inklusive einer bedeutenden Säule des perioperativen Fast Track Konzepts, auf dem Altar von Politik und Partikularinteressen zu opfern [9].

Dieses Kapitel möchte den Leser mit dem Handwerkszeug ausstatten, das er benötigt, um perioperative Infusionstherapie wieder auf wissenschaftliche Beine zu stellen. Wir haben allen Grund anzunehmen, dass die jeweiligen Patienten hiervon profitieren werden.

4.5.2 Flüssigkeitsphysiologische und hämodynamische Grundlagen

Höher entwickelte Lebewesen wie der Mensch bestehen aus einem komplexen System von Zellen, die ihren Beitrag zur Organleistung zum Teil weit entfernt von den Körperaußenseiten verrichten müssen. Da sie trotzdem wie der Einzeller zu jedem Zeitpunkt auf die Versorgung mit Sauerstoff und Substraten und die Entsorgung von CO_2 und Stoffwechselendprodukten angewiesen sind, hat sich z. B. bei den Säugetieren ein Teil des Extrazellulärraums funktionell vom Interstitium getrennt und vermittelt nun mithilfe des Herzens als „verlängerter Arm" der Parenchymzellen mit Lunge, Darm und renalem Tubulussystem die Ver- und Entsorgung von O_2, CO_2 und Stoffwechselprodukten. Um aeroben Zellstoffwechsel in allen Bereichen des menschlichen Körpers zu sichern, muss dieses Herz-Kreislauf-System das Transportmedium Blut über die zentralen Gefäße in einer ausreichenden Mindestmenge pro Zeiteinheit mit einem ausreichenden Mindestdruck anbieten. Das Herz als Motor benötigt hierzu genügend Kraft und eine ausreichende diastolische Füllung, die Gefäße einen situativ und regional stets adäquaten Tonus.

Der Körper des gesunden männlichen Erwachsenen im Steady State besteht zu 60 % seiner Körpermasse (ca. 45 Liter) aus Wasser, das sich überwiegend intrazellulär befindet (⅔ = 30 Liter). ⅓ (15 Liter) des Gesamtkörperwassers befindet sich extrazellulär, und zwar zu 4/5 interstitiell (12 Liter) und zu 1/5 intravasal (3 Liter) [11]. Das intrazelluläre Kompartiment wird vom extrazellulären durch die Zellmembran getrennt – eine fragile Struktur, die quantitativ undurchlässig ist für alle osmotisch und onkotisch wirksamen Teilchen (Elektrolyte, Proteine, Kolloide). Die vaskuläre Barriere hingegen lässt kleine gelöste Substanzen (z. B. Elektrolyte wie Natrium und Kalium) relativ ungehindert passieren, hält jedoch große Moleküle (z. B. Proteine wie Albumin) zurück. Sie besteht nach neuesten Erkenntnissen nicht ausschließlich, wie mehr als 100 Jahre lang angenommen, aus der Endothelzellreihe, sondern zusätzlich aus einer luminal an dieser verankerten Schicht aus Proteoglykanen und Glykosaminoglykanen, die negativ geladene Polysaccharidseitenketten tragen. Plasmabestandteile, vor allem Albumin, werden von dieser endothelialen Glykokalyx ladungsbedingt gebunden und bilden zusammen mit ihr den sog. Endothel Surface Layer, den eigentlichen Träger vaskulärer Barrierekompetenz [1]. Ohne funktionsfähige endotheliale Glykokalyx besitzen die Endothelzellen nur eine vernachlässigbare Wirkung als vaskuläre Barriere, die im Gegensatz zur Zellmembran in der Lage ist, hydrostatischem Druck standzuhalten. Dies ist wichtig, da die äußere Arbeit des linken Ventrikels das Blut nicht nur – wie beschrieben – vorwärts treibt, sondern tendenziell auch in Richtung Interstitium abdrängt. Nur solange der Endothelial Surface Layer intakt ist, wird dies zuverlässig verhindert. Wird er zerstört, beispielsweise durch Hyperglykämie, Trauma, Inflammation, Ischämie/Reperfusion oder Hypervolämie, so leidet auch die vaskuläre Barrierekompetenz (▶ Abb. 4.3) [1].

Merke

Es ist wichtig, sich diese Zahlen und Fakten stets ins Gedächtnis zu rufen, bevor man infusionstherapeutisch in dieses komplexe und fragile System eingreift.

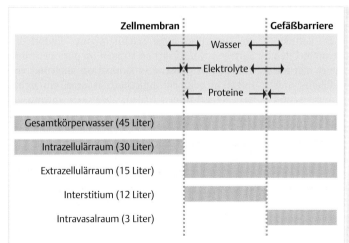

Abb. 4.3 Kompartimente und Barrieren. Während freies Wasser alle Kompartimente erreicht, werden kleine gelöste Substanzen (z. B. Elektrolyte) an der Zellmembran, große Moleküle (z. B. Proteine) an der vaskulären Barriere zurückgehalten.

4

4.5.3 Ziele perioperativer Infusionsstrategien

Es schien bereits vor Jahrzehnten einleuchtend, dass es ein lohnenswertes Ziel sein dürfte, die kardiale Vorlast zu erhalten oder, wenn nötig, so schnell wie möglich wiederherzustellen. Die Erkenntnis jedoch, dass zudem interstitielle Ödeme möglichst vermieden werden sollten, ist etwas neueren Datums. So zeigten Brigitte Brandstrup und ihre Mitarbeiter 2003 erstmals prospektiv, dass die perioperative Einsparung von Kristalloiden zugunsten eines rationalen Einsatzes von Vasopressoren und Kolloiden in der Lage sein könnte, das Outcome abdominalchirurgischer Patienten signifikant zu verbessern [3]. Derzeit geht man am ehesten davon aus, dass die möglichst lange perioperative Erhaltung eines Steady State aller Kompartimente aus infusionstherapeutischer Sicht die besten Voraussetzungen für eine rasche und unkomplizierte Rekonvaleszenz bieten dürfte [5]. Hierzu müssen zunächst die perioperativen Verluste gemessen oder möglichst genau abgeschätzt werden.

4.5.4 Verlust ist nicht gleich Verlust

Ersatzpflichtige perioperative Verluste betreffen sekundär natürlich alle Kompartimente, die permanenten Nettoverluste aus dem Körper jedoch, die unter Normalbedingungen durch gastrointestinale Resorption kompensiert werden, primär den Extrazellulärraum. Hier schlagen vor allem Urin-produktion und Perspiratio insensibilis zu Buche und sollten im Rahmen der perioperativen Bilanz berücksichtigt werden. Der sog. „dritte" Raum, der noch bis vor kurzem fester Bestandteil jeder perioperativen Verlustkalkulation war, existiert nach derzeitigem Stand der Wissenschaft wahrscheinlich nicht [12]. Während es im Rahmen großer operativer Eingriffe über den stets liegenden Blasendauerkatheter kein Problem ist, die Urinproduktion exakt zu quantifizieren, ist die individuelle Perspiratio insensibilis in den Operationssälen bis heute Gegenstand wilder Spekulationen.

Dies ist erstaunlich, spricht doch die Literatur seit Jahrzehnten eine relativ eindeutige Sprache. So wurde die basale Evaporation über Haut und Atemwege des wachen, gesunden Menschen mit ca. 0,5 ml/kgKG/h, also mit insgesamt ca. 1 Liter pro 24 Stunden, gemessen [14]. Narkose und kontrollierte Beatmung im halbgeschlossenen System reduzierte diese Rate sogar noch etwas und auch eine Erhöhung der Körpertemperatur bis 39,0 °C wirkt sich – im Gegensatz zur landläufigen Meinung – kaum nennenswert aus. Erst sichtbares Schwitzen erhöht die dann aber nicht mehr „insensiblen" Verluste beträchtlich. Selbst die maximale perioperative Eventeration ist lediglich in der Lage, die basale Perspiratio insensibilis zu verdoppeln, der Gesamtverlust über Haut, Atemwege und Wundfläche im abdominalchirurgischen Worst Case beträgt dann maximal 1 ml/kgKG/h [15]. Offensichtlich haben wir die Perspiratio insensibilis in der Vergangenheit extrem überschätzt, eine massive Überladung mit Kristalloiden im Rahmen operativer Eingriffe war die Folge.

Akute Nettoverluste aus dem Körper geschehen perioperativ über die beschriebenen basalen kristalloiden Verluste hinaus, vor allem im Rahmen akuter Blutungen; sie betreffen primär isoliert den Intravasalraum. Auch der Erfahrene neigt hier zur Unterschätzung des tatsächlichen Problems, was in der Praxis immer wieder zur Kompensation eines intravasalen Volumenproblems mit einem Vasopressor führt – zumindest pathophysiologisch eine Katastrophe: Während sich der routinemäßig erfasste arterielle Mitteldruck hierdurch oftmals stabilisieren lässt, reduziert sich das in der täglichen Routine leider oftmals noch immer nicht messbare Herz-Zeit-Volumen gelegentlich dramatisch, die Versorgung der Zellen nimmt ab.

Neben den Nettoverlusten aus dem Körper spielen aber auch zwei grundsätzlich verschiedene Arten von Flüssigkeitsverschiebungen zwischen den Kompartimenten eine beträchtliche Rolle, denn sie beeinträchtigen kardiale Vorlast und interstitiellen Flüssigkeitsload gleichermaßen, und somit Makrohämodynamik und Mikrozirkulation [5], [11]. Als **Typ-I-Shift** wurde ein Phänomen charakterisiert, das sich theoretisch einstellen müsste, wenn isotone Flüssigkeit intravenös infundiert wird: eine Verteilung von 80 % der infundierten Menge im Interstitium. Und tatsächlich zeigten direkte Messungen beim Menschen genau das konstant und reproduzierbar. Dieses aus physiologischer Sicht durchaus logische Phänomen stellt sich selbst dann ein, wenn isotone Kristalloide zur Kompensation einer akuten Blutung infundiert werden.

Die in Diskussionen immer wieder geäußerte Vermutung, bei intravasalem Volumenmangel würde eine größere Portion eines Kristalloids als physiologisch zu erwarten intravasal gehalten, stellte sich im Rahmen direkter Messungen am Menschen als falsch heraus. Der vielzitierte „klinische Volumeneffekt" ist somit ein für den Patienten potenziell dramatischer Trugschluss, der im Wesentlichen die immensen Kompensationsmöglichkeiten unseres Organismus illustriert.

Merke

Hypovolämie führt zu Vasokonstriktion, der Blutdruck bleibt lange konstant, aber das Herz-Zeit-Volumen – und damit die Menge an Sauerstoff, die in der Zeiteinheit die Zellen erreicht – nimmt ab. Die Folgen sind nicht nur zunächst unsichtbar, sondern unabsehbar.

Der sog. **Typ-II-Shift** hingegen ist das klinische Korrelat einer gestörten vaskulären Barriere, auf der Grundlage einer Schädigung des Endothelial Surface Layer. Ursachen können im perioperativen Kontext systemische Inflammation aufgrund von Infektion oder chirurgischem Trauma, ein Ischämie-/Reperfusionsschaden, aber auch intravasale Hypervolämie sein. Zumindest teilweise scheinen somit beide Arten des perioperativen Shiftings nach interstitiell vermeidbar. Dies ist für die Planung der perioperativen Infusionsstrategie von außerordentlicher Bedeutung.

4.5.5 Kristalloid versus Kolloid

Immer wieder kann man in wissenschaftlichen Zeitschriften und auf nationalen und internationalen Kongressen Zeuge der sog. Kristalloid-versus-Kolloid-Debatte werden [7]. Sie versucht bis heute, anhand von Outcome-Daten die Frage zu beantworten, ob nun Kristalloide oder Kolloide der bessere Volumenersatz sind. Dies ist aus unserer Sicht nicht zeitgemäß. Die sog. Evidence-based Medicine, im Deutschen leider traditionell fehlübersetzt mit „evidenzbasierter Medizin" (während im Englischen Evidence der Beweis ist, ist im Deutschen evident, was so offensichtlich ist, dass es keines Beweises bedarf; trotzdem bedeutet evidenzbasierte Medizin natürlich Therapie auf der Grundlage von Beweisen), ist ein vielversprechender Ansatz aus den 90er Jahren, der versucht, medizinische Annahmen und Traditionen durch Wissen zu ersetzen. Im Idealfall evaluiert sie einen neuen Therapieansatz (Studiengruppe) anhand des derzeitigen weltweiten Standards (Kontrollgruppe) im Rahmen eines prospektiven randomisierten Outcome-Vergleichs, der alle anderen potenziellen Einflussgrößen in beiden Gruppen konstant hält.

Was im Falle kausaler Therapien prinzipiell wenige Probleme bereitet, ist im Falle der supportiven Maßnahme „Infusionstherapie" außerordentlich fraglich:

- Es existierte nie ein weltweit akzeptierter Infusionsstandard.
- Es ist nicht klar, welcher Outcome-Parameter die Infusionsstrategie adäquat abbildet.
- Die Etablierung optimierter und standardisierter perioperativer Behandlungspfade jenseits von Operationssaal und Infusionsstrategie steckt derzeit, obwohl bereits vor mehr als 15 Jahren von H. Kehlet beschrieben [13], noch immer in den

Kinderschuhen (ansonsten wäre das vorliegende Buch überflüssig).

Die derzeit vorhandenen Outcome-Daten liefern somit zwar zum Teil brauchbare Hinweise, die direkte Übertragung von Schlussfolgerungen einer einzelnen Studie an einem ganz bestimmten Kollektiv auf die generelle klinische Praxis ist jedoch ein Fehler, der in der Vergangenheit bis hinauf in die höchsten Gremien immer wieder zu beobachten war. Tatsächlich erscheint es derzeit sinnvoll, die perioperative Infusionsstrategie anhand von (patho-)physiologischen Prinzipien und postulierten Zielen zu entwerfen, wenn sie vollständig und alltagstauglich sein soll. Allerdings darf man nicht vergessen, sie permanent anhand der verfügbaren Outcome-Daten kritisch zu hinterfragen.

Aus unserer Sicht sprechen die derzeit verfügbaren Daten in der Literatur insgesamt am ehesten dafür, dass moderne Infusionstherapie nicht nur das Herz-Zeit-Volumen und den arteriellen Mitteldruck, sondern zugleich Steady State der Kompartimente und die Integrität der vaskulären Barriere im Auge behalten sollte. Zu diesem Zweck erscheint, neben der Therapie von Vasodilatation mit Vasopressoren, die Unterscheidung zwischen kristalloider Flüssigkeitssubstitution und kolloidaler Volumentherapie adäquat [5]. Kristalloide sollten protokollbasiert eingesetzt werden, um die permanenten Verluste über Perspiratio insensibilis und Urinproduktion auszugleichen. Kolloide kommen ausschließlich dann zum Einsatz, wenn intravasaler Volumenmangel besteht, im Idealfall gesteuert über erweitertes, flussbezogenes Monitoring. Natürlich kann man ein defizitäres Herz-Zeit-Volumen im Angesicht akuter Blutung prinzipiell auch mit Kristalloiden stabilisieren. Dann sollte man aber auch den Preis, den man dafür bezahlt, bis hin zum Verlust eines sorgfältig geplanten perioperativen Fast Track, beim Namen nennen und stets sorgfältig und individuell – zusammen mit den operativen Partnern – gegen die erhofften Vorteile abwägen.

4.5.6 Steuerung der perioperativen Volumentherapie

Mittlerweile ist gut etabliert, dass die perioperative Steuerung der kardialen Vorlast anhand statischer intrakardialer Füllungsdrucke wie ZVD und PCWP wenig sinnvoll ist [17]. Auch die perioperative Urinproduktion eignet sich hierzu nicht, ist

doch eine der ersten Reaktionen der primär gesunden Niere auf Chirurgie und Trauma die Reduktion der Urinausscheidung. Dies ist auch absolut sinnvoll und dient dem Schutz der Kompartimente, die Inzidenz des perioperativen akuten Nierenversagens korreliert hiermit nicht. Flussbezogene dynamische Parameter hingegen eignen sich gut, die Volumenreagibilität abzuschätzen, stehen jedoch derzeit noch nicht an jedem Arbeitsplatz zur Verfügung. Gleichwohl dürfen sie derzeit als Goldstandard betrachtet werden, der vor allem im Rahmen großer Baucheingriffe deutliche Vorteile verspricht, die es im Sinne unserer Patienten nach Möglichkeit zu nutzen gilt. Die verwendete Technik scheint hierbei sekundär, wenngleich derzeit noch die meisten Daten für die Verwendung des Ösophagusdopplers vorliegen. Wichtig scheint lediglich, dass ein durchdachter zugrundeliegender Algorithmus zur konsequenten Behandlung der intravasalen Hypovolämie führt [2].

Merke

Es ist bezeichnend, dass nahezu alle erfolgreichen klinischen Studien zu den Effekten einer zielwertorientierten Vorlasttherapie auf das perioperative Outcome zu diesem Zweck ein Kolloid auswählten.

4.5.7 Science meets Politics

Im Juni 2013 empfahl das Pharmacovigilance Risk Assessement Committee (PRAC), ein Gremium der European Medicines Agency (EMA), die Marktzulassung für alle hydroxyethylstärkehaltigen Arzneimittel zurückzuziehen. Dies hätte im Angesicht des nach wie vor unbestätigten Volumeneffekts und Nebenwirkungsprofils von Gelatinepräparaten sowie des horrenden Preises von Humanalbumin bedeutet, dass perioperative Volumentherapie künftig wieder ohne Kolloid hätte erfolgen müssen. Dies war und ist auf der Grundlage der vorhandenen Daten kaum einzusehen. So handelte es sich bei den Kollektiven zweier Studien (VISEP [4] und 6S [20]), auf die sich das PRAC bei seiner Empfehlung bezog, um septische Patienten, bei einer Studie (CHEST [19]) um ein gemischt-intensivmedizinisches Patientengut. Allen drei Studien konnten schwere bis schwerste methodische und zum Teil sogar statistische Mängel nachgewiesen werden. So wurden alle Patienten aller Gruppen dieser

Studien zum überwiegenden Teil noch vor Beginn der Studienbehandlung hämodynamisch stabilisiert, größtenteils unter Einsatz von Hydroxyethylstärke, selbst in den späteren Kristalloid-Gruppen. Bei Beginn des Vergleichs Kristalloid versus Hydroxyethylstärke bestand somit bei den meisten Patienten keine Indikation mehr für ein Kolloid. Der Sinn dieser Studien scheint somit ebenso fraglich wie ihre Relevanz für den intensivmedizinischen und anästhesiologischen Alltag.

Es würde den Rahmen dieses Buchbeitrags sprengen, auf alle weiteren Mängel der Studien und Merkwürdigkeiten der Begleitdiskussion im Detail einzugehen, wir möchten daher auf die zahlreichen Fachartikel und wissenschaftlichen Korrespondenzen zum Thema verweisen [6], [7], [8], [10], [16], [18]. Es sei an dieser Stelle lediglich betont, dass die vorläufige politische Abwendung dieses Skandals durch eine Entscheidung der Europäischen Kommission, zusammen mit der nun vorliegenden deutschen S 3-Leitlinie „Intravasale Volumentherapie beim Erwachsenen" [10], für alle Beteiligten ein Grund zur Freude ist. Hierdurch wird bis auf Weiteres auch in Europa das juristisch erlaubt bleiben, was medizinisch nach derzeitiger Datenlage von deutlichem Vorteil für unsere perioperativen Patienten ist. Und das Thema bleibt vorerst dort, wo es hingehört: in der wissenschaftlichen Diskussion [9].

4.5.8 Neue S 3-Leitlinie: ein Funken Hoffnung

Seit dem 04.09.2014 ist die mit Spannung erwartete deutsche S 3-Leitlinie der AWMF mit dem Titel „Intravasale Volumentherapie beim Erwachsenen" online verfügbar [10]. Das von 14 deutschen Fachgesellschaften konsentierte Werk gibt uns Antworten auf die Fragen nach der klinischen Evidenz zu
• Diagnose,
• Messung,
• Steuerung und
• Durchführung der Volumentherapie.

Vor allem jedoch zeigt sie auf, in welchen Bereichen wir keine Evidenz haben und wo daher klinischer Gestaltungsspielraum besteht.

Bezüglich der Zielparameter zu Indikation und Steuerung der Volumentherapie erhalten – neben dem klinischen Bild und Laborwerten wie Laktat oder $ScvO_2$ – dynamische, flussbezogene Parameter die mittlerweile verdiente herausragende Rolle,

wohingegen von statischen Werten wie zentralvenösem und pulmonalkapillärem Wedge-Druck deutlich Abstand genommen wird. Klar Stellung bezogen wird bezüglich der wünschenswerten Zusammensetzung von Kristalloiden und kristalloiden Trägerlösungen von Kolloiden: Mit dem höchsten Empfehlungsgrad A wird vom Gebrauch isotoner Kochsalzlösung abgeraten, empfohlen wird nun ausschließlich der Gebrauch balancierter Infusionspräparate mit plasmaadaptierter Elektrolytkonzentration, um hyperchlorämische metabolische Azidosen zu vermeiden.

Die Leitlinie unterscheidet erfreulicherweise klar zwischen verschiedenen Patientenkollektiven und deren Therapiekonzepten und unterstützt die klinische Beobachtung, dass ein kompensierter chirurgischer Elektivpatient mit intakten Flüssigkeitskompartimenten und Barrieren einer anderen Behandlung bedarf als ein schwerstkranker Intensivpatient mit systemischer Inflammation und Capillary Leakage. So profitieren blutende chirurgische Patienten möglicherweise vom Einsatz bezahlbarer balancierter Kolloide (HES und Gelatine), wohingegen beim kritisch kranken Intensivpatienten primär auf Kristalloide und bei Bedarf auf Gelatine und Humanalbumin zurückgegriffen werden soll. Die Autoren sahen darüber hinaus keine verlässlichen Hinweise darauf, dass sich der perioperative Gebrauch von Kolloiden (Albumin, Gelatine, 6 % HES 130) negativ auf die Nierenfunktion auswirkt, und betrachten diese Präparate als klinisch gleichwertig zu balancierten Kristalloiden. Ältere HES-Generationen finden in der S 3-Leitlinie keine Erwähnung mehr und sind daher im klinischen Alltag als obsolet zu betrachten.

Darüber hinaus machen die Autoren der Leitlinie deutlich, dass die individuelle Auswahl eines Kolloids nicht nur medizinische, sondern auch rechtliche, transfusionsmedizinische, organisatorische, ökonomische und logistische Aspekte berücksichtigen muss. Aufgrund „widersprüchlicher Ergebnisse und methodischer Mängel" der großen randomisierten Studien, die HES bei septischen Patienten untersuchten, empfiehlt die Leitlinie weitere Arbeiten auf diesem Wissensgebiet, jedoch leitliniengerecht, unter Einbeziehung der wohl entscheidenden initialen Stabilisierung und unter Verwendung geeigneter flussbezogener Zielparameter der Volumentherapie.

In vielen Bereichen ist die Leitlinie erwartungsgemäß nicht in der Lage, klare Antworten und Handlungsempfehlungen zu geben, aber genau das

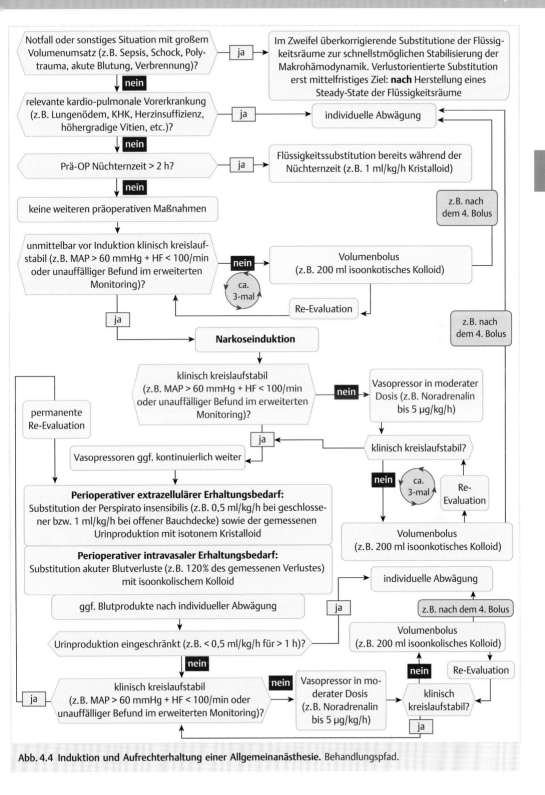

Abb. 4.4 Induktion und Aufrechterhaltung einer Allgemeinanästhesie. Behandlungspfad.

4

235

ist ihre Stärke: Sie behauptet nicht, die Wahrheit zu kennen, sondern macht einfach den aktuellen Stand der Wissenschaft für den Anwender nutzbar. Nicht mehr, aber auch nicht weniger. Es wäre nicht zuletzt für unsere Patienten erfreulich, wenn diesem Beispiel künftig wieder mehr Meinungsbildner öffentlich folgen würden.

Praxis

Ein praktisches Beispiel für einen zeitgemäßen, verlustorientierten, rationalen, infusionstherapeutischen Behandlungspfad im Rahmen von Induktion und Aufrechterhaltung einer Allgemeinanästhesie zeigt ▶ Abb. 4.4. (nach [11]).

Literatur

[1] Becker BF, Chappell D, Jacob M. Endothelial glycocalyx and coronary vascular permeability: the fringe benefit. Basic Res Cardiol 2010; 105: 687–701

[2] Benes J, Chytra I, Altmann P et al. Intraoperative fluid optimization using stroke volume variation in high risk surgical patients: results of prospective randomized study. Crit Care 2010; 14: R118

[3] Brandstrup B, Tonnesen H, Beier-Holgersen R et al. Effects of intravenous fluid restriction on postoperative complications: comparison of two perioperative fluid regimens: a randomized assessor-blinded multicenter trial. Ann Surg 2003; 238: 641–648

[4] Brunkhorst FM, Engel C, Bloos F et al. Intensive insulin therapy and pentastarch resuscitation in severe sepsis. N Engl J Med 2008; 358: 125–139

[5] Chappell D, Jacob M, Hofmann-Kiefer K et al. A rational approach to perioperative fluid management. Anesthesiology 2008; 109: 723–740

[6] Chappell D, Jacob M. Protocols, physiology, and trials of hydroxyethyl starch. N Engl J Med 2012; 367: 1266

[7] Chappell D, Jacob M. Hydroxyethyl starch – the importance of being earnest. Scand J Tr Emerg Med 2013; 21: 61

[8] Chappell D, Jacob M. Twisting and ignoring facts on hydroxyethyl starch is not very helpful. Scan J Tr Emerg Med 2013; 21: 85

[9] Chappell D, Jacob M. Rational fluid and volume replacement therapy: wishful dream or realistic future option. Anaesthesist 2014; 63: 727–729

[10] http://www.awmf.org/leitlinien/detail/ll/001-020.html

[11] Jacob M, Chappell D. Mythen und Fakten der perioperativen Infusionstherapie. Anaest Intensivmed 2009; 50: 358–372

[12] Jacob M, Chappell D, Rehm M. The ‚third space‘ – fact or fiction? Best Prac Res Clin Anaesth 2009; 23: 145–157

[13] Kehlet H. Multimodal approach to control postoperative pathophysiology and rehabilitation. Br J Anaesth 1997; 78: 606–617

[14] Lamke LO, Nilsson GE, Reithner HL. Insensible perspiration from the skin under standardized environmental conditions. Scand J Clin Lab Invest 1977; 37: 325–331

[15] Lamke LO, Nilsson GE, Reithner HL. Water loss by evaporation from the abdominal cavity during surgery. Acta Chir Scan 1977; 143: 279–284

[16] Magder S. Protocols, physiology, and trials of hydroxyethyl starch. N Engl J Med 2012; 367: 1265

[17] Marik PE, Cavallazzi R. Does the central venous pressure predict fluid responsiveness? An updated meta-analysis and a plea for some common sense. Crit Care Med 2013; 41: 1774–1781

[18] Meybohm P, Van Aken H, De Gasperi A et al. Re-evaluating currently available data and suggestions for planning randomised controlled studies regarding the use of hydroxyethyl starch in critically ill patients – a multidisciplinary statement. Crit Care 2013; 17: R166

[19] Myburgh JA, Finfer S, Bellomo R et al. Hydroxyethyl starch or saline for fluid resuscitation in intensive care. N Engl J Med 2012; 367: 1901–1911

[20] Perner A, Haase N, Guttormsen AB et al. Hydroxyethyl starch 130/0.42 versus Ringer's acetate in severe sepsis. N Engl J Med 2012; 367: 124–134

4.6 Drainagen, Zugänge und Verbände in der Allgemein- und Viszeralchirurgie

M. Niedergethmann

4.6.1 Drainagen

Die Diskussion über den Einsatz von Drainagen ist so alt wie die Chirurgie selbst. Erst in den letzten 20 Jahren gibt es entsprechende Evidenz hierzu in der Allgemein- und Viszeralchirurgie. Historisch betrachtet wurde der Einsatz von Drainagen bereits im 19. und 20. Jahrhundert kontrovers diskutiert. So dominierte die Einschätzung des britischen Chirurgen Tait: „When in doubt drain", während Mikulicz der Auffassung war, dass intraabdominelle Drainagen durch Fibrinablagerungen und Koagelbildung innerhalb weniger Tage funktionslos sein würden [7].

Drainagetypen

Es werden **prophylaktische** und **therapeutische** Drainagen unterschieden. Bei der prophylaktischen Drainage soll das zu erwartende Sekret durch Einlage dieser Drainage verhindert werden. Gleichzeitig stellt dieser Drainagetyp eine Indikatorfunktion für unerwünschte Sekrete dar, wie z. B. bei Anastomoseninsuffizienzen. Insbesondere bei Anastomosen mit hoher Leckage-Rate oder in Kombination mit einem Notfalleingriff wird die Anlage einer solchen Drainage allgemein akzeptiert. Ein Beispiel ist die Mehrquadrantenperitonitis [7]. Zur Ableitung kontaminierter Sekretansammlungen aus der Bauch- oder Thoraxhöhle werden therapeutische Drainagen eingesetzt. Diese haben den Anspruch, Infektionsquellen, die operativ nicht sanierbar sind, zu kontrollieren und abzuleiten, wie z. B. bei einer Pankreasfistel.

Beim Drainagesystem wird zwischen **passiven** und **aktiven** Drainagen unterschieden. Die passiven Drainagen funktionieren nach dem Prinzip der Schwerkraft. Diese Drainage muss an dem tiefsten Punkt der zu drainierenden Stelle eingelegt werden und gleichzeitig außerhalb des Körpers eine Befestigung am tiefsten Punkt unterhalb der zu drainierenden Region haben. Vertreter dieses Drainagetyps sind die Easy-Flow- oder die T-Drainage, die nach dem Schwerkraftprinzip zwingend mit einer Tiefhängung verbunden ist. Aktive Drainagen funktionieren über eine entsprechende Sogwirkung durch einen Unterdruck, was sich positiv auf die Drainageleistung auswirkt, aber auch zur Verstopfung der Drainage führen kann. Ein Beispiel für ein aktives System sind die Redondrainagen (▶ Abb. 4.5a) oder Jackson-Pratt-Drainagen [2].

Drainagematerialien

Bei den Drainagematerialien ist auf deren Einfluss auf die Gewebeumgebung und deren Biokompatibilität zu achten. Gummi als Drainagematerial ist aufgrund der Stabilität ungeeignet und führt zu über-schießender Granulationsbildung. Bei der T-Drainage wird dieses Phänomen genutzt, um einen Verschluss der Choledochotomie nach Entfernung der Drainage zügig herbeizuführen. Polyvinylchlorid zeigt wegen der Freisetzung sog. Weichmacher im Gewebe eine unzureichende Biokompatibilität und wurde als Drainagematerial verlassen, so dass nach gegenwärtigem Stand nur Drainagen aus Polyurethan und Silikon (▶ Abb. 4.5b) in Frage kommen [2].

Platzierung

Drainagen sollten so platziert werden, dass sie an der zu drainierenden Region am tiefsten Punkt angelegt werden und gleichzeitig bei Anastomosennähe nicht unmittelbar zu dieser Kontakt haben, um eine Arrosion zu vermeiden. Außer bei speziellen Indikationen, wie z. B. der inzisionalen Biopsie bei Tumoren, sollten Drainagen grundsätzlich durch eine gesonderte Inzision nach außen geleitet werden [2].

Schilddrüsenchirurgie

Nach unkomplizierter Schilddrüsenresektion ist eine Drainageeinlage nicht notwendig [9]. In einer Cochrane Metaanalyse mit insgesamt 13 eingeschlossenen randomisierten kontrollierten Studien (RCT) hatten Drainagen keinen Einfluss auf die Komplikationsrate [7].

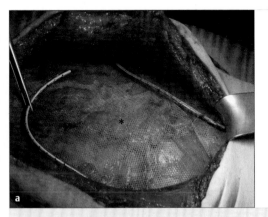 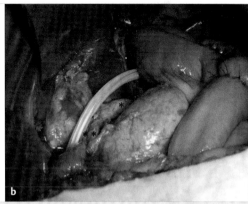

Abb. 4.5 Aktive Drainagen. Redondrainage und Silikon-Drainage.
- **a** Redondrainagen werden auf einem Polypropylennetz (siehe *) nach Sublay-Versorgung einer großen ventralen Hernie positioniert.
- **b** Nach Gastrektomie mit D-1- und D-2-Lymphadenektomie wird eine Silikondrainage ventral der Gefäße (* = A. hepatica communis, ** = A. gastroduodenalis) am Pankreasoberrand positioniert. Die Rekonstruktion erfolgte mittels (Omega-)Jejunum-Pouch.

Tab. 4.3 Empfehlungen für den Einsatz von Drainagen und eigenes Drainagekonzept.

Operation	Evidenz-niveau	Empfehlung	eigenes Vorgehen
Schilddrüsenresektion	1a	KD	KD
Leistenhernie (offen)	1b	KD	KD
Narbenhernie (offen)	2b	unklare Datenlage	Redondrainage
abdominothorakale Ösophagus-resektion	4	intrathorakale Drainage	intrathorakale + intraabdominelle Drainage
Gastrektomie	1b	KD	bei D 2-LAD Drainage 4–5 Tage
perforiertes Duodenalulkus	3b	KD	Drainage bei grober Verunreinigung, sonst KD
Cholezystektomie	1a	KD	KD
Gallengangrevision (wenn freier Abfluss)	1b	keine T-Drainage, keine Zieldrainage	T-Drainage, Zieldrainage
Leberresektion	1b	KD	KD
Pankreaskopfresektion	1b	Drainage max. 3–4 Tage	Drainage max. 4 Tage
Pankreaslinksresektion	1b	Drainage max. 3–4 Tage	Drainage max. 4 Tage
Kolonresektion	1a	KD	KD
Rektumresektion	1b	KD	Drainage kleines Becken
Appendizitis (auch perforiert)	2b	KD	KD
sekundäre Peritonitis	4–5	Drainage bei Fistel oder Abszess	Drainage bei Fistel oder Abszess

KD = keine Drainage

Hernienchirurgie

Für die komplikationslose Leistenhernienchirurgie ist das Einlegen einer prophylaktischen Drainage nicht erforderlich [9]. Aufgrund der größeren Wundfläche bei ventralen Narbenhernien werden hier oft (Redon-) Drainagen eingelegt (▶ Abb. 4.5a), eine Evidenz hierfür liegt allerdings nicht vor. Im eigenen Vorgehen werden bei großer Wundfläche oder Antikoagulation Drainagen in der Hernienchirurgie eingelegt (▶ Tab. 4.3).

Ösophagus- und Magenchirurgie

Der Einsatz prophylaktischer Drainagen in der Ösophaguschirurgie ist – gemessen an höheren Evidenzgraden – nicht belegt. Die Anastomoseninsuffizienz nach transthorakaler oder transmediastinaler Ösophagektomie zählt zu den häufigsten postoperativen Komplikationen. Die prophylaktisch eingelegten Drainagen üben hierbei eine Indikatorfunktion und eine klassische Drainagefunktion aus. Allein die Folgen einer intrathorakalen Anastomoseninsuffizienz sollen durch die Platzierung von Drainagen abgemildert werden. Für den Bereich der onkologischen Magenchirurgie konnte in zwei RCT gezeigt werden, dass der prophylakti-

sche Einsatz von Drainagen keinen Vorteil für Patienten nach Gastrektomie hatte. Beim eigenen Vorgehen wird nach radikaler D 2-Lymphadenektomie eine Drainage eingelegt (▶ Abb. 4.5b). Für den Bereich der Chirurgie am Duodenum hatte eine Drainageeinlage keinen Einfluss auf intraabdominelle Verhalte oder den Krankenhausaufenthalt, wird aber im Notfall (Ulkusperforation) gerne eingelegt [7].

Hepatobiliäre Chirurgie

Die Evidenzlage für die unkomplizierte laparoskopische Cholezystektomie ist eindeutig: Ein systematisches Review der Cochrane Database zeigt, dass der Krankenhausaufenthalt durch Drainagen verlängert wurde und dass die Wundinfektionsrate signifikant höher war [4].

Insgesamt existieren 4 Studien zum prophylaktischen Einsatz nach Leberresektionen, die alle zeigen, dass abdominelle Drainagen keinen Vorteil nach Leberresektionen erwirken. Die einzige RCT zeigt sogar, dass prophylaktische Drainagen
- die Rate an postoperativen Wundinfekten, septischen Komplikationen sowie die Gesamtkomplikationsrate erhöhen,

- die Patienten einen signifikant längeren Krankenhausaufenthalt haben und
- die Drainage ein unabhängiger Risikofaktor für die postoperative Morbidität ist [6].

Für den Bereich der Gallengangchirurgie gibt es bezüglich der Einlage prophylaktischer Drainagen keine Evidenz. Insbesondere nach komplexen Hepatico-Jejunostomien oder sogar Cholangio-Jejunostomie werden traditionell Drainagen eingelegt, um eine Anastomoseninsuffizienz zu detektieren. Die Nähe dieser Anastomose zur vaskulären Leberversorgung und die möglichen Konsequenzen einer Leckage rechtfertigen die Einlage von Drainagen [7].

Die Choledochusrevision ist ein Eingriff, bei dem traditionell Drainagen zum Einsatz kommen: eine aus Gummi bestehende T-Drainage und eine Ziel-Drainage. Die Ziel-Drainage wird meist erst nach Entfernung der T-Drainage gezogen, um eine Galleleckage zu identifizieren. In einem systematischen Review der Cochrane Database von 5 Studien mit 324 Patienten konnte gezeigt werden, dass es nach Direktverschluss des Choledochus ohne T-Drainage zu signifikant weniger Wundinfektionen kommt. Ferner ist der Krankenhausaufenthalt nach T-Drainage-Einlage signifikant länger [3]. Die Daten legen nahe, dass nach erfolgreicher Gallengangrevision und bei nachgewiesenem freien Abfluss in der intraoperativen Cholangiografie über die Papille ins Duodenum auf eine T-Drainagen-Einlage verzichtet werden kann.

Pankreaschirurgie

Prophylaktische, intraperitoneale Drainagen nach Pankreaskopfresektion werden routinemäßig als Indikatordrainagen eingesetzt. Falls eine Pankreasfistel entsteht und der Patient kein septisches Krankheitsbild entwickelt, dient die eingebrachte Drainage auch als Therapie und kann eine „stabile" Pankreasfistel etablieren [7]. Die Daten aus der Literatur sind nur bedingt auf die Klinik zu übertragen, da Linksresektionen und Pankreaskopfresektionen in den Studien oft vermengt wurden. Der Zeitpunkt der Drainageentfernung ist viel interessanter. Hierzu zeigt ein RCT, dass eine frühzeitige Drainageentfernung (Tag 3 oder 4 postoperativ) mit signifikant weniger Pankreasfisteln und anderen intraabdominellen Komplikationen einhergeht [1].

Kolorektale Chirurgie

In der kolorektalen Chirurgie wurden bereits vor über 20 Jahren die ersten randomisierten Studien durchgeführt und zeigten keine Vorteile einer intraperitonealen Drainage nach kolorektalen Eingriffen [5]. Es wurde einmal mehr klar, dass die eigentliche klinische Funktion der „Indikatordrainage" für eine Anastomosenleckage ohne Sensitivität ist. Für die Subgruppe der tiefen Rektum- und analen Anastomosen scheint trotz der besonderen anatomischen Lage der gleiche Grundsatz zu gelten. So zeigte sich in der Literatur kein Vorteil für eine Drainage bei tiefen Anastomosen bei gleicher Höhe der klinisch auffälligen Anastomoseninsuffizienz [7]. In der klinischen Routine werden Drainagen im kleinen Becken nach anteriorer Rektumresektion routinemäßig eingesetzt (▶ Tab. 4.3).

Appendektomie

Für die unkomplizierte Appendizitis liegen prospektive Studien aus der 1970er Jahren vor, die entweder keinen Vorteil für eine Drainage sehen oder sogar eine höhere Wundinfektionsrate mit Drainage postulieren. Die Datenlage zur perforierten Appendizitis bewegt sich auf einem niedrigen Evidenzniveau und zeigt, dass eine Drainage weder intraabdominelle Abszesse noch Wundinfektionen verringern kann, aber zu signifikant mehr Stuhlfisteln führt [8].

Sekundäre Peritonitis

An der Theorie von Mikulicz, dass intraabdominelle Drainagen bei der Peritonitis innerhalb weniger Tage funktionslos sind, hat sich in den letzten 130 Jahren nichts Grundlegendes verändert. Drainagen lassen auch keine Rückschlüsse auf das intraabdominelle Sekretgeschehen zu und fördern dauerhaft nie das „gewünschte" Sekret, es sei denn, sie werden durch ein Effluat „perfundiert" (z. B. Gallenfistel). Ansonsten bilden sie eine Eintrittspforte für Nosokomialkeime. Konsens ist, dass Drainagen bei der sekundären Peritonitis nur eingesetzt werden sollten, wenn Folgendes zutrifft [7]:

- Drainage soll der postoperativen Spülung dienen.
- Drainage wird in einen umschriebenen Abszess eingelegt.
- Drainage soll eine kontrollierte Fistel etablieren.

4.6.2 Zugänge

Für die Allgemein- und Viszeralchirurgie sind peripher- und zentralvenöse sowie peripher-arterielle Zugänge je nach Eingriffgröße erforderlich. Bei kleineren (Leistenhernie) bis mittelgroßen (Hemikolektomie rechts) Eingriffen sind lediglich ein oder zwei **peripher-venöse Zugänge** erforderlich. Mit dem Durchmesser und der Katheterlänge ändert sich die Durchflussrate; sie reicht von 22 ml/min bei 0,7-mm-Zugängen (gelb) bis zu 330 ml/min bei 2,2-mm-Zugängen (orange). In der Erwachsenenchirurgie werden wegen der erforderlichen hohen Durchflussrate die Größen 1,3 (grün) bis 2,2 mm (orange) verwendet. Lösungen bis zu einer Osmolalität von 800 mosm/kg können problemlos infundiert werden; Lösungen von 800–1200 mosm/kg können bei guten Venenverhältnissen kurzfristig infundiert werden.

Müssen größere Elektrolytverschiebungen ausgeglichen werden, ist ein **zentralvenöser Zugang** (ZVK) sinnvoll. Zusätzlich lassen sich hochkonzentrierte Nährstofflösungen, kontinuierliche Infusionen von kreislauf- und herzwirksamen Medikamenten (z. B. Katecholaminen) sowie Massivtransfusionen geben, und die Messung des zentralvenösen Druckes ist möglich.

Merke

Bei fehlender Möglichkeit eines periphervenösen Zugangs (z. B. Schock, Hypothermie) oder bei lange dauernden Infusionstherapien ist ein ZVK sinnvoll.

Da die Anlage eines zentralen Venenkatheters aufwendiger und komplikationsträchtiger ist als die eines peripheren Katheters, sollte sich die Indikation auf größere allgemein- und viszeralchirurgische Eingriffe (z. B. Leberresektion) und Patienten mit Komorbiditäten beschränken. Die bevorzugten Zugangswege sind die V. jugularis interna und die V. subclavia.

Die Punktion wird bevorzugt unter Nutzung von Ultraschall in leichter Kopftieflagerung unter Lokalanästhesie vorgenommen. Der Katheter wird meist mithilfe der Seldinger-Technik eingeführt. Folgende Komplikationen können Probleme bereiten:
- Hämatome nach Fehlpunktion
- Fehllage mit Herzrhythmusstörungen bei intrakardialer Lage

- Pneumothorax
- Kathetersepsis
- Luftembolie (sehr selten)

Der **arterielle Zugang** dient zur intravasalen, kontinuierlichen Blutdruckmessung und zur Entnahme von arteriellem Blut. Die Indikation zur Anlage besteht bei größeren allgemein- und viszeralchirurgischen Eingriffen und Patienten mit Komorbiditäten. Die A. radialis oder A. femoralis werden in Seldinger-Technik punktiert. Nach Entfernung des arteriellen Zugangs ist auf eine ausreichende Kompression der Punktionsstelle zu achten. Kontraindiziert ist eine arterielle Punktion bei Gerinnungsstörungen, lokaler Infektion, Gefäßprothesen (A. femoralis) und einem pathologischen Allen-Test bei der A. radialis.

Komplikationen der arteriellen Punktion:
- Blutungen
- Thrombosen
- Entwicklung von Aneurysmen
- arteriovenöse Fisteln

Der arterielle Zugang wird zur Vermeidung von versehentlichen Injektionen deutlich gekennzeichnet (rot).

4.6.3 Verbände

Wundverbände sollen idealerweise **Schutz vor Umwelteinflüssen** bieten, z. B.:
- bakterielle Besiedlung der Wunde
- Austrocknung
- Aufweichung
- Überhitzung
- Auskühlen
- UV-Strahlung

Gleichzeitig sollen sie zur Kompression einer Wunde beitragen, Blutstillung und Sekretaufnahme ermöglichen. Ein wesentliches Problem fast aller Wundverbände ist eine drohende Verklebung oder Verwachsung der Wunde mit Verbandsmaterial und die dann immer wiederkehrende Schädigung des Heilungsprozesses durch Verbandswechsel. Dieses Problem muss vor allem durch den Einsatz geeigneter Materialien gelöst werden, was genauso vielfältig ist wie die Anwendungsgebiete. Bei Verbänden an der Bauchdecke und der Thoraxwand spielen vor allem konventionelle Wundauflagen (Pflaster, Kompressenverband) und Kompressionsverbände (Verband unter Kompression der Klebung) eine Rolle. Bei sekundärer Wundheilung kommen vermehrt feuchte Verbände (mit NaCl-Lösung getränkte Kompressen oder Hydrokolloidverbände) zum Einsatz. Für die feuchte Wundbehandlung werden dafür zunehmend Alginate, Hydrokolloide oder spezielle Schaumstoffe verwendet. Damit wird auch das Problem einer Verklebung von Verband und Wundfläche gelöst.

Die Fixierung der Wundauflage erfolgte früher fast ausschließlich mit Mullbinden. In neuerer Zeit kommen dafür vermehrt elastische Binden zum Einsatz. Durch die Entwicklung atmungsaktiver Folien werden Wundauflagen auch schon direkt mit Klebefolien fixiert, was die Beobachtung des Wundgebiets erleichtert. In der Versorgung kleinerer Wunden (z. B. Leistenhernie) kommen auch Sprühpflaster oder Gewebekleber zur Anwendung. Verbandswechsel bieten die Gelegenheit zur Wundkontrolle oder um therapeutisch auf die Wunde einzuwirken (z. B. Spülung).

Merke

Es gelten für den Verbandswechsel die Regeln aseptischer Arbeitsweise: ausschließliche Berührung des Wundgebiets mit sterilen Materialien oder sterilisierten Instrumenten.

Literatur

[1] Bassi C, Molinari E, Malleo G et al. Early versus late drain removal after standard pancreatic resections: results of a prospective randomized trial. Ann Surg 2010; 252: 207–214

[2] Dominguez Fernandez E, Post S. Abdominal drainages. Chirurg 2003; 74: 91–98

[3] Gurusamy KS, Samraj K. Primary closure versus T-tube drainage after open common bile duct exploration. Cochrane Database Syst Rev 2007; CD005 640

[4] Gurusamy KS, Samraj K, Mullerat P et al. Routine abdominal drainage for uncomplicated laparoscopic cholecystectomy. Cochrane Database Syst Rev 2007; CD006 004

[5] Hagmuller E, Lorenz D, Werthmann K et al. Uses and risks of drainage following elective colon resection. A prospective, randomized and controlled clinical study. Chirurg 1990; 61: 266–271

[6] Liu CL, Fan ST, Lo CM et al. Abdominal drainage after hepatic resection is contraindicated in patients with chronic liver diseases. Ann Surg 2004; 239: 194–201

[7] Niedergethmann M, Bludau F, Dusch N et al. Stellenwert von Drainagen in der Chirurgie. Chirurg 2011; 82(12): 1079–1084

[8] Petrowsky H, Demartines N, Rousson V et al. Evidence-based value of prophylactic drainage in gastrointestinal surgery: a systematic review and meta-analyses. Ann Surg 2004; 240: 1074–1084

[9] Willy C, Sterk J, Gerngroß H et al. Drainage in soft tissue surgery. What is „evidence based"? Chirurg 2003; 74: 108–114

4.7 Lagerung von Patienten

K. Zarras

Der Erfolg einer Operation und die Patientensicherheit hängen nicht nur von dem für den jeweiligen Patienten geeigneten Anästhesieverfahren, einer perfekten Operationstechnik, funktionsfähigen medizinischen Geräten sowie dem adäquaten Instrumentarium und ggf. von der Qualität der verwendeten Implantate ab, sondern insbesondere auch von einer korrekten Patientenlagerung. Die Lagerung zur Operation muss dabei nicht nur den Anforderungen des Operateurs, sondern auch den individuellen Bedürfnissen des jeweiligen Patienten entsprechen. Obwohl dies bei sog. einfachen Lagerungen trivial erscheinen mag, muss bei der Lagerung zur Operation auf zahlreiche Kleinigkeiten geachtet werden, die bei fehlerhafter Ausführung gravierende passagere, aber auch bleibende Gesundheitsschäden beim Patienten zur Folge haben können. Für die Lagerung ist grundsätzlich der Operateur verantwortlich, die Durchführung erfolgt im Sinne einer horizontalen Arbeitsteilung zwischen Operateur, Anästhesist und Pflege. Bei der Lagerung des Patienten handelt es sich somit um eine interdisziplinäre und interprofessionelle Aufgabe.

4.7.1 Verantwortung und Aufgabenteilung

Die interdisziplinäre Verantwortung und die Schnittstellen in den verschiedenen Phasen der Operationen wurden in der Vereinbarung zwischen den Fachgesellschaften BDC und BDA aus dem Jahre 1982 und in dem Zusatzabkommen zu Punkt 3 1987 geregelt [9], [12]. Die prä-, intra- und postoperative Lagerung des Patienten auf dem Operationstisch wird hierbei als gemeinsame Aufgabe definiert. In der **präoperativen Phase**, d. h. zur Einleitung der Narkose und für die Überwachung bis zur operationsbedingten Lagerung, ist der **Anästhesist** allein verantwortlich.

„Die Entscheidung über die Art der Lagerung zur Operation bestimmt sich nach den Erfordernissen des operativen Vorgehens unter Berücksichtigung des anästhesiologischen Risikos. Hat der Anästhesist gegen die … gewünschte Lagerung Bedenken wegen der Erschwerung der Überwachung und der Aufrechterhaltung der Vitalfunktionen oder der Gefahr von Lagerungsschäden, so hat er den

Chirurgen darauf hinzuweisen. Dieser ... trägt die ärztliche und rechtliche Verantwortung dafür, daß Gründe des operativen Vorgehens die erhöhten Risiken der von ihm gewünschten Lagerung rechtfertigen [12]."

Die **intraoperative Lagerung** liegt grundsätzlich in der Verantwortung des **Chirurgen**. Dieser hat die erforderlichen Anordnungen zu erteilen. Ausführendes Assistenzpersonal handelt dabei in seinem Auftrag und seiner Verantwortung. Der Chirurg hat die Lagerung vor Operationsbeginn zu kontrollieren. Der Anästhesist ist für die Lagerung der Extremität, die er für die Narkoseüberwachung und die Applikation von Narkosemitteln und Infusionen benötigt, verantwortlich.

Bei geplanten **intraoperativen Lagerungswechseln** gilt der oben beschriebene Grundsatz der horizontalen Aufgabenteilung **zwischen Chirurgen und Anästhesisten**.

Die Verantwortung für die **postoperative Lagerung** einschließlich der Umlagerung nach Beenden der Operation bis zum Ende der postanästhesiologischen Überwachung trägt der **Anästhesist**, soweit nicht besondere Umstände die Mitwirkung des Operateurs bei der Umlagerung erfordern.

Merke

Das Fehlen genereller Anweisungen über die Art der Lagerung und die fehlende Kontrolle stellen einen Organisationsfehler dar.

Die forensische Relevanz der Patientenlagerung zeigt eine Auswertung der diesen Sachverhalt betreffenden Gutachterfälle der Gutachterkommission der Ärztekammer Nordrhein der Jahre 2004 bis 2006 (▶ Tab. 4.4). Von 61 Begutachtungsverfahren in diesem Zeitraum erfolgte in 20 Fällen ein positiver Bescheid (33%).

Rechtliche Aspekte I:

- Horizontale Arbeitsteilung zwischen Chirurgen und Anästhesisten.
- Die ordnungsgemäße Lagerung stellt eine Nebenpflicht aus dem Behandlungsvertrag dar.
- Der Patient muss vor der Operation über spezifische Risiken einer bestimmten Lagerungstechnik aufgeklärt werden.
- Die generelle Entscheidung über die Lagerung trifft der Operateur, ein eventuell daraus resultierendes erhöhtes Risiko hat er zu tragen.
- Der Operateur trägt die **Anordnungsverantwortung**, das Pflegepersonal die **Durchführungsverantwortung**.
- Bei fahrlässig fehlerhaft vorgenommener Lagerung kommt auch eine strafrechtliche Verurteilung nach § 229 StGB wegen **fahrlässiger Körperverletzung** in Betracht.

Rechtliche Aspekte II:

- **Beweislastumkehr** für Lagerungsschäden, da deren Vermeidung vom Arzt bei ordnungsgemäßer Lagerung als voll beherrschbar angesehen wird.
- Das bedeutet, dass bei Auftreten eines Lagerungsschadens grundsätzlich der Klinikträger den Beweis antreten muss, dass ein Lagerungsschaden nicht durch Sorgfaltsmängel verursacht wurde.
- Beweislastumkehr gilt nicht, wenn der Patient eine körperliche Anomalie mitbringt, die ihn für den eingetretenen Schaden anfällig macht.

Tab. 4.4 Auswertung von Gutachterfällen der Gutacherkommission der Ärztekammer Nordrhein (2004–2006).

Eingriff	Lagerungsschaden	vermeidbarer Fehler	Leitsatz
Sigmaresektion	peronealbetonte Ischiadikusparese	Lagerungsfehler = Sorgfaltsmangel	Die Fußheberschwäche am Bein ist ein Lagerungsschaden, der grundsätzlich vermeidbar ist.
laparoskopische Appendektomie	obere Plexusparese links	unzureichende Lagerung	Eine Plexus-brachialis-Läsion ist ein voll beherrschbares Risiko.
⅔-Magenresektion	N.-ulnaris-Läsion	unzureichende Fixation der Hände	Die Nervenschädigung ist durch die fehlerhafte Fixation mit einer Handmanschette entstanden.
Sigmaresektion	Kompartmentsyndrom mit Fasziotomie	Lagerungsfehler	Steinschnittlagerung hätte nach spätestens 4 Stunden entlastet werden müssen.
Fettschürzenresektion	tiefe Druckgeschwüre an beiden Fersen	Sorgfaltsmangel bei Lagerung	Die Entstehung von Druckgeschwüren an beiden Fersen ist grundsätzlich durch gewissenhafte Lagerung vermeidbar.

- Standardlagerungen sollten dokumentarisch hinterlegt sein, Abweichungen sollten technisch schlagwortartig beschrieben und bestenfalls zusätzlich skizziert werden; Dokumentation im Operationsbericht empfohlen.
- Bestehen Besonderheiten, die den Patienten für Lagerungsschäden prädestinieren (z. B. Neuropathie, Kachexie, Kontrakturen, Shunt-Arm), sollten Schutzmaßnahmen dokumentiert werden.

4.7.2 Lagerungsschäden

Durch die Narkoseverfahren (ITN/Regionalanästhesie) werden bei den Patienten verschiedene Schutzmechanismen wie Schutzreflexe, Muskeltonus und Thermoregulation ausgeschaltet, wodurch sich die Gefahr von lagerungsbedingten Schädigungen erhöht. Hieraus resultiert für den Patienten ein direktes Verletzungsrisiko für Nerven, Muskeln und Gefäße. Damit kommt der Prävention ein hoher Stellenwert zu. Der Patient sollte in einer möglichst natürlichen Haltung und an exponierten Stellen druckminimierend gepolstert auf dem Operationstisch gelagert werden. Hier kommt modernen Lagerungsmaterialien (Gelmatten, Kopfkalotte, Lagerungstunnel, Vakuummatratze etc.) und Lagerungshilfen (Rutschbrett, Beinhalter, Seitenstütze etc.) eine wichtige Bedeutung zu [2], [3], [6], [7].

Besonders gefährdete Körperstellen sind von der jeweiligen Lagerung abhängig:
- **Rückenlage**: Hinterkopf, Schulterblätter, Ellenbogen, Kreuzbein, Fersen
- **Bauchlagerung**: Kopf, Schultern, Becken
- **Seitenlagerung**: Kopf, Halswirbelsäule, unten liegender Arm, Hüften, Knie, Zehen
- **sitzende Lagerung**: Hinterkopf, Ellenbogen, Kreuzbein, Fersen
- **Steinschnittlagerung**: Hinterkopf, Schultern, Kreuzbein, Knie, Waden

Die oben angeführten Körperstellen bezeichnen die gefährdetsten Regionen, welche bei unveränderter und ungeschützter Lagerung zu Nervenschäden und Druckstellen (Dekubitus) neigen. Durch vorangegangene Umlagerungen des Patienten und dadurch entstandene Falten in der Operationstischabdeckung können auch an normalerweise nicht gefährdeten Körperstellen Druckstellen entstehen.

Ein hohes Risiko für lagerungsbedingte Schäden weist die Steinschnittlagerung auf, die vor allem in der kolorektalen Chirurgie ihre Anwendung findet. Dies gilt insbesondere in Kombination mit einer extremen Trendelenburg-Lagerung, wie sie bei minimalinvasiven Operationen zur Retraktion des Dünn- und Dickdarms verwendet wird [7], [10], [11].

Nervenschädigungen der Extremitäten

Lähmungen werden durch Abdrücken von einzelnen Nerven oder Nervenbündeln verursacht. Die am häufigsten geschädigten Körperteile sind Arme und Beine.

An der oberen Extremität können Lähmungen der Nn. ulnaris, radialis und medianus durch Abdrücken mit der Armlagerungsvorrichtung auftreten. Dabei ist z. B. die körpernahe Kante der Auflagefläche zu hoch bzw. zu tief eingestellt. Um Lähmungen der Nerven zu verhindern, muss die Armschiene mit der Lagerfläche eine Ebene bilden oder so eingestellt werden, dass die Kanten der Auflagen keinen Druck ausüben [1], [2], [4].

Zu Lähmungen der Beine kann es durch Abdrücken der Nn. femoralis, tibialis und peronaeus communis kommen. Das passiert in vielen Fällen durch falsch platzierte oder zu hohe Lagerungskissen in den Kniekehlen oder durch Überdehnung [11].

Dekubitus – Nekrosen

Es können aber nicht nur Lähmungen entstehen, sondern auch Druckstellen, welche bis zum Absterben von betroffenem Gewebe führen können. Um dies zu verhindern, ist darauf zu achten, dass hervorstehende Körperstellen, die nicht durch polsterndes Fettgewebe umgeben und geschützt sind, nicht ungeschützt aufliegen.

Dies kann sich insbesondere bei kachektischen Patienten problematisch gestalten. Eine nicht rechtzeitig entdeckte Druckstelle kann durch mangelhafte Durchblutung zum Absterben des betroffenen Areals mit einer erheblichen Begleitmorbidität führen [6].

4

Verbrennungen

Als Verbrennung versteht man eine thermische Einwirkung auf den Körper mit Zerstörung einer oder mehrerer Hautschichten. Intraoperativ entstandene Verbrennungen können verschiedene Ursachen haben, wobei zwischen einer direkten thermischen Schädigung durch Heizdecken oder Heizkissen von außen und der Schädigung durch die Anwendung von Hochfrequenzstrom zu unterscheiden ist.

Bei chirurgischen Eingriffen kommen regelhaft Geräte mit Hochfrequenzstrom zum Schneiden und Koagulieren zur Anwendung. Hierbei fließt hochfrequenter Wechselstrom von einer aktiven Elektrode durch leitfähiges Gewebe zu einer passiven Elektrode, der sog. Neutralelektrode. Die Neutralelektrode soll an der dem Operationsgebiet am nächsten gelegenen Extremität (Oberarm, Oberschenkel) angebracht werden. Das heißt, wenn eine Operation in der Unterbauchgegend durchgeführt wird, platziert man die Neutralelektrode am näheren Oberschenkel. Bei Operationen an Kopf oder Thorax wird die Elektrode am entsprechenden gleichseitigen Arm angelegt. Der Patient sollte keinen Kontakt mit elektrisch leitfähigem Material haben [3].

Bei der Desinfektion des Operationsgebiets kann es vorkommen, dass Desinfektionsmittel auf der Lagerfläche zurückbleibt. Geschieht dies unbemerkt und wirkt während der Operation auf die Haut ein, kann es zu einer lokalen Reizung mit Rötung und Blasenbildung bis hin zu Verbrennungen durch Flüssigkeitsbrücken bei der Verwendung von Hochfrequenzstrom kommen. Um dieses Risiko zu verringern, sollte vor der Desinfektion eine saugfähige Unterlage, welche anschließend entfernt wird, unter den Patienten gelegt werden.

Postoperative Kontrolle

Im Rahmen der postoperativen Visite sollte gezielt ein Augenmerk darauf gerichtet werden, mögliche Lagerungsschäden frühzeitig zu entdecken. Dies gilt besonders für Eingriffe in Steinschnittlagerung. Insbesondere sollte nach längerer Steinschnittlagerung auf Zeichen eines drohenden Kompartmentsyndroms geachtet werden [5], [8].

Lagerungsrisiken:
- Starker Druck und massive Dehnung von Nerven und Gefäßen sind zu vermeiden.
- Starke Beugung oder Überstreckung führen zu Schädigungen; Beugung des Hüftgelenks > 90° und Abduktion > 30° sind zu vermeiden.
- Starke Rotation oder Abduktion der Extremitäten kann zu Läsionen führen, z. B. Plexus brachialis, N. ischiadicus, N. obturatorius, N. femoralis.
- Befestigungen müssen locker sitzen und gut gepolstert sein.
- Harte oder falsch platzierte Rollen führen zu Kompressionen.
- Bei Lagerung in Steinschnittlagerung ist unbedingt auf die perfekte Polsterung und Fixierung der Beine und Schultern zu achten. Es sollte vorzugsweise eine Vakuummatratze verwendet werden.
- Kein Hautareal des Patienten darf mit dem Metall des Operationstisches in Berührung kommen, wenn während des Eingriffs mit einem HF-Gerät gearbeitet wird.

Lagerungsbesonderheiten in der MIC:
- Da bei der minimalinvasiven Chirurgie keine großflächigen Retraktoren zur Exposition des Operationsgebiets eingesetzt werden können, kommt den Lagerungsmöglichkeiten zur Nutzung der Schwerkraft besondere Bedeutung zu (z. B. Verlagerung des Dünndarms).
- Basierend auf dieser Erkenntnis haben sich für die minimalinvasive Chirurgie des Abdomens folgende Standardlagerungen durchgesetzt:
  - Trendelenburg: Unterbauch/Becken
  - Anti-Trendelenburg: Oberbauch
  - Steinschnitt: Becken
  - Linkskippung: rechtes Abdomen
  - Rechtskippung: linkes Abdomen
  - Kombinationen

Merke

Faustregel: Das Operationsgebiet sollte erhöht liegen.

Fazit

- Die verwendeten Operationstischsysteme müssen hohe Freiheitsgrade zur Nutzung der Schwerkraft als Retraktionsmechanismus ermöglichen.
- Vakuummatratzen helfen, den Patienten auch bei extremen Lagerungsmanövern zu sichern.
- Intraoperative Korrekturen oder Umlagerungen bergen besondere Risiken der Verschiebung von Polstermaterial und damit der Entstehung von Druckgeschwüren.
- Nach intraoperativen Lagerungsänderungen sollte der Springer kontrollieren, ob die Polsterung der gefährdeten Körperteile weiter gewährleistet ist (Dokumentation im Operationsbericht empfohlen).
- Entlastung der Steinschnittlagerung bei Operationsdauer > 3 Stunden (Dokumentation im Operationsbericht empfohlen).
- Lange Operationszeiten und Konversionen bergen ein besonderes Risiko für Lagerungsschäden und Druckgeschwüre.
- Lagerungsstandards sollten im Rahmen des QM-Handbuchs als gelenkte Dokumente hinterlegt sein.

Literatur

[1] AORN. Recommended practices for positioning the patient in the perioperative practice setting. In: Perioperative standards and recommended practices. AORN Inc; 2014

[2] AST. Recommended standards of practice for surgical positioning. http://www.ast.org

[3] Bradshaw AD, Advincula AP. Optimizing patient positioning and understanding radiofrequency energy in gynecologic surgery. Clin Obstet Gynecol 2010; 53: 511–520

[4] Cooper DE, Jenkins RS, Bready L et al. The prevention of injuries of the brachial plexus secondary to malposition of the patient during surgery. Clin Orthop Relat Res 1988: 33–41

[5] Kienzle F, Ullrich W, Krier C. Lagerungsschäden in Anästhesie und operativer Intensivmedizin (Teil 2). Anästhesiol Intensivmed Notfallmed Schmerzther 1997; 32: 72–86

[6] Moore ZE, Webster J. Dressings and topical agents for preventing pressure ulcers (review). Cochrane Database Syst Rev 2013; 8: CD009 362

[7] Suozzi BA, Brazell HD, O'Sullivan DM et al. A comparison if shoulder pressure among different patient stabilization techniques. Am J Obstet Gynecol 2013; 209: 478, e1–e5

[8] Szalay G, Meyer C, Alt V et al. Das lagerungsbedingte Kompartmentsyndrom des Unterschenkels als Komplikation nach Eingriffen in Steinschnitt-Position. Zentralbl Chir 2010; 135: 163–167

[9] Vereinbarung zwischen dem Berufsverband Deutscher Anästhesisten und dem Berufsverband der Deutschen Chirurgen über die Zusammenarbeit bei der operativen Patientenversorgung. Informationen des Berufsverbandes der Deutschen Chirurgen e. V. 1982; 10: 129–135

[10] Warner MA, Martin JT, Schroeder DR et al. Lower-extremity motor neuropathy associated with surgery performed on patients in a Lithotomy position. Anesthesiology 1994; 81: 6–12

[11] Warner MA, Warner DO, Harper CM et al. Lower extremity neuropathies associated with Lithotomy positions. Anesthiology 2000; 93: 938–942

[12] Zusatzvereinbarung zu Punkt 3 der Vereinbarung über die Lagerung des Patienten zwischen dem Berufsverband Deutscher Anästhesisten und dem Berufsverband der Deutschen Chirurgen vom 28. August 1982. Informationen des Berufsverbandes der Deutschen Chirurgen e. V. 1987; 3: 41–43

4

Kapitel 5

Postoperative Behandlung

5 Postoperative Behandlung

5.1 Akutschmerztherapie

S. M. Freys

5.1.1 Einleitung

Schmerzen im Rahmen interventioneller oder operativer Eingriffe dürfen keinesfalls als zu ertragendes Übel und erst recht nicht als notwendige Begleiterscheinung dargestellt oder gewertet werden. Eine Akutschmerztherapie ist ein etabliertes Instrument, das auf der Basis von Leitlinien allen medizinischen Fachrichtungen zur Verfügung steht. Umso schwerwiegender ist die oft vorgefundene, doch deutliche Diskrepanz zwischen den grundsätzlich verfügbaren und den in den Leitlinien dargestellten medizinischen Möglichkeiten einer adäquaten Schmerztherapie und der tatsächlichen Versorgung betroffener Patienten im peri-interventionellen bzw. perioperativen Umfeld.

Die **Vorteile einer adäquaten Akutschmerztherapie** sind offenkundig, dem weitsichtigen Therapeuten empirisch bekannt und durch solide Daten wissenschaftlich untermauert:

- Grundlage der Patientengenesung
- Beschleunigung der postoperativen Mobilisation
- Reduktion des postoperativen Morbiditäts- und Mortalitätsrisikos
- Reduktion der Krankenhausverweildauer
- Verbesserung der Lebensqualität
- Risikoreduktion hinsichtlich der Ausbildung chronischer Schmerzsyndrome

5.1.2 Ethische Grundlagen

Die einleitend aufgezeigten Vorteile einer strukturierten Akutschmerztherapie fördern im Wesentlichen vier ineinander greifende Ziele. Vordergründig ist dies die unmittelbare Verbesserung des subjektiven Befindens der Patienten (Aspekt **Lebensqualität**) auf dem Boden einer Reduktion möglicher Begleit- und Folgeerscheinungen (Aspekt **Morbidität**). Neben diesen kurzfristigen Zielen stehen gleichberechtigt zwei langfristige Zielsetzungen: die prospektive Reduktion langfristiger Folgeschäden (Aspekt **Chronifizierung**) und durch Optimierung der Rehabilitation eine Verkürzung der Behandlungsdauer (Aspekt **Ökonomie**).

Selbstverständlich gibt es kein „Grundrecht auf Schmerzfreiheit", dennoch sollte es das Wesen jeder medizinischen Behandlung sein, mit den heute zur Verfügung stehenden, sehr ausgereiften Analgesieverfahren unseren Patienten ein Maximum an Schmerzlinderung zu gewähren.

In der Ethik-Charta der Deutschen Gesellschaft zum Studium des Schmerzes (DGSS) werden die Grundlagen zur Umsetzung dieser Ziele in 9 Thesen dargestellt.

Zusatzinfo

Thesen der Ethik-Charta der Deutschen Gesellschaft zum Studium des Schmerzes (DGSS) [3]:

1. Schmerzfreiheit ist ein wesentliches Element menschlichen Wohlbefindens.
2. Schmerztherapie ist ein fundamentales Menschenrecht.
3. Alle Menschen haben das gleiche Recht auf angemessene Schmerzlinderung.
4. Jeder Mensch hat ein Recht auf ein Sterben ohne Schmerzen, zur Not unter Inkaufnahme von Nebenwirkungen.
5. Schmerzlinderung soll im Einklang mit dem gebotenen Respekt vor der Autonomie des Patienten stehen.
6. Schmerztherapie darf nicht schaden. Es ist nicht als Schaden zu betrachten, wenn ein früherer Tod beim Tumorpatienten Folge einer Schmerztherapie ist.
7. Schmerzlinderung darf die Selbstbestimmungsfähigkeit nicht einschränken.
8. Risiken der Schmerztherapie dürfen Therapiemaßnahmen nur dann begrenzen, wenn sie den Vorteil der Schmerztherapie (im Ergebnis) wieder aufheben würden.
9. Die Prävention chronischer Schmerzen erfolgt durch eine effektive Behandlung akuter Schmerzen.

5.1.3 Klassifikation von Schmerzen

Es existieren eine ganze Reihe unterschiedlicher Klassifikationsmöglichkeiten für Schmerzen. Will man die Pathophysiologie des Akutschmerzes begreiflich machen, so hilft eine Einteilung in unterschiedliche Schmerztypen, die eine Darstellung ty-

Tab. 5.1 Einteilung von Schmerztypen.

Schmerztyp		Schmerzort	typische Eigenschaften	Ursachen
nozizeptiv	somatisch	entspricht dem Ort der Schmerzent-stehung	• gut lokalisierbar • andauernd • belastungsabhängig	periphere Gewebeschädigung: • Haut • Bindegewebe • Muskulatur • Knochen
	viszeral		• Koliken • schlecht lokalisierbar • dumpf	• parenchymatöse Organe • Hohlorgane • Peritoneum
neuropa-thisch		entspricht nicht dem Ort der Schmerzentstehung	• einschießend • brennend • elektrisierend • Parästhesie • Dysästhesie • Allodynie • Hyperalgesie	Läsion oder Dysfunktion des Nervensystems: • peripher • radikulär • spinal • Hirnnerven • zerebral

pischer Eigenschaften und Hinweise auf mögliche Ursachen (vice versa) ermöglicht (▶ Tab. 5.1).

Eine sehr wesentliche Aufgabe ist die Differenzierung in **akute** und **chronische** Schmerzen. Eine solche Unterscheidung ist notwendig, da sehr unterschiedliche Prinzipien bei Diagnostik und Therapie akuter und chronischer Schmerzsyndrome gefordert sind. Die klassische Situation ist hier der an chronischen Schmerzen leidende Patient, der im Rahmen einer Akuterkrankung, während medizinischer Maßnahmen oder postoperativ Akutschmerzen erleidet. Hier muss eine klare Trennung vorgenommen werden und die Akutschmerztherapie auf dem Boden einer bzw. als Zusatz zu einer bestehenden chronischen Schmerztherapie erfolgen.

Charakteristische Merkmale zur Unterscheidung akuter und chronischer Schmerzen sind im Folgenden zusammengefasst:

Akute Schmerzen:
• Zeitdauer < 3 bis 6 Monate
• sinnvolle und lebenserhaltende Funktion
• bedingen Schonung oder Ruhigstellung (Förderung des Heilprozesses)
• psychisch einfach zu verarbeitende Situation

Chronische Schmerzen:
• Dauer < 6 Monate
• Verlust der Warn- und Schutzfunktion des Schmerzes
• Anhalten über die eigentliche Heilungsphase hinaus
• oft komplexe psychosoziale Wechselwirkung, unabhängig von auslösendem Geschehen

Sowohl bei Patienten, die „nur" akute Schmerzen haben, als auch bei Patienten mit bekannten chronischen Schmerzsyndromen ist ein Nichterkennen von Risikofaktoren für eine Schmerzchronifizierung äußerst problematisch, da sich ein nicht mehr reversibler Krankheitsprogress mit Entstehung oder Aggravierung eines chronischen Schmerzsyndroms entwickeln kann. Hierbei spielen nicht nur die zeitliche Entwicklung der Schmerzsymptomatik eine Rolle, sondern auch begleitende physiologische und psychologische Veränderungen.

5.1.4 Patienteninformation

Ein zentraler Aspekt einer erfolgreichen Akutschmerztherapie ist der aufgeklärte Patient. In Zeiten immer ausführlicherer Patientenaufklärung sollte eine umfassende Information zu einer geplanten Akutschmerztherapie im Rahmen interventioneller oder operativer Maßnahmen zur Selbstverständlichkeit werden (▶ Abb. 5.1).

Gerade bei elektiven Maßnahmen sollte die Information des Patienten zum geplanten Prozedere in gleicher Wertigkeit auch die Aspekte einer Akutschmerztherapie berücksichtigen. Hierbei müssen im Wesentlichen 4 Punkte Erwähnung finden:

1. zu erwartender postinterventioneller und/oder postoperativer Schmerzverlauf
2. assoziierte psychische Einflussfaktoren
3. Art, Umfang, Wirkung und Nebenwirkung zu verabreichender Analgetika

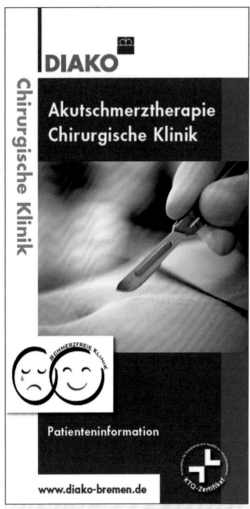

Abb. 5.1 Patienteninformation. Patienteninformationsflyer Akutschmerztherapie. (Mit freundlicher Genehmigung: DIAKO Bremen.)

4. Wesen und Inhalt von Selbstkontrolltechniken von Schmerzzuständen sowie die Selbsteinschätzung des Schmerzausmaßes und schmerzassoziierter Faktoren

Merke

Jeder Patient kann aktiv in das Schmerzmanagement der bei ihm notwendigen Intervention einbezogen werden.

Nach einem bestenfalls schon beim Erstkontakt im Rahmen der Operationsaufklärung stattfindenden Informationsgespräch sollten wiederholt im Rahmen der postinterventionellen oder postoperativen Therapie immer wieder „Erinnerungsgespräche" über Art und Umfang der Schmerztherapie geführt werden. In gleichem Maße sollte bei Entlassung des Patienten über die Notwendigkeit der ggf. im ambulanten Bereich fortzuführenden Schmerztherapie beraten werden. Nur ein adäquat aufgeklärter und informierter Patient wird eine deutlich bessere Akzeptanz und Verarbeitung dieses für ihn offensichtlich bedrohlichen Zustands realisieren und eine ausreichende Kooperation bei der Akutschmerztherapie leisten (▶ Tab. 5.2).

Gegenwärtig besteht keine einheitliche Studienlage zur Wechselwirkung zwischen Art und Umfang einer Information über zu erwartende Schmerzen und dem dann tatsächlich notwendigen Analgetikaverbrauch. Einerseits konnte nachgewiesen werden, dass eine zielgerichtete Patienteninformation den subjektiv empfundenen postoperativen Schmerzverlauf optimiert, andererseits konnte durch diese Maßnahmen kein Einfluss auf das Ausmaß von Angstzuständen oder den Schmerzmittelverbrauch festgestellt werden. Konsens besteht jedoch in den Ergebnissen zahlreicher Studien, dass eine präoperative Patienteninformation zu einer deutlichen Verbesserung der Patientenzufriedenheit führt.

Aus diesen Daten ist in die bestehenden Leitlinien die klare Empfehlung eingegangen, dass über einen zu erwartenden postinterventionellen bzw. postoperativen Schmerzverlauf und die im Einzelfall zur Verfügung stehenden Möglichkeiten der Schmerzreduktion aufgeklärt werden sollte. Dies beinhaltet Informationen zum einen über psychische Einflussfaktoren (bestehende Ängste, Depressionen, Ärger und Wut), zum anderen über eine negative Voreingenommenheit gegenüber Medikamenten. Außerdem ist eine zielgerichtete Aufklärung über Art, Umfang, Wirkung und Nebenwirkung der individualisierten Schmerztherapie wichtig inklusive der Möglichkeit von Selbstkontrolltechniken wie Ablenkungstechniken, Vorstellungstechniken oder Entspannungsübungen. Ein patientenseitiges Verständnis kann dann geweckt werden, wenn eine adäquate Anleitung zur Selbsteinschätzung der Schmerzzustände erfolgt (siehe auch Kap. Schmerzmessung, Schmerzmessung). Hierbei werden die Schmerzintensität, die Schmerzqualität und schmerzassoziierte Faktoren

Tab. 5.2 Patienteninformation im Rahmen der Akutschmerztherapie.

Wann wird aufgeklärt/informiert?	Worüber wird aufgeklärt/informiert?	Wer klärt auf?	Wo wird aufgeklärt?	Wo wird dokumentiert?
bei Erstkontakt	zu erwartende Schmerzen Schmerzmessung optionaler Einsatz von Fragebögen Möglichkeiten der Schmerzreduktion durch verschiedene Therapieverfahren (medikamentös, nichtmedikamentös) Risiken und Nebenwirkungen	Chirurg Anästhesist Pflegepersonal	chirurgische Sprechstunde Notfallambulanz	Anamnesebogen Aufklärungsbogen Info-Material
präoperativ Aufklärungsgespräche			chirurgische Sprechstunde Prämedikationssprechstunde Anästhesie	Aufklärungsbogen Anästhesieprotokoll Info-Material
während der Behandlung			Stationen	Patientenkurve Info-Material
bei Entlassung			Stationen	Arztbrief Verlegungsbericht Info-Material

erläutert und dem Patienten erklärt, wie diese mithilfe standardisierter Skalen subjektiv bewertet und selbst eingeschätzt werden. Diese zu erhebenden Daten sind die Grundlage der Arzt-Patienten-Kommunikation im Rahmen jeder Akutschmerztherapie.

5.1.5 Schmerzdokumentation

Die Dokumentation einer Schmerzsituation beinhaltet stets zwei wesentliche Aspekte. Zum einen wird eine zielgerichtete Schmerzanamnese zur Festlegung der Ausgangslage erhoben, zum anderen wird durch eine Schmerzmessung eine Verlaufsbeurteilung ermöglicht. Dies geschieht entweder durch eine subjektive Selbsteinschätzung oder – in besonderen Fällen – durch eine Fremdeinschätzung.

Schmerzanamnese

Ein wesentliches Moment der Anamneseerhebung ist die klare Differenzierung von akuten und chronischen Schmerzen. Dies ist deshalb so bedeutend, da chronifizierte Schmerzen oft allein durch eine medikamentöse Schmerztherapie nur beschränkt beeinflussbar sind. Hier kann durch eingehende Anamneseerhebung, durch körperliche Untersuchung und unter Einbeziehung von Vorbefunden und bereits stattgehabten Therapien ein Wissensstand erreicht werden, der, zumeist in interdisziplinärer Absprache, ein multimodales Therapiekonzept erfordert. Das Wissen um schmerzauslösende, schmerzverstärkende und schmerzaufrechterhaltende Faktoren ist hierbei essentiell.

Dem gegenüber beleuchtet die Anamneseerhebung in der Akutschmerztherapie vordergründig die genaue Beschreibung der zeitlich meist exakt wiederzugebenden Schmerzgeschichte, auch den Umfang einer ggf. bereits bestehenden Schmerzmedikation, das Vorhandensein von Medikamentenunverträglichkeiten bzw. -allergien und eine Verbindung zu ggf. bestehenden Vorerkrankungen. All diese Faktoren können eine Kontraindikation oder die Modifizierung einer Akutschmerztherapie darstellen.

Zusatzinfo

Strukturiertes Anamnesegespräch:
- Fragen nach der Intensität des Schmerzes erlauben mithilfe eindimensionaler Skalen eine Quantifizierung.
- Fragen nach der Lokalisation von Schmerzen erlauben eine anatomische Zuordnung.
- Fragen nach der Qualität des Schmerzes erlauben eine mögliche Differenzierung zwischen akuten und chronifizierten Schmerzen durch Beachtung deskriptiver Beschreibungen (z. B. brennend, bohrend, spitz, tief, oberflächlich) gegenüber affektiven Beschreibungen (z. B. grauenhaft, mörderisch, furchtbar).
- Fragen nach Beginn und Dauer des Schmerzes sollen den zeitlichen Verlauf und ggf. eine Rhythmik darstellen (z. B. Beginn/Zunahme bei Nacht, Abhängigkeit von bestimmten Aktivitäten).
- Fragen zu Provokation oder Abschwächung eines Schmerzes erlauben eine Zuordnung zu interventionellen Maßnahmen.

Nach der verbalen Anamneseerhebung sollten die Inhalte der genannten Informationen durch eine körperliche Untersuchung ergänzt bzw. verifiziert werden. Im Rahmen der klassischen Abfolge von Inspektion, Palpation, Perkussion und Auskultation können die subjektiven anamnestischen Angaben und objektiven Befunde wichtige Hinweise liefern zu folgenden Punkten eines Schmerzereignisses:

• Qualität
• Lokalisation
• Intensität
• Beginn
• Dauer
• Provokation

Auch hier kann eine festzustellende Diskrepanz zwischen einem erhobenen körperlichen Untersuchungsbefund und/oder anamnestischen Angaben bzw. dokumentierten Vorbefunden erste Hinweise für das Vorliegen chronifizierter Schmerzen erbringen.

Schmerzmessung

Zentrales Element einer Akutschmerztherapie ist die Schmerzmessung. Unter Zuhilfenahme eindimensionaler Skalen ist es sehr gut möglich, die subjektive Information des Patienten hinsichtlich seiner Schmerzintensität erstaunlich gut zu „objektivieren". Schmerzmessung bedeutet Befragung des Patienten zu festgelegten Zeitpunkten, idealerweise in Ruhe wie auch bei routinemäßigen Aktivitäten (Mobilisation, Atmung oder Husten). Die mit den Skalen erhobenen Werte sind einerseits Ausgangswerte im Rahmen der Anamneseerhebung, andererseits dienen sie als Verlaufsparameter der durchzuführenden Therapie. So kann zu festgelegten Zeitpunkten oder bei spezifischen Aktionen eine sehr standardisierte Messung der Schmerzstärke in der Patientenverlaufsdokumentation („Fieberkurve") fixiert werden. Parallel zur routinemäßigen Dokumentation von Körpertemperatur und Pulsfrequenz entsteht somit im longitudinalen Verlauf neben der „Fieberkurve" und der „Pulskurve" eine „Schmerzkurve" (▶ Abb. 5.2).

Zur Ermittlung der Schmerzstärke stehen im Wesentlichen **3 Skalensysteme** (Schmerzschieber) zur Verfügung, die eine unterschiedliche Gewichtung erlauben:

• **Visuelle Analogskala (VAS)**
  Die VAS wird zumeist mit einer Skalierung von 0 bis 100 eingesetzt und erlaubt dadurch eine sehr ausgeprägte Differenzierung der Schmerzstärke. Durch diese große Dimension der Skala ergibt sich jedoch – besonders bei motorisch und visuell eingeschränkten Patienten – eine recht hohe Fehlerfrequenz.

• **Visuelle Ratingskala (VRS)**
  Die VRS stellt quasi den Gegenentwurf zur VAS dar. Sie hat jedoch den Nachteil, dass aufgrund der eher groben Erfassungseinheiten (meistens dargestellt durch Smileys) geringe Schwankungen der Schmerzstärke schlecht abgebildet werden.

• **Numerische Ratingskala (NRS)**
  Sicherlich die am weitesten verbreitete und pragmatischste Skala ist die numerische Rating-

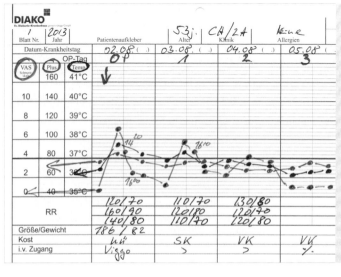

Abb. 5.2 Messung der Schmerzstärke. Patientenkurve mit blauer Temperatur-, roter Pulsfrequenz- und grüner Schmerz-Score-Verlaufskurve. (Mit freundlicher Genehmigung: DIAKO Bremen.)

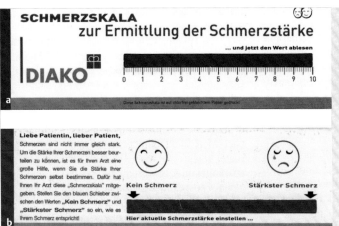

Abb. 5.3 Skalensysteme zur Ermittlung der Schmerzstärke. Beispiele für eine numerische und eine visuelle Ratingskala. (Mit freundlicher Genehmigung: DIAKO Bremen.)
a Numerische Ratingskala.
b Numerische Ratingskala kombiniert mit einer Visuellen Ratingskala bzw. Gesichterskala für Kinder auf der Rückseite.

skala. Hier erfolgt eine Einteilung der Schmerzstärke mithilfe einer 11-stufigen Skala von 0 = keine Schmerzen bis 10 = stärkste vorstellbare Schmerzen. Vorteile dieser Skala sind eine geringe Fehlerquote, die gute Akzeptanz durch Patienten und Ärzte aufgrund der recht einfachen Handhabung sowie eine hohe Sensitivität. Auch kann diese Skala recht einfach mit einer VRS (auf der Rückseite; ▶ Abb. 5.3b) kombiniert werden, so dass dieses Instrument besonders bei Kindern eine sehr gute Korrelation zu den mit der NRS erhobenen Werten erlaubt (▶ Abb. 5.3).

Eine **Fremdeinschätzung der Schmerzintensität** spielt immer dann eine Rolle, wenn kognitiv und/oder kommunikativ eingeschränkte Patienten beurteilt werden sollen. Hier kann mithilfe nonverbaler Schmerzäußerungen durch Angehörige bzw. Pflegepersonal oder Ärzte eine Messung der Schmerzintensität durchgeführt werden. Eine solche Fremdeinschätzung ist selbstverständlich fehlerbelastet, dennoch ist sie durchaus hilfreich, bevor aufgrund fehlender Selbsteinschätzungsmöglichkeiten keine Schmerzmessung erfolgt.

Beobachtungsskalen erlauben die **Berücksichtigung z. B. folgender Faktoren:**

• Gesichtsausdruck
• Körpersprache
• Reaktion auf Trost
• Atmung
• negative Lautäußerung

Beispiel: BESD-Skala (Beobachtung von Schmerzen bei Demenz).

Die praktische Durchführung einer Schmerzmessung erfolgt stets unter Zuhilfenahme der dem Patienten zur Verfügung gestellten Skala. Wichtige Voraussetzung ist eine kurze Anleitung des Patienten zur Selbsteinschätzung. Nach einer kurzen „Lernphase" und Benutzung der Schmerzskala können Patienten dann oft auf einfachen „Zuruf" die Schmerzstärke angeben, um sie in der „Schmerzkurve" zu skizzieren. Regelhaft sollte eine Messung zu festgelegten Intervallen (z. B. 3 × täglich im Rahmen der Erhebung der Vitalparameter) erfolgen. Ebenso sollte den Patienten vermittelt werden, bei neu auftretenden oder stärker werdenden Schmerzen eine Selbsteinschätzung durchzuführen. Wann immer sinnvoll, sollte die Schmerzmessung in Ruhe und/oder bei körperlicher Aktivität erfolgen, wobei hier selbstverständlich auch entsprechend diese Aktivität dokumentiert werden sollte. Führt eine neu auftretende oder stärker werdende Schmerzsituation zu einer medikamentösen oder nichtmedikamentösen Intervention, so sollte etwa 30 Minuten nach erfolgter Intervention eine Erfolgskontrolle durch erneutes Abfragen der Schmerzstärke erfolgen.

Bei der derzeit am häufigsten verwendeten NRS gelten folgende **Einstufungen:**

• NRS 1–4: leichte Schmerzen
• NRS 5–6: mittelstarke Schmerzen
• NRS 7–10: starke Schmerzen

Als Interventionsgrenze gelten Werte von 3 oder 4, bei Erreichen dieser Werte sollte eine medikamentöse oder nichtmedikamentöse Intervention erfolgen.

5.1.6 Schmerztherapie

Voraussetzung für eine effektive Schmerztherapie ist die Kenntnis der Grundprinzipien einer Schmerzbehandlung. Im Rahmen einer Akutschmerztherapie haben sowohl nichtmedikamentöse Verfahren, operationstechnische und -taktische Aspekte wie auch medikamentöse Verfahren ihren festen Stellenwert. Grundsätzlich gilt, dass akute Schmerzen im Gegensatz zu den meisten chronischen Schmerzen eine Warnfunktion für den Organismus darstellen. Schmerz und Gewebetrauma haben eine Stimulation von Nozizeptoren zur Folge und führen zu einer Aktivierung des sympathischen Nervensystems. Daher ist es grundlegendes Therapieziel, neben der Schmerzreduktion eine Reduktion der durch das sympathische Nervensystem vermittelten Stressantwort auf Trauma bzw. Operation herbeizuführen.

Merke

Sekundäres Ziel ist in jeder Akutschmerztherapie die Vermeidung der Entwicklung eines chronischen Schmerzsyndroms.

In der überwiegenden Zahl der Fälle kann eine effektive Akutschmerztherapie gemäß standardisierter Konzepte problemlos durchgeführt werden.

Nichtmedikamentöse Verfahren

Es existieren eine Reihe nichtmedikamentöser Verfahren, die im Rahmen einer Akutschmerztherapie Anwendung finden. Grundsätzlich ist die Anwendung der unterschiedlichen Verfahren geprägt durch das jeweilige chirurgische Fachgebiet wie auch durch die individuelle Verfügbarkeit im klinischen Umfeld.

Psychologische Verfahren

Psychologische verhaltenstherapeutische Maßnahmen sind in der Therapie chronischer Schmerzsyndrome etabliert. Dennoch können einige Aspekte auch in der Akutschmerztherapie ihren Einsatz finden. Der **Einsatz von Entspannungsverfahren** zielt auf 2 wesentliche Aspekte:

1. Aus physiologischer Sicht können eine Reduktion von Herzfrequenz, Blutdruck, Atemfrequenz, Muskeltonus und Schweißdrüsenaktivität zur Ver-

hinderung einer positiven Rückmeldung von Schmerz und Stress führen.

2. Der psychologisch-gedankliche Ansatz von Entspannungsverfahren zielt auf eine Erhöhung der Selbstwirksamkeit. Ruhe und Wohlbefinden sollen gesteigert werden, der Wirkmechanismus „Stress – Schmerz" soll positiv selbstständig beeinflusst werden.

Etablierte Entspannungsverfahren sind Biofeedback-Methoden, bei denen physiologische Parameter (elektrodermale Hautleitfähigkeit, Muskelspannung oder Herzfrequenz) gemessen und über akustische und/oder visuelle Signale an den Patienten rückgemeldet werden.

Als mögliche **Wirkungsmechanismen** werden postuliert:

- Veränderung spezifischer pathophysiologischer Funktionszustände
- Erlangen einer Selbstwirksamkeitsüberzeugung auf die Kontrolle der Schmerzen
- Verbesserung der Selbstwahrnehmung

Die progressive Muskelrelaxation nach Jacobson beinhaltet eine schrittweise Anspannung mit nachfolgender bewusster Lockerung der Muskulatur. Letztendlich soll hierdurch eine Aufmerksamkeitslenkung auf nicht schmerzhafte Körperstellen und somit eine Verringerung des Schmerzerlebens erzielt werden.

In ähnlicher Weise soll autogenes Training durch schrittweises Einüben von benannten Empfindungen wie Wärme, Schwere oder Ruhe durch suggestive Selbstanweisungen zu einer Verbesserung der Körperwahrnehmung und wiederum Aufmerksamkeitslenkung auf nicht schmerzhafte Körperstellen eine Verringerung des Schmerzerlebens ermöglichen.

Auch kognitiv-verhaltenstherapeutische Verfahren, wie z. B. Ablenkungsstrategien, kognitive Umbewertung und positive Visualisierung, haben sich als Techniken zur Schmerzreduktion erweisen können. Ein wesentlicher Aspekt bei der Anwendung dieser Verfahren ist eine Kombination aus vorhergehender Informationsvermittlung und kognitiven/verhaltens-therapeutischen Techniken.

Die Durchführung solcher Maßnahmen ist nahezu immer an die Verfügbarkeit einer fachpsychologischen Betreuung gebunden.

Physiotherapie

Physiotherapeutische Maßnahmen haben grundsätzlich einen hohen Stellenwert in jeder postoperativen Versorgung. Je nach individueller Befundsituation werden **folgende Übungen** sowohl in der Intensivbetreuung als auch auf der peripheren chirurgischen Station durchgeführt:

- Mobilisationsübungen im Bett
- Übungen beim Aufstehen und Gehen
- Vermittlung schmerzarmer Bewegungsabläufe
- Atem- und Hustentechniken
- Entspannungstechniken
- aktive und/oder passive Bewegungsübungen
- manuelle Massagetechniken
- Lymphdrainage
- individuelle Lagerungsverfahren

Physiotherapeutische Maßnahmen können so auf der einen Seite zur Schmerzerleichterung beitragen, andererseits kann hierdurch auch eine Aggravierung der Schmerzsituation ausgelöst werden. Folglich ist eine problemorientierte Abstimmung zwischen physiotherapeutischen und schmerztherapeutischen Maßnahmen erforderlich, um hier einen Synergieeffekt erzielen zu können. So kann eine Anpassung der Analgetikadosierung vor physiotherapeutischen Maßnahmen deren Effekt wesentlich steigern, umgekehrt kann eine zielgerichtete Physiotherapie einen Beitrag zur Senkung des Analgetikaverbrauchs liefern.

Physikalische Maßnahmen

Eine Kältetherapie mithilfe von Kältekompressen, Eispackungen (sog. Cool Packs) oder durch Eismassagen kann in bestimmten Situationen einen positiven Einfluss durch lokale Schmerzreduktion bzw. Senkung des Analgetikabedarfs erwirken. Eine einheitliche Empfehlung zu diesen spezifischen Maßnahmen liegt nicht vor, doch besonders im chirurgisch-orthopädischen Bereich kommen diese physikalischen Maßnahmen zum Einsatz.

TENS

Eine TENS (transkutane elektrische Nervenstimulation) wird – ähnlich der Kälteapplikation – nach chirurgischen Eingriffen empfohlen. Die meisten Untersuchungen liegen zu abdominal- und thoraxchirurgischen Eingriffen vor. Bei Applikation einer starken (> 15 mA), jedoch unterhalb der Schmerzgrenze liegenden Intensität im Wundgebiet konnte eine Reduktion der postoperativen Schmerzen und ein signifikant positiver Einfluss auf den postoperativen Analgetikakonsum nachgewiesen werden. Durchgängige Empfehlungen zur Anwendung dieser Technik können derzeit jedoch nicht gegeben werden.

Akupunktur

Die Akupunktur ist eine adjuvante Technik, deren Nutzen hinsichtlich Wirksamkeit und Wirtschaftlichkeit bei Erkrankungen mit chronischen Schmerzen nachgewiesen werden konnte. Zur Therapie zugelassene und empfohlene Krankheitsbilder sind die Gonarthrose und chronische nichtspezifische Rückenschmerzen. Hinsichtlich der Möglichkeiten der Beeinflussung akuter Schmerzen und/oder einer Reduktion des Analgetikaverbrauchs liegen derzeit uneinheitliche Ergebnisse vor. Während einige Untersuchungen einen positiven Einfluss einer postoperativen Akupunktur auf den Analgetikakonsum aufzeigen konnten, fand sich bei Untersuchungen mit einer „echten" und einer Placebo-Akupunktur kein solcher Unterschied.

Operationstechnische Aspekte und Verbandswechsel

Es liegt eine Reihe von Empfehlungen für intra- und postoperative Vorgehensweisen vor, die direkt oder indirekt zu einer Reduktion der Schmerzbelastung führen. So kann eine adäquate **Lagerung** des Patienten auf dem Operationstisch Überdehnungen von Nerven und Überstreckungen von Gelenken vorbeugen, geeignete Polster schützen überdies vor Nervenläsionen an exponierten Risikostellen. Darüber hinaus sollten bestehende Funktionseinschränkungen (Querschnittslähmungen, Kontrakturen, Endoprothesen oder Amputationsstümpfe) durch adäquate Lagerung geschont werden. Das Ziel jeglicher Lagerungsmaßnahmen ist die Vermeidung postoperativer Schmerzen als „Kollateralschaden" der operativen Maßnahme. Verwendung finden hier geeignete Unterlagen, spezielle Kissen, Schaumstoffeinlagen, Sandsäcke und Schienen.

Gewebeschonende, minimalinvasive und atraumatische **Operationstechniken** sind offensichtliche Maßnahmen, die zum einen durch Reduktion der Wundfläche, zum anderen durch eine Vermeidung des Entstehens von Seromen und Hämatomen zu einer Schmerzreduktion führen. In gleicher Weise kann eine sorgfältige Blutstillung und eine perioperative Gerinnungskontrolle das Auftreten von Hämatomen und somit einen postoperativen Wundschmerz verringern.

Auch eine kritische Indikationsstellung zur Einlage von **Drainagen** kann einen positiven Effekt auf das Schmerzempfinden haben. Es gibt klare Empfehlungen, auf die Einlage von subkutanen Saugdrainagen (Redon-Drainagen) zu verzichten, wobei stets der individuell mögliche Nutzen einer Hämatom- und Seromreduktion gegen das Risiko einer Schmerzinduktion durch die Drainage abgewogen werden sollte. Es liegt eine Reihe randomisierter Studien vor, die keinen signifikanten Unterschied zwischen dem Einsatz bzw. Nichteinsatz von Drainagen hinsichtlich einer postoperativen Hämatombildung und der Inzidenz postoperativer Wundinfektionen feststellen konnten.

Eine offensichtliche Maßnahme zur postoperativen Schmerzreduktion ist ein spannungsfreier **Hautverschluss**. Zur Verwendung von resorbierbarem Nahtmaterial zum Hautverschluss liegt derzeit keine ausreichende Evidenz hinsichtlich der potenziellen Schmerzreduktion durch die sich erübrigende Nahtmaterialentfernung vor.

Eine **Wundinfiltration** sowohl vor Durchführung der Hautinzision (sog. präemptive Lokalanästhesie) als auch am Ende des Eingriffs führt zu einer Reduktion des Analgetikabedarfs mit sehr geringen Nebenwirkungen, besonders bei kleinen und mittleren Inzisionen (Portsite bei Laparoskopie, konventionelle Hernienchirurgie, Hämorrhoidektomie). Diese Wundinfiltration kann, gerade bei kleinen Inzisionen, als Single Shot verabreicht werden. Bei mittelgroßen Inzisionen (Sectio caesarea, Mamma-Chirurgie, konventionelle Hernienchirurgie) kann eine solche Wundinfiltration auch über spezialisierte Kathetersysteme kontinuierlich verabreicht werden, insbesondere dann, wenn ein Periduralkatheter nicht appliziert werden kann.

Postoperativ anzulegende **Verbände** sollten stets spannungsfrei angelegt werden. Stark haftende Verbände sollten vermieden und der Einsatz des Verbandsmaterials stets so gewählt werden, dass möglichst lange Intervalle zwischen den einzelnen Verbandswechseln möglich werden. Darüber hinaus sollte mithilfe der Schmerzdokumentation der Zeitpunkt eines Verbandswechsels so gewählt werden, dass unmittelbar vor potenziell schmerzhaften Maßnahmen eine präventive Analgetikagabe in adäquater Dosierung erfolgt.

Medikamentöse Verfahren

Grundsätzlich unterscheidet man bei den medikamentösen Verfahren die systemische Pharmakotherapie, d. h. die zumeist intravenöse oder orale Gabe von Analgetika, von lokoregionären Verfahren, bei denen Lokalanästhetika und Analgetika über periphere Nervenblockaden oder rückenmarknahe Verfahren zur Akutschmerztherapie eingesetzt werden.

Im Gegensatz zur chronischen Schmerztherapie orientiert sich die Akutschmerztherapie am „umgekehrten WHO-Stufenschema" (▶ Abb. 5.4). Es er-

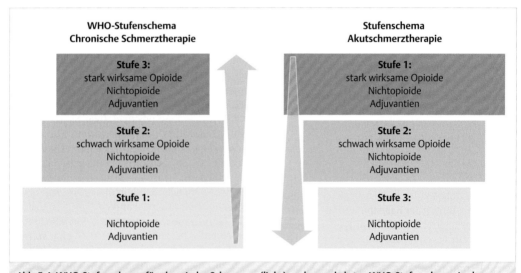

Abb. 5.4 WHO-Stufenschema für chronische Schmerzen (links) und umgekehrtes WHO-Stufenschema in der Akutschmerztherapie (rechts).

folgt frühzeitig die Gabe eines starken Opioid-Analgetikums, stets in Kombination mit einem Nichtopioid als Basismedikation. Diese Kombination geschieht auch mit der Zielrichtung, eine Opioideinsparung zu erzielen. Eine solche Kombination von Analgetika unterschiedlicher Stoffgruppen wird durchgeführt, um einen additiven bzw. synergistischen Effekt zu erzielen, da unterschiedliche Angriffspunkte innerhalb der Schmerzbahnen adressiert werden. Hierdurch kann sowohl eine Reduktion der Einzelsubstanz als auch eine Reduktion von Nebenwirkungen resultieren. Es gilt also eher das Prinzip „Hit hard and early", als dass in langwierigen Einzelschritten „dem Schmerz hinterher gelaufen wird".

Nichtopioid-Analgetika gewährleisten eine Basisanalgesie, die initial kontinuierlich bzw. bei Bedarf durch den Einsatz stärker wirkender Opioide ergänzt wird. Die Basisanalgesie wird nach einem festen Zeitschema verabreicht, unabhängig davon, ob der Patient Schmerzen angibt oder nicht. Diese Basismedikation reicht bei der Mehrzahl der Patienten im unmittelbaren postoperativen Verlauf nicht aus und wird deshalb durch die zusätzliche Gabe von Opioid-Analgetika ergänzt, ebenfalls nach einem festen Zeitschema. Durch die verabreichte kontinuierliche Basisanalgesie wird jedoch die benötigte Opioiddosis um 30–50 % reduziert. Bei diesem Vorgehen ist die analgetische Qualität verbessert und die Gefahr von leichten (Übelkeit, Erbrechen) und schwereren Nebenwirkungen (Atemdepression) vermindert.

Opioid-Analgetika werden aufgrund ihres vorwiegend zentralen Angriffsmechanismus bei mittelstarken und starken Schmerzen verabreicht. Schwach wirksame Opioide wie die Kombinationen aus Tilidin und Naloxon, Paracetamol und Codein oder Tramadol finden ihren Einsatz bei mittelstarken Schmerzen, während stark wirksame Opioide wie Piritramid oder die Kombination von Oxycodon und Naloxon starken Schmerzen vorbehalten sind. Zumeist werden Opioide in der initial postoperativen Phase parenteral, d. h. intravenös, oder über rückenmarknahe Verfahren verabreicht, in der späteren postoperativen Phase ist jedoch auch die enterale Gabe und/oder eine transdermale Gabe möglich.

Typischerweise erfolgt die Opioidgabe zunächst intravenös, um den individuellen Opiatbedarf festzustellen. Hierbei werden zunächst geringe Dosen in niedriger Konzentration und kurzen Zeitintervallen bis zur Schmerzfreiheit verabreicht (Titrati-

on). Erfolgt eine zu frühe Nachinjektion, so lässt sich zwar rasch eine Analgesie erzielen, der Patient wird dann jedoch in der Regel eine zunehmende Sedierung erfahren. Umgekehrt wird bei verspäteter Nachinjektion aufgrund einer weiteren Verteilung des Opioids im Organismus die angestrebte Opiatrezeptorwirkung nicht erreicht, mit der Folge, dass die Dosierung zur ausreichenden Analgesie erhöht werden muss.

Typische Komplikationen einer **Überdosierung** mit Opioiden:
- Atemdepression
- zu starke Sedierung
- Übelkeit
- Erbrechen und/oder Obstipation
- Miktionsstörungen

Risiken für ein gehäuftes Auftreten von Komplikationen und Nebenwirkungen:
- sehr junge und sehr alte Patienten
- reduzierter Allgemeinzustand
- respiratorische Vorerkrankungen
- Schlafapnoe-Syndrom
- Insuffizienzen der Eliminationsorgane (vor allem Niereninsuffizienz)

Offensichtlich ist, dass Sedativa nicht zur Therapie in der Akutschmerztherapie Verwendung finden, wenn gleichzeitig Opioid-Analgetika verabreicht werden.

Nichtopioid-Analgetika besitzen neben ihrer analgetischen Potenz eine antipyretische und oft auch antiphlogistische Wirkung. Regelhaft werden diese in der Akutschmerztherapie als Basismedikation in festgelegten Zeitintervallen (gemäß ihrer Wirkdauer) oder kontinuierlich verabreicht. Wesentlich ist die Beachtung der Maximaldosierung der einzelnen Stoffgruppen. Zu den Nichtopioid-Analgetika gehören Paracetamol, Metamizol, die nichtsteroidalen Antirheumatika (NSAR) wie Acetyilsalicylsäure, Diclofenac, Ibuprofen oder Indometacin und die selektiven Cox-2-Inhibitoren (Coxibe wie Parecoxib, Celecoxib oder Rofecoxib).

Analgetisch, antipyretisch und antiphlogistisch wirken die NSAR durch Hemmung der Prostaglandin-Synthese. Durch ihre säureähnlichen Eigenschaften können die NSAR sich besonders gut in entzündetem Gewebe anreichern. NSAR werden bevorzugt nach Operationen am Bewegungsapparat eingesetzt, bei viszeralen Schmerzen sind sie weniger ausgeprägt wirksam. Die NSAR hemmen dosisabhängig über eine Blockade der Cyclooxygenase die Prostaglandin-Synthese. Die Cyclooxygenase-1 wird bereits bei niedrigen Dosierungen blockiert, für eine Blockade der Cyclooxygenase-2 sind jedoch höhere Dosierungen erforderlich, wodurch die Gefahr von Nebenwirkungen gesteigert wird. Aus diesem Grund wurde die Gruppe der Cox-2-Inhibitoren (Coxibe) entwickelt, um durch die selektive Beeinflussung eine geringere Nebenwirkungsrate im Gastrointestinaltrakt und hinsichtlich der Blutgerinnung zu erzielen. Dem gegenüber steht jedoch ein erhöhtes Risiko für arteriellen Bluthochdruck und Herzinfarkt, so dass derzeit nur ein Vertreter dieser Stoffgruppe für die Akutschmerztherapie zugelassen ist (Parecoxib).

Die **nichtsauren Nichtopioid-Analgetika** wirken analgetisch und antipyretisch; sie reichern sich jedoch kaum im entzündeten Gewebe an und haben daher keine antiphlogistische Wirkung. Die typischen Vertreter sind Metamizol und Paracetamol. Diese beiden Substanzen sind die derzeit am häufigsten zur Basismedikation eingesetzten Nichtopioid-Analgetika. Metamizol ist bei mittelstarken bis starken Schmerzen analgetisch sehr effektiv und besitzt eine ebenso effektive Potenz bei der Behandlung der Nierenkolik. Klinisch relevante Nebenwirkungen von Metamizol sind eine anaphylaktische Reaktion bei rascher intravenöser Injektion und die sehr selten auftretende Agranulozytose. Hinsichtlich ihrer analgetischen Potenz sind Metamizol und Paracetamol nahezu gleichwertig. Paracetamol kann perioperativ mit einem NSAR kombiniert werden, was zu einer Potenzierung der analgetischen Wirkung führen kann. Aufgrund des Risikos einer Leberzellnekrose muss die Tageshöchstdosis von 80 mg pro Kilogramm Körpergewicht beachtet werden. Ebenso sollte bei längerfristiger Anwendung das Risiko einer Leberschädigung beachtet werden, so dass sinnvollerweise bei mehrtägiger Anwendung von Paracetamol regelmäßig Leberenzyme bestimmt werden sollten.

In der **unmittelbar postoperativen Phase** sollten Analgetika bei den meisten Patienten, wenn sie nicht in Regionalanästhesie operiert wurden, intravenös, alternativ subkutan oder rektal appliziert werden. Die intravenöse Injektion bzw. Infusion ist wegen der schnellen Wirksamkeit die bevorzugte Applikationsform. Resorptionsbedingte Verzögerungen entfallen, es ergibt sich ein Wirkbeginn innerhalb weniger Minuten und der Therapieerfolg ist sofort zu beurteilen. Eine orale Medikamentengabe ist in der späten postoperativen Phase sicherlich der Weg der Wahl, abgesehen von Situationen mit unmittelbarer Behandlung starker Schmerzen. Mit Beginn des postoperativen oralen Kostaufbaus können in aller Regel die Nichtopioid-Analgetika und die Opioid-Analgetika auf eine orale Verabreichungsform umgestellt werden, bei kleineren, insbesondere ambulant durchgeführten Eingriffen kann dies bereits in der unmittelbaren postoperativen Phase erfolgen. Eine rektale Applikation kann eine Alternative zu einer oralen Medikamentengabe sein. Einschränkungen ergeben sich jedoch durch die zeitlich sehr unterschiedliche Resorption und damit die schlechte Steuerbarkeit, insbesondere hinsichtlich starker Schmerzzustände. Eine transkutane Applikation ist in der Therapie chronischer Schmerzen etabliert. Ein vordergründiger Stellenwert in der Akutschmerztherapie besteht nicht, da durch unterschiedliche Resorptionszeiten eine schlechte Steuerbarkeit vorliegt.

Bei Patienten mit zu erwartenden starken Schmerzen hat sich in der akuten postoperativen Phase auch das Prinzip der patientenkontrollierten Analgesie (PCA) als effektiv erwiesen. Wirksamkeit und Akzeptanz der PCA werden verbessert, wenn die Patienten schon präoperativ mit dem Prinzip vertraut gemacht werden und die PCA nach der initialen Opioid-Titration schon unmittelbar postoperativ (z. B. im Aufwachraum) eingesetzt wird. Dieses Prinzip kann durch Bereitstellung einer definierten Menge von Tabletten oder Tropfen eines Analgetikums am Krankenbett auch als orale PCA erfolgen. Hierbei wird, nach entsprechender Aufklärung, dem Patienten überlassen, wann und in welcher Frequenz er eine vorgegebene Analgetika-Dosierung einnimmt.

Die häufigste durchgeführte PCA ist jedoch die **intravenöse PCA**, bei der mithilfe speziell programmierter Infusionspumpen ein Analgetikum mit fest eingestellter Basal- und Bolusrate infundiert wird. Hier kann der Patient über Knopfdruck den voreingestellten Bolus zeitlich frei wählen. Die Programmierung erlaubt selbstverständlich eine Limitierung der Bolusrate sowie die Einstellung von Sperrzeiten und Dosislimitierungen für definierte Zeiträume. PCA-Pumpensysteme kommen besonders dann zum Einsatz, wenn eine Regionalanalgesie nicht indiziert, technisch nicht durchführbar oder zu risikobehaftet war. Verantwortung und Handling einer PCA-Pumpe ist ein vordergründig ärztlicher Aspekt, jedoch kann hier gerade in Kooperation mit speziell ausgebildeten Pflegekräften (Pain Nurse) ein hoher Patientenkomfort erzielt werden.

Eine Übersicht über häufig als Standardanalgetika in der Akutschmerztherapie verwendete Medikamente gibt ▶ Tab. 5.3.

Tab. 5.3 Standardanalgetika in der Akutschmerztherapie.

Wirkstoff Handelsname	Einzeldosis beim Erwachsenen	maximale Tagesdosis	Applikation	Wirkdauer (h)	Bemerkungen
Nichtopioide					
Metamizol (Novalgin)	0,5–1 g	4–6 g	1 g KI 500 mg Tabletten 20 Tr. = 1 ml = 500 mg	4–6	auch spasmolytisch wirksam fiebersenkend Cave: Hypotonus, Knochenmarkdepression
Paracetamol (ben-u-on) (Perfalgan)	0,5–1 g	4 g	500 mg Tabletten 1 g Kurzinfusion	4–6 6	Cave: Leberschaden Antidot: Acetylcystein
Diclofenac (Voltaren)	50–100 mg	150 mg	50 mg Tabletten 75 mg ret. Tabletten 50/100 mg Supp.	6–12	Cave: Nierentoxizität, Exsikkose, gastrointestinale Wirkung
schwach wirksame Opioide					
Tilidin + Naloxon (Valoron N)	50–100 mg	300–400 mg	30 Tr. = 1,5 ml = 75 mg	4–6	Cave: Übelkeit, vegetative Reaktionen
Paracetamol + Codein (Contraneural)	0,5–1 g/30–60 mg	4 g/240 mg	500 mg/30 mg Tabletten 15 ml = 1 g/50 mg Saft	4–6	Cave: Leberschaden, Müdigkeit
stark wirksame Opioide					
Parecoxib (Dynastat)	40 mg	80 mg	40 mg i. v. Nachdosierung: 20–40 mg	6–12	Cave: gastrointestinale Nebenwirkungen, Nierenschädigung, kardiovaskuläre Komplikationen
Piritramid (Dipidolor)	3–5 mg	40 mg	2–5 mg i. v./s. c. 5 mg KI 2 mg PCA	4–6	Cave: Atemdepression Antidot: Naloxon
Sufentanil (Sufenta)					als Zugabe zur periduralen Ropivacaingabe
Oxycodon (Oxygesic Injekt)	10 mg	60 mg	Anfangsdosis: 1–10 mg i. v. Bolus über 1–2 min 2 mg/h i. v. Infusion	4–6	Cave: Übelkeit, Obstipation, Atemdepression, Suchtgefahr
Oxycodon + Naloxon (Targin)	10–20 mg	40 mg	10–20 mg Tabletten	12	geringere Obstipation, lange Latenz bis Wirkeintritt
Lokalanästhetika					
Ropivacain (Naropin 0,2 %)	max. 300 mg (= 150 ml)	900 mg (max. 37,5 mg/h)	peridural Nervenblockade	2–12	Cave: Intoxikation! Unruhe, Krämpfe, Koma, Atemstillstand
Bupivacain (Carbostesin 0,5 %)	max. 175 mg (= 35 ml)	660 mg (max. 30 mg/h)	Wundinfiltration interkostal intraspinal	2–12	siehe **Ropivacain**

5

Regionale Verfahren in der Akutschmerztherapie

Regionale Verfahren sind bei bestimmten Indikationen besonders wirksam. Sie können sowohl präventiv (intraoperativ) begonnen werden als auch postoperativ, wenn eine Basisanalgesie nicht ausreicht. Für die postoperative Schmerztherapie stehen insbesondere die verschiedenen Verfahren einer kontinuierlichen regionalen Katheteranalgesie zur Verfügung, aber auch langwirkende Einzelblockaden. Die Anwendung regionaler Verfahren ermöglicht in vielen Fällen eine suffiziente Schmerztherapie, sie ist jedoch invasiv und erfordert häufig einen höheren Überwachungsaufwand.

Im Vergleich zur alleinigen systemischen Schmerztherapie ist durch den Einsatz eines **periduralen Katheterverfahrens (PDK)** die Reduktion perioperativer Stressreaktionen und der Sympathikusaktivität erwiesen. Dies führt zu einer Verbesserung der postoperativen Organfunktionen und Senkung perioperativer Komplikationen.

Indikationen für ein PDK sind Eingriffe,
- die mit starken postoperativen Schmerzen einhergehen,
- bei denen eine Sympathikolyse erwünscht ist,
- bei denen eine Beeinträchtigung der gastrointestinalen Motilität folgt,
- bei denen ein Risiko für postoperative Phantomschmerzen besteht,
- bei denen die postoperative Mobilisation erfahrungsgemäß mit starken Schmerzen einhergeht.

Bei ausgedehnten thorax- und abdominalchirurgischen, urologischen oder gynäkologischen Eingriffen gilt heute die lumbale oder thorakale Periduralanalgesie als Verfahren der Wahl. Die Anwendung eines PDK zur Schmerztherapie sollte im Rahmen des Prämedikationsgesprächs durch den Chirurgen und/oder Anästhesisten besprochen werden, die letztendliche Indikation zur Durchführung obliegt dem aufklärenden Anästhesisten.

Kontraindikationen für den Einsatz eines solchen Katheterverfahrens:
- Infektionen im Bereich der Einstichstelle
- bestehender Volumenmangel
- systemische Infektionen
- manifeste Gerinnungsstörungen oder eine antikoagulative Therapie
- unklare neurologische Ausfälle
- anatomische Anomalien
- Ablehnung durch den Patienten

Die bei einer antithrombotischen Therapie in Abhängigkeit von den eingesetzten Medikamenten und ihrer Dosierung zu beachtenden Grenzen für rückenmarknahe Kathetertechniken sind den Empfehlungen der Fachgesellschaften zu entnehmen.

Regionale Analgesieverfahren durch periphere Nervenblockaden haben den Vorteil einer nahezu vollständigen Schmerzausschaltung und sind damit einer systemischen medikamentösen Therapie grundsätzlich überlegen.

Vorteile einer Regionalanalgesie durch periphere Nervenblockaden:
- individuell problemlos festzulegende Dauer
- Möglichkeit der Kombination mit regionalen und Allgemein-Anästhesieverfahren
- geringe Komplikationsrate
- Möglichkeiten einer guten Mobilisation, da keine Beeinträchtigung der Vigilanz des Patienten vorliegt

Beispiele für periphere Nervenblockaden:
- Blockaden des Plexus brachialis (interskalenär, infraklavikulär, axillär)
- Blockaden einzelner Nerven der oberen Extremität
- Femoralisblock
- Fascia-iliaca-Block
- Psoas-compartment-Block
- verschiedene Möglichkeiten der Ischiadikusblockaden

Grundsätzlich können **Nervenblockaden durchgeführt** werden,
- wenn erfahrungsgemäß mit starken postoperativen Schmerzen zu rechnen ist,
- wenn eine Sympathikolyse im Operationsgebiet erwünscht ist,
- wenn ein erhöhtes Risiko für das Auftreten postoperativer Phantomschmerzen besteht und/oder
- wenn die postoperative Mobilisation zu starken Schmerzen führt.

Kontraindikationen für diese Verfahren, ähnlich dem PDK:
- Infektionen im Bereich der Einstichstelle
- manifeste Gerinnungsstörungen oder eine antikoagulative Therapie
- unklare neurologische Ausfälle
- anatomische Anomalien
- Ablehnung durch den Patienten

Ein wesentlicher Aspekt beim Einsatz regionaler Verfahren in der Akutschmerztherapie ist das Selbstverständnis einer engen schmerztherapeutischen interdisziplinären Kooperation. Grundlage ist eine schriftlich fixierte Verfahrensanweisung, die Zuständigkeiten und Verantwortlichkeiten der beteiligten Berufsgruppen und Fachdisziplinen klar festlegt. Hier sollten die Verantwortlichkeiten und Zuständigkeiten klar geregelt werden, so dass Wirksamkeit, Notwendigkeit und ggf. bestehende Nebenwirkungen dieser Analgesieverfahren in festen Intervallen überprüft werden. Die postoperative Betreuung von Patienten mit diesen Katheterverfahren sollte sinnvollerweise im Rahmen eines Akutschmerzdienstes organisiert sein (Kathetervisiten).

Sowohl bei den rückenmarknahen als auch den peripheren regionalanästhesiologischen Verfahren kann es dazu kommen, dass im Einzelfall nur eine unzureichende Schmerzlinderung erreicht wird. Oder es tritt beispielsweise durch eine sekundäre Katheterdislokation ein vollständiger Wirkverlust ein.

Merke

Es sollte grundsätzlich ein **alternatives Vorgehen** für den oftmals akut eintretenden Bedarfsfall festgelegt werden.

In der Regel empfiehlt es sich, auf andere, in der jeweiligen Behandlungssituation bewährte Schmerzbehandlungsalgorithmen zurückzugreifen (z. B. Einsatz einer PCA-Pumpe). Auch die Neuanlage eines Schmerzkatheters kann in Abhängigkeit vom zu erwartenden Schmerzverlauf indiziert sein.

Beispiele medikamentöser Therapieschemata

Die in ▶ Abb. 5.5 und ▶ Abb. 5.6 dargestellten Stufenpläne zur Akutschmerztherapie berücksichtigen sowohl systemische als auch regionale Schmerztherapieverfahren. Sie wurden gemeinsam von Chirurgen und Anästhesisten zur Anwendung in einer chirurgischen Klinik erstellt, und nur dort besteht auf dem Boden einer Qualitätsmanagement-Vereinbarung aller beteiligten Berufsgruppen und Fachdisziplinen deren uneingeschränkte Gültigkeit. Die Stufenpläne sind weitgehend prozedurenspezifisch auf die Anforderungen an eine adäquate perioperative Schmerztherapie ausgerichtet.

Bei der Auswahl eines Therapieschemas sind Indikationen und Kontraindikationen zu berücksichtigen. Ein Therapiealgorithmus stellt – unabhängig von der Schmerzstärke – eine ausreichende Schmerzmedikation sicher. Mit abnehmender Schmerzstärke ist andererseits eine Reduktion und Umstellung durch Übergang in ein anderes Schema gewährleistet.

5.1.7 Organisation der Akutschmerztherapie

Wesentliche Voraussetzung einer funktionierenden und qualitativ hochwertigen Akutschmerztherapie ist eine verbindliche Organisation der relevanten Prozesse. Klare Absprachen der Zuständigkeiten und Verantwortlichkeiten im Rahmen der einzelnen Teilaspekte erlauben eine nachhaltige Durchführung in der Praxis. Grundlage jeder Organisationsform sollte eine gemeinsam erstellte schriftliche Festlegung sein, in der die Verantwortlichkeiten und Befugnisse der eine Akutschmerztherapie durchführenden Berufsgruppen und Fachdisziplinen fixiert sind.

Welches Ausmaß nun diese Festlegungen in der jeweiligen Institution haben, hängt sehr von den individuellen Gegebenheiten und übergeordneten Organisationseinheiten ab. Grundsätzlich sollte jegliche Organisation einer Akutschmerztherapie immer auf dem Boden einer interdisziplinären Kooperation zwischen den operativen Fachgebieten Chirurgie und Anästhesiologie entstehen. Das Spektrum möglicher Organisationsmodelle reicht hier von der fakultativen Hinzuziehung des Anästhesisten über die Einrichtung eines Akutschmerzdienstes bis zur gemeinschaftlich durchgeführten Zertifizierung auf der Basis eines etablierten Qualitätsmanagement-Systems. Beispiele hierfür sind das Projekt „Schmerzfreie Klinik" mit der Zertifizierung „Qualitätsmanagement Akutschmerztherapie" durch den TÜV Rheinland und das Projekt „Schmerzfreies Krankenhaus" mit der Zertifizierung „Qualifizierte Schmerztherapie" durch die Certkom e. V.

Auf der Grundlage aktuell bestehender Leitlinien kann ein **klinikeigener Leitfaden zur Akutschmerztherapie** erstellt werden. In so einem schriftlich dokumentierten Konzept werden **alle Aspekte der Akutschmerz**therapie adressiert:

Indikationen

- Große abdominelle Eingriffe
  - Ösophagusresektion
  - Pankreasresektion
  - resezierende Eingriffe am Magen
  - Leberresektion
  - Kolonresektion
  - Rektumresektion und -exstirpation
- Abdominelle Gefäßeingriffe und periphere Rekonstruktionen
- Unter- und Oberschenkelamputation
- Thorakotomie

Intraoperativ

fakultativ	1g Metamizol al KI i.v. 20 min vor OP-Ende,
	Wundrandinfiltration mit Bupivacain (Carbostesin) 0,5% nach Wundgröße,
	Interkostalblockade mit 20 ml Bupivacain (Carbostesin) 0,5%

Postoperativ

• I A PDK möglich

	Ropivacain	(Naropin)	0,2%	4–10 ml/h	PDK-Perf.
+ ggf.	Sufentanil	(Sufenta)	(nur AWR und ITS)	1 µg/ml	PDK-Perf.
+	Metamizol	(Novalgin)	1g	1-1-1-1	KI i.v.
+	Metoclopramid	(MCP)	1 Amp = 2 ml = 10 g	1-1-1-1	KI i.v.
bei NRS ≥ 3					
+	Piritramid	(Dipidolor)			PCA i.v.
oder	Piritramid	(Dipidolor)	5 mg	1-1-1-1 max.	KI i.v.

• I B PDK nicht möglich

	Piritramid	(Dipidolor)	5 mg		PCA i.v.
+	Metamizol	(Novalgin)	1 g	1-1-1-1	KI i.v.
+	Metoclopramid	(MCP)	1 Amp = 2 ml = 10 g	1-1-1-1	KI i.v.

• I C PDK *und* PCA nicht möglich

	Piritramid	(Dipidolor)	5 mg	1-1-1-1	KI i.v.
			titriert (nur AWR und ITS)		
+	Metamizol	(Novalgin)	1 g	1-1-1-1	KI i.v.
+	Metoclopramid	(MCP)	1 Amp = 2 ml = 10 g	1-1-1-1	KI i.v.
bei NRS ≥ 3					
+	Piritramid	(Dipidolor)	5 mg (auf besondere Anordnung)		KI i.v.

Wenn PDK oder PCA nicht mehr erforderlich: Umstellung auf Schema II

Zu beachten:

Metamizol kann bei Allergie oder Unverträglichkeit durch Paracetamol in gleicher Dosierung und Applikation substituiert werden. In der Regel aber **keine!** zeitversetzte Gabe von Metamizol **und** Paracetamol!
Bei Patienten mit einem KG unter 50 kg und über 120 kg Dosisanpassung erforderlich, ebenso bei geriatrischen Patienten.

Legende:	PDK	Peridualkatheder	AWR	Aufwachraum
	PCA	PCA-Pumpe	ITS	Intensivstation
	KI	Kurzinfusion (100 ml NaCl)		

Abb. 5.5 Beispiel Stufenplan Akutschmerztherapie bei hoher zu erwartender Schmerzintensität. (Mit freundlicher Genehmigung: DIAKO Bremen.)

Indikationen

- Mittelgroße bis kleine abdominelle Eingriffe
  - Magenulkusübernähung
  - konventionelle und laparoskopische Cholezystektomie
  - Ileostomarückverlagerung und Dünndarmsegmentresektion
  - konventionelle und laparoskopische Appendektomie
  - laparoskopische Exploration, Adhäsiolyse, Fundoplikatio, Magenband
- VATS
- Inguinale Eingriffe
- Proktologische EIngriffe inklusive TEM-Verfahren
- Varizen-OP
- Kleinere Weichteiltumoren
- Shuntlage, Portanlage

Intraoperativ

fakultativ 1g Metamizol al KI i.v. 20 min vor OP-Ende,
Wundrandinfiltration mit Bupivacain (Carbostesin) 0,5% nach Wundgröße

Postoperativ

• II A   Orale Applikation möglich

	Metamizol	(Novalgin) Tabl.	500 mg	2-2-2-2	oral
	Metamizol	(Novalgin) Tr.	40 = 2 ml = 1 g	1-1-1-1	oral
bei NRS ≥ 3					
+	Tilidin + Naloxon	(Valoron N) Tr.	30 = 1,5 ml = 75 mg	1-1-1-1	oral
Alternativ zu Metamizol					
	Paracetamol + Codein-Tabl.		500 mg/30 mg	2-2-2-2	oral
bzw.	Paracetamol + Codein-Saft		15 ml = 1g/50 mg	1-1-1-1	oral

• II B   Orale Applikation nicht möglich

	Metamizol	(Novalgin)	1 g	1-1-1-1	KI i.v.
bei NRS ≥ 3					
+	Piritramid	(Dipidolor)	5 mg max.	1-1-1-1 max.	KI i.v.
Alternativ zu Metamizol					
	Paracetamol	(Perfalgan)	1 g	1-1-1-1	KI i.v.

Bei längerfristigem Opioidbedarf und oraler Medikation auf besondere Anordnung:

Oxycodon/Naloxon	(Targin)	10/5 mg	1-0-1-0	oral

Zu beachten:

Metamizol kann bei Allergie oder Unverträglichkeit durch Paracetamol in gleicher Dosierung und Applikation substituiert werden. In der Regel aber **keine!** zeitversetzte Gabe von Metamizol **und** Paracetamol!
Bei Patienten mit einem KG unter 50 kg und über 120 kg Dosisanpassung erforderlich, ebenso bei geriatrischen Patienten.

Legende: PDK Peridualkatheder   AWR Aufwachraum
PCA PCA-Pumpe   ITS Intensivstation
KI   Kurzinfusion (100 ml NaCl)

Abb. 5.6 Beispiel Stufenplan Akutschmerztherapie bei mittlerer bis geringer zu erwartender Schmerzintensität. (Mit freundlicher Genehmigung: DIAKO Bremen.)

- Therapiekonzepte gemäß der Schwere der zu erwartenden postoperativen Schmerzen
- Maßnahmen zum Monitoring und zur Therapiekontrolle der festgelegten Maßnahmen (Akutschmerzdienst, Kathetervisiten)
- Festlegung der Interventionsgrenzen
- Handlungsanweisungen für Nebenwirkungen bzw. Komplikationen
- Festlegungen zur Durchführung der schmerztherapeutischen Maßnahmen durch die unterschiedlichen Berufsgruppen und Fachdisziplinen

Der besondere Vorteil einer in dieser Weise organisierten Akutschmerztherapie liegt in der klar definierten **Zuordnung schmerztherapeutischer Maßnahmen** auf pflegerischem wie ärztlichem Sektor. Die zwischen beiden Berufsgruppen konsentierte Möglichkeit antizipierender Anordnungen mit festgelegten Therapiealgorithmen erlaubt es dem Pflegepersonal, innerhalb eindeutig definierter Leitplanken selbstständig schmerztherapeutisch zu intervenieren.

Merke

Das aktive Einbeziehen der Pflege in die Akutschmerztherapie stärkt die Kompetenz des gesamten Behandlungsteams und bedeutet für den Patienten eine zeitnahe, von einer Arztpräsenz unabhängige adäquate Analgesie.

Neben der Festlegung therapeutischer Algorithmen ist eine zeitgerechte **Patienteninformation und -aufklärung** ein wesentlicher Vorteil einer organisierten Akutschmerztherapie. Mögliche, hier zur Anwendung kommende Informationsmedien sind:
- Formularbögen zur schriftlichen Dokumentation der Patientenaufklärung
- Informationsflyer, die den Patienten die Akutschmerztherapie erläutern (▶ Abb. 5.1)
- „Schmerzschieber" zur Messung der Schmerzintensität (▶ Abb. 5.3).

Patienten sollten grundsätzlich darauf hingewiesen werden, dass die Akutschmerztherapie eine Möglichkeit weitestgehender Schmerzfreiheit erwirken soll, wobei jedoch schon die Reduktion der Schmerzen auf ein erträgliches Maß als positives Ziel erläutert werden sollte. Der aufgeklärte und aktiv in die Akutschmerztherapie einbezogene Patient entwickelt ein für ihn förderliches Verständnis der notwendigen Maßnahmen und wird somit „Teil des Behandlungsteams".

Ein letzter wesentlicher Aspekt der Organisation einer Akutschmerztherapie ist die korrekte **Dokumentation**. Die nach festgelegten Intervallen durchgeführte Schmerzmessung, die grundsätzlichen Therapiealgorithmen und möglicherweise hiervon abweichende Maßnahmen müssen in der laufenden Patientendokumentation gemeinsam von Pflegenden und Ärzten fixiert werden. Eine solche systematische Schmerzdokumentation visualisiert die Schmerzintensität des Patienten, liefert eine Erfolgskontrolle der durchgeführten therapeutischen Maßnahmen und erlaubt so eine Individualisierung der Akutschmerztherapie.

Eine exakte Dokumentation ermöglicht schließlich die Durchführung einer patientenorientierten **Qualitätssicherung**. Eine herausragende Initiative ist das QUIPS-Projekt (Qualitätsverbesserung in der postoperativen Schmerztherapie). Dieses deutschlandweit zugängliche multizentrische interdisziplinäre Benchmark-Projekt erlaubt einen Vergleich der Qualität der postoperativen Schmerztherapie zwischen verschiedenen operativen Zentren und Krankenhäusern mithilfe einer standardisierten Datenerhebung weniger Qualitätsindikatoren, einer zeitnahen Datenanalyse und einem webbasierten Feedback. Durch eine solche Einbindung einer systematisierten Kontrolle der Ergebnisqualität kann die Organisation einer Akutschmerztherapie zu einem für Arzt und Patient „lernenden System" werden.

Literatur

[1] Akutschmerztherapie – Ein Curriculum für Chirurgen. Neugebauer EAM, Wiebalck A, Meißner W, Simanski C, Stehr-Zirngibl S, Hrsg. 2. Aufl. Bremen: UNI-MED; 2008

[2] Gogarten W, van Aken H, Büttner J et al. Rückenmarksnahe Regionalanästhesien und Thromboembolieprophylaxe/antithrombotische Medikation. 2. überarbeitete Empfehlung der Deutschen Gesellschaft für Anästhesiologie und Intensivmedizin. Anästh Intensivmed 2007; 48: S 109–S 124

[3] http://www.dgss.org/

[4] http://www.iasp-pain.org/

[5] http://www.quips-projekt.de/

[6] http://www.schmerzfreies-krankenhaus.de/

[7] http://www.tuv.com/de/deutschland/gk/managementsysteme/medizin_gesundheitswesen/qm_akutschmerztherapie/qm_akkutschmerztherapie.jsp

[8] Maier C, Nestler N, Richter H et al. Qualität der Schmerztherapie in deutschen Krankenhäusern. Dtsch Arztebl Int 2010; 107(36): 607–614

[9] Schmerzbehandlung bei Operationen. Eine Patienten-Leitlinie zur S 3-Leitlinie „Behandlung akuter perioperativer und

posttraumatischer Schmerzen" (AWMF-Register Nr. 041/001)

[10] S3-Leitlinie „Behandlung akuter perioperativer und posttraumatischer Schmerzen" (AWMF-Register Nr. 041/001)

[11] Wulf H, Neugebauer E, Maier C. Die Behandlung akuter perioperativer und posttraumatischer Schmerzen Stuttgart: Thieme; 1997

5.2 Infusions- und Flüssigkeitstherapie

R. Wildenauer

5.2.1 Einleitung

„The type of fluid used is likely less important than the timing." J. L. Vincent, 2004

Die postoperative Versorgung des chirurgischen Patienten stellt für den Stationsarzt normalerweise keine große Herausforderung dar: Mobilisation und Kostaufbau sind dem Operationsprotokoll zu entnehmen, Antibiose wie immer, Krankengymnastik wie immer und Infusionen nach Standard.

Gerade im Hinblick auf die „parachirurgischen" Anordnungen lässt sich im Großen und Ganzen schon recht viel abdecken. Aber wieviel davon ist tatsächlich aktuell an Leitlinien orientiert und somit evidenzbasiert oder vielleicht einfach nur der Standard – weil wir es schon immer so machten? Irgendjemand hatte sich vor geraumer Zeit – wahrscheinlich auf Anordnung des Chefarztes – hingesetzt und den Standard formuliert. Angepasst an die Gewohnheiten des Hauses, die vorhandenen Medikamente und die bekannten Gepflogenheiten. Eine Aktualisierung war nicht geplant, es wurde jedem (neuen) Mitarbeiter als Standard mitgeteilt und unreflektiert angewendet.

In vielen Situationen mag dies auch immer noch gerechtfertigt sein, aber besonders in der Infusions- und Flüssigkeitstherapie existieren zu viele Mythen und Halbwahrheiten mit teilweise schweren Nebenwirkungen. Jede Infusion bedeutet letztendlich die Anwendung eines Medikaments und der sorgfältigen Indikation derselben.

Lassen Sie uns zuallererst, noch vor der Wahl des Substrats, eines klarstellen: Der menschliche Organismus bedarf zweierlei Flüssigkeitsersatz – der Perspiratio insensibilis bzw. Urin als Basisbedarf und zusätzlicher Volumentherapie zur Aufrechterhaltung einer intravasalen Normovolämie. Und darin liegt auch schon das Problem. War noch das Volumenmanagement intraoperativ Aufgabe des Anästhesisten, so liegt es postoperativ allein in unserer Verantwortung. Und was wäre einfacher, als die altbekannten 3 Liter Ringer-Lösung anzugeben?

5.2.2 Mythen über den Basisbedarf

Gleich einem schlafenden Menschen, der nachts ebenfalls keine kontinuierliche Flüssigkeitsgabe erfährt, kann auch der postoperative Patient von diesem Aspekt profitieren.

Die Perspiratio insensibilis hängt natürlich von Schweißproduktion, Luft- und Körpertemperatur und Luftfeuchtigkeit ab. In Lehrbüchern und älteren Übersichtsarbeiten werden intraoperativ 6–15 ml/kg KG/h, in Ruhe bis zu 40 ml/kg KG/d empfohlen – in der Nüchternphase durchaus bis zu 120 ml/h. Worauf diese Berechnungen beruhen, bleibt schleierhaft. Fakt ist, der tatsächliche Wasserdampfverlust kann nur schwer quantifiziert werden, beträgt aber beim Erwachsenen tatsächlich nur 0,5–1 ml/kg KG/h. Bei deutlich sichtbarer Perspiratio sensibilis, wie bei Fieber, erhöht sich der Basisbedarf um 10–12 % pro Grad Fieber. Hinzu kommt die Urinproduktion, wobei eine passagere, postoperative Oligurie als physiologische Reaktion des Körpers auf den operativen Stress angesehen und durchaus den 1. postoperativen Tag toleriert werden kann. Normalerweise würde dieser extrazelluläre Verlust durch die Resorption von Flüssigkeit und Elektrolyten gastrointestinal ausgeglichen werden.

Beim länger fastenden Patienten muss ergänzend auf die Supplementierung ausreichender Elektrolyte geachtet werden: Natrium 50–100 mmol/d, Kalium 40–80 mmol/d. Diese Mengen werden meist durch die gewählten Infusionslösungen zugeführt.

Häufig wird der tägliche Flüssigkeitserhaltungsbedarf auch mit der 4-2-1-Faustregel (Holliday-Segar-Formel) berechnet:

- 0–10 kg: 4 ml/kg KG/h = 100 ml/kg KG/d
- 11–20 kg: zusätzlich 2 ml/kg KG/h = 1000 ml + 50 ml/kg KG/d > 10 kg
- > 20 kg: zusätzlich 1 ml/kg KG/h = 1500 ml + 20 ml/kg KG/d > 20 kg

Damit ergeben sich massive Flüssigkeitsbelastungen des Organismus, welche in der mittlerweile gefürchteten Hypervolämie enden können.

5.2.3 Hypervolämie

Bei dem mit appliziertem Volumen belasteten Organismus ging man immer davon aus, dass die (gesunde) Niere diese Hypervolämie kompensieren würde. Dafür spricht auch die Überzeugung, die Nieren im akuten Nierenversagen zu wässern, um das vermutete prärenale Nierenversagen zu kompensieren (mit das häufigste). Leider vergaß man dabei die evolutionsbedingte Fähigkeit des Organismus, eher flüssigkeits- und salzsparend zu agieren. Die Fähigkeit der Niere, durch Suppression des Renin-Angiotensin-Aldosteron-Systems überflüssiges Volumen auszuscheiden, adaptiert sich nur langsam über mehrere Tage, während die erhöhte Ausschüttung des atrialen natriuretischen Faktors nur kurzfristig ist. Die zumeist zugeführten Kristalloide verteilen sich aufgrund ihrer Zusammensetzung im Extrazellulärraum, davon 80 % im Interstitium und 20 % intravasal. Wenn man sich selbst beispielsweise 1 Liter Vollelektrolytlösung infundieren würde, würde man bemerken, wie rasch interstitielle Ödeme in den körperabhängigen Partien auftreten und wie lange es dauert, bis diese wieder abgebaut bzw. resorbiert sind.

Vorsicht

Vermeide Hypervolämie durch „Wässern" der Niere bei passagerer, postoperativer Oligurie.

Durch mehrere Verlaufsbeobachtungen und Studien konnte gesichert werden, dass einerseits ein großer Anteil postoperativer Patienten hypervoläm ist (am einfachsten feststellbar durch Messung des Körpergewichts), andererseits sich dadurch folgende Probleme entwickeln:

- Pleuraergüsse
- Lungenödeme
- intestinale Paralyse
- periphere Ödeme
- Herz-Kreislauf-Überlastung
- Anastomoseninsuffizienz
- Wundheilungsstörungen

Diese verlängert nicht zuletzt den Krankenhausaufenthalt.

Vorteilhaft kann eine „milde" Hypervolämie aus rheologischer Sicht sein, um das Sauerstoffangebot (DO_2) in peripheren Geweben zu optimieren. Bei fortschreitender Zufuhr von Infusionen würde aber der Sauerstoffverbrauch (VO_2) überwiegen und bei Ausschöpfung der Sauerstofftransportkapazität der vorhandenen Erythrozyten müsste Blut transfundiert werden – mit den bekannten Nachteilen einer Fremdbluttransfusion.

Außerdem führt eine Hypervolämie durch die Expression des atrialen natriuretischen Faktors (ANF) zu einer Verdünnung oder sogar Zerstörung (Shedding) der endothelialen Glycocalyx, einer vulnerablen Struktur lumenseitig des Gefäßendothels, welche als zusätzliche Barriere gegen die Extravasation von Flüssigkeit ins Interstitium (dem sagenumwobenen „dritten Raum") dient. Wahrscheinlich bildet sich sogar der kolloidosmotische Druckgradient (in Ergänzung zu dem althergebrachten Starling-Prinzip) zwischen der Glycocalyx und einem schmalen, direkt unterhalb intravasal gelegenen Spalt aus. Bemerkenswert ist außerdem die Tatsache, dass auch chirurgischer/operativer Stress – vermittelt durch inflammatorische Mediatoren – sowie Ischämien oder Trauma, ebenso wie Sepsis, zu dieser Fragmentation führen.

5.2.4 Der „dritte Raum"

Ursprünglich ging man von einem unerklärlichen Verlust zugeführter Flüssigkeit in den sog. dritten Raum aus – wie er in Lehrbüchern oder Publikationen beschrieben wird. Dieser wurde erklärt als funktioneller Extrazellulärraum (Interstitium) und nichtfunktioneller EZR (Peritoneum, Darm, Gewebe, Urin, Liquor etc.). Flüssigkeitsverschiebungen in den „Third Space", also Ödeme, wären nur durch intravasal zugeführte Flüssigkeit therapierbar. Wahrscheinlich handelt es sich bei dem sagenhaften dritten Raum einfach nur um das Interstitium.

Gerade intra- und postoperativ zeigt sich eine Hypovolämie häufig wohl verursacht durch einen Verlust intravasaler Flüssigkeit in das Interstitium: Durch das Shedding des Endothelial Surface Layer (ESL), der Glycocalyx, diffundieren Proteine und Flüssigkeit in den dritten Raum – das Interstitium, und zwar bei gleichbleibenden kolloidosmotischen Gradienten (nach Starling).

Blutverluste durch Traumata oder Operationen sowie Exsudation aus größeren postoperativen Wundflächen (z. B. Laparostoma) führen auch zu einem intravasalen Defizit, der Hypovolämie, und müssen ausgeglichen werden. Die Abschätzung dieses Verlusts ist einfacher durchzuführen als der Verlust durch Sequestration in das Interstitium und kann mit geeigneten Lösungen bzw. Blutprodukten kompensiert werden.

5.2.5 Feststellung des Volumenbedarfs

Bei Betrachtung von ▶ Abb. 5.7 wird dem Chirurgen rasch klar, dass eine visuelle Abschätzung manchmal einfach nicht möglich ist. Dennoch sind die gezielte Anamnese (Durstgefühl, Flüssigkeitszufuhr oral) und die klinische Untersuchung (Inspektion der Zunge, Halsvenenfüllung, Aszites, Ödeme, Hautturgor etc.) initial sinnvoll. Leider hat die Untersuchung des Patienten meist nur zur Folge, dass eine Hypovolämie ausgeschlossen werden kann.

Blutentnahme

Die routinemäßige und oft täglich durchgeführte Blutentnahme kann – in Kombination mit einer (arteriellen oder venösen) Blutgasanalyse – zudem wertvolle Hinweise auf den Volumenhaushalt liefern; eine Verzögerung der Therapie durch Warten auf die leider meist sinnlosen und redundanten Werte darf jedoch nicht vorkommen. So kann

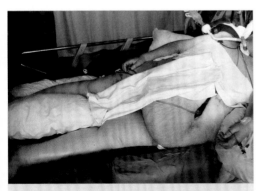

Abb. 5.7 Feststellung des Volumenbedarfs. Schwierige Feststellung des Volumenstatus bei Adipositas und Ödemen.

durch die Einschätzung des Harnstoff-Kreatinin-Verhältnisses oder den Natriumwert eine Aussage über Dehydrierung getroffen werden. Die Berücksichtigung von Basenüberschuss (BE) und Laktat als Surrogatmarker der Gewebsdysoxie bzw. des anaeroben Stoffwechsels ist mittlerweile durch die Traumaversorgung und deren Wertigkeit im schweren Volumenmangelschock ebenfalls zur Routine geworden. Vorteile dieser beiden Werte sind die rasche Verfügbarkeit und Kosteneffizienz durch eine einfache Blutgasanalyse, auch auf Normalstation. Bei pathologisch veränderten Werten ist eine engmaschige bzw. kurzfristige Verlaufskontrolle notwendig, ggf. nach Therapieoptimierung.

Zentralvenöser Druck

Gerne und häufig vorgeschlagen wird die Bestimmung des zentralvenösen Drucks (ZVD) als Parameter für den Volumenhaushalt eines Menschen. Trotz der großen Verbreitung dieser einfachen und bettseitig rasch durchführbaren Methode (mit allen vorstellbaren methodischen Fehlern) lässt der ZVD – außer in extremis – keinen Rückschluss auf das intravasale Volumen zu. Er hängt einfach von zu vielen nicht beeinflussbaren patientenspezifischen Parametern (wie Gefäßtonus, rechtsventrikuläre Compliance, pulmonaler Gefäßwiderstand, intrathorakaler Druck) ab, als dass der suggerierte Zielwert von 4–10 cm Wassersäule direkt verwertbar wäre. So kann z. B. ein erhöhter ZVD durchaus bei einem Volumenmangel vorkommen, wie beim Rechtsherzversagen, einem Spannungspneumothorax oder einer Lungenembolie. Die vielzitierte Rivers-Studie (hoher ZVD-Zielwert als Volumensteuerung in der Sepsistherapie) betrachtete den Wert nicht als Einzelwert, sondern als Verlaufsparameter in der Kombination mit anderen Faktoren (Sepsisbündel der hämodynamischen Zielkriterien).

Auch in einer jüngeren Metaanalyse konnte – im Vergleich mit anderen Prädiktoren der Volumenreagibilität – keine Korrelation zwischen ZVD und Veränderung des Herzzeitvolumens nach einem Flüssigkeitsbolus (Fluid Challenge) gefunden werden. Tatsächlich kann wohl nur der regelmäßigen, eventuell kontinuierlichen ZVD-Messung eine gewisse Aussagekraft zugesprochen werden. Absolute Veränderungen wären durchaus relevanten pathophysiologischen Korrelaten zugänglich, wie der Lungenembolie, dem Herzinfarkt oder dem massiven Volumenverlust. Das sind aber Situationen, womit sich der Stationsarzt in der täglichen Arbeit eher weniger konfrontiert sieht. Die einmal täglich stattfindende Messung des ZVD ist somit als obsolet anzusehen.

Passive Leg Raising

Wesentlich sinnvoller und technisch einfacher durchzuführen ist das sog. Passive Leg Raising Maneuver (▶ Abb. 5.8). Durch die Trendelenburg-Lagerung kommt es zu einer (reversiblen) Autotransfusion von 300–450 ml, welche sich gut an der Veränderung des Blutdrucks nachvollziehen lässt. Leider ist eine standardisierte Durchführung dieses Testes gerade bei chirurgischen Patienten schwierig, da oft Verletzungen des Beckens/der unteren Extremitäten oder Perfusionsstörungen der Beine, abdominelle Probleme (Ileus mit der Gefahr der Aspiration) oder mangelnde Kooperation des Patienten vorliegen. Jedoch ist gerade im täglichen Stationsbetrieb oder auch mal rasch en passant dieser Test beliebig oft wiederholbar und erzeugt keine Volumenüberladung wie häufige Infusionsboli und dadurch auftauchende Probleme (z. B. Lungenödem, Pleuraerguss, Perfusionsstörung).

Die Korrelation zu tatsächlicher Volumenreagibilität sowie die Sensitivität kann – je nach verfügbarem hämodynamischen Monitoring – verbessert werden. So gilt eine Veränderung der radialen Pulsdruckdifferenz um mindestens 9 % als positiv, das Herzzeitvolumen oder die Schlagvolumenvarianz variiert zwischen 8 und 15 %. Die Beatmungsform oder Arrhythmien haben keinen Einfluss auf die Aussagekraft.

Kontraindikationen liegen vor bei

- kardiogenem Schock,
- intrakraniellen Blutungen,
- erhöhtem Hirndruck.

Erweitertes hämodynamisches Monitoring

Weiterführend – und meist nur auf Intensivstationen möglich – ist die Bestimmung volumetrischer Vorlastparameter mittels transpulmonaler Thermodilution möglich (ITBV: intrathorakales Blutvolumen, GEDV: global-enddiastolisches Volumen). Hierzu sind spezielle Katheter (u. a. PICCO, Pulsion Medical Systems) und Monitore notwendig. Ein Volumenmangel kann in mehreren Einzelmessungen festgestellt werden, die primäre Anwendung liegt in der Beurteilung der kardialen Vor- und Nachlast im Linksherzversagen.

Im Gegensatz dazu ist die Bestimmung dynamischer Vorlastparameter (beatmungsinduzierte Variation des Schlagvolumens) oder des Schlagvolumens auch auf Normalstationen möglich. Die arterielle, unkalibrierte Pulskonturanalyse mittels spezieller Katheter und Monitore (FloTrac, Edwards Life Sciences, PulsioFlex, Pulsion Medical Systems) schätzt anhand der arteriellen Druckkurve und demografischer Daten kontinuierlich das Schlagvolumen, die Schlagvolumenvariation, das Herzzeitvolumen und weitere Daten. Physiologisch liegt diesen Verfahren die Veränderung der Pulskurve in der kontrollierten Beatmung mit Schwankungen der kardialen Vorlast zugrunde, die – abhängig vom Volumenstatus – bei In- und Exspiration unterschiedlich reagiert (▶ Abb. 5.9). Normalerweise liegt der Schwellenwert zur Volumenreagibilität der Schlagvolumenvarianz (oder Pulsdruckvariation) zwischen 11 und 13 %, Arrhythmien oder Klappendefekte vermindern jedoch die Zuverlässigkeit der Parameter. Die Aussagekraft ist jedoch sehr reduziert bei spontan atmenden Patienten aufgrund der unterschiedlichen Atem-

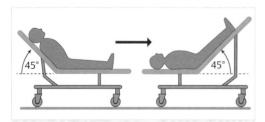

Abb. 5.8 Passive-Leg-Raising-Test. Einfacher Test bzgl. Volumenreagibilität.

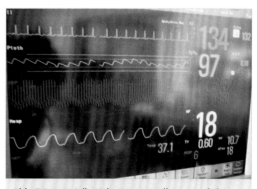

Abb. 5.9 Arterielle Volumenmangelkurve, sichtbar an der atemabhängigen Modulation des Blutdrucks.

anstrengungen und damit mit Vorsicht zu interpretieren.

Sonografie

Die Durchführung einer transthorakalen Echokardiografie (TTE) kann auch Rückschlüsse über den Füllungsgrad der Herzkammern zulassen. Sie ist jedoch abhängig vom Anlotungswinkel, dem Patienten selbst und der Erfahrung des Untersuchers. Grundsätzlich ist sie jedoch eine Option, welche schnell bettseitig ohne große Probleme durchführbar ist. Während dieses Untersuchungsgangs ist außerdem die V. cava inferior direkt unterhalb des Zwerchfells darstellbar. Da der Diameter der unteren Hohlvene durch den Atemzyklus, das Blutvolumen und die Rechtsherzfunktion beeinflusst wird, ist anzunehmen, dass der Gefäßdurchmesser bei Hypovolämie kleiner ist als bei Normovolämie. Neben starken atemabhängigen Schwankungen kann ein Durchmesser unter 10 mm ein Indikator für das Vorliegen eines intravasalen Volumenmangels sein.

Als intraoperativer bzw. unter kontrollierten Bedingungen (auf Intensivstationen) möglicher Goldstandard kann eine transösophageale Echokardiografie (TEE) zur Untersuchung des Volumenstatus erfolgen. Bei unklarer hämodynamischer Instabilität sollen damit die relevanten Differenzialdiagnosen ausgeschlossen werden:

- Perikarderguss
- Perikardtamponade
- akute Rechtsherzbelastung
- Pumpfunktion
- Klappenvitien

Zusatzinfo

Weiterführende Informationen sind in der S 3-Leitlinie „Intravasale Volumentherapie beim Erwachsenen" enthalten.

5.2.6 Wahl des Präparats

Seit der Zulassungsbeschränkung der EMA im Dezember 2013 von Hydroxyethylstärke (HAES) bei der therapierefraktären Hypovolämie ist die Auswahl der zur Verfügung stehenden Lösungen deutlich reduziert. Neben den kristalloiden Lösungen sind noch andere Kolloide sowie verschiedene glukosebasierte Lösungen einsetzbar.

Kristalloide lassen sich unterteilen in Vollelektrolytlösungen (andere Präparationen wurden mittlerweile aufgegeben) und isotone Kochsalzlösung, die **Kolloide** in natürliche (Albumin) und künstliche Kolloide (Gelatine, HAES in verschiedenen Modifikationen). Zusätzlich sollen noch die verschiedenen glukosehaltigen Lösungen erwähnt werden. Neben der Verwendung als Energieträger im Rahmen der parenteralen Ernährung (siehe Kap. 5.3) wird häufig 5 % Glukose als „freies Wasser" zur Therapie bei Hypernatriämie benutzt. Da es hierbei zu einer gleichen Verteilung zwischen Intra- und Extrazellulärraum aufgrund der fehlenden Elektrolyte kommt, drohen bei der Anwendung Hirn- und Lungenödem. Es ist deshalb – bei der Anwendung größerer Mengen – als gefährlich einzustufen. Die häufige hypervoläme Hypernatriämie postoperativ bei schwerkranken Patienten liegt eher in der reduzierten Fähigkeit der Niere, Natrium auszuscheiden. Hier führt die Zufuhr von Glukose 5 % nur zur weiteren Hyperhydratation.

Kristalloide

Zur Bilanzierung bzw. zur Deckung des Basisbedarfs sind mittlerweile die unterschiedlichsten Kristalloide erhältlich. Die Aufrechterhaltung der Homöostase zwischen Inter- und Extrazellulärraum sowie der Austausch der frei beweglichen Bestandteile zwischen Intravasalraum und Interstitium (= Extrazellulärraum) sind jedoch bei den unterschiedlichen Kristalloiden nicht vergleichbar, da meist sehr differente Zusammensetzungen (z. B. Osmolarität, kolloidosmotischer Druck, Elektrolyte und pH-Wert) bestehen. Das Hydrogencarbonat wird so z.B aus galenischen Gründen durch dessen Vorläufer Laktat, Acetat oder Malat ersetzt.

Meist sieht man sich peri- und postoperativ mit der Entscheidung konfrontiert, zwischen unbalanzierter oder balanzierter isotoner kristalliner Lösung wählen zu müssen – eben zwischen „physiologischer" 0,9 %iger Kochsalz-/Natriumchloridlösung oder z. B. malatbasierten isotonen Vollelektrolytlösungen. Es gilt mittlerweile als erwiesen, dass die Verwendung hochchloridhaltiger Lösungen vergesellschaftet ist mit:

- Hyperchlorämie
- Azidose
- Infektion
- Nierendysfunktion
- erhöhter Sterblichkeit

Eine klinisch relevante Unterlegenheit findet sich speziell im intensivmedizinischen Krankengut, so dass mehr hyperchlorämische Azidosen bzw. eine höhere Inzidenz an Nierenversagen mit Dialysepflicht vorkommen. Zusätzlich soll diese Azidose Einfluss auf die Hämostase, die gastrointestinale und kognitive Funktion haben. Logischerweise empfiehlt sich damit die Verwendung plasmaähnlicher, also balanzierter Lösung als Flüssigkeitsersatz. Eine Reduktion des nephrotoxischen Chloridanteils wäre, zumindest physiologisch gesehen, ein Benefit für den Patienten.

Statistisch relevante Unterschiede zwischen einzelnen balanzierten Vollelektrolytlösungen finden sich nicht. Ein Austausch des vornehmlich hepatisch metabolisierten Laktats durch andere, vor allen Dingen muskulär metabolisierbare Anionen wie Acetat oder Malat lässt bestenfalls eine verminderte Beeinträchtigung des Surrogatwerts Laktat vermuten.

Die Verwendung hypertoner (7–7,5 %) Natriumchloridlösung ist als „Small Volume Resuscitation" möglich und bestätigt auch eine günstigere Flüssigkeitsbilanz bei erniedrigter Letalität, hat jedoch ebenfalls deutliche Auswirkungen auf den Natriumspiegel. Die Studienlage dazu ist sehr überschaubar und das spezifische Indikationsgebiet klein (Verbrennung, Schädel-Hirn-Trauma, Trauma).

Kolloide

Auch kolloidale Lösungen beruhten in ihrer Zusammensetzung auf der historischen 0,9 %igen Kochsalzlösung und entwickelten sich aus den gleichen Gründen wie Kristalloide mittlerweile zu balanzierten Kolloiden weiter. Eines der am häufigsten benutzten synthetischen Präparate ist balanziertes 6 %iges HAES 130/0,4 (z. B. Volulyte, Fresenius Kabi) oder die aus Rinderkollagen gewonnene Gelatine. Beide scheinen **periinterventionell** keinen Einfluss auf die Morbidität oder die Inzidenz eines akuten Nierenversagens zu haben. Die jüngsten Studien hinsichtlich der Verwendung von HAES bei **Intensivpatienten** wiesen meist einen Zusammenhang zwischen der Verwendung dieses Kolloids und der Notwendigkeit einer Nierenersatztherapie auf. Jedoch liegt dies wohl eher an der Art und Weise, wie HAES appliziert wurde (Überschreitung der maximalen Dosis, Applikation nach Stabilisierung der Patienten) und nicht am Präparat selbst. Es fanden sich auch Hinweise dafür, dass HAES zu einer schnelleren hämodyna-

mischen Stabilisierung im septischen Schock oder Volumenmangelschock führt und dort Gelatine oder Albumin ebenfalls als Plasmaexpander eingesetzt werden können. Ob hypo-/isoonkotisches (4 bzw. 5 %) oder hyperonkotisches (20 %) Albumin verwendet wird, liegt wohl eher an der Kosteneffektivität und den Lieferengpässen als an der Wertigkeit, vor allen Dingen im septischen Schock. Trotz der Präparation aus menschlichem Plasma kommt es durch die Pathogeninaktivierung zu keiner Transmission von Infektionen.

Gleichwohl gibt es eine Vielzahl unterschiedlicher Kolloide aus Hydroxyethylstärke, welche entweder auf Kartoffel- oder Maisstärke beruhen und mit 6 % isoonkotisch oder mit 10 % hyperonkotisch sind. Sie unterscheiden sich in ihrem mittleren Molekulargewicht (MG), dem Substitutionsgrad (SG) und dem C2-C6-Verhältnis. SG bezieht sich auf den hydroxyethylierten Anteil der insgesamt verfügbaren Stellen pro HAES-Glukose-Einheit, das C2-C6-Verhältnis auf den Anteil der C2-Stellen, die im Verhältnis zu den C6-Stellen hydroxyliert sind. Diese 3 Eigenschaften von HAES beeinflussen dessen Pharmakokinetik und -dynamik, wobei höhere Werte eine Verlangsamung der Clearance aus dem Plasma und eine Verlängerung der Wirkung bedeuten. Das C2-C6-Verhältnis reicht von 5–9, das MG der HAES-Produkte liegt zwischen 70 000 und 450 000 Dalton, und der SG beträgt 0,4–0,7. Die neuesten Generationen von HAES-Lösungen haben ein MG von 130 000 Dalton und einen SG von 0,4; sie werden als HAES 130/0,4 ausgegeben. Dennoch unterscheiden sich die neueren Produkte z. B. in Bezug auf Volumenexpansion, Plasmahalbwertszeit oder intravasale Verweildauer nicht vom älteren HAES 200/0,5. Tatsächliche Vorteile der neueren niedermolekularen Zubereitungen für alle Patientengruppen lassen sich bisher nicht finden, was dann eben auch zur Zulassungsbeschränkung führte.

Nicht vergessen werden darf das den jeweiligen Kolloiden eigene spezifische Nebenwirkungspotenzial:
- Anaphylaxie
- Nierenfunktionsstörung
- unterschiedliche Beeinträchtigung der Gerinnung
- Juckreiz etc.

Die Verwendung eines Kolloids im normalen Stationsalltag dürfte also eher eine Ausnahme sein. Auch die plötzliche Hypotension bei Visite bedarf

Tab. 5.4 Geläufige Kristalloide und Kolloide.

Elektrolyte (mmol/l)	Plasma	0,9 % NaCl	Ringer-Laktat (Hartmann)	Ringer	Stero-fundin Iso	Volulyte HAES 6 % 130/0,4	Gelafun-din 4 %	Albumin 5 %
Natrium	140	154	131	147	140	137	154	130–160
Kalium	5	0	5	4	4	4	0	< 2
Chlorid	100	154	111	156	127	110	120	130–160
Kalzium	2,2	0	2	2,3	2,5	0	0	0
Magnesium	1	0	1	0	1	1,5	0	0
Bikarbonat	24	0	0	0	0	0	0	0
Laktat	1	0	29	0	0	0	0	0
Acetat	0	0	0	0	24	34	0	0
Gluconat	0	0	0	0	0	0	0	0
Malat	0	0	0	0	5	0	0	0
Osmolarität (mOsm/l)	275–320	308	279	307	309	299	274	309
Volumeneffekt (%)		< 20				120	100	80
Verweildauer intravasal (h)		–0,5				4	1,5	4
Molekulargewicht (kDa)						130	30	66

wohl eher einer Schocklage und des Passive Leg-Raising-Tests als der früher gerne applizierten HAES Lösung, „weil es ja nicht schadet". Ausgenommen sind spezifische Indikationen wie z. B. Albumin nach Aszites-Parazentese oder HAES aus rheologischer Sicht beim Hörsturz.

Wie man ▶ Tab. 5.4 entnehmen kann, besitzen die genannten Infusionslösungen unterschiedliche Volumeneffekte, basierend auf den korpuskulären Anteilen. So „verschwinden" kristalline Lösungen relativ rasch (nach ca. 30 Minuten) aus dem Gefäß in das Interstitium und besitzen einen Volumeneffekt, der unter 20 % rangiert, während mit den hier aufgeführten Kolloiden eine durchaus relevante Flüssigkeitsverschiebung nach intravasal erreicht wird. In der Normovolämie bewirken die gleichen Kolloide jedoch einen deutlich geringeren Volumeneffekt von nur rund 40 %. Die intravasale Verweildauer mit dem vollen Volumeneffekt ist ebenfalls durch einen präparatspezifischen Effekt bedingt, wobei die Speicherung im Gewebe durchaus wochenlang andauern kann. Dadurch entsteht dann auch der Juckreiz, eine Langzeitnebenwirkung nach der Anwendung von HAES.

5.2.7 Durchführung im Stationsalltag

Grundsätzlich gilt, dass der Basis- oder Erhaltungsbedarf, die Trägersubstanzen und die passagere Hypovolämie mit balanzierten, isotonen Vollelektrolytlösungen durchgeführt werden sollten. Ausnahmen sind eventuell die Kompatibilität gelöster Medikamente (wie Amiodaron in 5 % Glukose) oder die parenterale Ernährung (siehe Kap. 5.3).

Die iatrogen induzierte Hypervolämie lässt sich am besten durch Wiegen des Patienten ausschließen (natürlich muss dafür ein Aufnahmegewicht vorliegen), und bei vermuteter Hypovolämie sind einfache diagnostische Tests am Bett durchführbar (z. B. Ultraschall der V. cava inferior, Trendelenburg-Lagerung, vorhandene Tachykardie). Das Führen eines Ein-/Ausfuhrprotokolls ist ebenfalls ein probates Mittel, um eine den Organismus schädigende Flüssigkeitsgabe bei Normovolämie zu vermeiden.

Viszeralchirurgie

Eine kürzere Nüchternphase kann in der Fast-Track-Chirurgie vernachlässigt werden. Der postoperative Basisbedarf an Wasser und Elektrolyten beim nüchternen Patienten orientiert sich am intraoperativen Bedarf. So kann mit 1 ml/kg KG/h oder maximal rund 30 ml/kg KG/d ein praktikables Infusionskonzept (meist 2–3 Liter Kristalloid am Tag) erstellt werden. Die Verwendung von Lösungen, welche mit 5 % Glukose versetzt werden, ist obsolet. Über notwendige hypokalorische oder total-parenterale Ernährung wird in Kap. 5.3 berichtet. Der seröse Verlust über größere Wunden, Aszites oder Drainagensekrete kann als Korrektur- oder Bilanzierungsbedarf und bei vorhandenen Zeichen der Dehydratation oder Hypovolämie zusätzlich als „freie" Infusion zugeführt werden. Vorher sollten jedoch andere eventuelle Ursachen wie z. B. Hypalbuminämie, interstitielle Ödeme, Paralyse etc. behandelt werden.

Im weiteren postoperativen Verlauf sollte die intravenöse Flüssigkeitszufuhr mit fortschreitendem Kostaufbau beendet werden.

Unfallchirurgie

Die Berücksichtigung des Basisbedarfs gilt bei diesem Patientengut nur kurzfristig, kann doch der auf Normalstation befindliche traumatologische Patient bereits ausreichend Flüssigkeit und Nahrung zu sich nehmen. Eine zusätzliche „Basisinfusion" ist bei einem normovolämen Patienten nicht notwendig!

Gefäßchirurgie

Nach vorsichtigem und langsamem Ausgleich der in diesem Patientengut häufig vorkommenden Hypovolämie ist auch hier bei fortgeschrittenem Kostaufbau keine weitere Infusion notwendig. Bei mangelnder Flüssigkeitsaufnahme kann durchaus eine kurzfristige Gabe von Kristalloid durchgeführt werden. Die Gefahr liegt in der Entwicklung von Ödemen im Rahmen der Malnutrition und daraus

resultierender schlechterer Perfusion der distalen Extremitäten.

Nierenfunktion (bei kleinen bis mittelgroßen Eingriffen)

Eine postoperative, passagere Oligurie ist durchaus physiologisch und als Reaktion des Körpers auf den operativen Stress anzusehen. Ein vermehrtes Flüssigkeitsangebot, um die Niere zu spülen, ist in der Normovolämie eher der Auslöser für (weitere) Ödembildung, gerade da der Körper in dieser Phase die Natriurese vermindert hat. Eine Diuretikagabe wirkt ebenfalls schädigend, da die ausreichende Diurese kaum mit der Exkretion harnpflichtiger Substanzen zusammenhängt und damit weiterer Schaden dem Nephron zugeführt wird. Die einzige Indikation dafür ist die Hypervolämie.

Die nephroprotektive Therapie bei größeren Eingriffen, Sepsis oder Polytraumen unterscheidet sich deutlich davon, siehe hierzu Kap. 7.1 und Kap. 8.8. Auch bei vorbestehendem chronischem Nierenversagen sind andere Maßstäbe anzuwenden (siehe Kap. 6.10).

Akuter Blutverlust

Sinnvoll wäre bei massivem Blutverlust die Gabe von Vollblut, welche aber technisch, logistisch, infektiologisch und aus Gründen der Inkompatibilität nicht durchführbar ist (hierzu mehr in Kap. 5.4. Die initiale Volumenzufuhr wird mit ausreichend kristalliner Infusionslösung durchgeführt, bei therapierefraktärer Hypotonie kann HAES verwendet werden. Die Stabilisierung des Patienten ist mit Kolloiden durchschnittlich schneller zu erreichen (unter Berücksichtigung der Tagesmaximaldosis). Bei einem postoperativen chirurgischen Patienten sollte man natürlich auch die chirurgisch sanierbare, postoperative Nachblutung ausschließen bzw. eine angiografische Intervention bedenken.

Literatur

[1] Ahnefeld FW. Infusionstherapie I. München: Lehmanns; 1973: S. 73

[2] Brandstrup B, Tønnesen H, Beier-Holgersen R et al. Effects of intravenous fluid restriction on postoperative complications: comparison of two perioperative fluid regimens: a randomized assessor-blinded multicenter trial. Ann Surg 2003; 238: 641–648

[3] Burdett E, Dushianthan A, Bennett Guerrero E et al. Perioperative buffered versus non-buffered fluid administration for surgery in adults. Cochrane Database of Systematic Reviews 2012, Issue 12

[4] Caironi P, Tognoni G, Masson S et al. Albumin replacement in patients with severe sepsis or septic shock. N Engl J Med 2014; 370: 1412–1421

[5] Chappell D, Jacob M, Hofmann-Kiefer K et al. A rational approach to perioperative fluid management. Anesthesiology 2008; 109: 723–740

[6] Lobo DN, Stanga Z, Aloysius MM et al. Effect of volume loading with 1 liter intravenous infusions of 0.9 % saline, 4 % succinylated gelatine (Gelofusine) and 6 % hydroxyethyl starch (Voluven) on blood volume and endocrine responses: A randomized, three-way crossover study in healthy volunteers. Crit Care Med 2010; 38: 464–470

[7] Marik PE, Cavallazzi R. Does the central venous pressure predict fluid responsiveness? An updated meta-analysis and a plea for some common sense. Crit Care Med 2013; 41: 1774–1781

[8] S 3 Leitlinie: Intravasale Volumentherapie beim Erwachsenen. AWMF-Register-Nr. 001/020

[9] Strunden MS, Heckel K, Goetz AE et al. Perioperative fluid and volume management: physiological basis, tools and strategies. Annals of Intensive Care 2011; 1: 2

5.3 Ernährungstherapie

M. Wobith, M. Fedders, A. Weimann

5.3.1 Einleitung

Das postoperative Wohlbefinden des Patienten und eine schnelle Genesung mit möglichst kurzem Krankenhausaufenthalt stehen heutzutage sowohl beim Patienten als auch aus ökonomischer Sicht im Vordergrund. Daher wurden in den letzten Jahren zunehmend Fast-Track-Programme in den klinischen Alltag implementiert. Das beinhaltet eine Vorgehensweise, die perioperativ nicht nur den chirurgischen Aspekt berücksichtigt, sondern auch die metabolische Komponente mit einbezieht.

> **Merke**
>
> Ziel ist es, eine verminderte Kalorienaufnahme perioperativ zu vermeiden, den Patienten schnell wieder zu mobilisieren, so das Risiko für Komplikationen zu senken und den Krankenhausaufenthalt zu verkürzen.

5.3.2 Enhanced Recovery After Surgery (ERAS)

Heutiger Standard im perioperativen Management sind ERAS-Programme (Enhanced Recovery After Surgery), die die metabolische Komponente im Gesamtkonzept der Krankenhausbehandlung berücksichtigen, so zu einer besseren Rehabilitation führen und eine Verkürzung des stationären Aufenthalts verfolgen.

Wesentliche Bestandteile dieses sog. **Fast-Track-Prinzips**:

- präoperative Erfassung des metabolischen Risikos
- früher Beginn der oralen Ernährung postoperativ
- frühe Mobilisierung

Ein bereits präoperativ bestehendes Ernährungsdefizit muss dazu frühzeitig erkannt und behandelt werden. Perioperativ sollten längere Nüchternheitsphasen vermieden werden, um sowohl den Dyskomfort beim Patienten als auch das Risiko für die Entwicklung von Komplikationen zu vermindern. Bestehen vor allem postoperativ längere Phasen mit verminderter Kalorienaufnahme, stellt dies ein zusätzliches Risiko für die Entwicklung von Komplikationen dar.

Empfehlungen für das Fast-Track-Programm nach der S 3-Leitlinie:

- Einbeziehung der Ernährung in das therapeutische Gesamtkonzept
- Screening und Erfassung des metabolischen Risikos
- Vermeidung langer Nüchternheitsperioden präoperativ
- frühestmögliche Wiederaufnahme der Nahrungszufuhr postoperativ
- Verminderung kataboler Stressfaktoren
- Blutzuckermonitoring
- frühe Mobilisierung zur Stimulation von Proteinsynthese und Muskelfunktion

5.3.3 Krankheitsspezifische Mangelernährung und schweres metabolisches Risiko

Es gilt, die Mangelernährung frühzeitig zu erkennen und zu behandeln. Dabei ist es nicht ausreichend, allein den BMI (Body-Mass-Index) als Marker heranzuziehen. Auch Patienten mit Übergewicht können unter krankheitsspezifischer Mangelernährung leiden, bleiben aus diesem Grund aber häufig unerkannt. Die aus der Mangelernährung resultierende Veränderung der Körperzusammensetzung zieht ein metabolisches Risiko nach sich. Dieses metabolische Risiko spielt wiederum eine große Rolle bei der Komplikationsrate in der postoperativen Phase, vor allem bei großen chirurgischen Eingriffen.

Häufig ist die Mangelernährung Ausdruck der Grunderkrankung, wie z. B. ein Tumor oder eine chronische Organinsuffizienz. Daher sollte bereits präoperativ die Messung des Ernährungsstatus erfolgen. Zur Erfassung des krankheitsassoziierten metabolischen Risikos steht das Nutritional Risk Screening (NRS) zur Verfügung, womit u. a. Ernährungszustand und Krankheitsschwere erfasst werden. Wichtig ist auch, im Verlauf des stationären Aufenthalts die orale Nahrungsaufnahme zu beobachten und zu dokumentieren sowie eine routinemäßige Verlaufskontrolle des Gewichts und des BMI durchzuführen.

Definition

Schweres metabolisches Risiko:
- Gewichtsverlust > 10–15 % innerhalb von 6 Monaten
- BMI < 18,5 kg/m^2
- Subjective Global Assessment Grad C oder NRS > 4
- Serumalbumin < 30 g/l, sofern Ausschluss von Leber- oder Nierenfunktionsstörungen

Die Parameter, die das metabolische Risiko definieren, reflektieren sowohl den Ernährungsstatus als auch die krankheitsassoziierte Katabolie. Vor allem die Hypoalbuminämie kann als leicht zu erfassender Wert präoperativ als prognostischer Faktor für die Entstehung von Komplikationen hinzugezogen werden. Auch eine verminderte Nahrungsaufnahme in der Woche vor der stationären Aufnahme stellt einen unabhängigen Risikofaktor für die Entstehung postoperativer Komplikationen dar. So ist bei Patienten mit schwerem metabolischen Risiko präoperativ eine künstliche Ernährung indiziert, selbst wenn die Operation verschoben werden muss und sich dadurch der stationäre Aufenthalt verlängert.

5.3.4 Künstliche Ernährung

Die präoperative Erhebung des Ernährungsstatus, vor allem vor größeren abdominalchirurgischen Eingriffen, ist Voraussetzung, um die Indikation zur künstlichen Ernährung zu stellen. Eine künstliche Ernährung ist nur bei Patienten mit manifester Mangelernährung indiziert oder bei solchen ohne Mangelernährung, wenn abzusehen ist, dass sie postoperativ mehr als 7 Tage nicht in der Lage sein werden, orale Nahrung zu sich zu nehmen. Eine weitere Indikation stellt die postoperativ verminderte Kalorienaufnahme dar. Ist zu erwarten, dass der Patient für mehr als 10 Tage nicht fähig sein wird, 60–75 % seines Tagesenergiebedarfs oral zu decken, sollte eine künstliche Ernährung – vorzugsweise enteral – ohne Verzögerung eingeleitet werden. In Studien konnte gezeigt werden, dass bei inadäquater Ernährung während mehr als 14 Tagen die Letalität erhöht ist.

Merke

Ein Ernährungsdefizit gilt in der postoperativen Phase als unabhängiger Risikofaktor für die Entstehung von Komplikationen.

Es gilt, einer krankheitsspezifischen Mangelernährung vorzubeugen, insbesondere bei Tumorpatienten und solchen mit Organinsuffizienz, und diese adäquat zu behandeln. Hierbei sollte ein Ernährungsdefizit ggf. schon präoperativ ausgeglichen und der Ernährungsstatuts perioperativ mindestens erhalten werden, besonders wenn postoperativ Nüchternheit und schwere Katabolie zu erwarten sind.

Eine enterale Ernährung in Form von oraler bilanzierter Diät oder Sondenernährung sollte immer bevorzugt werden. Ausnahmen stellen die intestinale Obstruktion und der Ileus sowie der schwere Schock, „High Output"-Darmfisteln und schwere intestinale Blutungen dar. Besonders in Bezug auf die Entwicklung infektiöser Komplikationen, die Krankenhausverweildauer und die Kosten hat die enterale Ernährung signifikante Vorteile gegenüber der parenteralen.

> **Merke**
>
> **Empfehlung zur künstlichen Ernährung:**
> - Patienten mit manifester Mangelernährung.
> - Patienten ohne manifeste Mangelernährung, wenn abzusehen ist, dass sie postoperativ mehr als 7 Tage unfähig zur oralen Nahrungsaufnahme sein werden.
> - Patienten, die mehr als 10 Tage nicht fähig sein werden, 60–75 % der empfohlenen Energiemenge oral zu sich zu nehmen.

5.3.5 Präoperative Ernährungsmedizin

Eine absolute Nahrungskarenz präoperativ ist nicht erforderlich. Bis 2 Stunden vor Narkosebeginn dürfen Patienten klare Flüssigkeit trinken und bis 6 Stunden davor feste Nahrung zu sich nehmen. Das Aspirations- bzw. Regurgitationsrisiko wird dadurch nicht erhöht. Ausnahmen gelten für Notfalloperationen oder für Patienten mit bekannter Magenentleerungsstörung. Diese Empfehlungen, als wichtige Komponenten des ERAS-Prinzips, zeigen signifikante Vorteile in Bezug auf eine niedrigere Komplikationsrate und eine kürzere Krankenhausverweildauer.

Präoperativ kann ein sog. „Carbohydrate Loading" durch Glukosezufuhr bei Patienten ohne Diabetes durchgeführt werden. Für Patienten mit Diabetes ist dabei zu beachten, den Blutzucker zu messen und ggf. Insulin zu substituieren. Ziel ist es, den perioperativen Dyskomfort des Patienten zu reduzieren und positive Effekte auf die postoperative Stressreaktion auszuüben. Dazu werden in der Nacht vor der Operation 800 ml und 2 Stunden präoperativ bis zu 400 ml eines Glukosedrinks eingenommen, eine Alternative stellen Fruchtlimonaden dar. Studien zeigen dadurch eine Reduktion der Rate an PONV (postoperative Nausea and Vomiting), eine verminderte postoperative Entzündungsreaktion und Insulinresistenz sowie einen besseren Erhalt der Muskelmasse. Außerdem weisen die Patienten eine bessere kardiale Ejektionsfraktion, eine Tendenz zur früheren Erholung der Magen-Darm-Tätigkeit und eine kürzere Krankenhausverweildauer auf.

Ist die orale Einnahme des Glukosedrinks nicht möglich, kann das Carbohydrate Loading auch intravenös durch die Gabe von 200 g Glukose 16 bis 20 Stunden präoperativ und unmittelbar vor der Operation erfolgen.

> **Vorsicht**
>
> Die präoperative Durchführung einer künstlichen Ernährung mit Verschiebung der Operation zur Konditionierung des Patienten muss streng abgewogen werden.

5.3.6 Indikation zur präoperativen oralen Nahrungssupplementierung

Wann immer es möglich ist, sollte die Nahrungssupplementierung oral bzw. enteral erfolgen. Unabhängig vom Ernährungsstatus ist präoperativ bei allen Patienten die Einnahme von Trinknahrung zu empfehlen. Besonders wichtig ist das vor großen abdominalchirurgischen Eingriffen bei mangelernährten Tumorpatienten und solchen mit hohem Operationsrisiko. Durch Daten gut belegt ist die positive Auswirkung auf die postoperative Komplikationsrate durch den Einsatz einer immunmodulierenden Nahrung mit Arginin, Omega-3-Fettsäuren und Nukleotiden. Der optimale Zeitpunkt für den Beginn der präoperativen Supplementierung liegt bei 5–7 Tagen. Ziel der Intervention ist es, mit der Senkung der Rate infektiöser Komplikationen die Krankenhausverweildauer und letztlich auch die Kosten zu senken (▶ Abb. 5.10, ▶ Abb. 5.11).

5.3.7 Indikation zur präoperativen parenteralen Ernährung

Die präoperative Durchführung einer parenteralen Ernährung erfordert zumeist eine Verlängerung des Krankenhausaufenthalts. Die Indikation sollte nur dann gestellt werden, wenn eine adäquate enterale Energiezufuhr bei Patienten mit schwerem metabolischen Risiko präoperativ nicht möglich ist. Bei parenteraler Ernährung erholen sich die physiologische Funktion und das Körpergesamtprotein wesentlich bereits innerhalb von 7 Tagen. In einer randomisierten Studie wurde gezeigt, dass bei Beginn der parenteralen Ernährung 10 Tage präoperativ und Fortführung für 9 Tage postopera-

Pfad 0a: Präoperative metabolische Konditionierung

Ziel: 300 kcal Kohlenhydrate (fettfrei, ballaststofffrei)

Abb. 5.10 Präoperative metabolische Konditionierung. (Mit freundlicher Genehmigung der GDEKK.)

Nahrung \ Tag	–1	OP
KH-Drink	2 × 200 ml am Tag	200 ml morgens
LVK*	1 Portion	

*1 Portion LVK = 2000 kcal leichte Vollkost + Tee/Wasser

Pfad 0b: Präoperative immunologische Konditionierung

Ziel: 600 ml immunmodulierende TN zusätzlich zur normalen Ernährung

Indikation: Mangelernährter Patient oder Verbesserung der Immunkompetenz. Orale Zufuhr möglich.

Nahrung \ Tag	–7	–6	–5	–4	–3	–2	–1	OP	+1...
Immun-TN	600 ml	600 ml	600 ml	600 ml	600 ml	600 ml	600 ml		
KH-Drink								200 ml	
LVK*	1 Portion	1 Portion	1 Portion	1 Portion	1 Portion	1 Portion	1 Portion	–	
	(prä-)stationär								

*1 Portion LVK = 2000 kcal/Tag + Tee/Wasser

Abb. 5.11 Präoperative immunologische Konditionierung. (Mit freundlicher Genehmigung der GDEKK.)

tiv die Komplikationsrate signifikant um 30 % gesenkt werden kann und es eine Tendenz zur Reduktion der Letalität gibt. So erscheint es günstig, wenn die parenterale Ernährung präoperativ für 7–14 Tage durchgeführt wird (▶ Abb. 5.12).

5.3.8 Postoperativer Kostaufbau

Auch postoperativ gilt, dass – sofern möglich – die enterale der parenteralen Ernährung vorgezogen werden sollte. Bei unkomplizierten Operationen ist eine Unterbrechung der oralen Nahrungszufuhr nicht erforderlich. Selbst nach kolorektalen Eingriffen kann die orale Nahrungsaufnahme bereits nach einigen Stunden wieder begonnen werden.

Ein früher Kostaufbau ist als Schlüsselkomponente des ERAS mit weniger Komplikationen vergesellschaftet und verkürzt die Krankenhausverweildauer. Die orale Nahrungszufuhr muss jedoch an die gastrointestinale Funktion und individuelle Toleranz angepasst werden. Wird die orale Ernährung am 1. bzw. 2. postoperativen Tag begonnen, hat das keinen negativen Einfluss auf die Anastomosenheilung an Kolon und Rektum und zeigt Vorteile bei der postoperativen Infektionsrate und der Rekonvaleszenz insgesamt. Auch bei Anastomosen im oberen Gastrointestinaltrakt kann frühzeitig mit der oralen Nahrungszufuhr begonnen werden. Besonders nach laparoskopischen Operationen wird ein früher oraler Kostaufbau

Pfad 0c: Präoperative parenterale Konditionierung

Ziel:	Energie ~ ca.1,3 × Grundumsatz; mind. 1g/kg KG AS
Indikation:	Mangelernährter Patient. Nur minimale orale/enterale Zufuhr möglich.

Nahrung \ Tag	–14						–7				–2	–1	OP	+1...
PE	Dreikammerbeutel zentralvenös/Port: ~ 2100 kcal/2000 ml periphervenös: ~ 1400 kcal/2000 ml													–
Orale Kost	nach Möglichkeit											–		–
	(prä-)stationär													

Abb. 5.12 Parenterale Konditionierung präoperativ. (Mit freundlicher Genehmigung der GDEKK.)

Pfad 1: Bedarf durch normale Ernährung gedeckt – Normalpatient

Ziel:	Schnelle perorale Nährstoffversorgung
Indikation:	Funktionierender Gastrointestinaltrakt, Fast-Track, Patient ist nicht mangelernährt.
Durchführung:	Patient kann bereits am Aufnahme-/OP-Tag frei trinken (Tee, Wasser, bei Toleranz orale Zufuhr). Leichte Vollkost (LVK) mit allmählicher Steigerung nach Toleranz.
	Ab dem 4. Tag sollte die Menge einer vollen Portion LVK entsprechen – wird dies nicht erreicht, kann ergänzend Trinknahrung gegeben werden.

Nahrung \ Tag	OP	1 bis 3	4	5+
E-Lsg	1000 – 2000 ml			
Eiweißreiche TN	1 – 2 Pk.	2 – 4 Pk.	fakultativ	fakultativ
LVK*	–	1/3 – 1 Portion	1 Portion	1 Portion

*1 Portion LVK = 2000 kcal/Tag + Tee/Wasser

Abb. 5.13 Postoperative Ernährung beim normalen Patienten. (Mit freundlicher Genehmigung der GDEKK.)

besser toleriert, da Peristaltik und Darmpassage, wahrscheinlich methodenbedingt, früher einsetzen.

Besteht postoperativ eine eingeschränkte gastrointestinale Toleranz, sollte neben der obligatorischen Flüssigkeits- und Elektrolytzufuhr die Indikation zur supplementierenden parenteralen Substratzufuhr frühzeitig geprüft werden (▶ Abb. 5.13).

5.3.9 Sondenernährung

Ist eine frühe orale Ernährung für mehrere Tage nicht möglich, sollte die Nahrungszufuhr bevorzugt über eine Sonde erfolgen. Häufig trifft das für Patienten mit Kopf-, Hals- oder schweren gastrointestinalen Eingriffen bei Tumoren sowie bei schwerem Polytrauma einschließlich dem Schädel-Hirn-Trauma zu. Auch bei Patienten, welche zum Operationszeitpunkt unter einer manifesten Mangelernährung leiden oder welche durch eine orale Nahrungszufuhr weniger als 60–75 % der benötigten Kalorien für voraussichtlich mehr als 10 Tage zu sich nehmen können, ist eine Sondenernährung indiziert.

Bei Tumoren, besonders des Kopfes, Halses, Ösophagus, Magens und Pankreas, besteht schon aufgrund der Erkrankung ein erhöhtes metabolisches Risiko, was die Entwicklung septischer Komplikationen weiter erhöht. Zudem ist bei diesen Erkrankungen eine Deckung des Kalorienbedarfs allein durch orale Ernährung in den meisten Fällen nicht möglich. Oft besteht hier eine postoperative Schwellung oder Verlegung im Gastrointestinaltrakt sowie eine verzögerte Magenentleerung. Eine supplementierende Ernährung zur Reduktion der Morbidität ist daher in solchen Fällen notwendig.

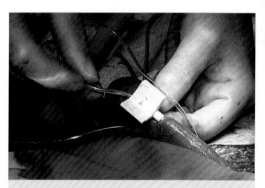

Abb. 5.14 Intraoperative Anlage einer FKJ. Mit einer stumpfen Splitkanüle wird antimesenteriell transmural ein etwa 10 cm langer Tunnel geschaffen. Erst danach wird die Kanüle in das Darmlumen eingebracht, der Katheter darüber eingeführt und noch mindestens 20–30 cm nach aboral vorgeschoben. (Quelle: Dr. Jana Andrä, Klinik für Allgemein- und Viszeralchirurgie, Klinikum St. Georg gGmbH Leipzig.)

Merke

Ziel der Ernährung über eine Sonde ist es, postoperative infektiöse Komplikationen und ein akkumulierendes Ernährungsdefizit zu verhindern.

Die Frage des optimalen Zeitraums zur Durchführung der perioperativen Sondenernährung ist dabei nicht klar definiert. Ein präoperativer Beginn wird empfohlen, z. B. mit einer Trinklösung.

Patienten, bei denen die Indikation zur Sondenernährung besteht, sollten intraoperativ eine nasojejunale Sonde oder eine Feinnadelkatheter-Jejunostomie (FKJ) erhalten. Besonders bei großen gastrointestinalen Eingriffen im Oberbauch und nach Pankreasresektionen ist die intraoperative Anlage indiziert. Die Sondenernährung wird innerhalb von 24 Stunden postoperativ begonnen. Die Vorteile eines frühen Beginns im Hinblick auf die Entwicklung schwerer postoperativer Komplikationen wurden in Studien klar gezeigt. Anfangs wird mit einer niedrigen Flussrate von 10–20 ml/h begonnen, unter welcher man die gastrointestinale Toleranz zunächst beobachtet. Langsam wird die Flussrate im Verlauf gesteigert. Daher kann es zum Teil 5–7 Tage dauern, bis die Kalorienmenge durch die enterale Sondenernährung erreicht ist. Ist eine Sondenernährung langfristig erforderlich, d. h. länger als 4 Wochen, empfiehlt es sich, eine PEG anzulegen.

Eine FKJ zeigt Vorteile, wenn Anastomosenprobleme eine längerfristige enterale Ernährung erfordern. Die Anlage ist mit einer niedrigen Komplikationsrate verbunden. Im Vergleich mit der FKJ zeigen sich für die nasojejunale Sonde mehr Dislokationen und eine geringere Toleranz bei den Patienten. Ist die intraoperative Anlage einer FKJ nicht erfolgt (▶ Abb. 5.14), besteht die Möglichkeit, als Alternative für die nasojejunale Sonde nachträglich endoskopisch gestützt eine Dünndarmdirektpunktion (EPJ) vorzunehmen. Dieses Verfahren ist allerdings mit einer höheren Komplikationsrate verbunden.

Die Sondenernährung besteht meist aus einer Standardnahrung mit einer adäquaten Menge an Proteinen. Eine immunmodulierende Nahrung, welche mit Arginin, Omega-3-Fettsäuren und Nukleotiden angereichert wird, kann bei Patienten mit manifester Mangelernährung bzw. hohem metabolischen Risiko angewendet werden, wie auch bei Operationen wegen Kopf-, Hals- oder gastrointestinalen Tumoren und bei schwerem Polytrauma. Wenn möglich, wird bereits 5–7 Tage präoperativ mit der Supplementierung begonnen und diese postoperativ für ebenfalls 5–7 Tage fortgeführt.

Die enterale Gabe von Synbiotika mit Laktobazillen und Fasern ist zusätzlich möglich und soll das Risiko von Infektionen verringern. Bei elektiven Operationen reduzieren Probiotika und Synbiotika das Risiko für eine postoperative Sepsis, bei Traumapatienten die Rate an nosokomialen Infektio-

Pfad 2: Orale Ernährung plus enterale Trink-oder Sondennahrung

Ziel:	Orale Ernährung am 4. postoperativem Tag über leichte Vollkost (ggf. mit TN supplementieren)
Indikation:	Orale Bedarfsdeckung nicht möglich: verminderter Appetit (z.B. Tumorpatient), Leberzirrhose, CED, postoperativ bei Mangelernährung.
Durchführung:	Patient kann bereits am Aufnahme-/OP-Tag frei trinken (Tee, Wasser, bei Toleranz orale Zufuhr).
	Die Deckung des Kalorienbedarfs erfolgt zunächst vor allem durch orale Trink- oder Sondennahrung. Leichte Vollkost (LVK) mit allmählicher Steigerung nach Toleranz.
	Ab dem 4. Tag sollte die Menge einer vollen Portion LVK entsprechen– wird dies nicht erreicht, kann ergänzend Trinknahrung gegeben werden.

Nahrung / Tag	OP	1 bis 3	4	5+
E-Lsg	1000 – 2000 ml			
Eiweißreiche TN (oral oder Sonde)	1 – 2 Pk. (≥ 600 kcal)	2 – 4 Pk.	1 – 2 Pk. (fakultativ)	1 – 2 Pk. (fakultativ)
LVK*	–	1/3 – 1 Portion	1 Portion	1 Portion

*1 Portion LVK = 2000 kcal/Tag + Tee/Wasser > 2000ml/Tag

Abb. 5.15 Postoperative orale und enterale Ernährung. (Mit freundlicher Genehmigung der GDEKK.)

nen, ventilatorassoziierten Pneumonien und die Intensivliegedauer. Die Frage der am besten geeigneten Probiotika ist allerdings nicht eindeutig geklärt (► Abb. 5.15).

5.3.10 Besonderheiten in der Wundheilung

Voraussetzung für eine gute Wundheilung ist ein guter Ernährungsstatus. Ein frühzeitiger oraler bzw. enteraler Kostaufbau bietet klare Vorteile im Hinblick auf die Rate an postoperativen Komplikationen, hierbei besonders Wundinfektionen. Bei Wundheilungsstörungen und chronischen Wunden sollte frühzeitig mit einer eiweißreichen Ernährung und der Supplementierung von Mikronährstoffen begonnen werden.

5.3.11 Duale Ernährung

Eine ausschließlich parenterale Ernährung für 5–7 Tage ist bei den meisten chirurgischen Patienten ohne komplizierten Verlauf und insbesondere nach kolorektalen Eingriffen nicht indiziert. Bei der Durchführung einer parenteralen Ernährung sind 3-Kammer-Beutel (All-in-one) zu bevorzugen.

Wie bereits ausgeführt, bietet eine enterale Zufuhr deutliche Vorteile gegenüber einer parenteralen Ernährung. Können durch alleinige enterale Ernährung weniger als 60 % des Energiebedarfs gedeckt werden, sollte jedoch eine supplementierende parenterale Substratzufuhr erfolgen. Wenn die erwartete Periode der parenteralen Ernährung zwischen 4 und 7 Tagen beträgt, kann auch „hypokalorisch" mit 2 g Glukose und 1 g Aminosäuren pro kg Körpergewicht pro Tag über einen peripheren Zugang ernährt werden.

Die Indikation zur Anlage eines zentralen Venenkatheters (ZVK) zur parenteralen Ernährung muss kritisch gestellt werden. Erst bei einer voraussichtlichen Dauer von 7–10 Tagen sollte ein ZVK gelegt werden. Eine totale parenterale Ernährung (TPN) ist erst dann notwendig, wenn eine künstliche Ernährung indiziert, aber enteral nicht durchführbar bzw. kontraindiziert ist.

Vor allem mangelernährte Patienten und solche mit hoher Wahrscheinlichkeit für einen komplizierten Verlauf sollten frühzeitig, d.h. spätestens nach 4 Tagen, supplementierend parenteral ernährt werden. Ziel ist eine Verminderung der Infektionsrate und letztlich der Letalität. Dies gilt vor allem auf der Intensivstation bei anhaltender in-

Pfad 3a: Orale Ernährung plus parenterale Ernährung

Indikation:	Große Abdominal-, Gefäß- und Thoraxoperationen, Leberzirrhose mit HE III-IV, Subileus bei CED, etc.
	Pfad 4 bei Passagestörung, Obstruktion, Ileus, intestinale Lecks
Durchführung:	Patient kann bereits am Aufnahme-/OP-Tag frei trinken (Tee, Wasser) – weiterer Kostaufbau mit LKV nach Toleranz. Vom 1. bis einschließlich 3. postoperativen Tag wird supplementierend hypokalorisch parenteral ernährt.

Nahrung \ Tag	OP	1 bis 3	4	5+
E-Lsg	1000 – 2000 ml			
PE (bedarfsgerecht)		Dreikammerbeutel (hypokalorisch): 600 – 1000 kcal		
Eiweißreiche TN	1 – 2 Pk.	1 – 2 Pk. (fakultativ)	1 – 2 Pk. (fakultativ)	1 – 2 Pk. (fakultativ)
LVK*	–	1/3 – 1 Portion	1 Portion	1 Portion

*1 Portion LVK = 2000 kcal/Tag; Gesamtflüssigkeitsaufnahme = 2000ml/Tag

Abb. 5.16 Kombinierte orale und enterale Ernährung. (Mit freundlicher Genehmigung der GDEKK.)

testinaler Dysfunktion, wenn eine alleinige enterale Ernährung zu einer zu niedrigen Energiezufuhr führt.

Eine regelmäßige Kontrolle des Blutzuckerspiegels sollte Standard sein. Sowohl Hyper- als auch Hypoglykämien wirken sich negativ auf den postoperativen Verlauf aus. Steigt der Glukosespiegel auf über 150 mg/dl, wird bei parenteraler Ernährung zunächst die Glukosezufuhr verringert. Bei Diabetikern erfolgt die entsprechende angepasste Insulintherapie.

Merke

Eine intensivierte Insulintherapie sollte auf einer Normalstation aufgrund der Gefahr von Hypoglykämien nicht angewendet werden.

Der Zusatz von Glutamin-Dipeptid findet Anwendung nur bei Patienten mit metabolischem Risiko, die enteral nicht adäquat ernährt werden können. Bei diesen Patienten wurden in zahlreichen Metaanalysen Vorteile bezüglich der postoperativen

Morbidität und Verweildauer gezeigt. Methodologisch kann an diesen Studien allerdings eine Heterogenität in der Definition der Komplikationen und der Kriterien für die Entlassung aus dem Krankenhaus kritisiert werden. Eine kurzfristige perioperative Glutamininfusion für 72 Stunden mit einem Beginn 24 Stunden präoperativ hat womöglich günstige Auswirkung auf die postoperative Komplikationsrate, bedarf aber in Studien weiterer Klärung.

Omega-3-Fettsäuren werden bei Patienten mit metabolischem Risiko zur Supplementierung empfohlen und zeigen bei diesen Patienten eine geringere Rate postoperativer Infektionen und eine kürzere Krankenhausverweildauer. In einer aktuellen Studie zeigten sich auch immunologische Vorteile bei einer präoperativen 3-tägigen Infusion (▶ Abb. 5.16, ▶ Abb. 5.17, ▶ Abb. 5.18, ▶ Abb. 5.19).

Pfad 3b: LVK plus PE plus EE

Indikation: Patienten mit enteraler Sonde.

Pfad 4 bei Passagestörung, Obstruktion, Ileus, intestinale Lecks

Durchführung: Patient kann am Aufnahmetag frei trinken (Tee, Wasser) – weiterer Kostaufbau mit LKV nach Toleranz. Vom 1. bis einschließlich 3. Tag wird supplementierend hypokalorisch parenteral ernährt.

Nahrung \\ Tag	Aufnahme	1 bis 3 (instabile Phase)	4	5+
PE (bedarfsgerecht)		Dreikammerbeutel, peripher ~ 600 – 1000 kcal/ 1000 – 1500 ml		
EE		250 ml Zottenernährung	750 kcal	
TN				fakultativ
LVK*	–		1/3 – 1 Portion	1 Portion

*1 Portion LVK = 2000 kcal/Tag; Gesamtflüssigkeitsaufnahme = 2000ml/Tag

Abb. 5.17 Kombinierte enterale, orale und parenterale Ernährung. (Mit freundlicher Genehmigung der GDEKK.)

Pfad 4: ausschließlich PE (= TPE) – überwiegend Intensivpatienten

Ziel: Energie ~ ca. 1,0 × Grundumsatz; mind. 1,2 g/kg KG AS an Tag 4

Indikation: Überwiegend Intensivpatienten Passagestörung, Obstruktion, Ileus, intestinale Lecks

Durchführung: Regelmäßige Prüfung, ob enterale/orale Ernährung begonnen werden kann.

Nahrung \\ Tag	1 bis 3	4
PE (bedarfsgerecht)	Dreikammerbeutel peripher: ~ 600 – 1000 kcal/1000 – 1500 ml	Dreikammerbeutel zentralvenös: 2000 kcal/2000 ml
		Flüssigkeit ergänzen
	Vitamine und Spurenelemente komplett	
	Fakultativ: Glutamin → 20 g/Tag	

Abb. 5.18 Totale parenterale Ernährung. (Mit freundlicher Genehmigung der GDEKK.)

Pfad 5: Duale Ernährung (PE + EE) beim Intensivpatienten

Ziel:	Duale Ernährung (PE + EE) überlappend; frühzeitig oraler Kostaufbau
Indikation:	Orale/enterale kalorienbedarfsgedeckte Ernährung nicht möglich, kritisch kranke Patienten auf ITS
	Pfad 4 bei Passagestörung, Obstruktion, Ileus, intestinale Lecks Bei Erbrechen, Diarrhoe: nur PE, keine EE

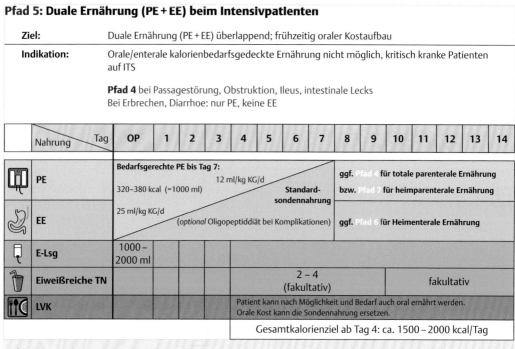

Nahrung \ Tag	OP	1	2	3	4	5	6	7	8	9	10	11	12	13	14
PE	Bedarfsgerechte PE bis Tag 7: 320–380 kcal (=1000 ml) — 12 ml/kg KG/d — Standard-sondennahrung								ggf. Pfad 4 für totale parenterale Ernährung bzw. Pfad 7 für heimparenterale Ernährung						
EE	25 ml/kg KG/d (*optional* Oligopeptiddiät bei Komplikationen)								ggf. Pfad 6 für Heimenterale Ernährung						
E-Lsg	1000–2000 ml														
Eiweißreiche TN						2 – 4 (fakultativ)				fakultativ					
LVK						Patient kann nach Möglichkeit und Bedarf auch oral ernährt werden. Orale Kost kann die Sondennahrung ersetzen.									
					Gesamtkalorienziel ab Tag 4: ca. 1500 – 2000 kcal/Tag										

Abb. 5.19 Duale Ernährung beim Intensivpatienten. (Mit freundlicher Genehmigung der GDEKK.)

5.3.12 Probleme beim postoperativen Kostaufbau

Nicht selten bereitet eine postoperative Passagestörung des Magen-Darm-Traktes Probleme, sowohl beim Kostaufbau als auch beim Wohlbefinden des Patienten. Zu unterscheiden ist zwischen einem paralytischen und einem mechanischen Ileus, wobei letzterer in der späteren Phase mit einer zunehmenden Paralyse einhergeht. Diese Differenzierung zieht verschiedene Konsequenzen nach sich. Eine Paralyse ist postoperativ normal, bedingt durch einen erhöhten Sympathikotonus, und bedarf in den meisten Fällen keiner Therapie. Besteht allerdings ein mechanischer Ileus, ist eine medikamentöse Therapie kontraindiziert, und es muss ggf. eine Revisionsoperation erfolgen.

Zur Anregung des Magen-Darm-Traktes in der postoperativen Phase können Einläufe und verschiedene Medikamente zur Anwendung kommen. Metoclopramid und Erythromycin sind Prokinetika mit unterschiedlich starker Wirkung. **Metoclopramid** ist ein Dopamin-D 2-Rezeptor-Antagonist, teilweise 5-HT 4-Rezeptor-Antagonist und ein mäßiger Antagonist von vagalen und zentralen 5-HT 3-Rezeptoren. Man geht davon aus, dass 5-HT 4-Rezeptoren die Freisetzung von Acetylcholin aus enterischen Motorneuronen stimulieren. Dies macht auch die Kombination mit einem Acetylcholinesterase-Inhibitor zur Wirkungsverlängerung sinnvoll. Zu beachten sind durch den zentralen Wirkmechanismus mögliche extrapyramidale Reaktionen wie Schwindel, Müdigkeit, Dystonie und Dyskinesie. Aufgrund der extrapyramidalen Nebenwirkungen ist Metoclopramid in Tropfenform vom Markt genommen worden. Intravenös sollte Metoclopramid nicht länger als 5 Tage angewendet werden.

Erythromycin, welches primär als Makrolid-Antibiotikum Anwendung findet, verfügt auch über eine direkte Wirkung auf Motilin-Rezeptoren auf enterischen Neuronen und Muskelzellen. In einer prospektiv randomisierten Studie an Intensivpatienten konnte im Vergleich mit Metoclopramid eine stärkere Wirkung nachgewiesen werden. Die intravenöse Gabe ist wirksamer als die orale/enterale Applikation. Als Nebenwirkungen werden vor allem kardial immer wieder Arrhythmien beschrieben.

Neostigmin als reversibler Acetylcholinesterase-Inhibitor ist ein potenter Stimulator der gastrointestinalen Motilität und stellt eine Option bei einer hartnäckigen Paralyse dar.

Der **Einsatz von Kaugummi** mit dem Ziel, postoperativ die Darmmotilität zu stimulieren, wurde aufgrund der verfügbaren Daten bislang kontrovers diskutiert. In einer Metaanalyse von 5 randomisierten kontrollierten Studien konnte signifikant gezeigt werden:

- früher beginnender Flatus und Stuhlgang
- kürzere stationäre Verweildauer
- vergleichbare Komplikationsrate, Wiederaufnahme- und Reoperationsrate

Wann immer postoperativ eine eingeschränkte gastrointestinale Toleranz über mehrere Tage anhält, sollte neben der obligatorischen Flüssigkeits- und Elektrolytzufuhr die Indikation zur parenteralen Substratzufuhr geprüft werden.

Der routinemäßige Einsatz von Opioid-Rezeptorantagonisten kann sich bisher nicht auf sichere Daten stützen. In einer multizentrischen prospektiven, randomisierten und placebokontrollierten Studie wurde nur eine nicht signifikante Reduktion der Zeit bis zur Toleranz der ersten festen Kost und zum Eintreten von Flatus bzw. Stuhlgang gezeigt. Da Patienten nach großen chirurgischen Eingriffen aber einer suffizienten Schmerztherapie bedürfen, ist eine patientenkontrollierte Analgesie einer Bolusinjektion von Opiaten zu bevorzugen.

Merke

Durch Einsparung von Opiaten kann die Darmpassage schneller einsetzen und der Kostaufbau früher begonnen werden.

Bei großen chirurgischen Eingriffen sollte präoperativ die Anlage eines Periduralkatheters erwogen werden, da die bei der Periduralanästhesie bewirkte Sympathikolyse zusätzlich der postoperativen Atonie entgegenwirkt.

5.3.13 Enterale Ernährung nach Krankenhausentlassung

Während des stationären Aufenthalts sollte der Ernährungsstatus regelmäßig erfasst werden und nach großen viszeralchirurgischen Operationen auch eine Diätberatung erfolgen. In der Phase der Rekonvaleszenz ist die Beobachtung der spontanen oralen Nahrungsaufnahme besonders wichtig, da vor allem Patienten mit kompliziertem Verlauf zu einer zu niedrigen oralen Kalorienaufnahme neigen. Das erhöht das postoperative Risiko für eine Mangelernährung und stellt daher ein wesentliches Risiko für die Entstehung von Komplikationen dar. Patienten mit gastrointestinalem Tumor sind nicht nur präoperativ oft mangelernährt, sondern auch postoperativ metabolische Risikopatienten. So muss man auch postoperativ Verlaufskontrollen des Ernährungsstatus durchführen und die Menge oraler Nahrungsaufnahme dokumentieren.

Zur Verlaufskontrolle ist der BMI zwar eine leicht zu erfassende Größe, jedoch nicht sensitiv für Unterschiede in der Körperzusammensetzung. Daher kann man die bioelektrische Impedanzanalyse (BIA) als leicht durchführbare und nichtinvasive Methode – auch ambulant – verwenden. Sinnvoll ist es, zur individuellen Beobachtung die erste Untersuchung bereits vor der Operation durchzuführen.

Pfad 6: EE plus orale Kost (Heimenterale Ernährung)

	Indikation:	Langzeit-EE notwendig, ggf. orale Zufuhr möglich
	Durchführung:	Patient kann oder darf oral nicht (ausreichend) essen. Regelmäßige Prüfung des Bedarfs

	Nahrung \ Tag	>	>	>	>	>	>	>	>	>	>	>	>	>	>	>
	EE	Bedarfsgerechte Sondennahrung (Ergänzung des Nährstoffdefizits)														
	Orale Kost	Kost nach Möglichkeit														

Abb. 5.20 Kombinierte enterale und orale Ernährung nach stationärer Entlassung. (Mit freundlicher Genehmigung der GDEKK.)

Auch eine Entlassung aus dem Krankenhaus mit einer liegenden FKJ ist möglich, wenn der Patient gefährdet ist, zu Hause aufgrund unzureichender oraler Nahrungsaufnahme Gewicht zu verlieren. Die supplementierende Ernährung über die Sonde kann nachts erfolgen, ohne damit eine große Einschränkung im Alltag darzustellen (▶ Abb. 5.20).

Die Einnahme von **Trinknahrung** kann poststationär ebenfalls empfohlen werden. In Studien hat das zu folgenden **positiven Ergebnissen** geführt:
- Nutzen in der Erholung des Ernährungsstatus
- Senkung der Komplikationsrate
- Besserung des allgemeinen Wohlbefindens
- geringere Rate an stationären Wiederaufnahmen

Literatur

[1] Awad S, Varadhan K, Ljungqvist O et al. A meta-analysis of randomised controlled trials on preoperative oral carbohydrate treatment in elective surgery. Clin Nutr 2013; 32: 34–44

[2] Bollhalder L, Pfeil AM, Tomonaga Y et al. A systematic literature review and meta-analysis of randomised clinical trials of parenteral glutamine supplementation. Clin Nutr 2013; 32: 213–223

[3] Büchler MW, Seiler CM, Monson JR et al. Clinical trial: alvimopan for the management of postoperative ileus after abdominal surgery: results of an international randomised, double-blind, multicentre, placebo-controlled clinical study. Aliment Pharmacol Ther 2008; 28: 312–325

[4] Burden S, Todd C, Hill J et al. Pre-operative nutrition support in patients undergoing gastrointestinal surgery. Cochrane Database Syst Rev 2012; 11: CD008 879

[5] Chan MK, Law WL. Use of chewing gum in reducing postoperative ileus after elective colorectal resection: a systematic review. Dis Colon Rectum 2007; 50: 2149–2157

[6] Dhaliwal R, Cahill N, Lemieux M et al. The Canadian critical care nutrition guidelines in 2013: an update on current recommendations and implementation strategies. Nutr Clin Pract 2014; 29: 29–43

[7] Gustafsson UO, Scott J, Schwenk W et al. Guidelines for perioperative care in elective colonic surgery: Enhanced recovery after surgery (ERAS(R)) society recommendations. Clin Nutr 2012; 31: 783–800

[8] Hausdörfer M, Fedders M, Weimann A. Ernährungstherapie. AVCup2date 2014; 6: 377–390

[9] Heidegger CP, Berger MM, Graf S et al. Optimisation of energy provision with supplemental parenteral nutrition in critically ill patients: a randomised controlled clinical trial. Lancet 2013; 381: 385–393

[10] Herbert MK, Holzer P. Standardized concept of the treatment of gastrointestinal dismotility in critically ill patients – current status and future options. Clin Nutr 2008; 27: 25–41

[11] Kinross JM, Markar S, Karthikesalingam A et al. A meta-analysis of probiotic and synbiotic use in elective surgery: does nutrition modulation of the gut microbiome improve clinical outcome? JPEN J Parenter Enteral Nutr 2013; 37: 243–253

[12] Kuppinger D, Hartl WH, Bertok M et al. Nutritional screening for risk prediction in patients scheduled for abdominal operations. Br J Surg 2012; 99: 728–737

[13] Ligthart-Melis GC, Weijs PJ, te Boveldt ND et al. Dietician-delivered intensive nutritional support is associated with a decrease in severe postoperative complications after surgery in patients with esophageal cancer. Dis Esophagus 2013; 26: 587–593

[14] MacLaren R, Kiser TH, Fish DN et al. Erythromycin vs Metoclopramide for facilitating gastric emptying and tolerance to intragastric nutrition in critically ill patients. JPEN 2008; 32: 412–419

[15] Marimuthu K, Varadhan KK, Ljungqvist O et al. A meta-analysis of the effect of combinations of immune modulating nutrients on outcome in patients undergoing major open gastrointestinal surgery. Ann Surg 2012; 255: 1060–1068

[16] Pradelli L, Mayer K, Muscaritoli M et al. n-3 fatty acid-enriched parenteral nutrition regimes in elective surgical and ICU patients: a meta-analysis. Crit Care 2012; 16: R184

[17] Stewart D, Waxman K. Management of postoperative ileus. Am J Ther 2007; 14: 561–566

[18] van Stijn MF, Korkic-Halilovic I, Bakker MS et al. Preoperative nutrition status and postoperative outcome in elderly general surgery patients: a systematic review. JPEN J Parenter Enteral Nutr 2013; 37: 37–43

[19] Weimann A, Singer P. Avoiding underfeeding in severely ill patients in the intensive care unit. Lancet 2013; 25: 381 (9880): 1811, DOI: 10.1016/S0140-6736(13)61 112–5

[20] Weimann A, Breitenstein S, Breuer JP et al. und das DGEM Steering Committee. S 3-Leitlinie der Deutschen Gesellschaft für Ernährungsmedizin Klinische Ernährung in der Chirurgie. Aktuel Ernährungsmed 2013; 38: e155–e197

5.4 Gabe von Blutprodukten

G. Baumgarten

5.4.1 Grundlegendes

Die Gabe von Blutprodukten muss einer strengen Indikation unterliegen. Einerseits kann sie in der postoperativen Phase eine lebensrettende Maßnahme für den Patienten sein, andererseits konnten aber gerade jüngere Studien zeigen, dass bereits geringe Mengen transfundierter Blutprodukte die postoperative Morbidität und Sterblichkeit von Patienten unabhängig von der Art des chirurgischen Eingriffs steigern [6].

Daher ist es zwingend notwendig, eine bestehende Anämie wenn möglich bereits präoperativ zu verbessern und intraoperativ großzügig fremdblutsparende Techniken einzusetzen. Ein solches Vorgehen wird im Rahmen des Patient Blood Managements (PBM) gebündelt und hat auch für den postoperativen Verlauf Gültigkeit [7]. Erst wenn die im PBM aufgeführten Alternativen zur Transfusion ausgeschöpft worden sind, ist auch postoperativ die Gabe von Blutprodukten nach den Vorgaben der Transfusionsrichtlinien indiziert.

5.4.2 Warum transfundieren?

Die zentrale Funktion der Erythrozyten bzw. des in diesen Zellen enthaltenen Hämoglobins ist die Versorgung menschlicher Körperzellen mit Sauerstoff. Dieser erreicht an Hämoglobin gebunden über den Blutkreislauf die Zellen und dient hier u. a. der Bildung des Universalenergieträgers Adenosintriphosphat (ATP). Der Sauerstoffgehalt berechnet sich nach der Formel:

$$CaO_2 = (1,34 \times Hb \times SaO_2) + (0,003 \times paO_2)$$

Unter normalem, atmosphärischem Partialdruck liegt nur ca. 1 % des Sauerstoffs im Blut physikalisch gelöst vor [8].

Wird den Zellen nicht ausreichend Sauerstoff zur Gewinnung von ATP zur Verfügung gestellt, so kommt es zu einer anaeroben Stoffwechsellage mit einer energetisch ineffizienteren ATP-Gewinnung mittels anaerober Glykolyse und der Entstehung von Laktat. Hält dieser Zustand an, so entwickelt sich eine gravierende Störung des Säure-Basen-Haushalts mit einer möglicherweise lebensbedrohlichen Laktatazidose und bei weiterem ATP-Mangel der Zelltod mit schwerwiegenden Folgen für den Patienten. Die Gabe von Erythrozytenkonzentraten verfolgt somit das Ziel, die Sauerstoffversorgung der Zellen bzw. des Organismus sicherzustellen.

5.4.3 Welche Patienten sollten eine Transfusion erhalten?

Die leitliniengerechte Indikation zur Transfusion setzt nicht nur Kenntnisse der aktuellen Grenzwerte voraus, sondern auch die Fähigkeit, in den Grenzbereichen der Transfusionsvorgaben die klinischen Zeichen einer „anämischen Hypoxie" bzw. die „physiologischen Transfusionstrigger" sicher zu erkennen (siehe „Anämie", Kap. 6.2).

Ein Hb-Abfall bis auf 6 g/dl bei ansonsten gesunden Patienten führt nicht zu einer inadäquaten systemischen Oxygenierung, wenn diese durch einen Blutverlust hervorgerufenen Hb-Abfall isovolämisch ausgeglichen wird [13], [19]. Allerdings ist bei einem Hb-Wert unter 6 g/dl eine Oxygenierungsstörung einzelner Organsysteme nicht ausgeschlossen, weshalb bereits ab diesem Wert zu einer Transfusion geraten wird [14].

Bezogen auf Hämotokrit (Hkt) liegt die untere Transfusionsgrenze bei 15 % (= Hb 5,0–4,5 g/dl). Dabei ist natürlich zu beachten, dass der Hkt beim hämorrhagischen Schock im Normbereich liegen

kann und daher nicht als einziger Indikator für eine Transfusionsnotwendigkeit herangezogen werden sollte [10].

Grundsätzlich birgt jede medizinische Intervention Risiken für den Patienten, auch eine Bluttransfusion. In diesem Zusammenhang stehen laut einer wachsenden Zahl jüngerer Studien vor allem die immunmodulatorischen Eigenschaften von Fremdblut im Verdacht, z. B. die Tumorrezidivrate, die Wundheilung sowie das Infektionsrisiko ungünstig zu beeinflussen [2]. Daher sollte die Transfusion bei Patienten mit einem Hb über 8 g/dl, die keine physiologischen Transfusionstrigger bzw. anämische Hypoxiezeichen aufweisen, unterbleiben.

Schwierig wird die Entscheidung für oder gegen eine Transfusion im Bereich der Hb-Konzentration zwischen 6 und 8 g/dl. Eine große Studie an 11 508 kardiochirurgischen Patienten konnte eine erhöhte postoperative Komplikationsrate zeigen, wenn der Hb mehr als 50 % im Vergleich zum Ausgangswert gefallen war, auch wenn der absolute Wert von 7 g/dl nicht unterschritten wurde. Die Gabe von Blut reduzierte hier die Komplikationsrate [11]. Jedoch scheint ein Hb zwischen 7 und 8 g/dl auch bei kritisch kranken Patienten eine ausreichende Sicherheit zu gewährleisten, so dass kein weiterer Transfusionsbedarf besteht [4].

Die widersprüchlichen Ergebnisse der oben aufgeführten Studien machen deutlich, dass im Hb-Bereich zwischen 6 und 8 g/dl die alleinige Betrachtung von Hb und/oder Hkt nicht ausreicht, um eine eindeutige Indikation für oder gegen eine Transfusion zu stellen. Sie erfordert vielmehr immer auch den Blick auf die klinische Situation des Patienten. Imponieren bei der körperlichen Untersuchung klassische Zeichen der anämischen Hypoxie, wie z. B. Hautblässe, blasse Skleren, Kaltschweißigkeit, Bewusstseinstrübung sowie Dyspnoe bis Orthopnoe, dann können diese in der Zusammenschau als „physiologische Transfusionstrigger" gewertet werden. Auch ischämietypische EKG-Veränderungen oder myokardiale Kontraktionsstörungen sowie eine vermehrte Ausschöpfung des angebotenen Sauerstoffs mit Abfall der zentralvenösen und gemischtvenösen Sättigung sowie eine Laktatazidose (Laktat > 2 mmol/l und azidotische pH-Werte) können bei Vorliegen eines Hb-Wertes von 6 bis 8 g/dl die Gabe von Fremdblut rechtfertigen.

Weiterhin können eingeschränkte Kompensationsmöglichkeiten der Patienten bei kardialer, pulmonaler oder vaskulärer Insuffizienz einen Transfusionstrigger darstellen. Die Beurteilung dieser Kompensationsmöglichkeiten der Patienten ist hierbei Aufgabe des transfundierenden Arztes.

Im Gesamtkontext des postoperativen Transfusionsmanagements nimmt natürlich auch die Beurteilung der Blutgerinnung der Patienten eine zentrale Rolle ein. Hierbei werden bereits Werte von über 50 000 Thrombozyten/µl Blut als ausreichend für operative Eingriffe angesehen. Erfolgt allerdings, z. B. im Rahmen einer postoperativen Blutung, eine Transfusion von mehr als 4 Erythrozytenkonzentraten, muss die Gabe von Gerinnungsfaktoren sowie von Thrombozytenkonzentraten geprüft werden. Hier sollte die Thrombozytenzahl 100 000/µl Blut bei großen operativen Eingriffen nicht unterschreiten [1]. Für die Gabe von Gerinnungspräparaten wird die Durchführung einer laborchemischen Testung der Blutgerinnung (Gerinnungslabor) und eine entsprechende Konsultation eines Spezialisten der Transfusionsmedizin empfohlen.

5.4.4 Was muss vor der Transfusion beachtet werden?

Wenn die Indikation zur Transfusion gestellt wurde, muss zunächst der Patient über Folgendes aufgeklärt werden:
- Notwendigkeit der Transfusion
- mögliche Komplikationen
- Risiken bei Unterlassung
- mögliche Alternativen

Jede Transfusion erfüllt juristisch den Straftatbestand einer Körperverletzung in Sinne des Strafgesetzbuchs. Daher muss zwingend das Einverständnis des Patienten eingeholt werden. Im Notfall ist bei bewusstlosen Patienten vom mutmaßlichen Willen des Patienten auszugehen. Zudem müssen sowohl die Aufklärung als auch die Einwilligung in schriftlicher Form dokumentiert werden.

Anschließend ist regelbasiert Patientenblut (= Kreuzblut) zur serologischen Verträglichkeitstestung zu entnehmen. Die Blutbank übernimmt aufgrund ihrer Untersuchungen hierdurch die Verantwortung für das getestete Blutprodukt, z. B. für ein ordnungsgemäßes Erythrozytenkonzentrat (EK). Die korrekte Durchführung der Transfusion sowie die Durchführung eines Bedside-Tests zur Kontrolle der korrekten Blutgruppe obliegen dem behandelnden Arzt. Im Notfall können auch ungekreuzte Erythrozytenkonzentrate transfundiert werden, dann meist mit der Blutgruppe 0, Rhesus negativ.

Merke

Der Universalspender für EK ist der 0-Rhesus-negative Spender, für die Gabe von Plasmaprodukten der AB-Rhesus-negative Spender.

Vorsicht

Unmittelbar vor jeder Transfusion von EK, FFP oder TK ist ein Bedside-Test zur Kontrolle der korrekten Blutgruppe des Patienten durchzuführen.

5.4.5 Wie viel und wie wird Blut transfundiert?

Generelles Ziel muss es sein, so wenig wie möglich zu transfundieren, um Risiken und Nebenwirkungen zu minimalisieren, und nur so viel wie nötig zu transfundieren, um Patienten nicht durch eine anämische Hypoxie zu gefährden. Die Gabe von 3–4 ml/kg KG Blut hebt den Hb der Patienten im Durchschnitt um etwa 1 g/dl an [8].

Steht man vor der Entscheidung, nur ein einzelnes Erythrozytenkonzentrat transfundieren zu wollen (sog. 1-Konserven-Strategie), sollte man die Indikation genau hinterfragen, ob wirklich eine anämische Hypoxie oder physiologische Transfusionstrigger vorliegen oder ob nicht die unten aufgeführten unterstützenden Maßnahmen die Transfusion überflüssig machen. Die einfachsten Methoden zur Beurteilung der Effektivität der eingeleiteten Transfusionsmaßnahmen sind die Untersuchung und die Befragung des Patienten zur subjektiven und objektiven Verbesserung seines Gesundheitszustands.

Die Dokumentation muss entsprechend den Vorgaben des Transfusionsgesetzes erfolgen [17]. Blutprodukte müssen innerhalb von 6 Stunden vollständig transfundiert werden, eine Zumischung von Medikamenten ist verboten. Auch die gleichzeitige Infusion anderer Infusionslösungen über denselben Zugang darf nicht stattfinden, da z. B. enthaltenes Kalzium die Zitrat-Antikoagulation des Blutprodukts neutralisieren kann. Ebensowenig sollte bei niedriger Flussrate durch manuellen Druck auf die Konserve nachgeholt werden, um keine Hämolyse herbeizuführen. Stattdessen ist die Flussrate der Transfusion im Vorhinein durch Schaffung eines großlumigen venösen Zugangs zu optimieren. Alle Blutprodukte müssen mit einem speziellen Transfusionsbesteck appliziert werden, das durch einen speziellen Filter leukozytenabhängige Immunreaktionen minimieren kann. Ein Erwärmen von Erythrozytenkonzentraten mit einem nach Medizinproduktrecht zugelassenen Gerät ist erst bei einer Transfusionsgeschwindigkeit von mehr als einem EK/Stunde notwendig. Die Transfusion muss vom indizierenden Arzt initial persönlich überwacht werden, anschließend ist die weitere ständige Kontrolle an nichtärztliches Personal delegierbar. Die Gesamtverantwortung bleibt jedoch beim transfundierenden Arzt [17].

Merke

Normalgewichtiger Erwachsener: Gabe 1 EK → Anhebung um 1 g Hämoglobin/dl Blut.

5.4.6 Was kann unterstützend getan werden?

Vor der postoperativen Gabe von EKs sollte – falls noch nicht geschehen – ein Zustand der hypovolämischen Anämie in eine normovolämische Anämie überführt werden.

Merke

Für die Versorgung des Organismus mit Sauerstoff ist das Herzzeitvolumen wichtiger als der Hämoglobinwert allein.

Entsprechend der hämodynamischen Situation und dem geschätzten Blutverlust sollten kristalloide und kolloidale Infusionslösungen im Verhältnis 2:1 bis zu 1:2 verabreicht werden. Es sollten keine physiologischen Kochsalzlösungen (0,9 % NaCl-Lösung) als Volumenersatzmittel angewendet werden [3], [16].

Weiterhin kann der klinische Zustand des Patienten durch die Gabe von Sauerstoff verbessert werden. Der Anteil des physikalisch gelösten Sauerstoffs im Blut ist – wie oben ausgeführt – sehr gering.

Durch die Gabe von 100 % Sauerstoff erhöht sich der physikalisch gelöste Sauerstoff von 0,3 ml/dl Blut auf 2,3 ml/dl Blut. Bei einem normalgewichtigen Erwachsenen entspricht dies einer Hb-Erhöhung um 1,5 g/dl, was die kurzfristige Gabe von bis zu 2 EK überflüssig machen könnte. Bei der Gabe von beispielsweise 5 Liter O_2/min über einen längeren Zeitraum sollte zudem ein Befeuchtungsadapter zum Einsatz kommen [5].

Die Gabe von Desmopressin führt zur Freisetzung von Thrombozyten aus körpereigenen Speicherorten wie der Milz und dem Knochenmark. So kann möglicherweise die Gabe von Thrombozytenkonzentraten verhindert werden. Hierzu kann das Vasopressin-Analogon DDAVP (Desmopressin) mit 0,3 µg/kg KG i. v., s. c. oder als Nasenspray mit einer möglichen Wiederholungsdosis nach 12 Stunden appliziert werden.

Denkbar wäre auch der Einsatz von Tranexamsäure bei einer starken postoperativen Blutung. Tranexamsäure hemmt die Umwandlung von Plasminogen zu Plasmin und wirkt so prokoagulatorisch [5].

5.4.7 Komplikationen

Infectious Serious Hazards of Transfusion (ISHOT)

Die sog. ISHOT umfassen u. a. die Übertragung von Hepatitis-B- (HBV) und Hepatitis-C-Viren (HCV) sowie eine Infektion mit dem humanen Immundefizienzvirus (HIV). Deren Übertragungswahrscheinlichkeiten liegen heute z. B. für HIV bei 1 zu 4,3 Mio. bzw. bei 1 zu 10,88 Mio. Transfusionen für HCV [12].

Non-infectious serious Hazards of Transfusion (NISHOT)

Der Begriff NISHOT umfasst ein sehr heterogenes Feld von Transfusionsreaktionen, denen die Unabhängigkeit von einer Infektion gemeinsam ist. Hierzu zählen zum einen bekannte Phänomene wie die Alloimmunisierung oder die im Rahmen einer Fehltransfusion im ABO-System auftretenden hämolytischen Transfusionsreaktionen. Erstere konnten durch die in Deutschland per Gesetz geforderte Leukozytendepletion bei der Herstellung von Blutprodukten deutlich reduziert werden [9]. Auch hämolytische Transfusionsreaktionen zeigen durch die Einführung eines standardisierten Vor-

5

gehens bei der Transfusion mit einer Inzidenz von 1:50 000 Transfusionen ebenfalls eine rückläufige Tendenz.

Neben diesen bekannten NISHOT werden zunehmend unspezifische und antigen-/antikörperunabhängige Immunreaktionen für das Auftreten einer erhöhten Morbidität und Sterblichkeit von Patienten beschrieben. Diese Reaktionen werden heute als Transfusion-related Immune Modulation (TRIM) bezeichnet und können u. a. möglicherweise durch immunogene Komponenten in überalterten Blutkonserven induziert werden. So geht man heute davon aus, dass z. B. der Transfusion-related Lung Injury (TRALI) durch ein ungünstiges Verhältnis zwischen Immunstatus des Patienten direkt vor der Transfusion und den immunogenen Eigenschaften des Transfusionsbluts ausgelöst wird.

Zum weiteren Studium der immunologischen und nichtimmunologischen Folgereaktionen nach Transfusionen sei auf entsprechende weiterführende Spezialliteratur verwiesen.

Merke

Checkliste Transfusionszwischenfall [8], [17]:
- Gabe des Blutprodukts stoppen
- Hilfe hinzuziehen (Kollegen, Oberärzte, Notfallteam)
- intravenösen Zugang sichern und nicht entfernen
- Falls es die Umstände zulassen, erneute Blutentnahme zur Analyse und Rücksprache mit der Transfusionsmedizin.
- Hochdosis Glukokortikoide, z. B. 250 mg Prednisolon
- „Volumengabe" und ggf. Katecholamintherapie
- forcierte Diurese bis zu Hämofiltration
- Heparinisierung bei DIC
- bei fulminanter Hämolyse ggf. Austauschtransfusion
- Meldung an den Transfusionsbeauftragten **und** -verantwortlichen

Literatur

[1] Bundesärztekammer. Querschnitts-Leitlinien (BÄK) zur Therapie mit Blutkomponenten und Plasmaderivaten. 4. Aufl. 2008: http://www.bundesaerztekammer.de/downloads/ Querschnittsleitlinie_Gesamtdokument-deutsch_07 032 011.pdf; Stand 28.11.14

[2] Cata JP, Wang H, Gottumukkala V et al. Inflammatory response, immunosuppression, and cancer recurrence after perioperative blood transfusions. Br J Anaesth 2013; 110: 690–701

[3] Deutsche Gesellschaft für Anästhesiolgie und Intensivmedizin. S 3-Leitlinie Intravasale Volumentherapie beim Erwachsenen. 2014: http://www.awmf.org/uploads/tx_szleitlinien/ 001–020l_S 3_Intravasale_Volumentherapie_Erwachsenen_2014–09.pdf; Stand 28.11.14

[4] Du Pont-Thibodeau G, Harrington K, Lacroix J. Anemia and red blood cell transfusion in critically ill cardiac patients. Ann Intensive Care 2014; 4: 16

[5] Empfehlungen zur Diagnostik und Therapie der Schockformen. IAG Schock der DIVI, Hrsg. 1. Aufl. Köln: Deutscher Ärzte-Verlag; 2005

[6] Glance LG, Dick AW, Mukamel DB et al. Association between intraoperative blood transfusion and mortality and morbidity in patients undergoing noncardiac surgery. Anesthesiology 2011; 114: 283–292

[7] Gombotz H, Hofmann A. Patient blood management : three pillar strategy to improve outcome through avoidance of allogeneic blood products. Anaesthesist 2013; 62: 519–527

[8] Heck M, Fresenius M, Busch C. Repetitorium Anästhesiologie: Für die Facharztprüfung und das Europäische Diplom. 7. Aufl. Berlin: Springer; 2013

[9] Hendrickson JE, Hillyer CD. Noninfectious serious hazards of transfusion. Anesth Analg 2009; 108: 759–769

[10] Hoeft A, Wietasch JK, Sonntag H et al. Theoretical limits of „permissive anemia". Zentralbl Chir 1995; 120: 604–613

[11] Hogervorst E, Rosseel P, van der Bom J et al. Tolerance of intraoperative hemoglobin decrease during cardiac surgery. Transfusion 2014; 54: 2696–2704

[12] Hourfar MK, Jork C, Schottstedt V et al. Experience of German Red Cross blood donor services with nucleic acid testing: results of screening more than 30 million blood donations for human immunodeficiency virus-1, hepatitis C virus, and hepatitis B virus. Transfusion 2008; 48: 1558–1566

[13] Lieberman JA, Weiskopf RB, Kelley SD et al. Critical oxygen delivery in conscious humans is less than 7.3 ml $O_2 \times$ kg (-1)×min(-1). Anesthesiology 2000; 92: 407–413

[14] Mathru M, Solanki DR, Woodson LC et al. Splanchnic oxygen consumption is impaired during severe acute normovolemic anemia in anesthetized humans. Anesthesiology 2006; 105: 37–44

[15] Müller MM, Meybohm P, Geisen C et al. Patient blood management – How does it work in practice? – the interdisciplinary cooperation. Anasthesiol Intensivmed Notfallmed Schmerzther 2014; 49: 266–272

[16] Roessler M, Bode K, Bauer M. Fluid resuscitation in haemorrhage. Anaesthesist 2014; 63: 730–744

[17] Strobel E, Henschler R. Correct performance of transfusion Anaesthesist 2014; 63: 797–809

[18] Strobel E, Henschler R. Correct preparation of a transfusion: Part 1. Anaesthesist 2014; 63: 703–712

[19] Weiskopf RB, Viele MK, Feiner J et al. Human cardiovascular and metabolic response to acute, severe isovolemic anemia. JAMA 1998; 279: 217–221

5.5 Peri- und postoperative Thromboseprophylaxe

M. Spannagl, L. Ney

Das jährliche Risiko in der Allgemeinbevölkerung, eine Thrombose zu erleiden, liegt risiko- und altersabhängig bei 0,1 % bis 1 % pro Jahr. Postoperativ ist das Risiko um ein Vielfaches erhöht. Bereits 1899 wurde die physikalische Thromboseprophylaxe, welche das Wickeln und Hochlagern der Beine, Flüssigkeitszufuhr in Form von Kochsalzlösung und die passive und aktive Mobilisation umfasste, durch den schwedischen Chirurgen Karl Gustaf Lennander angewendet [7]. Die Einführung der medikamentösen Thromboseprophylaxe Ende des 20. Jahrhunderts konnte die Häufigkeit der postoperativen Thrombosen senken [5] (▶ Abb. 5.21). Trotz aller Maßnahmen zur Prophylaxe ist das Risiko einer postoperativen Thrombose aber immer noch hoch. Die Zulassungsstudien der neuen Antikoagulanzien bei Gelenkersatzchirurgie zeigten eindrücklich, dass bei klinisch asymptomatischen Patienten phlebografisch noch bei 10–15 % stumme Gefäßthrombosierungen feststellbar waren [10]. Zu symptomatischen Thrombosen kommt es trotz aller Maßnahmen der Prophylaxe in diesem Patientenkollektiv noch bei 1–2 % der Fälle. Dieses hohe Restrisiko muss Arzt und Patient bewusst sein und ist der Ansporn zur weiteren Entwicklung von Operations- und Prophylaxemaßnahmen.

5.5.1 Konzept der multimodalen und risikostratifizierten Thromboseprophylaxe

Physikalische Thromboseprophylaxe als Teil eines multimodalen Konzepts

Im Zuge der obligaten, präoperativen Aufklärung bezüglich des möglichen Auftretens und der Verhütung postoperativer Thrombosen und Lungenembolien sollte der aufklärende Arzt das individuelle Thromboserisiko des Patienten abschätzen und ihm geeignete Maßnahmen vorstellen.

Vor einer indizierten medikamentösen Thromboembolieprophylaxe dienen insbesondere der **Senkung des thromboembolischen Risikos**:

- schnelle Mobilisierung, möglichst noch am Operationstag
- physikalische Maßnahmen (Krankengymnastik, Kompressionsstrümpfe)
- Atem- und Kreislauftherapie

Diese Basismaßnahmen können durch keine medikamentöse Therapie ersetzt werden, und ihre Durchführung sollte nicht zuletzt aus forensischen Gründen dokumentiert werden. Allen Beteiligten (Patient, Angehörige, Klinikpersonal) sollte die multimodale Vorgehensweise verinnerlicht sein.

Rationale Thromboseprophylaxe durch Risikostratifizierung

Internationale und nationale Leitlinien empfehlen eine Differenzierung nach individuellem thromboembolischen Risiko und die danach ausgerichtete Auswahl der Antikoagulationsstrategie [9].

Neben dem expositionellen Risiko, das verletzungs- und immobilisationsbedingt ist bzw. durch

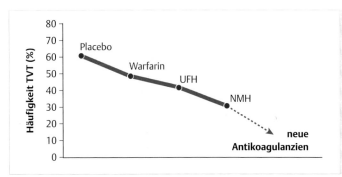

Abb. 5.21 Medikamentöse Thromboseprophylaxe. Senkung der perioperativen Thromboserate durch Einführung medikamentöser Prophylaktika am Beispiel der tiefen Venenthrombose nach Kniegelenkersatz.

Tab. 5.5 Dispositionelle Risikofaktoren für eine venöse Thromboembolie.

Risikofaktor	Risiko-erhöhung
VTE in der Eigenanamnese	hoch
maligne Grunderkrankung	hoch
höheres Alter (> 60 Jahre)	mittel
VTE bei erstgradig Verwandten	mittel
Herzinsuffizienz NYHA III oder IV, Zustand nach Herzinfarkt	mittel
akute Infektion, entzündliche Erkrankung mit Immobilisation	mittel
Übergewicht (Body-Mass-Index > 30)	mittel
Thrombophilie: angeborene oder erworbene thrombophile Hämostasedefekte (z. B. Antiphospholipidsyndrom, Antithrombin-, Protein-C-, Protein-S-Mangel, APC-Resistenz/Faktor-V-Leiden-Mutation, thrombophiler Prothrombinpolymorphismus u. a.)	gering bis hoch
Therapie mit oder Blockade von Sexualhormonen (einschließlich Kontrazeptiva, Hormonersatz- und Tumortherapie)	gering bis hoch
stark ausgeprägte Varikosis	gering
Schwangerschaft und Postpartalperiode	gering
nephrotisches Syndrom	gering

die Eingriffsart und -dauer bewirkt wird, spielen die dispositionellen Risikofaktoren, die der Patient mitbringt, eine erhebliche Rolle (▶ Tab. 5.5) [9].

Aus der Abschätzung von expositionellem und dispositionellem Risiko ergibt sich die Einteilung des Gesamtrisikos in niedrig, mittel und hoch, die sich in der klinischen Praxis bewährt hat (▶ Tab. 5.6) [9].

Diese individuelle Risikostratifizierung erfordert einen höheren Aufwand der präoperativen Anamnese und Befunderhebung.

Bei allgemeinchirurgischen Eingriffen mit **geringer Traumatisierung**, wie im Folgenden genannt, empfehlen die deutschen Leitlinien keine generelle medikamentöse Prophylaxe:
- Metallentfernung
- Eingriffe an der oberen Extremität
- proktologische Eingriffe
- Venenchirurgie
- Verletzungen ohne oder mit geringem Weichteilschaden
- fehlende dispositionelle Risikofaktoren

Tab. 5.6 Einstufung in die 3 Risikokategorien unter Berücksichtigung des expositionellen und des dispositionellen Risikos.

Risikokategorie	Operationen und Verletzungen
niedriges VTE-Risiko: • distale TVT < 10 % • proximale TVT < 1 % • tödliche LE < 0,1 %	• kleinere oder mittlere operative Eingriffe mit geringer Traumatisierung • Verletzungen ohne oder mit geringem Weichteilschaden • kein zusätzliches bzw. nur geringes dispositionelles Risiko, sonst Einstufung in die höhere Kategorie
mittleres VTE-Risiko: • distale TVT 10–40 % • proximale TVT 1–10 % • tödliche LE 0,1–1 %	• länger dauernde Operationen • gelenkübergreifende Immobilisation der unteren Extremität im Hartverband • arthroskopisch assistierte Gelenkchirurgie an der unteren Extremität • kein zusätzliches bzw. nur geringes dispositionelles Risiko, sonst Einstufung in die höhere Kategorie
hohes VTE-Risiko: • distale TVT 40–80 % • proximale TVT 10–30 % • tödliche LE > 1 %	• größere Eingriffe in der Bauch- und Beckenregion bei malignen Tumoren oder entzündlichen Erkrankungen • Polytrauma, schwerere Verletzungen der Wirbelsäule, des Beckens und/oder der unteren Extremität • größere Eingriffe an Wirbelsäule, Becken, Hüft- oder Kniegelenk • größere operative Eingriffe in den Körperhöhlen der Brust-, Bauch- und/oder Beckenregion

Allerdings sollte eine medikamentöse Thromboseprophylaxe wegen dispositioneller Faktoren bei vielen Patienten trotzdem durchgeführt werden.

5.5.2 Praktische Durchführung der perioperativen Thromboseprophylaxe

Beginn einer medikamentösen Thromboseprophylaxe

Während in Europa lange Zeit mit dem Gedanken an eine intraoperative Thromboseentstehung der präoperative Beginn der medikamentösen Prophylaxe favorisiert wurde, begann man in Nordamerika generell postoperativ damit, vor allem aus forensischen Gründen. Grundsätzlich sollte durch die Behandlung kein Blutungsrisiko erzeugt werden. Eine Metaanalyse von Studien mit Vergleich von prä-, peri- und postoperativer Gabe von NMH konnte keine wesentlichen Unterschiede in der Thromboserate feststellen [19]. Hingegen zeigte sich in einer Studie, welche die prä- und postoperative Gabe von Dalteparin miteinander verglich, dass es in dem Studienarm mit präoperativer Gabe zu einem erhöhten Bedarf an Bluttransfusionen kam [8]. Deshalb sollte bei Operationen mit erhöhtem Blutungsrisiko die Thromboseprophylaxe postoperativ begonnen werden. Dies gilt auch, wenn der Patient eine thrombozytenaggregationshemmende Komedikation einnimmt. Die neuen Antikoagulanzien Fondaparinux, Dabigatran, Rivaroxaban und Apixaban sind ausschließlich für den postoperativen Beginn vorgesehen.

Merke

Die rasche und hocheffektive Wirkung neuer Antikoagulanzien konnte in einigen Studien trotz postoperativer Verabreichung eine Überlegenheit in der Vermeidung von thromboembolischen Komplikationen zeigen.

Dauer der medikamentösen Thromboseprophylaxe

Dem behandelnden Arzt sollte bewusst sein, dass die Thromboseprophylaxe nicht automatisch mit der Klinikentlassung beendet ist, sondern bei hohem Risiko ggf. darüber hinaus weiterzuführen ist.

Eine wesentliche Aussage der S 3-Leitlinie Thromboseprophylaxe ist, dass sich die Dauer der Thromboseprophylaxe nicht für eine bestimmte Eingriffsart festmachen lässt, sondern sich am Fortbestehen relevanter Risikofaktoren orientieren soll. Die Dauer einer medikamentösen Thromboseprophylaxe beträgt bei Patienten ohne höheres Risiko in der Regel 5–7 Tage. Für onkologische Patienten und mehrfache Eingriffe oder Patienten mit Gelenkersatz hingegen muss die medikamentöse Prophylaxe auf einen Zeitraum von 4–5 Wochen oder länger ausgedehnt werden. Insgesamt bedeutet dies, dass zum Übergang in die nachstationäre Phase ein individuelles Konzept zur VTE-Prophylaxe formuliert und Patient und Hausarzt

mitgeteilt wurde. Dieses Vorgehen trägt der großen Anzahl stummer Thrombosen in der postoperativen Phase Rechnung. Für große orthopädische/unfallchirurgische Eingriffe an der unteren Extremität wird seit Jahren eine verlängerte medikamentöse Prophylaxe für die Dauer von 4–5 Wochen durchgeführt.

Thromboseprophylaxe und Niereninsuffizienz

Mit abnehmender Molekülgröße des niedermolekularen Heparins nimmt die unveränderte renale Elimination zu und reduziert sich über das RES. Deshalb ist vor allem bei niedrigem Molekulargewicht bei wiederholten Gaben mit einer Kumulation bei Niereninsuffizienz zu rechnen. Da es im Alter nicht nur zu einer Verschlechterung der Nierenfunktion, sondern auch zu einem erhöhten Thrombose- wie auch Blutungsrisiko kommt, ist auf diese Patientengruppe besonderes Augenmerk zu richten [15].

Merke

Niedermolekulare Heparine sind deshalb bei einer Kreatinin-Clearance unter 30 ml/min kontraindiziert bzw. müssen in der Dosis reduziert werden.

Fondaparinux sollte bei einer Kreatinin-Clearance zwischen 20 und 50 ml/min von der üblichen Dosis 2,5 mg/d auf 1,5 mg/d reduziert werden. Unterhalb einer Kreatinin-Clearance von 20 ml/min ist auch Fondaparinux kontraindiziert. Für Dabigatran ist eine Dosisanpassung erst unterhalb einer Kreatinin-Clearance von 50 ml/min notwendig und ein Einsatz kann bis zu 30 ml/min erfolgen. Rivaroxaban und Apixaban sind bis zu einer Clearance von 15 ml anwendbar.

Rückenmarknahe Verfahren in der Anästhesie

Epidurale Hämatome von rückenmarknaher Regionalanästhesie scheinen häufiger vorzukommen, als lange Zeit angenommen. Die Inzidenz wird bei Epiduralanästhesien auf bis zu etwa 1:3 000 und bei Spinalanästhesien auf etwa 1:40 000 geschätzt [4], [17]. Das höchste Risiko besitzen anscheinend weibliche, orthopädische Patienten, während das Risiko von jungen Frauen in der Geburtshilfe relativ gering ist (ca. 1:100 000) [14]. Obwohl es für die Einhaltung von bestimmten Abständen des Beginns einer medikamentösen Thromboseprophylaxe und dem Anlegen oder Entfernen eines Epidural- und Spinalkatheters keine Evidenz aufgrund von Studien gibt und die empfohlenen Zeitintervalle auf pharmakokinetischen Daten beruhen, wurden die entsprechenden Empfehlungen in einem jährlichen Konsensusdokument aktualisiert.

5.5.3 Alte und neue Substanzen zur perioperativen Thromboseprophylaxe

Heute steht eine Vielzahl gerinnungshemmender Substanzen zur Thromboseprophylaxe zur Verfügung, so dass es schwierig ist, den Überblick zu bewahren. Für den einzelnen Arzt erscheint es daher sinnvoll, sich mit den Dosisschemata von ein oder zwei in Frage kommenden Substanzen vertraut zu machen und damit klinische Erfahrung zu sammeln. Vereinfachend wirkt sich hier die Aussage der S 3-Leitlinie aus, dass Antikoagulanzien, die ihre Wirksamkeit auch bei Patienten im Hochrisikobereich gezeigt haben auch bei mittlerem Risiko eingesetzt werden können. Dies impliziert, dass reduzierte Dosierungen weggelassen werden können und direkt zu der Hochrisikodosierung gegriffen werden kann. Des Weiteren sollten die Alternativpräparate im Falle von Kontraindikationen bekannt sein, mit denen an der jeweiligen Klinik Erfahrungen gemacht wurden.

Heparine und andere indirekte Antikoagulanzien

Unfraktioniertes Heparin (UFH) und fraktionierte, niedermolekulare Heparine (NMH) binden an Antithrombin (AT) und katalysieren die Inaktivierung von aktiviertem Faktor X und von Thrombin. Niedermolekulare Heparine wirken schwächer auf die Hemmung des Thrombins, was sich in der höheren Anti-Xa-/Anti-IIa-Ratio ausdrückt. Das langsam wirkende Antithrombin wird dabei in ein schnell wirkendes Sofort-Antithrombin und Sofort-Anti-Xa umgewandelt.

Unfraktioniertes Heparin

Unfraktioniertes Heparin (UFH) ist ein polydisperses Gemisch heterogener GAG (Glykosaminogly-

kan-)Moleküle mit einem Molekulargewicht zwischen 5000 und 30 000 Dalton und wird aus der Darmukosa von Schweinen gewonnen. Aufgrund der kurzen Halbwertszeit (1–2 Stunden) ist eine mehrmals tägliche oder kontinuierliche (Perfusor-) Gabe erforderlich, das Monitoring erfolgt über die aPTT.

Das klassische Antidot für UFH ist Protamin. Das stark positiv geladene Protein neutralisiert die gerinnungshemmende Wirkung von UFH, indem es an die negativ geladenen Polyanionen bindet und ihre Assoziation mit AT verhindert.

Niedermolekulare Heparine

Die verschiedenen niedermolekularen Heparine (NMH) werden durch chemische Degradation aus UFH hergestellt, wobei jedes NMH nach einem individuellen Verfahren produziert wird. Dementsprechend gibt es zwischen den einzelnen Produkten strukturelle und infolgedessen pharmakologische Unterschiede.

Aufgrund der Halbwertszeit (ca. 3–5 Stunden) und verlängerter biologischer Wirksamkeit ist eine tägliche Gabe von 1- bis 2-mal ausreichend.

International stehen mehrere NMH zur Verfügung, von denen in Deutschland 6 zugelassen sind:

- Certoparin (Mono-Embolex)
- Dalteparin (Fragmin)
- Enoxaparin (Clexane)
- Nadroparin (Fraxiparin)
- Reviparin (Clivarin)
- Tinzaparin (Innohep)

Die therapeutische Breite der NMH ist relativ hoch, ein Monitoring im Normalfall nicht nötig. Bei einer eingeschränkten Nierenfunktion kann es jedoch zu einer ungewünschten Akkumulation kommen. Als Monitoring dient dann die Anti-Xa-Aktivität.

Selten treten zu Beginn oder im Verlauf einer Heparintherapie **allergische Reaktionen** vom Soforttyp auf (Typ-I-Allergie wie Urtikaria, Rhinitis, Tränenfluss, Fieber, Bronchospasmus und Blutdruckabfall). Wesentlich häufiger sind kutane Reaktionen im Bereich der Einstichstelle, welchen vorgebeugt werden kann, indem die in den Spritzen befindliche Luftblase vor Injektion nicht herausgedrückt wird, um den Stichkanal möglichst nicht mit dem Pharmakon zu kontaminieren.

Eine **Osteoporose** tritt bei bis zu 3 % der Patienten unter einer Langzeittherapie mit unfraktioniertem Heparin auf. Es fand sich kein Zusammenhang einer Osteoporose mit einer Langzeitgabe von NMH. Die UFH-induzierte Osteoporose ist durch die unspezifische Bindung von sehr langen Zuckerketten (sog. XLM, Extra large Material) an die Osteoblasten bedingt. Eine gleichzeitige Gabe von Kalzium und Vitamin D kann dies nicht sicher verhindern. Der selten beobachtete Haarausfall beruht vermutlich auf einem ähnlichen Effekt.

Bei 4–13 % der Patienten wurde bei Anwendung von NMH ein Anstieg der Transaminasen um mehr als das 3-Fache des Normwerts beobachtet. Dieser ist in aller Regel reversibel. Treten diese Veränderungen jedoch zusammen mit einem Bilirubinanstieg und anderen Cholestasezeichen auf, besteht die Gefahr einer Leberinsuffizienz [2].

Thrombozytopenie (HIT-Typ I)

Der unter Therapie mit Heparin häufiger beobachtete Thrombozytenabfall durch nicht immunologische Wechselwirkung zwischen Heparin und Thrombozyten wird als HIT-Typ I (heparininduzierte Thrombozytopenie) bezeichnet. Dabei bindet unfraktioniertes Heparin die Thrombozyten direkt. Niedermolekulare Heparine zeigen eine geringere Wechselwirkung mit den Thrombozyten. Die HIT-Typ I beginnt innerhalb der ersten 3 Tage der Therapie und zeigt sich durch einen Abfall der Thrombozyten auf etwa 100/nl. Die HIT-Typ I ist von untergeordneter klinischer Relevanz, da sich bei Fortsetzung der Therapie die Thrombozytenzahl wieder normalisiert.

Thrombozytopenie (HIT-Typ II)

Im Gegensatz zum Typ I handelt es sich bei der HIT-Typ II um einen immunologischen Vorgang [20]. Die HIT-Typ II tritt 5–20 Tage nach Beginn der Heparinbehandlung auf. Bei einer Reexposition von Heparin innerhalb von 3 Monaten können die Antikörper innerhalb eines kürzeren Zeitfensters von 1–3 Tagen auftreten (Booster-Effekt). Bei Verdacht auf HIT-Typ II ist die Heparintherapie sofort abzubrechen und die antithrombotische Therapie mit alternativen Antikoagulanzien (z. B. Argatroban, Danaparoid oder DOAK) weiterzuführen, da die Letalität bei bis zu 20 % liegt.

Während Blutungskomplikationen für die HIT-II untypisch sind, kommt es bei etwa 50 % der Patienten zu schweren thromboembolischen Komplikationen wie akuten arteriellen Verschlüssen und/oder venösen Thrombosen. Das höchste Risiko

für die Entstehung einer HIT-Typ II besteht bei orthopädischen/chirurgischen Patienten (für unfraktioniertes Heparin 3 %, für die NMH < 1 %), während das Risiko für die Entstehung einer HIT-Typ II bei internistischen und chronischen dialysepflichtigen Patienten geringer zu sein scheint. Bei Verdacht auf eine HIT-II muss die Therapie mit Heparin sofort unterbrochen und auf alternative Antikoagulanzien umgestellt werden (z. B. Argatroban oder Danaparoid). Der Einsatz von Thrombozytenkonzentraten in der Akutphase ist nicht empfohlen, da dies möglicherweise zu einer Verstärkung der thromboembolischen Komplikationen führt. Die Gabe von Vitamin-K-Antagonisten soll erst wieder nach Normalisierung der Thrombozytenzahl erfolgen. Im Anschluss sollte bei jedem Patienten eine Evaluation des Verdachts auf eine HIT-II unter Einbeziehung aller Differenzialdiagnosen (z. B. große Operation, Chemotherapie, Sepsis, HELLP-Syndrom) stattfinden und ggf. ein Ausweis für den Patienten ausgestellt werden.

Die S 3-Leitlinie zur Thromboseprophylaxe empfiehlt die Kontrolle der Thrombozytenzahlen zwischen dem 5. und 14. Tag der Behandlung nur für unfraktioniertes Heparin. Die Nichtempfehlung einer Kontrolle der Blutplättchen für niedermolekulare Heparine trägt der geringeren Inzidenz einer HIT-II Rechnung und erleichtert deren Anwendung, vor allem im ambulanten Bereich. Trotzdem sollte eine entsprechende Aufklärung des Patienten erfolgen.

Danaparoid (Orgaran)

Danaparoid ist eine Mischung depolymerisierter Glykosaminoglykane und ist in Deutschland zur Thromboembolieprophylaxe und Thromboembolietherapie von Patienten mit akuter oder anamnestischer HIT-Typ II zugelassen. Die gerinnungshemmende Wirkung ist antithrombinvermittelt und gegen FXa gerichtet. Bei 5–10 % ist eine In-vitro-Kreuzreaktivität mit HIT-Antikörpern beschrieben [13].

Fondaparinux (Arixtra)

Fondaparinux ist ein synthetisch hergestelltes Pentasaccharid und bindet selektiv mit hoher Affinität an Antithrombin. Die reversible Bindung führt zu einer 300-fach beschleunigten Hemmung von Faktor Xa durch Antithrombin. Es ist der erste Vertreter einer neuen Klasse von Antikoagulanzien, den selektiven FXa-Inhibitoren. Seine Halbwertszeit von 17 Stunden ermöglicht die einmal tägliche Gabe.

Fondaparinux (Arixtra) ist in Deutschland zur Therapie und Prophylaxe venöser Thromboembolien und seit 2006 zur Behandlung des akuten Koronarsyndroms zugelassen. In der PEGASUS-Studie zeigte es sich gegenüber NMH überlegen in der Verhinderung thromboembolischer Ereignisse nach großen orthopädischen Eingriffen. Das Blutungsrisiko war dabei nicht signifikant erhöht [1]. Ein Antidot gegen Fondaparinux ist nicht verfügbar.

Das Nebenwirkungsspektrum bei Fondaparinux ist aufgrund der strukturellen Ähnlichkeit vergleichbar mit dem des NMH. Blutbildveränderungen wie Thrombozytopenien und Anämien sind beschrieben. Obwohl Fondaparinux nicht zur Thromboembolieprophylaxe bei Patienten mit einer heparininduzierten Thrombozytopenie II zugelassen ist, empfehlen sowohl die AWMF als auch die ACCP (American College of Chest Physicians) seine Verwendung zur Thromboembolieprophylaxe bei Patienten mit einer positiven HIT-Anamnese [12], [21]. Trotzdem kann Fondaparinux zur Bildung von Antikörpern gegen Plättchenfaktor-4/Heparin-Komplexe führen, die zwar nicht mit PF-4/Fondaparinux-Komplexen reagieren, aber bei anschließender Gabe von Heparin eine HIT-II induzieren können.

Die Elimination von Fondaparinux erfolgt renal, ab einer mittelgradigen Niereninsuffizienz muss es mit Vorsicht angewendet werden. Als Monitoring dient die Anti-Xa-Aktivität. Es steht kein Antidot zur Verfügung.

Direkte, parenterale Antikoagulanzien

Argatroban (Argatra) und **Bivalirudin** (Angiox) zählen zur Gruppe der synthetischen, direkten Thrombininhibitoren, die sowohl in der interventionellen Kardiologie und in der Intensivmedizin, z. B. bei Patienten mit HIT-Typ II, angewendet werden. Die gerinnungshemmende Wirkung entfalten sie durch eine irreversible Bindung am aktiven Zentrum des Thrombinmoleküls. Die Therapiesteuerung erfolgt über ACT oder aPTT (▶ Abb. 5.22).

Direkter, oraler Thrombininhibitor

Dabigatran ist ein direkter Faktor-IIa-Inhibitor, welcher nach Hydrolyse in Plasma und Leber aus seinem Prodrug Dabigatranetexilat entsteht. Dabigatran inhibiert selektiv und reversibel sowohl freies als auch fibringebundenes Thrombin. Die aus Verteilung und Elimination zusammengesetzte sog. terminale Halbwertszeit beträgt ca. 12–17 Stunden. Die Exkretion der Substanz erfolgt zu 85 % renal, ohne das diese eine Metabolisierung erfahren hat. Die Bioverfügbarkeit ist mit 6,5 % gering, was auch die relativ hohe Dosierung von 220 mg täglich erklärt. Der Beginn der für die Thromboseprophylaxe i.R. von elektiven Hüft- und Knieendoprothesen zugelassenen Medikation ist ausschließlich postoperativ, wobei die erste Gabe nach 1–4 Stunden empfohlen wird. Die Tagesdosis von 220 mg (bei Dosisanpassung 150 mg) wird auf zwei Einzeldosen aufgeteilt.

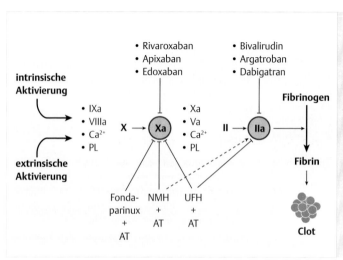

Abb. 5.22 Antikoagulanzien. Übersicht über Substanzen und pharmakodynamische Ansatzpunkte der Antikoagulanzien. AT = Antitrombin, PL = Phospholipide

Die Zulassungsstudien Re-Model und Re-Novate verglichen die Wirkung von Dabigatran versus Enoxaparin beim elektiven Hüft- und Kniegelenkersatz und zeigten eine vergleichbare Wirksamkeit bei vergleichbarer Rate an schweren Blutungen und eine vergleichbare Leberverträglichkeit. Die Anwendungsdauer betrug dabei 4–5 Wochen für die Hüftendoprothese und 10 Tage für den Kniegelenkersatz [22]. Ein laboranalytisches Monitoring ist nicht notwendig und im Regelfall auch nicht möglich, da die dazu empfohlene Ecarinzeit und verdünnte Thrombinzeit von den wenigsten Laboratorien angeboten werden. Eine Messung der Globaltests APTT und INR führt in den Stunden nach Applikation zu erhöhten Werten, deren Beurteilung allerdings nicht ohne Weiteres möglich ist, da sie nur schlecht mit der antikoagulativen Wirkung korrelieren. Für ein Körpergewicht zwischen 50 und 110 kg bedarf es keiner Dosisanpassung. Bei eingeschränkter Nierenfunktion mit einer Kreatinin-Clearance unter 50 ml/min bis 30 ml/min sollte eine Reduzierung der Tagesdosis stattfinden. Im Falle einer Überdosierung steht inzwischen ein spezifisches Antidot zur Verfügung. Durch Förderung der Diurese oder im Notfall auch durch Dialyse kann eine schnellere Elimination des Pharmakons erwirkt werden.

Direkte, orale Faktor-Xa-Inhibitoren

Im Gegensatz zu Fondaparinux und allen anderen verfügbaren Pharmaka mit Anti-Xa-Aktivität handelt es sich bei DOAC um direkte Inhibitoren des Faktors Xa, der für die Hemmung der gemeinsamen Endstrecke des plasmatischen Gerinnungssystems nicht auf die Anwesenheit von Antithrombin angewiesen ist. Die Hemmung von freiem und gebundenem Faktor Xa findet dabei reversibel und kompetitiv statt.

Die in den Record-Studien geprüfte Wirksamkeit konnte eine Überlegenheit von Rivaroxaban über Enoxaparin bezüglich des primären Endpunkts zeigen. Möglicherweise ist das Blutungsrisiko unter diesem potenten Gerinnungshemmer etwas erhöht, denn das Design der Zulassungsstudie erfasste Blutungen ins Operationsgebiet nicht als Major Bleeding. Bei einer Dosierung von nur 10 mg 1-mal täglich zeigte sich eine ähnliche Leberverträglichkeit wie bei Enoxaparin. Die Dauer der Medikation betrug für den Hüftgelenkersatz ebenfalls 4–5 Wochen und 14 Tage für die Knieendoprothese. Begonnen wird mit der ersten Dosis 6–8 Stunden postoperativ [3]. Auch für Rivaroxaban gilt, dass eine Bestimmung der Globaltests in den Stunden nach der Einnahme zu pathologischen Abweichungen kommt.

Apixaban und Edoxaban sind weitere Vertreter der direkten Faktor-Xa-Inhibitoren, welche bereits in Zulassungsstudien im Rahmen von elektiven Knie- und Hüftgelenkersätzen zugelassen worden sind [11], [18]. Inzwischen erfolgt eine breite Anwendung dieser Substanzen bei Vorhofflimmern bzw. venösen Thromboembolien.

5.5.4 Zusammenfassung

Venös-thromboembolische Komplikationen sind ein bestimmender Faktor der perioperativen Morbidität und Mortalität. Die Zulassungsstudien der im letzten Jahrzehnt erprobten neuen Antikoagulanzien haben dabei erneut vor Augen geführt, dass ein Großteil der Thrombosen klinisch stumm verläuft und sich dadurch der Wahrnehmung des Arztes entzieht. Dass dieser Anteil an stummen Thrombosen aber mit dem Outcome korreliert, ist nicht von der Hand zu weisen. Daher ist es wichtig, dem individuellen Risiko entsprechend, welches sich aus der Art des Eingriffs und patientenbezogenen Risikofaktoren ergibt, eine konsequente multimodale Prophylaxe zu betreiben. Dabei darf die antithrombotische Medikation nur als ein Bestandteil des perioperativen Gesamtkonzepts gesehen werden, welches daneben die frühe Mobilisation und physikalische Maßnahmen beinhaltet.

Neben den routinemäßig eingesetzten Heparinen haben sich in den letzten Jahren Arzneistoffe anderer Stoffklassen etabliert. Während einige davon Ausweichpräparate in der Situation einer heparininduzierten Thrombozytopenie darstellen, weist das Potenzial der neu hinzugekommenen oralen Antikoagulanzien durch ihre leichte Anwendbarkeit und einfache Dosierung weit über den operativen Bereich hinaus.

Literatur

[1] Agnelli G, Bergqvist D, Cohen AT et al. PEGASUS – investigators. Randomized clinical trial of postoperative fondaparinux versus perioperative dalteparin for prevention of venous thromboembolism in high-risk abdominal surgery. Br J Surg 2005; 92(10): 1212–1220. [EBM Ib]

[2] Arora N, Goldhaber SZ. Anticoagulants and transaminase elevation. Circulation 2006; 113(15): e698–702. [EBM IV]

[3] Cao YB, Zhang JD, Jiang YY. Rivaroxaban versus enoxaparin for thromboprophylaxis after total hip or knee arthroplasty: a meta-analysis of randomized controlled trials. Eur J Clin Pharmacol 2010; 66(11): 1099–1108. [EBM Ia]

[4] Christie IW, McCabe S. Major complications of epidural analgesia after surgery: results of a six-year survey. Anaesthesia 2007; 62: 335–341. [EBM III]

[5] Geerts WH, Heit JA, Clagett GP et al. Prevention of venous thromboembolism. Chest 2001; 119(1 Suppl): 132S–175S

[6] Geerts WH, Bergqvist D, Pineo GF et al. Prevention of venous thromboembolism: American College of Chest Physicians evidence-based clinical practice guidelines, 8th ed. Chest 2008; 133: 381S–453S

[7] Hach W. Die Geschichte der venösen Thrombose. Phlebologie 2002; 31: 45–48

[8] Hull RD, Pineo GF, MacIsaac S. Low-molecular-weight heparin prophylaxis: preoperative versus postoperative initiation in patients undergoing elective hip surgery. Thromb Res 2000; 101: V155–V162. [EBM Ib]

[9] Interdisziplinäre Leitlinie der AWMF, Prophylaxe der venösen Thromboembolie (VTE). AWMF-Reg.-Nr. 003/001 akt. Stand: 05/2010, gültig bis 12/2013

[10] Lassen MR, Ageno W, Borris LC et al. Rivaroxaban versus Enoxaparin for thromboprophylaxis after total knee arthroplasty. N Engl J Med 2008; 358: 2776–2786

[11] Lassen MR, Raskob GE, Gallus A et al. Apixaban or enoxaparin for thromboprophylaxis after knee replacement. N Engl J Med 2009; 361(6): 594–604

[12] Lobo B, Finch C, Howard A et al. Fondaparinux for the treatment of patients with acute heparin-induced thrombocytopenia. Thromb Haemost 2008; 99: 208–214. [EBM III]

[13] Magnani HN, Gallus A. Heparin-induced thrombocytopenia (HIT). A report of 1,478 clinical outcomes of patients treated with danaparoid (Orgaran) from 1982 to mid-2004. Thromb Haemost 2006; 95(6): 967–981. [EBM III]

[14] Moen V, Dahlgren N, Irestedt L. Severe neurological complications after central neuraxial blockades in Sweden 1990–1999. Anesthesiology 2004; 101: 950–959. [EBM III]

[15] Monreal M, Falgá C, Valle R et al. Venous thromboembolism in patients with renal insufficiency: findings from the RIETE Registry. Am J Med 2006; 119(12): 1073–1079. [EBM III]

[16] Naess IA, Christiansen SC, Romundstad P et al. Incidence and mortality of venous thrombosis: a population-based study. J Thromb Haemost 2007; 5: 692–699. [EBM III]

[17] Pöpping DM, Zahn PK, Van Aken HK et al. Effectiveness and safety of postoperative pain management: a survey of 18 925 consecutive patients between 1998 and 2006 (2nd revision): a database analysis of prospectively raised data. Br J Anaesth 2008; 101: 832–840. [EBM III]

[18] Raskob G, Cohen AT, Eriksson BI et al. Oral direct factor Xa inhibition with edoxaban for thromboprophylaxis after elective total hip replacement. A randomised double-blind dose-response study. Thromb Haemost 2010; 104(3): 642–649

[19] Strebel N, Prins M, Agnelli G et al. Preoperative or post-operative start of prophylaxis for venous thromboembolism with low-molecular-weight heparin in elective hip surgery. Arch Intern Med 2002; 162: 1451–1456. [EBM Ia]

[20] Warkentin TE, Levine MN, Hirsh J et al. Heparin-induced thrombocytopenia in patients treated with low-molecular-weight heparin or unfractionated heparin. N Engl J Med 1995; 332: 1330–1335. [EBM Ib]

[21] Warkentin TE, Greinacher A, Koster A et al. Treatment and prevention of heparin-induced thrombocytopenia: American College of Chest Physicians evidence-based clinical practice guidelines, 8th ed. Chest 2008; 133: 340S–380S

[22] Wolowacz SE, Roskell NS, Plumb JM et al. Efficacy and safety of dabigatran etexilate for the prevention of venous thromboembolism following total hip or knee arthroplasty. A meta-analysis. Thromb Haemost 2009; 101(1): 77–85. [EBM Ia]

5.6 Kalkulierte perioperative Antibiotikatherapie

D. Schreiter

5.6.1 Begriffsdefinition

Infektionserkrankungen sind eine der häufigsten Krankheitsbilder in der medizinischen Praxis überhaupt, so auch in den Fachgebieten der Chirurgie. Die Entwicklung der Antibiotikatherapie konnte die Morbidität und Letalität von Infektionserkrankungen entscheidend reduzieren.

Merke

Dabei ist eine **Infektion als Eindringen von Bakterien oder auch Pilzen in den menschlichen Organismus definiert** und verursacht eine Schädigung mit entsprechender Infektions- und Krankheitssymptomatik, die eine antibiotische Behandlung erfordert. **Abzugrenzen ist die meist physiologische Besiedelung oder Kolonisation** der Haut oder Schleimhautoberflächen.

Eine Antibiotikagabe aufgrund des Nachweises einer solchen Kolonisationsflora ist nicht nur unsinnig, sondern auch schädlich. Der fehlerhafte oder unkritische Antibiotikaeinsatz gilt als die wichtigste Ursache für die zunehmende und bedrohliche Resistenzentwicklung. Dabei ist nicht nur die generelle Indikation wichtig, sondern auch eine richtige Entscheidung hinsichtlich Auswahl, Dosierung und Zeitpunkt.

Prinzipiell unterscheidet man zwei Anwendungsstrategien. Am effektivsten ist eine **gezielte antibiotische Therapie** mit einem schmalen, den verursachenden Erreger treffenden Wirkspektrum und somit geringstmöglichen Nebenwirkungen. Die Voraussetzung dafür ist eine Probengewinnung und Kultur zur Erregeridentifizierung sowie Resistenzbestimmung und damit Zeit.

Bei einer schweren Infektion kann aber eine unverzügliche Therapie lebensrettend sein.

Merke

Anhand des Infektionssyndroms oder lokalisierbaren Infektionsorts werden die am häufigsten verursachenden Erreger mit einer **kalkulierten oder empirischen antibiotischen Therapie** mit breitem Wirkspektrum behandelt.

Konsequente Regeln dieser Antibiotikastrategie wurden als **Tarragona Strategie** für die ventilatorassoziierte Pneumonie beschrieben [3]:

- Hit hard (Antibiotika früh, hochdosiert, breit einsetzen)
- Look at your Patient (individuelle Risikofaktoren berücksichtigen)
- Listen to your Hospital (interne Resistenzstatistik berücksichtigen)
- Get to the Point (effektive Gewebsspiegel erzielen)
- Focus, focus, focus (Deeskalation, kurze Therapie)

Diese sind aber prinzipiell auf alle lebensbedrohlichen Infektionen übertragbar und werden im Folgenden modifiziert dargestellt.

5.6.2 Prinzipien der kalkulierten Antibiotikatherapie

Mit der Frage nach dem **Beginn der Antibiotikatherapie** wird bereits die differenzialtherapeutische Entscheidung zwischen einer initial gezielten oder eben kalkulierten Behandlungsstrategie getroffen.

Die Indikation zur unverzüglichen kalkulierten Antibiotikagabe besteht bei Verdacht auf eine lebensbedrohliche Infektion, insbesondere bei drohendem oder manifestem Sepsis-Syndrom. Für Patienten im septischen Schock musste in den ersten 6 Stunden für jede Stunde Verzögerung des Beginns mit einem effektiven kalkulierten Antibiotikaregime eine Erhöhung der Mortalitätsrate um mehr als 7 % nachgewiesen werden [8], [10].

Eine sachgerechte **mikrobiologische Diagnostik** sollte immer angestrebt, der Therapiebeginn aber nicht bis zum Befunderhalt oder durch eine zeitintensive Probengewinnung verzögert werden. Auch wenn der Fokus noch nicht bekannt ist, muss

mit einer empirischen Antibiotikatherapie begonnen werden [5], [8] (▶ Tab. 5.7).

Auf die Abnahme von Blutkulturen vor Therapiebeginn sollte keinesfalls verzichtet werden, selbst wenn bei nachgewiesener Sepsis die positive Rate nur maximal 30 % erreicht. Eine positive Blutkultur hilft aber die Therapie zu justieren, also im Intervall auf eine gezielte Antibiotikatherapie zu deeskalieren oder – wenn nötig – auch zu eskalieren. Sollte die Lokalisation des Fokus noch nicht bekannt sein, kann das nachgewiesene Spektrum auf den Ort der Infektion hinweisen. Anaerobier wie Bacteroides fragilis zeigen in der Blutkultur meist einen intraabdominellen Fokus an. Konnte klinisch oder durch weiterführende Diagnostik die Infektion anatomisch zugeordnet werden, sollten so bald wie möglich entsprechende spezifische Materialien zur mikrobiologischen Diagnostik gewonnen werden.

Merke

Auch unter bereits begonnener kalkulierter Antibiotikabehandlung ist die mikrobiologische Diagnostik zur Anpassung der Therapie und insbesondere zur Erfassung multiresistenter Erreger essentiell.

Die klinische Symptomatik des Patienten gestattet meist eine Organzuordnung der Infektion. Die typischen Infektionserreger dieser Zuordnung sowie die Berücksichtigung des Umfelds des Patienten und die daraus resultierende Resistenzlage bestimmt die **initiale Antibiotikaauswahl.**

Ist eine Erfassung des Fokus zum Untersuchungszeitpunkt nicht möglich, muss das Wirkspektrum ausgedehnt werden. Die wahrscheinlichsten Infektionsorte sind Lunge, Abdomen, Harnwege, Herz, Hirn, Haut- und Weichgewebe sowie Nasennebenhöhlen und Zähne. Von differenzialtherapeutischer Bedeutung ist, ob die Infektion ambulant oder im Krankenhaus erworben wurde. Die Substanzauswahl muss dann vor dem Hintergrund des lokalen Erregerspektrums und Resistenzprofils getroffen werden. Unter dieser „Kalkulation" müssen die gewählten Antibiotika sowohl biologisch wirksam sein gegen die vermuteten Erreger als auch pharmakokinetisch in ausreichender Konzentration vorliegen.

Für einen erforderlichen Wirkspiegel ist sowohl das antibiotikaspezifische Penetrationsvermögen in das Zielgewebe als auch die veränderte Pharmakokinetik und Pharmakodynamik bei Patienten in der Sepsis zu berücksichtigen. In der frühen hyperdynamen Phase der Sepsis sind mit verminderten Wirkspiegeln bei Verdünnungseffekten bei einem erhöhten Verteilungsvolumen bei Capillary Leak und operativen Verlusten sowie einer gesteigerten renalen Clearance insbesondere hydrophiler Antibiotika zu rechnen. Dies bedarf initial einer ausreichend hochdosierten Antibiotikatherapie. Bei zunehmender Nieren- oder Leberinsuffizienz drohen im Verlauf aber erhöhte Wirkspiegel mit der Gefahr von Nebenwirkungen. Das Gleiche gilt durch ein vermindertes Verteilungsvolumen bei Exsikkose und der Verdrängung aus der Plasmaeiweißbindung bei Hypalbuminämie. Wünschenswert wäre ein therapeutisches Drug-Monitoring, welches aber nur für einige Antibiotika verfügbar und aufwendig ist.

Eine **initiale Kombinationstherapie** soll ausschließlich bei Patienten mit erhöhtem Risiko für das Vorliegen multiresistenter gramnegativer Erreger sowie bei septischem Schock eingesetzt werden. Nach zwei bis drei Tagen muss die Erfordernis der Kombinationstherapie überprüft und bei Nachweis eines empfindlichen Erregers bzw. bei Stabilisierung des Patienten auf eine Monotherapie deeskaliert werden [11].

Empfehlungen zur **Dauer der Antibiotikagabe** variieren – für unkomplizierte Infektionen werden 5–7 Tage angegeben, für komplizierte nosokomiale bis zu 3–5 Tage nach Rückgang der Infektionssymptomatik. Bei speziellen Infektionen, z. B. der Endokarditis oder Spondylodiszitis, wird die Notwendigkeit längerer Applikationsintervalle gefordert [1], [5]. Eine rationale Steuerung kann mit dem Procalcitonin-Verlauf erfolgen [15]. Generell gilt: so lang wie nötig und so kurz wie möglich. Speziell ausgebildete Antibiotika-Experten (Stewardship) sollten in jeder Klinik zur Verfügung stehen [9].

In ▸ Tab. 5.7 werden die empfohlenen kalkulierten Antibiotikaregime an ausgewählten, für die Chirurgie relevanten Infektionen erläutert [5].

5.6.3 Kalkulierte Therapieregime der häufigsten Infektionen in der Chirurgie

Respiratorische Infektionen

Infektionen der Atemwege sind die häufigsten Infektionskrankheiten im Erwachsenenalter und spielen somit auch im Fachgebiet der Chirurgie eine bedeutende Rolle. Während in den oberen Atemwegen vorwiegend Viren Infektionen verursachen, sind es in den tiefen Atemwegen hauptsächlich Bakterien. Mit Übergang der Infektion auf das Lungenparenchym entsteht eine Pneumonie, deren Diagnose somit an den radiologischen Nachweis von neu aufgetretenen oder zunehmenden Infiltraten in Kombination von mindestens zwei von drei typischen Endzündungsparametern (Leukozyten > 10 000 oder < 4 000/µL, Fieber > 38,8 °C oder purulentes Sekret) gebunden ist. Neben Erfassung der klinischen und paraklinischen Befunde sollte eine mikrobielle Diagnostik durch Blutkulturen und die Gewinnung von tiefem, tracheobronchealem Aspirat oder eine bronchoalvioläre Lavage (BAL) durchgeführt werden. Dabei ist die BAL einer nichtinvasiven Materialgewinnung diagnostisch nicht überlegen, hat mehr Kontraindikationen, macht aber eine gezielte therapeutische Sekretevakuation möglich. Bei der Methodenwahl sollte die lokale Logistik und differenzialdiagnostische oder therapeutische Aspekte berücksichtigt werden.

Die nach klinischer Diagnose zu startende kalkulierte Antibiotikatherapie macht wegen der unterschiedlichen Erregerwahrscheinlichkeit eine Einteilung in ambulant oder nosokomial erworbene Pneumonie notwendig, gefolgt von einer weiteren Unterteilung nach Risikostratifizierung.

Die häufigsten Erreger der **ambulant erworbenen Pneumonie** (Community acquired Pneumonia, **CAP**) sind mit 40–50 % Pneumokokken (Streptococcus pneumoniae), gefolgt von Haemophilus influenzae, Mycoplasma pneumoniae und respiratorischen Viren. Mit weniger als 5 % sind Staphylococcus aureus, Legionella spp. und Chlamydophila pneumoniae eher selten, in 20–25 % der Fälle bleibt der Erreger ungeklärt. Als resultierende Antibiotikatherapie wird eine Kombinationstherapie eines Breitspektrum-Beta-Lactam-Antibiotikums in Kombination mit einem Makrolid oder einem pneumokokkenwirksamen Fluorchinolon empfohlen [5], [6] (siehe ▸ Tab. 5.7).

Tab. 5.7 Kalkuliertes Antibiotikaregime relevanter Infektionen in der Chirurgie.

Infektionen	besondere Risikogruppen	kalkuliertes Antibiotikaregime i. v. (alternativ p. o.)	Kombinationstherapie	Dauer
respiratorische Infektion	*ambulant erworbene Pneumonie – CAP*	Ceftriaxon 1 × 2 g oder Cefotaxim 3 × 2 g oder Amoxicillin/Clavulansre. 3 × 2,2 g oder Ampicillin/Sulbactam 3 × 3 g	ggf. plus Clarithromycin 2 × 500 mg oder Makrolid p. o.	5–7 d schwer 8–10 d
		Moxifloxacin 1 × 400 mg (p. o.) oder Levofloxacin 1–2 × 500 mg (p. o.)		
	Verdacht auf Pseudomonas aeruginosa	Piperacillin/Tazobactam 3 × 4,5 g oder Cefotaxim 3–4 × 2 g	plus Clarithromycin 2 × 500 mg	
		Levofloxacin 2 × 500 mg oder Moxifloxacin 1 × 400 mg		
	nosokomiale Pneumonie – HAP	Ampicillin/Sulbactam 3 × 3 g oder Amoxicillin/Clavulansäure 3 × 2 g oder Ceftriaxon 1 × 2 g oder Cefotaxim 3 × 2 g oder Ertapenem 1 × 1 g		8–10 d
		Moxifloxacin 1 × 400 mg oder Levofloxacin 2 × 500 mg		
	MRE-Verdacht	Piperacillin/Tazobactam 3–4 × 4,5 g oder Cefepim 3 × 2 g oder Ceftazidim 3 × 2 g oder Imipenem/Cilastatin 4 × 0,5 g/3 × 1 g oder Meropenem 3 × 1 g oder Doripenem 3 × 0,5–1 g	plus Ciprofloxacin 3 × 400 mg oder Levofloxacin 2 × 500 mg plus Gentamicin 1 × 3–7 mg/kg (Talspiegel < 1 µg/mL) oder Tobramycin 1 × 3–7 mg/kg (Talspiegel < 1 µg/mL) oder Amikacin 1 × 15–20 mg/kg (Talspiegel < 4 µg/mL) plus (MRSA Verdacht) Vancomycin 2 × 15 mg/kg (Talspiegel: 15–20 µg/mL) oder Linezolid 2 × 600 mg	

5

Tab. 5.7 Fortsetzung

Infektionen	besondere Risiko-gruppen	kalkuliertes Antibioti-karegime i. v. (alter-nativ p. o.)	Kombinations-therapie	Dauer
intraabdominelle Infektionen (IAI)	Blot-Klasse 1	Ceftriaxon 1 × 2–4 g oder Cefotaxim 3 × 2 g	plus Metronidazol 3 × 500 mg	3–5 d
		Amoxicillin/Clavulans-re. 3 × 2,2 g oder Ertapenem 1 × 1 g		
		Tigecyclin 1–2 × 150 mg		
		Moxifloxacin 1 × 400 mg		
	Blot-Klasse 2	Piperacillin/Tazobac-tam 3–4 × 4,5 g oder Imipenem/Cilastatin 4 × 0,5 g/3 × 1 g oder Meropenem 3 × 1 g	plus (MRSA/VRE Verdacht) Vancomycin 2 × 15 mg/kg (Talspiegel: 15–20 µg/mL) oder Linezolid 2 × 600 mg	5–7 d
	Blot-Klasse 3	Piperacillin/Tazobac-tam 3–4 × 4,5 g oder Imipenem/Cilastatin 4 × 0,5 g/3 × 1 g oder Meropenem 3 × 1 g	plus (MRSA/VRE Verdacht) Vancomycin 2 × 15 mg/kg (Talspiegel: 15–20 µg/mL) oder Linezolid 2 × 600 mg	7–10 d
			plus (Candida Verdacht) Fluconazol 2 × 200 mg Caspofungin 1 × 70/50 mg Anidulafungin 1 × 100 mg	14 d
	Verdacht auf Clostri-dium-diffi-cile-Entero-kolitis	Vancomycin 4 × 250 mg p. o.		10–14 d
		1. Rezidiv Vancomycin 4 × 500 mg p. o.	plus Metronidazol 3 × 500 mg	
		2. Rezidiv Fidaxomicin 2 × 200 mg p. o.		
urogenitale und renale Infektionen	unkompli-zierte Zystitis	Fosfomycin 1 × 3 g p. o.		1 d
		Nitrofurantoin 2 × 100 mg p.o		3–5 d
		Amoxicillin/Clavulans-re. 3 × 2,2 g oder		
		Ciprofloxacin 2 × 200–400 mg oder Levofloxacin 1 × 250–500 mg		
		Trimethoprim/(Sulfon-amide) 2 × 200 mg		

Tab. 5.7 Fortsetzung

Infektionen	besondere Risikogruppen		kalkuliertes Antibiotikaregime i. v. (alternativ p. o.)	Kombinationstherapie	Dauer
		komplette/ nosokomiale Zystitis, Pyelonephritis	Ciprofloxacin 2 × 400 mg oder Levofloxacin 1 × 500– 700 mg Cefotaxim 3 × 2 g oder Ceftriaxon 1 × 1–2 g oder Ceftazidim 3 × 1–2 g oder Cefepime 2 × 1–2 g oder Amoxicillin/Clavulansäure 3 × 2,2–4,4 g oder Piperacillin/Tazobactam 3–4 × 4,5 g		5–10 d
		Verdacht auf ESBL/ MRGN	Ertapenem 1 × 1 g oder Imipenem/Cilastatin 4 × 500 mg		
Haut- und Weichgewebeinfektionen	*nichtnekrotisierend*	Erysipel Erysipeloid	Penicillin G 3 × 10 Mio. I.E. oder Cefotaxim 3 × 2 g		5–7 d
		Eskalation	Ampicillin/Sulbactam 3 × 3 g	plus Clindamycin 3 × 600 mg (p. o.) oder Moxifloxacin 1 × 400 mg (p. o.)	
		Furunkel Phlegmone	Ampicillin/Sulbactam 3 × 3 g oder Clindamycin 3 × 600 mg p. o. oder Cefotaxim 3 × 2 g		7–10 d
	nekrotisierend	nekrotisierende Fasziitis STSS	Piperacillin/Tazobactam 3–4 × 4,5 g oder Imipenem/Cilastatin 4 × 0,5 g/3 × 1 g oder Tigecyclin 2 × 150 mg	plus Clindamycin 3 × 600 mg oder Linezolid 2 × 600 mg	10–14 d
		diabetischer Fuß	Ampicillin/Sulbactam 3 × 3 g	plus Clindamycin 3 × 600 mg (p. o.)	1–2 Wo
		Eskalation	Piperacillin/Tazobactam 3–4 × 4,5 g oder Imipenem/Cilastatin 4 × 0,5 g/3 × 1 g	plus Tigecyclin 2 × 150 mg oder Daptomycin 1 × 6–8 mg/kgKG	2–4 Wo
	postoperative Wundinfektionen	oberflächliche	siehe nichtnekrotisierend		
		tiefe	siehe nekrotisierend		

5

Tab. 5.7 Fortsetzung

Infektionen		besondere Risikogruppen	kalkuliertes Antibiotikaregime i. v. (alternativ p. o.)	Kombinationstherapie	Dauer
Knochen- und Gelenkinfektionen	Osteitis, Arthritis	Frühinfektion (< 4 Wo)	Clindamycin 3 × 600 mg oder Ampicillin/Sulbactam 3 × 3 g oder Levofloxacin 2 × 500 mg	plus Rifampicin 1 × 600 mg oder Linezolid 2 × 600 mg	2–4 Wo
		Spätinfektion (> 4 Wo)	Piperacillin/Tazobactam 3–4 × 4,5 g		
	hämatogene Osteomyelitis Spondylodiszitis/Spondylitis Sternumosteitis		Clindamycin 3 × 600 mg oder Ampicillin/Sulbactam 3 × 3 g oder Levofloxacin 2 × 500 mg	plus Fosfomycin 3–4 × 5 g oder Rifampicin 1 × 600 mg oder Daptomycin 1 × 6–8 mg/kgKG	
Endokarditis	Nativklappe	ambulant erworben	Ampicillin/Sulbactam 4 × 3 g	plus Gentamicin* 1 × 3 mg/kg KG	4–6 Wo * 2 Wo
		nosokomial erworben oder Penicillinallergie	Vancomycin 2 × 1 g		
	Kunstklappe Implantat		Imipenem/Cilastatin 4 × 0,5 g/3 × 1 g	plus Rifampicin 1 × 600 mg plus Vancomycin 2 × 1 g	6 Wo

Als besondere Risikogruppe für eine Pseudomonas-aeriginosa-Pneumonie werden Patienten eingestuft, bei denen eine vorausgegangene Antibiotikatherapie oder Hospitalisation, meist bei COPD mit strukturellen chronischen Lungenerkrankungen, sowie eine Pseudomonas-Kolonisation bekannt sind. Hier muss die Therapie mit einem pseudomonas-wirksamem Beta-Lactam- oder Fluorchinolon-Antibiotikum erfolgen [5], [6].

Die **nosokomiale Pneumonie** (Hospital-acquired Pneumonia, **HAP**) entwickelt sich definitionsgemäß frühestens 48–72 Stunden nach Hospitalisierung und gehört zu den häufigsten Infektionen während eines Krankenhausaufenthalts. In der Intensivmedizin ist sie die häufigste Infektion überhaupt und bei zunehmender Anzahl multiresistenter Erreger (MRE) mit einer sehr hohen Letalität belastet. Die hohe Inzidenz wird vor allem mit der invasiven Beatmung in Zusammenhang gebracht und als ventilatorassoziierte Pneumonie (VAP) bezeichnet. Um bei dieser Häufigkeit und hohen Sterblichkeit eine inadäquate antibiotische Initialtherapie zu vermeiden, ist zwischen Patienten mit und ohne MRE-Risiko zu differenzieren [5], [7].

Wenn **keine Risikofaktoren für MRE** vorliegen, kommen als Erreger Enterobacteriaceae (Escherichia coli, Klebsiella spp., Enterobacter spp.), Haemophilus influenzae, Staphylococcus aureus (MSSA) und Streptococcus pneumoniae in Frage. Für diese Patienten können als kalkulierte Initialtherapie Cephalosporine der Gruppe 3a, Aminopenicilline mit Betalaktamaseinhibitor, Ertapeneme oder die pneumokokkenwirksamen Fluorchinolone empfohlen werden [5], [7] (▶ Tab. 5.7).

Risikofaktoren für Infektionen mit MRE:

- vorausgegangene antimikrobielle Therapie
- Aufenthalt auf der Intensivstation
- Hospitalisierung > 4 Tage
- invasive Beatmung > 4–6 Tage
- Malnutrition
- strukturelle Lungenerkrankung
- bekannte Kolonisation durch multiresistente Erreger
- Patienten aus Langzeitpflegebereichen
- Patienten mit chronischer Dialyse

- offene Hautwunden
- Tracheostomaträger

Als potenzielle Erreger müssen Staphylococcus aureus (MRSA), ESBL-bildende Enterobacteriaceae, Pseudomonas aeruginosa, Acinetobacter baumannii und Stenotrophomonas maltophilia berücksichtigt werden. Als Antibiotikatherapie ist ein pseudomonaswirksames Breitband-Beta-Lactam, Cephalosporin oder Carbapenem in Kombination mit einem Aminoglykosid oder einem ebenfalls pseudomonaswirksamen Fluorchinolon nötig. Ein zusätzlich MRSA-wirksames Antibiotikum ist bei Verdacht auf eine mögliche MRSA-Infektion notwendig [5], [7] (▶ Tab. 5.7).

Intraabdominelle Infektionen

Merke

Laut Definition überschreiten intraabdominelle Infektionen (IAI) die abdominellen Hohlorgane und führen zu Peritonitis oder Abszessen im Bauchraum.

Sie sind mit 25 % der zweithäufigste Infektionsfokus bei Sepsispatienten und die zweithäufigste Todesursache auf Intensivstationen. Für eine perioperative kalkulierte Antibiotikatherapie ist bedeutsam, dass die Erreger intraabdomineller Infektionen zum größten Teil aus der Darmflora stammen. Bei der zunehmenden pathologischen Besiedlung, auch mit multiresistenten Erregern, wird aber die Behandlung immer mehr erschwert. Es existieren zahlreiche Einteilungen, die das therapeutische Regime erleichtern sollen, aber auch prognostische Bedeutung haben [4].

Unterschieden wird prinzipiell zwischen **unkomplizierten Infektionen**, die allein antimikrobiell behandelt werden können, und **komplizierten Infektionen (cIAI)**, die zusätzlich einer chirurgischen oder zumindest interventionellen Sanierung bedürfen. Diese cIAI sind die häufigsten Infektionen in der Chirurgie überhaupt. Es handelt sich immer um Mischinfektionen, deren Erregerbeteiligung wiederum abhängig davon ist, ob die Infektion ambulant (**Community acquired intraabdominal Infection, CA-IAI**) oder nosokomial (**Healthcare associated intra-abdominal Infection, HA-IAI**) aufgetreten ist [2], [4].

Die **Peritonitis** selbst ist in 4 Gruppen unterteilt:
- Die seltene **primäre Peritonitis** ist vorwiegend eine Monoinfektion und gehört meist zu den unkomplizierten Infektionen.
  Die juvenile **Peritonitis** wird hämatogen durch A-Streptokokken oder Pneumokokken und bei Erwachsenen bei Leberzirrhose oder Immunsuppression durch Escherichia coli, Enterokokken oder Klebsiellen verursacht.
- Die mit 80 % häufigste **sekundäre Peritonitis** hat ihre Ursache in Perforationen von Hohlorganen (durch Magen-/Duodenalulzera, Divertikulitis, Appendizitis oder Cholezystitis sowie durch Traumata). Dabei ist die **postoperative Peritonitis** eine eigene Subgruppe innerhalb der sekundären Peritonitiden, da oft multiresistente Erreger beteiligt sind.
  Die bei einer Peritonitis antibiotisch zu kalkulierenden Erreger des Gastrointestinaltrakts verändern sich sowohl von oral nach aboral als auch während des stationären Aufenthalts. Während gastroduodenal grampositive Kokken (GPK) und Candida jeweils doppelt so häufig nachgewiesen werden wie aerobe gramnegative Bakterien (AGNB) oder Anaerobier, dominieren in den kolorektalen Darmabschnitten die AGNB, vorwiegend Escherichia coli, gefolgt von Anaerobiern und grampositiven Kokken. Im Verlauf des stationären Aufenthalts verändern sich diese Verhältnisse durch einen Anstieg der GPK und der Hefepilze.
  Vergleicht man nachgewiesene Erreger ambulant mit nosokomial erworbenen Peritonitiden, so sind gegenüber den CA-IAI bei den HA-IAI die Enterokokken sowie Staphylococcus aureus und bei den gramnegativen Enterobacter-Spp. jeweils viermal häufiger, wobei sich der Nachweis von Escherichia coli halbiert.
- Diese Erreger, einschließlich der multiresistenten Varianten wie VRE, MRSA sowie MRGN, unterhalten auch die **tertiäre Peritonitis**. Darunter wird die persistierende Entzündung nach vermeidlich abgeschlossener chirurgischer Herdsanierung nach sekundärer Peritonitis mit diesen meist gering virulenten Erregern bei jedoch anhaltender Immunkompromittierung verstanden.
- Als vierte Peritonitis-Gruppe werden die **Sonderformen der Peritonitis** durch Peritonealdialyse sowie andere intraabdominelle katheterassoziierte Infektionen oder durch Candida abgegrenzt [4], [5].

5

ambulant oder früh-nosokomial (< 7 d nach Aufnahme) erworben			
ohne Peritonitis	Gram-Positive, Gram-Negative und Anaerobe	Gram-Positive, Gram-Negative und Anaerobe	+ nosokomiale Gram-Negative (inkl. Pseudomonas) und Enterokokken
lokale Peritonitis	Gram-Positive, Gram-Negative und Anaerobe	Gram-Positive, Gram-Negative und Anaerobe	+ nosokomiale Gram-Negative (inkl. Pseudomonas) und Enterokokken
diffuse Peritonitis	Gram-Positive, Gram-Negative und Anaerobe	+ nosokomiale Gram-Negative (inkl. Pseudomonas) und Enterokokken	+ nosokomiale Gram-Negative (inkl. Pseudomonas) und Enterokokken
spät-nosokomial (≥ 7 d nach Aufnahme oder antibiotische Vorbehandlung)			
ohne Peritonitis	+ nosokomiale Gram-Negative (inkl. Pseudomonas) und Enterokokken	+ nosokomiale Gram-Negative (inkl. Pseudomonas) und Enterokokken	+ nosokomiale Gram-Negative (inkl. Pseudomonas) und Enterokokken
lokale Peritonitis	+ nosokomiale Gram-Negative (inkl. Pseudomonas) und Enterokokken	+ nosokomiale Gram-Negative (inkl. Pseudomonas) und Enterokokken	+ Candida
diffuse Peritonitis	+ nosokomiale Gram-Negative (inkl. Pseudomonas) und Enterokokken	+ Candida	+ Candida
Krankheitsgrad	**gering** (Sepsis)	**mäßig** (schwere Sepsis)	**schwer** (septischer Schock)

Abb. 5.23 Klassifikation der intraabdominellen Infektionen nach Blot.

Diese verschiedenen Einteilungen machen die kalkulierte Antibiotikawahl vielschichtig und kompliziert. Sehr praxisrelevant unter Einbeziehung der klinischen Einschätzung sowohl des Lokalbefunds als auch des allgemeinen Schweregrads und des zeitlichen Zusammenhangs mit dem Krankenhausaufenthalt erweist sich die **Klassifikation nach Blot** et al., die aus Sicht des Autors zu empfehlen und auch auf spezielle Organinfektionen wie Appendizitis, Cholezyt- und Cholangitis zu übertragen ist [2] (▶ Abb. 5.23, ▶ Tab. 5.7).

Urogenitale und renale Infektionen

Eine kalkulierte Antibiotikagabe bei **urogenitalen und renalen Infektionen** ist nur bei schweren oder komplizierten bzw. nosokomialen Verlaufsformen und schwerwiegender Allgemeinsymptomatik mit drohender oder manifester Urosepsis notwendig. Die initiale Antibiotikaauswahl sollte ebenfalls den Ort des Infektionsbeginns bzw. die Dauer des bisherigen Krankenhausaufenthalts sowie Antibiotika-Vorbehandlungen berücksichtigen. Die häufigsten Erreger der **unkomplizierten Infektionen** sind Escherichia coli, Proteus, Klebsiella pneumoniae und andere Enterobacteriacea, die mit einem Cephalosporin (Gr. 3a), einem Fluorchinolon (Gr. 2/3) oder einem Aminopenicillin mit Betalaktaminhibitor (BLI) behandelt werden können. Die **komplizierten, nosokomialen und katheterassoziierten Infektionen** aber werden von den genannten Bakterienspezies mit Multiresistenzentwicklung verursacht und zusätzlich durch Pseudomonas, Enterokokken sowie Staphylokokken mit oft ebenfalls ungünstiger Resistenzlage, seltener durch Candida. Bei Versagen der oben genannten Initialtherapie oder bei Risikofaktoren für eine komplizierte oder nosokomiale Infektion sollten bevorzugt Cephalosporine der Gr. 3b oder 4, Acylaminopenicilline mit BLI oder Carbapeneme eingesetzt werden [5], [14] (▶ Tab. 5.7).

Haut- und Weichgewebeinfektionen

Es existieren verschiedene Einteilungen dieser Infektionen. Die einfachste und älteste Aufteilung in unkomplizierte und komplizierte „Skin and Soft Tissue Infections" (SSTIs) ist immer noch relevant. In Analogie zu den IAI ist die Unkomplizierte eine alleinige Domäne der Antibiotikatherapie, während die Komplizierte auch einer chirurgischen Intervention bedarf.

Aus chirurgischer Sicht ist die Klassifikation der „World Society of Emergency Surgery" (WSES) am relevantesten [13]. Diese Klassifikation beginnt mit den **postoperativen Wundinfektionen** (Surgical Site Infections, SSIs). Diese werden in oberflächliche und tiefe Infektionen unterteilt und können die Verläufe der weiter beschriebenen Einteilungen entwickeln, auch die resultierende kalkulierte Antibiotikatherapie ist dann analog. Die weitere Einteilung unterscheidet in nichtnekrotisierende und nekrotisierende Infektionen. Das Spektrum der **nichtnekrotisierenden Haut- und Weichgewebeinfektionen** beschreibt die **oberflächlichen Hautinfektionen** vom **Imetigo** bis zum **Karbunkel** (durch Strepto- oder Staphylokokken) sowie **Erysipeloid** (durch Erysipelothrix rhusiopathiae) und **Erysipel** (durch Staphylococcus aureus), die durch Penicilline, Cephalosporine der Gr. 1/2 oder Clindamycin behandelt werden können. Bei Verdacht auf Streptokokken wird Penicillin G empfohlen [5], [13] (▶ Tab. 5.7).

Die **tiefen, nekrotisierenden Weichgewebeinfektionen** (NSTIs) sind die infektionsbedingte **Myositis** bis hin zur lebensbedrohlichen **Myonekrose** (Sonderform: Gasbrand durch Clostridium perfringens) und der **nekrotisierenden Fasciitis**

(perigenitale Sonderform: Fournier Gangrän). Die Eintrittspforten der Erreger sind neben der hämatogenen Streuung Hautläsionen durch Trauma, Injektionen oder Operationswunden. Diese Infektionen sind meist initial streptokokkenassoziiert, oft mit ausgeprägter Allgemeinsymptomatik, dem „Streptococcal Toxic Shock Syndrome" (STSS), und gehen schnell in eine synergistische Mischinfektion mit Staphylococcus aureus, Enterobacteriaceae und Anaerobiern über. Es muss eine unverzügliche kalkulierte Antibiotika- und eine sofortige chirurgische Intervention erfolgen. Antibiotisch sollte mit einem Acylaminopenicillin mit BLI, einem Carpapenem oder einer Kombinationstherapie eines Cephalosporins der Gr. 3a, Moxifloxacin oder Tigecyclin mit Clindamycin oder Metronidazol therapiert werden [5], [13] (▶ Tab. 5.7). Für Clindamycin und Linezolid werden eine Inhibition der Proteinbiosynthese der grampositiven Bakterien und damit eine Symptomreduktion des STSS beschrieben.

Insbesondere bei den nosokomial erworbenen Haut- und Weichgewebeinfektionen ist die Infektionsinzidenz mit MRSA hoch. Die initial kalkulierte Applikation eines MRSA-wirksamen Antibiotikums ist dennoch streng zu stellen [5], [13].

Knochen- und Gelenkinfektionen

Die **Ostitis** und **Arthritis** haben ihre Ursachen meist iatrogen **postoperativ,** aber auch **posttraumatisch.** Als Erreger dominieren in der Frühphase meist Staphylokokken oder betahämolysierende Streptokokken, später entwickeln sich Mischinfektionen mit Enterobacteriaceae und auch Anaerobiern. Neben der initial kalkulierten Antibiotikatherapie muss ein frühzeitiges chirurgisches Débridement und ggf. eine Entfernung der infektionstragenden Fremdkörper (Osteosynthesematerialien und Prothesen) erfolgen. Dagegen ist die **Osteomyelitis,** die Infektion des Markraums, meist endogen hämatogen verursacht. Es dominieren Monoinfektionen mit Staphylococcus aureus, Streptokokken, Serratia und Proteus.

Bei der Wahl des Antibiotikums ist nicht nur die Kalkulation des vermuteten Erregerspektrums, sondern auch das Diffusionsverhalten ins Knochengewebe zu berücksichtigen. Eine exzellente Penetration in den Kochen ist für Fluorchinolone, Clindamycin, Rifampicin und Metronidazol bekannt, eine gute für Beta-Lactame (Penicilline, Cephalosporine und Carbapeneme), Glykopeptide, Fosfomycin sowie Sulfonamide, und eine schlechte Penetration z. B. für Aminoglycoside. Für eine kalkulierte Antibiotikatherapie kommen Cephalosporine (Gr. 2/3) in Frage, ggf. in Kombination mit Clindamycin oder einem Fluorchinolon [5], [12] (▶ Tab. 5.7).

Endokarditis

Die Endokarditis ist eine endovaskulär, meist bakteriell verursachte Infektion der nativen Herzklappen, aber auch von Klappenprothesen oder Schrittmacherelektroden, die mit einer hohen Letalität von 20–30 % belastet ist. Ein großes Problem ist die oft verzögerte Diagnosestellung bei heterogenen und prolongierten Verläufen mit unspezifischen Symptomen. Differenzialdiagnostisch muss bei unspezifischen Infektionssymptomen bei entsprechenden Risikofaktoren, wie Klappenprothesen oder intravenöser Drogenabusus, immer an eine endokardiale Infektion gedacht werden.

Die Diagnosesicherung erfolgt in der Echokardiografie und idealerweise durch einen kulturellen Erregernachweis in den Blutkulturen. Die Behandlung basiert neben der chirurgischen Therapie und dem Komplikationsmanagement auf einer adäquaten Antibiotikatherapie. Bei der kritischen Prognose und dem oft unsicheren Erregernachweis hat die unverzügliche kalkulierte Antibiotikatherapie nach Stellung der Verdachtsdiagnose eine erhebliche Bedeutung. Mikrobiell ursächlich sind meist Staphylococcus aureus, Streptokokken-Spezies und Enterokokken, in selteneren Fällen auch Candida. Eine initial kalkulierte antibiotische Therapie sollte mit einem Aminopenicillin in Kombination mit Gentamicin erfolgen. Wegen der Nephrotoxizität wird in den neuen Leitlinien auf Gentamicin verzichtet oder bei einer Staphylokokkenendokarditis Daptomycin empfohlen.

Bei der Klappenprothesenendokarditis ist eine Kombinationstherapie eines Glykopeptid-Antibiotikums mit Gentamicin oder Daptomycin und Rifampicin notwendig. Die Antibiotikadauer muss bei einer Nativklappenendokarditis mindestens 4 Wochen, bei einer Prothesenendokarditis mindestens 6 Wochen betragen [1], [5] (▶ Tab. 5.7).

5.6.4 Zusammenfassung

Der rationale Umgang mit Antibiotika zur Behandlung von Infektionskrankheiten beinhaltet auch das Prinzip der kalkulierten Therapie, deren Ziel es immer sein muss, suffizient und schnell (hit hard

and early) [3] zu wirken. Eine Fokussuche und mikrobielle Diagnostik ist dennoch für eine gezielte Justierung mit wenig Selektionsdruck essentiell. Das erhöht einmal den Behandlungserfolg und reduziert die Gefahr multiresistenter Keime. Aber auch eine noch so effiziente Antibiotikatherapie kann die Indikation und den Erfolg der chirurgischen Sanierung nicht ersetzen.

Literatur

[1] Al-Nawas B, Block M, Ertl G et al. Kommentierte Zusammenfassung der European Society of Cardiology zur infektiösen Endokarditis (Neuauflage 2009). Kardiologe 2010; 4: 285–294

[2] Blot S, De Waele JJ, Vogelaers D. Essentials for selecting antimicrobial therapy for intra-abdominal infections. Drugs 2012; 72(6): e17–e32

[3] Bodi M, Ardanuy C, Olona M et al. Therapy of ventilator-associated pneumonia: the Tarragona strategy. Clin Microbiol Infect 2001; 7(1): 32–33

[4] Bodmann KF. Komplizierte intraabdominelle Infektionen: Erreger, Resistenzen. Chirurg 2010; 81: 38–49

[5] Bodmann KF, Grabein B, Expertenkommission PEG. Empfehlungen zur kalkulierten parenteralen Initialtherapie bakterieller Erkrankungen bei Erwachsenen. Update 2010. Chemother J 2010; 19: 179–255

[6] Creutz P, Suttorp N. Ambulant erworbene Pneumonie: Wie antibiotisch therapieren? Dtsch Arztebl 2015; 112(23): 10–14

[7] Dalhoff K, Ewig S, Leitliniengruppe. Erwachsene Patienten mit nosokomialer Pneumonie. Dtsch Arztebl 2013; 110(38): 634–640

[8] Dellinger RP, Levy MM, Rhodes A et al. Surviving sepsis campaign: international guidelines for management of severe sepsis and septic shock: 2012. Crit Care Med 2013; 41(2): 580–637

[9] Kaki R, Elligsen M, Walker S et al. Impact of antimicrobial stewardship in critical care: a systematic review. J Antimicrob Chemother 2011; 66(6): 1223–1230

[10] Kumar A, Roberts D, Wood KE et al. Duration of hypotension before initiation of effective entmicrobial therapy is the critical determinant of survival in human septic shock. Crit Care Med 2006; 34: 1589–1596

[11] Kumar A, Safdar N, Kethireddy S et al. A survival benefit of combination antibiotic therapy for serious infections associated with sepsis and septic shock is contingent only on the risk of death: a meta-analytic/meta-regression study. Crit Care Med 2010; 38(8): 1651–1664

[12] Mouzopoulos G, Kanakaris NK, Kontakis G et al. Management of bone infections in adults: the surgeon's and microbiologist's perspectives. Injury 2011; 42(5): S 18–23

[13] Sartelli M, Malangoni MA, May AK et al. World Society of Emergency Surgery (WSES) guidelines for management of skin and soft tissue infections. World J Emerg Surg 2014; 9 (1): 57

[14] Stoiser B. Harnwegsinfekt. Wien Klin Wochenschr 2010; 5 (3): 123–135

[15] Wolff M, Bouadma L. What procalcitonin brings to management of sepsis in the ICU. Crit Care 2010; 14(6): 1007

5.7 PONV-Therapie

L. Eberhart

Im Kapitel zur Vorbeugung von Übelkeit und Erbrechen in der postoperativen Phase (Postoperative Nausea and Vomiting, PONV) wurde bereits die medizinische Bedeutung einer konsequenten Vermeidungsstrategie begründet und auf die subjektive Belastung der Patienten hingewiesen, die von diesen Symptomen betroffen sind.

Ist für die Vorbeugung an vorderster Front der Anästhesist durch die Auswahl geeigneter Narkosetechniken und den Einsatz einer medikamentösen Prophylaxe verantwortlich, kommt dem Operateur eine herausragende Bedeutung bei der Therapie dieser Beschwerden zu. Beide Ansätze (Prophylaxe und Therapie von Restbeschwerden) werden sinnvollerweise in enger Absprache und im Rahmen einer gemeinsam ausgearbeiteten Arbeitsanweisung (Standard Operating Procedure, SOP) durchgeführt.

Hat man sich innerhalb des anästhesiologisch-operativen Teams darauf geeinigt, eher eine zurückhaltende Prophylaxestrategie oder gar einen „Wait and see"-Ansatz (siehe Kap. 2.7) durchzuführen, steigt die Bedeutung der Therapie ganz erheblich. Entscheidend ist auf jeden Fall, dass entsprechende Beschwerden des Patienten ernst genommen werden. Auch wenn Übelkeit und Erbrechen im Einzelfall nur vorübergehend auftreten, besteht eine eindeutige Indikation zur Therapie. Entsprechende Untersuchungen zeigen nämlich, dass das Risiko für ein erneutes Auftreten von PONV ohne entsprechende Therapie fast 80 % beträgt. Insofern sollten auch Patienten, die nach dem Erbrechen scheinbar wieder beschwerdefrei sind, auf jeden Fall eine Sekundärprophylaxe erhalten. Hierbei ist das anhand von Vorhersage-Scores errechnete formale Risiko des Patienten unerheblich. Jeder Patient, der postoperativ über nennenswerte Übelkeit klagt und/oder erbrochen hat, gilt als Hochrisikopatient für weitere PONV-Episoden und muss konsequent behandelt werden.

5.7.1 Übelkeit und Erbrechen

Wann sind Übelkeit und Erbrechen in der postoperativen Phase PONV und wann Vorboten einer Komplikation?

Ein Sprichwort sagt: „Wer nur einen Hammer besitzt, sieht jedes Problem als Nagel." Als Arzt, der sich mit Problemen der perioperativen Phase beschäftigt, ist man stets in Gefahr, jegliche Beschwerden, die mit Übelkeit und Erbrechen in dieser Periode einhergehen als PONV zu interpretieren und sofort unkritisch mit Antiemetika zu behandeln. Dabei darf keinesfalls übersehen werden, dass auch in der perioperativen Phase andere, auch operative Komplikationen sowie Allgemeinerkrankungen vorliegen können, die mit diesen Beschwerden einhergehen. Im Folgenden gibt es eine Übersicht häufigerer Differenzialdiagnosen, die ggf. durch eine erweiterte Anamneseerhebung und Diagnostik abgeklärt werden müssen:

- akuter Myokardinfarkt/akutes Koronarsyndrom (vor allem myokardiale Ischämien im Hinterwandbereich gehen mit zum Teil ausgeprägten vegetativen Begleitsymptomen, u. a. auch Übelkeit, einher)
- erhöhter Augeninnendruck, Glaukomanfall (besonders nach Augeneingriffen)
- Hirndruck (z. B. nach neurochirurgischen Eingriffen, Shunt-Dysfunktion)
- postoperativer Ileus
- Pankreatitis, Cholezystitis, Gastroenteritis
- psychogene Ursachen (Anorexie, Bulimie)
- Schwindel, Morbus Menière
- Migräneanfall
- Medikamentenunverträglichkeiten (kann klinisch aber immer nur eine Ausschlussdiagnose sein)

Mit Ausnahme von Narkosestrategien (Regionalanästhesie, total intravenöse Anästhesie), die sich natürlich in der postoperativen Phase nicht mehr nachholen lassen, können alle Substanzen, die sich in der Prophylaxe von PONV bewährt haben, auch für die Therapie eingesetzt werden. Mit Ausnahme von Droperidol, das praktisch ausschließlich durch Anästhesisten verwendet wird, können alle im Kapitel zur Prophylaxe von PONV aufgelisteten Medikamente auch zur Therapie verwendet werden. Als Alternative zu Droperidol kommt Haloperidol in Frage, das in einer subneuroleptischen Menge von 0,5–1 mg dosiert wird. Nebenwirkungen und Kontraindikationen aller Substanzen müssen selbstverständlich gleichermaßen beachtet werden. Bei der Auswahl der Substanzen gilt es allerdings, einige **Besonderheiten** zu beachten.

So sollte evaluiert werden, welche Antiemetika der Patient bereits zur Prophylaxe im Operationssaal bzw. Aufwachraum erhalten hat. Die wiederholte Anwendung einer weiteren Substanz aus dieser Gruppe ist nur dann sinnvoll, wenn die Plasmahalbwertszeit der Substanz ein Nachlassen der Wirkung nahelegt. Dies ist einfach dadurch zu erklären, dass ein bereits blockiertes Rezeptorsystem durch die erneute Gabe eines entsprechenden Rezeptorantagonisten schlicht und einfach nicht noch mehr geblockt werden kann. So ist es z. B. nicht sinnvoll, einem Patienten bei PONV Metoclopramid zu applizieren, wenn dieser kurz vorher Droperidol (Handelsname: Xomolix) oder Haloperidol erhalten hat. Ein anderes (unsinniges) Beispiel wäre die Gabe von Ondansetron, nachdem der Patient zuvor bereits Granisetron erhalten hat.

Die nachfolgende Auflistung gibt eine **Übersicht**, ab wann mit einem klinisch relevanten Nachlassen der initialen antiemetischen Wirkung zu rechnen und folglich eine erneute Gabe desselben Präparats oder eines anderen Vertreters derselben Wirkstoffgruppe sinnvoll ist:

- **Dopamin-Antagonisten:**
  - Droperidol: 8 h
  - Haloperidol: 12 h
  - Metoclopramid: 6 h
- **Glukokortikoide:**
  - Dexamethason: 24 h
- **5-HT 3-Antagonisten:**
  - Ondansetron: 4 h
  - Granisetron: 8 h
  - Tropisetron: 8 h
  - Metoclopramid: 4 h
- **Histaminantagonisten:**
  - Dimenhydrinat: 6 h
  - Promethazin: 12 h

5.7.2 Medikamentendosierungen zur PONV-Therapie

Da Studien zur PONV-Therapie – verglichen mit reinen Prophylaxestudien – wesentlich aufwendiger sind, liegen hierzu deutlich weniger Daten vor. Dennoch kann durchaus verallgemeinernd für alle Antiemetika festgehalten werden, dass therapeutisch eine niedrigere Dosierung ausreichend ist, als sie für die Prophylaxe erforderlich wäre. So war bei Ondansetron bereits 1 mg effektiv (zur Prophylaxe werden 4–8 mg verwendet). Andererseits ist es aus praktisch-logistischen Überlegungen heraus nicht sinnvoll, bei einem derart gut verträglichen Medikament die Dosis umständlich zu reduzieren. Wahrscheinlich kann sogar durch Beibehalten der normalen Prophylaxedosierungen die Dauer der Wirkung verlängert werden. Daher kann durchaus empfohlen werden, auch für die PONV-Therapie die gewohnte Dosierung aus den Prophylaxestrategien zu übernehmen.

Merke

- Die PONV-Therapie kann mit den gleichen Medikamenten erfolgen, die auch für die Prophylaxe etabliert sind.
- Die PONV-Therapie sollte immer als Kombinationstherapie erfolgen, d. h. es sollten mindestens zwei Substanzen unterschiedlicher pharmakologischer Gruppen gegeben werden.
- Die PONV-Therapie sollte mit Medikamenten durchgeführt werden, die zuvor noch nicht bei der Prophylaxe Verwendung fanden.
- Medikamente aus der Wirkstoffgruppe, die bereits zuvor appliziert wurden, sollen nur dann repetiert werden, wenn der zeitliche Abstand ein Nachlassen der initialen Wirkung nahelegt.
- Für die PONV-Therapie sind tendenziell bereits geringere Dosierungen erforderlich, als sie für die Prophylaxe verwendet werden. Praktische Überlegungen sprechen aber durchaus für die Verwendung von „Standarddosierungen" für Prophylaxe und Therapie von PONV.

Da neben den volatilen Anästhetika gerade auch Opioide einen wesentlichen Trigger für Übelkeit und Erbrechen in der postoperativen Phase darstellen, ist es prinzipiell immer ratsam, die Schmerztherapie stets auf die Notwendigkeit einer Opioidmedikation zu kontrollieren. Nichtopioid-Analgetika sind in Bezug auf Übelkeit und Erbrechen oft besser verträglich und sollten gerade bei empfindlichen Patienten großzügig eingesetzt werden. Keinesfalls darf jedoch die Schmerztherapie aus Furcht vor opioidassoziierten Nebenwirkungen zu schnell beendet werden.

Sollten Opioide erforderlich sein, diese aber PONV auslösen, sollte ein Antiemetikum parallel zur Opioidmedikation verabreicht werden. Dabei haben sich besonders die Dopamin-Antagonisten in einer sehr niedrigen, subneuroleptischen Dosierung sehr gut bewährt (z. B. Haloperidol 0,2–0,5 mg). Wird die Opioidschmerzmedikation über eine PCA-Pumpe verabreicht, kann auch Droperidol direkt zu Morphin oder Piritramid beigemischt werden (siehe Kap. 2.7). Eine interessante Therapieoption bietet die Substanz Tapentadol, die bei äquianalgetischer Dosierung weniger gastrointestinale Probleme verusacht als ein reiner Opioidagonist.

5.7.3 Klinisches Beispiel

Eine Risikopatientin hat bereits während der Narkose, die als Propofol-TIVA durchgeführt wurde, zwei Antiemetika (8 mg Dexamethason und 1 mg Droperidol) erhalten. Treten bereits kurz nach Verlegung aus dem Aufwachraum Übelkeit oder Erbrechen auf, würde eine repetitive Gabe von Dexamethason, Droperidol oder eines anderen Dopamin-Antagonisten (z. B. Haloperidol oder Metoclopramid) keinen Sinn machen, da beide Substanzen noch aktiv sind.

Somit bietet sich als **Therapie** an:
- 5-HT 3-Antagonist (1 mg Granisetron oder 4 mg Ondansetron i. v.)
- plus H1-Antagonist (62 mg Dimenhydrinat, z. B. eine Ampulle Vomex A, i. v.)

Bei **verspätetem Auftreten** von PONV, z. B. am 1. postoperativen Tag:
- 5-HT 3-Antagonist (1 mg Granisetron oder 4 mg Ondansetron)
- plus Dopamin-Antagonist (0,5–1 mg Haloperidol i. v.)

5.7.4 Zusammenfassung

Der Therapie von Übelkeit und Erbrechen in der postoperativen Phase kommt wegen der erheblichen negativen Auswirkungen dieser Symptome auf die postoperative Rekonvaleszenz herausragende Bedeutung zu. Die Therapie von PONV ist eng mit der jeweiligen Prophylaxestrategie während der Narkose verknüpft. Wird eher eine liberale, multimodale Prophylaxe praktiziert, beschränkt sich die Therapie von Restbeschwerden auf die Supplementierung antiemetischer Interventionen, die intraoperativ noch nicht appliziert wurden, oder auf solche Substanzen, deren Halbwertszeit ein Nachlassen der klinischen Wirkung nahelegen. Wird dagegen eine zurückhaltende Prophylaxe verwendet oder sogar gänzlich auf eine „Wait and see"-Strategie gesetzt, dann ruht auf dem Chirurgen als verantwortlichem Ansprechpartner für die postoperative Phase eine besonders große Verantwortung. PONV muss dann wegen der hohen Wiederauftretenswahrscheinlichkeit schnell und konsequent, d. h. multimodal behandelt werden. Das bedeutet, dass unter Berücksichtigung typischer Kontraindikationen mindestens zwei Antiemetika verabreicht werden müssen. Dabei sollte man aber stets im Hinterkopf behalten, dass Übelkeit und Erbrechen auch Begleitsymptome anderer Störungen sein können.

Literatur

[1] Gan TJ, Diemunsch P, Habib AS et al. Consensus guidelines for the management of postoperative nausea and vomiting. Anesth Analg 2014; 118: 85–113

[2] Rüsch D, Eberhart L, Wallenborn J et al. Übelkeit und Erbrechen nach Operationen in Allgemeinanästhesie: Eine evidenzbasierte Übersicht über Risikoeinschätzung, Prophylaxe und Therapie. Dtsch Arztebl Int 2010; 107: 733–741

5

Kapitel 6

**Diagnose und Therapie
allgemeiner postoperativer
Komplikationen**

6 Diagnose und Therapie allgemeiner postoperativer Komplikationen

6.1 Leitsymptome perioperativer Komplikationen

F. Willeke

6.1.1 Einleitung

Welches Kernproblem gibt es in der Erkennung und Interpretation perioperativer Komplikationen für den verantwortlichen Operateur? Es ist dieses unterschwellige Gefühl oder der Wunsch, dass die selbst durchgeführte Prozedur nicht Auslöser eines klinischen Problems des Patienten ist. Ob es sich um eine Verschlechterung des Allgemeinzustands, Fieber, eine postoperative Atonie oder das Auftreten von Schüttelfrost handelt – sehr oft wird erst diagnostisch nach Ursachen gesucht, die nicht unmittelbar in Zusammenhang mit der durchgeführten Operation stehen. Während jeder Operateur die Ergebnisse anderer Kollegen immer auch unter der Sicht der auftretenden Komplikationen relativ objektiv beurteilen kann, ist dies für die eigenen Patienten umso schwieriger. Daher muss die Systematik der Aufarbeitung die möglichen Komplikationen der Operation in den Fokus stellen, andere Ursachen stehen erst an zweiter Stelle der Abklärung. In einem Editorial für die Zeitschrift „Der Chirurg" hat Siewert es einmal so formuliert: „Was sein kann, passiert auch; man muss sich dem Problem stellen." [10]. Stellen wir uns dem Problem perioperativer Komplikationen, genauer den Komplikationen, die nach Abschluss der operativen Maßnahme den klinischen Verlauf des Patienten beeinträchtigen können.

Jede Abweichung vom postoperativen regulären Verlauf muss zum Anlass genommen werden, die Komplikationsmöglichkeiten systematisch abzuarbeiten [5], [6]. Dies sollte grundsätzlich sehr detailliert geschehen, wie es in den folgenden Kapiteln für einzelne Symptome dargelegt wird. Löst man sich vom Blick auf das Einzelsymptom eines Patienten, muss man sich die Frage stellen, welche grundsätzlichen Prinzipien es in der Beurteilung des postoperativen Patienten in der Viszeralchirurgie gibt? Mithilfe welcher Mechanismen können frühe Interventionen bei Komplikationen dazu führen, dass ein Patient nicht zu Schaden kommt?

Merke

Die wichtigsten Informationsquellen sind der klinische Blick, die Aussagen des Patienten und die Rückmeldungen der Pflegenden, die wesentlich mehr Zeit mit dem Patienten verbringen.

6.1.2 Klinischer Blick

Der klinische Blick in der Beurteilung postoperativer Patienten entwickelt sich erst über die Jahre durch Erfahrung, aufmerksame Zuwendung zum Patienten und Schärfung der Sinne. So können Anastomoseninsuffizienzen des distalen Intestinaltrakts an ihrem Foetor erkannt werden, ehe im Computertomogramm mit rektaler Kontrastmittelfüllung die Diagnose verifiziert wird (▶ Abb. 6.1).

Die Reduktion des Allgemeinzustands lässt sich nach Eingriffen, deren Kernbereich der klinischen Untersuchung nicht direkt zugänglich ist, als sehr wichtiges Kriterium nutzen, um eine systematische Aufarbeitung zu initiieren. Immer wieder muss hier betont werden, dass sich intraabdomi-

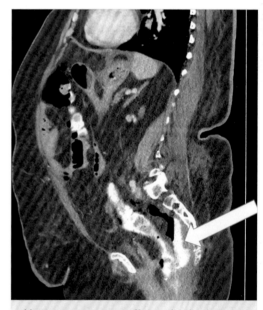

Abb. 6.1 Anastomoseninsuffizienz des distalen Intestinaltrakts.

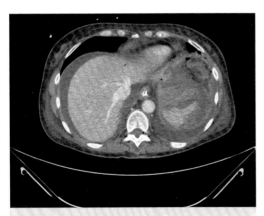

Abb. 6.2 CT mit Milzruptur postoperativ nach Hemikolektomie links.

nelle Blutungen, aber auch septische Prozesse an den einfachen Kreislaufparametern Herzfrequenz, Blutdruck und Hydratationsstatus des Patienten manifestieren. Da eine postoperative Blutung auch immer den Makel der fehlenden Sorgfalt des Chirurgen trägt, ist dies ein typisches Konfliktfeld. Bekannt sind sicher Situationen von Visiten auf der Intensivstation, bei denen der diensthabende Anästhesist meint, dass eine Nachblutung besteht, während der Chirurg die Überinfusion des Patienten beklagt. Sehr leicht gerät in dieser Diskussion das eigentliche Problem des Patienten in den Hintergrund. Statt intensiv und rasch nach einer möglichen Blutung zu fahnden, wird emotional diskutiert und gegenseitige Vorwürfe werden ausgetauscht (▶ Abb. 6.2).

Der reduzierte Allgemeinzustand des Patienten muss die vollständige Aufmerksamkeit erhalten. Erklärungen wie „vegetatives Sensibelchen", „Ansteller" oder „Simulant" sind unangebracht und wenig hilfreich. Wenn man sein Arbeitsprogramm zur Abklärung einer Verschlechterung des Allgemeinzustands abgearbeitet hat, ohne eine Erklärung zu finden, sollte man nochmal intensiv darüber nachdenken, was hinter den Problemen des Patienten stecken könnte.

6.1.3 Patient

Im Mittelpunkt der postoperativen Anstrengungen muss der Patient stehen. Diese banale Tatsache erscheint heute wichtiger denn je, viele Aufgaben im sog. Management der Patienten lenken von dieser Kernaufgabe ab. DRG-Kodierungen wollen gepflegt, der Entlassungsbrief vorgeschrieben oder

die nächste Zertifizierung vorbereitet werden. Dies führt dazu, dass wir mit dem Patienten nach Operationen nur wenige Minuten am Tag verbringen. Um in dieser knappen Zeit die wichtigen Leitsymptome zu erfassen, die eine Abweichung vom regulären Verlauf anzeigen, bedarf es einer strukturierten Visite [2]. Diese kurze Zeit des Tages muss voll und ganz dem Patienten gewidmet werden.

Was aber sind die **zentralen Fragen und Befunde bei einer postoperativen Visite**? Nach der Begrüßung des Patienten erheben wir die **Akutanamnese**. Was ist in der Zeit seit der letzten Visite genau geschehen? Wie war der Verlauf der Schmerzen in den letzten Stunden? Konnte der Patient selbstständig ins Bad gehen, brauchte er Unterstützung bei der Körperpflege? Wie weit war er mobil, saß er nur auf der Bettkante, im Zimmer, oder ist er über den Flur gelaufen? Wie war die vegetative Anamnese bezüglich Urin, Stuhlgang, Übelkeit oder Singultus? Gab es andere Symptome wie Fieber oder Schüttelfrost, die der Patient berichten kann?

Haben wir uns so einen kurzen Überblick zur Anamnese verschafft, **untersuchen** wir den Patienten. Der Fokus liegt hier auf der operierten Region, der Wundinspektion und den kritischen Funktionen, die vom operierten Organ abhängig sind. In jedem Fall gehört eine Einschätzung des Allgemeinzustands dazu, der neurologischen/psychiatrischen Situation des Patienten und der Lungenfunktion. Nach Oberbaucheingriffen wird einmal am Tag der Auskultationsbefund der Lunge untersucht und dokumentiert. Weiter werden Besonderheiten beachtet, die sich aus der postoperativen Situation ergeben. Dies sind insbesondere der Katheterurin, Inhalt von Drainage-Beuteln und ggf. die Höhe der O_2-Zufuhr. Diese Befunde werden in der Kurve dokumentiert (in Papierform oder auch digital), die Fieberkurve und der Verlauf der Schmerzskala betrachtet. Schließlich werden tagesaktuelle Messergebnisse durchgesehen (Labor, EKG, Röntgenaufnahmen).

Der nächste Schritt ist dann die **Synopsis des Visitenbefunds** für den individuellen Patienten. Finden wir irgendeine Abweichung vom regulären postoperativen Verlauf? Welche diagnostische Konsequenz ergibt sich daraus? Reicht bei geringfügigen Abweichungen eine Kontrolle am Folgetag oder muss man unmittelbar aktiv werden, um Komplikationen abzuwenden? Muss man den Operateur, den Oberarzt oder auch den Chefarzt

6

verständigen? Wenn all dies im Team durchdacht wurde, stellt die **Information des Patienten** über die erhobenen Befunde den Abschluss der Visite dar. Die Befundübermittlung an den Patienten ist ein sehr wichtiger Akt, um den Patienten aktiv mit in die Situation einzubinden und notwendige, teils unangenehme Maßnahmen zu vermitteln [2].

6.1.4 Verschleierung von Leitsymptomen durch spezifische postoperative Behandlungsverfahren

Ein besonderes Problemfeld in der Erkennung postoperativer Leitsymptome stellt die Verschleierung dieser Komplikationen durch perioperative Maßnahmen dar. Dies lässt sich sehr gut am Beispiel der Kolonresektionen darstellen. Nach Einführung der sog. **Fast-Track-Medizin** hat die peridurale Schmerztherapie (PDA) postoperativ breiten Eingang in die Patientenversorgung gefunden [8]. Ziel ist dabei, eine rasche und gute Mobilisation des Patienten zu erreichen, die Darmatonie postoperativ zu verkürzen und eine physiologische Situation des Verdauungstrakts wenige Tage postoperativ zu gewährleisten. Kommt es nun zu einer lokalen Komplikation an der Anastomose, kann die PDA Leitsymptome verschleiern, wichtige diagnostische Schritte verzögern.

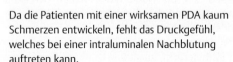

Merke

Da die Patienten mit einer wirksamen PDA kaum Schmerzen entwickeln, fehlt das Druckgefühl, welches bei einer intraluminalen Nachblutung auftreten kann.

Die symptomatische Hypotonie wird auf den besonders gut sitzenden Periduralkatheter (periphere Vasodilatation) zurückgeführt und die laborchemischen Kontrollen des Hämoglobins vielleicht zu spät angesetzt.

Ähnlich verhält es sich in der Frühphase der Entwicklung einer Insuffizienz. Bauchschmerzen fehlen, ein bisschen Unachtsamkeit bei der Visite, vielleicht das eine oder andere Mal die Temperatur nicht gemessen, schon liegt der Patient mit einer manifesten Anastomoseninsuffizienz mehr als 24 Stunden auf Normalstation. Der Ausgangspunkt für die Behandlung der Insuffizienz verschlechtert

sich erheblich. Statt Ileostomaanlage, orthograder Spülung und Fibrinklebung muss vielleicht die Anastomose aufgehoben werden und es resultiert eine Hartmann-Situation– nur wegen einer unaufmerksamen Visite und einer funktionierenden PDA (▶ Abb. 6.1).

6.1.5 Informationen der Pflege

Die gemeinsame Visite von ärztlichem und pflegerischem Personal wird nicht mehr in allen Bereichen durchgeführt. Dies ist sicher eine grobe Fehlentwicklung, gerade auch im Hinblick auf die Detektion postoperativer Komplikationen. Sehr häufig bemerken die Pflegenden als Erste, dass der Patient Symptome entwickelt, weniger gut zu mobilisieren ist, eine Reduktion des Allgemeinzustands erfährt. Neben der Beobachtung des Patienten wird in der Pflege eine systematische Dokumentation des Patientenverlaufs durchgeführt. In einer guten pflegerischen Dokumentation gibt es in jeder 8-Stunden-Schicht einen Eintrag zum Befinden des Patienten, zusätzlich wird der Patient in Kategorien des Pflegeaufwands eingestuft. Beides sind wichtige Informationen über den postoperativen Status des Patienten. Und beides sind auch sehr wichtige Informationen bei Gutachten zum Krankheitsverlauf, da die ärztliche Dokumentation regelhaft Lücken aufweist und damit den Krankheitsverlauf eines Patienten nicht widerspiegeln kann.

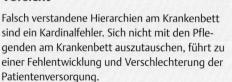

Vorsicht

Falsch verstandene Hierarchien am Krankenbett sind ein Kardinalfehler. Sich nicht mit den Pflegenden am Krankenbett auszutauschen, führt zu einer Fehlentwicklung und Verschlechterung der Patientenversorgung.

6.1.6 Praktischer Ansatz

Wie gehe ich vor, wenn ich zu einem Patienten gerufen werde, der als postoperativ auffällig geschildert wird?

Es gilt nun, sich in kurzer, konzentrierter Arbeit ein Bild darüber zu machen, ob der Patient eine relevante postoperative Komplikation hat. Zuerst wird der Patient angesprochen. Wir erhalten ein Bild seines Bewusstseinszustands, seiner Hauptbeschwerden und eventueller neurologischer Auffälligkeiten. Nun werden die Vitalparameter Herzfrequenz und Blutdruck aktuell erhoben, Fieber gemessen, die Urinausscheidung abgefragt, die Schmerzskala erhoben. Danach untersuchen wir den Patienten und stellen ihm parallel gezielte Fragen zum klinischen Hauptproblem. Seit wann bestehen die Bauchschmerzen, sind diese schlagartig eingetreten oder haben sie sich langsam entwickelt? Hatte der Patient in den Tagen zuvor ähnliche Symptome, besteht eine Übelkeit, wann war der letzte Stuhlgang?

Liegen noch keine tagesaktuellen Laborwerte vor, werden diese als „Notfalllabor" erhoben. Zu den **erforderlichen Untersuchungen** gehören:

- kleines Blutbild
- CRP (C-reaktives Protein)
- Elektrolyte
- Leber- und Nierenwerte
- wenige Gerinnungsparameter (Quick bzw. INR = International normalized Ratio, PTT = partielle Thromboplastinzeit)

Nach dieser raschen Analyse muss beantwortet sein, ob unmittelbare Gefahr im Verzug ist und man das Reanimationsteam und/oder den Oberarzt notfallmäßig kontaktieren muss. Besonders ist zu beachten, dass vermeintliche Allgemeinsymptome sehr wohl Hinweise auf lokale Problematiken sein können. Nicht selten ist das erste Symptom einer Anastomoseninsuffizienz eine neu entwickelte Tachykardie oder ein Vorhofflimmern.

Liegt nach der ersten Einschätzung keine vitale Gefährdung vor, wird festgelegt, ob eine erweiterte Diagnostik erforderlich ist. Diese kann einen Ultraschall, eine Computertomografie oder natürlich auch eine Endoskopie umfassen. Es sollten Festlegungen erfolgen, ob der Patient weiter auf Normalstation beobachtet werden kann oder eine Verlegung auf eine Intermediate Care Station oder eine Intensivstation geboten ist.

Merke

Bleibt der Patient auf Normalstation, wird in der Kurve eingetragen, wann und durch wen weitere klinische, laborchemische oder radiologische Kontrollen durchgeführt werden.

6.1.7 Algorithmen, Checklisten, klinische Pfade und Routinekontrollen als diagnostische und differenzialdiagnostische Hilfe

Wenn ein Patient einen auffälligen Befund aufweist, woher weiß man dann, was weiter zu tun ist?

In vielen Kliniken werden die häufigen Krankheitsbilder nach klinischen Pfaden abgearbeitet. Hierbei handelt es sich um Standardabläufe, die interdisziplinär und interprofessionell erarbeitet wurden und den Regelablauf einer operativen Therapie darstellen. Je nach Struktur der Klinik können so bis zu 80 % der Krankheitsbilder dargestellt werden.

In diesen Ablaufpfaden finden jedoch die Patienten, die Komplikationen entwickeln, keine intensive weitere Berücksichtigung. Hier sind dann in der Regel die Checklisten in der Kitteltasche gefragt, um bei der Aufarbeitung von postoperativem Fieber nach Hemikolektomie rechts zu helfen. Eine gute und pragmatische Art der Aufarbeitung funktioniert auch mit einfachen Algorithmen, die speziell dem Berufsanfänger Sicherheit bei der Behandlung von Problemfällen geben (▶ Abb. 6.3). Die definitive Aufstellung solcher Algorithmen sollte immer klinikspezifisch sein, Übersichten hierzu sind in der Literatur dargelegt [9].

In vielen Kliniken werden Laborkontrollen in der Routine durchgeführt, die ohne eine auffällige Klinik angeordnet werden. Die Evidenz für solche Maßnahmen ist gering, bei intensiver klinischer Kontrolle und Dokumentation der Untersuchungsbefunde werden die zusätzlichen Laborbefunde auch nur sehr selten abweichende Ergebnisse bringen. Leider ist die sorgfältige klinische Kontrolle und Dokumentation aber nicht durchgängig vorhanden, deswegen kommt den Routinekontrollen

Tab. 6.1 Aufarbeitung mithilfe von Algorithmen (▶ Abb. 6.3). Siehe dazu auch folgende Unterkapital:

führendes klinisches Problem	Kapitel
neurologisch	6.1, 6.4
Organversagen	6.10
Infekt/Sepsis	7.1, 7.2, 7.4, 7.5
Blutung	6.2, 7.3
Atonie	6.3, 7.6
Dyspnoe	6.7, 6.8
Herz/Kreislauf	6.5, 6.6

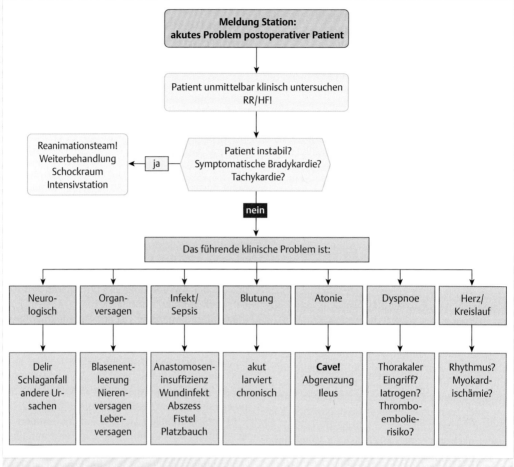

Abb. 6.3 Aufarbeitung mithilfe von Algorithmen.

eine wichtige Funktion im Sinne eines Controlling zu [3]. Das Gleiche gilt für planmäßig durchgeführte Ultraschallkontrollen nach Operationen in der Leiste oder im Bauchraum, die ebenfalls nur selten eine klinische Konsequenz haben. Dennoch sind diese ein Instrument zur Absicherung eines regulären postoperativen Verlaufs. Zusätzlich fällt in der Ausbildung die Einschätzung pathologischer Befunde leichter, wenn man schon einige reguläre Befunde im Ultraschall eingeschätzt hat.

Röntgenbefunde in der Routinekontrolle von Anastomosen haben in den letzten Jahren eine immer geringere Bedeutung. In verschiedenen Studien konnte gezeigt werden, dass bei Verdacht auf eine Anastomoseninsuffizienz die Kombination von Computertomogramm mit Kontrastmitteleinlauf und die Endoskopie erreichbarer Anastomo-

sen erheblich validere Befunde ergibt als die konventionelle Röntgenuntersuchung mit oralem oder rektalem wasserlöslichen Kontrastmittel.

6.1.8 Kommunikation und Weitergabe der zentralen Informationen

Jeder chirurgische Patient durchläuft in der Behandlung verschiedene Stationen. Die Funktion an den Schnittstellen dieser Stationen, die Sicherstellung der Weitergabe relevanter Daten und Befunde ist eine der organisatorischen Kernaufgaben. Schon die Zusammenführung von chirurgischer Aufnahme, anästhesiologischer Prämedikation und pflegerischem Aufnahmegespräch gelingt nicht immer.

Merke

Je länger der Patient in Behandlung ist, umso größer ist die Gefahr, dass relevante Informationen verlorengehen.

Fallstricke in der Beurteilung postoperativer Probleme können fehlende Informationen zu intraoperativen Besonderheiten sein [1]. Hier ist die Übergabe der Informationen aus dem Operationssaal an das Personal der Intensivstation die erste kritische Schnittstelle[4], [7].

Da Intensivstationen aktuell regelhaft von den anästhesiologischen Kliniken geleitet werden, bedeutet dies auch eine Übergabe an einen Kollegen, der mit den spezifischen chirurgischen Besonderheiten nicht so vertraut ist. Daher stellt die präzise Übergabe eine ganz besonders wichtige Aufgabe dar. Alle Details des Eingriffs, beispielsweise die Pleuraeröffnung bei der transhiatalen Resektion eines Kardiakarzinoms oder die kleine Milzdeserosierung bei der Hemikolektomie links müssen mündlich übergeben und auf dem Operationskurzprotokoll dokumentiert werden. Nur so kann gewährleistet werden, dass postoperative Komplikationen oder Organversagen korrekt interpretiert und die richtigen therapeutischen Konsequenzen gezogen werden [4].

Vorsicht

Die folgende kritische Schnittstelle ist dann der Weg von der Intensivstation auf die Normalstation.

Die betreuenden Kollegen auf der Normalstation haben häufig keinen Kontakt zum Patienten in dessen Intensivzeit gehabt. Bedingt durch unsere Arbeitszeitgesetze waren sie oft auch nicht bei der Operation dabei. Die Möglichkeiten des fehlenden Informationsflusses steigern sich also weiter, zu den intraoperativen Besonderheiten gesellen sich die spezifischen Probleme des Patienten in seiner Intensivphase. Besonders problematisch wird es, wenn der Patient vormittags von der Intensivstation auf die Normalstation verlegt wird, der Stationsarzt aber den ganzen Tag im Operationssaal steht und eine unmittelbare persönliche Übergabe gar nicht stattfindet. Damit sind Fehlinterpretationen klinischer Befunde nahezu vorprogrammiert.

6.1.9 Retrospektive Sicht auf die Aufarbeitung einer Komplikation

In den meisten Kliniken werden heute Morbiditäts- und Mortalitätskonferenzen durchgeführt. Dem aufmerksamen Teilnehmer dieser Konferenzen wird auffallen, dass viele der besprochenen Patienten durch suboptimale Abläufe, fehlende Kommunikation oder eine Fehlinterpretation postoperativer Befunde Nachteile in der Behandlung in Kauf nehmen mussten. Die Ursachen hierfür sind oft ganz banal, wie sich in den Meldungen im CIRS-System (Critical Incident Reporting System) sehr gut nachvollziehen lässt. Die Masse der **kritischen Ereignisse** lässt sich mit Aufmerksamkeit und Orientierung am Wohl des Patienten vermeiden:

- vertauschte Befunde
- fehlende Weitergabe radiologischer Befunde an den behandelnden Arzt
- Ignoranz gegenüber Mitteilungen der Pflege

Treten Komplikationen im Verlauf der Behandlung eines Patienten auf, wird dies im weiteren Gefolge nicht selten kritisch hinterfragt. Dabei muss nicht unbedingt der Patient Auslöser der Fragen sein; Angehörige oder auch immer häufiger die Krankenkassen oder der medizinische Dienst der Krankenkassen hinterfragen komplikationsbehaftete Verläufe.

Merke

Dabei steht im Mittelpunkt der Analyse keinesfalls die Tatsache der Komplikation an sich, die auch bei Interventionen nach allen Regeln ärztlicher Kunst auftreten können, sondern die Aufarbeitung und die Reaktion auf die eingetretenen Komplikationen.

In der Regel analysieren die ärztlichen Gutachter die Systematik der Aufarbeitung. Besonderer Wert wird auf die zeitnahe Reaktion auf eine Komplikation gelegt. Es wird gefragt, ob die erforderlichen diagnostischen Schritte eingeleitet wurden und wann eine Hinzuziehung erfahrener Kollegen bei schwierigen klinischen Entscheidungen erfolgte. Dem Patienten wird dabei auch eine lückenlose ärztliche Dokumentation geschuldet, leider unverändert ein großer Schwachpunkt in den Krankenakten. Sehr oft ist der Gutachter auf die Eintragun-

6

gen der Pflegenden angewiesen, denen allerdings nicht immer der Weg der Entscheidungsfindung zu einem bestimmten klinischen Vorgehen zu entnehmen ist. In der Behandlung der Patienten geht es nicht generell um eine immer korrekte Diagnosenfindung, vielmehr muss nachvollziehbar sein, dass die Aufarbeitung der Probleme des Patienten stattgefunden hat und zwar in einer Art und Weise, die geeignet war, alle relevanten Komplikationen zu erkennen. Jegliche Arroganz und Überheblichkeit, bezogen auf die eigenen operativen Ergebnisse, sind hier fehl am Platz.

Literatur

[1] Bartels H. Spezielle Gesichtspunkte postoperativer Komplikationen in der Viszeralchirurgie. Chirurg 2009; 80: 780–789

[2] Geisler LS. Kommunikation bei der Patientenvisite – Ausdruck unserer ethischen Werthaltung. URL: http//linus-geisler.de/vortraege/0314patientenvisite.html

[3] Jakob J, Marenda D, Sold M et al. Dokumentationsqualität intra- und postoperativer Komplikationen. Chirurg 2014; 85: 705–710

[4] Klar E, Püschel A, Schiffmann L et al. Rolle der Intensivmedizin bei frühen postoperativen Komplikationen. Chirurg 2009; 80: 773–779

[5] Krones CJ, Klink CD, Lambertz A. Management häufiger postoperativer Probleme und Komplikationen – Teil 1. Allgemein- und Viszeralchirurgie up2date 2015: 19–35

[6] Krones CJ, Klink CD, Lambertz A. Management häufiger postoperativer Probleme und Komplikationen – Teil 2. Allgemein- und Viszeralchirurgie up2date 2015; 137–153

[7] Riessen R, Celebi N, Weyrich P et al. Die Visite auf der Intensivstation. Intensivmed 2011; 48: 403–410

[8] Schwenk W, Spieß C, Müller JM. Fast Track in der operativen Medizin. 1. Aufl. Berlin: Springer; 2008

[9] Schwenk W, Graupe F, Willeke F. Algorithmen in der Viszeralchirurgie. 1. Aufl. München: Elsevier; 2015

[10] Siewert J. Nicht die postoperative Komplikation ist das Problem, sondern der Umgang mit ihr! Chirurg 2009; 80: 767

6.2 Anämie als postoperative Komplikation

M. Wolff

6.2.1 Allgemeines und Definition

Eine Anämie ist nach WHO-Kriterien durch eine Hämoglobinkonzentration (Hb) von < 12 g/dl bei Frauen und < 13 g/dl bei Männern definiert. Im pathophysiologischen Sinne liegt eine funktionelle Anämie vor, wenn der Hb-Gehalt der Erythrozyten nicht ausreicht, um ohne Kompensationsmechanismen eine ausreichende Oxygenierung lebenswichtiger Organe und Gewebe zu gewährleisten.

Bei der postoperativen Anämie ist die akute Blutung als intraoperative oder frühe postoperative Komplikation überstanden. Nach Ausgleich eines Volumendefizits liegt oft ein stabiler Zustand vor, der für eine differenzierte Indikationsstellung zur Behandlung der isovolämischen Anämie Zeit lässt.

6.2.2 Ursachen

Die postoperative Anämie kann eine operative Komplikation sein, z. B. durch nicht geplanten Blutverlust. Andererseits kann eine postoperative Anämie auch ein unvermeidlicher Folgezustand sein, z. B. nach Resektion von Organen, die für die Resorption von Eisen und Vitamin B_{12} wichtig sind (Gastrektomie, Ileumresektion). Eine weitere Kategorie ist das „Therapieversagen", z. B. wenn nach Splenektomie zur Behandlung einer transfusionspflichtigen Anämie und Splenomegalie bei Osteomyelofibrose die Anämie sich nicht bessert.

Die postoperative Anämie ist oft multifaktoriell bedingt durch einen präoperativen chronischen Blutverlust mit Eisenmangel, nutritive Defizite, Tumoren oder Infekte in Verbindung mit einem operativen Blutverlust. Eine Eigenblutspende führt häufig zu einer präoperativen Anämie. Typisch sind Patienten in der Herzchirurgie, mit Gelenkersatz und mit gastrointestinalen Tumoren. Prinzipiell unterscheiden sich Ursachen, Pathophysiologie und Behandlungsmöglichkeiten einer postoperativen Anämie nicht von einer präoperativen (siehe Kap. 2.3). Die perioperativen Risikofaktoren Anämie, Blutverlust und Transfusion sind verknüpft, so dass die Behandlung einer präoperativen Anämie und Vermeidung eines operativen Blutverlusts Vorrang haben.

6.2.3 Postoperative Blutbildung

Erholung von einer Blutungsanämie unter physiologischen Bedingungen

Beim gesunden Menschen werden täglich etwa 1 % der Erythrozytenmasse, d. h. ca. 22 ml Erythrozyten, abgebaut und neu gebildet. In einem aggressiven autologen Blutspendeprogramm (2 Spenden von 450 ml pro Woche mit oraler Eisensubstitution) ist die Neubildung von Erythrozyten auf 44 ml/Tag verdoppelt [4]. Die Kinetik der Erythropoese ist umgekehrt proportional zum Blutverlust. Bei sehr niedrigem Hb ist anfangs die Blutbildung stark stimuliert und lässt dann mit einem Erreichen eines

Hb > 10 g/dl nach. Blutverluste, die nicht unter einen Hb von 10 g/dl führen, stimulieren die Blutbildung nur gering, diese kann aber z. B. in Eigenblut-Spendeprogrammen mit gentechnologisch hergestelltem Erythropoietin (rHuEpo) beschleunigt werden.

Für die Erholung von einer postoperativen Anämie ist oft ein Eisenmangel limitierend. Für einen Hb-Anstieg von 1 g/dl sind etwa 200 mg Eisen erforderlich. Aufgrund der limitierten duodenalen Eisenaufnahme von maximal 5 mg/Tag dauert die spontane Erholung von einer postoperativen Anämie oft mehrere Monate.

Besonderheiten der postoperativen Blutbildung

Die postoperative Blutbildung verläuft leider anders als nach experimentellem Blutverlust oder Blutspende. Beim operativen Patienten kommt eine posttraumatische inflammatorische Reaktion hinzu und es besteht häufig ein Mangel an Proteinen, Eisen, Vitamin B_{12}, Folsäure oder eine Tumoranämie. Typisch ist ein funktioneller Eisenmangel, wie er auch bei chronischen Entzündungen, Tumoren oder Sepsis beobachtet werden kann (Anemia of chronic Disease): Proinflammatorische Zytokine wie Interleukin-6 oder Tumornekrosefaktor alpha stimulieren die Synthese der Akutphase-Proteine Ferritin und Hepcidin. Hierdurch wird die Mobilisierung von Eisen aus der Leber und die Eisenaufnahme am Dünndarm blockiert [4]. Durch Zytokine wird auch die Epo-Bildung in der Niere und ebenso die Proliferation und Differenzierung von erythrozytären Vorläuferzellen gehemmt [6].

Beurteilung der postoperativen Blutbildung

Zur Beurteilung der postoperativen Blutbildung sind tägliche Bestimmungen des Blutbilds nicht sinnvoll: 10 ml Blut enthalten ca. 25 % der täglich neugebildeten Erythrozyten. Der einfachste Parameter ist die Messung der Retikulozytenzahl, welche normalerweise 1 % beträgt und eine Woche nach akutem Blutverlust auf das Zehnfache ansteigen kann. Die Beurteilung des Serum-Erythropoietins (Epo), das etwa zwei Stunden nach akutem Blutverlust einen kurzfristigen steilen Anstieg zeigt, ist komplex (zirkadianer Rhythmus, Dynamik nach akutem Blutverlust, inverse semilogarithmische Korrelation mit Hb) und für die klinische Anwendung ungeeignet.

Zur Beurteilung des Eisenstoffwechsels werden meist die Akutphasenproteine Ferritin, Transferrin und die Transferrin-Sättigung bestimmt. Zur Diagnose eines Eisenmangels bei postoperativen inflammatorischen Zuständen sind aber folgende Faktoren verlässlicher:
- Hämoglobingehalt der Retikulozyten (Norm > 29 pg)
- Anteil hypochromer Erythrozyten (Norm < 10 %)
- Zinkprotoporphyrin (Norm < 40 µg/ml)

Ein entzündungsunabhängiger Parameter für Eisenstatus und Blutbildung ist der lösliche Transferrin-Rezeptor (sTfR), der bei gesteigerter Erythropoese und „Eisenhunger" von der Oberfläche erythrozytärer Vorläuferzellen ins Blut abgegeben wird [4].

6.2.4 Auswirkungen der postoperativen Anämie

Neben den Symptomen kardiovaskulärer Kompensationsmechanismen wie Tachykardie und Dyspnoe werden postoperative Müdigkeit und Muskelschwäche oft auf eine Anämie zurückgeführt. Bei alten Patienten nehmen kognitive Defizite mit einer Anämie zu [15]. Eine Anämie gilt auch als Risikofaktor für Herzinfarkt, Schlaganfall und für postoperative Komplikationen wie Wundheilungsstörung und Anastomoseninsuffizienz. Bei onkologischen Patienten korreliert eine postoperative Anämie mit dem Tumorstadium und hat einen negativen Einfluss auf das Überleben, auf Rezidive und Metastasenhäufigkeit, ähnlich wie Transfusionen, so dass diese Risikofaktoren verknüpft sind [14].

Insgesamt setzt sich das **Risiko einer Anämie** nach Operationen zusammen aus Folgendem:
- Ursache der Anämie (Grunderkrankung, Blutverlust)
- regionaler Sauerstoffmangel (kardial, zerebral)
- Folgen der Behandlung (Transfusionen)

6.2.5 Therapie der postoperativen Anämie

Die Indikation zur Behandlung einer postoperativen Anämie besteht in der Verbesserung des O_2-Angebots, nicht in einer Korrektur des Hb-Wertes. Eine Hypovolämie sollte – auch wenn der Hämatokrit hierdurch fällt – als Erstes ausgeglichen werden.

Merke

Der Hb-Wert ist kein adäquates Maß für das O$_2$-Angebot. Dieses ist definiert als Produkt aus arteriellem Sauerstoffgehalt und Herzzeitvolumen (Schlagvolumen × Herzfrequenz):

DO$_2$ = Hb × SO$_2$ × 1,34 × HZV

Grundsätzlich sollte eine postoperative Anämie behandelt werden, wenn es Hinweise gibt, dass in Ruhe kardiovaskuläre Kompensationsmechanismen zur Deckung des Sauerstoffbedarfs in Anspruch genommen werden. Hierzu gehören:

- Anstieg des Herzzeitvolumens (HZV) durch Erhöhung von Herzfrequenz, Schlagvolumen und Kontraktilität
- Rechts-Verschiebung der Sauerstoffbindungskurve bei Hb < 10 g/dl
- verringerter peripherer Gefäßwiderstand durch niedrigere Viskosität des Blutes
- Erhöhung der O$_2$-Ausschöpfung (avDO$_2$)

Diese Messgrößen erfassen jedoch nur die globale Sauerstoffversorgung des Körpers. Regionale Engpässe des Sauerstoffangebots (Gewebehypoxie) lassen sich nach wie vor schwierig messen und können vor allem klinisch erfasst werden. Die Ursache für eine Gewebehypoxie kann eine regional (z. B. Gefäßstenose) oder kardial (z. B. Herzinsuffizienz mit schlechter Ejektionsfraktion) bedingte Minderperfusion (Ischämie) sein oder in einer Erniedrigung des arteriellen O$_2$-Gehalts durch Anämie oder Hypoxie (Hypoxämie) liegen. Die Ursache einer regionalen Gewebehypoxie ist häufig eine Kombination dieser Faktoren.

Bei einem großen Teil der postoperativen älteren Patienten sind jedoch diese Kompensationsmöglichkeiten limitiert:

- koronare Herzkrankheit mit Herzinsuffizienz, Vorhofflimmern, Herzschrittmacher
- chronisch-obstruktive Atemwegserkrankungen mit pulmonalarterieller Hypertonie
- periphere Arteriosklerose
- nicht zuletzt die Behandlung dieser Krankheiten mit Medikamenten (Betablocker, ACE-Hemmer, Diuretika)

All dies kann eine adäquate Steigerung des HZV verhindern.

Die Erhöhung der Sauerstoffextraktionsrate, gemessen über die gemischtvenöse O$_2$-Sättigung (SvO$_2$) oder den gemischtvenösen O$_2$-Partialdruck (PvO$_2$), ist nach dem Fick-Gesetz ein Maß für ein kompensatorisch gesteigertes HZV. Sinkt die SvO$_2$ unter 60 % oder der PvO$_2$ unter 30 mmHg sollte bei Anämie eine Transfusion erwogen werden. Auch ST-Senkungen oder andere Zeichen der myokardialen Ischämie können Zeichen eines unzureichenden O$_2$-Angebots sein. Die hierfür notwendige Blutgasanalyse und EKG-Überwachung werden jedoch nur auf einer Intensivstation oder einer Intermediate Care Station eine Rolle spielen. Die oft routinemäßig angewandte Messung der peripheren O$_2$-Sättigung (Pulsoxymetrie) ist als Indikation für Transfusionen nicht geeignet, da O$_2$-Sättigung und Hb invers korrelieren. Das heißt, bei Anämie steigt die Sättigung bei konstanter O$_2$-Aufnahme.

Die **klinisch wichtigsten Indikatoren** für ein inadäquates Sauerstoffangebot an lebenswichtige Organe sind:

- Tachykardie, Hypotonie und Oligurie trotz ausgeglichenem Volumenstatus
- Ruhe- und Belastungsdyspnoe
- Angina pectoris
- Müdigkeit
- geistige Verwirrtheit

Transfusion von Erythrozyten

Zur akuten Anhebung des Hb-Wertes können Erythrozytenkonzentrate transfundiert werden (siehe hierzu auch Kap. 5.4 und die Leitlinien der Bundesärztekammer [1]). Für autologe Erythrozytenkonzentrate aus einer Eigenblutspende gelten die gleichen Indikationen zur Transfusion wie für homologe Spenden.

Vor allem in der Herzchirurgie und in der Orthopädie [2] sind in mehreren randomisierten Studien unterschiedliche perioperative Transfusionsstrategien untersucht worden. Meist wurde ein liberales (Transfusion bei Hb < 10 g/dl) mit einem restriktiven Regime (Transfusion bei Hb < 7 g/dl) verglichen.

In der Mehrheit der Studien wurde durch ein restriktives Regime, das sich bis zur Entlassung aus dem stationären Bereich erstreckte, selbst bei kardialen Risikopatienten kein Anstieg von Mortalität, Morbidität oder Dauer des Krankenhausaufenthalts beobachtet [2]. In einigen Studien ließ sich bei der Vermeidung von Transfusionen ein Rückgang von Infektionen und pulmonalen Komplikationen zeigen. Demgegenüber stehen Studien, die bei einem Hb-Wert unter 8 g/dl eine höhere Mortalität und Rate an kardiovaskulären Komplikationen zeigten [3].

Junge gesunde Patienten tolerieren einen Hb von unter 6–7 g/dl gut, bei älteren wird meist eine Indikation zur Transfusion bestehen. Bei einem Hb von 7–9 g/dl ist die Indikation zur Transfusion eine individuelle Entscheidung nach Abwägen der Risiken. Bei einem Hb > 10 g/dl besteht keine Indikation.

Um bei Anämie die Entscheidung zur Transfusion bei euvolämischen Patienten ohne akute Blutung zu treffen, sollten folgende **Faktoren** beachtet werden:

- Ursache, Dauer und Ausmaß der Anämie
- zu erwartender weiterer Blutverlust oder Blutbildungsstörung (Chemotherapie, Niereninsuffizienz)
- eingeschränkte Kompensationsfähigkeit kardial, vaskulär oder pulmonal (KHK, periphere arterielle Verschlusskrankheit, zerebrovaskuläre Insuffizienz)
- Zeichen einer globalen oder regionalen Hypoxämie (physiologische Transfusionstrigger)
- zu erwartende Belastung (bettlägerig oder Rehabilitation)

Wirksamkeit von Erythrozytenkonzentraten bei postoperativer Anämie

Die physiologische Auswirkung von Erythrozytenkonzentraten – abgesehen vom Anstieg des Hb – ist im klinischen Alltag schwierig zu erfassen und wird oft überbewertet. Sowohl Indikation, Aufklärung und Einverständnis des Patienten, aber auch der Effekt von elektiven Transfusionen sollten dokumentiert werden.

Fallbeispiel

Wie ist der zu erwartende Anstieg des Hb nach Gabe eines Erythrozytenkonzentrats? Ein Patient mit einem Blutvolumen von 5 000 ml und einer Hb-Konzentration von 8 g/dl hat insgesamt 400 g Hämoglobin. Nach Gabe eines Erythrozytenkonzentrats (200 ml Konzentrat mit Hb 30 g/dl und 100 ml Suspension) steigt das Blutvolumen auf 5 300 ml, das Gesamthämoglobin auf 460 g/dl und das Hb auf 8,7 g/dl. Durch Umverteilung und Anpassung des Blutvolumens auf den Ausgangswert liegt der Hb-Wert 24 Stunden später bei 9,2 g/dl.

Neben den bekannten Nebenwirkungen (siehe Kap. 5.4) muss bedacht werden, dass der Effekt von Bluttransfusionen zeitlich begrenzt ist. Transfundierte Erythrozyten haben in Abhängigkeit von der Lagerungszeit eine verminderte Lebensdauer (ca. 60 Tage). Transfusionen unterdrücken die endogene Blutbildung, wahrscheinlich über eine Suppression der Erythropoietinbildung. Aufgrund der Lagerung treten nachteilige Veränderungen der Erythrozyten auf (Hämolyse, verminderter 2,3-DPG-Gehalt, verminderte Verformbarkeit, Mikroaggregate etc.).

In der postoperativen Situation besteht oft kein Volumenmangel und daher andererseits das Risiko einer Volumenüberladung, besonders bei Patienten mit Herzinsuffizienz. Dies bedeutet, dass bei diesen Patienten die Transfusion langsam und unter Kontrolle der Vitalparameter erfolgen sollte.

Eisen und Erythropoietin

Das Hauptproblem der oralen Eisensubstitution besteht in der schlechten Resorption. Bei Einnahme zwischen den Mahlzeiten wird die Resorption besser, die gastrointestinalen Nebenwirkungen (Übelkeit, Obstipation) nehmen jedoch zu. Der $Fe2+$-Anteil einer Tablette liegt zwischen 25 und 100 mg. Die Substitution muss oft über Monate erfolgen. Für die intravenöse Eisensubstitution stehen heute nebenwirkungsarme Eisen-Polysaccharidkomplexe in unterschiedlichen Dosierungen zur Verfügung (Eisengluconat, Eisensucrose, Eisencarboxymaltose, Eisendextran), die bei unsicherer Resorption im postoperativen Verlauf Vorteile haben.

Je nach Ausmaß des operativen Traumas dauern die zytokinbedingten Auswirkungen auf Eisenstoffwechsel und Blutbildung bis zu 4–6 Wochen. Eine orale Eisengabe ist in dieser Zeit ineffektiv. Leider zeigen eine Reihe von Studien, dass eine frühe postoperative i. v. Gabe von Eisen bei Patienten nach herzchirurgischen Eingriffen kaum einen, nach Resektion gastrointestinaler Tumoren nur einen geringen und lediglich bei orthopädischen Patienten einen nennenswerten Effekt haben auf die Erholung von einer Eisenmangelanämie [9].

Für eine postoperative Gabe von rHuEpo oder anderen ESA besteht – abgesehen von zugelassenen Indikationen bei Niereninsuffizienz oder Chemotherapie – allenfalls eine Indikation in Einzelfällen, z. B. Zeugen Jehovahs mit extremer Anämie.

6.2.6 Besondere Situationen

Anämie und Rehabilitation

Unter körperlicher Belastung steigen der Sauerstoffverbrauch des Herzens (bis zu 40 ml O_2/100 g × min) und der Skelettmuskulatur (bis zu 20 ml O_2/100 g × min) erheblich an. Heutige restriktive Transfusionsstrategien während der perioperativen Phase führen zu der Frage, wie sich die Anämie auf körperliche Belastbarkeit, Kraft und Ausdauer während einer Rehabilitation auswirkt.

Besonders **zwei Gruppen** von Patienten sind hiervon betroffen:
- Patienten nach herzchirurgischen Eingriffen
- Patienten nach Hüftgelenk- oder Kniegelenkersatz

Diese Patienten sind meist älter als 70 Jahre, haben oft einen erheblichen operativen Blutverlust und werden standardisierten Rehabilitationsprogrammen unterworfen. Als Maß für die Belastungstoleranz wird meist der 6-Minuten-Gehtest eingesetzt.

Bei Patienten nach herzchirurgischen Eingriffen mit einem Hb < 10 g/dl ist die Belastungsfähigkeit zwar deutlich geringer als mit höheren Werten, aber dieses Leistungsdefizit kann auch ohne Anhebung des Hb während der Rehabilitation ausgeglichen werden [11]. Ähnliches lässt sich auch nach orthopädischen Eingriffen beobachten [3], [13]. Auch nach Gelenkersatz lässt sich keine Korrelation zwischen Anämie (Hb < 8 bis > 10 g/dl) und funktioneller Rehabilitation oder Lebensqualität nachweisen. Hieraus lässt sich ableiten, dass bei postoperativer Anämie mit einem Hb-Wert von 8–10 g/dl weder eine Aufschiebung der Rehabilitation noch eine Transfusion gerechtfertigt sind.

Anämie auf der Intensivstation

Fast alle Patienten einer operativen Intensivstation, sei es mit kardialer oder pulmonaler Insuffizienz, Sepsis oder Trauma, entwickeln eine Anämie, deren Ursachen multifaktoriell sind.

Ursachen der Anemia of critical Illness:
- Blutverlust
  - operativer Blutverlust
  - Hämolyse
  - häufige Blutabnahmen
  - gastrointestinale Blutungen, vor allem bei Antikoagulation oder Gerinnungsstörungen
- inadäquate Erythropoietinbildung durch Inflammation, Niereninsuffizienz, hyperoxische Beatmung
- funktioneller Eisenmangel

Mortalität und Morbidität sind durch eine Anämie bei kritisch Kranken auf der Intensivstation erhöht. Bei Sepsis besteht eine pathologische Abhängigkeit des Sauerstoffverbrauchs vom Sauerstoffangebot und die kardiovaskulären Kompensationsreaktionen können eingeschränkt sein. Eine Maximierung der Sauerstofftransportkapazität durch Gabe von allogenen Erythrozytenkonzentraten ist jedoch ineffektiv und sogar schädlich. Mögliche Faktoren hierfür sind Störungen der Mikrozirkulation, vor allem in der Lunge, durch Lagerungsschäden der Erythrozyten mit verminderter Verformbarkeit, Mikroaggregaten und schlechter O_2-Abgabe. Darüber hinaus haben allogene Transfusionen Risiken hinsichtlich Immunmodulation, nosokomialen Infektionen, Lungenversagen (TRALI). Ein niedriger Hämatokritwert verbessert die periphere Perfusion durch niedrige Viskosität und niedrigen vaskulären Widerstand.

Der ideale Hämoglobingehalt bei Patienten auf einer Intensivstation ist nach wie vor umstritten und wird von individuellen Risikofaktoren bestimmt. Randomisierte Studien und Metaanalysen zeigten, dass kritisch kranke Patienten einen Hb von 7 g/dl gut tolerieren und ein liberales Transfusionsregime zu einem schlechteren Outcome auf der Intensivstation führt [5]. Allerdings wird auf den meisten Intensivstationen als Transfusionstrigger eher ein Hb von 8–9 g/dl praktiziert.

Patienten mit akutem Koronarsyndrom, nach Herzinfarkt und nach herzchirurgischen Eingriffen und Organdysfunktionen bieten ein besonderes Dilemma: Eine Anämie ist ein Risikofaktor für erhöhte Mortalität, aber Transfusionen verbessern die Prognose nicht, sondern sind ebenfalls ein Risikofaktor für Morbidität und Mortalität. Für diese Risikogruppen sollte als Ziel ein Hb von 9–10 g/dl angestrebt werden [2].

Die meisten Patienten einer Intensivstation haben einen funktionellen Eisenmangel (Anemia of chronic Disease) und eine eisendefiziente Erythropoese [4]. Leider lässt sich durch intravenöse hochdosierte Eisensupplementierung zwar eine Erhöhung des Speichereisens (Ferritin im Serum) erzielen, ein positiver Effekt auf die Transferrinsättigung und Blutbildung bleibt jedoch aus, so dass eine Eisensubstitution zur Behandlung einer Anämie auf der Intensivstation nicht sinnvoll ist [10].

Patienten mit einer postoperativen Sepsis und akzidentellem oder postoperativem Trauma haben eine inadäquate Erythropoietin-Bildung. Es konnte in randomisierten Studien nachgewiesen werden, dass sich durch subkutane Gabe von rekombinantem Erythropoietin und parenteraler Eisengabe der Transfusionsbedarf bei Schwerkranken auf Intensivstationen senken lässt. Dies hatte jedoch keinen Effekt auf die Mortalität und Morbidität [10].

Perioperative Chemotherapie

Eine zunehmende Zahl von Patienten mit lokal fortgeschrittenen soliden Tumoren, vor allem mit Bronchial-, Ösophagus-, Magen- und kolorektalem Karzinom, erhält heute eine neoadjuvante oder adjuvante Chemotherapie mit der Folge einer postoperativen Anämie. Etwa 80 % der Patienten mit Chemotherapie haben eine Anämie, welche Müdigkeit, Dyspnoe und Verschlechterung der Lebensqualität bedingt und auch die Prognose verschlechtert [14].

Die **Ursachen** sind multifaktoriell:
- Eisenmangel durch Blutverlust oder chronische Inflammation (Tumoranämie)
- Myelosuppression
- Erythropoietinmangel

Nach platinbasierter Chemotherapie ist das Risiko einer Anämie besonders hoch. In experimentellen und klinischen Studien lässt sich nachweisen, dass eine Hypoxämie durch Neoangiogenese und Mutationen zu schnellerem Tumorwachstum und Therapieresistenz gegenüber einer Chemotherapie, aber auch gegenüber einer Radiotherapie führt [14].

Nach den EORTC-Leitlinien sollten nach Abklärung der Ursachen Bluttransfusionen nur erfolgen, wenn eine akute Anhebung des Hb-Wertes erforderlich scheint. Bereits bei Werten zwischen 9 und 11 g/dl wird eine Therapie mit rHuEpo oder ähnlich wirkenden Abkömmlingen (ESA, Erythropoietic stimulating Agents) mit einem Ziel von Hb 12–13 g/dl empfohlen, die mit einer oralen oder besser i. v. Eisensubstitution unterstützt werden sollte. Ähnlich wie nach Transfusionen konnte auch für die Therapie mit rHuEpo, das ein pleiotroper Wachstumsfaktor ist, zumindest bei einigen soliden Tumoren ein schlechteres Überleben und verringerte progressionsfreie Zeit beobachtet werden.

Nach aktuellen amerikanischen Leitlinien (http://www.nccn.org) sollte daher ESA im Rahmen einer Chemotherapie mit kurativer Intention nicht gegeben werden.

6.2.7 Anämie als Folgezustand nach Operationen

Nach einigen Operationen am Gastrointestinaltrakt kommt es zu spezifischen Mangelzuständen, die zu einer Anämie führen können. Dies betrifft vor allem eine Malresorption von Eisen und Vitamin B_{12}. Es ist für den Patienten und behandelnden Arzt wichtig zu wissen, da durch prophylaktische Substitution eine Anämie vermieden werden kann.

Zusatzinfo

Vitamin-B_{12}-Resorption
Vitamin B_{12} und Folsäure sind essenziell für die DNA-Synthese und damit für die Proliferation von erythrozytären Vorläuferzellen im Knochenmark. Bei Vitamin-B_{12}-Mangel resultiert neben neurologischen Ausfällen eine makrozytäre, hyperchrome Anämie.

Von den Belegzellen der Magenmukosa wird neben HCl auch der Intrinsic-Faktor (IF, Glykoprotein) gebildet. Freies Vitamin B_{12} (Cobalamin) wird an Haptocorrine des Mundspeichels gebunden und bildet einen magensaftresistenten Komplex. Vitamin B_{12} wird auch aus Proteinkomplexen der Nahrung durch Trypsin und HCl abgespalten und im Magen an Haptocorrine gebunden. Im Duodenum und Jejunum wird Vitamin B_{12} aus diesem Komplex wieder freigesetzt und an den trypsinresistenten Intrinsic-Faktor gebunden. Dieser IF-VitB$_{12}$-Komplex ist resistent gegen Peptidasen und wird im Ileum durch rezeptorvermittelte Endozytose absorbiert.

Die Messung des Vitamin-B_{12}-Spiegels im Plasma ist ein relativ unsensibler Marker, da dieser erst bei fortgeschrittenem Mangelzustand absinkt. Besser ist die Messung des Holotranscobalamins (HoloTC) oder des Stoffwechselprodukts Methylmalonsäure, das bei Vitamin-B_{12}-Mangel im Plasma bzw. Urin ansteigt. Vitamin B_{12} (Cyanocobalamin) wird bei chronischem Mangel durch Resorptionsstörung in einer Dosis von 1000 µg i. m. alle 3 Monate verabreicht.

6

Eisenresorption

Eisen ist ein Spurenelement für die Hämsynthese und damit wichtig für den Sauerstofftransport. Bei Eisenmangel kommt es zu einer mikrozytären, hypochromen Anämie.

Der Körper enthält 3–5 g Eisen. Etwa 70 % des gesamten Eisens befinden sich im Hämoglobin. 30 % liegen an Ferritin gebunden in Hepatozyten und Makrophagen sowie in anderen Hämproteinen. Der Verlust von Eisen beträgt normalerweise nur 1–2 mg/Tag und ist bei Frauen durch die Menstruation höher. Mit einem ml Blut gehen 0,5 mg Eisen verloren, also beispielsweise bei einer normalen Menstruation von ca. 50 ml monatlich 25 mg Eisen. In der täglichen Nahrung sind 10–20 mg Eisen enthalten. Davon werden nur 5 % beim Mann und 10 % bei der Frau absorbiert. Bei Eisenmangel werden maximal 5 mg Eisen oral aufgenommen.

Es gibt keinen aktiven Ausscheidungsmechanismus für Eisen, der Eisenhaushalt wird alleine über die Eisenaufnahme reguliert. Die Eisenresorption erfolgt vorwiegend im Duodenum. Freies Eisen wird in der Form $Fe2+$ absorbiert. Das meist in der Nahrung vorliegende $Fe3+$ wird durch die Salzsäure des Magens freigesetzt und z. B. durch Vitamin C zu $Fe2+$ reduziert. $Fe2+$ wird bedarfsgesteuert über einen $H+$-gekoppelten Metallionentransporter über die apikale Zellmembran in die Enterozyten des Duodenums aufgenommen. Den Export durch die basolaterale Membran der Enterozyten ins Blut vermittelt als Carrier Ferroportin. Dessen Aktivität kann durch das in der Leber synthetisierte Hepcidin gehemmt werden. Hepcidin, ein zentrales „Hormon", das die Eisenaufnahme reguliert, ist aber auch ein Akute-Phase-Protein, das bei Entzündungen und postoperativ hochreguliert ist und so die Eisenaufnahme blockiert (Mukosablock). Häm-Eisen wird im gesamten Dünndarm durch Endozytose aufgenommen und deckt bei Mischkost ca 30 % des Eisenbedarfs.

Die erythrozytären Vorläuferzellen besitzen Transferrin-Rezeptoren (TfR), über die der Komplex aus Transferrin und $Fe3+$ aufgenommen wird. Die normale Eisensättigung des Transferrins beträgt 20–30 % und fällt bei Eisenmangel ab.

Ein Eisenmangel kann entstehen durch: Mangelernährung (Vegetarier, Säuglinge), Malabsorption, Blutverluste, funktionell durch Entzündungen.

Magenresektion und Gastrektomie

Patienten, die wegen eines Magenkarzinoms oder wegen einer Komplikation eines gastroduodenalen Ulkus eine Magenresektion erhalten, haben häufig bereits präoperativ eine Eisenmangelanämie durch chronischen Blutverlust, Mangelernährung und auch neoadjuvante Chemotherapie. Aufgrund zurückhaltender Transfusionsindikation, besonders bei onkologischen Grundkrankheiten, werden viele Patienten mit einer Anämie entlassen. Im Langzeitverlauf sind Eisenmangel (65–90 %) und Eisenmangelanämie (ca. 30 %) abhängig vom Ausmaß der Magenresektion und Rekonstruktionsmethode, d. h. häufiger nach Gastrojejunostomie als nach Gastroduodenostomie [8].

Mit einer postoperativen hochdosierten intravenösen Eisengabe (200 mg Eisensucrose jeden 2. Tag), beginnend während des stationären Aufenthalts, kann eine schnellere Erholung des Hb nach Gastrektomie erzielt werden [9].

Im Langzeitverlauf entsteht nach Gastrektomie ein Vitamin-B_{12}-Mangel durch mangelnde Bildung des Intrinsic-Factors. Daher ist eine lebenslange Substitution mit Vitamin B_{12} (Cobalamin 1000 µg i. m. alle 3 Monate) erforderlich. Da sich nach Mageneingriffen Vitamin-B_{12}-Mangel und Eisenmangel häufig überlagern, ist die Diagnostik durch ein peripheres Blutbild nicht ausreichend.

Eingriffe wegen Adipositas

Patienten mit morbider Adipositas haben oft bereits vor bariatrischen Eingriffen eine Anämie [12]. Proinflammatorische Zytokine wie TNF-alpha oder Interleukin-6 werden im Fettgewebe produziert und haben hohe Hepcidin-Spiegel im Plasma zur Folge. Durch die Behinderung des Eisentransports von der Mukosa zum Plasma entsteht ein funktioneller Eisenmangel. Alle bariatrischen Eingriffe bei krankhafter Adipositas führen zu einer Anämie, am häufigsten durch schweren Eisenmangel, vor allem bei Frauen. Eine Magenverkleinerung (Gastric Sleeve Resection) verhindert die effektive Reduktion des schlecht resorbierbaren $Fe3+$. Bei malresorptiven Eingriffen wie Magenbypass mit Y-Roux-Schlinge oder der biliopankreatischen Diversion wird die Resorptionsstrecke für Eisen im oberen GI-Trakt umgangen. Die Resorptionsstrecke für Häm-Eisen wird erheblich verkürzt. Im Langzeitverlauf haben 27 % der Patienten nach Gastric Bypass mit Y-Roux-Schlinge eine Anämie.

Da es sich um elektive Eingriffe handelt, sollte der Eisenmangel möglichst präoperativ behandelt werden. Postoperativ sollte mindestens einmal jährlich der Eisenhaushalt untersucht werden und ggf. eine intravenöse Eisengabe erfolgen. Mit den modernen Eisen-Polysaccharid-Komplexen (z. B. Eisencarboxymaltose) können so einmalig und gut verträglich 1000 mg Fe substituiert werden. Der Anstieg von einem Hb von 9,3 g/dl auf 12,3 g/dl dauert etwa 3 Monate [12].

Chronisch-entzündliche Darmerkrankungen

Bei Morbus Crohn und Colitis ulcerosa gehört bei bis zu 70 % der Fälle die Anämie zu den häufigsten extraintestinalen Manifestationen mit Verschlechterung der Lebensqualität. Dies betrifft nicht nur die Folgen der Anämie (Müdigkeit), sondern auch des Eisenmangels (schlechte Wundheilung, Schlafstörungen, Libidoverlust, Kopfschmerz). Die Ursachen sind eine Kombination aus chronischem Blutverlust, Inflammation (Anemia of chronic Disease, ACD) und Vitamin-B_{12}-Mangel. Auch Medikamente können die Anämie fördern (Azathioprin, 6-Mercaptopurin, Mesalazin, Sulfasalazin), wobei die Purinanaloga zu einer Makrozytose trotz Eisenmangel führen können. Ein Vitamin-B_{12}-Mangel kann besonders nach ausgedehnter Ileumresektion substitutionsbedürftig werden. Eine orale Eisensubstitution wird häufig schlecht vertragen (Gastritis, Obstipation), ist ineffektiv und scheint auch die Entzündungsaktivität und das Karzinogenese-Risiko im Kolon über die Bildung von Hydroxyl-Radikalen zu steigern. Die effektive und sichere intravenöse Eisensubstitution (Eisensucrose) sollte daher die Regel sein. Diese kann bei schlechtem Ansprechen mit Gabe von rHuEPO unterstützt werden [7].

Literatur

[1] Bundesärztekammer. Querschnittsleitlinien zur Therapie mit Blutkomponenten und Plasmaderivaten. 4. überarbeitete und aktualisierte Aufl. 2014. http://www.bundesaerztekammer.de/fileadmin/user_upload/downloads/QLL_Haemotherapie_2014.pdf

[2] Carsons JL, Carless PA, Hebert PC. Transfusion thresholds and other strategies for guiding allogeneic red blood cell transfusion. Cochrane Database Syst Rev 2012; 4: CD002042

[3] Foss NB, Kristensen MT, Jensen PS et al. The effects of liberal versus restrictive transfusion thresholds on ambulation after hip fracture surgery. Transfusion 2009; 49: 227–234

[4] Goodnough LT, Nemeth E, Ganz T. Detection, evaluation, and management of iron-restricted erythropoiesis. Blood 2010; 116: 4754–4761

[5] Hebert PC, Wells G, Blajchman MA et al. A multicenter randomized controlled trial of transfusion requirements in critical care. N Engl J Med 1999; 340: 409–417

[6] Jelkmann W, Pagel H, Wolff M et al. Monokines inhibiting erythropoietin production in human hepatoma cultures and in isolated perfused rat kidneys. Life Sci 1991; 50: 301–308

[7] Kulnigg S, Gasche C. Systematic review: managing anaemia in Crohn's disease. Alimentary Pharmacology and Therapeutics 2006; 24: 1507–1523

[8] Lee JH, Hyung WJ, Kim HI et al. Method of reconstruction governs iron metabolism after gastrectomy for patients with gastric cancer. Ann Surg 2013; 258: 964–969

[9] Lin DM, Lin ES, Tran MH. Efficacy and safety of erythropoietin and intravenous iron in perioperative blood management. Transfus Med Rev 2013; 27: 221–234

[10] Piagnerelli M, Vincent JL. The use of erythropoiesis-stimulating agents in the intensive care unit. Crit Care Clin 2012; 28: 345–362

[11] Ranucci M, La Rovere MT, Castelvecchio S et al. Postoperative anemia and exercise tolerance after cardiac operations in patients without transfusion: what hemoglobin level is acceptable? Ann Thorac Surg 2011; 92: 25–31

[12] Stein J, Stier C, Raab H et al. Review article: the nutritional and pharmacological consequences of obesity surgery. Aliment Pharmacol Ther 2014; 40: 582–609

[13] Vuille-Lessard E, Boudreault D, Girard F et al. Postoperative anemia does not impede functional outcome and quality of life early after hip and knee arthroplasties. Transfusion 2012; 52: 261–270

[14] Weber RS, Jabbour N, Martin RC. Anemia and transfusion in patients undergoing surgery for cancer. Ann Surg Oncol 2008; 15: 34–45

[15] Weiskopf RB, Feiner J, Hopf HW et al. Oxygen reverses deficits of cognitive function and memory and increased heart rate induced by acute severe isovolemic anemia. Anesthesiology 2002; 96: 871–877

6

6.3 Postoperativer Ileus

J. C. Kalff, T. O. Vilz

6.3.1 Einleitung

Der postoperative Ileus (POI) ist eine potenziell schwerwiegende Komplikation, welche typischerweise nach operativen Eingriffen am Gastrointestinaltrakt (GI-Trakt) auftritt. Die klinische Symptomatik des POI variiert vom leichten Unwohlsein und abdominellen Druckgefühl bis hin zu stärksten krampfartigen Schmerzen, meteoristisch geblähtem Abdomen, persistierender Übelkeit mit Erbrechen sowie Stuhl- und Windverhalt. Als unmittelbare Konsequenzen ergeben sich ein verzögerter Kostaufbau, die Notwendigkeit der Insertion einer Magensonde sowie eine parenterale

Flüssigkeits- und Nährstoffsubstitution. Schlimmstenfalls drohen Aspirationsereignisse mit Pneumonie sowie septische Komplikationen [9]. Letztlich resultiert eine Erhöhung der postoperativen Morbidität mit einer prolongierten Krankenhausverweildauer, einer erhöhten Wiederaufnahmerate sowie einer deutlichen Erhöhung der Kosten [8].

> **Merke** (M!)
>
> Trotz der hohen klinischen Relevanz fehlt bis heute eine klare Definition des Krankheitsbilds.

So ist beispielsweise unklar, wann es sich um eine regelhaft auftretende postoperative Darmatonie handelt und wann von einem POI auszugehen ist. Des Weiteren existiert kein einheitlicher Parameter, der ein Ende von POI definiert. Dies wirkt sich insbesondere auf die Qualität von Studien zur Prophylaxe oder Therapie des postoperativen Ileus aus und resultiert aufgrund der unterschiedlich gewählten Endpunkte in einer heterogenen Studienlage und kaum vergleichbaren Ergebnissen.

6.3.2 Epidemiologie und Risikofaktoren

Der POI ist eine häufige Komplikation nach abdominalchirurgischen Operationen, die Inzidenz nach kolorektalen Eingriffen liegt zwischen 15–25 %. Das Phänomen des POI ist jedoch nicht auf die Viszeralchirurgie limitiert. Insbesondere nach orthopädischen (Hüftprothesen, Wirbelsäulenchirurgie) oder herzchirurgischen Eingriffen ist regelhaft eine ähnliche Symptomatik zu beobachten.

Große retrospektive Analysen konnten verschiedene Risikofaktoren für die Entwicklung eines POI nach Abdominalchirurgie identifizieren (▸ Tab. 6.2). Interessanterweise scheinen Lokalisation und Länge des entfernten Darmanteils jedoch keine Rolle zu spielen [4].

6.3.3 Pathophysiologie

Die Pathogenese des POI ist multifaktoriell und kann prinzipiell in eine neurogene, inflammatorische und pharmakologische Komponente unterteilt werden. Zeitlich können eine frühe neurogene Phase und eine späte inflammatorisch dominierte Phase unterschieden werden.

Tab. 6.2 Risikofaktoren für die Entwicklung eines POI nach Kolorektalchirurgie.

Risikofaktor	Odds Ratio
männliches Geschlecht	1,7
PAVK	1,8
Atemwegserkrankung (vor allem COPD)	1,6
perioperative Bluttransfusion	1,6
Notfalleingriff	2,2
Anlage eines Stomas	1,4
Operationsdauer > 3 Stunden	1,6
ausgedehnte Adhäsiolyse	1,4
offene Operation	6,4

Frühe, neurogene Phase

Nach Eröffnung der Abdominalhöhle kommt es zu einer deutlich verminderten elektrischen Aktivität der Glattmuskelzellen mit eingeschränkter Peristaltik. Als ursächlich konnte ein Ungleichgewicht zwischen parasympathisch-aktivierenden und sympathisch-inhibierenden Stimuli mit klarem Übergewicht des Sympathikus identifiziert werden. Über verschiedene Verschaltungen und entsprechende Efferenzen kommt es neben der Ausschüttung von Noradrenalin zusätzlich zur Liberation des inhibitorisch wirkenden Gasotransmitters Stickstoffmonoxid (NO) sowie des vasoaktiven intestinalen Peptids (VIP) in der glatten Muskulatur des GI-Traktes, was letztlich zu einer Paralyse führt. Diese frühe, neurogene Phase ist jedoch bereits kurze Zeit nach Fertigstellung der Hautnaht beendet und hat klinisch eine untergeordnete Bedeutung [19].

Späte, inflammatorische Phase

Drei bis vier Stunden nach dem Bauchdeckenverschluss beginnt eine 2. Phase mit einer regredienten myoelektrischen Aktivität. Diese kann bis zu 96 Stunden postoperativ anhalten und ist für die klinisch relevante Ausprägung des POI verantwortlich. Kennzeichnend für diese späte Phase ist eine Entzündungsreaktion der Tunica muscularis externa (ME) [19].

Initiale Schritte bei der Entstehung des prolongierten POI

Der Zusammenhang zwischen intestinalem Trauma und der Sympathikusaktivierung in der frühen neurogenen Phase des POI ist bereits seit längerer Zeit bekannt und gut belegt. Nicht restlos geklärt ist jedoch, wie es durch ein initiales Trauma im Rahmen der Operation zur Inflammation der ME kommt. Diese mündet letztlich auch nach lokalisierter Darmmanipulation in einer generalisierten Entzündung des gesamten Darmes mit konsekutivem, paralytischem Ileus.

Vermutlich kommt es durch das mechanische Trauma (Berühren des Darmes, Hakenzug) zu einem Zell- und Gewebeuntergang mit Freisetzung sog. Alarmine oder DAMPs (Damage associated Molecular Patterns). Bei DAMPs handelt es sich um unter physiologischen Bedingungen nicht pathogene, meist im Zytosol oder im Nukleus lokalisierte Moleküle (ATP, DNA, Zytokinvorläufer etc.), die allerdings bei Kontakt mit dem Extrazellulärraum eine Entzündungsreaktion initiieren können und somit am Beginn der Entzündungskaskade stehen, die letztlich in einem POI mündet [19].

Entstehung und Aufrechterhaltung des POI

Während die unmittelbare Reaktion des Körpers auf das operative Trauma in der Spätphase des POI noch nicht abschließend geklärt ist, sind die entscheidenden Zellpopulationen für die Aufrechterhaltung des POI gut bekannt.

▶ **Residente Makrophagen der ME.** Innerhalb der ME befindet sich ein dichtes Netzwerk an residenten, unter physiologischen Bedingungen ruhenden Makrophagen. Vermutlich kommt es u.a. durch eine Freisetzung von DAMPs und dem bioaktiven Vorläufer von IL-1α im Rahmen des operativen Traumas zu einer Aktivierung dieser Makrophagen. Über verschiedene intrazelluläre Signalkaskaden (insbesondere NFκB und nachfolgend via verschiedener MAP-Kinasen) werden weitere proinflammatorische Zytokine (TNFα, IL-1β, IL-6, IL-10), Chemokine (MCP-1, LFA-1) und Adhäsionsmoleküle (ICAM, P-Selektin) freigesetzt. Dies führt zur Infiltration weiterer Immunozyten, vor allem neutrophiler Granulozyten (PMNs) und Monozyten, in die ME. Insbesondere die Monozyten sorgen über eine weitere Sekretion von IL-1β für eine Aufrechterhaltung und Ausbreitung der Inflammation [21].

▶ **Gliazellen des Plexus myentericus.** Erst vor kurzer Zeit konnten Wehner et al. eine weitere Zellpopulation identifizieren, die bei der Entstehung und Aufrechterhaltung des POI eine wichtige Rolle zu spielen scheint: die Gliazellen des Darmes. Während sich die Makrophagen vor allem in der ME einem Netzwerk ähnlich verteilen, sind die Gliazellen insbesondere im Plexus myentericus zu finden. Diese Zellen sind vermutlich der Hauptadressat des freigesetzten IL-1β, was dann in einer zusätzlichen exzessiven Freisetzung von MCP-1, IL-6 und dem Gasotransmitter NO resultiert. Insbesondere NO führt zu einer Relaxation der Glattmuskelzellen und somit zu einem paralytischen Ileus [15].

Cholinerger antiinflammatorischer Signalweg

In den letzten zehn Jahren konnte in diversen Veröffentlichungen das antiinflammatorische Potenzial des N. vagus in Sepsismodellen bei Mäusen eindrucksvoll demonstriert werden. Nach elektrischer Stimulation efferenter Vagusnervenfasern nach Sepsisinduktion waren eine deutlich verminderte inflammatorische Antwort und ein verbessertes Überleben nachweisbar. Dieser Effekt wird durch eine Interaktion von Acetylcholin mit dem u.a. auf Makrophagen beheimateten nikotinergen α-7-Acetylcholin-Rezeptor (nAChR) übermittelt. So entstand der Begriff des „cholinergen, antiinflammatorischen Signalwegs" (CAIP). Die Wirksamkeit des CAIP konnte auch im murinen POI-Modell beschrieben werden: Durch Stimulation des N. vagus wird die Aktivierung von Makrophagen in der ME verhindert, was zu einer deutlich reduzierten Inflammation und einer rascheren Magenentleerung führt. Dieser Effekt wird ebenfalls über den nAChR erreicht, der auf Makrophagen der ME nachgewiesen werden konnte. Aktuelle Studien zur direkten Stimulation des CAIP beim Menschen stehen noch aus, werden in den nächsten Jahren jedoch sicherlich folgen [2].

Pharmakologische Mechanismen

Sowohl endogene Opioide als Teil der Stressreaktion des menschlichen Körpers auf das operative Trauma als auch exogen zugeführte Opioide zur

6

postoperativen Analgesie aktivieren synergistisch endogene Opioidrezeptoren. Hierdurch werden, insbesondere über periphere µ-Opioidrezeptoren am Darm, verschiedene gastrointestinale Funktionen wie die Motilität, die Sekretion und der Transport von Elektrolyten und Flüssigkeiten beeinflusst. Unmittelbare Folgen sind eine verzögerte Magenentleerung und ein verzögerter intestinaler Transit. Somit spielen Opioide eine wesentliche Rolle, insbesondere beim Auftreten eines prolongierten POI [18].

6.3.4 Prophylaxe und Therapie des POI

In den letzten Jahrzehnten wurden verschiedene klinische Faktoren analysiert, die eine mögliche Einflussnahme auf die Zeitdauer und den Schweregrad des postoperativen Ileus haben könnten. Diese werden nun im Einzelnen im Hinblick auf eine mögliche therapeutische Intervention diskutiert (▶ Abb. 6.4).

Präoperative Einflussfaktoren

Orthograde Darmspülung

Die orthograde Darmspülung war über Jahrzehnte ein elementarer Bestandteil der präoperativen Vorbereitung kolorektalchirurgischer Patienten. Erst in den letzten Jahren konnte in Metaanalysen gezeigt werden, dass weder die Zeitdauer bis zur Auflösung des POI noch die Rate an Wundinfekten oder Anastomoseninsuffizienzen durch eine Darmspülung gesenkt werden können. Ungeklärt bleibt momentan die Frage der Sinnhaftigkeit zur Vorbereitung tiefer, kontinenzerhaltender Rektumresektionen oder laparoskopischer Eingriffe. Gemäß der aktuellen Datenlage sollte jedoch im Rahmen von offenen Koloneingriffen auf eine orthograde Darmspülung verzichtet werden [6], [17].

Präoperative Nahrungskarenz

Viele Studien konnten zeigen, dass der Konsum klarer Flüssigkeiten oder kohlenhydratreicher Drinks bis zwei Stunden präoperativ kein erhöhtes Aspirationsrisiko birgt, das perioperative Wohlbefinden der Patienten steigern, und eine verkürzte Krankenhausverweildauer sowie eine tendenziell verkürzte Darmatoniephase nachweisbar sind. Somit ist das bis in die 90er Jahre postulierte Regime „nil per os from midnight on" nicht mehr zeitgemäß. Stattdessen ist die Gabe von kohlenhydratreichen Drinks bis zwei Stunden präoperativ zu empfehlen [7], [17].

Anlage eines thorakalen Periduralkatheters (PDK)

Bereits seit über einem Jahrzehnt ist bekannt, dass durch die Anlage eines PDK eine Reduktion der Morbidität und Mortalität nach verschiedenartigen Operationen erreicht werden kann. Mehrere Metaanalysen konnten außerdem eine verkürzte POI-Dauer durch eine kontinuierliche peridurale Gabe eines Lokalanästhetikums nachweisen. Dies hat vor allem 3 Gründe:
* Im Rahmen der intraoperativen Darmtraumatisierung bei abdominalchirurgischen Eingriffen kommt es neben einer Inflammation der Darm-

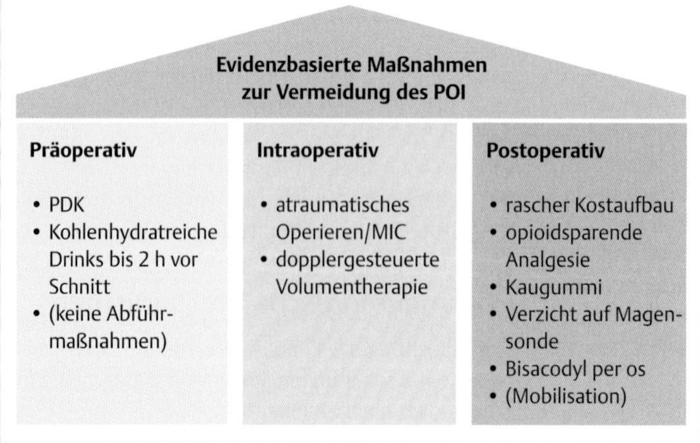

Abb. 6.4 Evidenzbasierte Maßnahmen zur Vermeidung des POI.

Evidenzbasierte Maßnahmen zur Vermeidung des POI

Präoperativ	Intraoperativ	Postoperativ
• PDK • Kohlenhydratreiche Drinks bis 2 h vor Schnitt • (keine Abführmaßnahmen)	• atraumatisches Operieren/MIC • dopplergesteuerte Volumentherapie	• rascher Kostaufbau • opioidsparende Analgesie • Kaugummi • Verzicht auf Magensonde • Bisacodyl per os • (Mobilisation)

wand zu einer Aktivierung von inhibitorischen sympathischen Nervenfasern, was insbesondere in der Frühphase des POI entscheidend ist. Durch präoperative Anlage eines PDK mit Gabe von Lokalanästhetika können sowohl die afferenten sympathischen inhibitorischen Reflexe als auch die efferent verlaufenden sympathischen Fasern blockiert werden.

- Die kontinuierliche Applikation von Lokalanästhetikum und Blockade der Sympathikusfasern resultiert in einem Übergewicht des antiinflammatorischen und motilitätssteigernden parasympathischen Signalwegs sowie einer Verbesserung der splanchnischen Perfusion.
- Intravenöse Opioide als einer der Hauptverursacher für den prolongierten POI können eingespart bzw. vollständig vermieden werden.

Neben dem periduralen Wirkort der Lokalanästhetika wird zusätzlich eine antiinflammatorische Wirkung durch systemische Resorption postuliert, was insbesondere für das Lidocain in vielen Studien gezeigt werden konnte.

Daher kann der thorakale PDK als Goldstandard für die perioperative Analgesie bei viszeralchirurgischen Eingriffen angesehen werden und sollte routinemäßig eingesetzt werden, sofern keine Kontraindikationen bestehen [14].

Intraoperative Einflussfaktoren

Volumentherapie

Es ist bereits seit Jahren bekannt, dass das intraoperative Volumenmanagement Einfluss auf die Länge des POI und die postoperative Morbidität hat. Während eine intraoperative Flüssigkeitsüberladung (sog. liberales Regime) zu einem Darmwandödem, verlängertem Klinikaufenthalt und protrahierter Darmatonie führt, erhöht eine restriktive Flüssigkeitsgabe die Morbidität ohne Beeinflussung der POI-Dauer.

Als Alternative zu den erwähnten Konzepten existiert das **Goal directed Fluid Replacement**. Hierbei wird der intraoperative Volumenbedarf durch transösophageale Doppler-Messung bestimmt und das Schlagvolumen mittels Volumengabe oder Inotropika optimiert. Durch diese Methode kommt es zu weniger postoperativen Komplikationen, einer signifikant verkürzten POI-Phase und einer verkürzten Krankenhausverweildauer. Unklar bleibt jedoch die Art der Flüssigkeitssubstitution (Kristalloide versus Kolloide) [1].

Gabe von Lidocain intravenös

Neben der Blockade von Natriumkanälen und der daraus resultierenden anästhesiologischen Wirkung konnte gezeigt werden, dass insbesondere Lidocain nach intravenöser Gabe eine immunmodulatorische und antiinflammatorische Potenz besitzt. In einigen Studien konnte gezeigt werden, dass die perioperative Gabe von Lidocain zu einer verminderten intraoperativen Stressantwort, einer verminderten POI-Dauer und einem verkürzten Krankenhausaufenthalt führt. Es bleibt jedoch festzuhalten, dass eine i. v. Gabe von Lidocain einer periduralen Gabe bezüglich der Analgesie, der Zytokinliberation und der Länge des POI unterlegen ist [12]. Bewährt hat sich die i. v. Substitution jedoch insbesondere bei Patienten, die einen PDK ablehnen oder die Anlage frustran war.

Operativ-taktisches Vorgehen

In tierexperimentellen Studien konnte bereits vor über einem Jahrzehnt gezeigt werden, dass die Freisetzung proinflammatorischer Substanzen und die Ausprägung des POI mit der Stärke des operativen Traumas auf den Darm korrelieren. 2012 konnte Ähnliches erstmalig im Rahmen einer prospektiv randomisierten Multicenter-Studie nachgewiesen werden (LAFA-Studie). Verglichen wurden im Rahmen der Studie Laparoskopie ± Fast Track versus Laparotomie ± Fast Track bei kolorektalen Operationen. Die geringste perioperative Alteration des Immunsystems und die rascheste Erholung der Darmfunktion vom operativen Eingriff konnte durch Laparoskopie + Fast Track erreicht werden. Sofern via Laparotomie operiert werden muss, zeigte die perioperative Betreuung nach dem Fast-Track-Konzept eine eindeutige Überlegenheit, verglichen mit dem Standardprotokoll [17], [20].

Postoperative Einflussfaktoren

Mobilisation

Lange Zeit wurde eine rasche Mobilisation nach operativen Eingriffen als ein wichtiger Faktor zur Stimulation der gastrointestinalen Motilität angesehen und mit einer rascheren Erholung der Darmfunktion assoziiert. Ein entsprechender Effekt konnte in Studien jedoch bislang nicht belegt werden [10]. Unbestritten bleibt jedoch der positive Effekt bezüglich der Pneumonie- oder Thromboembolieprophylaxe.

6

Kostaufbau

Viele Studien konnten nachweisen, dass ein frühzeitiger Kostaufbau (innerhalb der ersten 24 Stunden) nach kolorektalchirurgischen Eingriffen als sicher angesehen werden kann. Eine aktuelle prospektiv randomisierte Studie von Boelens et al. konnte sogar zeigen, dass eine Ernährung innerhalb der ersten 8 Stunden nach Rektumchirurgie über eine intraoperativ eingebrachte jejunale Ernährungssonde die Inzidenz an Anastomoseninsuffizienzen verringert sowie die Zeitdauer des POI und die Krankenhausverweildauer verkürzt [3].

Kaugummi kauen

Ein interessanter Ansatz zur Therapie des postoperativen Ileus ist das Kaugummikauen als sog. Schein-Mahlzeit. Durch das Kauen kommt es über die Stimulation zephalovagaler Reflexe zu einer Aktivierung des CAIP, des cholinergen enterischen Nervensystems sowie einer vermehrten Sekretion von Gastrin und Neurotensin, was wiederum die gastrointestinale Motilität verbessert. Eine Metaanalyse von Li et al. mit über 1700 Patienten konnte eine verkürzte Zeitdauer des POI und eine verkürzte Krankenhausverweildauer nachweisen, ohne dass nennenswerte Nebenwirkungen auftraten [11].

Magensonde

Ähnlich veraltet wie die orthograde Darmspülung ist der routinemäßige Einsatz von Magensonden nach viszeralchirurgischen Eingriffen. Neben einer erhöhten Inzidenz an Fieber, Atelektasen und Pneumonien zeigt sich beim routinemäßigen Belassen der Magensonde eine protrahierte Darmatonie. Somit sollte die Magensonde noch intraoperativ gezogen und bei persistierendem postoperativen Erbrechen selektiv eingelegt werden [13].

Analgesie

▶ **Opioide.** Insbesondere die in der postoperativen Schmerztherapie häufig eingesetzten Opioide haben neben den gewünschten analgetischen Effekten einige unerwünschte Nebenwirkungen. So führen sie insbesondere über eine Stimulation der peripheren µ-Rezeptoren zu Erbrechen sowie einer Reduktion der gastrointestinalen Motilität und somit zu einer Verstärkung des POI. Eine mögliche Lösung dieses Problems könnte die Zulassung peripherer µ-Rezeptorenantagonisten sein. Durch eine spezifische periphere Blockade der µ-Rezeptoren werden die gastrointestinalen Nebenwirkungen der Opioide aufgehoben, ohne jedoch einen Einfluss auf die zentralen analgetischen Effekte zu haben. Während der auch in Europa zugelassene µ-Rezeptorenantagonist Methylnaltrexon in zwei Phase-III-Studien keinen Effekt auf die Länge des POI zu haben schien, waren die Ergebnisse des nur in den USA zugelassenen Alvimopan deutlich besser [16].

Eine Alternative könnte die Kombination aus Oxycodon und Naloxon sein. Durch den Zusatz des peripheren Opioidantagonisten Naloxon, welches einem hohen First-Pass-Effekt unterliegt, werden die unerwünschten Nebenwirkungen am Darm (Obstipation) aufgehoben, ohne dass Einfluss auf die zentrale Wirkung (Analgesie) genommen wird. Eine Verbesserung der opioidinduzierten Obstipation zeigt sich bislang allerdings nur bei chronischen Schmerzpatienten. Studien zum POI sind ausstehend.

▶ **Cox-2-Inhibitoren.** Vor einigen Jahren konnte im Rahmen von Studien gezeigt werden, dass Patienten, die neben einer Morphin-PCA zusätzlich Cox-2-Inhibitoren appliziert bekamen, eine raschere Erholung der Darmmotilität hatten. Ob die verkürzte Zeitdauer des POI durch den antiinflammatorischen Effekt oder durch das Einsparen von Opioiden zu erklären ist, bleibt unklar [5]. Jedoch sollten Cox-2-Inhibitoren bei fehlenden Kontraindikationen als Analgetikum im Rahmen der postoperativen Schmerztherapie eingesetzt werden.

▶ **PDK.** Der thorakale PDK ist, wie bereits oben erwähnt, als Goldstandard in der perioperativen Analgesie und Therapie des POI anzusehen und sollte bei fehlenden Kontraindikationen regelhaft zur perioperativen Schmerztherapie nach viszeralchirurgischen Eingriffen eingesetzt werden [14].

Intravenöse Prokinetika

Zusammenfassend kann bereits vorab konstatiert werden, dass es für die Gabe von Prokinetika zur Auflösung des postoperativen Ileus trotz der weiten Verbreitung bis dato keine ausreichende Evidenz gibt [16].

▶ **Keine Daten beim POI.** 5-HT 4-Agonisten (Mosaprid, Prucaloprid): Während Prucaloprid bei der

Therapie der chronischen Obstipation zugelassen ist und seine Wirksamkeit bewiesen hat, existieren keine Daten für den Einsatz bei POI.

▶ **Inkonsistente Datenlage.** Neostigmin: Für den Acetylcholinesterasehemmer Neostigmin ist nach i. v. Gabe ein geringer Effekt bezüglich der Verkürzung des POI nachweisbar, ein Einfluss auf die Krankenhausverweildauer besteht nicht. Jedoch sind die entsprechenden Studien ca. 20 Jahre alt und weisen erhebliche methodische Schwächen auf.

Mögliche **Nebenwirkungen**:
- abdominelle Krämpfe
- Hypersalivation
- Erbrechen
- therapiepflichtige Bradykardie

Kontraindikationen u. a.:
- Schwangerschaft
- Bronchospasmen
- vorbestehende Herzrhythmusstörungen
- Niereninsuffizienz

▶ **Kein nachgewiesener Effekt.** Es zeigt sich **kein** Effekt für Ghrelin-Agonisten (Ulimorelin, Ipamorelin), Methylnaltrexon, Erythromycin, Metoclopramid, Ergotamin, Panthotensäure, Vasopressin, Propanolol oder Albumin bezüglich einer Verkürzung des POI oder einer Verkürzung der Krankenhausverweildauer.

Letztlich sind die ernüchternden Ergebnisse der Prokinetika bei der Therapie des POI jedoch keine Überraschung. Ein entzündeter und durch NO paralysierter Darm wird auch unter Stimulation keine zielgerichtete Peristaltik aufweisen können, damit vergleichbar wäre das gleichzeitige Betätigen von Gaspedal und Bremse. Eine suffiziente Maßnahme wäre demzufolge ein antiinflammatorisches Agens, welches präoperativ als Prophylaxe appliziert wird und die Entzündung verhindert. Trotz intensiver Forschung ist jedoch in absehbarer Zeit nicht mit einer entsprechenden Substanz zu rechnen.

Gabe von Laxanzien

Im Rahmen einer prospektiven Studie bei elektiven kolorektalchirurgischen Eingriffen konnte bei der Behandlung mit Bisacodyl eine verkürzte Zeitdauer bis zum ersten Stuhlgang nachgewiesen werden. Ein Vorteil bezüglich des Kostaufbaus oder eine verkürzte Krankenhausverweildauer ergaben sich jedoch nicht. Allerdings wird auch die Anwendung von Bisacodyl keinen Effekt auf die Ausbildung der Inflammation in der ME haben [22].

Multimodale perioperative Strategien zur Prophylaxe und Therapie des POI

Aufgrund des Fehlens einer einzelnen erfolgreichen Prophylaxe oder Therapie des POI wurde aus den oben diskutierten Strategien ein optimierter Behandlungsalgorithmus (▶ Abb. 6.4) entwickelt, der als multimodales perioperatives Fast-Track-Konzept bereits 1999 durch Henrik Kehlet in ähnlicher Weise beschrieben wurde. In diesem Behandlungskonzept wird **präoperativ** auf Abführmaßnahmen verzichtet, anstelle der Nüchternheitsperiode sind dem Patienten bis 2 Stunden präoperativ kohlenhydratreiche Drinks erlaubt. **Intraoperativ** erfolgt eine bedarfsgerechte Flüssigkeitssubstitution mit opioidsparender Anästhesie sowie eine minimalinvasive Chirurgie. In der **postoperativen** Phase sollte die Analgesie über einen thorakalen PDK sowie NSAR erfolgen, auf Magensonden und Drainagen wird gänzlich verzichtet, mit dem Kostaufbau und der Mobilisation wird bereits am Operationstag begonnen. Mithilfe von Laxanzien wird früh postoperativ versucht, eine regelrechte Darmfunktion zu etablieren.

Merke

In verschiedenen Studien konnte gezeigt werden, dass durch dieses **multimodale Fast-Track-Konzept** die perioperative Morbidität signifikant gesenkt werden kann, sich die Zeitdauer des POI deutlich verkürzt und teilweise eine Halbierung der Krankenhausverweildauer möglich wird.

Literatur

[1] Abbas SM, Hill AG. Systematic review of the literature for the use of oesophageal Doppler monitor for fluid replacement in major abdominal surgery. Anaesthesia 2008; 63: 44–51

[2] Boeckxstaens GE, de Jonge WJ. Neuroimmune mechanisms in postoperative ileus. Gut 2009; 58: 1300–1311

[3] Boelens PG, Heesakkers FF, Luyer MD et al. Reduction of postoperative ileus by early enteral nutrition in patients undergoing major rectal surgery: prospective, randomized, controlled trial. Annals of Surgery 2014; 259: 649–655

[4] Chapuis PH, Bokey L, Keshava A et al. Risk factors for prolonged ileus after resection of colorectal cancer: an observational study of 2400 consecutive patients. Ann Surg 2013; 257: 909–915

[5] Chen JY, Ko TL, Wen YR et al. Opioid-sparing effects of ketorolac and its correlation with the recovery of postoperative bowel function in colorectal surgery patients: a prospective randomized double-blinded study. Clin J Pain 2009; 25: 485–489

[6] Guenaga KF, Matos D, Wille-Jorgensen P. Mechanical bowel preparation for elective colorectal surgery. Cochrane Database Syst Rev 2011; 9: CD001544

[7] Hausel J, Nygren J, Thorell A et al. Randomized clinical trial of the effects of oral preoperative carbohydrates on postoperative nausea and vomiting after laparoscopic cholecystectomy. Br J Surg 2005; 92: 415–421

[8] Iyer S, Saunders WB, Stemkowski S. Economic burden of postoperative ileus associated with colectomy in the United States. J Manag Care Pharm 2009; 15: 485–494

[9] Kehlet H. Postoperative ileus. Gut 2000; 47 Suppl 4: iv85–iv86

[10] Lee SM, Kang SB, Jang JH et al. Early rehabilitation versus conventional care after laparoscopic rectal surgery: a prospective, randomized, controlled trial. Surgical Endoscopy 2013; 27: 3902–3909

[11] Li S, Liu Y, Peng Q et al. Chewing gum reduces postoperative ileus following abdominal surgery: a meta-analysis of 17 randomized controlled trials. Journal of gastroenterology and hepatology 2013; 28: 1122–1132

[12] Marret E, Rolin M, Beaussier M et al. Meta-analysis of intravenous lidocaine and postoperative recovery after abdominal surgery. Br J Surg 2008; 95: 1331–1338

[13] Nelson R, Edwards S, Tse B. Prophylactic nasogastric decompression after abdominal surgery. Cochrane Database Syst Rev 2007, DOI: CD004929

[14] Popping DM, Elia N, Van Aken HK et al. Impact of epidural analgesia on mortality and morbidity after surgery: systematic review and meta-analysis of randomized controlled trials. Annals of Surgery 2014; 259: 1056–1067

[15] Stoffels B, Hupa KJ, Snoek SA et al. Post-operative ileus involves Interleukin-1 receptor signaling in enteric glia. Gastroenterology 2013, DOI: S0016–5085(13)01358–9 [pii]; 10.1053/j.gastro.2013.09.030 [doi]

[16] Traut U, Brugger L, Kunz R et al. Systemic prokinetic pharmacologic treatment for postoperative adynamic ileus following abdominal surgery in adults. Cochrane Database Syst Rev 2008, DOI: CD004930

[17] Vilz TO, Pantelis D, Kalff JC. Prophylaxis and therapy of postoperative ileus. Chirurgische Praxis 2013; 76: 407–420

[18] Vilz TO, Wehner S, Pantelis D et al. [Immunomodulatory aspects in the development, prophylaxis and therapy for postoperative ileus.]. Zentralbl Chir 2013, DOI: 10.1055/s-0033–1350678 [doi]

[19] Vilz TO, Wehner S, Pantelis D et al. Immunomodulatory aspects in the development, prophylaxis and therapy for postoperative ileus. Zentralbl Chir 2014; 139: 434–444

[20] Vlug MS, Wind J, Hollmann MW et al. Laparoscopy in combination with fast track multimodal management is the best perioperative strategy in patients undergoing colonic surgery: a randomized clinical trial (LAFA-study). Ann Surg 2011; 254: 868–875

[21] Wehner S, Vilz TO, Stoffels B et al. Immune mediators of postoperative ileus. Langenbecks Arch Surg 2012; 397: 591–601

[22] Zingg U, Miskovic D, Pasternak I et al. Effect of bisacodyl on postoperative bowel motility in elective colorectal surgery: a prospective, randomized trial. Int J Colorectal Dis 2008; 23: 1175–1183

6.4 Postoperatives Delir

U. Günther

6.4.1 Inzidenz und Verlauf

Ein postoperatives Delir ist eine akut auftretende Störung der Aufmerksamkeit, des Bewusstseins und der Kognition. Es tritt mit einer Häufigkeit von ca. 10–50 % auf [5]. Damit ist das Delir eine der häufigsten postoperativen Komplikationen überhaupt. Unmittelbar postoperativ findet sich im Aufwachraum bei ca. 15 % der Patienten ein Delir, am 1. postoperativen Tag auf Normalstation 7 % [11]. Notfallpatienten haben in ca. 8–17 % ein Delir. Kommen diese aus einem Pflegeheim, so liegt die Rate bei ca. 40 % [5].

Subtypen des Delirs

Von klinischer Relevanz ist die Unterscheidung in psychomotorische Subtypen [10]:

- **Hyperaktives Delir**: Diese Patienten erscheinen unruhig, nestelig, erregt oder sogar aggressiv. Hierbei kann es zum Entfernen von Kathetern und Sonden sowie zur Gefährdung des Personals kommen. Nur wenige Patienten haben ausschließlich diese Erscheinungsform.
- **Hypoaktives Delir**: Dies ist der häufigste Subtyp. Die Patienten wirken äußerlich ruhig oder schläfrig, ein Delir dieses Typs wird daher ohne spezifische Testung leicht übersehen.
- **Gemischter Typ**: Bei einigen Patienten kommt es zu Wechseln beider Typen (Mixed Type).

Typisch für das Delir ist der fluktuierende Verlauf. Es wechseln sich klare und delirante Phasen ab. Dies kann bei der Diagnostik wegweisend sein, z. B. bei der Abgrenzung zur metabolischen Enzephalopathie, zu intrakraniellen Prozessen oder der Demenz.

Postoperative kognitive Dysfunktion (POCD)

Vom Delir abzugrenzen sind postoperative kognitive Dysfunktionen (POCD). Hier handelt es sich um längerfristige kognitive Einschränkungen unterschiedlicher Ausprägung. Sie treten häufig nach einem Delir auf, können aber auch – schleichend – ohne Delir entstehen. Die Vigilanz ist meist nicht oder nur gering eingeschränkt [6].

6.4.2 Klinische Bedeutung

Insbesondere beim hypoaktiven Delir ist die Krankenhausmortalität durch reduzierte Mobilität erhöht (Dekubitus, Pneumonie, Thrombose, Lungenembolie). Patienten, die äußerlich ruhig und unscheinbar wirken, können sehr wohl ein hypoaktives Delir haben. Aber auch Patienten mit einem hyperaktiven Delir sind durch Sturz, Verlust von Drainagen, Wunddefekten und Sternuminstabilität (in der Herzchirurgie) gefährdet.

Ein Delir ist **vergesellschaftet** mit Folgendem:
- verlängerte Aufenthaltsdauer im Krankenhaus
- verlängerte Beatmungs- und Intensivaufenthaltszeit
- höhere Sekundärinfektionsrate
- höhere Therapiekosten
- erhöhte Morbidität
- erhöhte Sekundärinfektionsrate
- vorübergehende postoperative kognitive Dysfunktionen (POCD)
- Dekubitus [10]
- erhöhte Demenzrate
- erhöhte Rate von Pflegeheimabhängigkeit [15]

Es ist wahrscheinlich, dass ein Teil der postoperativen kognitiven Störungen nach einem Delir auf eine präoperativ nicht bekannte kognitive Einschränkung zurückzuführen ist.

Merke

Kognitive Defizite prädisponieren einerseits für ein Delir, andererseits sind genau diese Patienten durch einen weiteren Abbau ihrer geistigen Fähigkeiten besonders schwer getroffen [5].

Länge des Delirs und Tiefe der Sedierung

Dauer und Schwere des Delirs und Tiefe der Sedierung erhöhen die Langzeitmortalität nach Intensivaufenthalt. Der Wahl des geeigneten Sedativums auf Intensivstation kommt ebenfalls hohe Bedeutung zu: Benzodiazepine erhöhen das Risiko für ein Delir und verlängern Beatmungs- und In-

tensivsaufenthaltsdauer. Sowohl eine tägliche Unterbrechung der Sedativa als auch eine flache Sedierung verkürzen die Beatmungszeit und erhöhen die Überlebenswahrscheinlichkeit. Fügt man einem täglichen Aufwachversuch einen täglichen Spontanatmungsversuch hinzu, führt dies zu einer weiteren Verkürzung der Beatmungszeit und Erhöhung der Überlebenswahrscheinlichkeit [1].

Psychomotorische Erregungszustände

Jedoch nicht alle psychomotorisch hyperaktiven Patienten weisen ein Delir auf. Daher kommt auch dem Ausschluss eines Delirs mittels eines standardisierten Testes eine erhebliche klinische Relevanz zu. Hier liegen, neben vielen anderen denkbaren Gründen, vor allem nicht erkannte Schmerzen vor. Ebenso können Desorientiertheit, Fremdsprachlichkeit, Schwerhörigkeit, Kurzsichtigkeit oder generell Angst wichtige, einfach behebbare Ursachen für Unruhe sein [3]. Bei Fortbestand können diese Ursachen in ein Delir münden. Unbedingt zu vermeiden ist bei Patienten ohne Delir unnötige psychoaktive Medikation [5].

6.4.3 Diagnostik

Die Diagnose eines Delirs ist eine klinische. Die beiden gegenwärtig existierenden Definitionen (DSM-V und ICD-10) nennen als wesentliche Kriterien den akuten Beginn und schwankenden Verlauf einer Aufmerksamkeitsstörung sowie kognitive Störungen und Bewusstseinseinschränkungen.
Weitere Hinweise:
- gestörter Tag-Nacht-Rhythmus
- Wahrnehmungsstörungen (z. B. Halluzinationen)
- psychomotorische Auffälligkeiten (hypoaktiv, hyperaktiv)
- unangemessenes Verhalten
- emotionale Labilität

Screening mit validiertem Test

Ohne strukturiertes Testen, also durch bloßes subjektives Abschätzen eines „Verwirrtheitszustands" oder „Durchgangssyndroms", wird ein klinisch relevanter Teil von Patienten mit Delir übersehen [3]. Andererseits besteht ohne strukturierte Testung das Risiko, Patienten als delirant einzustufen, die gar kein Delir haben. Für diese Gruppe existiert unter Umständen sogar das Risiko, dass sie psy-

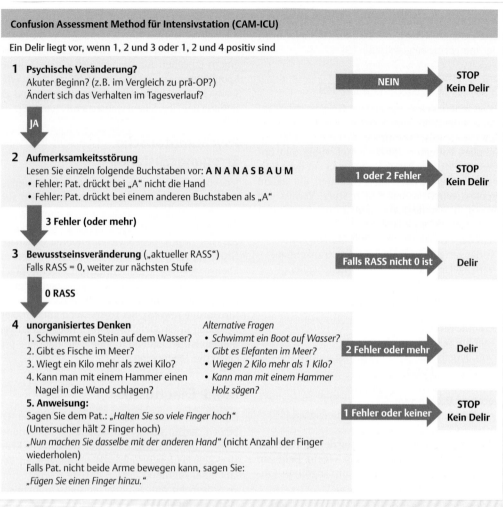

Abb. 6.5 Fragebogen der CAM-ICU. (Mit freundlicher Genehmigung: Dr. E. W. Ely, Vanderbilt University, Nashville TN, USA & Dr. Ulf Günther, Kliniken Oldenburg AöR.)

chotrope (meist dämpfende) Medikation erhalten, ohne dass ein Delir vorliegt, sondern lediglich ein psychomotorischer Erregungszustand [3].

Screening-Instrumente erleichtern die Diagnose. Zu diesen gehören die Confusion Assessment Method (CAM) und die Nursing Delirium Screening Scale (NuDESC), im Intensivbereich für intubierte Patienten die Intensive Care Delirium Screening Checklist (ICDSC) und die CAM für Intensivstation (CAM-ICU). Von allen hier aufgeführten Tests sind ins Deutsche übersetzte und validierte Versionen erhältlich unter http://www.icudelirium.org.

Mithilfe der CAM-ICU lässt sich auch beim intubierten, nichtkomatösen Patienten ein Delir nach-

weisen oder ausschließen (▶ Abb. 6.5). Ein Vorteil der CAM-ICU ist die standardisierte Testung der Aufmerksamkeitsstörung. Patienten, die bei der Testung maximal 2 Fehler machen, haben keine Aufmerksamkeitsstörung und damit kein Delir. Für nichtintubierte Patienten gilt es, zusätzlich die Orientierung zu Person, Ort und Zeit abzufragen, da eine beginnende Desorientiertheit als häufig frühes Zeichen eines Delirs nicht übersehen werden sollte. Das tägliche Scoring von Delir, Agitation/Sedierung und Schmerz ist einer der 10 Qualitätsmarker bei den neuerdings initiierten Peer-Review-Verfahren für Intensivstationen der Landesärztekammern.

6.4.4 Pathophysiologie des Delirs

Die Äthiopathogenese des Delirs ist multifaktoriell. Zirkulierende proinflammatorische Zytokine (IL-1β, IL-6, TNFα) aktivieren durch zerebralen endothelialen Kontakt über mikrogliale Zellen eine zerebrale Inflammationskaskade. Alternativ können diese auch durch vagale Afferenzen aktiviert werden, z.B. bei intraperitonealen Eingriffen. Im Falle einer erhöhten Durchlässigkeit der Bluthirnschranke, z.B. bei Sepsis, kommt es zu einer überschießenden lokalen, zerebralen Immunantwort. Gleiches gilt auch im Falle einer im Rahmen einer Demenz geprimten Mikroglia. Beides äußert sich klinisch als akute kognitive Dysfunktion. Tierexperimentelle Daten legen nahe, dass durch Blockade einzelner Stationen der Inflammationskaskade eine akute kognitive Störung verhindert werden kann [13].

Merke

Klinisch entsteht das Delir aus einem komplexen Zusammenspiel prädisponierender und präzipitierender Faktoren.

Dies bedeutet, dass bei Patienten, die schon mit einer hohen Last prädisponierender Faktoren in die Klinik kommen, ein ansonsten eher harmloser Faktor ausreicht, um ein Delir zu präzipitieren. Andererseits können Menschen auch ohne Risikofaktoren bei schwerer Erkrankung (z.B. Sepsis) ein Delir erleiden, wenn eine ausreichend schwere Noxe hinzutritt, wie z.B. eine Sepsis (▶ Tab. 6.3).

Prädisponierende Faktoren

Zu den typischen prädisponierenden Risikofaktoren gehören insbesondere das hohe Alter und bereits präoperativ bestehende kognitive Einschränkungen, wie z.B. Demenz, Schwerhörig- und Kurzsichtigkeit, Fremdsprachigkeit und Zustand nach Apoplex. Ferner prädisponieren chronische Erkrankungen wie nicht eingestellte arterielle Hypertension, chronische Niereninsuffizienz, Herzinsuffizienz, Diabetes mellitus und Alkoholmissbrauch für ein Delir. Mehr als 5 Medikamente in der Vormedikation sind ein etablierter Risikofaktor für ein Delir, das spiegelt allerdings auch die Schwere der Begleiterkrankungen wider (siehe ▶ Tab. 6.3).

Tab. 6.3 Risikofaktoren des Delirs.

prädisponierende Faktoren	präzipitierende Faktoren
hohes Alter	Trauma, Operation
kognitive Einschränkungen	lange Bypasszeit (Herzchirurgie)
Herzinsuffizienz	Infektion, SIRS
chronische Lungenerkrankung	akutes Nierenversagen
chronische Niereninsuffizienz	psychoaktive Medikamente
Anämie	>2 neue Medikamente
Zustand nach Apoplex	Schmerzen
akute Erkrankung	aufgehobener Tag-Nacht-Rhythmus
Psychopharmaka	Blasenkatheter
Alkoholabusus	Immobilität, Fixierungen
	Exsikkose

Präzipitierende Faktoren

Zu den präzipitierenden Faktoren zählen mehr als 2 neu angesetzte Medikamente, Fixierungen, Blasenkatheter, akute Niereninsuffizienz, Elektrolyt- und Glukoseentgleisungen, Exsikkose und Schmerzen, postoperative Infektionen sowie in der Herzchirurgie die Länge der kardiopulmonalen Bypasszeit (▶ Tab. 6.3). Zahlreichen Medikamenten wird eine delirogene Potenz zugeschrieben, hierzu zählen vor allem Benzodiazepine, lang wirksame Opioide und zahlreiche Psychopharmaka. Zu beachten sind auch einige okkulte delirogene Medikamente wie Urospasmolytika und einige Augentropfen (▶ Tab. 6.4) [14].

6.4.5 Prophylaxe

Beim Delirmanagement steht die Prophylaxe im Vordergrund. Dazu gehört das Erkennen individueller Risiken. So gilt es, das Auftreten einer Desorientierung zu vermeiden, indem z.B. das Tragen von Brille und Hörgerät ermöglicht wird. Dauerkatheter, unnötige Bettruhe und Tagschlaf begünstigen einen gestörten Tag-Nacht-Rhythmus und sind anerkannte Risikofaktoren für ein Delir. Bei Fremdsprachlichkeit sind Übersetzer eine Hilfe, die anstehende Maßnahmen oder die Wichtigkeit von Bettruhe, Drainage und Kathetern erläutern können. Hier ist es sinnvoll, Angehörige mit einzubinden. Diese können auch hilfreich sein, wenn es nötig ist, sich auf der Station oder im Krankenhaus zu orientieren.

6

Von medizinischer Seite ist auf die Vermeidung von Elektrolytstörungen und Exsikkose zu achten, z.B. durch mehrfache, lange Nüchternphasen sowie Ausgleich präoperativer Anämien. Dem Erkennen delirogener Medikation kommt ebenfalls Bedeutung zu, auch deswegen, weil plötzliches Absetzen, z.B. von Benzodiazepinen, Entzugssyndrome verursachen kann.

Intraoperativ ist die Verwendung kurzwirksamer Opioide von Vorteil [12]. Ebenso muss eine lang andauernde, zu starke Narkosetiefe, gemessen mit einem prozessierten EEG-Verfahren, vermieden werden [12]. Obwohl Regionalanästhesien dazu beitragen, systemische Opioide einzusparen und damit das Delirrisiko zu senken, wurde bisher in keiner angemessen dimensionierten Untersuchung die Überlegenheit der Regionalanästhesie gegenüber Vollnarkose sicher gezeigt [8]. Fast-Track-Surgery-Konzepte, die u.a. einen Verzicht auf lange präoperative Nüchternheit sowie Regionalanästhesieverfahren und frühe postoperative Mobilisation zum Inhalt haben, gehen mit einer erheblichen Reduktion des Delirrisikos einher [7].

6.4.6 Therapie

Ist ein Delir nachgewiesen, sind präzipitierende Faktoren zu identifizieren. Das Delir ist häufig erster Ausdruck eines akuten medizinischen Ereignisses. Hierzu zählen:

- frische Infektionen (Katheter, Harnwege)
- Ileus
- Nahtinsuffizienz
- intraabdomineller Verhalt
- Wundinfektion
- Pneumonie [11]

Eine häufige, leicht zu behebende Ursache ist die Exsikkose. Weiterhin kann das Delir Ausdrucksform einer metabolischen Enzephalophatie sein, z.B. im Rahmen einer Hypoglykämie oder eines akuten Leber- oder Nierenversagens. Da auch neurologische Komplikationen als Ursachen eines Delirs denkbar sind, z.B. ein perioperativer ischämischer Insult oder intrakranielle Blutungen im Rahmen einer Antikoagulation, ist eine Bildgebung (kranielle Computertomografie, CCT) zu erwägen.

Weiterhin gilt es, die aktuelle Medikation auf delirogene Substanzen zu überprüfen (▶ Tab. 6.4) [14]. Aber auch dem Ausschluss eines Delirs kommt klinisch erhebliche Bedeutung zu. Mitunter wird nämlich unruhiges oder auffallendes „Insichgekehrt-

Tab. 6.4 Liste der Medikamente mit delirogener Potenz.

Risiko	Substanzklasse
hohes Risiko gesichert	Benzodiazepine
	Opioide (dosisabhängig)
	trizyklische Antidepressiva
	sedierende H1-Antihistaminika
	zentrale Anticholinergika (vor allem Parkinson-Mittel)
	Lithium
	Fluorchinolone
verdächtige Substanzen	Urospasmolytika (Oxybutynin, Tolterodin)
	systemische Glukokortikoide (vor allem hohe Dosen)
	nichtsteroidale Antiphlogistika
	Digitalis
	antihypertensive Medikation und Antidiabetika bei Überdosierung
	Antikonvulsiva (Barbiturate und GABA-erge Substanzen)
	anticholinerge Mydriatika (Scopolamin, Tropicamid AT)

sein" als Delir fehlgedeutet. Nach Ausschluss eines Delirs ist dann genauso auf Ursachensuche zu gehen wie beim Nachweis eines Delirs. Nicht selten finden sich dann unerkannte Schmerzen, die dem Patienten ggf. nicht bewusst waren. Seltener, aber nicht unüblich sind Angststörungen oder Depressionen. Gerade letztere sind von akuten oder chronischen kognitiven Störungen nicht ohne Weiteres zu unterscheiden und erfordern das Hinzuziehen von Experten nicht nur zur Diagnose, sondern auch, um eine fachgerechte Therapie einzuleiten.

Zu den weiteren Ursachen zu rechnen sind die Herzinsuffizienz – beispielsweise im Rahmen einer akuten Myokardischämie – und Dyspnoe. Dyspnoe ist eine subjektive Empfindung, die Patienten auch spüren können, wenn objektiv keine Hypoxie vorliegt. So führt eine arterielle Hyperkapnie, die durch die Pulsoxymetrie noch angezeigt werden kann, zunächst zu einer Agitation und dann zu Bewusstseinseinschränkung. Aber auch, wenn eine arterielle Blutgasanalyse ohne pathologischen Befund ist, kann Dyspnoe – und damit Agitation – durch Atemwegsobstruktion, Thoraxwandödem, Pleuraerguss oder Sekretretention verursacht werden. Hierbei wirkt der Gasaustausch noch ungestört, die Patienten fühlen sich aber durch die beeinträchtigte Atemmechanik bedroht.

Dem Delir wird häufig mit Sedativa und Antipsychotika begegnet. In Pflegeheimen werden 40 bis 90 % aller Bewohner mit psychoaktiven Medikamenten versorgt [14]. Allerdings induzieren diese Substanzen, vor allem Benzodiazepine, selbst ein Delir, auch Haloperidol birgt eine delirogene Potenz. Aus diesem Grund rät die neue US-amerikanische Leitlinie zur Kontrolle von Schmerz, Agitation und Delir auf Intensivstation (PAD-Guideline) von der pharmakologischen Therapie des Delirs grundsätzlich ab. Vor allem eine Polypharmazie, also die Gabe mehrerer psychoaktiv wirkenden Substanzen, ist unbedingt zu vermeiden.

Pharmakologische Intervention sollte nur bei den hartnäckigsten Fällen erwogen werden. In Frage kommen vor allem eher niedrige Dosen von Haloperidol per os. Da Haloperidol schwerwiegende QT-Verlängerungen verursachen kann, sind regelmäßige EKG-Kontrollen notwendig. Die Alternative Risperidon per os ist ähnlich effektiv, vor allem bei Wahnvorstellungen und Halluzinationen. Von Vorteil ist eine zwischen den Disziplinen abgestimmte Standard Operational Procedure (SOP) für die postoperative Analgesie und Sedierung. Dies vereinheitlicht Therapien und hilft, Polypharmazie zu vermeiden. Zu beachten ist, dass alle psychoaktiven Substanzen unter Umständen selbst ein Delir begünstigen können [14] (▶ Tab. 6.4).

Weitere Punkte zur Delirtherapie sind die „sichere Beweglichkeit" durch weitgehenden Verzicht auf Fixierungen, verletzungsarme Umgebung und Frühmobilisation (am besten 3 × pro Tag) sowie die Normalisierung des Tag-Nacht-Rhythmus. Zu letzterem gehören neben heller Beleuchtung am Tag auch körperliche und geistige Aktivitäten. Nachts sollte für leise und dunkle Umgebung und das Bündeln von Pflegeaktivitäten gesorgt werden [5]. Ohrstöpsel und Musik reduzierten in zwei Untersuchungen auf der Intensivstation den Sedativabedarf.

Für **Intensivstationen** wurde analog ein ABCDE-Schema entwickelt [9].

Das Akronym ABCDE steht für

- Awake,
- Breathing Coordination,
- Choice of Sedatives,
- Delirium Monitoring und
- Early Mobility and Exercise.

Hiermit sind gemeint:
- tägliche Aufwachtests
- tägliche Spontanatmungsversuche
- Auswahl an Sedativa

- regelmäßiges Delirmonitoring
- Frühmobilisation und Ergotherapie

Ziel dieses Therapiebündels sind wache und kooperative Patienten durch möglichst flache Sedierung, einen hohen Spontanatmungsanteil, Verzicht auf Benzodiazepine, Delirmonitoring und Frühmobilisation.

Das Hospital Elder Life Programm (HELP) fasst einen Großteil der oben genannten Maßnahmen in einem Therapiebündel zusammen [4]. Das Programm, ursprünglich aus der Inneren Medizin kommend, wurde seitdem weltweit adaptiert und mittlerweile auch in chirurgischen Abteilungen umgesetzt. Es fand sich, dass die Umsetzung von HELP die Delirinzidenz senkte, und dass die Maßnahmen sich als machbar, sicher, kosteneffektiv und insgesamt günstig für das chirurgische Behandlungsergebnis erwiesen [2].

Fazit

- Das Delir ist das Ergebnis eines Zusammentreffens prädisponierender und präzipitierender Faktoren. Eine harmlos erscheinende Noxe (z. B. Durst) kann bei entsprechend disponierten Patienten ein schweres Delir verursachen.
- Zu den wichtigsten prädisponierenden Faktoren gehören hohes Alter und präoperative kognitive Einschränkungen sowie die Schwere der Nebenerkrankungen. Kognitive Einschränkungen sind Patienten und Angehörigen häufig nicht bewusst.
- Zu den wichtigsten präzipitierenden Faktoren zählen postoperative medizinische Komplikation, vor allem Infektionen, metabolische Ursachen und delirogene Medikamente.
- Der Prophylaxe kommt erhebliche Bedeutung zu. Hierzu zählen vor allem reorientierende Maßnahmen, adäquate Schmerztherapie, Vermeiden delirogener Medikamente und Frühmobilisation.
- Die medikamentöse Therapie sollte nur schweren Fällen vorbehalten bleiben und durch eine intensive Diagnostik und neurologische Expertise begleitet werden.

Literatur

[1] Barr J, Fraser GL, Puntillo K et al. Clinical practice guidelines for the management of pain, agitation, and delirium in adult patients in the intensive care unit. Crit Care Med 2013; 41: 263–306

[2] Chen CC, Chen CN, Lai IR et al. Effects of a modified Hospital Elder Life Program on frailty in individuals undergoing major elective abdominal surgery. J Am Geriatr Soc 2014; 62: 261–268

[3] Guenther U, Weykam J, Andorfer U et al. Implications of objective vs subjective delirium assessment in surgical intensive care patients. Am J Crit Care 2012; 21: e12–20

[4] Inouye SK, Bogardus Jr ST, Charpentier PA et al. A multicomponent intervention to prevent delirium in hospitalized older patients. The New England journal of medicine 1999; 340: 669–676

[5] Inouye SK, Westendorp RG, Saczynski JS. Delirium in elderly people. Lancet 2014; 383: 911–922

[6] Krenk L, Rasmussen LS, Kehlet H. New insights into the pathophysiology of postoperative cognitive dysfunction. Acta anaesthesiologica Scandinavica 2010; 54: 951–956

[7] Krenk L, Rasmussen LS, Kehlet H. Delirium in the fast-track surgery setting. Best Practice & Research Clinical Anaesthesiology 2012; 26: 345–353

[8] Krenk L, Kehlet H, Baek Hansen T et al. Cognitive dysfunction after fast-track hip and knee replacement. Anesth Analg 2014; 118: 1034–1040

[9] Morandi A, Brummel NE, Ely EW. Sedation, delirium and mechanical ventilation: the ‚ABCDE‘ approach. Current opinion in critical care 2011; 17: 43–49

[10] O'Keeffe ST, Lavan JN. Clinical significance of delirium subtypes in older people. Age and ageing 1999; 28: 115–119

[11] Radtke FM, Franck M, MacGuill M et al. Duration of fluid fasting and choice of analgesic are modifiable factors for early postoperative delirium. European journal of anaesthesiology 2010; 27: 411–416

[12] Radtke FM, Franck M, Lendner J et al. Monitoring depth of anaesthesia in a randomized trial decreases the rate of postoperative delirium but not postoperative cognitive dysfunction. British journal of anaesthesia 2013; 110 Suppl 1: i98–105

[13] Terrando N, Eriksson LI, Ryu JK et al. Resolving postoperative neuroinflammation and cognitive decline. Annals of neurology 2011; 70: 986–995

[14] Wehling M. Medikation im Alter – kognitionseinschränkende Pharmaka. Internist 2012; 53: 1240–1247

[15] Witlox J, Eurelings LS, de Jonghe JF et al. Delirium in elderly patients and the risk of postdischarge mortality, institutionalization, and dementia: a meta-analysis. Jama 2010; 304: 443–451

Tab. 6.5 Definition und Klassifikation der arteriellen Hypertonie.

Kategorie	systolisch (mmHg)		diastolisch (mmHg)
optimal	< 120	und	< 80
normal	120–129	und/oder	80–84
hochnormal	130–139	und/oder	85–89
Hypertonie Grad 1	140–149	und/oder	90–99
Hypertonie Grad 2	150–159	und/oder	100–109
Hypertonie Grad 3	≥ 160	und/oder	≥ 110
isolierte systolische Hypertonie	≥ 140	und	< 90

6.5 Postoperative Hypertonie

F. Diehlmann, J. Müller-Ehmsen

6.5.1 Arterielle Hypertonie – allgemein

Die arterielle Hypertonie ist eine sehr häufige Erkrankung, so dass eine Erstdiagnose auch bei vielen Patienten, die sich einer Operation unterziehen, im Rahmen des stationären Aufenthalts perioperativ gestellt wird. Die Prävalenz der arteriellen Hypertonie liegt in der Allgemeinbevölkerung in Europa zwischen 30 % und 45 %, wobei ein steiler Anstieg mit dem Alter beobachtet wird.

Die arterielle Hypertonie ist einer der wichtigsten kardiovaskulären Risikofaktoren. Patienten mit erhöhten Blutdruckwerten haben u. a. ein **gesteigertes Risiko** für

- Myokardinfarkt,
- plötzlichen Herztod,
- Herzinsuffizienz,
- Schlaganfall,
- periphere arterielle Verschlusskrankheit,
- terminale Niereninsuffizienz.

Dabei besteht eine unabhängige und kontinuierliche Beziehung zwischen der Höhe des gemessenen Blutdrucks und der Inzidenz kardiovaskulärer Ereignisse. Diese Beziehung zwischen Blutdruck und Endorganschäden fängt bereits bei relativ niedrigen Werten von 110–115 mmHg systolisch und 70–75 mmHg diastolisch an, ist also nicht nur für deutlich erhöhte Blutdruckwerte valide. Definition und Klassifikation der arteriellen Hypertonie sind in ▶ Tab. 6.5 dargestellt.

6.5.2 Arterielle Hypertonie – postoperativ

Grundsätzlich gelten für die peri- und postoperativen Phasen bei arterieller Hypertonie die gleichen Behandlungskriterien wie bei der arteriellen Hypertonie im Allgemeinen.

Ursachen und Folgen

In der perioperativen Phase kommt es aufgrund des erhöhten mentalen Stresses, der fehlenden Medikamenteneinnahme am Operationstag und der erhöhten Katecholaminausschüttung durch das Operationstrauma und postoperativ durch den Aufwachstress am Ende der Narkose und durch Schmerzen besonders häufig zu Blutdruckentgleisungen. Somit ist ein erhöhter Blutdruck auch gerade bei Patienten, die postoperativ noch nicht wieder vollständig kontaktierbar sind, ein wichtiger Marker für postoperativen Stress und Schmerzen. Eine akute postoperative arterielle Hypertonie wird definiert als ein signifikanter Anstieg des Blutdrucks auf über 190 mmHg systolisch und/oder über 100 mmHg diastolisch während der postoperativen Phase in zwei aufeinanderfolgenden Messungen [6].

Diese Blutdruckerhöhung kann zu schwerwiegenden Komplikationen im Operationsgebiet (insbesondere Blutungen) führen sowie zu kardiovaskulären (insbesondere Myokardischämie, Myokardinfarkt, Herzrhythmusstörungen, akute Herzinsuffizienz, Lungenödem) oder neurologischen Komplikationen (insbesondere zerebrale Ischämie, Enzephalopathie, hämorrhagischer Apoplex). Die akute postoperative Hypertonie tritt innerhalb der ersten 2 Stunden, oft bereits 20 Minuten nach der Operation auf und kann bis zu 6 Stunden andauern. Teilweise persistieren die hohen Blutdruckwerte auch mehrere Tage trotz ausreichender analgetischer und sedierender Medikation. Die akute postoperative arterielle Hypertonie ist pathophysiologisch gekennzeichnet durch periphere Vasokonstriktion, Katecholaminausschüttung und reduzierte Barorezeptorsensitivität. Sie tritt häufiger bei Patienten mit bekannter arterieller Hypertonie und bei Patienten mit gefäßchirurgischen Eingriffen auf. Außerdem steigt das Risiko für postoperative Hypertonie bei Patienten mit inadäquater Beatmung, starken Schmerzen und bei bereits intraoperativ erhöhten Blutdruckwerten. Bei diesen Patienten sind auch der Anteil der intensivmedizinischen Behandlungen und die Mortalität erhöht.

Postoperatives Blutdruckmonitoring und Diagnostik

Auch nach Ende der Narkose, während der eine kontinuierliche Blutdrucküberwachung natürlich obligat ist, müssen regelmäßige Blutdruckkontrollen erfolgen. Diese sind besonders bei Patienten

mit vorbestehender arterieller Hypertonie von Bedeutung, um die Wiedererreichung einer adäquaten Blutdruckeinstellung auch postoperativ zu verifizieren [2].

> **Merke**
>
> Die Messungen sollten in Ruhe und initial mindestens einmal an beiden Armen durchgeführt werden. Bei unterschiedlichen Werten gilt der höhere Wert.

Weiterführende diagnostische Maßnahmen sind in der Regel nicht erforderlich, sondern nur dann, wenn zusätzlich zu den erhöhten Blutdruckwerten eine relevante Symptomatik auftritt (siehe Abschnitt Therapie der postoperativen arteriellen Hypertonie). Die weitere Diagnostik kann dann aus **folgenden Maßnahmen** bestehen:

- 12-Kanal-EKG zum Nachweis einer akuten Myokardischämie oder linksventrikulären Hypertrophie
- Echokardiografie und Röntgen-Thorax-Aufnahme bei Dyspnoe
- CT des Kopfes bei neurologischer Symptomatik (zum Ausschluss eines ischämischen Insults, einer intrakraniellen Blutung oder eines Hirnödems)
- Angio-CT des Thorax und transösophageale Echokardiografie bei Verdacht auf eine Aortendissektion
- Urindiagnostik zum Nachweis von Nierenschädigungen (Hämaturie, Proteinurie und Erythrozyten/Erythrozytenzylinder)

Im Serum ist eine Untersuchung der Retentionsparameter wie Kreatinin und Harnstoff sowie der Elektrolyte indiziert. Eine Klärung der Ätiologie der arteriellen Hypertonie, also eine sekundäre Hypertoniediagnostik, kann – falls erforderlich – zu einem späteren Zeitpunkt erfolgen. Unmittelbar perioperativ sind hier keine verlässlichen Befunde zu erwarten.

Therapie der postoperativen arteriellen Hypertonie

Bevor mit einer medikamentösen antihypertensiven Therapie begonnen wird, muss ausgeschlossen werden, dass andere therapierbare Ursachen für die postoperative Hypertonie vorliegen. Besonders bei postoperativ noch eingeschränkt kontaktierbaren Patienten (meist auf der Intensivstation) muss geprüft werden, ob eine Blutdruckentgleisung nicht auch Ausdruck der besonderen Stresssituation des Patienten sein könnte. Hier sind besonders Schmerzen, fehlende Ruhe auf der Intensivstation und Angst zu beachten. Daher sind eine ausreichende Analgesie und Sedierung nicht zuletzt für die postoperative Blutdruckeinstellung von großer Bedeutung.

Weitere reversible Ursachen für postoperativen Blutdruckanstieg:

- Hypothermie
- Hypoxämie
- Agitation
- Hyperkapnie
- Harnverhalt
- Hypervolämie

Aber auch ein verringertes intravasales Volumen kann durch gesteigerte Sympathikusaktivierung und Vasokonstriktion zu einem Blutdruckanstieg führen [3].

Gibt es keinen eruierbaren und behandelbaren Grund für eine akute postoperative Blutdruckentgleisung, so muss eine spezifische Therapie der erhöhten Blutdruckwerte selbst erfolgen. Dabei wird ein anderes Ziel verfolgt als bei der chronischen Hypertonietherapie des ambulanten Patienten. Während das primäre Ziel der Langzeitbehandlung von Hypertonikern die maximale langfristige Reduktion des kardiovaskulären Risikos ist, sollen durch die Behandlung der postoperativen Hypertonie vor allem akute kardiovaskuläre und neurologische Komplikationen verhindert und die Organfunktionen aufrechterhalten werden. Entsprechend muss nicht unbedingt eine ebenso strenge Blutdruckeinstellung angestrebt werden wie bei der chronischen Blutdruckeinstellung, bei der das allgemeine Blutdruckziel unter 140 mmHg systo-

lisch und unter 90 mmHg diastolisch liegt (beim Diabetiker < 140/85 mmHg).

Grundsätzlich gilt für Patienten mit arterieller Hypertonie, dass eine bestehende medikamentöse Dauertherapie postoperativ so bald wie möglich wieder begonnen werden sollte. So lässt sich das Auftreten hypertensiver Entgleisungen vermeiden.

Die **5 Wirkstoffgruppen** der ersten Wahl für die orale antihypertensive Medikation sind:

- Thiazid-Diuretika
- ACE-Hemmer
- Angiotensin-Rezeptorblocker
- lang wirksame Kalziumantagonisten
- Betablocker

Für die Medikamente dieser fünf großen Substanzklassen ist ein prognostischer Vorteil (Senkung der kardiovaskulären Morbidität und Mortalität von Hypertonikern) bewiesen, und alle sind gleichermaßen für die Initial- und Dauerbehandlung des arteriellen Hypertonus geeignet, sei es als Mono- oder Kombinationstherapie. Natürlich sollte dies unter Berücksichtigung von absoluten oder relativen Kontraindikationen und spezifischen Indikationen erfolgen. Außerdem muss erwähnt werden, dass die amerikanischen Leitlinien des Joint National Committee (JNC 8) eine Betablocker-Therapie bei arterieller Hypertonie nicht mehr als eine der Primärtherapien einstufen [1]. In ▶ Tab. 6.6 sind die wichtigsten Vertreter der Substanzklassen mit Dosierungsempfehlungen und in ▶ Abb. 6.6 sinnvolle Kombinationstherapien aufgeführt.

Eine primäre Kombinationstherapie ist indiziert bei Patienten mit Begleiterkrankungen wie KHK oder Herzinsuffizienz, die ohnehin eine Kombinationstherapie erforderlich machen, oder bei Patienten, deren Blutdruck deutlich über den Zielwerten liegt. Dabei wird die Kombination aus Diuretikum mit einem weiteren Antihypertonikum

Tab. 6.6 Dosierempfehlungen für die wichtigsten oralen Antihypertensiva.

Wirkstoff	Tagesdosis	Initialdosis	wichtige Nebenwirkungen
Betablocker: Metoprolol succinat	47,5–190 mg	47,5 mg 1 × täglich	Bradykardie, Verzögerung der AV-Überleitung, Bronchokonstriktion
ACE-Hemmer: Ramipril	2,5–10 mg	2,5 mg 1 × täglich	Angioödem, Reizhusten, Hypotension insbesondere bei Vorbehandlung mit Diuretika
Diuretika: HCT	12,5–25 mg	12,5 mg 1 × täglich	Hypokaliämie, Hyperglykämie, Hyperurikämie, Hyperlipidämie
Kalziumantagonisten: Amlodipin	5–10 mg	5 mg 1 × täglich	Flush, Kopfschmerz, Beinödeme
Angiotensin-Rezeptorblocker: Candesartan	4–32 mg	8 mg 1 × täglich	Hypotension insbesondere bei Vorbehandlung mit Diuretika

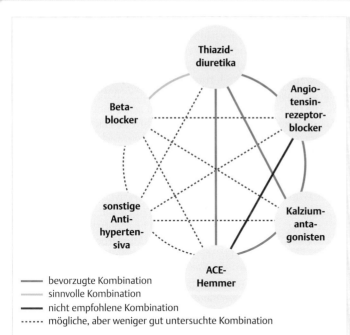

Abb. 6.6 Kombinationstherapie. Mögliche Kombinationen der oralen antihypertensiven Substanzen.

der ersten Wahl empfohlen, also Diuretikum plus Betablocker/Kalziumantagonist/ACE-Hemmer/Angiotensin-Rezeptorblocker. Weitere synergistisch wirkende Zweifachkombinationen sind Kalziumantagonist plus Betablocker/ACE-Hemmer/Angiotensin-Rezeptorblocker.

Für eine Kombination aus ACE-Hemmer und AT 1-Blocker gibt es keine Indikation.

Sollte es auch unter einer Dreifachkombination nicht zu einer Blutdrucknormalisierung kommen, so handelt es sich um eine therapieresistente Hypertonie. In diesen Fällen können nach Ausschluss therapierbarer Ursachen und Überprüfung der bisherigen Antihypertensiva-Kombinationen ggf. Vierfachkombinationen eingesetzt werden. Außerdem kann der Einsatz von Mineralokortikoid-Rezeptorantagonisten (Spironolacton, Eplerenon) sowie bestimmter Reserve-Antihypertonika erwogen werden. Hierbei handelt es sich um **Antihypertensiva**, die im Gegensatz zu den 5 Wirkstoffgruppen der ersten Wahl keinen gesicherten prognostischen Nutzen haben:

- Alpha1-Rezeptoren-Blocker (Doxazosin, Urapidil)
- arterioläre Vasodilatatoren (Minoxidil, Dihydralazin)
- Renininhibitoren (Aliskiren)
- zentral wirkende Sympathikolytika (Clonidin, Moxonidin, Methyldopa) [4]

Bei stark erhöhten Blutdruckwerten ist die Unterscheidung zwischen hypertensiver Krise (Hypertensive Urgency) und hypertensivem Notfall (Hypertensive Emergency) wichtig.

Merke

Die Dringlichkeit der Blutdrucksenkung hängt dabei nicht unbedingt von der absoluten Höhe des Blutdrucks ab, sondern vom Funktionszustand der Zielorgane Niere, Gehirn und Herz.

Hypertensive Krise

Die hypertensive Krise ist gekennzeichnet durch einen Blutdruckanstieg auf über 160/100 mmHg. Hierbei können Symptome wie z.B. Benommenheit oder Agitiertheit, leichte Kopfschmerzen und Epistaxis auftreten, die Patienten können aber auch symptomfrei sein. Symptome eines akuten Organschadens treten im Gegensatz zum hypertensiven Notfall (siehe Abschnitt Hypertensiver Notfall) jedoch nicht auf. Bei einer hypertensiven Krise sollte eine schonende Blutdrucksenkung um nicht mehr als 20 % des Ausgangswerts angestrebt werden. Oft ist die orale Gabe von Antihypertensiva ausreichend, z.B. kann eine zusätzliche Dosis eines vom Patienten bereits verwendeten Medikaments verabreicht werden. Schnelle Therapiealternativen mit einem Wirkungseintritt nach ca. 10 Minuten stellen Nitrate wie Nitroglyzerin oder kurz wirkende Kalziumantagonisten dar. Nitroglyzerin (Applikation als Spray oder Zerbeißkapsel) ist das Mittel der ersten Wahl bei Angina pectoris, Linksherzinsuffizienz und Lungenödem. Die empfohlene Dosierung ist 1,2 mg sublingual als Zerbeißkapsel oder 2–3 Hübe eines Nitrosprays (je 0,4 mg). Die schnell wirksamen Kalziumantagonisten Nifedipin oder Nitrendipin können in schnell resorbierbarer Form zur raschen Blutdrucksenkung eingesetzt werden, sind jedoch bei akutem Koronarsyndrom und Herzinfarkt kontraindiziert.

Vorsicht

Vor allem bei Patienten mit zerebrovaskulären Erkrankungen darf der Blutdruck nicht zu stark und abrupt gesenkt werden.

In allen Fällen sollten die Patienten während der antihypertensiven Therapie engmaschig überwacht werden, um das Risiko einer iatrogenen Organminderperfusion zu minimieren.

Hypertensiver Notfall

Beim hypertensiven Notfall besteht ein kritischer Blutdruckanstieg auf systolische Blutdruckwerte > 180 mmHg und/oder diastolische Blutdruckwerte > 120 mmHg mit vitaler Gefährdung durch symptomatische Organschäden.

Hierbei handelt es sich vor allem um **neurologische und kardiovaskuläre Komplikationen** wie:

- Hochdruckenzephalopathie
- akute Linksherzinsuffizienz
- hypertensives Lungenödem
- instabile Angina pectoris
- Herzinfarkt
- Aortendissektion
- intrakranielle oder retinale Blutungen
- Papillenödem

Als häufigste Symptome werden dabei Dyspnoe, thorakale Schmerzen und neurologische Ausfälle beobachtet.

Im Gegensatz zur symptomarmen oder asymptomatischen hypertensiven Krise ist in diesen Situationen in der Regel eine parenterale antihypertensive Therapie notwendig, um bereits eingetre-

tene Organschäden zu limitieren und irreversible Organschäden zu verhindern. Der Vorteil der intravenösen Therapie im Gegensatz zur sublingualen oder oralen Gabe liegt in einem schnelleren Wirkungseintritt, einer besseren Steuerbarkeit und stärkerer antihypertensiver Wirkung.

In der Akutsituation sollte innerhalb von 30 bis 60 Minuten eine Blutdrucksenkung um ca. 25 % des systolischen Ausgangswerts angestrebt werden. Dabei sind engmaschige Blutdruckkontrollen sowie die kontinuierliche Überwachung von Herzfrequenz und Sauerstoffsättigung unabdingbar. Eine kontinuierliche invasive Blutdruckmessung ist vor allem bei Patienten mit Hirndrucksteigerung oder neurologischen Störungen zur Prävention einer zerebralen Minderperfusion erforderlich. Ein invasives Blutdruckmonitoring ist außerdem absolut indiziert bei Patienten mit akuter Aortendissektion, da bei diesem Krankheitsbild die Zielblutdruckwerte sehr niedrig liegen, also knapp über der klinisch noch tolerablen Grenze. Bei den übrigen Patienten ist es in der Regel ausreichend, den Blutdruck in engmaschigen Intervallen von 5 bis 15 Minuten nichtinvasiv (z. B. oszillometrisch) zu messen.

Es stehen mehrere Medikamente zum parenteralen Blutdruck-Management zur Verfügung. Ein idealer Wirkstoff zur intensivmedizinischen Behandlung postoperativer Hypertonie lässt sich intravenös verabreichen, hat zur optimalen Steuerung der Titration einen schnellen Wirkungseintritt und eine kurze Wirkungsdauer. Außerdem sollte er sicher in der Anwendung sein und weder die Herzfrequenz noch den kardialen Sauerstoffbedarf oder die Herzfunktion beeinflussen. Die wichtigsten parenteralen Antihypertensiva sind in ▶ Tab. 6.7 mit Dosierungsempfehlungen angegeben. Da es keine Leitlinien für das Management der postoperativen Hypertonie gibt, muss die individuelle Therapie auf die Begleiterkrankungen und Risikofaktoren des Patienten abgestimmt sein, unter Berücksichtigung der Erfahrung des Behandlungsteams und des klinischen Umfelds [5].

Für Patienten mit erhöhtem kardiovaskulären Risiko oder nach Gefäßoperationen ist die postoperative Verwendung von Betablockern die Therapie der ersten Wahl. Hierfür steht z. B. der ultrakurzwirksame kardioselektive Wirkstoff Esmolol zur Verfügung. Durch seine rasche, nicht organgebundene Metabolisierung hat er den Vorteil, unabhängig von Nieren- oder Leberfunktion zu sein. Der antihypertensive Effekt wird durch eine Sen-

Tab. 6.7 Dosierempfehlungen für die wichtigsten parenteralen Antihypertensiva.

Wirkstoff	Dosierung	Wirkungszeit	Nebenwirkungen
Clevidipine	Anfangsdosis von 2 mg/h; Verdoppelung alle 90 s möglich, bis Ziel-RR erreicht, normalerweise 4–6 mg/h	Wirkungseintritt nach 2 min, Wirkungsdauer 5–15 min	Darf nicht bei Patienten mit Soja- oder Eier-Allergie eingesetzt werden!
Nitroglyzerin (= Glyceroltrinitrat)	Perfusor (50 mg/50 ml) auf 2–10 ml/h	Wirkungseintritt nach 2–5 min, Wirkungsdauer 3–5 min	Hypotonie, Reflextachykardie, Tachyphylaxie Beginn innerhalb von 4 h
Dihydralazin	Bolus: Initialdosis ¼ einer Ampulle (6,25 mg); falls erforderlich, Wiederholung frühestens nach 20–30 min Infusion: Infusionsgeschwindigkeit individuell zu bestimmen; sie beträgt im Allgemeinen maximal 0,5 mg/min	Wirkungseintritt nach 5–25 min, Wirkungsdauer bis zu 12 h	Reflextachykardie kann bei KHK-Patienten einen iatrogenen Myokardinfarkt auslösen, Hirndrucksteigerung
Nifedipin	Perfusor (5 mg/50 ml) auf 2–10 ml/h	nicht mehr generell empfohlen, allenfalls als Teil einer Kombinationstherapie	Kopfschmerzen kontraindiziert bei: • kardiogenem Schock • instabiler AP • akutem Myokardinfarkt • höhergradiger Aortenklappenstenose
Enalapril	1,25 mg als Kurzinfusion alle 6 h, Steigerung bis maximal 5 mg alle 6 h	Wirkungseintritt nach 15 min, Wirkungsdauer 6 h	niedrige Responderrate, langsamer Wirkungseintritt, schwierig zu titrieren
Esmolol	Initialdosis 500–1000 µg/kg in 1 min, dann 50–300 µg/kg/min	Wirkungseintritt nach 1–2 min, Wirkungsdauer 10–20 min	nicht bei akuter Herzinsuffizienz einsetzen, Bradykardie, Bronchospasmus
Urapidil	Bolus-Gaben von 12,5–25 mg	Wirkungseintritt nach 2–5 min, Wirkungsdauer 2–3 h	Hypotonie

kung der Herzfrequenz und der Myokardkontraktilität erzielt. Bei Patienten mit akuter Herzinsuffizienz, Bradykardie oder Betablocker-Vormedikation ist Esmolol kontraindiziert.

6.5.3 Zusammenfassung

Genau wie die arterielle Hypertonie in der Gesamtbevölkerung ist die peri- und postoperative arterielle Hypertonie ein häufig auftretendes klinisches Problem. Sie kann Ausdruck einer erhöhten Katecholaminausschüttung des Patienten im Rahmen des peri- oder postoperativen Stresses sein und als Folge von Schmerzen, Unruhe, Angst, Hypothermie, Hypoxämie, Hyperkapnie, Harnverhalt und Hypervolämie, aber auch Hypovolämie auftreten. Zunächst gilt es, diese auslösenden Faktoren zu identifizieren und zu behandeln. Ist dies geschehen, muss der erhöhte Blutdruck gezielt mit

Antihypertensiva behandelt werden. Dabei ist es – anders als bei der chronischen Therapie – nicht so sehr das Ziel, strenge Blutdruckzielwerte zu erreichen (in der Regel < 140/90 mmHg), sondern vor allem, akute Komplikationen durch zu hohe Blutdruckwerte zu verhindern. Dazu muss als Erstes so bald wie möglich postoperativ eine vorbestehende orale Medikation fortgeführt werden. Falls das nicht ausreicht, muss die Dosis der eingesetzten Medikamente gesteigert werden oder es müssen zusätzliche orale Antihypertensiva verabreicht werden.

Schließlich bleibt die **intravenöse Therapie** der arteriellen Hypertonie für immer noch unzureichend eingestellte Patienten, für Patienten, die postoperativ noch keine orale Medikation erhalten dürfen, und für Patienten mit akuter hypertensiver Entgleisung oder sogar hypertensiver Krise. Idealerweise sollten Patienten bei Entlassung gut eingestellte Blutdruckwerte < 140/90 mmHg haben. Aber auch Patienten mit postoperativen Blutdruckwerten unter 160/100 mmHg können entlassen werden, wenn sie kardial beschwerdefrei sind.

Merke

Diesen Patienten muss aber geraten werden, **regelmäßige Blutdruckkontrollen** durchzuführen und sich ambulant bei ihrem Hausarzt, dem Internisten oder Kardiologen vorzustellen, um die **Bluthochdrucktherapie** weiter zu **optimieren**.

Literatur

[1] James PA, Oparil S, Carter BL et al. 2014 evidence-based guideline for the management of high blood pressure in adults: report from the panel members appointed to the Eighth Joint National Committee (JNC 8). JAMA, the Journal of the American Medical Association 2014; 311: 507–520

[2] Kristensen SD, Knuuti J, Saraste A et al. 2014 ESC/ESA guidelines on non-cardiac surgery: cardiovascular assessment and management: The Joint Task Force on non-cardiac surgery: cardiovascular assessment and management of the European Society of Cardiology (ESC) and the European Society of Anaesthesiology (ESA). Eur Heart J 2014; 35: 2383–2431

[3] Laslett L. Hypertension. Preoperative assessment and perioperative management. The Western Journal of Medicine 1995; 162: 215–219

[4] Mancia G, Fagard R, Narkiewicz K et al. 2013 ESH/ESC guidelines for the management of arterial hypertension: the Task Force for the management of arterial hypertension of the European Society of Hypertension (ESH) and the European Society of Cardiology (ESC). Eur Heart J 2013; 34: 2159–2219

[5] Marik PE, Varon J. Perioperative hypertension: a review of current and emerging therapeutic agents. Journal of Clinical Anesthesia 2009; 21: 220–229

[6] Soto-Ruiz K, Peacock W, Varon J. Perioperative hypertension: Diagnosis and treatment. Netherlands Journal of Critical Care 2011; 15: 143–148

6.6 Myokardischämie und Arrhythmie nach Operationen

J. Müller-Ehmsen

6.6.1 Myokardischämie perioperativ

Die koronare Herzerkrankung tritt oft auf, sie ist eine der häufigsten Todesursachen in den westlichen Industrienationen. Entsprechend ist es nicht selten, dass sich unter den Patienten, die sich einer Operation unterziehen müssen, auch solche befin-

den, die eine bekannte koronare Herzerkrankung oder sogar schon einen Myokardinfarkt erlitten haben. Eine Operation stellt für diese Patienten ein erhöhtes Risiko dar, perioperativ ein kardiovaskuläres Ereignis zu erleiden. Die Operation ist dabei zwar nicht Ursache des Problems, sondern Trigger oder Auslöser, ähnlich wie andere Ereignisse, die mit körperlichem und/oder psychischem Stress einhergehen [5]. Dabei hängt das Risiko des Patienten von patienteneigenen Krankheits- und Risikofaktoren ab und von der Art des Eingriffs. Dabei sind die Invasivität des Eingriffs, die Narkosedauer und der zu erwartende Blutverlust bzw. die zu erwartende Kreislaufbelastung durch Flüssigkeitsverschiebung oder Hypothermie besonders bedeutsam.

Wie immer gilt, dass bereits bei Planung der Operation eine vollständige Anamnese erhoben und das kardiovaskuläre Risiko der Operation evaluiert und durch geeignete präoperative Maßnahmen so weit wie möglich gesenkt werden muss. Dazu gehört auch eine kritische Risiko-Nutzen-Abwägung der perioperativen Medikation (Betablocker, Thrombozytenhemmer) [2]. Patienten mit sehr hohem perioperativen kardiovaskulären Risiko (hochgradig eingeschränkte LV-Funktion, schwere koronare 3-Gefäßerkrankung, großer Eingriff) sollten nur an Kliniken operiert werden, die über eine kardiologische Fachabteilung mit breitem nichtinterventionellem und interventionellem Spektrum und 24-stündige Herzkatheterbereitschaft verfügen.

Perioperative Diagnostik

Besonders bei Patienten mit hohem kardiovaskulären Risikoprofil, welches sich durch die bestehenden Vorerkrankungen oder durch das Vorhandensein mehrerer Risikofaktoren ergibt, und natürlich bei Patienten mit bereits bekannter koronarer Herzerkrankung oder sogar stattgehabtem Myokardinfarkt muss perioperativ mit erhöhter Aufmerksamkeit auf das Auftreten einer relevanten Myokardischämie geachtet werden.

Am einfachsten ist die Detektion einer Myokardischämie bei Patienten, die typische Angina-pectoris-Beschwerden entwickeln und sich mit diesen Beschwerden melden. Dann gelten alle diagnostischen und therapeutischen Algorithmen wie sonst auch beim akuten Koronarsyndrom (siehe Kap. Therapie des akuten Koronarsyndroms), jedoch muss bei der Therapie die Möglichkeit der dualen Plättchenhemmung (ASS plus Ticagrelor, Prasugrel oder Clopidogrel) peri- oder früh postoperativ aufgrund der möglichen Blutungskomplikationen kritisch diskutiert werden.

Typische Symptome einer Myokardischämie:
- retrosternales Druckgefühl (wie ein Klotz auf der Brust), Engegefühl, gelegentlich Brennen
- Ausstrahlung in den linken (selten rechten) (Ober-) Arm und/oder in den linken (selten rechten) Unterkiefer
- Angstgefühl, Unruhe, Kaltschweißigkeit
- keine Bewegungs- oder Atmungsabhängigkeit der Beschwerden

Weniger typische Beschwerden, die aber ebenfalls auf eine Myokardischämie hinweisen können:
- Rückenschmerz (zwischen den Schulterblättern)
- Oberbauchschmerz oder Druckgefühl im Oberbauch
- Dyspnoe

Schwieriger ist die Detektion einer akuten Myokardischämie perioperativ beim nichtwachen Patienten oder beim Patienten, der z. B. bei Diabetes mellitus eine stumme Myokardischämie erleidet. Hier können nicht die Symptome als Wegweiser dienen, sondern die Verdachtsdiagnose muss aufgrund **weniger spezifischer Hinweise** gestellt werden:
- Herzrhythmusstörungen
- hämodynamische Auffälligkeiten
- Dyspnoe
- allgemeine Zeichen von Stress und Unwohlsein:
  - Kaltschweißigkeit
  - Blässe
  - Unruhe

Diagnostik der akuten Myokardischämie

Eine akute Myokardischämie ist immer eine lebensbedrohliche Situation. Daher muss bei Verdacht die Diagnosestellung sehr rasch erfolgen. Wesentliche Säulen der Diagnostik sind neben der Anamnese (Risiko/Vortestwahrscheinlichkeit) das 12-Kanal-EKG, Laborparameter der akuten Myokardischämie (Troponin I oder Troponin T, CK, CKMB, ggf. LDH) und die Echokardiografie. Die Diagnose eines akuten Koronarsyndroms wird entsprechend den aktuellen Leitlinien gestellt [3].

Für einen ST-Hebungsinfarkt ist das EKG alleine diagnostisch wegweisend. Es gilt orientierend, dass die ST-Strecke in zwei zusammenhängenden Extremitätenableitungen (I und aVL oder II, III und aVF) um mindestens 0,1 mV angehoben sein muss oder in zwei zusammenhängenden Brustwandableitungen (V1–V6) um 0,2 mV. Sobald ein solcher Befund vorliegt, steht bis zum Beweis des Gegenteils die Diagnose eines akuten ST-(Strecken-) Hebungsinfarkts (STEMI). Dies ist ein Notfall mit Überwachungspflichtigkeit und der Indikation zur sofortigen Herzkatheteruntersuchung, die zum Ziel hat, das verschlossene Herzkranzgefäß in möglichst kurzer Zeit zu rekanalisieren [4].

Bei fehlenden ST-Strecken-Hebungen im EKG wird die Diagnose durch den Troponinwert gestellt. Inzwischen wird von nahezu allen Labors in Deutschland der hochsensitive Troponinwert verwendet, der schon sehr geringe Myokardschäden nach sehr kurzer Latenzzeit detektiert. Die hohe diagnostische Sensitivität geht allerdings zu Lasten der Spezifität, so dass auch bei erhöhten Skelettmuskel-CK-Werten ohne relevanten MB-Anteil häufig eine Troponinerhöhung zu beobachten ist. In jedem Fall besteht bei erhöhten Troponinwerten der dringende Verdacht auf einen Nicht-ST-Hebungsinfarkt (NSTEMI) mit entsprechenden Konsequenzen. Neben der Erhöhung des Troponinwerts hat auch seine Dynamik (steigend oder fallend) bei Verlaufskontrollen eine diagnostische Relevanz (fortgesetzte Myokardschädigung versus Stabilisierung des pathophysiologischen Geschehens). Natürlich treten Troponinerhöhungen bei jeder Art des Myokardschadens auf, der z. B. auch durch Myokarditis, tachykarde Herzrhythmusstörungen oder traumatisch bei einer Contusio cordis entstehen kann.

Durch die Echokardiografie kann sehr rasch beurteilt werden, welchen Einfluss die vermutete Myokardischämie auf die Herzfunktion hat. Außerdem können regionale Zuordnungen getroffen werden, in welcher Region die Kontraktilität des Herzmuskels beeinträchtigt ist und ob diese Region zu den EKG-Veränderungen passt. Auch für die Risikostratifizierung ist die Echokardiografie von großer Bedeutung, da natürlich eine stark eingeschränkte links- oder rechtsventrikuläre Herzfunktion auch mit einer schlechteren Prognose einhergeht, besonders wenn auch noch relevante Klappendysfunktionen vorliegen. Umgekehrt spricht eine normale myokardiale Funktion gegen das Vorliegen einer Myokardischämie größeren Ausmaßes, so dass hier mit etwas mehr Ruhe agiert werden kann.

6

Therapie des akuten Koronarsyndroms

Die Therapie des akuten Koronarsyndroms besteht aus einer medikamentösen und einer invasiven katheterinterventionellen Therapie.

Die **medikamentöse Therapie** hat verschiedene Ziele:
- Reduktion der Symptome (Morphin s. c.)
- Reduktion der Ischämie mit Prognoseverbesserung (duale Thrombozytenhemmung und β-Rezeptoren-Blockade)

Für die duale Thrombozytenhemmung sollte postoperativ neben der Acetylsalicylsäure am ehesten Ticagrelor eingesetzt werden. Ticagrelor ist wirkungsstärker als das ältere Clopidogrel und hemmt im Gegensatz zu Clopidogrel und dem ebenfalls stärker wirksamen Prasugrel die Thrombozyten nicht irreversibel. Sollten Blutungskomplikationen im Operationsgebiet auftreten, kann durch Absetzen des Ticagrelor nach etwa 24 Stunden eine vollständige Thrombozytenfunktion wiederhergestellt werden.

Beim akuten Koronarsyndrom ist die rasche Durchführung einer invasiven Diagnostik mit Herzkatheteruntersuchung relevant für das Überleben des Patienten, so dass diese immer erfolgen muss. Ziel ist es hierbei, das relevant verengte oder verschlossene Koronargefäß zu identifizieren und die Läsion durch perkutane Koronarintervention (PCI), meist mit Stentimplantation, zu behandeln. Beim ST-Hebungsinfarkt müssen Diagnostik und Therapie notfallmäßig und sofort erfolgen. Beim Nicht-ST-Hebungsinfarkt kann der Untersuchungszeitpunkt beim stabilen und beschwerdefreien Patienten bis zu 72 Stunden verzögert werden, ohne dass dies prognostisch ungünstig wäre [3], [4].

6.6.2 Herzrhythmusstörungen (Arrhythmien)

Als Herzrhythmusstörungen werden alle Abweichungen des Herzrhythmus vom normalen und normofrequenten Sinusrhythmus bezeichnet. Sie sind vor allem dann unmittelbar klinisch bedeutsam, wenn sie die Pumpleistung des Herzens und die Hämodynamik beeinflussen. Insbesondere kann dies bei Tachykardien (Herzfrequenz > 100/min) und Bradykardien (Herzfrequenz < 60/min) der Fall sein, während normofrequente Herzrhyth-musstörungen meist keine hämodynamische Relevanz haben.

Neben der Herzfrequenz spielen aber auch vorbestehende strukturelle Herzerkrankungen eine wichtige Rolle. So führt eine Tachykardie bei hochgradig eingeschränkter linksventrikulärer Funktion oder bei hochgradigen Klappenvitien oder hochgradiger Stenose des Hauptstamms der linken Koronararterie viel eher zu einer kardialen Dekompensation als bei Patienten mit strukturell gesundem Herzen. Unabhängig von ihrer unmittelbaren hämodynamischen Relevanz sind alle Herzrhythmusstörungen immer Ausdruck von mehr oder weniger bedeutsamen kardialen Veränderungen (z. B. einer Myokardischämie) oder von Veränderungen im Flüssigkeits- und Elektrolythaushalt (Exsikkose, Kalium etc.) oder von hormonellen Veränderungen (z. B. Hyperthyreose). Daher sind neu auftretende Herzrhythmusstörungen in der perioperativen Phase immer als Warnsignal für zugrundeliegende klinisch relevante Probleme zu erachten.

Merke

Ein Notfall sind Arrhythmien immer dann, wenn sie hämodynamisch relevant sind.

Symptome der Herzrhythmusstörung

Grundsätzlich können Herzrhythmusstörungen asymptomatisch bleiben. Allerdings werden sie oft auch als Herzstolpern, Palpitationen, Herzrasen oder Unruhegefühl empfunden. Darüber hinaus macht sich eine Beeinträchtigung des Kreislaufs bei unmittelbarer hämodynamischer Relevanz bemerkbar durch
- Schwindel,
- „schwarz werden" vor Augen oder
- Synkope.

Bei erhaltenem Blutdruck kann aber auch besonders bei Tachykardie eine pulmonal-venöse Stauung mit Dyspnoe und Lungenödem entstehen. Bei vorhandenen Koronarstenosen können unter einer Tachykardie Angina-pectoris-Beschwerden auftreten.

Diagnose der Herzrhythmusstörung

Relevante Herzrhythmusstörungen können fast immer im Oberflächen-EKG diagnostiziert werden, allerdings natürlich nur zum Zeitpunkt ihres Auftretens. Wird das EKG bei paroxysmalen Rhythmusstörungen zu einem anderen Zeitpunkt geschrieben, kann es völlig unauffällig sein. Dann müssen bei Verdacht auf Herzrhythmusstörungen weitere EKG- oder Langzeit-EKG-Aufzeichnungen erfolgen, damit die Rhythmusstörung identifiziert und dokumentiert werden kann. In Fällen mit ausgeprägter Symptomatik oder hohem Risiko wird auch eine Monitorüberwachung empfohlen. Für die Einschätzung der Problematik und die angemessene weitere Versorgung der Patienten muss immer eine Dokumentation der Herzrhythmusstörungen angestrebt werden, z. B. auch als Monitorausdruck oder Smartphone-Foto vom Überwachungsmonitor, wenn ein Ausdruck nicht möglich ist. Dies ist insbesondere bei den Rhythmusstörungen wichtig, deren Vorhandensein gravierende therapeutische Konsequenzen hat, z. B. ventrikuläre Tachykardie und hochgradige AV-Blockierungen.

Klinische Systematik der Herzrhythmusstörung

In der Systematik der Herzrhythmusstörungen wird abhängig von der Herzfrequenz zwischen tachykarden, bradykarden und normofrequenten Herzrhythmusstörungen unterschieden.

Die **bradykarden** Herzrhythmusstörungen sind Überleitungsverzögerungen oder Leitungsblocks (sinuatrial – SA, atrioventrikulär – AV) oder auch Sinusbradykardien, die z. B. bei Hyperkaliämie auftreten können.

Die **tachykarden** Herzrhythmusstörungen werden nach ihrem Ursprungsort in **supraventrikuläre** und **ventrikuläre** Herzrhythmusstörungen eingeteilt – entscheidend ist der Ursprungsort, denn natürlich führen supraventrikuläre Tachykardien auch zu einer Erhöhung der Kammerfrequenz. Einfacher können tachykarde Herzrhythmusstörungen zunächst **nach der EKG-Morphologie eingeteilt** werden, nämlich abhängig von der Breite des QRS-Komplexes im EKG in folgende beide Formen:
- **Schmalkomplextachykardien**: diese kommen immer aus den Vorhöfen
- **Breitkomplextachkardien**: diese kommen oft aus den Ventrikeln, können aber auch aus den Vorhöfen kommen

Einige Tachykardien entstehen durch kreisende Erregungen zwischen Vorhöfen und Ventrikeln und heißen daher **AV-Reentry-Tachykardien** (AVRT). Wenn die kreisende Erregung innerhalb des AV-Knotens stattfindet (häufiger), spricht man von einer AV-Knoten (nodal)-Reentry-Tachykardie (AVNRT).

Die diagnostische und therapeutische Konsequenz bei Herzrhythmusstörungen richtet sich nach Vorgeschichte und Symptomatik.

Bradykarde Herzrhythmusstörungen

Die häufigsten bradykarden Herzrhythmusstörungen sind **SA-Blockierungen**, die im EKG als Sick Sinus Syndrom zu sehen sind (P-Wellen sind unregelmäßig oder fallen aus), und **AV-Blockierungen** (Verlängerung der PQ-Zeit oder P-Wellen ohne QRS-Komplex). Meist sind diese Folge einer Ermüdung und Degeneration des Erregungsbildungs- und Leitungssystems des Herzens im Alter. Dann lässt sich keine spezifische Ursache eruieren, und bei relevanten Pausen (ab 3 Sekunden) oder symptomatischer Bradykardie besteht die Indikation zur Implantation eines Herzschrittmachers.

Immer muss aber nach einer möglicherweise behandelbaren Ursache gesucht werden. Dies könnten z. B. eine koronare Herzerkrankung oder eine Hyperkaliämie sein, oder – ebenso trivial wie häufig – eine bradykardisierende Medikation. Wird eine Ursache für eine Bradykardie gefunden, muss diese natürlich zunächst behandelt werden, um danach zu prüfen, ob noch eine weitere Versorgung mit einem Herzschrittmacher erforderlich ist. Postoperativ ist auch eine verstärkte Vagusreizung, z. B. beim intubierten Patienten im Rahmen des Absaugens auf der Intensivstation, eine mögliche Ursache für Bradykardien bis hin zu Asystolien. Diese bedürfen zunächst keiner Schrittmacherversorgung, es sei denn, deren Häufigkeit und Intensität zwingen zu rascher Therapie.

Klinisch relevante bradykarde Herzrhythmusstörungen sind bei Fortbestehen auch nach Beseitigung möglicher Ursachen nur durch Implantation eines Herzschrittmachers dauerhaft zu behandeln. Als vorübergehende Lösungen stehen die intravenöse Therapie mit Herzfrequenz- und überleitungssteigernden Medikamenten zur Verfügung (Atropin, Orciprenalin, Dobutamin) oder die Versorgung mit einem temporären Herzschrittmacher (auf der Intensiv- oder zumindest Intermediate-Care-Station). Solange keine endgültige Therapie

6

erfolgt ist, müssen Patienten mit klinisch relevanten Bradykardien auf einer Überwachungsstation am EKG-Monitor kontrolliert werden.

Therapieoptionen bei bradykarden Herzrhythmusstörungen:

- Herzschrittmacher (temporär/permanent)
- Atropin 0,5 mg i. v. fraktioniert (vollständige Vagusblockade bei 3,0 mg)
- Orciprenalin 0,5 mg auf 10 mL verdünnt, langsam i. v.
  Perfusor: 5 mg auf 50 ml verdünnt. 6–17 mL/h bei 70 kg KG (0,15–0,4 µg/kg KG/min)
- Dobutamin: 250 mg/50 mL (5 mg/mL), 0,5–12 mL/h
- Adrenalin: 10 mg/50 mL NaCl (= 0,2 mg/mL; 0,2–10 mL/h)

Unterscheidung tachykarder Herzrhythmusstörungen

Nach ihrem Ursprung werden Tachykardien in **supraventrikuläre** und **ventrikuläre** Tachkardien eingeteilt. Zwar ist das Ergebnis das gleiche, nämlich die Tachykardie, jedoch sind die supraventrikulären Tachykardien in der Regel weniger gefährlich, weil die Ventrikelfrequenz durch den zwischengeschalteten AV-Knoten gebremst wird. Eine ventrikuläre Tachykardie ist dagegen immer ein Notfall.

Supraventrikuläre Tachykardien können schmale oder breite Kammerkomplexe haben. Die Rhythmusstörung besteht im Vorhof, daher werden die Ventrikel über den AV-Knoten physiologisch stimuliert. Wenn das Reizleitungssystem in den Ventrikeln (His-Bündel, linker und rechter Tawara-Schenkel) nicht geschädigt ist, sind die Kammerkomplexe (QRS) schmal.

Schmalkomplextachykardien sind immer supraventrikulär, weil nur supraventrikuläre Tachykardien das normale Reizleitungssystem nutzen können. Wenn das Reizleitungssystem aber schon einen vorbestehenden Defekt aufweist (breiter QRS-Komplex, Linksschenkelblock oder Rechtsschenkelblock), d. h. wenn also schon im Sinusrhythmus der QRS-Komplex breit ist, dann bleibt dieser natürlich auch bei schneller Vorhofaktion (bei der supraventrikulären Tachykardie) breit. Breite Kammerkomplexe können bei supraventrikulären Tachykardien auch durch eine Ermüdung des Reizleitungssystems auftreten (Ermüdungsblock). Dann ist der QRS-Komplex im Sinusrhyth-

mus schmal und wird bei der supraventrikulären Tachykardie breit.

Ein wichtiges Kriterium für die Diagnose einer supraventrikulären Tachykardie mit breiten QRS-Komplexen ist die typische **Rechtsschenkelblock- oder Linksschenkelblock-Konfiguration**, während das Blockbild bei ventrikulären Tachykardien meist unspezifischer ist. Ein anderes Kriterium für eine supraventrikuläre Tachykardie ist eine absolute Arrhythmie mit immer gleich konfigurierten Kammerkomplexen. Dies spricht für das Vorhandensein eines **Vorhofflimmerns mit Blockbild**.

Für das Vorliegen einer **ventrikulären Tachykardie** spricht das Auftreten von Capture Beats. Das sind einzelne schmale QRS-Komplexe während der laufenden Tachykardie, die dadurch entstehen, dass trotz laufender VT einzelne Vorhoferregungen übergeleitet werden können. Bei kompensiertem Kreislauf kann unter Monitorüberwachung ein Adenosin-Test durchgeführt werden. Hierzu wird durch schnelle i. v. Bolusinjektion von zunächst 6 mg (Nachspülen mit NaCl 10 mL), bei Wirkungslosigkeit nochmals mit 12 mg Adenosin für wenige Sekunden ein vollständiger AV-Block ausgelöst, der bei supraventrikulärer Tachykardie die Herzfrequenz schlagartig bremst. Meist entstehen sogar Pausen über einige Sekunden, die auch kurz hämodynamisch relevant sein können. Eine ventrikuläre Tachykardie bleibt jedoch unbeeinflusst, da der AV-Knoten nicht Teil der tachykarden Erregungsleitung ist.

Merke

Schmalkomplextachykardien sind immer supraventrikulär.

Breitkomplextachykardien können supraventrikulär oder ventrikulär sein. Da ventrikuläre Tachykardien oft hämodynamisch relevant sind oder im Verlauf werden, und da die Gefahr der Degeneration in ein Kammerflimmern besteht, müssen Breitkomplextachykardien immer zunächst als ventrikuläre Tachykardien und damit als überwachungspflichtiger Notfall angesehen werden, besonders bei Patienten mit bekannter struktureller/ischämischer Herzkrankheit.

Durch den Adenosin-Test werden nur supraventrikuläre Tachykardien kurzzeitig gebremst, während ventrikuläre Tachykardien unbeeinflusst bleiben.

Vorhofflimmern und Vorhofflattern

Die häufigste supraventrikuläre Tachykardie ist das VH-Flimmern oder VH-Flattern. Kennzeichen sind schmale tachykarde QRS-Komplexe, die entweder ganz unregelmäßig auftreten (VH-Flimmern, absolute Arrhythmie) oder regelmäßig (VH-Flattern). Wenn eine Erregungsüberleitungsstörung besteht (Linksschenkelblock, Rechtsschenkelblock), kann der QRS-Komplex auch breit sein (> 120 ms). Manchmal entwickelt sich ein Schenkelblockbild auch unter der Tachykardie, dann spricht man von einem „Ermüdungsblock", weil Teile des Erregungsleitungssystems unter der schnellen Herzfrequenz ermüden. Auch wenn pathophysiologisch unterschiedliche Mechanismen vorliegen (beim typischen Vorhofflattern besteht eine kreisende Erregung im rechten Vorhof, die im EKG als die typischen Sägezahnwellen in den Ableitungen II, III und aVF imponieren), muss für die klinische Erstversorgung nicht zwingend streng zwischen VH-Flimmern und VH-Flattern unterschieden werden.

Ein **Vorhofflimmern oder -flattern** kann bei strukturell gesunden Herzen auftreten, z. B. bei Hypokaliämie. Häufig liegt aber zumindest eine arterielle Hypertonie mit erhöhten LV-Füllungsdrucken und dadurch strukturell verändertem und vergrößertem linken Vorhof zugrunde oder eine Mitralklappeninsuffizienz oder eine Herzinsuffizienz. Ein VH-Flimmern ist meistens kein einmaliges Ereignis, sondern es gibt meist eine typische Vorhofflimmer-„Karriere", wobei es zunächst oft nur gelegentlich auftritt, ohne lange anzuhalten (**paroxysmales** Vorhofflimmern). Im Verlauf werden die Episoden häufiger und länger, bis das Vorhofflimmern schließlich anhält, so dass es nur mit medikamentöser Therapie oder durch elektrische Kardioversion zu terminieren ist (**persistierendes** VH-Flimmern). Besteht das VH-Flimmern chronisch und wird keine Kardioversion in den Sinusrhythmus mehr angestrebt, spricht man von einem **permanenten** Vorhofflimmern.

Wegen der Häufigkeit eines Vorhofflimmerns und Vorhofflatterns ist auch ein perioperatives Auftreten nicht selten und für die meisten Patienten dann oft nicht das erste Ereignis dieser Art. Ein einfacher, aber häufiger Auslöser eines tachykarden Vorhofflimmerns oder Vorhofflatterns könnte das perioperative Pausieren bradykardisierender oder rhythmisierender Medikamente sein (Betablocker, Verapamil, Herzglykoside – Digoxin, Flecainid, Propaphenon). Das perioperative Pausieren von Amiodaron oder Digitoxin spielt wegen der langen Halbwertszeit dieser Medikamente erst nach einigen Tagen (Digitoxin) oder Wochen (Amiodaron) eine Rolle. Wenn eine Medikamentenpause Ursache sein könnte, muss natürlich als Erstes die vorbestehende Medikation wieder eingesetzt werden.

Andere Auslöser für ein perioperatives VH-Flimmern oder VH-Flattern könnten der perioperative Katecholaminstress (endogen oder exogen/Schmerzen), Elektrolytentgleisung und hypertensive Entgleisung sein.

Die typischen Symptome des Vorhofflimmerns oder -flatterns sind unregelmäßiges oder regelmäßiges Herzrasen, Unruhegefühl, Dyspnoe (insbesondere bei eingeschränkter LV-Funktion oder gleichzeitiger hypertensiver Entgleisung, Angstgefühl und gelegentlich Angina pectoris.

Für die Therapie ist es natürlich zunächst wichtig, die Ursachen für das Auftreten eines Vorhofflimmerns zu erkennen und zu behandeln, parallel aber auch die Herzfrequenz durch medikamentöse Therapie zu kontrollieren und idealerweise zu normalisieren (Betablocker, Herzglykoside, Amiodaron).

> **Merke**
>
> Eine sofortige elektrische Kardioversion kann immer im hämodynamischen Notfall und wenn das Vorhofflimmern weniger als 48 Stunden besteht, ohne weitere Vorsichtsmaßnahmen durchgeführt werden.

Wenn das Vorhofflimmern über 48 Stunden anhält, muss vor einer elektiven Kardioversion eine transösophageale Echokardiografie erfolgen, um intrakardiale Thromben auszuschließen, die zu > 90 % aus dem linken Herzohr kommen und die im Sinusrhythmus in das Gehirn und in die Peripherie embolisieren können.

Bei der Therapie des Vorhofflimmerns muss zwischen **zwei** grundsätzlichen **Therapiekonzepten** unterschieden werden:

- **Rhythmuskontrolle**: Herstellung und Beibehaltung des Sinusrhythmus ist Ziel der Therapie
- **Frequenzkontrolle**: das Abbremsen der Ventrikelfrequenz auf Werte < 90/min ist alleiniges Therapieziel

6

Tab. 6.8 CHA2DS 2-VASc-Score zur Beurteilung des Embolierisikos bei Vorhofflimmern.

Risiken	Punkte
C (congestive heart failure): Herzinsuffizienz	1
H (hypertension): arterielle Hypertonie	1
A2 (age): Alter > 75 J.	2
D (diabetes): Diabetes	1
S 2 (stroke): Zustand nach Schlaganfall oder TIA	2
V (vascular disease): Atherosklerose (KHK, PAVK)	1
A (age): Alter > 65 J.	1
Sc (sex category): weibliches Geschlecht	1

Perioperativ muss diese Frage nicht abschließend geklärt werden. Vielmehr kommt es ja zunächst darauf an, den Patienten aus der perioperativen Phase „heraus zu manövrieren". Die grundsätzliche Entscheidung kann dann im Verlauf getroffen werden.

Neben der therapeutischen Beeinflussung von Herzrhythmus und Herzfrequenz ist die **Vermeidung von thromboembolischen Ereignissen** ein weiteres Therapieziel beim Vorhofflimmern. Durch die fehlenden Kontraktionen der Herzvorhöfe kann es besonders im linken Herzohr zur Bildung von Thromben kommen, die dann in das Gehirn und/oder die Peripherie embolisieren und hier Infarktereignisse auslösen können.

Das Risiko eines Schlaganfalls bei Vorhofflimmern lässt sich durch den CHA2DS 2-VASc-Score (▶ Tab. 6.8) bestimmen. Dabei entspricht das jährliche Schlaganfallrisiko in Prozent etwa der Punktzahl des CHADS-VASc-Score. Ab einem Wert von 2 Punkten besteht eine eindeutige Indikation zur Vollantikoagulation mit fraktioniertem oder unfraktioniertem Heparin, mit Vitamin-K-Antagonisten oder mit den nicht von Vitamin K abhängigen oralen Antikoagulanzien (NOAK). Die Entscheidung für oder gegen eine perioperative Antikoagulation muss abhängig vom Embolierisiko und vom Blutungsrisiko getroffen werden. Dabei muss berücksichtigt werden, dass z. B. ein 5 %iges Schlaganfallrisiko pro Jahr, auf eine Woche berechnet, nur ein Risiko von 0,1 % für den Patienten darstellt, wenn keine Antikoagulation durchgeführt wird.

AV-Knoten-Reentry-Tachykardie

Zweithäufigste supraventrikuläre Tachykardie ist die AV-Knoten-Reentry-Tachykardie. Sie wird hervorgerufen durch eine kreisende Erregung im AV-Knoten und ist gekennzeichnet durch eine regelmäßige Schmalkomplextachykardie mit Herzfrequenzen meist zwischen 120 und 150/min. Immer ist eine Extrasystole Auslöser der plötzlich auftretenden und meist wieder plötzlich sistierenden Tachykardie. Medikamentös kann die AV-Knoten-Reentry-Tachykardie durch Gabe von Verapamil oder Betablocker gebremst und zum Teil auch beendet werden. Sicher beendet werden kann sie durch die i. v. Gabe von Adenosin im Bolus (zunächst 6 mg, bei Erfolglosigkeit 12 mg anschließend).

Ventrikuläre Tachykardien

Ventrikuläre Tachykardien haben immer breite Kammerkomplexe im EKG, da das anatomisch-physiologische Reizleitungssystem nicht genutzt werden kann. Sie sind gefährlich, da sie oft selbst schon hämodynamisch relevant sind und zu Kammerflimmern mit Reanimationspflichtigkeit degenerieren können.

Klinisch sind die Patienten oft hypoton und verspüren ein Herzrasen (meist regelmäßig), innere Unruhe und Angst. Auch Angina-pectoris-Beschwerden können auftreten. Durch Puls- und Blutdruckmessung kann man eine erste Einschätzung vornehmen, aber auch ein EKG sollte so schnell wie möglich geschrieben werden. Patienten mit einer ventrikulären Tachykardie müssen auf einer Überwachungsstation monitoriert und so schnell wie möglich behandelt werden.

Die Reihenfolge des Vorgehens richtet sich nach der klinischen Dringlichkeit/Stabilität. Beim deutlich instabilen Patienten müssen erste Maßnahmen unmittelbar vor Ort erfolgen. Bei einsetzender Bewusstlosigkeit muss eine elektrische Kardioversion angestrebt werden (200 J, 200 J, 360 J), in der Zwischenzeit müssen ggf. Reanimationsmaßnahmen durchgeführt werden. Zusätzlich zur elektrischen Kardioversion kann Amiodaron zur Stabilisierung des Rhythmus verabreicht werden (300 mg als Bolus i. v.). Bei erfolgloser Kardioversion/Defibrillation muss Amiodaron zusätzlich gegeben werden (siehe auch Reanimationsleitlinien, [1]).

Besteht noch ein kompensierter Kreislauf, sollte rasch die Verlegung auf eine Überwachungsstation mit Monitor erfolgen, wo dann bei gesicherter Diagnose eine antiarrhythmische Therapie eingeleitet werden muss. Diese sollte in der Regel als i. v. Medikation erfolgen, bevorzugt mit Amiodaron i. v. (150–300 mg), aber auch Ajmalin i. v. (50 mg langsam) ist möglich. Bei fehlendem Erfolg und weiter laufender VT ist der nächste therapeutische Schritt die elektrische Kardioversion in (Kurz-)Narkose.

Amiodaron ist das wichtigste antitachykarde Notfallmedikament und kann als Allroundmedikament bei Tachykardie angesehen werden, da es sowohl bei kritischen ventrikulären als auch bei supraventrikulären Tachykardien wirksam ist (**cave**: Hyperthyreose).

Therapieoptionen bei Tachykardien in der perioperativen Phase

In der perioperativen Phase der Tachykardien gibt es folgende **Therapieoptionen**:

- Betablocker (Bisoprolol p. o., Metprolol p. o. oder i. v.) bei hämodynamischer Stabilität (systolischer Blutdruck > 110 mmHg): z. B. Bisoprolol 5 mg p. o. oder Metoprolol 47,5 mg p. o. oder 5 mg langsam i. v.). **Cave**: keine Kombination mit Verapamil.
- Verapamil (bei supraventrikulärer Tachykardie oder AV-Knoten-Reentry-Tachykardie): 50 mg/ 50 mL, 4–10 mL/h. **Cave**: keine Kombination mit Betablocker.
- Digitoxin (bei supraventrikulärer Tachykardie): Aufsättigung mit insgesamt 1 mg über 4–6 Stunden möglich (10 × 0,1 mg Tabletten). Rasche Aufsättigung über 2 Stunden möglich (10 Tabletten 0,1 mg oder 4 × 0,25 mg i. v.).
- Amiodaron (bei supraventrikulärer und ventrikulärer Tachykardie wirksam. Kombination mit Betablocker oder Verapamil und Herzglykosiden möglich): 150–300 mg i. v. als Bolus. Amiodaron-Perfusor: 900 mg/50 mL, 2,1 mL/h. **Cave**: QT-Zeit.
- Elektrische Kardioversion/Defibrillation

Literatur

[1] Callaway CW et al. Advanced life support. 2015 International Consensus on Cardiopulmonary Resuscitation and Emergency Cardiovascular Care Science With Treatment Recommendations. Circulation 2015; 132(suppl 1): S 84–S 145
[2] Kristensen SD et al. 2014 ESC/ESA Guidelines on non-cardiac surgery: cardiovascular assessment and management. Eur Heart J 2014; 35: 2383–2431
[3] Roffi M et al. 2015 ESC Guidelines for the management of acute coronary syndromes in patients presenting without persistent ST-segment elevation. Eur Heart J 2015; in press (available online)
[4] Steg PG et al. ESC Guidelines for the management of acute myocardial infarction in patients presenting with ST-segment elevation. Eur Heart J 2012; 33: 2569–2619
[5] Tofler GH, Muller JE. Triggering of acute cardiovascular disease and potential preventive strategies. Circulation 2006; 114: 1863–1872

6.7 Pulmonale Komplikationen

E. Stoelben, A. Goßmann

6.7.1 Vorerkrankungen der Lunge und Formen des Lungenversagens

Merke

Rauchen schädigt die Lungenfunktion, viele Patienten rauchen oder haben geraucht. Diese Patienten benötigen besondere Aufmerksamkeit.

Hypoxämische Lungenfunktionsstörung

Die Lunge des Patienten kann gesund sein. Die perioperativen Belastungen treffen somit auf ein normales Organ mit einer breiten Reaktionsfähigkeit. Alternativ kann die Lunge durch Rauchen als häufigste Noxe oder durch andere Erkrankungen in Form einer chronisch-obstruktiven Lungenerkrankung mit Lungenemphysem oder einer restriktiven Ventilationsstörung vorgeschädigt sein. Bei diesen Patienten hat ein chronisch-entzündlicher Prozess das funktionsfähige Parenchym in zum Teil erheblichem Ausmaß reduziert. Ein weiterer Verlust an alveolärer Funktion durch postoperative Komplikationen kann deshalb nur eingeschränkt kompensiert werden. Diese Einschränkung kann leicht mithilfe der Pulsoxymetrie an einer Hypoxämie erkannt werden.

Hyperkapnische Lungenfunktionsstörung

Des Weiteren weisen diese Patienten eine Einschränkung der Atempumpe auf. Das Lungenemphysem im Rahmen der COPD lässt das Lungenvolumen zunehmen. Die Atemmuskulatur befindet sich somit in einem unphysiologischen Zustand der Kontraktion, auch nach Exspiration. Patienten mit COPD weisen eine Einschränkung der Zwerchfellfunktion auf, die auf die chronisch-entzündliche Erkrankung der Lunge zurückgeführt wird. Größere chirurgische Eingriffe mit einer systemischen Entzündungsreaktion führen ebenfalls zu einer Beeinträchtigung der Muskelfunktion [2], die für solche Patienten zur Gefahr wird. Die Dekompensation der Atemmuskulatur erkennt man an einer Hyperkapnie. Im Gegensatz zur Hypoxämie ist diese Veränderung nur durch eine Blutgasanalyse zu diagnostizieren. Die Therapie besteht in der mechanischen Unterstützung der Atempumpe.

Nicht selten wirken beide Mechanismen, die Diffusionsstörung und das Atempumpenversagen, zusammen. Die häufigsten postoperativen Komplikationen an der Lunge sind ebenfalls entzündlicher Natur wie Exazerbation der COPD, Pneumonie und Lungenversagen. Patienten mit einer vorbestehenden Lungenerkrankung bergen somit ein deutlich erhöhtes Risiko für pulmonale Komplikationen sowie die Gefahr einer Dekompensation der respiratorischen Funktion, die eine intensivmedizinische Behandlung erfordert.

6.7.2 Identifikation und Behandlung von Risikopatienten

Die Anamnese der Rauchgewohnheiten und Lungenerkrankungen sowie der körperlichen Belastbarkeit und daraus folgend eine lungenfunktionelle Untersuchung sind essentiell vor größeren chirurgischen Eingriffen (s. Kap. 1.2). Das Rauchen vor dem chirurgischen Eingriff aufzugeben, beeinflusst nicht mehr das perioperative Risiko [6]. Ein systematisches körperliches Training und eine pneumologisch-medikamentöse Therapie verbessern jedoch die Lungenfunktion und senken das perioperative Risiko [4]. Eine präoperativ eingeschränkte Lungenfunktion erfordert eine postoperative Überwachung mit Pulsoxymetrie und der Möglichkeit für eine Blutgasanalyse.

Die Bronchien von Patienten, die rauchen bzw. eine COPD aufweisen, sind im Gegensatz zu gesunden Nie-Rauchern in einem Drittel der Fälle mit pathogenen Keimen besiedelt. Diese Patienten weisen nach thoraxchirurgischen Eingriffen ein deutlich erhöhtes Risiko für eine Pneumonie auf. Eine prophylaktische antibiotische Behandlung in Studien konnte bisher keinen Effekt auf die postoperative Komplikationsrate aufzeigen [3].

Die im Folgenden dargestellten Diagnosen sollen bei Patienten mit respiratorischer Verschlechterung differenzialdiagnostisch bedacht werden.

Eine weitere pulmonale Komplikation stellt die Lungenembolie dar.

Des Weiteren sollte bei pulmonaler Einschränkung an Folgendes gedacht werden:
- Sepsis
- kardiale Komplikationen (s. Kap. 6.6)
- Nierenfunktionsstörung bzw. Elektrolytentgleisung (s. Kap. 6.10)

Entsprechende Hinweise finden Sie in den zugehörigen Kapiteln.

Merke

Atemnot nach großen chirurgischen Eingriffen kann vielfältige Ursachen haben. Man sollte an die Differenzialdiagnosen denken.

Pleuraerguss/Pleuraempyem

Diagnose

Ein Pleuraerguss wird am häufigsten zufällig in der Röntgenübersichtsaufnahme festgestellt. Beidseitige Ergüsse treten bei Extravasation im Rahmen der systemischen Entzündungsreaktion und bei kardialer Dekompensation auf. Einseitige Ergüsse können Ausdruck lokaler Komplikationen auch unter dem Zwerchfell sein. Die Differenzialdiagnose zum pulmonalen Infiltrat oder Atelektase ist in der Röntgenaufnahme nicht immer einfach. Eine sonografische Untersuchung hilft in dieser Situation und kann die Ergussmenge besser abschätzen. Die sonografische Untersuchung liefert auch Informationen zur Qualität des Ergusses. Ein echofreier eiweißarmer Erguss tritt bei Extravasation und kardialer Dekompensation auf. Ein echoreicher Erguss ist Hinweis auf einen Hämatothorax, einen komplizierten parapneumonischen Erguss oder Ausdruck eines subphrenen Prozesses. In diesen Fällen kann bereits ein Pleuraempyem vorliegen.

Therapie

Die Indikation zu einer invasiven Drainage sollte sorgfältig geprüft werden. Bei echofreien Ergüssen ist eine Resorption nach Beseitigung der Ursache wahrscheinlich. Eine Drainage ist bei respiratorischer Einschränkung indiziert. Dünnlumige Drainagen in Seldinger-Technik (9 French) unter sonografischer Führung sind angemessen. Bei echoreichen und damit komplizierten Ergüssen sind Drainagen mit größerem Lumen bis 24 French sinnvoll. Ist der Anteil an geronnenem Eiweiß im Erguss hoch, kann der Effekt der Drainage durch Fibrinolyse in Kombination mit DNase (Desoxyribonuklease) verbessert werden [12].

Pneumothorax

Diagnose

Der Pneumothorax kann als Folge einer Reihe medizinischer Maßnahmen von der Intubationsnarkose über ZVK-Anlage bis zur Pleurapunktion auftreten. Der Patient leidet unter Atemnot, deren Ausmaß im Wesentlichen von der präoperativen Lungenfunktion abhängt. Die Auskultation mit fehlendem Atemgeräusch auf der betroffenen Seite mit sonorem Klopfschall führt zu dem Verdacht auf einen Pneumothorax. Der Verdacht wird durch eine Röntgenübersichtsaufnahme bestätigt (▸ Abb. 6.7).

Therapie

Im Falle eines unkomplizierten Pneumothorax ohne Beatmung ist eine dünnlumige Thoraxdrainage (9 French) in Seldinger-Technik indiziert. Mit einem negativen Druck von 20 cm Wassersäule wird der Effekt nach 12–24 Stunden durch eine Röntgenübersichtsaufnahme dokumentiert. Wenn keine Luftleckage erkennbar ist, wird die Drainage nach einer 24-Stunden-Phase ohne Saugung (z. B. Beutel mit Rückschlagventil an der Drainage) ent-

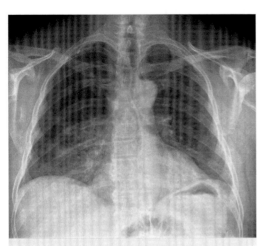

Abb. 6.7 Röntgenübersichtsaufnahme bei Verdacht auf einen Pneumothorax. Pneumothorax rechts nach CT-gesteuerter Punktion.

fernt. Bei Patienten unter Beatmung und mit kompliziertem Pneumothorax wie schwere COPD oder größere Verletzung der Lunge werden Thoraxdrainagen mit einem Durchmesser von 14–24 French benötigt [9].

Exazerbation COPD

Diagnose

Die intra- und postoperativen Veränderungen (Körperlage, Sekretproduktion, entzündliche Reaktion, Schmerzen) führen zu einem Abfall der Lungenfunktion [4]. Gleichzeitig kann es zu einer Exazerbation der COPD kommen. Diese ist rein klinisch definiert durch eine Zunahme der Dyspnoe. Der Patient zeigt ein verlängertes Expirium und verwendet die Atemhilfsmuskulatur in der typischen Haltung mit aufgestützten Armen. Das Sputum kann purulent sein. Die Auskultation ergibt ein exspiratorisches Giemen, im extremen Fall auch Lautlosigkeit. Der Sauerstoffbedarf in der Einatemluft nimmt zu, bei schweren Fällen kommt es zur Hyperkapnie als Ausdruck der Dekompensation der Atempumpe. Paradoxe Atembewegungen, mentale Beeinträchtigung und periphere Ödeme sind Ausdruck fortschreitender Funktionseinschränkung. Eine Röntgenübersichtsaufnahme kann die Diagnose Exazerbation der COPD nicht direkt bestätigen. Sie schließt jedoch andere Komplikationen wie Pneumothorax, Pleuraerguss, Pneumonie und Lungenversagen aus.

Therapie

Eine kontinuierliche Überwachung der Patienten inklusive Blutgasanalyse ist notwendig. Die effektivste Therapie besteht in niedrig dosierten Kortikosteroiden (z. B. Prednison 20 mg 1 × täglich) für 5 Tage [14]. Der Einsatz von Kortikosteroiden perioperativ kann zu Wundheilungsstörungen führen. In der Thoraxchirurgie haben die begrenzte Dosis und Dauer der Therapie in der klinischen Routine aber keine Erhöhung der Komplikationsrate erkennen lassen. Entsprechende systematische Untersuchungen fehlen. Die Therapie wird kombiniert mit der Inhalation kurz wirksamer Bronchodilatatoren (ß-Mimetika und Anticholinergika). Da die Patienten eine erhebliche Einschränkung des Atemzugvolumens aufweisen, ist eine kontinuierliche Applikation durch Verneblung über mehrere Atemzüge einer Applikation in einem Atemzug vorzuziehen (z. B. Salbutamol 6 mg und Ipratropiumbromid 500 µg, jeweils 4 × täglich) [5]. Im Fall einer Dekompensation mit Hypoxämie trotz O_2-Gabe, Hyperkapnie und systemischen Symptomen ist eine intensivmedizinische Behandlung indiziert. Die Atempumpe wird mit einer nichtinvasiven Beatmung (NIV) kompensiert. Nur bei Versagen der NIV werden eine Sedierung und Intubation zur maschinellen Beatmung vorgenommen [13].

Pneumonie

Diagnose

Die Pneumonie ist die häufigste Komplikation nach Lungenresektion bei Lungenkarzinom mit einer Inzidenz von 10–20% der Fälle [3]. Auch bei Oberbaucheingriffen bei Rauchern erreicht die Pneumonierate 10% [1], [7]. Sie ist damit auch eine wichtige Ursache für die Mortalität nach großen chirurgischen Eingriffen.

Eine **Pneumonie** wird bei folgenden klinischen Symptomen diagnostiziert:
- eitriger Auswurf
- Fieber
- Hypoxämie
- Nachweis von pathogenen Keimen im Sputum
- Nachweis von pulmonalen Infiltraten in der Röntgendiagnostik (ATS Guideline 2005)

Diese Symptome überlappen sich breit mit der Klinik des akuten Lungenversagens und der exazerbierten COPD. Deshalb ist in der Klinik nicht immer eine sichere Unterscheidung möglich. Für den Vorteil einer Messung des Prokalzitonins im intensivmedizinischen Umfeld gibt es bisher keine validierten Daten [8]. An eine Lungenembolie mit Infarktpneumonie sollte gedacht werden (siehe Kap. 6.8). Im Zweifelsfall ist eine CT-Thorax mit Kontrastmittel notwendig (▶ Abb. 6.8).

Therapie

Die Entscheidung, ob der Patient auf die Intensivstation verlegt werden soll, hängt von der klinischen Situation ab.

Klinische Anzeichen für eine respiratorische Dekompensation und Sepsis:
- hoher Sauerstoffbedarf
- Tachypnoe
- Hyperkapnie
- Somnolenz und Verwirrtheit
- akutes Nierenversagen

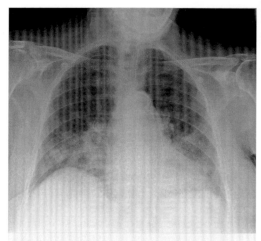

Abb. 6.8 Postoperativ konfluierendes Infiltrat im rechten Lungenunterlappen: Pneumonie bei COPD.

- Tachykardie
- arterielle Hypotonie

Eine Bronchoskopie zur Frage Sekretverhalt empfiehlt sich bei Belüftungsstörungen bzw. Atelektase im Röntgen-Thorax vor allem bei Patienten mit COPD. Liegt kein schweres hypoxisches Lungenversagen vor, besteht die Indikation zur nichtinvasiven Beatmung unter Beachtung der Kontraindikationen [13].

Mikrobiologie und Behandlung

Wie oben dargelegt sind bei einem Drittel der Patienten mit COPD die Bronchien mit pathogenen Keimen besiedelt. Trotzdem machen problematische Bakterien wie Pseudomonas oder Enterobacter spp nur einen Anteil von unter 10% der Befunde bei postoperativen Pneumonien aus. In der Regel werden Streptococcus, Staphylococcus und Haemophilus sp nachgewiesen. Eine Behandlung mit der Kombination Ampicillin/Sulbactam oder ein Cephalosporin der zweiten Generation ist daher angezeigt [3]. Nach klinischer und laborchemischer Kontrolle (CRP-Verlauf) am 3. Tag unter Therapie wird über die Fortführung der Therapie neu entschieden. Die Therapiedauer soll in der Regel 7 Tage betragen.

Lungenversagen

Diagnose

Die Entstehung des akuten Lungenversagens ist multifaktoriell und beginnt mit der Intubationsnarkose. Sie wird gefördert von dem chirurgischen Trauma und kann durch postoperative Komplikationen provoziert werden [2]. Die Freisetzung von Kaskaden von Faktoren, bei der die hohe Zahl von Makrophagen in den Alveolen eine große Rolle spielt, führt über eine Extravasation von Serum und Zellen in die Alveolen und die Bildung von Mikrothromben in den pulmonalen Kapillaren zu der funktionellen Einschränkung [10].

Das akute Lungenversagen tritt mit einer Inzidenz von 3–4 % nach abdominellen und thoraxchirurgischen Eingriffen auf. Die **Inzidenz** hängt ab von folgenden Faktoren [11]:

- Alter und Allgemeinzustand der Patienten
- intraoperative Beatmungstechnik
- Operationsschwere
- Transfusionsrate
- postoperative Komplikationen

Die Diagnose Lungenversagen wird innerhalb von 7 Tagen nach der Operation gestellt, wenn der Sauerstoffpartialdruck im arteriellen Blut unter 60 mmHg fällt. Der Schweregrad wird durch das Verhältnis pO_2 zu FiO_2 definiert (▶ Tab. 6.9). Eine andere Ursache für die Hypoxämie soll ausgeschlossen sein.

Die Rate an Lungenversagen erreicht am 2. postoperativen Tag ihren Höhepunkt. Deshalb ist bei einem frühen respiratorischen Versagen in erster Linie an ein akutes Lungenversagen zu denken. Die Patienten klagen über Dyspnoe bei Hypoxämie. Husten und Auswurf dünnflüssigen gelblichen Sekrets (Extravasation in die Alveolen) ist bei Progression häufig. Innerhalb von Stunden kann ein akutes Lungenversagen in das Vollbild eines ARDS übergehen. Deshalb müssen Patienten mit Hypoxämie kontinuierlich überwacht werden.

Laborchemisch bestehen eine Leukozytose und ein starker CRP-Anstieg. Radiologisch finden sich diffuse alveoläre Infiltrate, die einseitig beginnen können und sich in der Regel über beide Lungen ausdehnen. Die Infiltrate sind in den abhängigen Lungenpartien verstärkt (▶ Abb. 6.9, ▶ Abb. 6.10). Parallel zum Lungenversagen zeigen die Patienten eine allgemeine Sequestration mit peripheren Ödemen und intravasalem Volumenmangel. Weiterhin kann ein generalisiertes Organversagen mit mentaler Einschränkung und Niereninsuffizienz, bei schweren Verläufen auch ein Multiorganversagen auftreten.

Tab. 6.9 Schweregrade des akuten Lungenversagens.

Schweregrad	Werte
mild	$200 < PaO_2/FiO_2 < 300$ mmHg
moderat	$100 < PaO_2/FiO_2 < 200$ mmHg
schwer (ARDS)	$PaO_2/FiO_2 < 100$ mmHg

PaO$_2$: Sauerstoffpartialdruck im arteriellen Blut des Patienten
FiO$_2$: Sauerstoffanteil in der Inspirationsluft

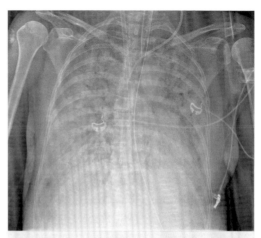

Abb. 6.9 ARDS mit ausgedehntem Befall beider Lungen.

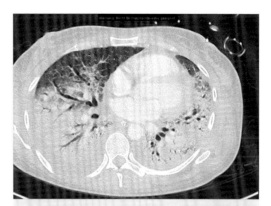

Abb. 6.10 Die axialen Schichten der Computertomografie zeigen die für die ARDS typischen lageabhängigen Konsolidierungen beider Lungen dorsal bei partiell erhaltener Belüftung der ventralen Lungenabschnitte.

Therapie

Eine kausale Therapie ist nicht bekannt. Eine anti-inflammatorische Medikation mit Kortikosteroiden hat in randomisierten Studien bisher keinen Benefit für die Patienten erbracht [10], obwohl in der klinischen Situation Patienten auf die Gabe von Kortikosteroiden mit einer Verbesserung der Lungenfunktion reagieren können. Primär wird der Patient mit einer Anreicherung der Atemluft mit Sauerstoff behandelt. Die nichtinvasive Beatmung hat keinen gesicherten Stellenwert in der Behandlung von Patienten mit akutem Lungenversagen. Im Falle der Intubation und Beatmung reduzieren eine lungenschonende Beatmung mit geringen Drücken, geringen Atemzugvolumen und der frühe Einsatz der Bauchlagerung die Mortalität der Patienten. In der Metaanalyse von Neto 2014 [11] steigt die postoperative Mortalität von 1,4 auf 20,3 %, falls der Patient ein Lungenversagen entwickelt. Sie kann nach einer erweiterten Pneumonektomie auch 60 % erreichen.

Literatur

[1]   Bluman LG, Mosca L, Newman N et al. Preoperative smoking habits and postoperative pulmonary complications. Chest 1998; 113: 883–889

[2]   Canet J, Gallart L. Postoperative respiratory failure: pathogenesis, prediction, and prevention. Current Opinion in Critical Care 2014; 20: 56–62

[3]   D'Journo XB, Rolain JM, Doddoli C et al. Airways colonizations in patients undergoing lung cancer surgery. European Journal of Cardio-thoracic Surgery: Official Journal of the European Association for Cardio-thoracic Surgery 2011; 40: 309–319

[4]   Ferreyra G, Long Y, Ranieri VM. Respiratory complications after major surgery. Current Opinion in Critical Care 2009; 15: 342–348

[5]   Global Initiative for the Chronic Obstructive Lung Disease (GOLD), 2014. http://www.goldcopd.org

[6]   Gronkjaer M, Eliasen M, Skov-Ettrup LS et al. Preoperative smoking status and postoperative complications: a systematic review and meta-analysis. Annals of Surgery 2014; 259: 52–71

[7]   Hall JC, Tarala RA, Hall JL et al. A multivariate analysis of the risk of pulmonary complications after laparotomy. Chest 1991; 99: 923–927

[8]   Heyland DK, Johnson AP, Reynolds SC et al. Procalcitonin for reduced antibiotic exposure in the critical care setting: a systematic review and an economic evaluation. Critical Care Medicine 2011; 39: 1792–1799

[9]   MacDuff A, Arnold A, Harvey J, Group BTSPDG. Management of spontaneous pneumothorax: British Thoracic Society Pleural Disease Guideline 2010. Thorax 2010; 65 Suppl 2: ii18–31

[10] Matthay MA, Ware LB, Zimmerman GA. The acute respiratory distress syndrome. The Journal of Clinical Investigation 2012; 122: 2731–2740

[11] Neto AS, Hemmes SN, Barbas CS et al. Incidence of mortality and morbidity related to postoperative lung injury in patients who have undergone abdominal or thoracic surgery: a systematic review and meta-analysis. The Lancet Respiratory Medicine 2014; 2: 1007–1015

[12] Rahman NM, Maskell NA, West A et al. Intrapleural use of tissue plasminogen activator and DNase in pleural infection. The New England Journal of Medicine 2011; 365: 518–526

[13] Schonhofer B, Kuhlen R, Neumann P et al. Clinical practice guideline: non-invasive mechanical ventilation as treatment of acute respiratory failure. Deutsches Ärzteblatt International 2008; 105: 424–433

[14] Woods JA, Wheeler JS, Finch CK et al. Corticosteroids in the treatment of acute exacerbations of chronic obstructive pulmonary disease. International Journal of Chronic Obstructive Pulmonary Disease 2014; 9: 421–430

6.8 Tiefe Bein-/Beckenvenenthrombose und Pulmonalarterienembolie

S. Kreher

Venöse Thrombosen der tiefen Bein-/Beckenvenen (TVT) und Lungenembolien (LE) – zusammengefasst bezeichnet als venöse Thromboembolien (VTE) – sind häufige und zum Teil schwerwiegende Komplikationen, die den postoperativen Krankheitsverlauf maßgeblich beeinflussen können. Die risikostratifizierte Anwendung physikalischer und medikamentöser Prophylaxemaßnahmen (siehe Kap. 5.5) senkt das peri- und postoperative VTE-Risiko um mehr als die Hälfte. Dennoch ist – insbesondere im Rahmen von Hochrisikoeingriffen wie großen abdominalchirurgischen oder orthopädischen und unfallchirurgischen Operationen – trotz entsprechender Prophylaxemaßnahmen mit dem Auftreten symptomatischer VTE zu rechnen. Die generellen Therapieleitlinien zu Diagnostik und Therapie von VTE gelten dabei unter Berücksichtigung einzelner Besonderheiten auch für die peri- und postoperative Situation [2], [4].

6.8.1 Diagnostik der tiefen Bein-/Beckenvenenthrombose und Lungenarterienembolie

Der Initialverdacht einer TVT ergibt sich in der Regel aus dem akuten Auftreten lokaler Symptome (Beinumfangsvermehrung, Ödem, Spannungsgefühl, Schmerz etc.), zum Teil einhergehend mit den klassischen klinischen Zeichen der TVT (Payr-, Homans-, Sigg-Zeichen u. a.). Lungenarterienembolien manifestieren sich häufig mit plötzlich auftretender Dyspnoe, Thoraxschmerzen oder Hämoptysen.

Merke

In Abhängigkeit vom Schweregrad der LE können zusätzlich Zeichen einer kardialen und hämodynamischen Beeinträchtigung (Tachykardie, Blutdruckabfall bis hin zu schwerer Schocksymptomatik) auftreten.

Die Entscheidung für eine weiterführende, bildgebende Diagnostik sollte sich an der Schätzung der klinischen Wahrscheinlichkeit für eine akute VTE orientieren. Basierend auf anamnestischen und klinischen Untersuchungsbefunden kann diese durch eine empirische Beurteilung des erfahrenen Untersuchers oder auch anhand formalisierter Scores erfolgen. Im klinischen Alltag hat sich die Anwendung des Wells-Score etabliert, der in klinischen Studien validiert wurde [7]. Klinische Befunde und anamnestische Angaben werden dabei in einem Gesamt-Score erfasst, aus dem sich eine graduierte Wahrscheinlichkeitsschätzung (hoch – mittel – niedrig bzw. hoch – niedrig) ableiten lässt (▶ Tab. 6.10) [7]. Ein bis zu 12 Wochen zurücklie-

gender, größerer operativer Eingriff bzw. immobilisierende Maßnahmen gehen dabei als Risikofaktoren für eine VTE in die Schätzung der klinischen Wahrscheinlichkeit ein und sollten explizit bei der Anamneseerhebung erfragt werden.

Der diagnostische Algorithmus bei Verdacht auf VTE ist über die aktuelle Leitlinie im Internet abrufbar [1]. Bei Vorliegen einer mittleren bzw. hohen klinischen Wahrscheinlichkeit oder bei Patienten mit Verdacht auf LE und hämodynamischer Beeinträchtigung sollte umgehend eine bildgebende Diagnostik erfolgen. Bei niedriger klinischer Wahrscheinlichkeit sollte zunächst ein D-Dimer-Test durchgeführt werden. Ein negatives Testergebnis besitzt in Zusammenhang mit einer niedrigen klinischen Wahrscheinlichkeit einen hohen prädiktiven Wert für den Ausschluss einer VTE. In diesem Fall ist keine weitere Diagnostik erforderlich. Bei einem positiven D-Dimer-Test ist die entsprechende bildgebende Diagnostik einzuleiten.

In der postoperativen Situation können VTE vor allem bei postoperativ immobilisierten Patienten häufig asymptomatisch verlaufen. Weiterhin ist die diagnostische Wertigkeit der D-Dimere für hospitalisierte Patienten insgesamt und insbesondere für postoperative Patienten gering. Als Endprodukt der Proteolyse von Fibrin und damit als indirekter Marker für eine Gerinnungsaktivierung

Tab. 6.10 Ermittlung der klinischen Wahrscheinlichkeit.

Variable	Score bei TVT	Variable	Score bei Lungenembolie
aktive Tumorerkrankung	+ 1,0	aktive Tumorerkrankung	+ 1,0
Lähmung oder kürzliche Immobilisation der Beine	+ 1,0	kürzlich zurückliegende Operationen oder Immobilisation	+ 1,5
Bettruhe > 3 Tage; große Chirurgie < 12 Wochen	+ 1,0		
lokaler Schmerz/Verhärtung entlang der tiefen Venen	+ 1,0	Tachykardie (Pulsfrequenz > 100 Schläge/min)	+ 1,5
Schwellung der gesamten unteren Extremität	+ 1,0	klinische Zeichen einer TVT	+ 3,0
Unterschenkelschwellung > 3 cm gegenüber der Gegenseite	+ 1,0		
eindrückbares Ödem	+ 1,0		
Ausbildung von Kollateralvenen	+ 1,0	Hämoptysen	+ 1,0
Positive TVT-Anamnese	+ 1,0	positive TVT- oder LE-Anamnese	+ 1,5
alternative Diagnose ebenso wahrscheinlich wie TVT	–2,0	alternative Diagnose unwahrscheinlicher als LE	+ 3,0
Wahrscheinlichkeit		**Wahrscheinlichkeit**	
hoch	≥ 2,0	hoch	≥ 7,0
nicht hoch	≤ 2,0	mittel	2–6
		niedrig	0–1

6

sind erhöhte D-Dimere häufig auch nach Operationen, im Rahmen von Entzündungsprozessen, nach Traumata oder schweren Blutungsereignissen nachzuweisen.

Merke

Im klinischen Alltag sollte der klinische Verdacht auf eine vorliegende VTE in Zusammenhang mit einem kürzlich erfolgten, größeren operativen Eingriff bzw. interventionsbedingter Immobilisierung eine weiterführende bildgebende Diagnostik nach sich ziehen.

6.8.2 Bildgebende Diagnostik der TVT

Die Methode der Wahl zur Sicherung bzw. zum Ausschluss einer TVT ist die Kompressionssonografie. Sie hat aufgrund der geringen Belastung des Patienten als nichtinvasive Nachweismethode und wegen der hohen Sensitivität und Spezifität sowie der nahezu generellen Verfügbarkeit die Phlebografie im klinischen Alltag nahezu abgelöst. Bei der ausführlichen Darstellung der Venenstrombahn ist es insbesondere bei postoperativen Patienten empfehlenswert, nicht nur die proximalen (iliofemorale und popliteale Venen), sondern gleichzeitig auch die distalen Venenabschnitte (Unterschenkel- und Wadenmuskelvenen) zu untersuchen. So können nicht zuletzt auch eventuelle differenzialdiagnostische Aspekte (Zysten, Blutungen, Kompartmentsyndrom, Synovitiden, Muskelverletzungen etc.) erfasst werden. Die Darstellung der Beckenvenen sollte bei Nachweis einer bis an das Leistenband reichenden Venenthrombose oder bei dopplersonografischem Verdacht auf ein proximales Strömungshindernis (abgeschwächte oder aufgehobene Atemmodulation in der V. femoralis communis) erfolgen.

Die Phlebografie bzw. die Magnetresonanz- (MR) und Computertomografie- (CT) Phlebografie sind alternative Untersuchungsverfahren, die insbesondere hier eingesetzt werden können:

- in unklaren Situationen
- bei eingeschränkter Aussagekraft der Kompressionssonografie (ausgedehnte Wundverhältnisse, massive Ödeme oder Hämatome etc.)
- bei Verdacht auf eine Thrombose der Beckenvenen oder der V. cava inferior

Aufgrund der Invasivität, der Strahlenexposition, möglicher kontrastmittelassoziierter Nebenwirkungen (allergische Reaktionen, Beeinträchtigung der Nierenfunktion) und des mitunter hohen operationellen Aufwands (MR) sind sie der Kompressionssonografie im diagnostischen Algorithmus nachgeordnet.

6.8.3 Bildgebende Diagnostik der akuten LE

Der diagnostische Algorithmus zur Sicherung bzw. zum Ausschluss einer akuten LE richtet sich nach dem hämodynamischen Status des Patienten [1]. Hämodynamisch instabile Patienten sollten umgehend intensivmedizinisch betreut werden und – wenn notwendig – kreislauf- und atmungsunterstützende Maßnahmen erhalten. Als richtungsweisender diagnostischer Schritt kommt die transthorakale Echokardiografie zum Einsatz, die bei Vorliegen einer akuten rechtsventrikulären Druckbelastung und Dysfunktion im Zusammenhang mit der klinischen Instabilität des Patienten die Diagnose einer akuten LE sichert. Gleichzeitig können differenzialdiagnostische Aspekte (z.B. eine linksventrikuläre Dysfunktion als Ursache der hämodynamischen Instabilität) erfasst werden. Bei hämodynamisch stabilen Patienten stellt bei entsprechender Verfügbarkeit die Mehrschicht-Spiral-CT-Angiografie die Untersuchungsmethode der ersten Wahl dar. Die Lungenszintigrafie in Form einer kombinierten Ventilations-/Perfusionsszintigrafie kann alternativ eingesetzt werden, obgleich der Anteil nicht verwertbarer Befunde vergleichsweise hoch ist. Bei klinischem Verdacht auf eine LE und gleichzeitigem sonografischen Nachweis einer TVT kann die Diagnose einer LE ebenfalls als gesichert gelten. In diesem Fall bedarf es keiner weiteren bildgebenden Diagnostik.

Merke

Der historische Goldstandard, die Pulmonalisangiografie, wird heutzutage aufgrund der Invasivität nur noch selten und dann im Rahmen einer geplanten kathetergestützten Thrombusaspiration oder -fragmentation eingesetzt.

6.8.4 Medikamentöse Therapie der tiefen Bein-/Beckenvenenthrombose

Die medikamentöse Therapie der akuten VTE umfasst generell eine 1- bis 2-wöchige Initialtherapie mit einem rasch wirksamen, zumeist parenteral applizierten Antikoagulans, gefolgt von einer in der Regel 3 Monate dauernden Sekundärprophylaxe. Das Ziel der therapeutischen Antikoagulation besteht dabei in der Reduktion der kurzfristigen und langfristigen Morbidität und Mortalität durch Vermeidung neu entstehender oder rezidivierender LE, einer damit einhergehenden rechtsventri-

kulären Dysfunktion sowie einer langfristigen Schädigung des venösen Gefäßsystems mit Ausbildung eines postthrombotischen Syndroms (PTS). Die Therapie sollte bei gesichertem Nachweis einer VTE umgehend eingeleitet werden, bei verzögerter Verfügbarkeit einer objektivierenden Diagnostik auch schon bei Verdachtsdiagnose mit Vorliegen einer hohen klinischen Wahrscheinlichkeit.

Für die Initialtherapie sind aktuell (Stand 01/2015) verschiedene therapeutische Antikoagulanzien mit unterschiedlichen Angriffspunkten innerhalb der plasmatischen Gerinnungskaskade zugelassen (▶ Tab. 6.11). Unfraktioniertes Heparin (UFH) und niedermolekulare Heparine (NMH)

Tab. 6.11 Ausgewählte Antikoagulanzien und Thrombolytika zur Initialtherapie und Sekundärprophylaxe akuter VTE.

	Wirkstoff (Handelsname)	Applikation	Anwendung bei Niereninsuffizienz	Indikation/Besonderheiten
	Unfraktioniertes Heparin	kontinuierlich i. v., Ziel-aPTT 60–80 s	keine Einschränkung	Initialtherapie, insbesondere bei hochgradiger Niereninsuffizienz
niedermolekulare Heparine	Dalteparin (Fragmin)	200 I.E./kg KG, s. c., QD 100 I.E./kg KG, s. c., BID	Kontrolle der anti-Xa-Aktivität, insbesondere bei CrCl < 30 ml/min	Initialtherapie
	Enoxaparin (Clexane)	1 mg/kg KG, s. c., BID	Kontrolle der anti-Xa-Aktivität, insbesondere bei CrCl < 30 ml/min	Initialtherapie
	Tinzaparin (innohep)	175 I.E./kg KG, s. c., QD	Kontrolle der anti-Xa-Aktivität, insbesondere bei CrCl < 30 ml/min	Initialtherapie
	Nadroparin (Fraxiparine)	0,1 ml/10 kg KG, s. c., BID	Kontrolle der anti-Xa-Aktivität, kontraindiziert bei CrCl < 30 ml/min	Initialtherapie
	Certoparin (Mono-Embolex)	8 000 I.E., s. c., BID	Kontrolle der anti-Xa-Aktivität, Anwendung bei CrCl < 30 ml/min nicht empfohlen	Initialtherapie
	Fondaparinux (Arixtra)	7,5 mg*, s. c., QD *KG < 50 kg: 5 mg; KG > 100 kg: 10 mg	Kontrolle der anti-Xa-Aktivität, kontraindiziert bei CrCl < 30 ml/min	Initialtherapie
	Argatroban (Argatra)	kontinuierlich i. v., beginnend mit 2 μg/kg/min, Dosisanpassung nach aPTT (1,5- bis 3,0-Fache der Norm)	keine Einschränkung	Initialtherapie bei heparininduzierter Thrombozytopenie Typ II (HITII)
	Danaparoid (Orgaran)	2250 Anti-Xa-E. i. v. als Bolus, gefolgt von einer i. v. Infusion von 400 Anti-Xa-E./h über 4 h, 300 Anti-Xa-E./h über weitere 4 h und anschließend Erhaltungsinfusion von 150–200 Anti-Xa-E./h über 5–7 Tage	Kontrolle der anti-Xa-Aktivität	Initialtherapie bei heparininduzierter Thrombozytopenie Typ II (HITII)

6

Tab. 6.11 Fortsetzung

	Wirkstoff (Handelsname)	Applikation	Anwendung bei Niereninsuffizienz	Indikation/Besonderheiten
VKA	Phenprocoumon (Marcumar)	p. o., nach INR (Ziel-INR 2,0–3,0)	keine Einschränkung	Sekundärprophylaxe
	Warfarin (Coumadin)	p. o., nach INR (Ziel-INR 2,0–3,0)	keine Einschränkung	Sekundärprophylaxe
DOAC	Apixaban (Eliquis)	10 mg p. o. BID für 7 Tage, anschließend 5 mg p. o. BID	Anwendung bei CrCl < 15 ml/min nicht empfohlen	Initialtherapie und Sekundärprophylaxe
	Dabigatran (Pradaxa)	150 mg* p. o. BID * bei Alter > 80 J. 110 mg p. o. BID	kontraindiziert bei CrCl < 30 ml/min	Sekundärprophylaxe nach mindestens 5-tägiger Initialtherapie mit einem parenteralen Antikoagulans
	Rivaroxaban (Xarelto)	15 mg p. o. BID für 21 Tage, anschließend 20 mg p. o. QD	Anwendung bei CrCl < 15 ml/min nicht empfohlen	Initialtherapie und Sekundärprophylaxe
	Edoxaban (Lixiana)	60 mg p. o. QD	Dosisreduktion 30 mg p. o. QD bei CrCl 15–50 ml/min	Sekundärprophylaxe nach mindestens 5-tägiger Initialtherapie mit einem parenteralen Antikoagulans
Thrombolytika	Alteplase	10 mg als i. v. Bolus über 1–2 min, gefolgt von 90 mg als i. v. Infusion über 2 h oder 100 mg über 2 h	keine Einschränkung	systemische Thrombolyse
	Urokinase	4400 I.E./kg KG i. v. über 10–20 min, gefolgt von 4400 I.E./kg KG/h über 12–24 h	kontraindiziert bei schwerer Niereninsuffizienz	systemische Thrombolyse

hemmen antithrombinabhängig (AT) die Gerinnungsfaktoren FIIa und FXa, das synthetische Pentasaccharid Fondaparinux, ebenfalls AT-vermittelt, selektiv den FXa und die neuen, direkten, oralen Antikoagulanzien (DOAC) Apixaban, Dabigatran, Edoxaban und Rivaroxaban substanzspezifisch und jeweils AT-unabhängig die Gerinnungsfaktoren FXa (Apixaban, Rivaroxaban) bzw. FIIa (Dabigatran). NHM und Fondaparinux werden präparatabhängig 1- bis 2-mal täglich subkutan appliziert (▶ Tab. 6.11). Routinemäßige Laborkontrollen sind bei NMH oder Fondaparinux aufgrund der zuverlässigen antikoagulatorischen Wirksamkeit nach subkutaner Applikation in der Regel nicht erforderlich, sofern die Nierenfunktion nicht schwer eingeschränkt ist.

In klinischen Studien haben sich NMH im Vergleich zu UFH im Hinblick auf Blutungskomplikationen als sicherer erwiesen. In Bezug auf die Verhinderung von VTE-Rezidivereignissen waren sie mindestens gleichwertig, wenn nicht sogar überlegen [3]. Fondaparinux wurde prospektiv und randomisiert gegen das NMH Enoxaparin geprüft und zeigte sich in Bezug auf die Risikoreduktion von VTE-Rezidiven sowie Blutungskomplikationen nicht unterlegen. Aufgrund der sicheren und praktikableren Handhabung, der fehlenden Notwendigkeit für routinemäßige Laborkontrollen und dem niedrigeren Risiko für das Auftreten einer heparininduzierten Thrombozytopenie vom Typ II (HITII) werden NMH oder Fondaparinux vorrangig empfohlen. Da NMH und Fondaparinux vorwiegend renal eliminiert werden, besteht bei Vorliegen einer höhergradigen Nierenfunktionseinschränkung die Gefahr der Kumulation mit entsprechend erhöhtem Blutungsrisiko. Patienten mit deutlich eingeschränkter Nierenfunktion sollten daher engmaschig auf Blutungszeichen kontrolliert und ggf. die Dosierung laboranalytisch durch Messung der substanzklassenspezifischen Anti-

Xa-Aktivität ca. 3 Stunden nach subkutaner Applikation überprüft und ggf. angepasst werden. Bei Vorliegen einer hochgradigen Niereninsuffizienz sind die substanzspezifischen Kontraindikationen gemäß Fachinformation zu beachten. In diesen Fällen sollte vorrangig UFH (Bolus und kontinuierlich i. v.) angewendet werden, wobei zur Kontrolle der antikoagulatorischen Aktivität eine regelmäßige Bestimmung der aPTT (Ziel-aPTT 60–80 s) ggf. mit Dosisanpassung notwendig ist.

Ein Sonderfall liegt bei Patienten mit positiver HITII-Anamnese vor. Hier birgt der Einsatz von UFH und auch NMH die Gefahr einer erneuten HITII. In diesen Fällen stehen die für die Diagnose einer HITII zugelassenen Präparate Danaparoid oder Argatroban – alternativ auch Fondaparinux – zur Verfügung.

Parallel und überlappend zur Fortführung der antikoagulatorischen Initialtherapie beginnt die medikamentöse Sekundärprophylaxe. Regelhaft erfolgte diese in den letzten Jahrzehnten mit Vitamin-K-Antagonisten (VKA) mit einem therapeutischen Zielbereich der International Normalized Ratio (INR) von 2,0–3,0. Unter Berücksichtigung des aktuellen Blutungsrisikos des Patienten soll die überlappende Gabe von VKA bereits ab dem 1. oder 2. Tag begonnen werden. Aufgrund der besseren Steuerbarkeit kann insbesondere bei postoperativen Patienten mit noch nicht abgeschlossener Wundheilung oder erneut geplanten operativen Eingriffen eine Verlängerung der Initialtherapie und Verschiebung der VKA-Gabe bis zum Abschluss der Wundheilung sinnvoll sein.

Seit Zulassung der DOAC zur Akuttherapie und Sekundärprophylaxe von VTE stehen zusätzlich zu der Behandlungssequenz NMH/Fondaparinux, gefolgt von VKA, weitere, alternative Behandlungsoptionen zur Verfügung. In den großen Zulassungsstudien zeigten sich die DOAC vergleichend zu VKA nicht unterlegen in Bezug auf die Vermeidung von VTE-Rezidivereignissen bei signifikant weniger Blutungskomplikationen [6]. Die DOAC stellen daher für die Therapie der VTE eine sinnvolle Alternative dar. Apixaban und Rivaroxaban können bereits in der Initialtherapie ohne vorgeschaltete parenterale Antikoagulation mit Dosiserhöhung gegenüber der Sekundärprophylaxe nach 1 bzw. 3 Wochen eingesetzt werden. Die Anwendung von Dabigatran und Edoxaban erfolgt nach einer mindestens 5-tägigen Initialtherapie mit einem parenteralen Antikoagulans.

Verschiedene randomisierte Studien bei onkologischen Patienten konnten zeigen, dass innerhalb der ersten 3 bis 6 Monate nach einer venösen Thromboembolie das Nutzen-Risiko-Profil unter NMH im Vergleich zu Vitamin-K-Antagonisten deutlich verbessert ist [5]. Daher sollten Tumorpatienten mit VTE und in diesem Sinne auch tumorchirurgische Patienten vorrangig NMH zur Sekundärprophylaxe erhalten.

Die Dauer der Sekundärprophylaxe richtet sich nach dem individuellen Rezidiv- und Blutungsrisiko des Patienten. Peri- bzw. postoperativ aufgetretene VTE gelten in der Regel als risikoassoziierte Ereignisse mit sehr geringem Rezidivrisiko im Vergleich zu idiopathisch (ohne erkennbaren auslösenden Risikofaktor) aufgetretenen VTE. Im Allgemeinen wird für die Sekundärprophylaxe eine Therapiedauer von 3 Monaten empfohlen.

Im Hinblick auf eine eventuelle zukünftige diagnostische Abgrenzung thrombotischer Residuen von Rezidivereignissen ist eine sonografische Beurteilung des betroffenen Gefäßabschnitts nach Abschluss der antikoagulatorischen Therapie zu empfehlen.

Bei persistierenden Risikofaktoren (z. B. bei postoperativ protrahiert verlaufender Immobilisierung bzw. Bewegungseinschränkung) kann die Sekundärprophylaxe entsprechend verlängert werden. Die Dauer der Sekundärprophylaxe bei Tumorpatienten beträgt regelhaft 6 Monate und sollte bei fortbestehender aktiver Tumorerkrankung prolongiert erfolgen.

Parallel zur medikamentösen Therapie der TVT sollte eine Kompressionsbehandlung der betroffenen Extremität mit Kompressionsstrümpfen vorgenommen werden. Diese reduziert die Häufigkeit und Schwere des postthrombotischen Syndroms. Die Dauer der Kompressionstherapie richtet sich dabei nach dem Fortbestehen des venösen Funktionsdefizits.

6.8.5 Medikamentöse Therapie der akuten LE

Die Therapie der akuten LE bei hämodynamisch stabilen Patienten ohne echokardiografischen Nachweis einer deutlichen rechtsventrikulären Dysfunktion erfolgt analog zum Management der TVT [1]. Hämodynamisch instabile Patienten sollten aufgrund der ungünstigen Prognose eine systemische Thrombolyse erhalten. Hierzu werden verschiedene Thrombolytika wie Urokinase oder

Alteplase unter Berücksichtigung der substanzspezifischen Dosierungsschemata und Kontraindikationen eingesetzt (siehe ▶ Tab. 6.11). Bei vitaler Bedrohung durch eine fulminante LE liegen faktisch keine Kontraindikationen für eine Lysebehandlung vor. Als initiale Antikoagulation bei hämodynamisch instabilen Patienten ist aufgrund der sehr guten Steuerbarkeit die Anwendung von UFH zu empfehlen. Diese erfolgt parallel oder direkt im Anschluss an die systemische Thrombolyse. Bei hämodynamisch stabilen Patienten mit echokardiografischem Nachweis einer deutlichen rechtsventrikulären Dysfunktion ist der potenzielle Nutzen einer systemischen Thrombolyse individuell gegen das lyseassoziierte Blutungsrisiko abzuwägen. Der Nachweis erhöhter kardialer Biomarker wie Troponin T und I, Brain Natriuric Peptid (BNP) bzw. N-terminal-proBNP kann für ein risikostratifiziertes Therapievorgehen hilfreich sein. Bei entsprechender Verfügbarkeit und Vorliegen zwingender Kontraindikationen für eine systemische Lysetherapie können ggf. auch katheterbasierte, mechanische Rekanalisierungsverfahren zur Anwendung kommen.

6.8.6 Patienten mit akuter VTE und hohem peri-/postoperativen Blutungsrisiko

Eine schwierige, aber alltägliche Entscheidungssituation stellt sich bei frisch operierten Patienten mit akuter VTE. Aufgrund des noch nicht abgeschlossenen Wundheilungsprozesses birgt die antithrombotische Therapie die Gefahr für schwere wundheilungskomplizierende, in Abhängigkeit zum Operationsgebiet mitunter auch letale Blutungen. Das individuell erhöhte Blutungsrisiko muss in diesen Situationen bei der Therapieentscheidung gesondert berücksichtigt werden. In Hochrisikosituationen für Blutungsereignisse sollte aufgrund der sehr kurzen Halbwertszeit und der Möglichkeit zur Antagonisierung mit Protamin UFH vorrangig vor NMH, Fondaparinux oder DOAC eingesetzt werden. Es empfiehlt sich die dosisadaptierte Antikoagulation mit UFH im unteren aPTT-Zielbereich (60 s). Bei vital bedrohlicher LE muss andererseits unter Umständen ein hohes Blutungsrisiko in Kauf genommen werden.

Merke

Bei absoluter Kontraindikation für eine medikamentöse Antikoagulation kann als Ultima Ratio die Implantation eines temporären Vena-cava-Filters zur Vermeidung schwerer LE erwogen werden.

Beinvenenthrombosen, die sich ausschließlich auf die distalen Beinvenenabschnitte erstrecken und zudem klinisch asymptomatisch verlaufen, können zunächst auch ohne therapeutische Antikoagulation im 2-wöchigen Intervall sonografisch kontrolliert werden. Bei stabilem Befund ohne weitere Ausbreitung des Thrombus kann auf eine Antikoagulation verzichtet werden.

Literatur

[1] www.awmf.org/leitlinien/detail/ll/065-002.html
[2] Arbeitsgemeinschaft der Wissenschaftlichen Medizinischen Fachgesellschaften. Klasse-S 2K-Leitlinie: Venenthrombose und Lungenembolie. Diagnostik und Therapie, Stand: 10.10.2015
[3] Erkens PM, Prins MH. Fixed dose subcutaneous low molecular weight heparins versus adjusted dose unfractionated heparin for venous thromboembolism. Cochrane Database Syst Rev CD001 100
[4] Guyatt GH, Akl EA, Crowther M et al. Executive summary: Antithrombotic therapy and prevention of thrombosis. 9th ed. American College of Chest Physicians Evidence-Based Clinical Practice Guidelines. Chest 2012; 141: 7S–47S
[5] Lee AY, Levine MN, Baker RI et al. Low-molecular-weight heparin versus a coumarin for the prevention of recurrent venous thromboembolism in patients with cancer. N Engl J Med 2003; 349: 146–153
[6] van Es N, Coppens M, Schulman S et al. Direct oral anticoagulants compared with vitamin K antagonists for acute venous thromboembolism: evidence from phase 3 trials. Blood 2014; 124: 1968–1975
[7] Wells PS, Anderson DR, Rodger M et al. Evaluation of D-dimer in the diagnosis of suspected deep-vein thrombosis. N Engl J Med 2003; 349: 1227–1235

6.9 Flüssigkeits-, Elektrolyt- und Säure-Basen-Störungen

A. Prause

Die Störungen des Flüssigkeitshaushalts, der Elektrolyte und des pH-Wertes sind physiologisch eng miteinander verknüpft. Für die Analyse dieser Störungen ist ein systematisches Vorgehen sinnvoll. Zunächst wird der Flüssigkeitsstatus betrachtet, dann die Elektrolyte und schließlich der pH-Wert und der pCO_2.

6.9.1 Störungen des Flüssigkeitshaushalts

Wassermangel

Der Wassermangel (Hypohydratation) kann insbesondere beim alten Menschen durch eine unzureichende Trinkmenge verursacht sein. Ebenso häufig ist er durch die Einnahme von Diuretika bedingt, manchmal auch durch anhaltende Diarrhöen.

Wasserüberschuss

Der Wasserüberschuss entsteht durch mangelnde Ausscheidung bei hochgradiger Niereninsuffizienz oder durch generalisierte Ödembildung bei dekompensierter Herzinsuffizienz. Perioperativ kann es durch Operationstrauma, Blutverlust oder Infektion zu einem Austritt von intravasaler Flüssigkeit in das Interstitium kommen (Capillary Leak Syndrome). Dabei entsteht ein intravasaler Flüssigkeitsmangel. Wenn dieser Mangel durch Infusionen ausgeglichen wird, können generalisierte Ödeme entstehen, während intravasal weiterhin ein Volumenmangel besteht.

Vorsicht

Periphere Ödeme schließen einen intravasalen Volumenmangel nicht aus.

6.9.2 Elektrolytstörungen

Die wichtigsten Elektrolyte sind Kalium, Natrium, Chlorid und Kalzium.

Hypokaliämie

Die Hypokaliämie entsteht durch unzureichende Kaliumzufuhr oder durch zu hohe Kaliumausscheidung bei Diuretikabehandlung. Eine Hypokaliämie kann zu Herzrhythmusstörungen führen.

Hyperkaliämie

Die Hyperkaliämie ist meist Folge zu geringer Ausscheidung bei gleichzeitig zu hoher Kaliumzufuhr. Ursache kann eine Niereninsuffizienz sein oder die Behandlung mit kaliumsparenden Diuretika. Eine schwere Hyperkaliämie kann zu bradykarden Rhythmusstörungen bis hin zur Asystolie führen. Bei (sehr seltener) genetischer Disposition können bei Hypokaliämie oder Hyperkaliämie generalisierte Lähmungen auftreten, die sog. periodischen Lähmungen.

Hyponatriämie

Die typische Ursache einer Hyponatriämie ist eine Diuretikabehandlung. Auch die regelmäßige Einnahme von Macrogol zur Stuhlregulierung kann zur Hyponatriämie führen. Selten ist die Hyponatriämie eine Folge übermäßigen Trinkens (Polydipsie) von mehr als 5 Litern Wasser pro Tag.

Hypernatriämie

Hypernatriämie geht einher mit Wassermangel, also einer generalisierten Exsikkose. Eine akute Hypernatriämie entsteht beim Diabetes insipidus, der beim schweren Schädel-Hirn-Trauma auftreten kann.

Hypochlorämie

Eine Hypochlorämie geht in der Regel mit der Hyponatriämie einher.

Hyperchlorämie

Die Hyperchlorämie ist in der Regel Folge einer Infusionsbehandlung mit isotonischer NaCl-Lösung oder Ringer-Lösung. Diese Lösungen enthalten unphysiologisch hohe Chloridmengen.

Hypokalzämie

Postoperativ gibt es die Hypokalzämie nach Entfernung der Nebenschilddrüsen.

Hyperkalzämie

Eine Hyperkalzämie entsteht durch übermäßige Kalziumfreisetzung aus dem Knochen durch Tumorinfiltration.

6

6.9.3 Störungen des Säure-Basen-Status

Veränderungen des pH-Wertes können metabolisch oder respiratorisch bedingt sein. In der Blutgasanalyse werden zunächst pH und pCO_2 betrachtet. Ein erniedrigter pCO_2-Wert führt zur respiratorischen Alkalose, ein erhöhter pCO_2 zur respiratorischen Azidose. Die metabolischen Einflüsse auf den pH-Wert können am besten mithilfe der von Stewart beschriebenen quantitativen Säure-Basen-Analyse betrachtet werden.

Quantitative Säure-Basen-Analyse nach Stewart

Die quantitative Säure-Basen-Analyse wurde 1981 von Stewart vorgestellt [2], [3]. Mithilfe von physikalischen und chemischen Gesetzen konnte Stewart zeigen, dass in wässrigen biologischen Systemen der pH-Wert von nur 3 unabhängigen Parametern bestimmt wird:

- Differenz der starken Ionen (SID, Strong Ion Difference)
- Konzentration der schwachen Säuren
- pCO_2

Sind diese 3 Parameter bekannt, ergibt sich der pH-Wert.

Differenz der starken Ionen

Die Differenz der starken Ionen (SID) berechnet sich aus der Summe der Konzentrationen der Kationen abzüglich der Konzentrationen der Anionen. Dabei sind alle Konzentrationen in mmol/l berechnet.

$$SID = Na^+ + K^+ - Cl^- - Laktat^-$$

Die normale SID liegt bei 42 mmol/l. Eine erhöhte SID führt zur Alkalose, eine erniedrigte SID zur Azidose. Da die Konzentration von K^+ nur minimal schwankt (± 1 mmol/l), hängt die SID vor allem von Na^+ und Cl^- ab sowie vom Laktat, falls dieses erhöht ist. Eine Laktaterhöhung verringert die SID und führt somit zur Azidose.

Konzentration der schwachen Säuren

Schwache Säuren im Sinne des Stewart-Modells sind die Proteine, insbesondere das Albumin. Eine erniedrigte Albuminkonzentration führt zur Alkalose. Eine erhöhte Albuminkonzentration würde theoretisch zur Azidose führen, kommt aber in der Praxis nicht vor. Eine Hypalbuminämie ist dagegen eine häufige Begleiterscheinung einer schweren Erkrankung.

pCO_2

Der normale pCO_2 im arteriellen Blut liegt bei 40 mmHg. Ein erhöhter pCO_2 führt zur Azidose, ein erniedriger pCO_2 zur Alkalose.

Anwendung des Stewart-Modells in der Praxis

Stewart konnte zwar zeigen, dass sich aus SID, den schwachen Säuren und dem pCO_2 der pH-Wert errechnen lässt. Die Berechnung ist allerdings komplex und kann nicht ohne Weiteres bettseitig durchgeführt werden. Das ist auch nicht erforderlich, da der pH-Wert im Blut problemlos gemessen werden kann und somit bekannt ist.

Die Albuminkonzentration, die starken Ionen und der pCO_2 können ebenso problemlos gemessen werden, die SID kann dann leicht berechnet werden. Somit liegen nun die drei unabhängigen Parameter vor, die den pH bestimmen. Aus der Abweichung dieser drei Parameter von ihren Normalwerten kann der Einfluss auf den pH abgeschätzt werden.

Merke

Sind alle drei Parameter normal, muss auch der pH normal sein.

Azidose

Eine Azidose (pH < 7,36) kann durch Folgendes bedingt sein:

- erhöhter pCO_2 (respiratorische Azidose)
- zu niedrige SID (metabolische Azidose)

Die SID kann zu niedrig sein bei:

- Hyponatriämie
- Hyperchlorämie
- Hyperlaktatämie

Bei pathologischem pH wird zunächst der pCO_2 betrachtet. Ist dieser ebenfalls pathologisch und erklärt den pH, liegt eine respiratorische Störung vor.

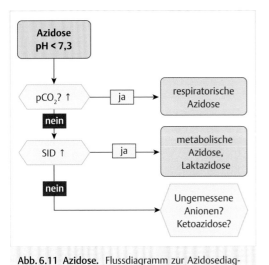

Abb. 6.11 **Azidose.** Flussdiagramm zur Azidosediagnostik.

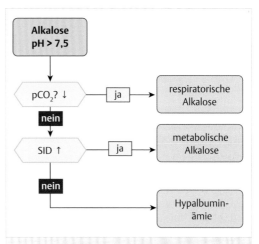

Abb. 6.12 **Alkalose** Flussdiagramm zur Alkalosediagnostik.

6

Beispiel: pH 7,25 bei pCO_2 55 mmHg – respiratorische Azidose.

Wenn der pathologische pCO_2 die pH-Verschiebung nicht erklärt, liegt eine teilkompensierte metabolische Störung vor.

Beispiel: pH 7,25 bei pCO_2 33 mmHg. Hier muss die SID niedrig sein.

Es ist also auf Na, Cl und Laktat zu achten. Gelegentlich ist die errechnete SID normal, obwohl nur eine niedrige SID den pH erklären kann. In so einem Fall gibt es Anionen, die nicht gemessen wurden. Ein wichtiges Beispiel ist die diabetische Ketoazidose (▶ Abb. 6.11).

In der Praxis kann es vorkommen, dass die vom Labor gemessenen Elektrolyte von den tatsächlichen Konzentrationen abweichen, obwohl die Messgeräte im Rahmen der zulässigen Toleranz kalibriert sind [1]. Dadurch kann die Genese einer pH-Veränderung im Einzelfall verschleiert werden.

Alkalose

Eine Alkalose (pH > 7,44) kann bedingt sein durch folgende Faktoren:
- erniedrigter pCO_2 bei Hyperventilation
- zu hohe SID
- erniedrigtes Albumin

In der Intensivmedizin kann es beim beatmeten Patienten zur Alkalose kommen, wenn bei niedrigem Albumin und hoher SID eine Normoventil-

ation (pCO2 40 mmHg) eingestellt wird (▶ Abb. 6.12).

6.9.4 Diagnostik und Therapie

Die Störungen des Wasser-, Elektrolyt- und Säure-Basen-Status sollten immer zusammen betrachtet werden. Führend ist die klinische Untersuchung. Dabei wird auf den **Volumenstatus im Gewebe** geachtet:
- Ödeme bei Volumenüberladung
- trockene Haut mit stehenden Hautfalten
- trockene Zunge bei Wassermangel

Volumenmangelzustände

Klinische Zeichen für intravasalen Volumenmangel:
- kühle, marmorierte Extremitäten
- Tachykardie
- Hypotonie
- Oligurie

Der zentrale Venendruck ist kein zuverlässiger Parameter für den intravasalen Volumenstatus.

Ursachen für einen Volumenmangel beim postoperativen Patienten:
- akute Blutung
- Verluste durch anhaltende Diarrhöen oder Erbrechen
- Sepsis

- Diuretikatherapie bei unzureichender Flüssigkeitszufuhr
- entgleister Diabetes mellitus

Zur Differenzierung sind diese **Laboruntersuchungen** erforderlich:
- Blutbild
- Prokalzitonin und CRP
- arterielle Blutgasanalyse mit Elektrolyten inklusive Chlorid
- Laktat
- Kreatinin

Das Blutbild unterscheidet zwischen Blutung (Hb niedrig) und Infektion bzw. Sepsis (Leukozytose oder auch Leukopenie), Prokalzitonin und CRP sind bei Infektion erhöht. Die Elektrolyte können auf einen reinen Wassermangel hinweisen (Na und Cl erhöht), während bei der akuten Blutung die Elektrolyte nicht verändert sind. Die Blutgasanalyse zeigt metabolische Störungen mit pH-Verschiebung an. Das Laktat ist bei Sepsis und bei Gewebeischämie erhöht und wird für die Berechnung der SID benötigt. Das Kreatinin steigt an, wenn es durch den Volumenmangel zum prärenalen Nierenversagen gekommen ist. Dabei steigt der Wert nur langsam über Tage an, insbesondere, wenn der Ausgangswert normal war.

Bei jeder Form des Volumenmangels muss Flüssigkeit infundiert werden. Bei der akuten Blutung kommen primär kristalloide Lösungen zum Einsatz sowie Blutkonserven, im hämorrhagischen Schock auch kolloidale Lösungen. Bei Wassermangel (Na und Cl erhöht) sind Halbelektrolytlösungen besser geeignet, alternativ Glukose 5 % unter Kontrolle der Blutzuckerwerte.

Bei Volumenmangel mit normalen Serumelektrolyten sind balancierte Lösungen oder Ringer-Acetat-Lösung geeignet. Bei Sepsis, Peritonitis und Ileus werden in der Akutphase oft sehr große Infusionsvolumina benötigt, oft im Bereich von 5 bis 8 Litern am ersten Tag (▶ Abb. 6.13).

Volumenüberladung

Eine Volumenüberladung entsteht bei Niereninsuffizienz durch zu geringe Ausscheidung im Vergleich zur Einfuhr. Die dekompensierte Herzinsuffizienz führt durch das Pumpversagen des Herzens zur venösen Stauung. Die Linksherzdekompensation bei koronarer Herzkrankheit oder Mitral- bzw. Aortenklappenvitium verursacht zunächst eine

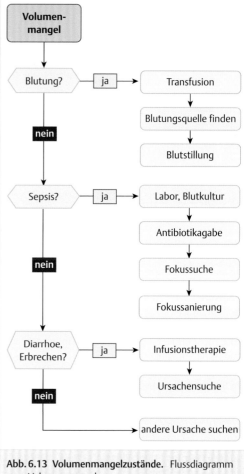

Abb. 6.13 Volumenmangelzustände. Flussdiagramm zum Volumenmangel.

pulmonale Stauung bis hin zum akuten Lungenödem, während das Rechtsversagen (dekompensiertes Cor pulmonale bei pulmonaler Hypertonie) primär periphere Ödeme verursacht. Bei diesen Patienten muss neben der symptomatischen Therapie eine Mitbetreuung durch den Kardiologen erfolgen.

Gelingt es nicht, die Volumenüberladung durch Diuretikatherapie zu beeinflussen, ist eine Dialyse oder Hämofiltration indiziert.

Elektrolytstörungen

Hier ist sowohl auf die einzelnen Elektrolyte als auch auf das Verhältnis zueinander zu achten. Die Differenz der starken Ionen hat Einfluss auf den pH-Wert, nicht die Absolutwerte. Bei Wassermangel können Na und Cl parallel ansteigen, ohne dass sich die SID verändert. In der Regel kommt es bei Veränderungen des Natriums und des Chlorids aber auch zu einer Veränderung der SID.

Kalium

Bei Hypokaliämie ist eine Substitution erforderlich. Diese kann bei gesundem Magen-Darm-Trakt oral erfolgen. Bei ausgeprägter Hypokaliämie oder gestörter Magenentleerung ist eine intravenöse Gabe notwendig. Da Kaliumlösungen die Venen reizen, können peripher nur niedrig konzentrierte Lösungen eingesetzt werden (0,1 mol/l), ansonsten muss ein zentraler Venenkatheter gelegt werden. Da bei zu schneller Zufuhr eine Hyperkaliämie auftreten kann, sind Laborkontrollen erforderlich. Bei Hyperkaliämie wird versucht, die Kaliumausscheidung durch Gabe von Diuretika zu steigern. Kaliumsparende Diuretika (Triamteren, Amilorid, Spironolacton) sind bei Hyperkaliämie kontraindiziert. Als Akutbehandlung bei bedrohlicher Hyperkaliämie kann durch Infusion von Glukoselösung und parallele Gabe von Insulin die Verschiebung von Kalium nach intrazellulär erreicht werden. Wegen der erforderlichen engmaschigen Laborkontrollen sollte dies auf der Intensivstation erfolgen. Wenn die renale Kaliumausscheidung nicht ausreichend gesteigert werden kann, muss das Kalium durch Dialyse, Hämofiltration oder Ionenaustauscherharze (oral bzw. rektal appliziert) entfernt werden.

Natrium

Die Hypernatriämie wird durch Infusion von Glukoselösung behandelt. Bei ausgeprägter Hypernatriämie müssen 2 bis 4 Liter Glukose 5 % pro Tag unter Kontrolle von Blutglukose und Serum-Na infundiert werden.

>
> **Vorsicht**
>
> Kommt es beim Schädel-Hirn-Trauma (SHT) zum Diabetes insipidus, muss dieser unverzüglich durch Substitution von DDAVP (synthetisches antidiuretisches Hormon) behandelt werden.

Dadurch kann die Entstehung der Hypernatriämie kausal verhindert werden. Sollte es beim SHT doch zur Hypernatriämie kommen, darf diese nur extrem vorsichtig ausgeglichen werden, da es sonst zu einer Zunahme des Hirnödems kommt.

>
> **Vorsicht**
>
> Eine länger bestehende ausgeprägte Hyponatriämie darf nur langsam ausgeglichen werden (Anstieg des Serumnatriumwerts um 10 mmol/l innerhalb von 24 Stunden), da es sonst zur zentralen pontinen Myelinolyse mit Tetraparese kommen kann.

Chlorid

Chloridstörungen gehen in der Regel mit Natriumstörungen einher. Eine Hyperchlorämie bei normalem Natrium ist meist Folge einer Infusionstherapie mit zu hohem Chloridgehalt (NaCl 0,9 % oder Ringer-Lösung). Ringer-Acetat-Lösung, die einen niedrigeren Chloridgehalt hat, führt nicht zur Hyperchlorämie.

Bei Hyperchlorämie und normalem Natrium ergibt sich eine erniedrigte SID, die zur Azidose führt.

Kalzium

Bei kritisch kranken Patienten scheint häufig eine Hypokalzämie vorzuliegen, da das Gesamtkalzium im Serum vermindert ist. Ein Großteil des Kalziums ist an Albumin gebunden. Daher führt eine Hypalbuminämie immer zu niedrigen Kalziumspiegeln. Wichtiger als das Gesamtkalzium ist das ionisierte Kalzium. Dieser Wert misst das nicht an Albumin gebundene Kalzium und damit die eigentlich wirksame Konzentration.

Ein Spezialfall ist die akute Hypokalzämie im hämorrhagischen Schock unter Massivtransfusion von Erythrozytenkonzentraten und Fresh Frozen Plasma (FFP). Bei der Herstellung von FFP wird das Kalzium durch einen Stabilisator gebunden, damit die Blutgerinnung nicht aktiviert wird. Nach Gabe von mehr als 4 FFP sollte daher auch Kalzium substituiert werden (z. B. 10 ml Ca-Gluconat 10 %).

Behandlung von Störungen des Säure-Basen-Status

Die metabolische Azidose (SID niedrig) wird durch Gabe von $NaHCO_3$ behandelt (100 ml $NaHCO_3$ 8,4 % i. v.). Die Na-Ionen erhöhen die SID, daher steigt der pH an. Nach der Gabe soll eine Kontrolle der Blutgasanalyse erfolgen, dann je nach Ergebnis eine weitere Gabe von $NaHCO_3$. Eine diabetische Ketoazidose muss kausal durch Gabe von Insulin sowie Infusionstherapie auf der Intensivstation behandelt werden.

Bei einer Laktatazidose ist nach der Ursache des Laktatanstiegs zu suchen (z. B. Darmischämie). Sehr selten, aber gut zu behandeln ist die Laktatazidose bei Vitamin-B_1-Mangel. Diese bessert sich rasch nach Gabe von 200–300 mg Vitamin B_1.

Die respiratorische Azidose (stark erhöhtes pCO_2) tritt bei dekompensierter Lungenerkrankung auf. Diese Patienten müssen auf der Intensivstation beatmet werden.

Behandlungsbedürftige metabolische Alkalosen sind eine Rarität. Eine respiratorische Alkalose bei Hyperventilation kann durch CO_2-Rückatmung oder Sedierung des Patienten günstig beeinflusst werden.

Literatur

[1] Deetjen P, Lichtwarck-Aschoff M. Säure-Base-Haushalt aus der Perspektive von P. Stewart. Anaesthesist 2007; 56: 1185–1199

[2] Stewart PA. How to understand acid-base: a quantitative acid-base primer for biology and medicine. New York: Elsevier; 1981

[3] Stewart PA. Modern quantitative acid-base chemistry. Can J Physiol Pharmacol 1983; 61: 1444–1461

6.10 Renale Störungen – akutes Nierenversagen

G. N. Schmidt

6.10.1 Definition

Das Gesamtvolumen des Primärharns in einer definierten Zeiteinheit wird als GFR bezeichnet. Die GFR ist für die Abschätzung der Nierenfunktion die wichtigste Größe. Der Begriff *akutes Nierenversagen* wird häufig durch die Bezeichnung *akute Nierenschädigung* ersetzt. Hierdurch soll verdeutlicht werden, dass es sich nicht nur um eine Erkrankung mit einer reduzierten GFR handeln kann, sondern auch um eine Nierenschädigung bei noch nicht reduzierter GFR.

Definition

Das Acute Kidney Injury Network (AKIN) hat die akute Nierenschädigung als abrupte (innerhalb von 48 Stunden) Nierenschädigung definiert. Die Abnahme der Nierenfunktion wird definiert durch folgende Faktoren:
- absoluter Anstieg des Serumkreatinins um ≥ 0,3 mg/dl
- prozentualer Anstieg des Serumkreatinins um ≥ 50 % (auf das 1,5-Fache des Ausgangswerts)
- Verminderung der Urinausscheidung auf < 0,5 ml/kg/h über 6 Stunden

6.10.2 Klassifikation

Das Serumkreatinin und die Urinausscheidung sind Surrogatparameter zur Abschätzung der GFR. Dennoch basieren die Definition und die meisten Klassifikationen der akuten Nierenschädigung auf Veränderungen dieser beiden Werte. Beispiele hierfür sind die RIFLE- und die AKIN-Klassifikation [2], [4]. Die KDIGO (Kidney Disease Improving Global Outcomes) hat eine Modifikation beider Systeme vorgenommen (▶ Tab. 6.12).

6.10.3 Ursachen

Die akute Nierenschädigung kann prärenale, renale oder postrenale Ursachen haben.

Akute prärenale Nierenschädigung

Bei prärenalem akutem Nierenversagen ist die tubuläre und glomeruläre Funktion noch intakt. Ursächlich für die renale Funktionsstörung ist eine unzureichende renale Perfusion. Hauptursachen hierfür sind ein Blutdruckabfall oder eine Hypovolämie.

Bei einer raschen Korrektur der Ursachen ist die Nierenschädigung reversibel. Bei länger andauernder Schädigung kann es jedoch zu einer strukturellen Schädigung der Niere und somit zum renalen Nierenversagen kommen.

Tab. 6.12 Klassifikation zur Abschätzung der GFR.

Stadium	Serumkreatinin	Urinausscheidung*
1	1,5- bis 1,9-facher Anstieg innerhalb von 7 Tagen oder Anstieg ≥ 0,3 mg/dl innerhalb von 48 Stunden	< 0,5 ml/kg/h über mehr als 6 Stunden
2	2,0- bis 2,9-facher Anstieg	< 0,5 ml/kg/h über mehr als 12 Stunden
3	≥ 3-facherAnstieg oder ≥ 4 mg/dl mit einem akuten Anstieg ≥ 0,5 mg/dl	< 0,3 ml/kg/h über mehr als 24 Stunden oder fehlende Urinausscheidung für ≥ 12 Stunden

* bezogen auf das ideale Körpergewicht

Tab. 6.13 Risiko- und prädisponierende Faktoren für akuten Nierenschaden.

Risikofaktoren	prädisponierende Faktoren
Sepsis	Dehydratation
Schock	Hypovolämie
Verbrennung	höheres Alter
Trauma	weibliches Geschlecht
herzchirurgische Eingriffe	schwarze Hautfarbe
große operative Eingriffe	chronische Nierenerkrankung
nephrotoxische Medikamente	chronische Erkrankung von Herz, Lunge, Leber
Kontrastmittel	Diabetes mellitus
Gifte	Tumorerkrankung
	Anämie

Akute renale Nierenschädigung

Ursächlich für die renale Nierenschädigung können makrovaskuläre (z. B. Thrombose, Embolie) und mikrovaskuläre (z. B. Glomerulonephritis, Goodpasture-Syndrom) Erkrankungen sein. Eine weitere Gruppe bilden die tubulointerstitiellen Erkrankungen. Diese können z. B. durch die Einnahme von Medikamenten (z. B. nichtsteroidale Antiphlogistika) bedingt sein. Eine akute Perfusionsstörung der Niere kann zur akuten ischämischen Tubulusnekrose führen. Diese ist nicht unmittelbar reversibel. Klassischerweise werden **3 Phasen** von einigen Tagen bis zu einigen Wochen für die renale Nierenschädigung beschrieben:

* Schädigungsphase
* Konsolidierungsphase
* Erholungsphase

Akute postrenale Nierenschädigung

Die postrenale Nierenschädigung ist durch eine Obstruktion des Harntrakts bedingt. Dies kann z. B. durch Tumoren, retroperitoneale Blutungen oder durch eine Blasentamponade verursacht sein.

Die KDIGO hat in ihren Empfehlungen verschiedene Risikofaktoren und prädisponierende Faktoren für einen akuten Nierenschaden zusammengestellt (► Tab. 6.13).

6.10.4 Diagnostik

Zur Diagnostik der akuten Nierenschädigung stehen zur Verfügung:

* klinische Parameter:
  * Urinausscheidung
  * Flüssigkeitsbilanz
* Blutuntersuchungen:
  * Serumkreatinin
  * Serumharnstoff
  * Elektrolyte
  * Säure-Base-Haushalt
* Urinuntersuchungen:
  * Urinkreatinin
  * Urinsediment

Ergänzt werden kann die Diagnostik durch weitere Verfahren wie Sonografie oder Nierenbiopsie.

Glomeruläre Filtrationsrate (GFR)

Der Goldstandard zur Bestimmung der GFR ist der Einsatz der Indikatorsubstanz Inulin. Inulin wird im Glomerulus frei filtriert und durch die Niere weder sezerniert, rückresorbiert noch metabolisiert. Allerdings ist die Messung der Inulin-Clearance klinisch zu aufwendig und wird daher nur im Rahmen wissenschaftlicher Untersuchungen eingesetzt. Praktikabler ist die Abschätzung der GFR anhand der Kreatinin-Clearance. Hierfür ist das Sammeln des Urins über einen definierten Zeitraum und die Bestimmung des Kreatinins im Urin notwendig. Da das Sammeln des Urins fehleranfällig und aufwendig ist, wird die GFR von vielen Labors auch berechnet angeboten. Verschiedene Näherungsformeln wurden validiert. Neben dem Serumkreatinin werden unterschiedliche weitere Größen – z. B. Gewicht, Alter, Körperlänge, Hautfarbe – zur Abschätzung der GFR herangezogen.

Die MDRD-Formel (Modifikation of Diet in Renal Disease) wurde 1999 anhand von Patientendaten entwickelt und berücksichtigt neben dem Serumkreatinin das Alter, das Geschlecht und die ethnische Zugehörigkeit. Höhere Werte gelten jedoch als ungenau. In diesem Bereich wird die tatsächliche GFR unterschätzt. Die CKD-EPI-Formel wurde 2009 entwickelt und bezieht wie die MDRD-Formel Alter, Geschlecht und ethnische Zugehörigkeit mit ein. Die CKD-EPI-Formel soll eine bessere Abschätzung der höheren GFR-Werte ermöglichen.

CKD-EPI-Formel

Kreatinin-Clearance

$$GFR = \frac{Kreatinin_{Harn} \times Volumen_{Harn}}{Sammelzeit \times Kreatinin_{Plasma}}$$

MDRD-Formel

$$GFR = 186 \times Kreatinin_{Plasma}^{-1,154} \times Alter^{-0,203}$$
$$\times [1,210 \text{ wenn schwarze Hautfarbe}]$$
$$\times [0,742 \text{ wenn weiblich}]$$

CKD-EPI

$$GFR = 141 \times \left(\frac{Kreatinin_{Plasma}}{k1}\right)^{a}$$
$$\times \max \frac{Kreatinin_{Plasma}}{k1}^{-1,209} \times 0,093^{Alter}$$
$$\times [1,018 \text{ wenn weiblich}]$$
$$\times [1,159 \text{ wenn schwarze Hautfarbe}]$$

Retentionsparameter

Kreatinin entsteht insbesondere in Muskelzellen. Die Ausscheidung erfolgt fast ausschließlich über die Niere. Das Serumkreatinin gilt daher als empfindlicher Wert zur Abschätzung der Nierenfunktion. Auch der Harnstoff wird zu den Retentionsparametern gezählt. Harnstoff wird im Protein- und Aminosäurenstoffwechsel gebildet und über die Niere ausgeschieden. Bei eingeschränkter Nierenfunktion kann es so zu einem Harnstoffanstieg kommen. Bei hoher Proteinzufuhr oder bei einer katabolen Stoffwechsellage kann die Harnstoffkonzentration jedoch auch bei normaler Nierenfunktion ansteigen. Von den Elektrolyten wird insbesondere das Serumkalium zur Abschätzung der Retentionsleistung der Nieren herangezogen. Allerdings gibt es auch hier zahlreiche andere Faktoren, die zu einem Anstieg führen können.

Merke

Die Abschätzung der GFR anhand der Retentionsparameter ist deutlich limitiert. Ein Anstieg ist häufig erst bei einem Verlust der GFR von 50 % zu sehen.

Neue Biomarker

Zur schnelleren Detektion von akuten Nierenschädigungen wurden verschiedene neue Biomarker entwickelt. Dies sind z. B. die TIMP-2 (Tissue Inhibitor Metalloproteinase 2) und das IGFBP7 (Insulin-like Growth Factor Binding Protein 7) im Urin. Der Stellenwert dieser Biomarker kann noch nicht abschließend bewertet werden.

6.10.5 Therapie

Derzeit steht keine spezifische medikamentöse Therapie der akuten Nierenschädigung zur Verfügung. Erkennung und Überwachung von Risikopatienten scheint daher besonders wichtig zu sein (▶ Abb. 6.14). Bei einer akuten Verschlechterung der Nierenfunktion muss die Erkrankungsursache schnell identifiziert werden. Insbesondere reversible Auslöser müssen abgestellt werden [3].

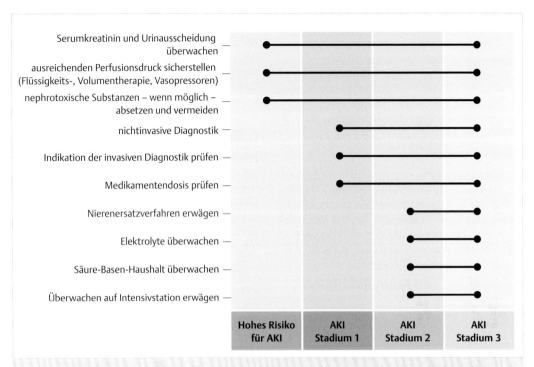

Abb. 6.14 Maßnahmen bei akuter Nierenschädigung, abhängig von den „Acute-Kidney-Injury(AKI)"-Stadien.

Hämodynamische Stabilisierung

Insbesondere bei Patienten mit prädisponierenden Faktoren sollte eine Hypotension strikt vermieden werden. Bereits bei kurzen (< 5 Minuten) Abfällen des arteriellen Mitteldrucks auf 55 mmHg muss mit einer erhöhten Inzidenz an akuten Nierenschädigungen gerechnet werden [5]. Die Stabilisierung kann durch die Gabe von Flüssigkeiten und von vasoaktiven Substanzen erfolgen.

Das richtige Volumen- und Flüssigkeitsersatzmittel wird hierbei kontrovers diskutiert. Gesichert scheint allerdings die Erkenntnis, dass kristalloide Lösungen mit einem hohen Chloridanteil (z. B. 0,9 % NaCl) zu einer Verschlechterung der Nierenfunktion beitragen können. Hier sollten andere isotone kristalloide Lösungen zum Einsatz kommen. Noradrenalin ist der favorisierte Vasopressor zur Stabilisierung des Blutdrucks.

Verbesserung der Nierendurchblutung

In der sog. Nierendosis (2–4 µg/kg/min) kann Dopamin den renalen Blutfluss, die Natriurese und die GFR verbessern. Dopamin wird daher häufig zur Verbesserung der Nierenfunktion eingesetzt. In verschiedenen Studien konnte jedoch kein Vorteil durch den Einsatz von Dopamin gezeigt werden. Aufgrund der möglichen Nebenwirkungen (Steigerung des myokardialen Sauerstoffverbrauchs, Rhythmusstörungen) wird die Gabe von Dopamin in „Nierendosis" von den meisten Autoren daher nicht mehr empfohlen.

Diuretika

Schleifendiuretika hemmen den $NA^+/K^+/2Cl$-Kotransport im aufsteigenden Teil der Henle-Schleife. Theoretisch könnte hierdurch der Sauerstoffverbrauch der Niere verringert werden. Durch den erhöhten Urinfluss könnte der intratubuläre Zelldetritus ausgewaschen werden. Der Erhalt der Urinausscheidung trotz akuter Nierenschädigung ermöglicht zudem die Flüssigkeitsbilanzierung.

Acetylzystein

Acetylzystein soll einer akuten Nierenschädigung nach Kontrastmittelgabe vorbeugen. In verschiedenen Studien konnte dieser prophylaktische Effekt nachgewiesen werden. In einer großen multizentrischen Studie zur Prävention der kontrastmittelassoziierten akuten Nierenschädigung nach Koronarangiografie konnte dieser protektive Effekt jedoch nicht bestätigt werden [1]. Der Nutzen scheint daher unklar. Der Einsatz von Acetylzystein wird derzeit nicht mehr empfohlen.

Medikamente

Bei Auftreten einer akuten Nierenschädigung sollten alle Medikamente auf eine mögliche nephrotoxische Wirkung überprüft werden. Gegebenenfalls sollten Medikamente abgesetzt werden. Zusätzlich muss eine Dosisanpassung der Medikamente an die eingeschränkte Nierenfunktion erfolgen.

Behandlung von Komplikationen

Hyperkaliämie

Eine gefürchtete Komplikation der akuten Nierenschädigung ist die Hyperkaliämie. Diese kann zu einer schwerwiegenden Herzrhythmusstörung führen. Bei bekannter Nierenschädigung und hohen präoperativen Kaliumwerten sollte daher bei größeren operativen Eingriffen die Indikation zur Dialyse bereits präoperativ geprüft werden. Bei intra- oder postoperativen Hyperkaliämien können verschiedene konservative Maßnahmen ergriffen werden. Mögliche Maßnahmen sind in ▶ Tab. 6.14 wiedergegeben.

Nachbehandlung

Nach stattgehabter akuter Nierenschädigung sollte nach 3 Monaten eine erneute Evaluation der Nierenfunktion erfolgen. Eine entsprechende Empfehlung sollte an die nachbehandelnden Kollegen gegeben werden.

6.10.6 Nierenersatzverfahren

Die gängigsten perioperativ eingesetzten Nierenersatzverfahren sind die Hämodialyse und die kontinuierliche veno-venöse Hämofiltration (CVVH) und deren Mischformen. Die kontinuierlichen Verfahren gelten hierbei als kreislaufschonender und werden daher häufig bei kritisch kranken Patienten auf der Intensivstation eingesetzt.

Als **Indikationen** gelten:
- Urämie
- Hyperkaliämie
- schwere metabolische Azidose
- diuretikaresistente Überwässerung

Die Definition von klaren Grenzwerten ist hierbei jedoch schwierig. Die Entscheidung zur Therapie wird vielmehr individuell unter Berücksichtigung der gesamten klinischen Situation getroffen.

Aufgrund des Kontakts mit Fremdoberflächen während der Hämofiltration oder der CVVH besteht die Gefahr des *Clottens* der Filter. Auf der anderen Seite muss perioperativ immer auch das erhöhte Blutungsrisiko bei einer Heparinisierung beachtet werden. Eine häufig genutzte Alternative stellt die regionale Zitratantikoagulation dar.

Tab. 6.14 Konservative Maßnahmen bei Hyperkaliämie.

Medikament	Dosis	Wirkmechanismus
Insulin + Glukose	z. B. 10–20 IE Altinsulin + 20–40 ml Glukose 40 % (engmaschige BZ-Kontrolle)	Umverteilung von Glukose und K + von extra- nach intrazellulär
$NaHCO_3^-$ 8,4 %	50–100 ml i. v.	Die Alkalose führt zu einer Umverteilung von Natrium nach intrazellulär mit erhöhter Aktivität der Natrium-Kalium-Pumpe. Hierdurch Umverteilung von K + von extra- nach intrazellulär.
β_2-Mimetika	z. B. Salbutamol 10–20 mg zum Inhalieren	Umverteilung von K + nach intrazellulär
Furosemid	40–80 mg i. v.	Elimination von K + über die Niere bei bestehender Diurese
Kalziumlösung	z. B. Ca + + -Gluconat	Antagonisierung des Hyperkaliämieeffekts auf die Herzmuskelzelle (Membranstabilisierung)
Ionenaustauschharze	20–30 g p. o.	fäkale K-Exkretion

Literatur

[1] ACT Investigators 2011. Acetylcystein for prevention of renal outcomes in patients undergoing coronary and peripheral vascular angiography: main results from the randomized acetylcystein for contrast-induced nephropathy. Trial 8ACT. Circulation 2011; 124: 1250–1259

[2] Bellomo R, Ronco C, Kellum JA et al. Acute Dialysis Quality Initiative Workgroup. Acute renal failure – definitions, outcomes, measure, animal models, fluid therapy and information technologgy needs: the second international consensus conference of acute dialysis quality initiative group. Critical Care 2004; 8: R204–212

[3] KDIGO AKI Work Group. KDIGO clinical practice guidline for acute kidney injury. Kidney Int Suppl 2012; Suppl 2: 1–138

[4] Mehta RL, Kellum JA, Shah SV et al. Acute Kidney Injury Network: report of an initiative to improve outcomes in acute kidney injury. Crit Care 2007; 11: R31

[5] Walsh M, Devereux PJ, Garg AX et al. Relationship between intraoperative mean arterial pressure and clinical outcomes after noncardiac surgery: toward an empirical definition of hypertension. Anesthesiology 2013; 119: 507–515

6.11 Neurologische Störungen

J. Röther

Das perioperative Management von Patienten mit neurologischen Erkrankungen ist für alle beteiligten medizinischen Disziplinen eine Herausforderung. Abhängig von der Grunderkrankung gilt es, die spezifische neurologische Pharmakotherapie, die pathophysiologischen Mechanismen der zugrundeliegenden neurologischen Erkrankung und postoperativ neu hinzutretende Veränderungen zu berücksichtigen. Häufige postoperative Komplikationen sind epileptische Anfälle und ein Delir (siehe Kap. 6.4).

Merke

Bei Patienten mit Parkinson-Syndrom und anderen neurodegenerativen Erkrankungen, Myasthenia gravis und zerebrovaskulären Vorerkrankungen sollten bereits präoperativ Vorkehrungen getroffen werden, um das Komplikationsrisiko zu minimieren.

Des Weiteren kommt es zu spezifischen neurologischen Komplikationen infolge einer Sepsis wie Critical-Illness-Polyneuropathie und Myopathie oder aber zu Kompressionsschäden peripherer Nerven.

6.11.1 Epileptische Anfälle

Epileptische Anfälle sind häufig. Etwa 4–5 % der Menschen erleiden zumindest einmalig in ihrem Leben einen epileptischen Anfall. Patienten mit einer Epilepsie weisen eine andauernde Prädisposition auf, epileptische Anfälle zu generieren und erhalten in der Regel antikonvulsive Medikamente. Patienten mit Epilepsie haben ein signifikant erhöhtes Risiko für postoperative Komplikationen, die in der Regel mit der Epilepsie assoziiert sind. In einer retrospektiven Studie mit über 13 000 Patienten mit epileptischen Anfällen war ein Schlaganfall die häufigste postoperative Komplikation [2].

Gründe für postoperativ auftretende epileptische Anfälle können metabolische Funktionsstörungen, Drogen- und Alkoholmissbrauch, neurochirurgische Operationen und die Unterbrechung einer antikonvulsiven Therapie sein. Die meisten Patienten, die postoperativ einen Anfall erleiden, ohne an einer Epilepsie erkrankt zu sein, weisen eine metabolische Störung auf, am häufigsten eine Hyponatriämie, eine Hyperkalziämie oder eine Sepsis.

Merke

Bei einem einmaligen Anfall im Rahmen einer solchen Stoffwechselstörung erfolgt in der Regel keine antikonvulsive Medikation, sondern eine Therapie der zugrundeliegenden Ursache.

Epileptische Anfälle als Folge eines Alkohol- oder Medikamentenentzugs sind häufig. Typischerweise kommt es innerhalb von 48 Stunden nach dem letzten Alkoholkonsum zu einem generalisierten Anfall. Auch hier ist in der Regel keine spezifische antikonvulsive Medikation erforderlich. Üblicherweise wird Lorazepam eingesetzt, um den Anfall zu unterbrechen und kurzfristig weitere Anfälle zu verhindern.

Nach neurochirurgischen Eingriffen und insbesondere bei Patienten mit Hirntumoren ist das Risiko eines epileptischen Anfalls erhöht. Eine prophylaktische antikonvulsive Therapie ist jedoch nicht indiziert. Tritt postoperativ einmalig ein Anfall auf, kann zunächst der Verlauf abgewartet werden. Bei wiederholten Anfällen ist eine antikonvulsive Therapie erforderlich. Da die Patienten initial Medikamente oftmals nicht enteral zu sich

6

nehmen können, werden intravenös zu verabreichende Antikonvulsiva wie Levetiracetam und Valproat bevorzugt.

6.11.2 Wernicke-Enzephalopathie

Nicht selten kommt es postoperativ bei Alkoholkranken und Patienten mit schwerer Mangelernährung infolge eines Vitamin-B_1-Mangels zu einer Verwirrtheit mit Somnolenz, Okulomotorikstörung und Gangataxie. Oft ist auch eine Korsakow-Symptomatik mit Sekundengedächtnis assoziiert. Bereits bei klinischem Verdacht muss frühzeitig die intravenöse Gabe von Thiamin erfolgen. Im MRT finden sich typische, zum Teil hämorrhagische Läsionen im Bereich der Corpora mammilaria, des Hypothalamus und periventrikulär im Bereich des Bodens des 4. Ventrikels [14].

6.11.3 Perioperative Schlaganfälle

Die Inzidenz perioperativer ischämischer oder hämorrhagischer Schlaganfälle bei Patienten, die sich einer nichtkardiovaskulären Operation unterziehen, ist relativ gering und liegt bei 0,08–0,7 % der durchgeführten Operationen innerhalb der ersten 30 Tage.

Die **Inzidenz steigt mit dem Alter**:
- 0,1–0,2 % bei Patienten < 65 Jahre
- 0,5 % bei Patienten 65–74 Jahre
- 1 % bei Patienten ≥ 75 Jahre

Wenn ein perioperativer Schlaganfall auftritt, liegt die Mortalität mit 18–26 % relativ hoch.

Die **Inzidenz perioperativer Schlaganfälle** hängt von der Art des chirurgischen Eingriffs ab:
- 0,08–0,7 % bei allgemeinchirurgischen Eingriffen
- 0,2–0,9 % bei orthopädischen Eingriffen
- 0,6–0,9 % bei Lungenoperationen
- 4,8 % bei Operationen im Bereich des Kopfes und der Hals-Nacken-Region

Eine Hyperextension und Rotation mit Überdehnung oder Kompression der supraaortalen Gefäße mag zu dem relativ hohen perioperativen Risiko im Kopf-Hals-Nacken-Bereich beitragen.

Die **Ätiologie der Schlaganfälle** unterscheidet sich nicht von nichtperioperativ auftretenden Schlaganfällen:
- Arteriosklerose der supraaortalen Gefäße
- lakunäre Schlaganfälle
- Kardioembolien bei Vorhofflimmern

Eine Dehydratation, Hypotension oder auch perioperativ auftretende systemische Hyperkoagulabilität mögen spezifische operationsassoziierte Faktoren sein. Selten werden Luft-, Fett- oder paradoxe Embolien oder auch eine Dissektion der Halsgefäße beobachtet. Bei einem Viertel der postoperativen ischämischen Schlaganfälle wird neu diagnostiziertes Vorhofflimmern als Ursache identifiziert.

Das **Risiko** eines postoperativen Schlaganfalls **steigt mit folgenden Faktoren** [10]:
- Alter
- früherer Schlaganfall
- transiente ischämische Attacke
- Vorgeschichte typischer Gefäßrisikofaktoren:
  - Bluthochdruck
  - Diabetes mellitus
  - Niereninsuffizienz
  - Rauchen
  - periphere arterielle Verschlusskrankheit
  - koronare Herzkrankheit
  - Karotisstenosen
  - Arteriosklerose der Aorta ascendens
  - Unterbrechung einer antithrombotischen oder antikoagulatorischen Therapie vor dem operativen Eingriff

Eine spezielle Herausforderung stellen Patienten mit Antikoagulation oder antithrombotischer Therapie dar. Das Risiko eines postoperativen Schlaganfalls ist bei Patienten, die orale Antikoagulanzien einnehmen, erhöht (0,4–1,6 %). Bei Patienten mit Vorhofflimmern und oraler Antikoagulation sowie niedrigem $CHADS_2$-Score ist nach einer neuen Studie kein Bridging indiziert. Vielmehr sollte OAK nit einem VKA 5 Tage vor der Operation gestoppt und danach rasch wieder begonnen werden (siehe auch Kap. 2.5 und Kap. 2.6). Wichtig ist, die orale Antikoagulation nicht zu verzögern, sondern konsequent wieder zu beginnen. Bezüglich der neuen oralen Antikoagulanzien gibt es Empfehlungen für Dabigatran, Rivaroxaban, Edoxaban und Apixaban. Das Blutungsrisiko ist ähnlich einzustufen wie unter Vitamin-K-Antagonisten. Generell sollten die neuen oralen Antikoagulanzien bei größeren operativen Eingriffen in Abhängigkeit von der Nierenfunktion 2–3 Tage vor dem Eingriff ohne ein Bridging mit niedermolekularen Heparinen abgesetzt und nach 2–3 Tagen postoperativ wieder begonnen werden [1] (s. Kap. 2.6).

Etwa 25 % der älteren Bevölkerung nehmen aufgrund kardio- oder zerebrovaskulärer Erkrankungen Thrombozytenfunktionshemmer ein, insbesondere Aspirin. Diese Patienten (mit Aspirin) haben ein 1,5-fach höheres Risiko für einen erhöhten intraoperativen Blutverlust, ohne dass die blutungsassoziierte chirurgische Mortalität oder Morbidität ansteigt. In einer randomisierten kontrollierten Studie bei Patienten mit transurethraler Prostataresektion mit und ohne Aspirin fand sich kein Unterschied im Hinblick auf intraoperative Blutungen und die Operationszeit. Bezüglich Clopidogrel wurde bei Patienten mit Lungenresektion ebenfalls keine erhöhte Blutungskomplikationsrate festgestellt, wenn Clopidogrel 5 Tage präoperativ abgesetzt wurde.

Beim abrupten Absetzen der Thrombozytenfunktionshemmung muss bedacht werden, dass es zu einem Rebound-Phänomen mit erhöhter Thrombusformationsrate kommen kann. Die Notwendigkeit der Unterbrechung einer Behandlung mit Thrombozytenfunktionshemmern muss daher im individuellen Fall und abhängig von der geplanten Operation abgewogen werden. Eine Unterbrechung der Aspirin-Therapie ist in den meisten Fällen nicht notwendig, Clopidogrel sollte 5 Tage vor der Operation bis 24 Stunden nach der Operation pausiert werden. Eine Bridging-Therapie mit Heparin ist bei Behandlung mit Thrombozytenfunktionshemmern nicht indiziert. Viele Operationen, so z. B. Karotis-Endarteriektomien oder auch Kataraktoperationen, werden routinemäßig unter Einnahme von ASS oder Clopidogrel ohne Zunahme der Blutungskomplikationsrate durchgeführt (siehe auch Kap. 2.5 und Kap. 2.6). Wichtig ist auch, eine bestehende Statin-Therapie fortzuführen, da die Unterbrechung mit einem erhöhten kardio- und zerebrovaskulären Risiko einhergeht [5], [10].

Schlaganfallrisiko nach kardiochirurgischen Eingriffen

Eine Sondersituation nimmt die aortokoronare Bypass-Operation ein, da aufgrund der oftmals multimorbiden und vaskulär vorerkrankten Patienten und der Notwendigkeit einer Herz-Lungen-Maschine die Schlaganfallrate mit 2 % innerhalb von 30 Tagen nach der Operation höher liegt als bei anderen operativen Eingriffen [11]. Das Schlaganfallrisiko ist altersassoziiert und nimmt bis zum 70. Lebensjahr zu. Auch das Risiko eines Delirs ist nach einer aortokoronaren Bypass-Operation oder einem Herzklappenersatz mit über 40 % der Patienten besonders groß. Ursache sind wahrschein-

lich intraoperative Schauer von Mikroembolien, die nicht mit dem Bild eines Schlaganfalls, sondern einer postoperativen kognitiven Dysfunktion einhergehen. Die meisten Patienten erholen sich in den ersten Tagen. Allerdings erreichen manche Patienten auch Monate postoperativ den präoperativen Level im Mini-Mental-Status-Test nicht.

6.11.4 Critically-Illness-Polyneuropathie und Critically-Illness-Myopathie

Critically-Illness-Polyneuropathie und -Myopathie (CIP/CIM) sind häufige Komplikationen postoperativ auftretender schwerer Infektionen. Bei Patienten mit einer Sepsis oder einem SIRS (systemisches inflammatorisches Response-Syndrom) liegt die Inzidenz einer CIP/CIM bei bis zu 70 % und steigt auf 100 % bei Auftreten eines Multiorganversagens.

Die **Wahrscheinlichkeit des Auftretens von CIP und CIM** wird außer durch Sepsis, SIRS und Multiorganversagen auch durch folgende Faktoren beeinflusst:

- Schwere der Grunderkrankung
- Dauer des Intensivaufenthalts und einer Organdysfunktion
- Katecholamin-Gabe
- ZNS-Funktionsstörungen
- Nierenversagen und Nierenersatztherapie
- Hyperglykämie
- Hyperosmolarität
- parenterale Ernährung
- Serum-Albumin

Eine verlängerte Beatmungszeit, ein längerer Aufenthalt auf der Intensivstation und eine erhöhte Mortalität sind mit CIP und CIM assoziiert.

Bei der CIP handelt es sich um eine akute, primär axonale, sensomotorische Polyneuropathie, die bei kritisch erkrankten Patienten zu einer neuromuskulären Funktionsbeeinträchtigung führt und oftmals mit einer CIM im Sinne eines Overlap-Syndroms einhergeht. Die Patienten weisen schlaffe Lähmungen der Extremitäten mit Bevorzugung der Beinmuskeln auf. Die Gesichts- und Schlundmuskulatur ist selten betroffen. Die Beeinträchtigung des N. phrenicus und des Diaphragmas verstärkt die Weaning-Probleme. Die Reflexe sind bei der CIP typischerweise ausgefallen, und es besteht eine distal betonte sensible Störung, insbesondere für Schmerz, Temperatur und Vibrationsempfinden. Bei der CIP zeigt die Messung der Nervenleit-

6

geschwindigkeit typischerweise reduzierte Amplituden als Hinweis auf eine axonale Schädigung. In der Elektromyografie (EMG) zeigt sich als Ausdruck der Denervierung spontan elektrische Aktivität.

Der Pathomechanismus von CIP und CIM ist komplex und basiert im Wesentlichen auf der Zytokinproduktion mit konsekutiver Depolarisation der peripheren Nervenzellmembran, neurotoxischen Faktoren, der Extravasation aktivierter Leukozyten, einem endoneuralen Ödem und Hypoxämie mit resultierender mitochrondrialer Dysfunktion und fehlender Erregbarkeit der Muskelmembran bei der CIM.

Merke

Eine aggressive Therapie der Sepsis, limitierter Einsatz von Kortikosteroiden und neuromuskulären Blockademedikamenten sowie die Beeinflussung der genannten Risikofaktoren sind wesentliche therapeutische Ansätze zur Verhinderung von CIP und CIM.

Interventionen, die das Auftreten von CIP und CIM abschwächen können, sind die Verhinderung eines katabolen Stoffwechsels durch ausreichende Ernährungstherapie und die Zufuhr essenzieller Aminosäuren wie Arginin und Glutamin. Eine **intensivierte Insulintherapie** führt im Vergleich zu einer konventionellen Insulintherapie zu einer signifikanten Reduktion von CIP und CIM, und die Dauer der mechanischen Ventilation, des Intensivaufenthalts und der Mortalität nach 180 Tagen wurde signifikant verringert [7]. Neuere Studien zeigen jedoch, dass eine Blutzuckersteuerung um 180 mg/dl einer Blutzuckersteuerung von 80–110 mg/dl überlegen ist, so dass das konventionelle Regime zu bevorzugen ist [4]. Auch eine frühzeitige Physiotherapie führt zu kürzeren Ventilationszeiten. Ein positiver Effekt einer Kortikosteroidgabe oder einer elektrischen Muskelstimulation konnte nicht gezeigt werden [8].

6.11.5 Postoperative Nervenschäden

Postoperative Nervenschäden können durch eine Druckeinwirkung von außen auftreten, z. B. durch unsachgemäße Lagerung, ein komprimierendes Hämatom oder durch eine Leitungsanästhesie. Bei Druckbelastung werden die Nervenfasern entweder direkt mechanisch oder mittelbar durch Minderdurchblutung geschädigt. Je akuter und schärfer die Nervenläsion ist, desto ausgeprägter macht sich die klinische Beeinträchtigung bemerkbar. Nerven, die durch ihre anatomische Lage für Druckschäden disponiert sind, weil sie oberflächlich auf einer unnachgiebigen Unterlage verlaufen, wie z. B. der N. ulnaris im Sulkusbereich, sind besonders für Druckschäden prädestiniert.

Im Rahmen einer Operation auftretende Hämatome können zu einer Nervenkompression führen, die meist Stunden bis Tage nach dem Eingriff mit Schmerzen, gefolgt von Parästhesien und Lähmungen, bemerkbar werden. In diesem Fall ist eine sofortige bildgebende Diagnostik (Sonografie, CCT oder MRT, je nach Körperregion) erforderlich, um ggf. eine operative Entlastung zu schaffen. Kommt es zu einer Druckerhöhung innerhalb eines Kompartiments (Muskelloge), so spricht man von einem Kompartment-Syndrom. Hierbei führt die Druckerhöhung zu einer Störung der Mikrozirkulation mit Schädigung von Muskeln und Nerven. Durch lagerungsbedingte lokale Druckeinwirkung kann es gelegentlich auch bei lang dauernden Operationen zu Kompartment-Syndromen kommen. Leitsymptome des akuten Kompartmentsyndroms sind Schmerzen und Schwellungen. Die Schmerzen werden durch passive Dehnung der betroffenen Muskeln verstärkt, und die Muskulatur ist prall gespannt und druckschmerzhaft. Es können progrediente sensible und motorische Lähmungen der durch die Kompartimente verlaufenden peripheren Nerven auftreten. Die konservative Behandlung hat zum Ziel, die ursächlichen Faktoren des Kompartmentsyndroms (z. B. beengende Verbände) zu beseitigen. Ist dies nicht ausreichend, so ist die unverzügliche Dekompression durch operative Faszienspaltung erforderlich [12].

6.11.6 Postoperative Verschlechterung neurologischer Erkrankungen

Parkinson-Erkrankung

Das Parkinson-Syndrom ist charakterisiert durch die Kardinalsymptome Rigor, Hypokinesie, Tremor und posturale Instabilität. Die Prävalenz liegt bei bis zu 187 Erkrankten pro 100 000 Einwohner. Die Entwicklungen mikrochirurgischer Techniken führen in einer alternden Gesellschaft dazu, dass immer mehr alte Patienten mit neurodegenerativen Erkrankungen operiert werden. Typische postoperative Komplikationen bei Parkinson-Patienten sind eine Verschlechterung der Mobilität durch Rigidität und Hypokinesie sowie eine Dysphagie mit konsekutiver Aspirations- und hypostatischer Pneumonie. Auch tiefe Beinvenenthrombosen treten im Rahmen der Hypokinesie und verzögerten Mobilisation vermehrt auf.

Die unsachgemäße Unterbrechung der Medikation, verbunden mit einer nicht ausreichenden Flüssigkeitssubstitution, sind häufige Ursachen für eine postoperative Verschlechterung der Parkinson-Symptome. Die Parkinson-Medikation sollte am Operationstag morgens mit einem kleinen Schluck Wasser noch eingenommen werden. Die Verabreichung der Parkinson-Medikation – ggf. auch über eine nasogastrale Sonde – sollte unverzüglich postoperativ fortgeführt werden. Sollte bei Patienten nach einem abdominalchirurgischen Eingriff eine orale oder per nasogastraler Sonde zugeführte Medikamentengabe nicht möglich sein, besteht die Möglichkeit einer intravenösen Verabreichung des NMDA-Rezeptorantagonisten Amantadin. Die parenterale Gabe von Amantadin sollte allerdings nur so lange fortgeführt werden, bis eine enterale Gabe von L-Dopa wieder möglich ist, da der Effekt limitiert ist und oftmals zu einem Delir führt.

Vorsicht

Auf jeden Fall ist es von größter Bedeutung, dass die Patienten postoperativ so rasch wie möglich mobilisiert werden, um Atemwegsinfektionen und Beinvenenthrombosen zu vermeiden und die präoperativ vorhandene Mobilität wiederzuerlangen.

Im fortgeschrittenen Krankheitsstadium geht die Parkinson-Erkrankung häufig mit deliranten Zuständen bis hin zu einer Demenz einher [9]. Die Wahrscheinlichkeit eines postoperativen Delirs ist bei Parkinson-Patienten mit vorbestehender Demenz besonders groß. Ist vorübergehend die Einnahme von Neuroleptika erforderlich, ist zu beachten, dass viele Neuroleptika zu extrapyramidalmotorischen Bewegungsstörungen führen und die Parkinson-Symptomatik verstärken. Bevorzugt sollten daher atypische Neuroleptika (z. B. Quetiapin und Clozapin) eingesetzt werden. Insbesonde-

re bei schwer betroffenen Parkinson-Patienten ist es sinnvoll, bereits präoperativ die postoperative Dopa-Substitutionstherapie festzulegen und zu überwachen.

Bei fortgeschrittenem Parkinson-Syndrom kann auch subkutan verabreichtes Apomorphin eingesetzt werden. Apomorphin ist ein potenter D1/D2-Dopaminagonist, der bei fortgeschrittenem Parkinson-Syndrom bei schweren Wirkfluktuationen eingesetzt wird. In den meisten Kliniken besteht wenig Erfahrung im postoperativen Einsatz von Apomorphin, so dass diese Therapie nur in enger Abstimmung mit einem erfahrenen Neurologen erfolgen sollte. Vor einer subkutanen Apomorphin-Medikation sollte Domperidon, ein D2-Rezeptor-Antagonist, der die Blut-Hirn-Schranke nicht überschreitet und periphere dopaminerge Nebenwirkungen wie Übelkeit antagonisiert, gegeben werden. Domperidon kann auch als Suppositorium verabreicht werden. Apomorphin wird in steigenden Dosen verabreicht, beginnend mit 1–1,5 mg bis zu 10–12 mg subkutan je nach klinischem Ansprechen [6]. Bei Patienten, die bereits präoperativ Dopaminagonisten erhalten, kann z. B. vor abdominalchirurgischen Eingriffen, die eine längere postoperative Phase erwarten lassen, in der eine enterale Medikamentenzufuhr nicht möglich ist, eine Umsetzung auf ein transdermales Pflaster mit Rotigotin erfolgen.

Selten kommt es durch abruptes Absetzen der Parkinson-Medikation zur Entwicklung eines malignen neuroleptischen Syndroms (MNS), das durch die Trias Fieber, CK-Anstieg und ausgeprägten Rigor, Akinese und Delir bis hin zum Stupor charakterisiert ist. Häufiger ist allerdings ein MNS als Folge von Neuroleptika [3]. Die Herausforderung besteht darin, das MNS zu erkennen, auf Neuroleptika zu verzichten und die Parkinson-Medikation vorsichtig wieder aufzunehmen. Benzodiazepine helfen bei der Beherrschung der Rigidität und Amandatin kann eingesetzt werden, wenn die orale L-Dopa-Zufuhr nicht möglich ist.

Perioperatives Management von Patienten mit einem Parkinson-Syndrom (in Anlehnung an [6]):
- **Präoperativ**: Erfassung der Schwere der Parkinson-Erkrankung, bei schwerem Parkinson-Syndrom präoperativ neurologisches Konsil, Erfassung von Verwirrtheitszuständen, Demenz und pulmonalen Vorerkrankungen.
- **Fortführung der Parkinson-Medikation** einschließlich am Morgen des Operationstags und postoperativ so rasch wie möglich; falls notwen-

dig, Anlage einer nasogastralen Sonde.

Bei abdominellen Eingriffen: L-Dopa postoperativ so bald wie möglich per Sonde substituieren; präoperativ ggf. Dopaminagonisten auf Pflastertherapie (Rotigotin) umsetzen, auf ausreichende Flüssigkeitssubstitution postoperativ achten.

- Falls **L-Dopa** nicht substituiert werden kann: Frühzeitig die Vorgabe von Amantadin oder alternativ von Apomorphin subkutan erwägen.
- **Typische Neuroleptika** (Risperidon, Melperon und Haloperidol) vermeiden, Einsatz von Opiaten minimieren, da auch diese die extrapyramidalmotorischen Symptome der Parkinson-Erkrankung verstärken können.

Myasthenia gravis

Die Myasthenia gravis ist eine erworbene Autoimmunerkrankung, bei der sich Antikörper an den postsynaptischen Acetylcholinrezeptor binden und diesen langfristig zerstören können. Die hierdurch gestörte neuromuskuläre Übertragung führt zu einer vorzeitigen Ermüdbarkeit der Willkürmuskulatur, besonders unter Belastung. Überwiegend betroffen sind die okulären, faziopharyngealen und proximalen Muskelgruppen, allerdings kann die Muskelschwäche auch generalisiert auftreten.

Merke

Die Myasthenia gravis kommt in allen Altersgruppen vor.

Weniger als 10 % aller Patienten sind Kinder im Alter unter 16 Jahren. Frauen sind etwa doppelt so häufig betroffen wie Männer. Die Inzidenz liegt bei 0,25 bis 2 pro Jahr, die Prävalenz bei bis zu 50 pro 100 000 Einwohner. 10 bis 20 % der Patienten weisen autoimmune Mehrfacherkrankungen wie Hashimoto-Thyreoiditis, Morbus Basedow oder systemischen Lupus erythematodes auf.

Die Therapie besteht in einer Kombinationstherapie aus symptomatischer Behandlung mit Cholinesterasehemmern und einer immunsuppressiven Therapie mit Steroiden (Kurzzeitintervention) und Azathioprin oder anderen Immunsuppressiva (Langzeittherapie). Eine Thymektomie wird bei Patienten < 60 Jahren mit einer generalisierten Erkrankung durchgeführt oder aber bei Patienten mit Verdacht auf ein Thymom.

Durch Infekte oder auch eine unsachgemäße Behandlung kann es zu einer myasthenen Krise kommen, die durch eine rasch eintretende generalisierte Muskelschwäche mit Lähmung des Zwerchfells und der Interkostalmuskulatur zu einer akuten Ateminsuffizienz führen kann. Auch Symptome einer myasthenen Pseudobulbärparalyse mit Gefahr des Verschluckens und der Aspiration treten auf. Auch postoperativ kann eine bestehende Myasthenie dekompensieren. In diesem Fall ist eine enge neurologische Mitbehandlung mit einer Intensivierung der Therapie erforderlich, z. B. mittels Immunglobulinen oder ggf. auch einer Plasmapherese [15].

Zur Verhinderung einer Dekompensation kann Pyridostigmin (Mestinon) am Morgen der Operation noch verabreicht werden, allerdings erhöht es ggf. den Bedarf an Muskelrelaxanzien. Der Einsatz an Muskelrelaxanzien sollte zurückhaltend erfolgen. Die Aufwachphase mit der Wiederkehr der Schutzreflexe kann verlängert sein. Eine sorgfältige Überwachung der Patienten ist notwendig. Die Medikation sollte postoperativ so rasch wie möglich wiederaufgenommen werden. Ist eine enterale Gabe nicht möglich, so kann eine parenterale Substitution mit 1/30 der üblichen oralen Dosis langsam intravenös verabreicht werden oder aber eine kontinuierliche Infusion, beginnend mit 2 mg/ Stunde. Medikamente, die typischerweise eine Myasthenie verstärken, sind Aminoglykosid-Antibiotika, Betablocker, Procainamid, Phenytoin und viele andere (siehe einschlägige Tabellen unter [13].

Literatur

[1] Baron TH, Kamath PS, McBane RD. Management of antithrombotic therapy in patients undergoing invasive procedures. N Engl J Med 2013; 368: 2113–2124

[2] Chang CC, Hu CJ, Lam F et al. Postoperative adverse outcomes in surgical patients with epilepsy: a population-based study. Epilepsia 2012; 53: 987–994

[3] Dixit D, Shrestha P, Adelman M. Neuroleptic malignant syndrome associated with haloperidol use in critical care setting: should haloperidol still be considered the drug of choice for the management of delirium in the critical care setting? BMJ Case Rep 2013; 2013

[4] Finfer S, Chittock DR, Su SY et al. Intensive versus conventional glucose control in critically ill patients. N Engl J Med 2009; 360: 1283–1297

[5] Fleisher LA, Fleischmann KE, Auerbach AD et al. 2014 ACC/ AHA Guideline on perioperative cardiovascular evaluation and management of patients undergoing noncardiac surgery: A report of the American College of Cardiology/American Heart Association Task Force on Practice Guidelines. J Am Coll Cardiol 2014; 64: e77–e137

[6] Galvez-Jimenez N, Lang AE. The perioperative management of Parkinson's disease revisited. Neurol Clin 2004; 22: 367–377

[7] Hermans G, Wilmer A, Meersseman W et al. Impact of intensive insulin therapy on neuromuscular complications and ventilator dependency in the medical intensive care unit. Am J Respir Crit Care Med 2007; 175: 480–489

[8] Hermans G, De Jonghe B, Bruyninckx F et al. Interventions for preventing critical illness polyneuropathy and critical illness myopathy. Cochrane Database Syst Rev 2014; 1: CD006 832

[9] Lettow I, Rother J. [Medical treatment of Parkinson's disease in elderly and multimorbid patients]. Internist (Berl) 2014; 55: 728–734

[10] Macellari F, Paciaroni M, Agnelli G et al. Perioperative stroke risk in nonvascular surgery. Cerebrovasc Dis 2012; 34: 175–181

[11] Merie C, Kober L, Olsen PS et al. Risk of stroke after coronary artery bypass grafting: effect of age and comorbidities. Stroke 2012; 43: 38–43

[12] Mumenthaler M, Stöhr M, Müller-Vahl H. Läsionen peripherer Nerven und radikuläre Syndrome. 9. Aufl. Stuttgart: Thieme; 2007

[13] Schneider-Gold C. Myasthenia gravis: Pathogenese und Immuntherapie. Dtsch Arztebl 2007; 104: 420–426

[14] Sechi G, Serra A. Wernicke's encephalopathy: new clinical settings and recent advances in diagnosis and management. Lancet Neurol 2007; 6: 442–455

[15] Statland JM, Ciafaloni E. Myasthenia gravis: Five new things. Neurol Clin Pract 2013; 3: 126–133

6

Kapitel 7

Diagnose und Therapie lokaler postoperativer Komplikationen

7 Diagnose und Therapie lokaler postoperativer Komplikationen

7.1 Wundinfektionen und Wundheilungsstörungen

N. Kapalschinski, M. Lehnhardt

7.1.1 Wundinfektionen

Hintergrund

Die Wundinfektion wird definiert als Invasion von Mikroorganismen, deren Wachstum und daraus resultierende metabolische Aktivität mit pathophysiologischen Einflüssen auf das angrenzende Gewebe. Sie geht einher mit den klassischen Zeichen der klinischen Entzündungsreaktion. Abzugrenzen von der Infektion sind die bakterielle Kontamination ohne Vermehrung der Mikroorganismen in der Wunde und die Kolonisation mit erhöhter Keimzahl, jedoch ohne immunologische und klinische Wirtsreaktion.

Vorsicht

Wundinfektionen stellen die Hauptursache für eine gestörte Wundheilung dar, so dass die Chronifizierung der Wunde droht.

Im Gegensatz zur – traumatisch oder chirurgisch bedingten – akuten Wunde wird die chronische Wunde als Ausbleiben der vollständigen Epithelialisierung der Wundfläche innerhalb von 8 Wochen definiert [5].

Mit einer Inzidenz von 3,5 % stellen Wundinfektionen eine der Hauptkomplikationen akuter, traumatischer Wunden in Europa und Nordamerika dar [3]. Postoperativ auftretend bilden sie mit etwa einem Viertel aller nosokomialen Infektionen in deutschen Krankenhäusern die Hauptentitäten der nosokomialen Infektionen [1]. Die Häufigkeit ist hierbei jedoch in den jeweiligen chirurgischen Fachrichtungen und operativen Prozeduren sehr unterschiedlich verteilt.

Merke

Neben einer gesteigerten Morbidität und Letalität führen postoperative Wundinfektionen aufgrund längerer Verweildauern und therapeutischer Maßnahmen zu einem Anstieg der sozioökonomischen Kosten [4].

Ätiologie

Die Entstehung der Wundinfektion resultiert aus der chronologischen Abfolge mikrobieller Wundkontamination und Kolonisation mit Keimvermehrung. Nach Anheftung der sich vermehrenden Mikroorganismen am Wundgrund kommt es zur Ausbildung einer sie ummantelnden Matrix (Biofilm), welche ihnen als Schutz vor immunologischen Abwehrmechanismen dient.

Das Haupterregerreservoir bilden endogene Mikroorganismen aus der körpereigenen Flora des Patienten [4]. Zudem erhöhen lokale und systemische Infektionen in topografischer Nähe zur Wunde (Hautfalten, Schleimhäute etc.), ebenso wie eine wundferne Keimbesiedlung, das Risiko postoperativer Wundinfektionen [4]. Darüber hinaus kann eine Kolonisation mit fakultativ pathogenen Keimen, z. B. Kolonisation mit Staphylococcus aureus im Nasenvorhof, postoperative Komplikationen bedingen [4]. Von besonderer Bedeutung sind in diesem Zusammenhang Nachweise multiresistenter Keime wie der von MRSA-Stämmen. Insbesondere bei elektiv geplanten operativen Eingriffen sollte daher präoperativ nach Möglichkeit eine Infektsanierung bzw. Keimeradikation stattfinden.

Von endogen verursachten Wundkontaminationen sind exogene Faktoren abzugrenzen. Die größte exogene Infektionsgefahr geht hierbei von der Haut- und Schleimhautflora des Chirurgen und des Pflegepersonals aus [4]. Jedoch stellt auch die unbelebte Umgebung (z. B. Instrumente) eine nicht zu vernachlässigende Kontaminationsquelle dar.

Die genannten Infektionswege verdeutlichen die entscheidende Rolle der gewissenhaften prä- und intraoperativen Antiseptik nach modernen Standards (siehe Empfehlungen des Robert Koch-Instituts). Sowohl die korrekte Aufarbeitung als auch der fachgerechte Einsatz von Instrumenten und

Medizinprodukten ist zwingend erforderlich zur Gewährleistung der perioperativen Sterilität. Postoperativ ist insbesondere bei Patienten mit ausgeprägten Wundoberflächen – wie etwa nach Verbrennungen oder Decollement-Verletzungen – auf eine konsequente Infektionsprophylaxe zu achten. Jede nicht als geschlossen zu wertende Wunde stellt eine Eintrittspforte für Erreger dar und sollte unter aseptischen Statuten versorgt werden.

Erregerspektrum

Die häufigsten postoperativen Wundinfektionen sind auf grampositive Erreger zurückzuführen. So konnten in etwa 20 % der Fälle Staphylococcus-aureus- und in etwa 12 % Enterococcus-faecalis-Stämme identifiziert werden [1]. Als häufigstes gramnegatives Bakterium konnte Escherichia coli in etwa 14 % der Fälle nachgewiesen werden [1]. Zunehmende klinische Relevanz erlangen multiresistente Keime wie MRSA oder multiresistente Acinetobacter-baumannii-Stämme. Neben bakteriellen Erregern stellen Pilze, insbesondere Candida subspecies, Teil des gängigen Keimspektrums dar.

Risikofaktoren

Das Risiko der Entstehung einer Wundinfektion und/oder Wundheilungsstörung hängt neben behandlungsbezogenen (exogenen) Einflüssen maßgeblich von patientenspezifischen (endogenen) Risikofaktoren ab. Im Rahmen der Darstellung der endogenen Risikofaktoren kann aufgrund der Komplexität der zugrundeliegenden pathophysiologischen Mechanismen im Folgenden nur auf grundlegende Merkmale der klinischen Relevanz eingegangen werden.

Merke

Neben Begleiterkrankungen stellen der Ernährungszustand, ein möglicher Nikotinabusus und die begleitende Medikation die wichtigsten patientenspezifischen, beeinflussbaren Risikofaktoren dar.

Kardiovaskuläre Vorerkrankungen, insbesondere arteriosklerotische Veränderungen, erhöhen aufgrund der schlechten Gewebeperfusion die Wahrscheinlichkeit des Auftretens einer Wundinfektion und Wundheilungsstörung. In der Planung elektiver Eingriffe sollte in diesen Fällen die Option der Verbesserung der Durchblutungssituation – z. B. durch gefäßchirurgische Interventionen – abgeklärt werden. Darüber hinaus sind zur Gewährleistung der Gewebeversorgung anämische Zustände zu vermeiden und ein Ausgleich durch Transfusion von Blutprodukten sollte in Betracht gezogen werden. Bei Rauchern konnte gezeigt werden, dass eine 6-wöchige präoperative Nikotinkarenz die Komplikationsrate hinsichtlich Wundheilungsstörungen und Wundinfektionen entscheidend reduzieren konnte [2].

Aufgrund der bekannten Beeinträchtigung der Immunabwehr ist insbesondere bei insulinpflichtigem Diabetes mellitus auf eine adäquate Einstellung des Blutglukosespiegels zu achten. Darüber hinaus sollten perioperative Hyperglykämien (> 200 mg/dl, > 11,1 mmol/l) vermieden werden [4]. Im Falle immunsuppressiver Grunderkrankungen (HIV-Infektionen, malignes Lymphom etc.) oder der Notwendigkeit begleitender immunsupprimierender Medikationen (z. B. Glukokortikoide) bietet sich zur Reduktion des Risikos lokaler Komplikationen ein perioperatives interdisziplinäres Patientenmanagement an. Hierbei ist zu beachten, dass das Erregerspektrum bei immunsupprimierten Patienten von den gängigen Erregern der Wundinfektion des Nichtimmunsupprimierten abweichen kann [4]. Sowohl Adipositas (Body-Mass-Index > 35) als auch Mangelernährung erhöhen das Risiko postoperativer Wundheilungsstörungen und Wundinfektionen [4]. Im Falle elektiver Eingriffe sollte daher die Möglichkeit einer Gewichtsreduktion im Falle einer vorliegenden Adipositas erwogen werden. Dem kachektischen Patienten sollte eine postoperative Immunonutrition angeboten werden.

Diagnostik

Die Hauptkriterien in der Diagnostik von Wundinfektionen und Wundheilungsstörungen basieren auf einer gewissenhaften klinischen Untersuchung. Darüber hinaus sollte eine genaue Anamnese erfolgen, insbesondere unter Beachtung der oben genannten Risikofaktoren.

Die **mikrobielle Wundinfektion** ist gekennzeichnet durch die klassischen Entzündungszeichen:

- Rubor (Rötung)
- Tumor (Schwellung)

- Calor (Erwärmung
- Dolor (Schmerz)
- Functio laesa (Funktionsstörungen)

Insbesondere bei chronischen Wunden können diese jedoch fehlen. Größe und Tiefe der Wunde sollten regelmäßig vermessen werden. Zudem kann eine Fotodokumentation für die Verlaufskontrolle, insbesondere bei wechselndem Therapeuten, hilfreich sein. Im Falle exponierter Strukturen sollten diese ebenso genauestens erfasst und dokumentiert werden. Mögliche Fistelgänge in die Tiefe (z. B. Osteomyelitis) müssen erkannt und ggf. steril sondiert werden. Reaktive Veränderungen der umgebenden Hautweichteile (Hyperpigmentation, Induration, Fibrose oder inflammatorische Veränderungen etc.) dürfen in der Beurteilung der Wundheilung nicht außer Acht gelassen werden (▶ Abb. 7.1).

Fehlende periphere Pulse und pathologische hohe oder niedrige Resultate im Knöchel-Arm-Index (Normwerte: 0,9–1,2) sind hinweisend auf eine arterielle Durchblutungsstörung. Varizen, ödematöse Schwellungen oder Hautindurationen sind Zeichen chronischer venöser Rückflussstörungen. Der klinische Verdacht auf eine venöse Insuffizienz kann mit wenig Aufwand durch die Duplexsonografie verifiziert werden. Bei anzunehmenden Durchblutungsstörungen sollten weiterführende Maßnahmen zur Abklärung und Optionen einer Optimierung der Perfusionsverhältnisse eingeleitet werden. Eine neurologische Untersuchung kann Hinweise auf eine zugrundeliegende Neuropathie liefern und sollte daher stets durchgeführt werden.

Zur Spezifizierung des pathogenen Erregerspektrums gehören Wundabstriche und Wundbiopsien zum Standard in der Diagnostik der Wundinfektion und Wundheilungsstörung. Oftmals können klinisch bereits Wundexsudate (durch Entzündung bedingter Austritt von Flüssigkeit und Zellen aus den Blut- und Lymphgefäßen mit hohem spezifischen Gewicht > 1,015), Beläge und Wundgeruch hinweisend auf die Entität des Erregerspektrums sein.

Insbesondere bei Anzeichen einer systemischen Beteiligung wie dem Auftreten von Fieber oder einer Verschlechterung des Allgemeinzustands sollten laborchemisch Infektwerte (CRP, Leukozyten, PCT zur Verlaufskontrolle) bestimmt werden. Zudem sollten Blutkulturen entnommen und andere Infektionsquellen ausgeschlossen werden.

Merke

Wunden, welche im Zeitraum von 3 Monaten keine Heilungstendenz oder nach 6 Wochen kein Ansprechen auf die Behandlungsmaßnahmen zeigen, sollten zur histopathologischen Aufarbeitung biopsiert werden.

Ein zugrundeliegendes Malignom, eine Vaskulitis oder Kollagenosen oder auch die dermale Manifestation systemischer Erkrankungen sollten insbesondere bei dunkel pigmentierten Ulzerationen, bläulichen Wundrändern oder bei entsprechenden Begleiterkrankungen (chronisch-entzündliche Darmerkrankungen, rheumatoide Arthritis, Leukämie, Immunsuppression etc.) in Betracht gezogen werden. Das stark schmerzhafte Pyoderma gangraenosum und die Wegener-Granulomatose stellen zudem wichtige Differenzialdiagnosen zur Wundheilungsstörung anderer Genese dar, da es in diesen Fällen durch chirurgische Maßnahmen zu einem Fortschreiten der Ausdehnung der Wundflächen kommt.

Prophylaxe und Therapie

Die Grenze zwischen Prophylaxe und Therapie der Wundinfektion ist fließend. Eine kontaminierte oder kolonisierte Wunde sollte zur Prävention lokaler und systemischer Komplikationen regelhaft antiinfektiven Maßnahmen zugeführt werden. Lokale Behandlungsansätze stellen hierbei die Grundlage des Therapieerfolgs dar. Bei vorliegenden Hinweisen auf eine systemische Beteiligung oder ausgeprägte Befunde sollte die Indikation

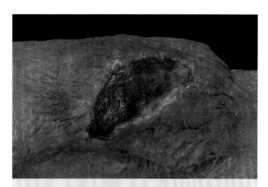

Abb. 7.1 Wundheilungsstörung mit induriertem Wundrand in einem chronischen Narbenareal.

zum Einsatz begleitender systemischer Chemotherapeutika (Antibiotika) gestellt werden.

Teil des therapeutischen Konzepts muss darüber hinaus die Mitbehandlung prädisponierender Grundleiden sein. Prophylaktische und/oder therapeutische Interventionen sollten stets unter ausreichender systemischer und/oder lokaler Analgesie erfolgen.

Lokale Maßnahmen beinhalten die sich ergänzenden Aspekte der Wundreinigung (Débridement) und Wundantiseptik, einhergehend mit regelmäßigen Verbandswechseln. Hierbei ist das Débridement der kontaminierten und/oder verunreinigten Wunde Grundvoraussetzung für eine ergänzende und wirksame Wundantiseptik. Zum einen wird die Potenz antiseptischer Substanzen durch Wundexsudate (Eiweiße), Beläge und Biofilme signifikant reduziert, zum anderen kann eine physiologische Wundheilung nur bei „sauberem" und vitalem Wundgrund erfolgen. Aus chirurgischer Sicht kann eine verunreinigte Wunde nicht zur Abheilung gebracht werden und die topisch-antiseptische Wundbehandlung das Débridement nicht ersetzen.

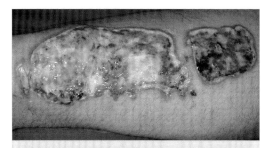

Abb. 7.2 Verbrennungswunde mit nekrotischen und infizierten Wundbelägen.

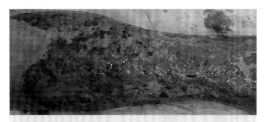

Abb. 7.3 Septische Hypergranulationen und nekrotische Wundbeläge.

Wundreinigung

Nekrosen der Wundoberfläche und Verschmutzungen ermöglichen eine exzessive Vermehrung pathogener Keime, begünstigen die Entstehung von Wundinfektionen und verhindern den Abheilungsprozess. Im Rahmen des Wunddébridements werden Nekrosen, bradytrophes Gewebe, septische Hypergranulationen, Zelldetritus, Biofilme und pathogene Mikroorganismen entfernt (▶ Abb. 7.2, ▶ Abb. 7.3). Darüber hinaus wird die Wunde von im Rahmen der Wundbehandlung anfallenden Verunreinigungen, wie etwa Resten von Wundauflagen, gereinigt.

Das Débridement reduziert somit die Keimzahl der Wundoberfläche und schafft die Grundvoraussetzung der Wundheilung. Im Falle chronischer Wunden werden diese in akute Wunden überführt, so dass die physiologischen Phasen der Wundheilung durchlaufen werden können. Verschiedene Methoden des Débridements stehen zur Verfügung. So wird zwischen **aktiven** Maßnahmen (chirurgisch und mechanisch) und **passiven** Optionen (enzymatisch, autolytisch und biologisch) unterschieden. Im Gegensatz zu den aktiven Verfahren wird bei den passiven die Zeit zwischen den Verbandswechseln zur Wundreinigung genutzt.

Die Wahl des Verfahrens sollte sich nach der Beschaffenheit der Wunde, dem Zustand des Patienten und nicht zuletzt der Präferenz des Chirurgen richten. Eine Übersicht über die Wundreinigung gibt ▶ Abb. 7.4.

▶ **Chirurgisches Débridement.** Das chirurgische Wunddébridement beinhaltet das radikale Abtragen bradytrophen Gewebes, von Nekrosen, bakteriellen Belegen und Fremdkörpern mittels Instrumentarium (Skalpell, scharfer Löffel, Weckmesser etc.) oder Wasserstrahldruck bis in intakte, gut durchblutete anatomische Strukturen (▶ Abb. 7.2). Auf diese Weise kann eine schnelle und gründliche Wundreinigung erzielt werden.

Granulationsgewebe sollte möglichst erhalten werden. Bei Vorliegen lokaler Entzündungszeichen, systemischer Infektionen aufgrund einer Wundinfektion, großflächiger Nekrosen und ausgeprägter Kolonisation des Wundgrunds muss die Indikation zur operativen Wundreinigung gestellt werden. Diese erfolgt unter aseptischen Bedingungen und ausreichender Analgesie oder in Allgemeinnarkose. Unter Abwägung der individuellen Wund- und Patientencharakteristika bietet sich nach adäquatem Débridement der Einsatz einer Vakuumtherapie (Vacuum Assisted Closure Thera-

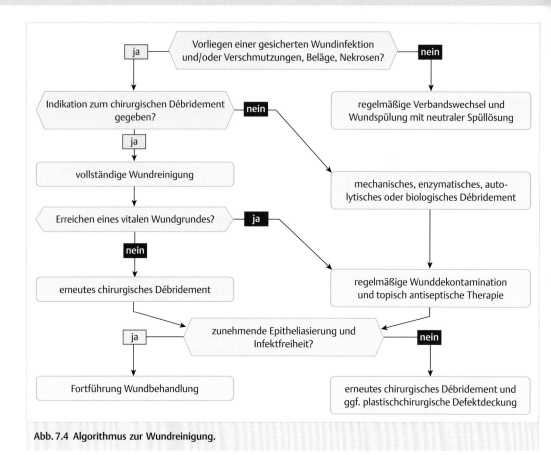

Abb. 7.4 Algorithmus zur Wundreinigung.

py) an. Unter Absaugen von Exsudaten wird die Wunde hierdurch sauber gehalten und die Bildung von Granulationsgewebe gefördert. Relative Kontraindikationen zum chirurgischen Vorgehen stellen Blutgerinnungsstörungen sowie antikoagulative Therapien dar. Bei alten und multimorbiden Patienten muss präoperativ eine genaue Abschätzung des Operations- und Narkoserisikos erfolgen.

▶ **Mechanische Wundreinigung.** Wird die Wundheilung durch avitales Gewebe, Fremdkörper, Zelldetritus oder Belege behindert und sind die oben genannten Indikationen zum chirurgischen Débridement nicht gegeben, sollte eine gezielte wiederkehrende mechanische Wundreinigung im Rahmen der Verbandswechsel erfolgen. Darüber hinaus dient sie der Kontrolle der Wundexsudate in der Exsudationsphase der Wundheilung. Bei Abwesenheit von lokalen Entzündungszeichen sollte die Reinigung mittels steriler Kompressen oder Instrumente in Kombination mit wirkstofffreien Lö-

sungen bis an vitale anatomische Strukturen heran erfolgen. Liegen Zeichen einer inflammatorischen Reaktion vor, wird die Kombination mit antiseptischen Spüllösungen (Dekontamination) empfohlen. Die mechanische Wundreinigung muss mit einer ausreichenden analgetischen Therapie einhergehen.

▶ **Enzymatisches Débridement.** Die enzymatische Wundreinigung erfolgt mittels topischer Applikation von Präparaten in Salben- oder Gelform. Diese beinhalten proteolytische Enzyme (z. B. Streptokinasen, Kollagenasen oder Peptidasen), welche nekrotisches Gewebe enzymatisch zersetzen sollen. Die Wirksamkeit der genannten Präparate ist umstritten, da eine adäquate Wirksamkeit nur in einem engen pH-Bereich gegeben ist. Regelmäßige Verbandswechsel nach 12 bis 24 Stunden sind – je nach Substanz – unumgänglich. Semiokklusive Wundauflagen können aufgrund des feucht-warmen Wundmilieus unterstützend wirken. Das enzymatische Débridement ist in Erwägung zu ziehen im Falle von Kontraindikationen zu dem mechanischen oder chirurgischen Débridement.

▶ **Autolytisches Débridement.** Das Erzeugen eines feuchten Wundmilieus, etwa durch den Einsatz von Hydrogelen in Kombination mit semiokklusiven Wundverbänden, führt insbesondere bei chronischen Wunden zu einer Aktivierung von Makrophagen und anderen phagozytierenden Zellen. Auf diese Weise werden Nekrosen angedaut und Belege vom Wundgrund gelöst und die Granulation gefördert. Ein Einsatz länger als 72 Stunden ohne Erfolg sollte zu einem Verfahrenswechsel führen. Ebenso sollte das autolytische Débridement nicht bei infizierten oder tiefen Wunden angewendet werden.

▶ **Biologisches Débridement.** Die Behandlung mittels Fliegenmaden der Gattung Lucilia sericata rückt im Zeitalter der modernen Wundbehandlung zunehmend in den Hintergrund, stellt jedoch eine Alternative zu den genannten Verfahren der Wundreinigung dar. Unter analgetischer Abdeckung zersetzen kontrolliert in die Wunde eingebrachte Larven mittels proteolytischer Verdauungssäfte ausschließlich avitales Gewebe. Gleichzeitig sezernieren sie antiseptische und antibiotische Wirkstoffe und stimulieren die Wundheilung. Die Larven werden durch einen semiokklusiven Verband, welcher täglich gewechselt wird, im Wundareal gehalten. Bei täglicher Wundspülung mittels Kochsalzlösung (NaCl 0,9 %) sollte ein The-rapiezyklus 4–5 Tage nicht überschreiten. Aufgrund der gehemmten Aktivität durch Pseudomonas aeruginosa verbietet sich bei entsprechender Kolonisation der Einsatz der Fliegenlarven.

Wunddekontamination und topische Behandlung

Bei entsprechender Kontamination oder manifester Wundinfektion durch humanpathogene Mikroorganismen sollte der Einsatz antiseptischer Spüllösungen die Wundreinigung ergänzen (Wunddekontamination). In der Wahl der eingesetzten Substanz müssen neben der antimikrobiellen Wirksamkeit und Breite des Wirkspektrums die Zytotoxizität, mögliche Wechselwirkungen mit Wundexsudaten und Wundauflagen sowie potenzielle systemische Reaktionen beachtet werden. Gängige zugelassene Antiseptika stellen Polihexanid, Povidon-Iod und Octenidin dar (▶ Tab. 7.1). Nicht infizierte Wunden sollten dagegen mit neutralen Spüllösungen von Exsudaten und Verschmutzungen gereinigt werden, um sie vor zytotoxischen Einflüssen der antiseptischen Substanzen zu schützen.

Die Entscheidung über die Intervalle, in denen Verbandswechsel durchgeführt werden sollten, obliegt der Einschätzung des behandelnden Chirurgen. Bei Vorliegen einer manifesten Wundinfektion sollte jedoch möglichst täglich ein Wechsel der Verbände erfolgen. Hierbei stehen eine nahezu unüberschaubare Vielzahl von Wundauflagen und wirkstoffhaltigen Kombinationsprodukten zur Verfügung. Diese können in Wundfüller, wel-

Tab. 7.1 Übersicht über gängige, als Spüllösung eingesetzte Antiseptika.

Antiseptikum	Vorteile	Nachteile
Octenidin	• breites Wirkspektrum, einschließlich Pilzen, Protozoen und Viren • geringer Eiweißfehler • farblos • schmerzarme Anwendung • schneller Wirkeintritt	• sehr hohe Zytotoxizität • Einbringen unter Druck in Gewebehöhlen ohne Abfluss kontraindiziert • Wechselwirkung mit physiologischen Spüllösungen möglich, daher möglichst keine Verdünnung
PVP-Iod	• breite antimikrobielle Wirksamkeit mit größter antiseptischer Potenz • schnell wirksam (Kontaktzeit 1 min)	• hohe Zytotoxizität • Verdünnung notwendig • hoher Eiweißfehler • gefärbt • allergene und resorptive Risiken
Polihexanid	• sehr gute Gewebeverträglichkeit • farblos • sehr geringer Eiweißfehler • kein allergenes Risiko	• in gängiger Konzentration (0,02–0,04 %) keine Verdünnung möglich • lange Einwirkzeit (bis 2 min) nötig • keine sporozide und viruzide Wirksamkeit

che tiefe Wunden ausfüllen oder austamponieren, und Wundabdeckungen unterteilt werden. Ob und in welchem Maße diese Produkte dem „klassischen" Verband überlegen sind, ist umstritten.

Grundsätzlich sollte die Wundauflage angepasst werden an
- die individuell vorliegende Wundsituation,
- die Art des exponierten Gewebes und
- die Exsudatmenge.

Sie sollte möglichst steril sein und die Wunde in einem physiologischen Feuchtigkeitsmilieu halten, jedoch überschüssige Exsudate aufnehmen (Ausnahme: trockene Nekrosen, welche trocken gehalten werden sollten). Bei Erhalt des Gasaustausches der Wunde müssen sie vor weiteren mikrobiellen Besiedlungen und Traumen schützen. Der Wechsel der Auflage sollte für den Patienten schmerzfrei sein und die Auflage keine Rückstände in der Wunde hinterlassen. Insbesondere bei Vorliegen einer Wundinfektion bietet sich der Einsatz wirkstoffhaltiger Kombinationsprodukte an. In den Entscheidungsprozess zur Auswahl der jeweiligen Wundauflage müssen – neben medizinischen Aspekten – die Faktoren der klinischen Praktikabilität und Wirtschaftlichkeit einfließen.

7.1.2 Nichtinfektiöse Wundheilungsstörungen

Neben den im vorherigen Kapitel dargestellten infektiös bedingten Wundheilungsstörungen wird der Chirurg in der klinischen Routine mit unterschiedlichen verzögerten oder atypischen Heilungsprozessen konfrontiert. Neben den unter „Wundinfektionen" aufgeführten systemischen Faktoren begünstigen lokale Aspekte der Wundversorgung deren Auftreten.

Meist handelt es sich um direkte **postoperative Komplikationen.** Hierzu zählen:
- Große Spannung auf den Wundrändern begünstigt das Auftreten von Wunddehiszenzen. Ist ein spannungsfreier Wundverschluss nicht möglich, sollten plastisch-chirurgische Optionen des Defektverschlusses (z. B. lokale oder freie Lappenplastiken) zum Einsatz kommen. Gelenknah kann eine temporäre Ruhigstellung helfen, die Spannung zu reduzieren.
- Hämatome und Serome, welche zum einen Spannung erzeugen und zur Wunddehiszenz führen können, zum anderen einen Nährboden für mikrobielle Kolonisationen bilden. Intraope-

rativ eingebrachte Saugdrainagen können deren Entstehung verhindern. Bei Auftreten postoperativer Flüssigkeitsverhalte sollte die Indikation zur Revision und operativen Sanierung streng gestellt werden.
- Eine Traumatisierung der Wundränder (z. B. durch grobe Kompression bei der Primärnaht durch die Pinzette) führt durch Reduktion der Wundrandperfusion zu einer Erhöhung des Risikos der Wundheilungsstörung.
- Das Risiko der Entstehung hypertropher Narben lässt sich durch Schnittführungen entlang der vorgegebenen Langer-Linien reduzieren. Postoperativ abgemessene Kompressionswäsche (ggf. in Kombination mit Silikoneinlagen) und regelmäßige Narbenmassagen können darüber hinaus die Narbenwucherung reduzieren.
- Bei der Ausbildung eines Keloids greift die Narbenwucherung auf das umgebende Gewebe über. Das Risiko des Auftretens ist für junge und farbige Patienten deutlich erhöht. Aufgrund einer zugrundeliegenden Bindegewebsstörung neigen die betroffenen Patienten zu hohen Rezidivraten nach Korrektureingriffen, so dass alternative Behandlungsmethoden zum Einsatz kommen sollten. Hierzu zählen die intraläsionale Instillation von Kortikosteroiden, die Lasertherapie, die Kryotherapie, Kompressionsbehandlung und Strahlentherapie.

Literatur

[1] Deutsche Nationale Punkt-Prävalenzstudie zu nosokomialen Infektionen und Antibiotika-Anwendung, Abschlussbericht. Robert Koch-Institut 2011
[2] Goertz O et al. [Wound healing complications in smokers, non-smokers and after abstinence from smoking]. Chirurg 2012; 83(7): 652–656
[3] Hollander JE et al. Risk factors for infection in patients with traumatic lacerations. Acad Emerg Med 2001; 8(7): 716–720
[4] Kommission für Krankenhaushygiene und Infektionsprävention beim Robert Koch-Institut. Prävention postoperativer Infektionen im Operationsgebiet. Robert Koch-Institut 2007
[5] Lokaltherapie chronischer Wunden bei Patienten mit den Risiken periphere arterielle Verschlusskrankheit, Diabetes mellitus, chronische venöse Insuffizienz. Deutsche Gesellschaft für Wundheilung und Wundbehandlung e. V. 2012

7.2 Fasziendehiszenz

D. Berger

7.2.1 Einleitung

Die postoperative Dehiszenz der Bauchwand wird gemeinhin als „Platzbauch" oder im angloamerikanischen Sprachgebrauch als „Burst Abdomen" bezeichnet. Dieses Phänomen kann zur Eviszeration ins Subkutangewebe bei erhaltener Haut oder bei Dehiszenz aller Bauchwandschichten zur vollständigen Eviszeration führen. Von diesem als postoperative Komplikation nach Laparotomie aufzufassenden Zustand muss das geplante offene Abdomen als Folge intraabdomineller Hypertension oder im Rahmen der Behandlung septischer abdomineller Erkrankungen oder von Blutungen unterschieden werden. Diese verschiedenen Entitäten können unter dem Begriff der akuten postoperativen offenen Bauchwand zusammengefasst werden [10]. Diesem Vorgehen liegt zugrunde, dass die Behandlung der geplanten und ungeplanten Fasziendehiszenz, wie später dargestellt, gemeinsame Prinzipien verfolgt. Zudem können die Maßnahmen zur Verhinderung der häufigsten Spätfolge, nämlich der Narbenhernie, gemeinsam evaluiert werden.

Definition

Die postoperative Fasziendehiszenz stellt eine geplante oder ungeplante Trennung der Faszie und eventuell aller Bauchwandstrukturen dar, die partiell oder auf ganzer Länge der ursprünglichen Inzision erfolgen kann und zu einer Eviszeration führt.

7.2.2 Pathogenese der akuten postoperativen Fasziendehiszenz

Während zur Erklärung der pathogenetischen Grundlagen der Narbenhernie als sozusagen chronische postoperative Fasziendehiszenz biochemische Veränderungen der Interzellulärmatrix herangezogen werden [5], stellt sich die Situation beim Platzbauch sehr unübersichtlich dar. Eine retrospektive Analyse über einen Zeitraum von 10 Jahren erbrachte 52 Patienten mit einem operationspflichtigen Platzbauch nach medianer Laparotomie [1]. Dieser Gruppe wurden 104 Kontrollen

ohne Fasziendehiszenz gegenübergestellt. Die logistische Regression dieser Fall-Kontroll-Studie erbrachte Nikotinabusus ($\geq$ 20 Pack-Years) als einzigen unabhängigen Risikofaktor.

Die Post-hoc-Analyse einer randomisierten Studie an 1386 Patienten nach elektiver und notfallmäßiger Laparotomie untersuchte den **Einfluss von Dexamethason, Nikotin- und Alkoholabusus** auf das Auftreten folgender Probleme [4]:
- Wundinfektion
- Nahtinsuffizienz
- Wunddehiszenz
- akute Fasziendehiszenz
- 30-Tage-Mortalität

Die präoperative Gabe von Dexamethason hatte keine Auswirkung auf einen Zielparameter, während die multivariate Evaluation Nikotin- und ganz besonders Alkoholabusus als unabhängige Risikofaktoren für das Auftreten eines Platzbauchs nachweisen konnte. Raucher entwickelten eine akute Fasziendehiszenz in 3,8 % der Fälle gegenüber 2,4 % bei Nichtrauchern. Im Falle von Alkoholmissbrauch war eine Platzbauchrate von 15 % gegen 2,3 % auffällig.

Vordergründig bietet sich ein erhöhter intraabdomineller Druck (IAP) als mechanistische Erklärungsmöglichkeit einer akuten Fasziendehiszenz an. Eine indische Arbeitsgruppe bestimmte bei 197 Patienten nach notfallmäßiger Laparotomie prä- und unmittelbar postoperativ sowie nach 6 und 24 Stunden den intraabdominellen Druck [6]. Dabei konnte keinerlei Zusammenhang zwischen IAP und dem Auftreten eines Platzbauchs nachgewiesen werden. Allerdings bestand ein signifikanter Zusammenhang zwischen IAP und Mortalität.

Merke

Nachgewiesene Risikofaktoren für das Auftreten einer akuten postoperativen Fasziendehiszenz sind Nikotin- und Alkoholmissbrauch. Die präoperative Gabe von Dexamethason scheint keinen Einfluss zu haben. Auch der intraabdominelle Druck vor und nach notfallmäßigen Laparotomien scheint keine Auswirkung auf die Platzbauchrate zu haben.

7.2.3 Diagnostik der akuten Fasziendehiszenz

Diagnostische Maßnahmen sind naturgemäß nur bei der ungeplanten Form, dem Platzbauch, erforderlich. Grundsätzlich sollte ein verzögertes Ingangkommen der gastrointestinalen Funktion nach einer Laparotomie nicht nur als Hinweis für eine septische intraabdominelle Komplikation gelten, sondern auch für einen Platzbauch. Bei Wundinfektionen, welche eröffnet werden, ist die Klärung der Faszienverhältnisse obligat. Eine seröse Sekretion aus der Wunde ist Anlass für weitere bildgebende Diagnostik wie Ultraschall und bei unklaren Befunden für eine Computertomografie. Letztlich kann auch die umschriebene Eröffnung der Wunde mit Evaluation der Faszienverhältnisse in solchen Fällen zur Diagnose führen.

Vorsicht

Verzögerte oder ausbleibende Stuhlentleerung, gastraler Reflux und insbesondere seröse Sekretion der Wunde sind Hinweise auf eine akute Fasziendehiszenz.

Zusatzinfo

Die Diagnosestellung erfolgt klinisch. Bei Unklarheiten kann der Ultraschall oder die Computertomografie weiterhelfen.

7.2.4 Behandlung

Das vordergründige Ziel der Behandlung einer geplanten oder ungeplanten Fasziendehiszenz stellt der dauerhafte Bauchdeckenverschluss dar. Bei beiden Entitäten liegen, wie oben beschrieben, teilweise lebensbedrohliche Pathologien vor, deren Beherrschung dem Bauchdeckenverschluss aber vorausgehen muss.

Geplante Fasziendehiszenz

Im Falle eines wegen Blutungskontrolle offenen Abdomens ist mit einer kurzen Behandlungszeit von wenigen Tagen zu rechnen. Zudem besteht keine infektiöse Komponente, so dass intraabdominelle Adhäsionen und eine ausgeprägte Retraktion der Bauchwand nicht zu erwarten sind. Der

Retraktion kann zudem durch eine provisorische Adaptation der Bauchwand mit einem den notwendigen Defekt überbrückenden Netz [9] oder einer Naht durch in der Faszie eingenähte Schlingen entgegengewirkt werden. Damit ist ein Faszienverschluss in der Regel möglich, der zumindest den heute üblichen **modernen Prinzipien** folgen sollte:

- 4:1-Regel
- 2–0 langzeitresorbierbares Nahtmaterial
- Small Bites and small Stitches

Bei Nahtspannung sind plastische Verfahren wie die Komponentenseparation in ihren anterioren oder posterioren Modifikationen zu erwägen. Bei Notwendigkeit solcher Maßnahmen sollte ein subfasziales bzw. präperitoneales synthetisches, nichtresorbierbares Netz verwendet werden. Für die Reparation der Narbenhernie ist nämlich bekannt, dass die Komponentenseparation ohne zusätzliche Netzaugmentation ein hohes Rezidivrisiko birgt [11]. In Analogie hierzu erhebt sich die Forderung nach einer Netzaugmentation auch im Fall des sekundären Bauchdeckenverschlusses nach kurzer Behandlungszeit einer geplanten Fasziendehiszenz.

Bei der Behandlung des abdominellen Kompartmentsyndroms ist mit einer sehr viel längeren Dauer des offenen Abdomens zu rechnen. Trotz aller präventiven Maßnahmen retrahiert sich die Bauchdecke über einen Verlauf von mehreren Tagen, zudem verliert die Bauchwand ihre Flexibilität und Dehnbarkeit, was die Readaptation erheblich erschwert. Hinzu kommen die teilweise intensiven Adhäsionen des Darmkonvoluts interenterisch und mit der Bauchwand. Vergleichbare Veränderungen treten im Rahmen der Behandlung von Peritonitis oder Pankreatitis auf, die zusätzlich durch Fasziennekrosen kompliziert sein können, welche durch bakterielle Kontamination bedingt sind. In diesen Fällen ist eine primäre Fasziennaht nicht mehr möglich. In Einzelfällen gelingt die Adaptation der Faszienränder durch ein progressives Vorgehen, bei welchem die Ränder sukzessive angenähert werden. Dies ist z. B. durch Einnähen eines Inlay-Netzes über einer Folie mit nachfolgender Annäherung der Faszienränder durch Verkleinern der Netzbreite zu erzielen [9]. Heute wird dies in der Regel mit einem Vakuumverband kombiniert, auch wenn es keinerlei Evidenz für dieses Vorgehen gibt [3]. Nachteil ist die erheblich verlängerte Behandlungsdauer und der zunächst kaum abzuschätzende Therapieerfolg.

Alternativ kann ein resorbierbares Netz als Inlay implantiert werden. Dieses wird mit einem Vakuumverband mit niedrigem Sog verbunden und der Defekt bei guter Granulation mit Spalthaut gedeckt. Die obligate Narbenhernie kann nach 6–12 Monaten in der Regel mit einer netzaugmentierten Komponentenseparation versorgt werden, wenn es der Zustand des Patienten erlaubt.

Eine während des Zeitraums des offenen Abdomen entstandene enteroatmosphärische Fistel erschwert das weitere Vorgehen erheblich. Generell sind in einem solchen Fall Maßnahmen zur Kompartimentierung anzustreben, um eine Kontamination der gesamten Bauchhöhle zu verhindern. Eine chirurgische Behandlung der Fistel ist in der Regel kaum möglich, da häufig bereits ein „Frozen Abdomen" mit der Unmöglichkeit einer Vorverlagerung im Sinne eines Stomas vorliegt und der lokale Verschluss der Fistel nie zum Erfolg führt. Ein Faszienverschluss wird in diesen Fällen nie möglich und die Versorgung der obligaten Narbenhernie durch die Fistel immer kompliziert sein.

Eine aktuelle Publikation beschäftigt sich mit den Ergebnissen der Narbenhernienreparation bei Vorliegen einer enteroatmosphärischen Fistel [13]. 18 von 31 Patienten entwickelten Wundkomplikationen, bei 2 Patienten kam es zu einer konservativ behandelbaren erneuten Fistelung. Diese Daten stellen die klinische Problematik dieses Patientenkollektivs heraus.

Ein ausgesprochen provokatives Vorgehen stellt die Verwendung eines prophylaktischen, nichtresorbierbaren Netzes in intraabdomineller Position dar [7]. In einer Fall-Kontroll-Studie wurden 63 Patienten, denen bei der Primäroperation ein Netz implantiert wurde, mit 70 Patienten ohne Netz verglichen. Es zeigten sich keine Unterschiede bezüglich infektiöser Komplikationen, die Narbenhernienrate war nach Netzimplantation aber signifikant reduziert. Eine weitere Studie zeigte vergleichbare Ergebnisse nach prophylaktischer Augmentation in Onlay-Position bei Peritonitis [2]. Damit scheint, auch in Übereinstimmung mit der vorgenannten Studie bei enteroatmosphärischen Fisteln und Narbenhernien, bei primär kontaminierten Verhältnissen die Verwendung eines nichtresorbierbaren, synthetischen Netzes möglich zu sein.

Ungeplante akute Fasziendehiszenz

Therapeutische Optionen des Platzbauchs bestehen in der erneuten Fasziennaht, mit oder ohne Netzaugmentation, und eventuell notwendigen plastischen Maßnahmen zur Reduktion der Nahtspannung (Komponentenseparation). Grundsätzlich werden Stütznähte seit langer Zeit abgelehnt, da zahlreiche Komplikationen beschrieben sind. Die erneute Naht ohne weitere Maßnahmen weist in einer aktuellen Publikation eine Rezidivrate von 20 % auf [12]. Die Mortalität in dieser Gruppe lag bei 60 %. Dies entspricht der Erfahrung früherer Untersuchungen zu diesem Vorgehen. Die Inzidenz der Narbenhernie lag bei 53 % nach einer mittleren Nachbeobachtungszeit von 619 Tagen. In der Vergleichsgruppe mit einer subfaszialen Netzaugmentation trat kein Platzbauchrezidiv auf, die Narbenhernienrate lag bei 5 % nach einer mittleren Nachbeobachtungszeit von 405 Tagen. Die Wundinfektionsrate war jedoch mit 38 % gegenüber 6 % deutlich erhöht.

Die Rezidivrate der akuten Fasziendehiszenz nach alleiniger Naht und die damit verbundene hohe Mortalität unterstreichen die Notwendigkeit additiver Maßnahmen. Die Evidenzlage zur netzvermittelten Faszientraktion, die Anwendung einer Netzaugmentation oder spannungsreduzierender Techniken ist schlecht. Übereinstimmend lässt sich so die Rezidivrate der Fasziendehiszenz sowie das Auftreten der sekundären Narbenhernie im Vergleich zur alleinigen erneuten Fasziennaht senken und damit die Prognose quoad vitam verbessern.

Rolle biologischer Netze

Die Industrie propagiert für den kontaminierten Situs die Verwendung biologischer Netze. Eine aktuelle Übersicht zu diesem Thema [8] analysierte 32 Studien, die bis 2013 publiziert wurden. Die Studienqualität erwies sich als mangelhaft, die Ergebnisse bei Verwendung biologischer Netze waren tendenziell schlechter als nach synthetischen nichtresorbierbaren Netzen. Die Autoren schließen daraus, dass die Verwendung biologischer Netze weder bei sauber-kontaminiertem noch bei kontaminiertem Situs gerechtfertigt ist.

Therapie

Die Therapie der geplanten postoperativen Fasziendehiszenz bedarf in den meisten Fällen einer additiven Maßnahme wie der Netzaugmentation und/oder spannungsreduzierender Maßnahmen wie der Komponentenseparation. Bei der ungeplanten postoperativen Fasziendehiszenz ist der alleinige Nahtverschluss obsolet. Die erwähnten additiven Maßnahmen sind unabdingbar.

Merke

Es besteht in diesen Fällen grundsätzlich keine Indikation für biologische Netze. Die aktuelle Datenlage rechtfertigt durchaus den Einsatz synthetischer, nichtresorbierbarer Netze auch in prophylaktischer Hinsicht.

Literatur

[1] Abbas SM, Hill AG. Smoking is a major risk factor for wound dehiscence after midline abdominal incision; case-control study. ANZ J Surg 2009; 79: 247–250

[2] Argudo N, Pereira JA, Sancho JJ et al. Prophylactic synthetic mesh can be safely used to close emergency laparotomies, even in peritonitis. Surgery 2014 [im Druck]

[3] Bjorsum-Meyer T, Skarbye M, Jensen KH. Vacuum with mesh is a feasible temporary closure device after fascial dehiscence. Dan Med J 2013; 60: A4719

[4] Dahl RM, Wetterslev J, Jorgensen LN et al. The association of perioperative dexamethasone, smoking and alcohol abuse with wound complications after laparotomy. Acta Anaesthesiol Scand 2014; 58: 352–361

[5] Henriksen NA, Yadete DH, Sorensen LT et al. Connective tissue alteration in abdominal wall hernia. Br J Surg 2011; 98: 210–219

[6] Khan S, Verma AK, Ahmad SM et al. Analyzing intra-abdominal pressures and outcomes in patients undergoing emergency laparotomy. J Emerg Trauma Shock 2010; 3: 318–325

[7] Kurmann A, Barnetta C, Candinas D et al. Implantation of prophylactic nonabsorbable intraperitoneal mesh in patients with peritonitis is safe and feasible. World J Surg 2013; 37: 1656–1660

[8] Lee L, Mata J, Landry T et al. A systematic review of synthetic and biologic materials for abdominal wall reinforcement in contaminated fields. Surg Endosc 2014; 28: 2531–2546

[9] Leppaniemi A, Tukiainen E. Reconstruction of complex abdominal wall defects. Scand J Surg 2013; 102: 14–19

[10] Lopez-Cano M, Pereira JA, Armengol-Carrasco M. „Acute postoperative open abdominal wall": Nosological concept and treatment implications. World J Gastrointest Surg 2013; 5: 314–320

[11] O'Halloran EB, Barwegen CJ, Dombrowski JM et al. Can't have one without the other: Component separation plus mesh for repairing difficult incisional hernias. Surgery 2014; 156: 894–901

[12] Petersson P, Montgomery A, Petersson U. Wound dehiscence: outcome comparison for sutured and mesh reconstructed patients. Hernia 2014; 18: 681–689

[13] Slater NJ, Bokkerink WJ, Konijn V et al. Safety and durability of 1-stage repair of abdominal wall defects with enteric fistulas. Ann Surg 2014 [im Druck]

7.3 Nachblutung

N. T. Schwarz

7.3.1 Definition der Blutung/Nachblutung

Perioperative Blutungen und Nachblutungen gehören zu den meistgefürchteten Komplikationen bei chirurgischen Eingriffen. Sie können **bedingt oder begünstigt** sein durch diese Faktoren:

- Operationsform
- intraoperativer Befund
- operationstechnische Probleme während des Eingriffs
- Vorerkrankungen des Patienten mit Kompromittierung der Blutgerinnung
- perioperative Antikoagulation
- perioperative Veränderungen der Homeostase

Die Blutung oder Nachblutung gehört zu den typischen Komplikationen, die im Rahmen von Aufklärungsgesprächen zu chirurgischen Eingriffen genannt werden. Üblicherweise wird der Volumenverlust zunächst mit Kristalloiden oder Kolloidlösungen ausgeglichen, um zunächst die Kreislauffunktionen aufrechtzuerhalten. Wenn der Blutverlust allerdings zu einem Serumhämoglobinwert unter 6–10 g/dl führt oder eine deutliche Dynamik entwickelt, wird mit der Transfusion von Erythrozytenkonzentraten mit oder ohne FFP begonnen. Eine Transfusion von 10 und mehr Erythrozytenkonzentraten innerhalb von 24 Stunden bezeichnet man bei Erwachsenen im Allgemeinen als Massentransfusion [1].

Grundsätzlich müssen verschiedene Pathophysiologien der Gerinnungsstörung bei größeren operativen Eingriffen oder Traumata voneinander abgegrenzt werden. So unterscheiden sich beide Patientenkollektive z. B. durch die Blutungsmengen, die Gefäßschädigung, die Art und Weise der Flüssigkeitssubstitution und die prophylaktische Nutzung von Antifibrinolytika. Die Gerinnungsstörungen werden in der perioperativen Situation oft multifaktoriell verursacht und es haben meist koagulationsfördernde wie auch gerinnungshemmende, fibrinolytische und antifibrinolytische Faktoren Einfluss auf die Blutungssituation [1].

Im chirurgischen Operationskatalog können **Eingriffe hinsichtlich ihres Blutungsrisikos** in **3 Gruppen** eingestuft werden [6]:

- **Eingriffe mit geringem Blutungsrisiko:**
  - Handchirurgie: Karpaltunneloperation
  - dermatologische Operation
  - Schrittmacher- und AICD-Implantation
  - zahnärztliche Eingriffe
  - diagnostischer Herzkatheter
  - Biopsie (Prostata, Harnblase, Schilddrüse, Mamma, Lymphknoten)
  - diagnostische Endoskopie
  - Augenchirurgie
- **Eingriffe mit mittlerem Blutungsrisiko:**
  - laparoskopische Chirurgie und Cholezystektomie
  - Darmresektion, Hernienoperation, Hämorrhoidenoperation
  - GI-Polypektomie
  - abdominelle Hysterektomie, Dilatation und Kürrettage
  - Schulterchirurgie
  - Knie- und Hüftgelenkersatz
  - Schrittmacher-Implantation
- **Eingriffe mit hohem Blutungsrisiko:**
  - Herzchirurgie
  - Operation eines abdominellen Aortenaneurysmas
  - neurochirurgische Operationen, Laminektomie
  - komplexe Tumorchirurgie
  - transurethrale Prostataresektion
  - bilateraler Kniegelenkersatz
  - Nieren- und Leberbiopsie
  - extensive Oralchirurgie, multiple Zahnextraktionen
  - interventionelle Kardiologie

7.3.2 Postoperative Verlaufskontrollen

Postoperative Verlaufskontrollen zur **Erkennung von Nachblutungen** richten sich nach

- Eingriffsarten,
- intraoperativen Befunden,
- patientenspezifischen Besonderheiten und
- den im Krankenhaus üblichen Standards.

So können bereits geringe Nachblutungen, beispielsweise nach Schilddrüseneingriffen, durch ihren verdrängenden Charakter lebensbedrohlich

wirken, so dass vielerorts die Patienten nach derartigen Eingriffen über 24 Stunden perioperativ auf Intermediate Care Stationen oder Intensivstationen überwacht werden.

Ein weiteres Beispiel sind Nachblutungen nach Leistenhernienreparationen. Nach konventionellen Leistenhernienoperationen imponieren Blutungen in der Regel durch eine Weichteilschwellung der betroffenen Leiste, die sich häufig in ihrer Ausdehnung selbst limitiert. Im Gegensatz hierzu fällt eine Nachblutung nach einer Leistenhernienreparation in TAPP-Technik meist erst in einem fortgeschrittenen Stadium auf, da die Blutung in die freie Bauchhöhle drainiert und sich nicht tamponiert.

> **Merke**
>
> Bei der Hernienversorgung in TAPP-Technik ist daher eine systematische postoperative Hb-Verlaufskontrolle bzw. eine Ultraschallkontrolle des Abdomens notwendig und Teil abteilungsinterner Standards.

7.3.3 Drainageneinlage zur Detektion von Nachblutungen

Intraoperative abdominelle Drainagenanlagen sind nach kolorektalen Anastomosen und als Indikatoren für Nahtinsuffizienzen zunehmend in Frage gestellt worden [3]. Dasselbe gilt für abdominelle Drainagen zur Detektion von Nachblutungen [5]. So erfolgt das Einbringen abdomineller Silikon-Drainagen situationsabhängig oder aus Gründen persönlicher Erfahrung oder Überzeugung. Es gibt keine Daten aus randomisiert-prospektiven Studien, die einen Nutzen bzw. ein besseres operatives Ergebnis durch die Verwendung abdomineller Drainagen nachweisen [5]. Die Drainageneinlage ersetzt nicht die Notwendigkeit postoperativer klinischer, sonografischer und laborchemischer Verlaufskontrollen. Im Falle eines neu diagnostizierten, postoperativen abdominellen Hämatoms ist zu klären, ob ein konservatives Vorgehen, eine Revisionsoperation oder eine perkutane Drainagenanlage zur Entlastung indiziert sein kann.

Subkutane Drainagenanlagen wurden bei den meisten operativen Standardprozeduren ebenfalls verlassen, können jedoch situationsabhängig indiziert sein, wenn eine erhöhte subkutane Blutungsneigung beobachtet wird oder beispielsweise eine ausgedehnte subkutane Wunde resultiert.

Tab. 7.2 Informationen zu den drei am häufigsten verwendeten oralen Antikoagulanzien sowie die jeweilige Empfehlung zum perioperativen Pausieren und zur Antagonisierung der Präparate.

Handelsname	Wirkstoff	Dosierung	Wirkungsweise	Absetzen vor der Operation	spezifische Maßnahmen im Falle einer Blutung
Eliquis	Apixaban	2 × 5 mg/tgl.	oraler, selektiver, reversibler, direkter FXa-Inhibitor	48 h	kein Antidot, nicht dialysierbar, Aktivkohle nach 2–6 h
Xarelto	Rivaroxaban	1 × 20 mg/tgl.	oraler, selektiver, reversibler, direkter FXa-Inhibitor	24 h	kein Antidot, nicht dialysierbar, Aktivkohle nach 2–6 h
Pradaxa	Dabigatranetexilat	2 × 150 mg/tgl.	kompetitiver, reversibler, direkter Thrombinhemmer (FII)	CrCl > 80 ml/min **2 Tage** CrCl > 50 ml/min **2–3 Tage** CrCl < 50 ml/min **4 Tage**	dialysierbar, da nicht proteingebunden

7.3.4 Spezielle Verlaufskontrollen bei Antikoagulation

Vorgehen bei regelmäßiger Einnahme neuer oraler Antikoagulanzien vor der Operation [6] (▶ Tab. 7.2):

- Präoperativ muss genau festgelegt werden, wieviele Tage das Präparat pausiert werden soll.
- Relevant für das Absetzen ist die Nierenfunktion, das operative Blutungsrisiko, das individuelle Blutungsrisiko und eine begleitende Therapie mit ASS/NSAIR.
- In diesen Tagen kein NMH.
- Falls die „On Time"-Operation nicht gelingt, therapeutische Gabe von NMH in therapeutischer Dosierung, soweit vom Risiko her erforderlich.
- Eine Routine-Gerinnungsdiagnostik ist ohne Bedeutung, eine Spiegelbestimmung (Talspiegel!) ist sparsam zu indizieren und in der Regel nach 24 Stunden verfügbar [6].

Zahlreiche Patienten besitzen zum Zeitpunkt einer Diagnose- und Indikationsstellung zur Operation aufgrund einer kardialen Erkrankung eine einfache oder eine doppelte Plättchenaggregationshemmung oder eine kombinierte Antikoagulation und Plättchenaggregationshemmung. Eine notfallmäßige Operationsindikation zwingt zur Fortführung der laufenden Medikation und zur operativen Therapie entsprechender Blutungs- und Nachblutungsereignisse [2].

Der Effekt oraler Gerinnungshemmer kann perioperativ gewöhnlich kontrolliert und mittels steuerbarer niedrigmolekularer Heparine überbrückt

Tab. 7.3 Pausieren der Medikation bei elektiven Eingriffen.

Medikation	Therapiepause
ASS zur Prophylaxe	7 Tage präoperativ
ASS nach Stent, zur sekundären Prävention	nicht pausieren
P2Y$_{12}$-Inhibitoren	im Notfall nicht pausieren
P2Y$_{12}$-Inhibitoren > 12 Monate nach Stent	7 Tage präoperativ
DOAC	siehe Tab. ▶ Tab. 7.2
VLK-Antagonisten (Marcumar)	4–7 Tage präop. pausieren. Bridging mit NMH

(gebridgt) werden [2]. Bei Patienten mit einer Medikation aus Plättchenaggregationshemmern sollte der geeignete Operationszeitpunkt von einer interdisziplinären Risikostratifizierung abhängig gemacht werden. Nach aktuellen Empfehlungen sollte ein nichtkardiologischer Eingriff frühestens 6 Wochen nach Einbringen eines unbeschichteten Koronarstents und 12 Monate nach Implantation eines Drug-Eluting-Stents vorgenommen werden. Falls die duale Plättchenaggregation präoperativ pausiert wurde, sollte die Medikation mit P2Y$_{12}$-Inhibitoren (z. B. Clopidogrel) so rasch wie möglich postoperativ wiederaufgenommen werden [2], [6] (▶ Tab. 7.3).

▶ Abb. 7.5 zeigt die Vorgehensweise bei operativen Eingriffen im Falle einer kombinierten Therapie aus Antikoagulation und Plättchenaggregationshemmung [2].

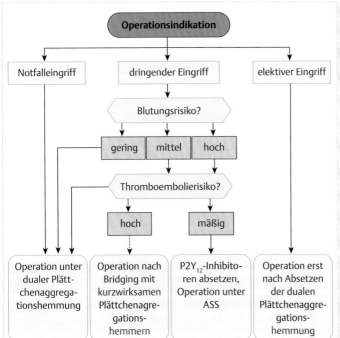

Abb. 7.5 Empfehlungen zu Therapie und Pausierung von Plättchenaggregationshemmern in Abhängigkeit von der Dringlichkeit des Eingriffs, dem zu erwartenden Blutungsrisiko und dem Thromboembolierisiko.

Empfehlungen zur Wiederaufnahme der Medikation mit neuen oralen Antikoagulanzien nach Operation [6]:

- normalerweise Start am 1. postoperativen Tag (Volldosis)
- falls wegen Blutungsrisiko nur eingeschränkte Gerinnungsbehandlung möglich, entsprechende therapeutische NMH-Dosis wählen
- Umsetzen auf orale Antikoagulanzien zum Zeitpunkt der nächsten geplanten NMH-Gabe
- niemals Kombination therapeutischer NMH und oraler Antikoagulanzien
- Vermeidung eines Periduralkatheters perioperativ unter oralen Antikoagulanzien

Zur Problematik gerinnungshemmender Medikamente s. a. Kapitel 2.5 und 2.6

7.3.5 Konservative Behandlung der Nachblutung

Im Falle des rechtzeitigen Erkennens einer postoperativen Nachblutung kann die Blutungsneigung möglicherweise konservativ, z. B. durch Wundkompression oder medikamentöse Therapie, kontrolliert werden. Retroperitoneale Nachblutungen werden gerne konservativ behandelt, es sei denn, sie

führen durch ihren verdrängenden Charakter zu Organkomplikationen oder massiven Blutverlusten. Dann muss der komprimierende Effekt durch eine Entlastungsoperation mit gleichzeitiger chirurgischer Blutstillungsmaßnahme behoben werden.

Intraabdominelle Nachblutungen hingegen werden in der Regel operativ revidiert, da sie keine tamponierende Limitierung haben. Komplikationslose Hämatome aufgrund von Nachblutungen können sich sekundär infizieren und abzedieren, so dass spätestens zu diesem Zeitpunkt eine operative Revision indiziert werden sollte.

7.3.6 Operative Behandlung der Nachblutung

Aktive Nachblutungen, die aufgrund ihrer Lokalisation nicht tamponiert werden können, bedürfen in der Regel einer raschen operativen Behandlung. Die Indikation zur operativen Revision kann akut sein, so dass unter Umständen blutstillende Maßnahmen bereits vor Erreichen des Operationssaals notwendig sind.

Mit der Weiterentwicklung interventionell-radiologischer Verfahren werden Nachblutungen unter Umständen auch mittels radiologisch-interventioneller Maßnahmen erfolgreich behandelt [4].

395

Hiervon profitieren Patienten mit unklaren Blutungsquellen oder Nachblutungen zu einem Zeitpunkt, an dem eine aufwendige operative Revision zu riskant für den Gesamtzustand des Patienten erscheint.

Nachfolgend finden sich **zwei Beispiele** für eine postoperative Nachblutung, die bewusst radiologisch-interventionell erfolgreich behandelt werden konnten.

Fallbeispiel 1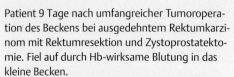

Patient 9 Tage nach umfangreicher Tumoroperation des Beckens bei ausgedehntem Rektumkarzinom mit Rektumresektion und Zystoprostatektomie. Fiel auf durch Hb-wirksame Blutung in das kleine Becken.

Als ursächliche Blutungsquelle fand sich eine Blutung aus einem Ast der A. iliaca interna links, der interventionell erfolgreich gecoilt werden konnte, wonach die Blutung sistierte. Das Hämatom wurde mittels einer transgluteal chirurgisch eingebrachten Drainage entlastet (▶ Abb. 7.6).

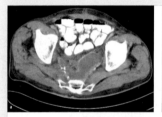
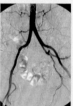
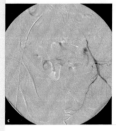
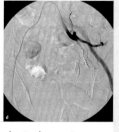

Abb. 7.6 Tumoroperation des Beckens mit ausgedehntem Rektumkarzinom.

a Intra- bis retroperitoneale Blutung im kleinen Becken mit sichtbaren Metallclips an den ehemaligen Tumorexstirpationsrändern.

b Angiografie der Aorta und der Iliakalgefäße.

c Kontrastmittelaustritt aus einem Abgang aus der linken A. iliaca interna (Pfeil).

d Angiografisches Endergebnis nach Einbringen von Curaspon und multiplen Coils zur Gefäßembolisation, aktuell ohne Kontrastmittelaustritt.

Fallbeispiel 2

Komplizierter postoperativer Verlauf nach Whipple-Operation bei Adenokarzinom des Pankreaskopfs. Pankreatitis im Pankreaskorpus auf Höhe der Pankreatojejunostomie. Hb-Verlust am 10. postoperativen Tag. Das Kontroll-CT zeigt ein Aneurysma der Milzarterie.

Die aneurysmatische Blutung konnte durch das Coiling des Aneurysma der A. lienalis erfolgreich gestoppt werden (▶ Abb. 7.7).

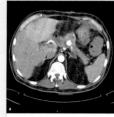
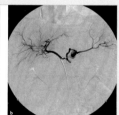
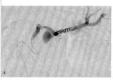
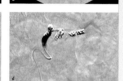

Abb. 7.7 Adenokarzinom des Pankreaskopfs.

a Ein 4 cm messendes, blutendes Milzarterienaneurysma auf Höhe eines entzündlich aufgetriebenen Pankreasrests mit begleitender Einblutung nach Duodenopankreatektomie bei Karzinom.

b Angiografische Darstellung des Milzarterienaneurysmas mit Kontrastmittelaustritt.

c Einbringen erster Coils in die A. lienalis bei noch erhaltener peripherer Milzarterienperfusion.

d Endergebnis der Embolisation des Milzarterienaneurysmas mit multiplen Coils im Aneurysma und in der A. lienalis bei weiterhin erhaltener Restperfusion der distalen Milzarterie.

Literatur

[1] Bolliger D, Görlinger K, Tanaka KA. Pathophysiology and treatment of coagulopathy in massive hemorrhage and hemodilution. Anaesthesiology 2010; 113: 1205–1219

[2] Hoffmeister HM, Bode C, Darius H et al. Unterbrechung antithrombotischer Behandlung (Bridging) bei kardialen Erkrankungen. Kardiologe 2010; 4: 365–374

[3] Karliczek A, Jesus EC, Matos D et al. Drainage or nondrainage in elective colorectal anastomosis: a systemic review and meta-analysis. Colorectal Dis 2006; 8(4): 259–265

[4] Lee JH, Hwang DW, Lee SY et al. Clinical features and management of pseudoaneurysmal bleeding after pancreatoduodenectomy. Am Surg 2012; 78(3): 309–317

[5] Puleo FJ, Mishra N, Hall JF. Use of intra-abdominal drains. Clin Colon Rectal Surg 2013; 26: 174–177

[6] Schlitt A, Jámbor C, Spannagl M et al. Perioperativer Umgang mit Antikoagulanzien und Thrombozytenaggregationshemmern. Dtsch Arztebl Int 2013; 110(31–32): 525–532

7.4 Anastomoseninsuffizienz

C. F. Jurowich, C.-T. Germer

7.4.1 Einleitung

Abhängig von der Lokalisation und Art einer Anastomose im Rahmen von viszeralchirurgischen Eingriffen stellt die Anastomoseninsuffizienz (AI) eine häufige und in der Regel sehr ernste Komplikation dar, die erheblich die Gesamtmorbidität und die operationsbedingte Letalität bedingt. Trotz technischen Fortschritts und vielfältiger Strategien zur Vermeidung dieser Nahtundichtigkeiten, ist es bislang nicht gelungen, diese Komplikationen vollständig zu beherrschen. Im klinischen Alltag sind deshalb die rechtzeitige und korrekte Diagnose sowie ein konsequentes und situationsabhängiges Komplikationsmanagement für die Prognose des Patienten entscheidend (▸ Tab. 7.4).

7.4.2 Diagnose der AI

Das richtige und frühzeitige Erkennen von Anastomoseninsuffizienzen nach gastrointestinalen Eingriffen gehört zu den wichtigen Herausforderungen im chirurgischen Alltag und erfordert neben entsprechender klinischer Erfahrung die exakte Kenntnis der durchgeführten Operation und Anastomosentechnik. Je später eine AI erkannt wird, umso fortgeschrittener und gravierender sind deren Folgen für den Patienten:

- Fortschreiten von Abszedierungen
- Peritonitis/Mediastinitis
- Sepsis

Grundsätzlich kann zwischen **AI frühpostoperativ** (< 72 h) und **späteren AI** (> 72 h) unterschieden werden. Frühpostoperative Komplikationen der Anastomosenheilung beruhen oft auf technischen Problemen und sollten so rasch wie möglich operativ behoben werden, indem die Anastomose revidiert und ggf. auch protektiert wird. Bei dieser Form der AI zeigt sich häufig ein auffälliges Drainagesekret (Intestinalflüssigkeit oder Luft) ohne fortgeschrittene klinische Symptomatik bzw. Verschleierung der klinischen Symptomatik durch das erwartete postoperative SIRS.

7.4.3 Klinik und Laborparameter

Häufig sind auffällige klinische Parameter (Fieber, **Tachykardie**, Tachypnoe, WBC) im postoperativen Verlauf Anlass zur erweiterten Diagnostik. In verschiedenen Studien erwiesen sich diese aberrierenden klinischen Zeichen jedoch als insgesamt unzuverlässig zur Vorhersage von AI (positiver prädiktiver Wert 4–11 %) [4]. Eine Ausnahme bildet die bariatrische Chirurgie. Hier sind die neu aufgetretene Tachykardie und der respiratorische Stress die frühesten klinischen Zeichen und repräsentieren die besten Kriterien zur Erweiterung der Diagnostik, in diesem Fall regelhaft die Relaparoskopie [14].

Neben der sorgfältigen klinischen Beobachtung frisch operierter Patienten ist auch eine engmaschige Überwachung der Laborparameter wichtig, obwohl kaum evidenzbasierte Erkenntnisse darüber vorliegen, welche Laborparameter zu welchem postoperativen Zeitpunkt eine AI wahrscheinlich bzw. unwahrscheinlich machen.

Ein systematisches Review zur Untersuchung der Wertigkeit von **CRP**-Spiegeln nach kolorektalen Operationen konnte zeigen, dass CRP-Werte von < 172 mg/l an POD 3, < 124 mg/l an POD 4

Tab. 7.4 Häufigkeiten von Anastomoseninsuffizienzen (AI) bei viszeralchirurgischen Eingriffen.

Lokalisation	Rate an AI in %	Operationsletalität in %	Quelle
Ösophagus (Ösophagogastrostomie)	ca. 8–27	ca. 3–5	Blencowe et al. 2014 [2] Schwameis et al. 2011 [17]
Magen	bis 16	bis 15	Meyer et al. 2005 [13]
Adipositaschirurgie (RYGB)	0,1–4,3	ca. 0,4	Gonzalez et al. 2004 [7] Colquitt et al. 2014 [3] Arterburn et al. 2014 [1]
Kolon	ca. 2,5	bis 6,3	Kelly et al. 2014 [9]
Rektum (TME)	10 bis > 20	ca. 2–8	Matthiessen et al. 2006 [12] Eriksen et al. 2005 [5]

und < 144 mg/l an POD 5 mit einem negativen prädiktiven Wert von 97 % korrespondierten. Umgekehrt war eine Erhöhung des CRP-Spiegels jedoch nur mit einem geringen positiven prädiktiven Wert vergesellschaftet (21–23 %) [18].

Alternativ hat sich in neuen Untersuchungen die Bestimmung von **Prokalzitonin (PCT)** im Serum als sensitiver und verlässlicher im Vergleich zur Bestimmung von CRP und WBC (Leukozyten) erwiesen. Ähnlich wie beim CRP hat die Bestimmung des PCT nach kolorektalen Operationen vor allem einen negativen prädiktiven Wert – dadurch wäre beispielsweise eine sichere und frühe Entlassung zu rechtfertigen [6]. Eine flächendeckende Umsetzung im klinischen Alltag ist jedoch in Deutschland bislang nicht zu verzeichnen, da die Wertigkeit der PCT-Bestimmung anhand der vorhandenen Daten noch nicht abschließend beurteilt werden kann.

In Zusammenschau dieser Infektionsparameter bleibt festzuhalten, dass lokalisierte Infektionen ohne systemische Inflammation ohne einen Anstieg von Prokalzitonin einhergehen, bei jedoch deutlich erhöhten CRP-Werten. In ähnlicher Weise können die Prokalzitoninkonzentrationen bei Patienten mit schwerer Sepsis unter geeigneter Therapie abfallen, ohne dass der Fokus komplett eradiziert ist. Bei diesen Patienten kann eine weitere antibiotische Behandlung oder chirurgische Sanierung des Fokus trotz normaler oder niedriger Prokalzitoninkonzentration erforderlich sein.

Drainagesekret

Obwohl heutzutage in vielen Bereichen der elektiven Viszeralchirurgie auf die routinemäßige Anlage von Drainagen verzichtet wird, kann auffälliges Drainagesekret (Intestinalsekret, Eiter, Luft) durchaus auf das Vorliegen einer Komplikation hinweisen. Darüber hinaus zeigen neue Untersuchungen [10] (APPEAL Study), dass ein Anstieg von LBP (Lipopolysaccharide-binding Protein) im Drainagesekret mit einer erhöhten Wahrscheinlichkeit von AI vergesellschaftet ist.

CT mit oraler/rektaler KM-Applikation

Besteht klinisch der Verdacht auf eine AI bzw. zeigt der Patient im postoperativen Verlauf eine klinische Verschlechterung, ist die adäquate Computertomografie mit KM-Applikation i. v. und oral/

rektal häufig der erste Schritt in der Diagnostik. Obwohl extraintestinale freie Luft oder KM-Austritt Zeichen der AI sind, fehlen bislang einheitliche, standardisierte und gut evaluierte radiomorphologische Kriterien zur Diagnose von AI. Die Sensitivität der CT-Untersuchung in unterschiedlichen Studien nach verschiedenen gastrointestinalen Eingriffen ist limitiert. So liegt die Rate an falsch negativen Befunden bei über 20 % und die Sensitivität der CT zur Diagnose von AI für kolorektale Eingriffe nur bei ca. 68 % [11]. Ist also die CT nicht eindeutig, sollte bei klinischem Verdacht die Diagnostik erweitert bzw. eine entsprechende Therapie auch ohne bildmorphologischen Nachweis einer AI eingeleitet werden. Darüber hinaus bestehen bei bestimmten Patientenkollektiven (morbide Adipositas) zum Teil erhebliche technische Limitationen, so dass vollständig auf eine Bildgebung verzichtet werden muss.

Merke

In diesen Fällen kann die richtige Diagnose ausschließlich endoskopisch oder mittels operativer Revision der Anastomose gestellt werden.

Endoskopie zur Diagnostik von AI und Nekrosen

Ist eine Anastomose mittels Endoskopie erreichbar (Ösophagus, Magen, Rektum, linkes Hemikolon), so kann diese zur richtigen Diagnose einer AI beitragen. Obwohl im klinischen Alltag immer wieder Bedenken bezüglich der Durchführung einer Endoskopie bei „frischer" GI-Anastomose bestehen, existieren zum Risiko dieser Untersuchung in diesem Zusammenhang keine gesicherten Daten. Ein wesentlicher Vorteil der Endoskopie gegenüber der Computertomografie ist die Beurteilung der Vitalität des Gastrointestinaltrakts und die möglichen interventionellen Therapieoptionen. Damit kann sie wesentlich zur Festlegung der Therapiestrategie beitragen. Bei kleinen Insuffizienzen besteht jedoch auch bei der endoskopischen Inspektion die Möglichkeit falsch negativer Befunde. Darüber hinaus zeigt die eigene Erfahrung, dass für die endoskopische Beurteilung einer Anastomose die exakte Kenntnis der Operationsanatomie erforderlich ist, um die sichtbaren Befunde sinnvoll interpretieren zu können.

7.4.4 Fast Track (FT)

In der elektiven gastrointestinalen Chirurgie hat sich in den letzten 10–15 Jahren das sog. FT-Konzept (Fast-Track-Konzept) zur Steigerung der postoperativen Rekonvaleszenz durchgesetzt. Hierbei folgt der perioperative Ablauf einem individuell definierten Algorithmus, so dass selbst inhomogene Patientenkollektive einen relativ einheitlichen postoperativen Verlauf zeigen können und das Erfüllen von Entlassungskriterien innerhalb eines bestimmten zeitlichen Fensters zu erwarten ist. Patienten, die diesen erwarteten postoperativen Verlauf nicht zeigen, haben auch bei Ausbleiben der charakteristischen klinischen/laborchemischen Parameter einer AI ein erhöhtes Risiko für das Vorliegen einer solchen.

7.4.5 Therapieprinzipien

Ist eine AI diagnostiziert, stellt sich die ebenso komplizierte Frage nach der richtigen Therapie derselben. Letztere ist abhängig von der Art des Primäreingriffs, dem Zustand des Patienten (stabil, instabil, septisch…) und dem Zeitpunkt der Detektion der AI. Bei früher AI (< 72 h) oder bei einer AI, die endoskopisch nicht ohne Weiteres zugänglich ist (Dünndarm, Kolon) kann eine operative Revision sinnvoll sein. Dabei kann die Anastomose neu angelegt oder übernäht werden, wenn der intraoperative Befund dies zulässt (ausreichende Durchblutung). Zusätzlich besteht die Möglichkeit einer Protektion bei Darmanastomosen mittels Deviationsstoma. Alternativ kann auch die Anastomose als Anastomosenstoma ausgeleitet werden, wenn eine Rekonstruktion nicht sinnvoll möglich ist. Letzteres ist entsprechend der eigenen Erfahrung ein gut praktikables und risikoarmes Vorgehen. Gelegentlich kann z. B. aufgrund des späten Zeitpunkts der AI nach Primäroperation eine operative Revision unmöglich sein. In solchen Fällen müssen der Versuch einer suffizienten Verhaltdrainage nach außen und eine möglichst gezielte antimikrobielle Therapie ausreichen, zumindest so lange, bis eine operative Intervention erneut sinnvoll oder möglich erscheint.

7.4.6 Endoskopische Therapieoptionen

Clip-Applikation

Ist die AI klein, endoskopisch erreichbar und das umgebende Gewebe vital, kann der Defekt mit einem speziellen Clip, dem sog. Over-the-Scope-Clip (OTSC) verschlossen werden. Die Platzierung eines solchen OTSC ist anspruchsvoll und kommt in der eigenen Erfahrung nur bei wenigen Patienten in Frage, weshalb auch insgesamt nur wenige Daten diesbezüglich zur Verfügung stehen [19].

Stent

Weit verbreitet und technisch weniger anspruchsvoll ist die endoskopische Defektüberdeckung mittels Stent-Einlage. Dabei werden sowohl komplett beschichtete Metallstents als auch Kunststoff-Stents eingesetzt. Unter einer solchen Therapie liegt die Erfolgsrate bei ca. 70 % [8]. Nachteilig ist die in der Regel notwendige Drainage der umgebenden Nekrosehöhle, die ohne Reoperation nicht immer möglich ist. Nach 2–4 Wochen sollte der Stent entfernt oder gewechselt werden (▶ Abb. 7.8).

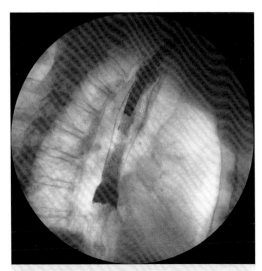

Abb. 7.8 Durchleuchtung im Rahmen einer endoskopischen Stent-Platzierung mit KM-Applikation über das Endoskop bei Insuffizienz einer Ösophagogastrostomie nach thorakoabdomineller Ösophagusresektion.

7

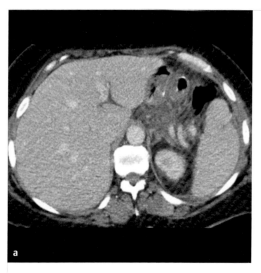
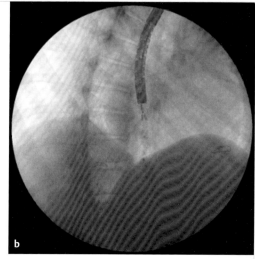
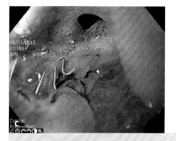
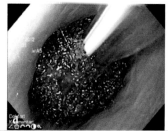
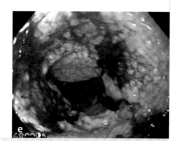

Abb. 7.9 Endo-VAC-Therapie.
a CT-Darstellung einer Anastomoseninsuffizienz nach laparosopischem Roux-Y-Gastric-Bypass bei morbider Adipositas.
b Durchleuchtung der AI während der Endoskopie.
c Endoskopische Sicht der AI.
d Platzierung des VAC-Schwamm-Systems.
e Posttherapeutische endoskopische Darstellung nach Abheilung.

Endo-VAC-Therapie

Eine wichtige und zunehmend häufiger angewandte Behandlungsalternative ist die endoskopische Vakuumtherapie. Sie ist sowohl am oberen GI-Trakt als auch am Rektum etabliert [15], [16]. Im Gegensatz zur Stent-Therapie ist die Nekrosehöhle dabei prinzipiell immer adäquat drainiert. Ein VAC-Schwamm-Wechsel ist in der Regel alle 2–4 Tage erforderlich, so lange, bis der Defekt abgeheilt ist. In ersten Serien scheint diese Methode der Stent-Platzierung deutlich überlegen (▶ Abb. 7.9a–e).

Intraluminale Spüldrainage

Bei Anastomoseninsuffizienzen nach tiefer Rektumresektion mit rektoskopisch einspiegelbarer Anastomose kommt im eigenen Patientengut auch die Einlage einer speziellen Spüldrainage in die Insuffizienzhöhle bzw. in das Darmlumen zum Einsatz. Unter einer solchen intermittierenden Spülung bei gleichzeitiger Drainage kommt es regelhaft zur Abheilung der Insuffizienz (▶ Abb. 7.10a–c).

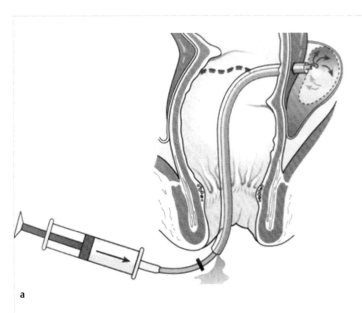

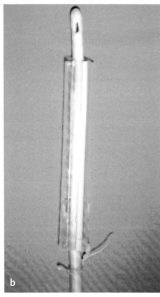

7

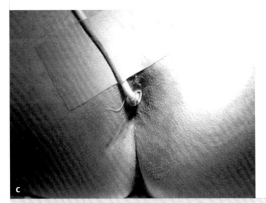

Abb. 7.10 Intraluminale Spüldrainage. (Mit freundlicher Genehmigung von C. Isbert.)
a Schematische Darstellung der intraluminalen Spülkatheteranlage in die Insuffizienzhöhle.
b Spülkathetersystem.
c Perianale Fixierung des Systems mit Pflasterverband.

Literatur

[1] Arterburn DE, Courcoulas AP. Bariatric surgery for obesity and metabolic conditions in adults. Bmj 2014; 349: g3 961
[2] Blencowe NS, Strong S, McNair AG et al. Reporting of short-term clinical outcomes after esophagectomy: A systematic review. Annals of Surgery 2012; 255: 658–666
[3] Colquitt JL, Pickett K, Loveman E et al. Surgery for weight loss in adults. The Cochrane database of systematic reviews 2014; 8: CD003 641
[4] Erb L, Hyman NH, Osler T. Abnormal vital signs are common after bowel resection and do not predict anastomotic leak. Journal of the American College of Surgeons 2014; 218: 1195–1199

[5] Eriksen MT, Wibe A, Norstein J et al. Norwegian Rectal Cancer G. Anastomotic leakage following routine mesorectal excision for rectal cancer in a national cohort of patients. Colorectal Disease: the official journal of the Association of Coloproctology of Great Britain and Ireland 2005; 7: 51–57
[6] Giaccaglia V, Salvi PF, Cunsolo GV et al. Procalcitonin, as an early biomarker of colorectal anastomotic leak, facilitates enhanced recovery after surgery. Journal of Critical Care 2014; 29: 528–532
[7] Gonzalez R, Nelson LG, Gallagher SF et al. Anastomotic leaks after laparoscopic gastric bypass. Obesity Surgery 2004; 14: 1299–1307
[8] Hoeppner J, Kulemann B, Seifert G et al. Covered self-expanding stent treatment for anastomotic leakage: Outcomes in

esophagogastric and esophagojejunal anastomoses. Surgical Endoscopy 2014; 28: 1703–1711

[9] Kelly M, Bhangu A, Singh P et al. Systematic review and meta-analysis of trainee- versus expert surgeon-performed colorectal resection. The British Journal of Surgery 2014; 101: 750–759

[10] Komen N, Slieker J, Willemsen P et al. Group AS. Acute phase proteins in drain fluid: A new screening tool for colorectal anastomotic leakage? The appeal study: Analysis of parameters predictive for evident anastomotic leakage. American Journal of Surgery 2014; 208: 317–323

[11] Kornmann VN, Treskes N, Hoonhout LH et al. Systematic review on the value of ct scanning in the diagnosis of anastomotic leakage after colorectal surgery. International Journal of Colorectal Disease 2013; 28: 437–445

[12] Matthiessen P, Hallbook O, Rutegard J et al. Population-based study of risk factors for postoperative death after anterior resection of the rectum. The British Journal of Surgery 2006; 93: 498–503

[13] Meyer L, Meyer F, Dralle H et al. East German Study Group for Quality Control in Operative M, Regional Development in S. Insufficiency risk of esophagojejunal anastomosis after total abdominal gastrectomy for gastric carcinoma. Langenbeck's Archives of Surgery/Deutsche Gesellschaft fur Chirurgie 2005; 390: 510–516

[14] Quartararo G, Facchiano E, Scaringi S et al. Upper gastrointestinal series after roux-en-y gastric bypass for morbid obesity: Effectiveness in leakage detection. A systematic review of the literature. Obesity Surgery 2014; 24: 1096–1101

[15] Schorsch T, Muller C, Loske G. Endoscopic vacuum therapy of anastomotic leakage and iatrogenic perforation in the esophagus. Surgical Endoscopy 2013; 27: 2040–2045

[16] Schorsch T, Muller C, Loske G. Pancreatico-gastric anastomotic insufficiency successfully treated with endoscopic vacuum therapy. Endoscopy 2013; 45 Suppl 2 UCTN: E141–142

[17] Schwameis K, Zacherl J. [Anastomoses in the upper gastrointestinal tract]. Der Chirurg, Zeitschrift fur alle Gebiete der operativen Medizin 2011; 82: 26, 28–33

[18] Singh PP, Zeng IS, Srinivasa S et al. Systematic review and meta-analysis of use of serum c-reactive protein levels to predict anastomotic leak after colorectal surgery. The British Journal of Surgery 2014; 101: 339–346

[19] Weiland T, Fehlker M, Gottwald T et al. Performance of the otsc system in the endoscopic closure of iatrogenic gastrointestinal perforations: A systematic review. Surgical Endoscopy 2013; 27: 2258–2274

7.5 Abdominelle Fistelbildung

U. A. Dietz, C.-T. Germer

7.5.1 Einleitung

Fisteln des Gastrointestinaltrakts treten in **3 Hauptsituationen** auf:

- nach intraabdominellen Operationen mit Adhäsiolyse und/oder Anastomosen (Inzidenz: 0,8–5 %)
- als Komplikation der Behandlung des offenen Abdomens bei intraabdomineller Sepsis oder nach Trauma (4,5–25 %)
- als Folge des Verlaufs chronisch-entzündlicher Darmerkrankungen, insbesondere des Morbus Crohn (17 % im Laufe des Lebens)

Oft ist die Fistel mit Sepsis verbunden. Durch die hohe Standardisierung viszeralchirurgischer Operationen hat die Inzidenz der enterokutanen Fisteln spürbar abgenommen, während enteroathmosphärische Fisteln im Zusammenhang mit der Therapie des offenen Abdomens zugenommen haben. Aber auch in dieser letzten Gruppe konnte die Inzidenz durch optimierten Viszeralschutz merkbar reduziert werden [18], [23].

> **Merke**
>
> Durch die Fistel gehen wertvolle Nährstoffe und Elektrolyten verloren und Patienten geraten ohne supportive Therapie schnell in einen katabolischen Stoffwechsel. Dadurch sind die Voraussetzungen für eine gute Heilung im Rahmen der Fokussanierung gestört.

Die Behandlungsstrategie einer Fistel muss vor der chirurgischen Sanierung Folgendes beinhalten:

- Flüssigkeits- und Elektrolytensubstitution
- totale parenterale Ernährung
- ggf. Antibiose und Abszessdrainage bei begleitenden Befunden
- Maßnahmen zur Reduktion der Fistelfördermenge
- Schutz der Haut

Postoperative Fisteln haben je nach anatomischem Ursprung ganz unterschiedliche klinische Verläufe, wobei proximale Dünndarmfisteln mit bis zu 29 % die höchste, Ösophagus (< 1 %) und Rektum (6 %) die niedrigste Mortalität aufweisen [11].

7.5.2 Definitionen und Diagnose

Eine Fistel ist ein unnatürliches Rohr oder ein abnormer Kanal, der von einem Hohlorgan zur Haut, zu einem anderen Hohlorgan oder zu einer Höhle führt. Fisteln können kongenital erworben oder als Folge von Radiatio, einem Abszess, der Anastomoseninsuffizienz sowie entzündlicher oder tumoröser Prozesse entstehen. Fisteln können auch im Rahmen interventioneller Drainagenanlagen oder im Bereich intraabdomineller Herniennetze als Folge von Arrosion entstehen. Mit der englischen Eselsbrücke FRIEND lässt sich anamnestisch ein erster Eindruck über den Befund gewinnen: **F**oreign body, **R**adiation, **I**nflammatory Bowel Disease, **E**pithelialization, **N**eoplasia und **D**istal Obstruction [17]. In diesem Kapitel werden postoperative Fisteln der Abdominalorgane diskutiert.

Folgt man der **Fisteldefinition** als Verbindung zwischen zwei epithelialisierten Strukturen, ergibt sich die Möglichkeit einer präziseren Definition durch Benennung der betroffenen Organe:

- enterokutan
- kolokutan
- enteroenterisch
- vesikokolisch
- biliopleural usw.

Fisteln können komplexe Verläufe haben und verzweigt sein. Sie können lateral (z. B. rektovesikal nach Sigmaresektion) oder terminal sein (z. B. nach kompletter Anastomoseninsuffizienz; ▶ Abb. 7.11) [1] [1]. Fisteln können „tief" (mit einem Fistelkanal über 2 cm) oder „oberflächlich" sein (z. B. enterokutan). Aus funktioneller Sicht ist die Fördermenge der Fistel von Bedeutung: High-Output-Fisteln fördern über 500 ml/d, Low-Output-Fisteln dagegen unter 200 ml/d [9], [18].

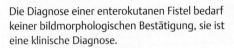

Merke

Die Diagnose einer enterokutanen Fistel bedarf keiner bildmorphologischen Bestätigung, sie ist eine klinische Diagnose.

Bildgebende Verfahren sind jedoch wichtig, um die anatomische Lokalisation zu erhellen und konkomitante behandlungsrelevante Komplikationen – wie verzweigte innere Verläufe und Abszesse – auszuschließen [15]. Bei jeder Fistel muss der ungestörte aborale Fluss bzw. eine aborale Ob-

struktion eruiert werden, bevor ein Therapiekonzept aufgestellt wird. Am Ösophagus und Rektum sind endoskopische Verfahren nicht nur für die Diagnostik, sondern auch für die lokale Einschätzung des Befunds, die Planung der Therapie und ggf. die endoskopische Intervention wichtig (z. B. Stent oder Endo-Vac).

7.5.3 Systemische Therapie und konservative Maßnahmen

Ein Drittel der enterokutanen Fisteln schließt sich spontan unter adäquater konservativer Behandlung, mit Sepsiskontrolle und Ernährungstherapie [11]. Jede Fistel ist zunächst konservativ anzugehen. Bei Fisteln, die nicht spontan ausheilen, müssen anatomische Ursachen ausgeschlossen werden. Konservative Heilungsverläufe reichen von Tagen bis Monate. Die häufigsten Gründe des konservativen Therapieversagens sind in ▶ Abb. 7.12 dargestellt [1].

7

Ernährungstherapie

Bei jedem Patienten mit enterokutaner Fistel müssen der **Flüssigkeits- und Elektrolythaushalt** ausgeglichen und der **Ernährungszustand** überwacht werden. Besonders bei High-Output-Fisteln kommt es schnell zur Hypokaliämie. Das Kalium muss zeitnah substituiert werden. Bei Pankreasfisteln muss ggf. Bikarbonat substituiert werden.

Vorsicht

Circa 55–90 % der Patienten mit enterokutanen Fisteln sind unterernährt, was wiederum Ursache hoher Morbidität und Mortalität ist [21].

Malnutrition wird bei Verlust von 10 % des Körpergewichts und Hypoproteinämie angenommen. Das Serumalbumin ist nach wie vor ein wichtiger Prädiktor des Verlaufs. Die Bestimmung des individuellen Energiebedarfs wird nach Harris-Benedikt errechnet oder alternativ über eine indirekte Kalorimetrie [13].

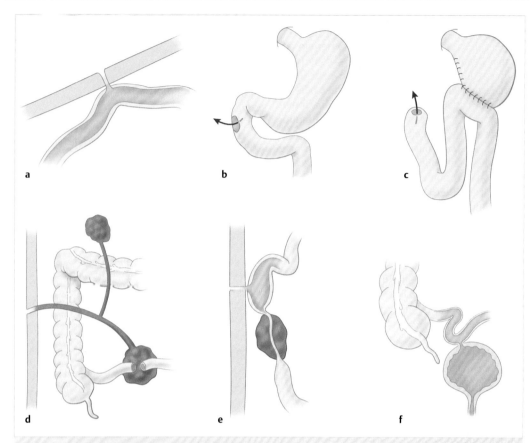

Abb. 7.11 Arten postoperativer intestinaler Fisteln. a–f (nach Alexander-Williams und Irving, 1982). (Mit freundlicher Genehmigung: Esther Gollan medical-art, Aachen.)
a Einfache externe enterokutane Fistel.
b Laterale duodenale Fistel.
c Duodenalstumpf-Insuffizienz.
d Komplizierte externe Fistel mit verzweigtem Fistelsystem, einem Abszess im Bereich der Anastomoseninsuffizienz sowie einem sekundären Abszess (mit Abszess-Straße).
e Enterokutane Fistel mit distaler Stenosierung, z. B. durch Abszess oder umgebende Entzündungsreaktion.
f Einfache innere Fistel am Beispiel einer enterovesikalen Fistel.

Definition

Die **Harris-Benedikt-Formel** zur Bestimmung der basal-metabolischen Rate (BMR) ist folgende:
Männer: BMR = 88 362 + (13 397 × Gewicht in kg) + (4 799 × Höhe in cm) – (5 677 × Alter in Jahren)
Frauen: BMR = 447 593 + (9 247 × Gewicht in kg) + (3 098 × Höhe in cm) – (4 330 × Alter in Jahren)

Pragmatisch kann man bei enterokutanen Fisteln den Kalorien- und Eiweißbedarf bei High-Output-Fisteln mit 30 kcal/kg/d respektive 1,5–2,5 g/kg/d und 20 kcal/kg/d respektive 1,0–1,5 g/kg/d bei Low-Output annehmen [9]. Je nach Fördermenge muss die Ernährungstherapie angepasst und entweder bei vollständiger **Nahrungskarenz** als total **parenterale** Ernährung (TPN), alternativ als **enterale** Ernährung oder als **Kombination** aus beidem angeboten werden (▶ Tab. 7.5) [9].

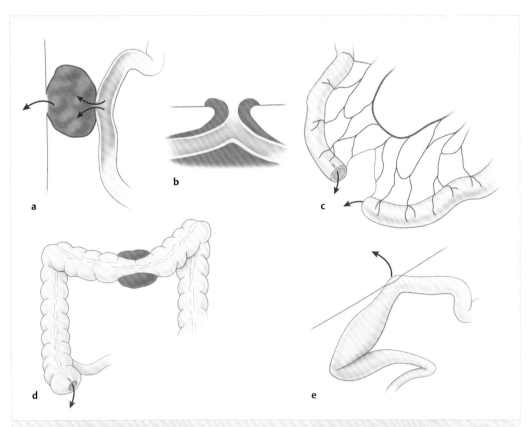

Abb. 7.12 Ursachen des konservativen Therapieversagens. a–e (nach Alexander-Williams und Irving). (Mit freundlicher Genehmigung: Esther Gollan medical-art, Aachen.)
- **a** Abszesshöhle ohne ausgebildeten Fistelkanal.
- **b** Diffuse, breitflächige und plattige Vernarbung des Darmes an die Haut oder eine Granulationsplatte bei offenem Abdomen (z. B. enteroathmosphärische Fisteln).
- **c** Anastomoseninsuffizienz mit Diskontinuität der Darmlumina.
- **d** Distales Passagehindernis.
- **e** Mukokutaner Übergang ohne Fistelkanal, mit oder ohne distale Obstruktion.

Mittels **Harnstoffbilanz** wird der Erfolg der Ernährungstherapie bzw. der katabole (bzw. anabole) Status über den 24-Stunden-Urin-Harnstoff ermittelt und die Ernährung entsprechend durch ein höheres Eiweißangebot angepasst. Folgende Formel wird angewendet [3], [9]:

Definition

Harnstoffbilanz (NB):
NB (Eiweiß in g) = [Körpergewicht (kg) × 2 g (Eiweiß/d)/6,25] − [Harnstoff im 24-h-Urin (in g) + 4* (g) + (2 g × Fördervolumen der Fistel/24 h in Litern)]
NB = Harnstoffbilanz = Nitrogen Balance
　Harnstoff im 24-h-Urin = UUN (Urine Urea Nitrogen)
　* = üblicher Korrekturfaktor für Nichtharnstoffeiweiß im Urin

Tab. 7.5 Ernährungstherapie je nach Fistelfördermenge.

Parameter	Low-Output-Fisteln (< 200 ml/d)	High-Output-Fisteln (> 500 ml/d)
Ernährungsweg	enteral	meistens parenteral nötig (TPN)
Eiweiß	1–1,5 g/kg/d	1,5–2,5 g/kg/d
Kalorienbedarf	wie im Ruhezustand	1,5-Fache des Ruhezustands
Fett	enteral, 20–30 % der Kalorienzufuhr	parenteral, 20–30 % der Kalorienzufuhr
Vitamine	RDA, für Vitamin C doppelte RDA	doppelte RDA (C, B_{12}, Folsäure)
Elektrolyte	kein größeres Problem	Magnesium, Zink, Selen, Kalium, Natrium und Bikarbonat

TPN = Total parenteral Nutrition; RDA = Recommended daily Allowance

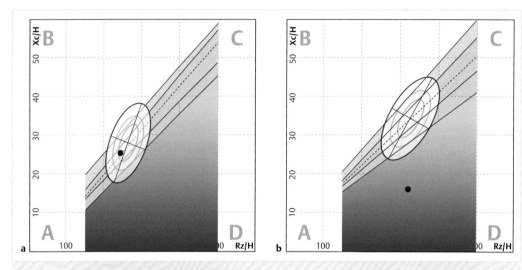

Abb. 7.13 Objektivierung der Körperkompartimente und Hydratationsbeurteilung. (Die Messungen wurden mit dem Gerät von MediCal Health Care GmbH durchgeführt.)
a 72-jähriger Patient mit einer low-output-enterokutanen Fistel, ohne Beeinträchtigung des Hydratationszustands und der Muskelmasse (roter Punkt innerhalb der grünen 50 %-Perzentile im Nomogramm).
b 40-jährige Patientin (BMI 24,3 kg/m²) mit komplexen und proximal gelegenen enteroathmosphärischen Fisteln bei offenem Abdomen, mit bedeutender Ödembildung (Verlagerung nach unterhalb der Horizontalachse in Richtung A, entsprechend 35 Liter oder 66,3 % Körperwasser bei 69,3 kg KG, Normalwert: 40–48 %) und geringerer Muskelmasse (Verlagerung nach rechts der Vertikalachse in Richtung D, entsprechend 14,8 kg Körperzellmasse. Zu erwarten für die Patientin: 20–27 kg als Folge der Mangelernährung (roter Punkt). Xc/H = Reaktanz/Körpergröße (kapazitiver Widerstand der Körperzellen gegen Wechselstrom); Rz/H = Resistenz/Körpergröße (Widerstand der nicht gebundenen Körperflüssigkeit).

Die **Bioimpedanz-Messung** hat sich als einfach durchführbares Werkzeug zur Objektivierung der Körperkompartimente und Hydratationsbeurteilung etabliert, was sowohl zur Begleitung konservativer Maßnahmen wie zur Risikoabschätzung vor einem geplanten operativen Eingriff beiträgt.

▶ Abb. 7.13 illustriert den Ist-Zustand von zwei sehr unterschiedlichen Patienten. In diesem konkreten Beispiel ist Patientin „b" noch während der Vorbereitungsphase für die Operation aus metabolischer Ursache verstorben.

Es werden unterschiedliche mediane Zeitabläufe für die Remission unter Nahrungskarenz und Ernährungstherapie beschrieben [11]:
- Ösophagus: 20 Tage
- Magen: 10 Tage
- Duodenum: 32 Tage
- Jejunum: 30 Tage
- Ileum: 28 Tage
- Kolon: 30 Tage

Protektion der Haut und Management der Fistelfördermenge

Große Bedeutung kommt der Protektion der Haut im Fistelareal zu, denn Schmerzen, Hautmazeration, Superinfektion und Sepsis können den Verlauf komplizieren. Hier ist die Unterstützung durch einen Stomatherapeuten unerlässlich. Mit **Protonenpumpen-Inhibitoren** wird bei proximal gelegenen Fisteln der Säureanteil des Sekrets gesenkt und die Versorgung der Haut im Fistelbereich erleichtert.

> **Merke**
>
> Durch **Somatostatin**-Gabe wird die Fördermenge bzw. das Volumen des intestinalen Sekrets reduziert, was die Bedingungen zur Spontanheilung verbessert.

Ein merkbarer Effekt ist schon nach 3 Tagen messbar. Somatostatin verringert die Fistelfördermenge stark, hat aber eine sehr kurze Halbwertszeit (1–2 Minuten), weshalb das synthetische Analogon Octreotid (mit einer Halbwertszeit von 120 Minuten) vorzuziehen ist. Mit Octreotid kann die Fistelfördermenge um 40–90 % reduziert und der konservative Heilungsverlauf von 50 Tagen auf 10 verringert werden [18]. Vorher muss aber sichergestellt sein, dass die Fistel kein Heilungshindernis hat und dass keine Kontraindikationen zur Anwendung des Octreotids bestehen. Eine aktuelle Metaanalyse – basierend auf 9 RCTs – untersucht den Einfluss von Somatostatin und seiner Analoga im Management enterokutaner Fisteln. In der Somatostatin-Gruppe und Somatostatin-Analoga wurden höhere Fistelverschlussraten erreicht (p = 0,04, respektive 0,002) und auch die Zeit bis zum Fistelverschluss war kürzer (p < 0,00 001, respektive p < 0,001), ohne negativen Einfluss auf die Mortalität [14].

Die Anwendung von **Vakuumverbänden** auf der Haut, um die Fistel herum, wird mit einer konservativen Remissionsrate von 46,2 % in einer Serie von 179 Patienten beschrieben. Bei bis zu 40 % der enterokutanen Fisteln kann damit die Fördermenge in ca. 7 Tagen vollständig supprimiert werden. Der von außen auf die Haut aufgebrachte Vakuumschwamm kollabiert den Fistelkanal durch Unterdruck, die Passage am Darm bleibt jedoch erhalten, bis schließlich der kollabierte Fistelkanal fibrosiert [22].

Endoluminale Vakuumtherapie

Fisteln bzw. Anastomoseninsuffizienzen am Ösophagus und Rektum werden endoluminal mit **Endo-Vac-Systemen** mit Erfolg behandelt. Die Anastomoseninsuffizienz am Ösophagus ist mit 16 % eine schwerwiegende Komplikation. Die Mortalität bei chirurgischer Revision ist mit ca. 50 % sehr hoch, so dass alternative Therapieverfahren wie Stent-Einlage oder die Endo-Vac-Therapie bei vertretbarem Befund die erste Wahl darstellen. In einer auf Apache II Score basierenden Matched-Pair-Analyse bei 366 ösophagusresezierten Patienten mit 62 Insuffizienzen (16 %) konnte gezeigt werden, dass die Endo-Vac-Therapie die geringste Mortalität (12 %) aufwies (OR 7,1/95 % CI 1,1 – 81,4/p = 0,028).

Auch wenn diese Daten noch weiter verfeinert werden müssen, hat die Endo-Vac-Therapie der Ösophagusinsuffizienzen einen bedeutenden Stellenwert eingenommen [19]. Für Rektuminsuffizienzen gibt es noch keine ausreichenden Daten [4]. Wichtig ist die Einstellung der Insuffizienz auf dem Proktologiestuhl, um das Ausmaß zu eruieren, die meist zum Sakrum führende Abszesshöhle zu spülen und transanal einen Spülkatheter einzulegen – vorausgesetzt, der Patient hat eine Deviation im Sinne einer Loop-Ileostomie (siehe auch Kap. 7.4).

7.5.4 Chirurgische Therapie

Nicht alle Fisteln heilen unter konservativen Maßnahmen aus. Was sind – neben den anatomischen Ursachen – die Gründe für das konservative Therapieversagen? Gibt es Prädiktoren? Im St. Marks Hospital (London) zeigten Patienten mit Komorbiditäten (OR 0,13/95 % CI 0,03–0,56/p = 0,02) und Patienten, die von anderen Krankenhäusern zugewiesen worden waren (OR 0,22/95 % CI 0,05–0,99/ p = 0,05) signifikant schlechtere Heilungschancen [15]. In dem prospektiv validierten Score zur Prädiktion der Heilung von enterokutanen Fisteln aus dem St. Marks werden Komorbidität (keine, minor oder major) und Ätiologie (IBD oder nicht-IBD) einbezogen [15]. Ähnlich wie diese Daten zeigt auch die Erfahrung, dass es ratsam ist, Patienten, die übernommen werden, frühzeitig zu revidieren, um sich des Ausgangsbefunds sicher zu sein und keine wertvolle Zeit zu verlieren.

Merke

Patienten sollten erst dann für die chirurgische Versorgung in Betracht gezogen werden, wenn sie **anabolisch** sind, gemessen an Gewichtszunahme, Muskelmasse und Muskelstärke.

Operationen zur Reparation postoperativer intestinaler Fisteln dauern meistens lang, sind oft sog. Ganztageseingriffe. Von der Operationsplanung her müssen ein angebrachtes Zeitfenster sowie ein erfahrener Operateur berücksichtigt werden. Die Operationsstrategie ist so vielseitig wie die Möglichkeiten der Fisteltypen. Grundsätzlich ist bei Dünndarmfisteln eine **komplette Adhäsiolyse des Dünndarms** zu fordern, um sicherzustellen, dass keine distale Passage-Obstruktion besteht, die zu einer sofortigen Rezidivfistel mit den bekannten septischen Komplikationen führen würde. Allein dieser Teil der Operation kann leicht 4–5 Stunden in Anspruch nehmen. Zur sicheren Adhäsiolyse und Vermeidung übersehener Deserosierungen ist das Tragen einer Lupenbrille als Standard anzusehen.

Welche Fisteln sollen operativ angegangen werden? In einer Serie aus dem St. Marks Hospital betrug die konservative Heilungsrate lediglich 16 %, wovon die meisten Low-Output-Fisteln waren [14]. Martinez et al. [11] haben retrospektiv die Daten zu 174 Patienten mit postoperativen Fisteln des Gastrointestinaltrakts nachuntersucht und von diesen bei 102 (59 %) – mit einer Heilungsrate von 84 % – die chirurgische Sanierung vorgenommen. Faktoren, die in der monovariaten Analyse Einfluss auf die Notwendigkeit der chirurgischen Sanierung hatten, sind High-Output-Fisteln, Fisteln am Jejunum sowie multiple Fisteln. In der multivariaten Analyse verbleiben **High-Output-Fisteln** (OR 2,630/95 % CI 1,231–5,613/p = 0,012) und **multiple Fisteln** (OR 3,116/95 % CI 1,171–8,290/p = 0,022) als unabhängige Faktoren für die Operationsindikation [11].

Wann ist der richtige Zeitpunkt zur Revision? Der Zeitpunkt ist sehr unterschiedlich. Grundsätzlich sollte zur Vermeidung noch größerer Kollateralschäden entweder gleich nach Diagnosestellung oder nach Ablauf von 6 Monaten operiert werden. Bedingt durch inflammatorische Reize nach jeder Laparotomie, kommt es schon nach ca. 7 Tagen – und besonders in den darauffolgenden Wochen – zu Adhäsionsbildungen und unter Umständen auch zur sog. **obliterativen Peritonitis**: jeder Laparotomieversuch in dieser Zeit kann in einer Katastrophe enden. Es ist ratsam, 6 bis 12 Monate zu warten, bevor ein größerer Versuch unternommen wird, eine enterokutane Fistel operativ anzugehen [16].

Am Ende einer langen Operation und erfolgter Sanierung der Fistel steht nicht selten noch die Frage nach der Rekonstruktion des Abdomens im Raum. Grundsätzlich kann bei kontaminierten Eingriffen (wie in diesen Fällen, mit „Eröffnung" des Darmlumens) ein synthetisches Netz aus Polypropylen zur Verstärkung in gleicher Sitzung implantiert werden. Allerdings sollte dies nicht erzwungen werden, denn eine spätere elektive Rekonstruktion der Bauchdecke ist immerhin eine sichere Option.

7.5.5 Besonderheiten einzelner Fisteltypen

Enteroatmosphärische Fisteln

Enteroatmosphärische Fisteln stellen eine besondere Herausforderung dar. Für ihre Behandlung gibt es kein Patentrezept, jeder Fall muss einzeln betrachtet werden. Nach der Einführung der Therapie des offenen Abdomens bei Trauma und abdomineller Sepsis Anfang der 1980er Jahre war die Inzidenz dieser Fisteln eine häufige Komplikation. Erst mit dem Aufkommen des Konzepts der Viszeroprotektion (zunächst mit dem Bogotá-Beutel, heute mit kommerziellen Systemen) konnte das Auftreten solcher Fisteln effizient vermieden werden. Nach einem Erfahrungsbericht der Bundeswehr wurde die Inzidenz enteroatmosphärischer Fisteln bei offenem Abdomen durch einen speziellen Behandlungsalgorithmus mit Viszeroprotektion signifikant reduziert [23].

Aus Sicht der therapeutischen Planung ist das erste Ziel, die Fistel lokal zu stabilisieren, bis sich eine feste Narbenplatte bildet, die eine ausreichende temporäre Versorgung des Sekrets ermöglicht. Oft ist schon nach 10 bis 14 Tagen das Darmkonvolut fest miteinander verwachsen. Bei tief gelegenen Fisteln kann es das Therapieziel sein, dass diese im Laufe der Monate in eine oberflächliche, einfacher zu versorgende Fistel umgebaut wird. Nach 6 bis 12 Monaten gelingt meist die Resektion des

Darmpakets mit der Fistel, indem der Eingang von lateral aus gewählt und die Adhäsiolyse schrittweise nach zentral (zur Fistel hin) fortgesetzt wird. Das Konvolut mit der enteroatmosphärischen Fistel wird reseziert und die Passage rekonstruiert; meist gelingt nach der Adhäsiolyse und Konglomeratresektion der zeitgleiche Bauchdeckenverschluss erstaunlich gut. Alternativ muss die Bauchdecke zweizeitig mittels eines Netzes versorgt werden [6].

Pankreasfistel

Die Inzidenz der postoperativen Pankreasfistel (POPF) variiert von 10–29 %, je nachdem, wie sie definiert wird [2], [19], [20]. Daher hat es sich die Internationale Studiengruppe Pankreasfistel (ISGPF) 2005 zur Aufgabe gemacht, die POPF im Konsens zu definieren [2]. Anatomisch folgt die Definition derjenigen einer klassischen Fistel (siehe Kap. 7.5.2). Diagnostiziert wird die POPF, wenn nach dem 3. postoperativen Tag die einliegende Drainage amylasehaltiges Sekret fördert (mindestens 3-fache Serumkonzentration); das Sekret variiert von dunkel-bräunlich bis gelb-grünlich, es kann milchigtrüb oder wasserähnlich klar sein.

> **Merke** Ⓜ️
>
> Begleitet wird die POPF durch abdominelle Schmerzen, Distension, Ileus, Magenentleerungsstörung oder Fieber, außerdem mit Leukozytose und CRP-Erhöhung.

Distale Pankreasfisteln (z. B. nach Linksresektion) können nur konservativ ausheilen, wenn der Abfluss über die Papille frei ist; ist dies nicht gegeben, muss eine Papillotomie erfolgen. In ausgewählten Fällen kann die konventionelle Fistulografie über retrograde Füllung der einliegenden Drainage hilfreich sein, indem nach Darstellung der Morphologie der Rückzug der Drainage (z. B. nach Arrosion in den Dünndarm) um einige Zentimeter schon nach wenigen Tagen zur spontanen Ausheilung führen kann [10]. Die POPF führt nicht selten zur Arrosion benachbarter Gefäße; bei Anzeichen einer GI-Blutung muss immer eine sog. Index-Blutung frühzeitig mittels Angiografie ausgeschlossen werden. 36 % der Patienten mit später Nachblutung haben auch eine konkomitante POPF [10]

Die POPF wird in 3 Grade eingeteilt:
- **Grad A** (transiente Fistel) verläuft klinisch unauffällig und heilt spontan aus.
- Bei **Grad B** ist eine Anpassung der üblichen postoperativen Maßnahmen mit Nahrungskarenz (enterale oder TPN) nötig. Vorhandene Drainagen werden auf ihre Lage hin kontrolliert und ggf. CT-gesteuert repositioniert. Antibiotika und Somatostatin-Analoga können hilfreich sein.
- Wenn bei POPF der Allgemeinzustand beeinträchtigt ist und der peripankreatische CT-Befund Verschlechterung zeigt, besteht eine POPF **Grad C**. TPN, Antibiotika, Somatostatin-Analoga und Intensivstation sind nötig um den kritischen Zustand zu überwinden [2].

Die Therapie der drei Grade ist meistens konservativ, nur in seltenen Fällen muss der Situs chirurgisch revidiert werden.

Ein Effekt der Octreotid-Therapie ist nicht eindeutig nachgewiesen. In einer aktuellen Metaanalyse aus 7 RCTs konnte unter Octreotid-Therapie keine höhere spontane Pankreasfistel-Verschlussrate im Vergleich zu fehlender Octreotid-Therapie bestätigt werden (OR 1,52/95 % CI 0,88–2,61/ p = 0,13) [7]. Die Daten basieren jedoch auf einer geringen Patientenzahl und zeigen immerhin eine Tendenz zugunsten von Octreotid. Berücksichtigt man die fast nicht vorhandenen Nebenwirkungen des Somatostatin-Analogs und die Dramatizität pankreatischer Fisteln, so ist seine Anwendung durchaus vertretbar.

Enteroprothetische Fistel

Die postoperative enteroprothetische Fistel ist eine besonders dramatische Situation, denn meist geht sie mit großflächiger Präparation der Bauchdecke einher. Die Fistel muss chirurgisch saniert werden, der Zeitpunkt zur Operation muss in Abhängigkeit von der klinischen Situation gewählt werden. Monofilamentäre Polypropylen-Netze können oft durch konservative Maßnahmen erhalten werden (mit oder ohne Vakuum-Konditionierung); multifilamentäre Netzc hingegen sollten explantiert werden. Die Verwendung resorbierbarer Netze ist der Anwendung biologischer Netze vorzuziehen [12]. Eine gute Regel ist, den Patienten vorübergehend kunststofffrei zu bekommen und im Intervall die Bauchdeckenrekonstruktion vorzunehmen [5].

Rektovaginale Fisteln

Rektovaginale Fisteln treten bei Morbus Crohn, bei komplizierten perianalen Fisteln, nach Bestrahlung des kleinen Beckens oder als Komplikation gynäkologischer bzw. viszeralchirurgischer Eingriffe (Rektum/Sigma) auf und haben eine Rezidivrate nach chirurgischer Versorgung von bis zu 80 % [8]. Rektovaginale Fisteln werden nicht in diesem Kapitel behandelt.

7.5.6 Zusammenfassung

Das Therapiekonzept der enterokutanen Fistel beruht auf der Darstellung der Fistelmorphologie und -ätiologie.

Tab. 7.6 Therapiestufen der postoperativen enterokutanen Fistel.

Stufe	Maßnahme	Literatur
konservativ	Elektrolytsubstitution	[9], [13]
	Nahrungskarenz	[9], [13]
	totale parenterale Ernährung	[3], [9], [13]
	Hautschutz und Pflege	[18]
	Klärung der Fistelanatomie	[1]
	Ausschluss von Hindernissen zur konservativen Heilung	[1], [18]
	Somatostatin und Octreotid	[7], [14], [18]
konservativ-invasiv	kutane Vakuum-Konditionierung	[22]
	interventionelle Drainage begleitender Abszesse	[5]
	Endo-Vac (Ösophagus und Rektum)	[4], [19]
	endoluminale Stent-Einlage (Ösophagus)	
	abdomineller Vakuum-Verband (offenes Abdomen)	[23]
chirurgisch	komplette Adhäsiolyse des Dünndarms	[18]
	Reparation des betroffenen Segments (z. B. Segmentresektion)	[1], [15]
	Explantation von synthetischem Gewebe (Netz)	[5], [12]
	zweizeitige Bauchdeckenrekonstruktion	[5], [6]

> **Merke**
>
> Ein Drittel der Fisteln heilt unter konservativer Therapie aus.

Die supportive Therapie mit Erhebung des Ernährungsstatus ist von zentraler Bedeutung, besonders wenn eine chirurgische Sanierung bevorsteht. Die allgemeinen Maßnahmen sind in ▶ Tab. 7.6 zusammengefasst.

Literatur

[1] Alexander-Williams J, Irving M. Intestinal Fistulas. Bristol: John Wright & Sons; 1982: 230pp

[2] Bassi C, Dervenis C, Butturini G et al. International Study Group on Pancreatic Fistula Definition. Postoperative pancreatic fistula: an international study group (ISGPF) definition. Surgery 2005; 138: 8–13 (Konsensus-Papier)

[3] Cheatham ML, Safcsak K, Brzezinski SJ et al. Nitrogen balance, protein loss, and the open abdomen. Crit Care Med 2007; 35: 127–131

[4] Chopra SS, Mrak K, Hünerbein M. The effect of endoscopic treatment on healing of anastomotic leaks after anterior resection of rectal cancer. Surgery 2009; 145: 182–188

[5] Dietz UA, Spor L, Germer CT. Therapie der Netz(-Implantat)-Infektion. Chirurg 2011; 82: 208–217 (Review)

[6] Dietz UA, Wichelmann C, Wunder C et al. Early repair of open abdomen with a tailored two-component mesh and conditioning vacuum packing: a safe alternative to the planned giant ventral hernia. Hernia 2012; 16: 451–460

[7] Gans SL, van Westreenen HL, Kiewiet JJ et al. Systematic review and meta-analysis of somatostatin analogues for the treatment of pancreatic fistula. Br J Surg 2012; 99: 754–760

[8] Göttgens KW, Smeets RR, Stassen LP et al. The disappointing quality of published studies on operative techniques for rectovaginal fistulas: a blueprint for a prospective multi-institutional study. Dis Colon Rectum 2014; 57: 888–898 (Review)

[9] Makhdoom ZA, Komar MJ, Still CD. Nutrition and enterocutaneous fistulas. J Clin Gastroenterol 2000; 31:195–204 (Review)

[10] Malleo G, Pulverenti A, Marchegiani G et al. Diagnosis and management of postoperative pancreatic fistula. Langenbecks Arch Surg 2014; 399: 801–810 (Review)

[11] Martinez JL, Luque-de-Leon E, Mier J et al. Systematic management of postoperative enterocutaneous fistulas: factors related to outcomes. World J Surg 2008; 32: 436–443

[12] Petter-Puchner AH, Dietz UA. Biological implants in abdominal wall repair. Br J Surg 2013; 100: 987–988

[13] Polk TM, Schwab CW. Metabolic and nutritional support of the enterocutaneous fistula patient: a three-phase approach. World J Surg 2012; 36: 524–533

[14] Rahbour G, Siddiqui MR, Ullah MR et al. A meta-analysis of outcomes following use of somatostatin and its analogues for the management of enterocutaneous fistulas. Ann Surg 2012; 256: 946–954

[15] Rahbour G, Gabe SM, Ullah MR et al. Seven-year experience of enterocutaneous fistula with univariate and multivariate

analysis of factors associated with healing: development of a validated scoring system. Colorectal Dis 2013; 15: 1162–1170 (Validated fistula healing score)

[16] Ravindran P, Ansari N, Young CJ et al. Definitive surgical closure of enterocutaneous fistula: outcome and factors predictive of increased postoperative morbidity. Colorectal Dis 2014; 16: 209–218

[17] Redden MH, Ramsay P, Humphries T et al. The etiology of enterocutaneous fistula predicts outcome. Ochsner J 2013; 13: 507–511

[18] Schecter WP, Hirshberg A, Chang DS et al. Enteric fistulas: principles of management. J Am Coll Surg 2009; 209: 484–491 (Review)

[19] Schniewind B, Schafmayer C, Voehrs G et al. Endoscopic endoluminal vacuum therapy is superior to other regimens in managing anastomotic leakage after esophagectomy: a comparative retrospective study. Surg Endosc 2013; 27: 3883–3890

[20] Shrikhande SV, D'Souza MA. Pancreatic fistula after pancreatectomy: evolving definitions, preventive strategies and modern management. World J Gastroenterol 2008; 14: 5789–5796

[21] Visschers RG, Olde Damink SW, Winkens B et al. Treatment strategies in 135 consecutive patients with enterocutaneous fistulas. World J Surg 2008; 32: 445–453

[22] Wainstein DE, Fernandez E, Gonzalez D et al. Treatment of high-output enterocutaneous fistulas with a vacuum-compaction device. A ten-year experience. World J Surg 2008; 32: 430–435

[23] Willms A, Güsgen C, Schreyer C et al. Prävention von Dünndarmfisteln beim Laparostoma: Lessons learned. Zentralbl Chir 2011; 136: 592–597

7.6 Abdominelles Kompartmentsyndrom

T. Junghans

Das nicht erkannte und folglich unbehandelte abdominelle Kompartmentsyndrom (ACS) endet rasch tödlich. Bei der Behandlung eines akuten Abdomens kommt es sehr häufig zu einer erheblichen Steigerung des intraabdominellen Druckes (IAP). Somit ist es entscheidend, im klinischen Verlauf zu erkennen, wann eine solche Druckerhöhung als pathologisch und damit therapiebedürftig zu werten ist und wann nicht. Ist die Druckerhöhung abdominopelviner Ursache und pathologisch, spricht man von einem **primären ACS** [3], [5]. Häufig wird aber vergessen, dass auch kritisch kranke Patienten ohne primäre chirurgische abdominopelvine Erkrankungen ein ACS entwickeln können, etwa septische Patienten mit einem Capillary Leak Syndrome infolge eines Verbrennungstraumas oder auch bei zunehmendem Aszites infolge kardialer oder hepatischer Erkrankungen. Dann spricht man vom **sekundären ACS** [3], [5].

Wann immer eine spezifische Therapie zur Druckentlastung als sinnvoll erachtet wird, ist in der Regel ein sofortiges Handeln unumgänglich, in seltenen und hochakuten Fällen sogar die Laparostomaanlage am Bett des Patienten. Wird infolge einer temporären Besserung eines ACS das Abdomen zu früh wieder verschlossen, besteht die Gefahr der Induktion eines erneuten, dann **tertiären ACS** [3], [5]. Ohne das Wissen um die pathophysiologischen Grundlagen und kausalen Auswirkungen des ACS ist es heutzutage unmöglich, den kritischen Verlauf der Behandlung eines akuten Abdomens klinisch korrekt einzuschätzen. Eine umfassende und adäquate Behandlung ist dann schlichtweg unmöglich.

Merke

Abdominelles Kompartmentsyndrom (ACS): Dran denken! Messen! Handeln!

7.6.1 Definitionen und pathophysiologische Zusammenhänge

Die World Society of Abdominal Compartment Syndrome hat erstmals 2004 im Rahmen einer Konsensus-Konferenz Definitionen zum ACS und zur **intraabdominellen Hypertension** (IAH) festgelegt und später publiziert [5]. Der IAP liegt normalerweise zwischen 5–7 mmHg. Beim Husten oder bei der Bauchpresse kommt es zu physiologischen, akuten und reversiblen Druckerhöhungen im Abdomen. Während der Schwangerschaft oder bei massiver Adipositas kann der IAP dagegen langfristig über die Normalwerte hinaus erhöht sein, ohne dass dieser Zustand als pathologisch im Sinne eines ACS oder einer IAH zu werten ist. In diesen Fällen sind die Patienten in der Regel an einen erhöhten IAP adaptiert. Ab einem IAP von 12–15 mmHg besteht eine intraabdominelle Hypertension Grad I. Dies ist immer dann der Fall, wenn bei laparoskopischen Operationen ein Kapnoperitoneum mit entsprechenden Drücken induziert wird oder auch nach größeren Laparotomien. Die physiologischen Veränderungen des Kapnoperitoneums bei laparoskopischen Operationen wurden umfassend untersucht und bilden die Grundlage für das Verständnis der Auswirkungen auf die Organsysteme [2].

Durch die Induktion eines erhöhten intraabdominellen Druckes kommt es zu einer Kompression der unteren Hohlvene und damit zu einer Drucksteigerung im peripheren Venensystem. Gleichzeitig steigt durch die Kranialisierung des Zwerchfells auch der intrathorakale Druck an. Das ist deshalb bedeutsam, weil normalerweise der venöse Blutrückstrom zum Herzen entlang eines Druckgefälles geschieht, also von einem höheren Druck im peripheren Venensystem hin zu einem niedrigeren Druck im rechten Vorhof. Kommt es nun zu einem Druckanstieg in beiden Systemen, dem peripheren und dem zentralen Venensystem, und sinkt gleichzeitig auch noch das Druckgefälle, entlang dessen sich der Rückstrom des Blutes vollzieht, kommt es resultierend zu einem reduzierten Blutangebot für das Herz, also zu einer Abnahme der kardialen Vorlast. Dieser Effekt steigt mit zunehmendem IAP an und wird dann noch verstärkt, wenn hohe Beatmungsdrücke verwendet werden, die ihrerseits zusätzlich den intrathorakalen Druck erhöhen.

Die Folge einer reduzierten kardialen Vorlast ist eine Abnahme des Herzschlagvolumens. Die Gesamtherzauswurfleistung sinkt aber erst dann ab, wenn die Kompensationsmechanismen des Organismus, wie z. B. eine sympathikoadrenerge Stimulation mit Erhöhung der Herzfrequenz und Steigerung der Kontraktilität, nicht ausreichen. Die Konsequenz ist dann eine Abnahme der Organperfusion bis hin zum Organversagen, wie z. B. dem Nierenversagen. Eine weitere Kompensation des Organismus neben der Aktivierung des autonomen Nervensystems ist die humorale Gegensteuerung, etwa die Ausschüttung vasoaktiver und flüssigkeitsretinierender Hormone wie das antidiuretische Hormon – auch Vasopressin genannt. Deshalb ist die Abnahme der Urinproduktion ein frühes und wichtiges klinisches Zeichen bei einer pathologischen Erhöhung des IAP, weil sich hier die bereits geschilderten Umstände gegenseitig verstärkend und schädigend auswirken können. Beim Kapnoperitoneum sind die Effekte der moderaten IAP-Steigerung allerdings auch nach mehrstündigen Operationen rasch reversibel und werden somit gut toleriert. Anders ist dies, wenn der IAP infolge von Erkrankungen stärker ansteigt und sich zu einer permanenten IAH ausbildet.

Definition

Graduierung der IAH:
IAH Grad I: IAP 12–15 mmHg
IAH Grad II: IAP 16–20 mmHg
IAH Grad III: IAP 21–25 mmHg
IAH Grad IV: IAP > 25 mmHg

Die World Society of Abdominal Compartment Syndrome klassifiziert die IAH in 4 Grade [3], [5]. Mit zunehmendem IAP steigt das Risiko der Ausbildung eines ACS stetig an. Zwischen einem IAP von 12 bis 20 mmHg liegt aber eine Grauzone der Interpretation, weil diese Drücke bei einer adäquaten Therapie und eher subakuter bis chronischer Entwicklung häufig vom Organismus kompensiert werden. Manifeste Organsymptome treten oft erst ab einem IAP von mehr als 20 mmHg auf. Ein IAP > 25 mmHg gilt als sicher pathologisch und erfordert oft eine rasche drucksenkende Therapie. Definiert ist das ACS schließlich als anhaltende IAH, die mit neu aufgetretenen Störungen der Organfunktion eines oder mehrerer Organe bis hin zum Organversagen einhergeht. Zur besseren klinischen Einschätzung der Organperfusion dient die einfache Bestimmung des abdominellen Perfusionsdrucks (APP) [3], [5]. Der APP sollte über 60 mmHg liegen, um eine ausreichende Perfusion und damit Funktion der abdominellen Organe zu gewährleisten.

Definition

APP = MAP – IAP (abdomineller Druck = mittlerer arterieller Druck – intraabdomineller Druck);
Norm > 60 mmHg.

Weist z. B. ein septischer Patient mit einem Blutdruck von 90/60 mmHg einen MAP von dann 75 mmHg auf und steigt der IAP in kurzer Zeit auf mehr als 20 mmHg an, ist die kritische Grenze der Organperfusion bei einem APP von < 55 mmHg schnell erreicht. Die Organschädigung wie z. B. das akute Nierenversagen wird dann mit zunehmender Abnahme der Perfusion immer wahrscheinlicher. Eine engmaschige Blasendruckmessung mindestens alle 4 Stunden – verbunden mit der Überwachung der Vitalparameter und dem klinischen Befund – ist dann unverzichtbar, um rechtzeitig therapeutisch eingreifen zu können.

7.6.2 Messung des Blasendrucks

Der IAP kann mit einer hochstandardisierten, einfachen, günstigen und auf jeder Intensivstation rasch einsetzbaren Messmethode erhoben werden. Der Goldstandard ist die Messung des IAP über einen in der Harnblase liegenden Dauerkatheter [5]. Die Blase wird zunächst vollständig entleert und dann mit genau 25 ml steriler Kochsalzlösung gefüllt. Der ca. 1 Minute nach dieser Füllung ermittelte Blasendruck soll in mmHg angegeben werden. Da die Lagerung, die Körperposition, die Beatmungstherapie sowie der Kontraktionszustand der Bauchmuskulatur die Werte verfälschen können, sollte stets am Ende der Exspiration in Rückenlage gemessen werden, während die Bauchdecke nicht aktiv angespannt ist und das Ableitungssteigrohr mit dem Nullpunkt auf der Skala in Höhe der mittleren Axillarlinie ausgerichtet ist. Ist die Messung des Blasendrucks nicht möglich, können alternativ auch andere Orte wie der Magen oder die Abdominalhöhle selbst als Orte zur Druckableitung gewählt werden. Allerdings ist dabei zu berücksichtigen, dass möglichst wenig Invasivität aufgewendet werden sollte und die Werte im Magen nicht mit der gleichen Reproduzierbarkeit zu ermitteln sind.

7.6.3 Therapie der IAH und des ACS

Bei einem septischen Patienten mit einem abdominellen Perfusionsdruck < 60 mmHg und einem hohen IAP um 20 mmHg sollten bereits Maßnahmen ergriffen werden, um einer weiteren Erhöhung des IAP und einer Organdysfunktion entgegenzuwirken. Neben der Therapie der Grunderkrankung und der Stabilisierung der Vitalparameter sollten Blase, Magen und Kolon nach Möglichkeit entlastet werden. Bei zunehmendem Aszites ist eine fraktionierte Parazentese der abdominellen Flüssigkeit unter Kontrolle des IAP zu diskutieren. Eine adäquate intravenöse Volumentherapie stellt eine Basismaßnahme zur Stabilisierung des Kreislaufs und damit auch der Organperfusion dar. Doch insbesondere bei akut verlaufenden Erkrankungen wie dem perforierten infrarenalen Aortenaneurysma oder der Sepsis abdominopelviner Ursache kann sich nach der initialen chirurgischen Therapie rasch das Vollbild des ACS entwickeln, so dass eine effektive und nachhaltige Druckentlastung dringend geboten ist. Dies gelingt chirurgisch nur durch eine Eröffnung des abdomi-

nellen Kompartments [3], [5], also der Anlage eines Laparostomas unter kontrollierten sterilen Bedingungen im Operationssaal.

Merke

Die stets dramatische Laparotomie am Bett des Patienten auf der Intensivstation muss unbedingt vermieden werden.

Sie ist nur gerechtfertigt, wenn ein instabiler Patient mit hochakutem ACS trotz maximaler Intensivtherapie kreislauf- und ateminsuffizient ist, nicht mehr transportiert werden kann und unmittelbar zu versterben droht. Die Anlage eines Notfalllaparostomas induziert beim akuten ACS sehr häufig eine kurzfristige deutliche **Besserung der Vitalparameter**, was sich durch Folgendes bemerkbar macht:

- Stabilisierung des Kreislaufs
- Reduktion der Katecholamine bei meist gleichzeitiger massiver Volumensubstitution
- Abnahme der Beatmungsdrücke mit nachfolgender Besserung der Oxygenierung

Mit einer Reperfusion, auch aus dem abdominellen Kompartiment, muss allerdings gerechnet werden. Die zunehmende Einschwemmung proinflammatorischer Zytokine mit den systemischen, aber auch lokalen Folgen wie der Paralyse, dem Darmwandödem und möglicherweise der Beeinträchtigung der mukosalen Barrierefunktion kann daraus resultieren [6]. Die enge Zusammenarbeit und Kommunikation zwischen Chirurgie- und Anästhesieteam ist beim ACS über den gesamten Behandlungsverlauf unabdingbar.

7.6.4 Therapie des Laparostomas

Je höher der IAP, desto stärker wird das Intestinum vor die Bauchdecke prolabieren. Jede chirurgische Abteilung sollte jetzt über ein Behandlungskonzept verfügen, wie die nachfolgende Morbidität und Letalität möglichst reduziert und die anzustrebende Rekonvaleszenz dieser kritisch kranken Patienten erleichtert werden kann. Das Endziel der Anlage einer Laparostomie muss deshalb immer der vollständige Faszien- und/oder Hautverschluss sein, auch wenn dies nicht immer erreichbar ist. Dabei sollten die folgenden **grundsätzlichen Überlegungen** Beachtung finden [1]:

- Intraabdominelle septische Foci müssen saniert werden.
- Sekundärinfektionen muss vorgebeugt werden.
- Der Darm sollte vor Austrocknung und Fistelbildung geschützt werden, indem er von Schutzfolien, dem Omentum, einem intraabdominellen VAC-System oder der Faszie bedeckt wird.
- Der Retraktion der Faszienränder sollte effektiv vorgebeugt werden, indem Kunststoffnetze als Platzhalter im Faszienniveau eingenäht und adäquat gespannt werden.

Bei der Einnaht der Netze können im Medianverlauf Abnäher eingefügt werden. Dadurch wird eine einfache Möglichkeit geschaffen, die Spannung der Faszien und damit auch den IAP zu reduzieren, indem die Abnäher gelöst werden. Das kann ohne großen Aufwand unter sterilen Bedingungen am Bett des Patienten durchgeführt werden, wenn der IAP zu stark angestiegen ist. Kann die Faszie im Verlauf nicht definitiv verschlossen werden, ist bei einem septischen Geschehen die Verwendung mittel- bis langfristig resorbierbarer Netze zu diskutieren, in Einzelfällen auch die Verwendung xenogener Materialien oder Abdominoplastiken im Sinne der Ramirez-Operation. Die Ausbildung eines tertiären ACS muss vermieden werden, indem während der gesamten Therapie der Blasendruck überwacht wird. Meistens sind mehrere Lavagen und Adaptationen der Faszien im Verlauf der Therapie notwendig. Die Verwendung drahtbasierter sog. Stütznähte mit Andruckflächen aus Kunststoff ist obsolet [7]. Kann die Faszie infolge des hohen IAP nicht verschlossen werden, muss die Ausbildung einer Bauchwandhernie einkalkuliert werden. Dann ist eine Bauchdeckenrekonstruktion in Abhängigkeit von der Rekonvaleszenz, der allgemeinen Operationsfähigkeit sowie der Prognose der Grunderkrankungen in der Regel nicht früher als nach 6 Monaten zu diskutieren.

Literatur

[1] Jannasch O, Trautenhahn J, Lippert H et al. Temporärer Bauchdeckenverschluss und pathophysiologische Früh- und Spätfolgen der Behandlung eines offenen Abdomens. Zentralbl Chir 2011; 136: 575–584

[2] Junghans T. Das Herz-Kreislaufsystem während des Kapnoperitoneums – Auswirkungen und therapeutische Optionen. Habilitationsschrift, Humboldt-Universität zu Berlin, Medizinische Fakultät – Universitätsklinikum Charité, publiziert am 04.12.2003. urn:nbn:de:kobv:11–10 024 785 http://edoc.hu-berlin.de/habilitationen/junghans-tido-2003-12–04/HTML/

[3] Kirkpatrick AW, Roberts DJ, De Waele J et al. Intra-abdominal hypertension and the abdominal compartment syndrome: updated consensus definitions and clinical practice guidelines from the world society of the abdominal compartment syndrome. Intensive Care Med 2013; 39: 1190–1206

[4] Kübler S, Jähne J. Intraabdominaler (Hoch-) Druck und abdominales Kompartmentsyndrom. Allgemeine und Viszeralchirurgie up2date 2008; 4: 269–280

[5] Malbrain ML, Cheatham ML, Kirkpatrick A et al. Results from the international conference of experts on intra-abdominal hypertension and abdominal compartment syndrome. I. Definitions. Intensive Car Med 2006, 32: 1722–1732

[6] Shah SK, Jimenez F, Letoumeau PA et al. Strategies for modulating the inflammatory response after decompression from abdominal compartment syndrome. Scandinavian Journal of Trauma, Resuscitation and Emergency Medicine 2012; 20: 25, DOI:10.1186/1757–7 241–20–25

[7] Töns C, Schachtrupp A, Rau M et al. Abdominelles Kompartmentsyndrom: Vermeidung und Behandlung. Chirurg 2000; 71: 918–926

7.7 Kompartmentsyndrom nach Extremitätenchirurgie

A. Zimmermann

7.7.1 Definition

Bei einem postoperativen akuten Kompartmentsyndrom (AKS) kommt es zu einer Erhöhung des Gewebedrucks innerhalb eines von Faszien umschlossenen Raumes aufgrund unterschiedlicher Ursachen. Dies führt zu einer reduzierten kapillären Durchblutung, die neuromuskuläre Dysfunktionen bis hin zum ischämischen Gewebeuntergang verursachen kann. Das AKS beschränkt sich dabei allerdings nicht nur auf die Extremitäten, sondern kann in jedem anatomisch umschlossenen Raum (z. B. abdominelles Kompartmentsyndrom) auftreten (s. Kap. 7.6).

Merke

Grundsätzlich unterscheidet man beim postoperativen Kompartmentsyndrom zwischen einem **drohenden** und einem **manifesten Kompartmentsyndrom**, die sich aufgrund des klinischen Ausprägungsgrads voneinander abgrenzen.

Im Gegensatz dazu ist das funktionelle Kompartmentsyndrom nicht traumatischer oder operativer Genese, sondern tritt meist nach ausgeprägten muskulären Belastungen auf.

7.7.2 Pathophysiologie/Ursachen

Grundsätzlich kann es nach jeder Art von Trauma/Operation an den entsprechenden Stellen zu einem AKS kommen. Dabei spielt es nicht unbedingt eine Rolle, wie ausgeprägt dieses Trauma ist.

Dem AKS kann zum einen als Ursache eine Verminderung des Kompartmentvolumens zugrunde liegen. Dies kann bedingt sein durch
- eine externe Kompression (z. B. zirkuläre Verbände),
- Extension von Frakturen,
- zirkuläre Verbrennungen,
- einen Verschluss von Fasziendefekten
- oder auch lagerungsbedingt.

Zum anderen kann dies aber auch durch eine Vermehrung des Kompartmentinhalts verursacht sein.

Insbesondere Nachblutungen können den Druck innerhalb eines Kompartments erhöhen und stellen mit die häufigste Ursache für ein AKS nach Extremitätenchirurgie dar.

Aber auch eine durch Störung der Kapillarpermeabilität ausgelöste Ödembildung im Interstitium kann zu einem pathologischen Druckanstieg führen. So können Revaskularisierungsmaßnahmen (Thrombektomie, Bypass-Anlage, Lysetherapie) im Rahmen einer akuten Ischämie ein AKS bedingen. Dabei kommt es aufgrund der wiedereinsetzenden Durchblutung zu einem Reperfusionsödem, welches innerhalb weniger Stunden bis zu einigen Tagen nach dem operativen Eingriff auftreten kann.

Zusätzlich ist während operativer Eingriffe besonders auf die Lagerung des Patienten zu achten, da durch Lagerungsfehler der Extremitäten eine Weichteilschwellung mit konsekutiven AKS entstehen kann (z. B. Steinschnittlagerung).

Für die komplexe Pathophysiologie des AKS im weiteren Verlauf gibt es mehrere Theorien, denen allen eine Störung der Mikrozirkulation zugrunde liegt.

Die gängigste Theorie geht davon aus, dass es durch den ansteigenden kompartimentellen Druck zu einer Reduzierung des venösen Ausstroms mit Erhöhung des venösen Druckes und einer damit verbundenen Reduzierung des arteriovenösen Druckgradienten kommt. Dies führt zu einer Reduktion des lokalen Blutflusses mit metabolischem Defizit und Azidose, was wiederum eine Erhöhung der Kapillarpermeabilität mit Ödembildung und eine erneute interstitielle Druckerhöhung verursacht.

7.7.3 Anatomie

Als Kompartiment bezeichnet man in der Medizin jeglichen räumlich darstellbaren Teilbereich des menschlichen Körpers. Bei den Kompartimenten der Extremitäten handelt es sich um funktionell zusammengehörige Skelettmuskeln, die von einer gemeinsamen Aponeurose umgeben sind. Die am häufigsten betroffenen Kompartimente bei der Extremitätenchirurgie betreffen den Oberschenkel, den Unterschenkel und den Unterarm.

Am **Oberschenkel** ist auf 3 muskuläre Kompartimente zu achten:
- Glutealkompartiment (Mm. gluteus maximus, medius et minimus)
- ventrales Kompartiment (M. quadriceps femoris, M. tensor fasciae latae, Adduktorenmuskulatur)
- dorsales Kompartiment (M. biceps femoris, M. semitendinosus, M. semimembranosus)

Am **Unterschenkel** teilt sich die Muskulatur in insgesamt 4 Kompartimente auf:
- laterales Kompartiment (Mm. peronaeus longus, brevis et tertius)
- ventrales Kompartiment (M. tibialis anterior, M. extensor digitorum longus, M. extensor hallucis longus)
- oberflächliches dorsales Kompartiment (M. soleus, M. gastrocnemius)
- tiefes dorsales Kompartiment (M. tibialis posterior, M. flexor digitorum longus, M. flexor hallucis longus)

Am **Unterarm** finden sich insgesamt 3 muskuläre Kompartimente:
- oberflächliche Beugerloge (Mm. flexor carpi ulnaris et radialis, M. palmaris longus, M. brachioradialis, M. flexor digitorum superficialis)
- tiefe Beugerloge (M. flexor digitorum profundus, M. flexor pollicis longus)
- dorsales Kompartiment (Mm. extensor carpi radialis longus et brevis, M. extensor digitorum, M. extensor digiti minimi, M. extensor carpi ulnaris, Mm. abductor pollicis longus et brevis)

Neben den erwähnten Kompartimenten wurde in der Literatur ein AKS auch in den Kompartimenten der Hand, des Fußes, des Abdomens, des Thorax und der Orbita beschrieben.

7

7.7.4 Klinik des AKS

Die klinischen Symptome des AKS entwickeln sich in der Regel schrittweise innerhalb weniger Stunden, wobei die Reihenfolge und der zeitliche Rahmen variieren können. Dabei stellt der Schmerz das am frühesten auftretende und sensitivste Symptom des AKS dar und steht nicht im Verhältnis zum stattgefundenen Trauma/zur Operation. Dieser kann durch ein passives Dehnen der Muskulatur des betroffenen Kompartiments noch verstärkt werden.

Weitere Symptome des AKS sind Parästhesien oder eine reduzierte Sensibilität (als Zeichen einer ischämischen Nervendysfunktion), Muskelschwäche bis hin zu kompletten Lähmungen. Da der Kompartmentdruck selten den systolischen arteriellen Druck überschreitet, sind periphere Pulse in der Regel erhalten. Einer in dieser Situation neu aufgetretenen peripheren Pulsauslöschung kann auch eine andere Ursache zugrundeliegen und bedarf einer weiteren Abklärung (z. B. intraoperative Gefäßverletzung).

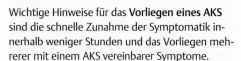

Merke

Wichtige Hinweise für das **Vorliegen eines AKS** sind die schnelle Zunahme der Symptomatik innerhalb weniger Stunden und das Vorliegen mehrerer mit einem AKS vereinbarer Symptome.

Dies macht bei Patienten mit entsprechenden Beschwerden die wiederholte klinische Untersuchung notwendig, um eine invasive Therapie zeitgerecht zu ermöglichen.

Obwohl diese Symptome häufig bei Vorliegen eines AKS auftreten, kann wegen der geringen Spezifität der einzelnen Beschwerden eine weiterführende Diagnostik manchmal hilfreich sein.

7.7.5 Diagnostik

Die Diagnose eines AKS einer Extremität wird auf Basis der Anamnese (vorausgegangenes Trauma/Verletzung, Operation), klinischer Untersuchung und gelegentlich einer weiterführenden Diagnostik gestellt.

Merke

Die sorgfältige klinische Untersuchung ist das wichtigste diagnostische Mittel zur Erkennung eines AKS.

Eine Schwellung und ein erhöhter Tonus der betroffenen Muskulatur stellen den am frühesten objektivierbaren klinischen Untersuchungsbefund dar.

Wegen der nicht immer zielführenden Bedeutung der klinischen Symptome bei der Diagnosestellung müssen allerdings die wichtigsten Differenzialdiagnosen des AKS nach Extremitätenchirurgie mit in Betracht gezogen werden. Hierzu zählen:
- postoperative Phlebothrombose/Thrombophlebitis
- operative/traumatische Nervenläsion
- Hämatom
- lokale Weichteilinfektion

Bei bewusstlosen oder analgosedierten Patienten kommt die klinische Untersuchung an ihre Grenzen, so dass andere diagnostische Methoden zur Anwendung kommen müssen.

Spezifische **Blutlaborparameter** für das AKS gibt es nicht. Selbst unspezifische Laborwerte wie die Kreatinkinase als Parameter für eine Muskelzellschädigung fallen in der Regel erst mit einer deutlichen zeitlichen Verzögerung durch pathologisch erhöhte Werte auf bzw. sind aufgrund des operativen Traumas nicht verwertbar.

Kompartmentdruckmessung

Für die apparative Diagnostik des AKS haben sich Geräte zur invasiven Kompartmentdruckmessung etabliert, die neben der Diagnosestellung auch eine Verlaufskontrolle durch repetitive oder kontinuierliche Messungen ermöglichen. Dieser invasiven Diagnostik kommt insbesondere bei Kleinkindern, Demenzkranken, Bewusstlosen oder bei tief analgosedierten Patienten eine besondere Bedeutung zu, da hier eine Anamnese und aussagekräftige klinische Untersuchung in der Regel nicht möglich sind.

Bei der subfaszialen Messung des Kompartmentdrucks finden sich Normalwerte von < 10 mmHg. Bei einem Ansteigen der Druckwerte auf 20–30 mmHg spricht man von einem drohenden

Kompartmentsyndrom, während bei Werten von > 40 mmHg von einem manifesten Kompartmentsyndrom auszugehen ist. Jedoch muss die Kreislaufsituation des Patienten bei der Beurteilung der Druckwerte berücksichtigt werden, da bei hypotonen Patienten (z. B. Schock oder Sepsis) schon ein geringer Kompartmentdruck ausreichen kann, um ein AKS auszulösen.

7.7.6 Therapie

Bei postoperativ auftretenden starken Schmerzen im Bereich der Extremitäten müssen Verbände und Schienen unverzüglich entfernt werden, um den externen Druck auf das Gewebe zu reduzieren und das Bein einer sorgfältigen klinischen Untersuchung zugänglich zu machen. Sollte daraufhin die Diagnose eines AKS gestellt werden, ist unverzüglich eine chirurgische Therapie anzustreben. Das Ziel muss dabei die Dekompression der Muskellogen sein, um den erhöhten intrakompartimentellen Druck zu reduzieren und eine reguläre Weichteildurchblutung wiederherzustellen.

Dabei wird grundsätzlich zwischen einer subkutanen Fasziotomie und einer offenen Dermatofasziotomie unterschieden. Vorteile der subkutanen Fasziotomie liegen in der besseren Kosmetik, führen aber aufgrund der schlechteren Blutstillungsmöglichkeiten oft zu ausgeprägten Hämatomen und sind im Hinblick auf eine vollständige Faszienspaltung nicht sicher zu beurteilen. Bei der offenen Dermatofasziotomie muss man langwierigere Wundbehandlungen in Kauf nehmen.

In allen Fällen ist unbedingt darauf zu achten, die Kompartimente komplett zu eröffnen, um bestmögliche Ergebnisse zu erzielen. Zusätzlich sollten bereits nekrotische Weichteilanteile débridiert werden.

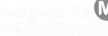

Merke

Insbesondere bei revaskularisierenden Maßnahmen im Rahmen einer akuten Ischämie der unteren Extremität sollte eine prophylaktische Dermatofasziotomie in Erwägung gezogen werden.

Bei der Wahl des Zugangs spielen mehrere Faktoren eine Rolle. Es müssen dabei sowohl vorausgegangene Operationen, die muskuläre Konstitution des Patienten als auch der aktuelle operative Zugang berücksichtigt werden.

Für die chirurgische Eröffnung der am häufigsten betroffenen Unterschenkelkompartimente gibt es **zwei operative Techniken**:
- einfache parafibulare Inzision
- doppelte Inzisionstechnik

Einfache Inzisionstechnik am Unterschenkel (parafibularer Zugang)

Ein einzelner Schnitt wird im Bereich des lateralen Unterschenkels über der Fibula, wenige Zentimeter distal des Fibulaköpfchens, bis 5 cm proximal des lateralen Malleolus durchgeführt. Durch Präparation eines anterioren Haut-/Unterhautlappens wird sowohl die Faszie des lateralen und oberflächlichen dorsalen Kompartiments als auch des ventralen Kompartiments freigelegt und durchtrennt.

Zur Eröffnung des tiefen Muskelkompartiments müssen die Mm. peronei nach ventral und die oberflächlichen Flexoren nach dorsal abgedrängt werden. Dadurch kann in der Tiefe die Faszie des tiefen Kompartiments dargestellt werden, welches ebenfalls längs inzidiert werden muss. Aufgrund der Schwierigkeit, dieses Kompartiment sicher darzustellen, besteht hier eine erhöhte Gefahr, die A. und N. fibularis zu verletzen.

Doppelte Inzisionstechnik am Unterschenkel

Die doppelte Inzisionstechnik am Unterschenkel (▶ Abb. 7.14) stellt die am häufigsten verwendete Methode mit einer lateralen und einer medialen Längsinzision dar.

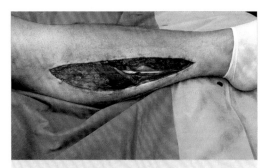

Abb. 7.14 Querschnittsdarstellung des Unterschenkels mit den Zugangswegen der doppelten Inzisionstechnik.

7

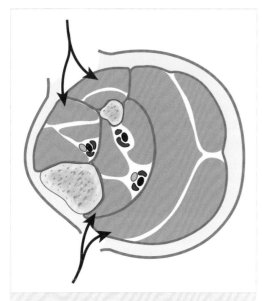

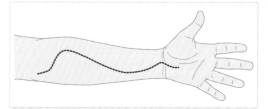

Abb. 7.16 Schnittführung der volaren Inzision am Unterarm zur Fasziotomie der oberflächlichen und tiefen Beugerloge sowie des Karpaltunnels.

Fasziotomietechniken am Oberschenkel

Das AKS des Oberschenkels ist eine seltene Entität und bedarf eines ausgeprägten Traumas oder einer prolongierten Ischämie. Insgesamt zeigen sich das anteriore und das posteriore Kompartiment der Oberschenkelmuskulatur anfälliger für eine AKS als das mediale Kompartiment.

Die operative Dermatofasziotomie wird durch einen lateralen Schnitt vom Trochanter major beginnend bis zum lateralen Epikondylus des Femurs durchgeführt. Durch diese Inzision kann das iliotibiale Band und die Faszie des M. vastus lateralis (anteriores Kompartiment) durchtrennt werden. Durch eine Medialisierung des M. vastus lateralis kann das posteriore Kompartiment dargestellt und eröffnet werden. Da das mediale Kompartiment seltener betroffen ist, reicht hier in der Regel eine engmaschige Kontrolle des Kompartmentdrucks aus.

Fasziotomietechnik am Unterarm

Am Unterarm ist die Schnittführung zur Faszienspaltung bei Vorliegen eines AKS volar- und dorsalseitig zu führen. Bei der volaren Inzision, die proximal der Ellenbeugenfalte beginnt und bis zur Mitte der Handfläche zieht, sind die Beugefaltenlinien der Handfläche, des Handgelenks und des Ellenbogengelenks zu respektieren. Hierbei kann die Faszie der oberflächlichen und tiefen Beugerloge sowie des Karpaltunnels eröffnet werden.

Falls notwendig, kann über einen zusätzlichen dorsalen Schnitt abschließend das dorsale Kompartiment gespalten werden (▶ Abb. 7.16).

Abb. 7.15 Intraoperativer Situs eines Unterschenkels nach medialer Dermatofasziotomie des oberflächlichen und tiefen dorsalen Kompartiments.

Die **laterale Inzision** liegt zwischen der Fibula und der lateralen Tibiakante über dem Septum intermusculare des lateralen und ventralen Kompartiments, welches sich bei normalgewichtigen Patienten problemlos tasten lässt. Nach dem Hautschnitt und der Darstellung der Faszie muss sowohl die Faszie des ventralen Kompartiments als auch die Faszie des lateralen Kompartiments längs inzidiert werden. Da dabei die Möglichkeit der Verletzung des N. peroneus communis im proximalen Unterschenkelbereich besteht, sollten die Inzisionen der beiden Kompartimente etwa 4–5 cm distal des Fibulaköpfchens begonnen werden. Nach distal sollte der Schnitt bis 5 cm proximal des lateralen Malleolus durchgeführt werden.

Die **mediale Inzision** wird etwa 2 cm medial der medialen Tibiakante durchgeführt und sollte sich entsprechend des Ausmaßes der muskulären Schwellung über mindestens ⅔ der Unterschenkellänge erstrecken. Auf die Schonung von V. saphena magna und N. saphenus sollte bei der Hautinzision geachtet werden. Die Eröffnung des oberflächlichen dorsalen Kompartiments erfolgt durch Inzision der Faszie des M. gastrocnemius, während die Spaltung des tiefen dorsalen Kompartiments die Ablösung des M. soleus von der Tibiakante notwendig machen kann (▶ Abb. 7.15).

Weichteilmanagement

Nach Durchführung einer Dermatofasziotomie wird die Inzision in der Regel offen gelassen, um eine weitere Ausdehnung der betroffenen Muskulatur zu ermöglichen. Die Wunde sollte mit einem synthetischen Hautersatz zur temporären Wundabdeckung versorgt werden, um durch die Aufrechterhaltung des feuchten Milieus eine optimale Konditionierung des Wundgrunds zu erreichen. Durch regelmäßige Verbandswechsel sollte neben notwendigen Débridements nekrotischer Gewebeanteile eine Wundverkleinerung angestrebt werden. Auch die Anlage eines Vakuumverbands stellt eine weitverbreitete Option zur Wundbehandlung nach Kompartmentspaltung dar.

Bei ausreichendem Rückgang der muskulären Schwellung ist im Verlauf eine Sekundärnaht der Wunde möglich. Sollte dies trotz ausreichender Wundrandmobilisation nicht möglich sein, muss eine plastische Deckung mit einem Spalthauttransplantat durchgeführt werden.

7.7.7 Komplikationen

Komplikationsmöglichkeiten, die sich nach der Behandlung eines AKS ergeben, sind vielfältig und stehen meist mit der das AKS auslösenden Ursache in Verbindung. Aber auch eine zu spät durchgeführte Therapie eines AKS oder die Fasziotomie selbst können Auslöser für Komplikationen sein.

Am häufigsten kommt es dabei zu neurologischen Defiziten, die in bis zu ⅓ der Fälle nach einer Fasziotomie der unteren Extremität auftreten können. Dabei können sowohl das ursächliche Trauma, die Ischämie des Nervs oder eine Nervenverletzung bei der Inzision der Fasziotomie für diese Komplikation verantwortlich sein. Das häufigste Symptom stellt dabei das Sensibilitätsdefizit dar.

Beinahe ebenso häufig kann es zu postoperativen Wundheilungsstörungen der Fasziotomiewunde kommen, die durch vaskuläre Ursachen, eine verzögerte Fasziotomie und eine prophylaktische Fasziotomie begünstigt werden können.

Merke

Auch die Risiken einer venösen Insuffizienz und einer Amputation der unteren Extremität sind nach einer Fasziotomie bei AKS signifikant erhöht.

Bei ausgedehnten Skelettmuskelnekrosen im Rahmen eines AKS ist insbesondere auch auf ein Crush-Syndrom zu achten, infolgedessen es zu einem fulminanten Leber- und Nierenversagen aufgrund einer Rhabdomyolyse kommen kann.

Literatur

[1] Donaldson J, Haddad B, Khan WS. The pathophysiology, diagnosis and current management of acute compartment syndrome. Open Orthop J 2014; 8: 185–193

[2] Frink M, Hildebrand F, Krettek C et al. Compartment syndrome of the lower leg and foot. Clin Orthop Relat Res 2010; 468: 940–950

[3] Kalyani BS, Fisher BE, Roberts CS et al. Compartment syndrome of the forearm: a systematic review. J Hand Surg Am 2011; 36: 535–543

[4] Mabvuure NT, Malahias M, Hindocha S et al. Acute compartment syndrome of the limbs: current concepts and management. Open Orthop J 2012; 6: 535–543

[5] Shadgan B, Menon M, O'Brien PJ et al. Diagnostic techniques in acute compartment syndrome of the leg. J Orthop Trauma 2008; 22: 581–587

7.8 Syndrome nach Resektion am Gastrointestinaltrakt

S. P. Mönig, C. T. Baltin

7.8.1 Ösophagus

Einleitung

Operative Eingriffe am Ösophagus, die in der Regel mit einem Zwei-Höhlen-Eingriff verbunden sind, gehören zu den größten und komplexesten Eingriffen in der Viszeralchirurgie mit dem Potenzial für schwerwiegende Komplikationen. Die überwiegende Mehrzahl der Indikationen zur Ösophagektomie mit nachfolgender Kontinuitätswiederherstellung beim Erwachsenen wird aufgrund eines onkologischen Leidens gestellt. Benigne Tumore machen lediglich einen Anteil von etwa 2 % aus. Ösophagusperforation oder eine schwerwiegende Verätzung der Speiseröhre stellen ebenfalls seltene Indikationen zur Ösophagektomie dar [9].

Die Ösophagektomie aus onkologischer Indikation wird heute in der Regel als thorakoabdominale Operation mit 2-Feld-Lymphadenektomie entweder offen-chirurgisch oder zunehmend minimalinvasiv durchgeführt, wobei das konventionell-offene Vorgehen aktuell immer noch das Standardvorgehen darstellt [12]. Die Rekonstruktion erfolgt zumeist durch einen sog. Magenhochzug, bei dem der Magenschlauch als Ersatz der Speiseröhre ein-

7

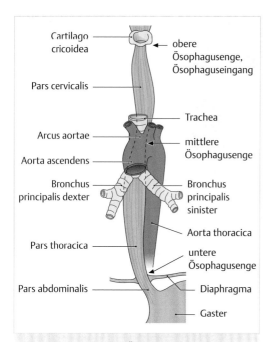

Abb. 7.17 **Anatomie des Ösophagus.** (Quelle: Schünke M, Schulte E, Schumacher U. PROMETHEUS Lernatlas der Anatomie. Band Allgemeine Anatomie und Bewegungssysteme. Stuttgart: Thieme; 2014.)

gesetzt wird. Die Anastomose zwischen dem Restösophagus und dem hochgezogenen Magen wird in der Regel hoch intrathorakal angelegt. Nur bei proximal gelegenen Tumoren erfolgt eine zervikale Anastomosierung. Ist ein Magenhochzug nicht möglich (z. B. nach einer Magenteilresektion in der Vorgeschichte) erfolgt eine isoperistaltische Koloninterposition, zumeist mit dem Colon transversum gestielt über die linksseitige Kolonarterie; ggf. kann auch eine Dünndarminterposition durchgeführt werden.

Anatomie/Physiologie

Der Ösophagus ist ein muskuläres Hohlorgan, das zwischen Pharynx und Magen liegt und für den Nahrungstransport in den Magen verantwortlich ist. Er verläuft im oberen und hinteren Mediastinum mit einer Gesamtlänge von ca. 26 cm (▶ Abb. 7.17).

Dabei unterscheidet man **3 Abschnitte** mit jeweils unterschiedlichen Blutversorgungen:
- **Pars cervicalis**: vom Larynx bis zum Eintritt in die Brusthöhle, arteriell versorgt durch Äste der A. thyroidea inferior

- **Pars thoracica**: vom Eintritt in die Brusthöhle bis zum Hiatus oesophagei des Zwerchfells, arteriell versorgt durch Äste der Aorta sowie der rechten Interkostalarterien
- **Pars abdominalis**: vom Hiatus oesophagei bis zur Kardia des Magens, arteriell versorgt durch Äste der A. gastrica sinistra

Der venöse Abfluss des Ösophagus erfolgt über die Vv. azygos et hemiazygos in die V. cava superior sowie über die V. gastrica sinistra in die V. porta.

Der Lymphabfluss findet in der Pars cervicalis über tiefe zervikale Lymphknoten statt. In der Pars thoracica erfolgt der überwiegende Lymphabfluss über superiore und posteriore mediastinale Lymphknoten. Die Pars abdominalis drainiert über Lymphknoten entlang der A. gastrica sinistra.

Allgemeine postoperative Syndrome nach Ösophagektomie

Der Verlust der Speiseröhre sowie der Hochzug des Magens als Schlauchmagen stellen einen erheblichen Eingriff in den normalen Schluck- und Verdauungsvorgang dar. Auch bei komplikationslosem, postoperativem Verlauf klagen daher viele Patienten über Probleme bei und nach der Nahrungsaufnahme. Diese Situation führt bei der Mehrzahl der Patienten zu einem Gewichtsverlust, der erst nach 6–12 Monaten auf einem niedrigeren Niveau zum Stillstand kommt.

Die Patienten klagen über folgende **Symptome**:
- Appetitlosigkeit
- Völlegefühl
- Dysphagie
- Reflux
- erhöhte Stuhlfrequenz

Spezielle postoperative Syndrome nach Ösophagektomie und Magenhochzug

Anastomosenstenose

Anastomosenstenosen des Ösophagus sind häufig Folgen einer ausgeheilten Anastomoseninsuffizienz mit Narbenbildung [11], [19]. Als Risikofaktoren zählen die Ischämie, Anastomoseninsuffizienz, zervikale Anastomosen, aber auch die Anastomosentechnik (Handnaht versus Stapler) sowie Komorbiditäten (Diabetes, Hypertonus, Nikotin)

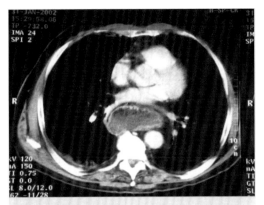

Abb. 7.18 Dilatierter Magenhochzug bei Pylorusspasmus.

und eine eventuelle neoadjuvante Vorbehandlung [10].

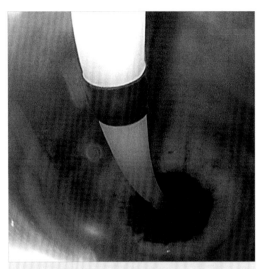

Abb. 7.19 Ballondilatation des Pylorus.

Merke

Die Therapie der Wahl besteht in der Bougierung der Stenose mit Savary-Bougies bzw. einer Ballondilatation.

Die Dilatation sollte in mehreren Sitzungen erfolgen unter spezieller Beachtung der Perforationsgefahr. Die Stentimplantation stellt eine Alternative dar, wobei auf eine zeitgerechte Entfernung des Stents nach etwa 4 Wochen geachtet werden muss.

Pylorusspasmus

Durch die zwangsläufige Vagotomie im Rahmen der Ösophagusresektion zeigt das Mageninterponat die Tendenz zur Magenentleerungsstörung und zum Pylorusspasmus (▶ Abb. 7.18). Folge der postoperativen Entleerungsstörung sind Übelkeit und ggf. Erbrechen. Über eine lange Zeit wurde die prophylaktische Pyloromyotomie im Rahmen des Primäreingriffs kontrovers diskutiert, wobei mehrere Studien zeigen konnten, dass eine Entleerungsstörung dadurch nicht sicher verhindert werden kann und oftmals eine erhöhte Rate an biliärem Reflux vorliegt [17].

Ein galliger Reflux wird nahezu ausschließlich nach Magenhochzug mit Pyloroplastik beobachtet. Gleichzeitig tritt nach diesem Vorgehen eine erhöhte Frequenz von Refluxösophagitiden auf. Da-

her wird aktuell in der Mehrzahl der Zentren für Ösophaguschirurgie auf eine Pyloromyotomie verzichtet. Die Häufigkeiten einer symptomatischen Pylorusstenose wird in der Literatur mit 12–30 % angegeben. Die Therapie der ersten Wahl besteht in einer ein- bis zweimaligen endoskopischen Ballondilatation (▶ Abb. 7.19).

Hernierung nach Magenhochzug

Zuverlässige Angaben zur Inzidenz einer Hernierung nach Magenhochzug sind aus der aktuellen Literatur nur bedingt zu evaluieren. Im eigenen Krankengut von über 1300 Patienten nach offener oder minimalinvasiver Ösophagektomie mit Magenhochzug lag die Rate bei 2,3 %. Für minimalinvasive Verfahren allein wird eine deutlich höhere Rate an Hernierungen angegeben. Dieses Phänomen ist u. a. zurückzuführen auf eine höhere lokale Radikalität unmittelbar am Hiatus, auf geringere intraperitoneale Verwachsungen sowie auf eine Weitung des Hiatus durch die Gasinsufflation mit Druck während der Laparoskopie [4], [18].

Klinische Symptome bestehen oft aus
- thorakalen und abdominellen Schmerzen,
- Dyspnoe,
- Ileus,
- ggf. gastrointestinalen Blutungen.

Die Herniation erfolgt in der Regel in die linke Pleurahöhle (▶ Abb. 7.20). Bei der postoperativen Hernierung intraabdomineller Organe in den

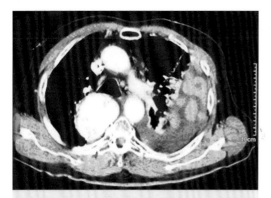

Abb. 7.20 Hernierung nach intrathorakal.

Brustkorb muss die akute Inkarzeration mit schwerwiegenden Symptomen von der Herniation mit geringen bzw. keinen Symptomen unterschieden werden. Liegt eine akute Inkarzeration vor, so besteht eine notfallmäßige Operationsindikation mit dem Ziel, eine Vaskularisationsstörung mit Nekrose der hernierten Organe wie Dünn- und Dickdarm zu vermeiden bzw. zu beheben. In den anderen Fällen kann die Operation elektiv erfolgen. Die Reposition der abdominellen Organe kann in der Regel über einen transabdominellen Zugang (alternativ transthorakal) erfolgen mit anschließender Hiatoplastik und Fixierung des Interponats im Zwerchfelldurchtritt. Zur Prävention einer Hernierung führen wir im Rahmen der laparoskopischen Gastrolyse eine Hiatoplastik durch.

Spezielle postoperative Syndrome nach Ösophagektomie und Koloninterposition

Ein häufig beschriebenes Problem der Patienten nach Koloninterposition stellt ein ausgeprägter Foetor ex ore dar, der mit der Zeit jedoch abnimmt.

In 5–25 % der Fälle kommt es nach Koloninterposition zu Komplikationen im Sinne einer Aussackung (Redundancy) des Interponats. Die zunehmende Verlängerung führt zu Transportstörungen, die in einem hohen Prozentsatz eine Reoperation mit Verkürzung des Interponats notwendig machen [5].

Lebensqualität nach Ösophagektomie

In der Medizin hat die Bedeutung der Lebensqualität nach therapeutischen Eingriffen an Wichtigkeit gewonnen, obwohl es keine allgemein anerkannte Definition für „Lebensqualität" gibt [2]. Lebensqualität ist nach der Überlebenszeit der wichtigste Behandlungsparameter für Krebspatienten. Generell ist die Lebensqualität nach der Ösophagusresektion deutlich eingeschränkt. Bei Langzeitüberlebern nähert sie sich allerdings wieder der Lebensqualität der gesunden Normalbevölkerung an [8]. Nach Koloninterponat scheint die Lebensqualität aufgrund der erhöhten Morbidität gegenüber dem Magenhochzug eher eingeschränkt zu sein.

Merke

Eine Verbesserung der Lebensqualität durch den Einsatz minimalinvasiver Verfahren konnte bislang nicht valide aufgezeigt werden.

Ernährung nach Ösophagektomie

Aufgrund der anatomischen Veränderungen sollten Patienten nach einer Ösophagektomie im Rahmen einer spezialisierten Ernährungsberatung auf notwendige Anpassungen ihrer bisherigen Ernährungsgewohnheiten hingewiesen werden. Dazu zählen insbesondere folgende **Aspekte**:
- Auf eine aufrechte Position während der Nahrungsaufnahme sowie bis zu einer halben Stunde danach sollte geachtet werden.
- Über den Tag verteilt sollten mindestens 6 kleinere Mahlzeiten eingenommen werden.
- Flüssigkeitszufuhr direkt während der Nahrungsaufnahme sollte vermieden werden, ebenso wie stark visköse Nahrung.
- Ab 4 Stunden vor dem Schlafenlegen sollte abends keine Nahrungsaufnahme mehr erfolgen.
- Die Zufuhr von hochkalorischer Kost ist empfehlenswert (z. B. Proteindrinks).
- Innerhalb des 1. postoperativen Jahres sollte ein Gewichtstagebuch geführt werden.

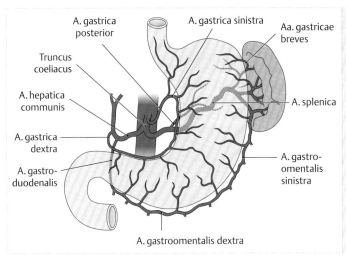

Abb. 7.21 Arterielle Versorgung des Magens. (Quelle: Schünke M, Schulte E, Schumacher U. PROMETHEUS Lernatlas der Anatomie. Band Allgemeine Anatomie und Bewegungssysteme. Stuttgart: Thieme; 2014.)

7.8.2 Magen

Einleitung

Operative Eingriffe am Magen zählen wie die Eingriffe an der Speiseröhre zu den großen Operationen der Viszeralchirurgie. Die Indikationen reichen von der gastroösophagealen Refluxkrankheit (GERD) über Magenulzera und benigne Magentumore bis hin zu den malignen Magentumoren, die aufgrund ihrer Häufigkeit und der notwendigen onkologischen Radikalität die bedeutendste Indikation darstellen. Durch die partielle oder vollständige Entfernung des Magens entstehen erhebliche anatomische und physiologische Veränderungen. **Spezifische Syndrome** und **Ernährungsprobleme** sind die Folge, die je nach Individuum leichter bis schwerer Natur sein können.

Merke

Ein **Leitsymptom** dafür ist der **ungewollte Gewichtsverlust**.

Anatomie/Physiologie

Der Magen stellt eine intraabdominelle Erweiterung des oberen Verdauungstrakts dar zwischen distalem Ösophagus und proximalem Duodenum. Er teilt sich in die 5 Bereiche Kardia, Fundus, Korpus, Antrum und Pylorus auf, wobei die Hauptaufgaben aus einer **Reservoir-, Verdauungs- und Transportfunktion** bestehen. Die Säureproduktion findet in den Belegzellen vor allem in Fundus und

Korpus statt. Der Magen synthetisiert **Pepsin**, einen wesentlichen Bestandteil der Proteolyse, sowie **Gastrin** [6]. Der im Magen hergestellte **Intrinsic-Faktor** bildet einen Komplex mit Vitamin B_{12}, wobei die Resorption im distalen Ileum stattfindet.

Die Vaskularisation erfolgt minorseitig im Wesentlichen über die A. gastrica dextra (aus der A. hepatica propria) und der A. gastrica sinistra (aus dem Truncus coeliacus; ▸ Abb. 7.21). Die majorseitige Blutversorgung erfolgt überwiegend über die A. gastroepiploica dextra (aus der A. gastroduodenalis) und der A. gastroepiploica sinistra (aus der A. lienalis). Der N. vagus (parasympathisch) sowie das Ganglion coeliacum (sympathisch) innervieren über das autonome Nervensystem den Magen.

Resektionsausmaß und Rekonstruktionsverfahren

Magenkarzinome stellen, wie bereits beschrieben, die Hauptindikation für resezierende Eingriffe am Magen dar. Abgesehen von den auf die Mukosa begrenzten T 1a-Magenkarzinomen, die durch eine endoskopische Resektion ohne Lymphadenektomie behandelt werden können [2], bedürfen die lokal fortgeschrittenen Magenkarzinome (ab T 1b) einer onkologischen Resektion mit systematischer D 2-Lymphadenektomie [13], [15], [16]. Das **Resektionsausmaß** wird neben der Tumorlokalisation und der TNM-Kategorie von der histologischen Klassifikation des Tumors nach Laurén (intestinaler versus diffuser Typ) bestimmt [1]. Liegt ein intestinaler Typ nach Laurén vor, so ist ein Sicherheitsabstand von 5 cm ausreichend. Abhängig von der Tumorlokalisation ist bei den intestinalen Karzinomen eine subtotale distale Magenresektion oder eine Gastrektomie indiziert. Diffuse Magenkarzinome nach Laurén benötigen einen Sicherheitsabstand von 8 cm, so dass – abgesehen von sehr distalen Tumorlokalisationen – in der Regel eine Gastrektomie notwendig ist.

Die Frage nach dem idealen **Rekonstruktionsverfahren** nach resezierenden Eingriffen am Magen kann aktuell nur bedingt beantwortet werden.

Die Rekonstruktion erfolgt entweder mit oder ohne erhaltene Duodenalpassage sowie mit oder ohne Pouch-Bildung. Aus der aktuell vorliegenden Literatur kann kein optimales Rekonstruktionsverfahren abgeleitet werden [13].

Das übliche Rekonstruktionsverfahren in Deutschland stellt die End-zu-Seit-Ösophagojejunostomie ohne Pouch-Bildung mit End-zu-Seit-Jejunostomie zur Vermeidung des jejunoösophagealen Refluxes (ROUX-Y-Rekonstruktion) dar [13].

Postoperative Syndrome nach resezierenden Verfahren

Je nach Resektionsverfahren am Magen kann es zu einer Vielzahl von Postgastrektomie-Syndromen kommen [6]:
- Dumping-Syndrom
- exokrine Pankreasinsuffizienz
- Postvagotomie-Syndrom
- bakterielle Fehlbesiedelung
- perniziöse Anämie
- Laktoseintoleranz
- Schlingensyndrom
- jejunoösophagealer Reflux
- Blindsacksyndrom
- Anastomosenstenose

Dumping-Syndrome

Bei einem Dumping-Syndrom handelt es sich um eine sturzartige Entleerung von Nahrungsbestandteilen mit einem hohen osmotischen Druck in den Dünndarm bzw. das Duodenum. Ursächlich hierfür ist die fehlende Speicherfunktion des Magens bzw. das Fehlen des Pylorus.

Grundsätzlich muss zwischen einem **Frühdumping-Syndrom** und einem **Spätdumping-Syndrom** unterschieden werden. Das Frühdumping-Syndrom wird durch eine zu schnelle Entleerung des Mageninhalts in den Dünndarm ausgelöst und tritt etwa 30 Minuten nach einer Mahlzeit auf.

Typische Symptome des Frühdumping-Syndroms:
- Völlegefühl
- Tachykardie
- Diarrhö
- Blutdruckabfall
- Übelkeit

Das Frühdumping-Syndrom tritt im Vergleich zum Spätdumping-Syndrom mehr als doppelt so häufig auf. Durch die übermäßige Dehnung der abführenden Schlinge kommt es zu einer erhöhten Vagusreizung und damit zu einer Freisetzung vasoaktiver Substanzen.

Das Spätdumping-Syndrom ist auf eine reaktive Hypoglykämie (ca. 60–90 Minuten postprandial) nach erhöhter Insulinausschüttung zurückzuführen.

Typische Symptome des Spätdumping-Syndroms:
- Schwitzen
- Unruhe
- Heißhunger

Die Ausbildung von Dumping-Syndromen hängt maßgeblich vom gewählten Operationsverfahren sowie vom Gewichtsverlust ab [14].

Merke

Die Therapie besteht vor allem in einer detaillierten Aufklärung der Patienten mit einer ausführlichen Ernährungsberatung.

Schlingensyndrome

Man unterscheidet das **Afferent-** von dem **Efferent-Loop-Syndrom**, das nach einer B-II-Resektion auftreten kann. Bei den **Afferent-Loop-Syndromen** handelt es sich um Stenosen im Anastomosenbereich nach B-II-Resektionen, die sich durch Übelkeit und Galleerbrechen äußern. Zur Vermeidung dieser Problematik sollte eine B-II-Resektion stets in Kombination mit einer Braun-Fußpunkt-Anastomose angelegt werden.

Bei den **Efferent-Loop-Syndromen** liegt eine Stenose im Bereich der abführenden Schlinge mit krampfartigen Beschwerden und Erbrechen vor.

Bei persistierenden Beschwerden ist eine operative Umwandlungsoperation (in eine Y-Roux-Rekonstruktion) indiziert.

Bakterielle Fehlbesiedelung/ Blind-Loop-Syndrom

Ausgeschaltete Darmschlingen können die intestinalen Flussgeschwindigkeiten deutlich verändern, wodurch es zu Übelkeit, Völlegefühl, Aufstoßen, Meteorismus, Dyspepsien oder Diarrhöen kommen kann. Eine letztlich stasebedingte Fehlbesiedelung mit Bakterien muss eventuell antibiotisch behandelt werden. Zur Vermeidung eines Blind-Loop-Syndroms sollte im Rahmen einer Y-Roux-Rekonstruktion der Krückstock nicht zu lang angelegt werden.

Exokrine Pankreasinsuffizienz

Je nach Art des Rekonstruktionsverfahrens kann es durch Umgehung der Duodenalpassage zu einer mangelhaften Pankreasstimulation kommen. Die Folge ist eine exokrine Pankreasinsuffizienz, die sich durch dyspeptische Beschwerden wie Meteorismus, Aufstoßen, Völlegefühl sowie Maldigestion mit voluminösen und übel riechenden Fettstühlen äußert. Eine orale Enzymsubstitution mit Pankreasenzymen ist an dieser Stelle indiziert.

Perniziöse Anämie

Infolge einer Gastrektomie fehlt der in der Magenschleimhaut produzierte Intrinsic-Faktor, der zur Aufnahme von Cobalamin im terminalen Ileum benötigt wird. Der daraus resultierende **Vitamin-B_{12}-Mangel** führt zu einer makrozytären, hyperchromen Anämie (sog. perniziöse Anämie). Zur Vermeidung des Vitamin-B_{12}-Mangels sollten daher in regelmäßigen Abständen (vierteljährlich) Vitamin-B_{12}-Substitutionen durch intramuskuläre Injektionen erfolgen.

Lebensqualität nach Magenresektion

Die Lebensqualität ist nach der Überlebenszeit der wichtigste Behandlungsparameter für Krebspatienten [3]. Patienten nach subtotaler Resektion zeigen im Vergleich zur Gastrektomie in der Mehrzahl der Studien eine bessere postoperative Lebensqualität, so dass – wenn aus onkologischer Sicht – eine subtotale Resektion möglich ist, diese auch erfolgen sollte. Eine Bewertung der minimalinvasiven Resektionsverfahren ist bislang nur bedingt möglich, da neben den onkologischen Langzeitergebnissen in der Mehrzahl der Studien Angaben zur Lebensqualität fehlen [16].

In einer prospektiv-randomisierten Studie unter Einschluss von 164 Patienten mit einem T1-Karzinom zeigten Patienten nach laparoskopischem Vorgehen innerhalb der ersten 3 Monate signifikante Vorteile bei der Fatigue, dem Appetitverlust, den Schlafstörungen und der Dysphagie. Die Langzeitergebnisse der Studie ergaben demgegenüber keinen Unterschied im Vergleich zum offenen Verfahren [2]. Eine aktuell aus Japan in Gastric Cancer publizierte Studie bestätigt diese Ergebnisse. Bei insgesamt 145 inkludierten Patienten zeigten sich nach 6 Monaten Vorteile bezüglich Fatigue, Schmerzen, Einschränkung der Nahrungszufuhr, Geschmacksproblemen sowie Angstzuständen. Insgesamt weisen Patienten nach laparoskopischer Magenresektion somit keine verbesserte Langzeitlebensqualität im Vergleich zu Patienten nach offener Magenresektion auf [16].

Ernährung nach Magenresektion

Nach einer Magenresektion kann es zu einer Vielzahl von **Ernährungsproblemen** kommen. Diese können je nach Allgemeinzustand, Krankheitsverlauf, der durchgeführten Resektionsmethode oder der zeitlichen Distanz zur Resektion in unterschiedlicher Ausprägung auftreten. Strikte Ernährungsempfehlungen sind daher nicht sinnvoll. Von entscheidender Bedeutung ist eine symptomorientierte, individuelle **Ernährungsberatung** postoperativ.

Häufig nehmen die Patienten in den ersten Monaten kontinuierlich ab, so dass eine regelmäßige Gewichtskontrolle indiziert ist. In der Mehrzahl der Fälle stabilisiert sich das Gewicht im Verlauf des 1. postoperativen Jahres auf einem niedrigen Niveau. Da auch viele Patienten ohne Pouch-Rekonstruktion eine dem Magen ähnliche Erweiterung bilden, können sie zunehmend auch größere Mahlzeiten zu sich nehmen.

Folgende Punkte sollten bei der **postoperativen Ernährung** nach Magenresektion berücksichtigt werden:

- Viele kleine Mahlzeiten über den Tag verteilt (6–8 pro Tag).
- Anreicherung der Mahlzeiten mit Eiweiß- und Kohlenhydratkonzentraten.
- Pankreasenzymsubstitution.
- Leicht verdauliche Kost.

- Flüssigkeitsaufnahme nur zwischen den Mahlzeiten.
- Statt Speiseöl eher Milchfette verwenden (enthalten MCT-Fette).
- Vitamin-B_{12}-Substitution alle 3 Monate.
- Gegebenenfalls supportive parenterale Ernährung.
- Weitere Vitaminsubstitution nach Bedarf (z. B. Vitamin D_3, Folsäure).

Postoperative Syndrome nach nicht resezierenden Verfahren/ Fundoplicatio

Bei medikamentös nicht erfolgreich behandelbarer gastroösophagealer Refluxkrankheit (GERD) besteht die Indikation zu einer Antirefluxoperation. Ob die Fundoplicatio als 360°-Fundoplicatio oder als Hemifundoplicatio angelegt werden soll, wird kontrovers diskutiert. Spezielle Syndrome nach Fundoplicatio sind eine postoperative **Dysphagie**, ein **Reflux-Rezidiv**, das sog. **Teleskop-Phänomen** mit Dislokation der Magenmanschette nach oral sowie das Gas-Bloat-Syndrom [7]. Hierbei handelt es sich um ein Syndrom, welches durch eine intraoperative Verletzung des N. vagus bedingt ist. Zu den Symptomen gehören ein postprandiales Völlegefühl, Meteorismus und Diarrhö.

Bei Persistenz der Beschwerden muss eine Reoperation erwogen werden.

7.8.3 Zusammenfassung

Resektionen am oberen Gastrointestinaltrakt können zu einer Vielzahl von postoperativen Syndromen führen. Dabei beeinflussen das Resektionsausmaß sowie das gewählte Rekonstruktionsverfahren wesentlich die postoperative Lebensqualität. Eine umfassende Aufklärung des Patienten über mögliche Syndrome nach entsprechenden Eingriffen ist von größter Wichtigkeit, um das Verständnis des Patienten für postoperative Komplikationen zu schärfen, potenziellen Komplikationen vorzubeugen bzw. adäquat darauf zu reagieren.

Literatur

[1] Berlth F et al. Pathohistological classification systems in gastric cancer: diagnostic relevance and prognostic value. World J Gastroenterol 2014; 20(19): 5 679–5 684

[2] Bollschweiler E et al. [Quality of life and visceral surgery]. Chirurg 2014; 85(3): 203–207

[3] Bollschweiler E et al. Treatment of early gastric cancer in the Western World. World J Gastroenterol 2014; 20(19): 5 672–5 678

[4] Bronson NW et al. The incidence of hiatal hernia after minimally invasive esophagectomy. J Gastrointest Surg 2014; 18 (5): 889–893

[5] DeMeester SR. Colon interposition following esophagectomy. Dis Esophagus 2001; 14(3–4): 169–172

[6] Franzke T, Jähne J. Postoperative Syndrome und Lebensqualität nach Eingriffen am Magen. Allgemein- und Viszeralchirurgie up2date 2012; 6(3): 179–190

[7] Franzke T, Jahne J. [Effect of obesity on the outcome in patients after esophagectomy for cancer]. Chirurg 2012; 83 (11): 993

[8] Gutschow CA et al. Health-related quality of life after Ivor Lewis esophagectomy. Langenbecks Arch Surg 2013; 398(2): 231–237

[9] Hanselmann C, Izbicki J, König A. Postoperative Syndrome und Lebensqualität nach Eingriffen am Ösophagus. Allgemein- und Viszeralchirurgie up2date 2012; 6(6): 439–452

[10] Holscher AH, Vallbohmer D. [Surgical treatment of esophageal tumors including local ablation]. Zentralbl Chir 2007; 132(2): W18–36, quiz W37–38

[11] Holscher AH et al. [Complications and management of complications in oesophageal surgery]. Zentralbl Chir 2011; 136 (3): 213–223

[12] Holscher AH, Fetzner UK. [Modern diagnostics and stage-oriented surgery: therapy of adenocarcinoma of the esophagogastric junction]. Chirurg 2012; 83(8): 702–708, 710–711

[13] Meyer HJ et al. [Current S 3 guidelines on surgical treatment of gastric carcinoma]. Chirurg 2012; 83(1): 31–37

[14] Mine S et al. Large-scale investigation into dumping syndrome after gastrectomy for gastric cancer. J Am Coll Surg 2010; 211(5): 628–636

[15] Moehler M et al. International comparison of the German evidence-based S 3-guidelines on the diagnosis and multimodal treatment of early and locally advanced gastric cancer, including adenocarcinoma of the lower esophagus. Gastric Cancer 2014

[16] Monig SP et al. [Spectrum of laparoscopic surgery for gastric tumors]. Chirurg 2014; 85(8): 675–682

[17] Urschel JD et al. Pyloric drainage (pyloroplasty) or no drainage in gastric reconstruction after esophagectomy: a meta-analysis of randomized controlled trials. Dig Surg 2002; 19 (3): 160–164

[18] Vallbohmer D et al. Diaphragmatic hernia after conventional or laparoscopic-assisted transthoracic esophagectomy. Ann Thorac Surg 2007; 84(6): 1847–1852

[19] Williams VA et al. Endoscopic and symptomatic assessment of anastomotic strictures following esophagectomy and cervical esophagogastrostomy. Surg Endosc 2008; 22(6): 1470–1476

7.9 Stomaversorgung und Stomakomplikationen

C. Braumann, G. Koplin

Die Bedeutung der Lebensqualität als Indikator für den Erfolg einer medizinischen, psychischen und chirurgischen Therapie ist in den letzten Jahren gewachsen. Dies lässt sich an der exponentiell zunehmenden Zahl der Publikationen ablesen, die auch die Lebensqualität (Quality of Life, QoL) berücksichtigen. Mit multimodalen Therapieoptionen rückt auch die Lebensqualität immer mehr in den Fokus einer komplexen Behandlung. Das Vorhandensein eines Stomas bezieht jede dem Patienten nahestehende Person ein und führt zu gravierenden Veränderungen in der bisherigen Lebensführung. Veränderungen der Lebensqualität können bereits mit Diagnosestellung der zugrundeliegenden Erkrankung beginnen und betreffen den Patienten auch noch lange nach der Stomarückverlegung.

Eine der zentralen Fragen für Betroffene ist häufig die potenzielle Rückverlegungsmöglichkeit. Sie eröffnet Patienten die Hoffnung auf Rückführung in den bekannten Lebensstil. Eine wichtige Arbeit, welche die QoL bei Stomaträgern untersuchte, ist die Montreux Studie [7]. Diese zeigt, dass die Lebensqualität durch die Zufriedenheit mit der erhaltenen Pflege und dem damit verbundenen sicheren Umgang der selbstständigen Stomaversorgung beeinflusst wird.

> **Merke**
>
> Die Güte des Stomatherapeuten scheint hier von übergeordneter Bedeutung zu sein.

Dabei profitieren besonders die Patienten, die für 3–6 Monate nach erhaltener Stomaanlage Zugang zu einem Stomatherapeuten haben.

Aus Sicht der Viszeralchirurgie hat sich die Wertigkeit der Stomaanlage und der folgenden Versorgbarkeit spürbar geändert. So entstanden neben der sinnvollen Zusammenarbeit von stationären sowie ambulanten Stomatherapeuten und Ärzten auch Arbeitskreise und Vereine, die sich überregional auf die bestmögliche Aufklärung und den Umgang mit einem Stoma konzentrieren. Damit wird Patienten die Möglichkeit gegeben, sich all-umfassend zu informieren und die Lebenssituation zu bewältigen.

Die (elektive) Stomaanlage beginnt mit einer sorgfältigen Planung. Hierbei ist der erste Kontakt mit Informationen und die Heranführung an diese überaus wichtig. Bei Patienten wachsen das Verständnis und die Akzeptanz für einen künstlichen Darmausgang, wenn eine sachgerechte Erläuterung zu seiner Notwendigkeit zeitnah und verständlich erfolgt. Dies sollte bereits vor der schriftlich zu unterzeichnenden Operationsaufklärung separat durchgeführt werden, weil Patienten generell einer Stomaanlage restriktiv gegenüberstehen. Diskussion besteht darüber, ob Patienten eher auf ein Stoma verzichten würden, auch wenn die Alternative ein höheres perioperatives Risiko bei Eintreten einer Komplikation bedeutet [3], [4].

7.9.1 Stomaanlage

Stomavorbereitung

Ist die Anlage eines Dick- oder Dünndarmstomas im Rahmen einer elektiven Operation möglich oder zu erwarten, sollte unbedingt eine präoperative Markierung des Stomas erfolgen. Eine Fehlplatzierung kann zu Undichtigkeiten bei der sicheren Stuhlableitung führen. Diese können wiederum Hautirritationen und damit verbundene Schmerzen bedingen. Ist das Stoma erst einmal angelegt, können stoma-assoziierte Probleme und Komplikationen nur durch eine mitunter aufwendige Versorgung und Pflege behandelt werden. Durch die einfach durchzuführende präoperative Markierung kann die Akzeptanz des Stomas durch den Patienten gesteigert und die Lebensqualitätseinschränkung reduziert werden [8].

> **Merke**
>
> Erfolgt die Markierung durch Stomatherapeuten, kann der Kontakt außerdem dazu genutzt werden, den Patienten auf die Zeit mit dem Stoma vorzubereiten.

Bei der Markierung muss aufgrund der positionsabhängigen Bauchdecken- und Fettverschiebung eine Untersuchung im Liegen, Stehen und Sitzen durchgeführt werden. Der Patient wird zunächst liegend untersucht und sollte sich dann aufrichten, um die Kontur des Bauches und – wenn möglich –

7

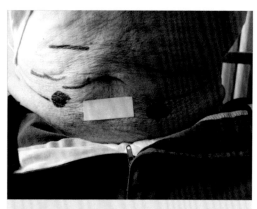

Abb. 7.22 Diese Abbildung stellt die Schwierigkeit der Planung einer beidseitigen Anzeichnung eines Stomas bei Tumorkachexie dar. Oftmals besteht perioperativ eine fortschreitende Gewichtsänderung, welche die adäquate Versorgung zunehmend erschweren kann. Angezeichnet sind bedeutungsvolle Hautfalten, zwischen denen eine Stomastelle geplant werden könnte (Unterbauchhautfalte nicht abgebildet).

der Muskulatur des M. rectus abdominis ausreichend einzuschätzen. Der nächste Untersuchungsschritt erfolgt im Sitzen. Nun werden Hautfalten angezeichnet und bereits Bezug auf eine mögliche Seitenlokalisation genommen. Prinzipiell ist eine beidseitige Stomaanzeichnung zu empfehlen, da sich individuelle Abweichungen der Lokalisationsplanung intraoperativ ergeben können (▶ Abb. 7.22).

Anschließend sollte der Patient eine gebückte Haltung einnehmen, um den Hautverschub gegenüber der stehenden Position zu beurteilen Hier verschieben sich Hautfalten erneut anders. Außerdem ist bei Adipositas wichtig, das Stoma minimal kranialer zu platzieren, so dass es für den Patienten sichtbar ist und damit eine Versorgbarkeit durch den Patienten selbst gewährleistet werden kann. Die Kleidungsgewohnheit spielt eine wichtige, wenngleich untergeordnete Rolle, da diese auch verändert werden kann. Die anatomischen Gegebenheiten sind jedoch zunächst unabänderlich. Hier ist insbesondere die Höhe des Hosen- oder Rockbundes von Bedeutung. Das Stoma sollte zur Versorgbarkeit minimal unter dem Hosenbund platziert werden können. Die Anzeichnung erfolgt mit einem Permanentmarker, da die Markierung einer sterilen Hautdesinfektion standhalten sollte. Für eine Zertifizierung ist außerdem eine Fotodokumentation erforderlich. Werden die sinnvollen

vorbereitenden Schritte eingehalten, ist in vielen Fällen eine patientengerechte Versorgung möglich.

Notfallsituationen bedingen jedoch ein unverzügliches Vorgehen und setzen ein hohes Maß an Erfahrung einer Stomaanlage voraus. Falls es die Situation zulässt, sollte eine persönliche Untersuchung des Chirurgen im Vorfeld erfolgen. Hierbei ist darauf zu achten, dass zumindest eine Untersuchung des Patienten im Liegen und – falls die Möglichkeit besteht – im Sitzen vorgenommen wird. Andererseits ist die abschließende, stehende Untersuchung nicht zwingend notwendig – die wichtigste Untersuchung ist die des sitzenden Patienten.

Stomaarten

Unterschieden werden kann zwischen einem Dünn- und einem Dickdarmstoma, wobei sich die Bezeichnung aus dem ausgeleiteten Darmanteil ableitet (z. B. Ileostoma oder Deszendostoma). Weiterhin lässt sich zwischen endständigen und doppelläufigen Stomaarten differenzieren. Existiert eine zu- und eine abführende Schlinge, liegt ein **doppelläufiges Stoma** vor. Ist das aborale Ende des Darmes blind verschlossen oder reseziert, handelt es sich um ein **endständiges Stoma**.

Eine **Kolostomie** wird häufig im Bereich der linken Bauchseite kreisrund angelegt und hat einen Durchmesser von ca. 2,5–5 cm. Falls es zu einer diskontinuierlichen Resektion und einer temporären Ausschaltung der Dickdarmanteile unter Erhalt des Sphinkters kommen soll, wird die Operation mit endständiger Kolostomie nach Hartmann benannt. Die Konsistenz des Stuhles sowie die Entleerungshäufigkeit sind abhängig vom Ausmaß der Dickdarmentfernung sowie von der Position des Kolostomas.

Wenn ein Darmabschnitt geschont werden soll, z. B. im Falle einer entzündlichen Darmerkrankung oder zur Anastomosenprotektion, kann ein **doppelläufiges Kolostoma** angelegt werden. Hierfür wird eine Dickdarmschlinge vor die Bauchdecke positioniert und die Vorderwand eröffnet. Aus dem abführenden Darmanteil können sich physiologischerweise trotz Ausschaltung dieses Abschnitts von der regulären Darmpassage zusätzlich kleine Schleim- und Kotmengen peranal entleeren. Vor Rückverlagerung des Stomas wird die Sphinkterfunktion geprüft und ggf. durch Sphinkter- und Beckenbodentraining mit Biofeedback-Therapie verbessert.

Ein **Ileostoma** hat in der Regel einen Durchmesser von ca. 2–3 cm, ist prominent über dem Hautniveau und findet sich meist auf der rechten Bauchseite. Bei einem endständigen Ileostoma wird der orale Abschnitt des Dünndarms endständig durch die Bauchdecke ausgeleitet. Das Stoma sollte (ca. 2–4 cm) prominent angelegt werden, um eine optimale (hautschonende und abdichtende) Stomaversorgung zu gewährleisten. Die Literatur ist sich bei der Empfehlung der Prominenz des ausgeleiteten Dünndarmschenkels uneinig. In einem der bekanntesten Artikel wird sogar eine noch deutlichere Ausleitungshöhe empfohlen [5]. Der Dünndarm kann den Darminhalt weder speichern noch suffizient eindicken. Infolgedessen kommt es zur Absonderung von breiigem und flüssigem Stuhl, was sich nahezu kontinuierlich über den gesamten Tag verteilt.

Das **doppelläufige Ileostoma** wird, wie auch das doppelläufige Kolostoma, häufig zum Schutz bzw. zur vorübergehenden Umgehung eines Darmabschnitts angelegt. Größtenteils liegt ursächlich eine entzündliche Darmerkrankung oder eine nachgeschaltete Anastomose zugrunde. Das Ileostoma wird auch *Entlastungsstoma* oder *protektives Stoma* bzw. *Schutzstoma* genannt. Hierfür wird eine Dünndarmschlinge durch die Bauchwand gezogen und diese durchtrennt bzw. eröffnet. Meistens weist das doppelläufige Ileostoma eine ovale Form auf, es gibt jedoch zahllose technische Variationen. Eine Fixierung im Fasziendurchtrittsbereich sollte erfolgen, um das Stoma mehrere Tage zu fixieren und einer übermäßigen Retraktion oder einem Prolabieren vorzubeugen. Aus dem zuführenden Darmabschnitt entleert sich wässrigflüssiger Stuhl. Dies ist oft ein Argument, die zuführende Schlinge kaudal im Durchtrittsbereich auszuleiten, um einen Übertritt in den ableitenden Schenkel unwahrscheinlich werden zu lassen, da dieser sich kranial befindet. Die Sorge ist unbegründet und stellt eher ein weiches Indikationskriterium dar.

Limitierend können anatomische Gegebenheiten die intraoperative Strategie verändern. Ein verkürztes Mesenterium kann die Anlage erheblich erschweren oder gar unmöglich machen. In dieser Situation kann ein „Reiter" sinnvoll sein, der in einigen Krankenhäusern traditionell ohnehin standardisiert noch eingesetzt wird. Dadurch können jedoch zusätzliche Komplikationen induziert werden. So werden häufiger Hinterwandminderperfusionen/-nekrosen beschrieben. Außerdem kommt es aufgrund der fehlenden medialen und lateralen Abdichtung gegen die Haut häufiger zum Eindringen von Stuhl. Dies kann Ausgangspunkt eines Abszesses, einer Fistel oder einer Phlegmone werden. Der ursprünglichen Indikation eines „Reiters", der Verhinderung einer Retraktion, kann jedoch nur temporär während seines Verbleibs begegnet werden. Bleibt nach seiner Entfernung die Retraktion aus, war die technische Stomaanlage adäquat und die Nutzung des „Reiters" entbehrlich.

Merke

Generell gilt: Ist ein „Reiter" zwingend notwendig, liegt ein **Risikostoma** vor, welches auf eine komplizierte Versorgung des Stomas hinweisen kann.

7.9.2 Stomakomplikationen

Stoma-assoziierte Komplikationen sind häufig. Die Einschränkung der Lebensqualität durch die Komplikation oder die Notwendigkeit einer operativen Revision hängt einerseits vom Schweregrad der Komplikation ab, andererseits aber auch von der pflegerischen Versorgbarkeit.

Die gängigsten Komplikationen sind Hautirritationen und parastomale Hernien. Seltener sind Stomaprolapse und -retraktionen sowie Stomablutungen und -strikturen sowie parastomale Fisteln. Die genaue Häufigkeit ist nicht sicher anzugeben. Beobachtungsstudien geben die Komplikationsrate mit 21–70 % an. Trotz moderner Verbandsysteme können Komplikationen erhebliche pflegerische und ärztliche Ressourcen beanspruchen. Es fehlen zuverlässige Studien und eine anerkannte, einheitliche Definition einer Stomakomplikation. Oft wird nicht konkretisiert, ob es sich um ein Ileo- oder Kolostoma bzw. um ein endständiges oder doppelläufiges Stoma handelt.

Der Rolle der Fachschwester als Kontinenz- und Stomaberatung kommt eine führende Position in der Erkennung anfänglicher Komplikationen zu. Im Folgenden wird nur auf Majorkomplikationen eingegangen.

Parastomale Hernie

„It doesn't matter if God himself made your ostomy. If you have it long enough, you have a 100 % risk of a parastomal hernia." (J. Byron Gathright: Präsident der ASCRS 1989–1990). Die parastomale Hernie gilt

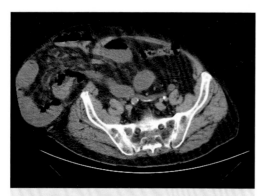

Abb. 7.23 Axiale CT-Abbildung einer monströsen parastomalen Hernie. Es liegt eine Instabilität der gesamten rechtsseitigen Bauchdecke zugrunde. In diesem konkreten Fall ist die chirurgische Versorgung selbst mithilfe eines alloplastischen Netzes nur grenzwertig zu realisieren.

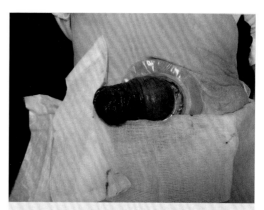

Abb. 7.24 Ein Stomaprolaps kann selbst bei langjährig bestehendem (endständigem) Ileostoma relevant zunehmen. In diesem Fall führte ein Infarktschmerz zum Aufsuchen der Rettungsstelle. Nach kurzzeitiger Diagnostik erfolgten die notfallmäßige Relaparotomie und die Neuanlage des Stomas. Die Minderdurchblutung ist augenscheinlich.

als die häufigste Spätkomplikation und kann die Versorgung massiv beeinträchtigen (▶ Abb. 7.23). Chirurgische Rekonstruktionen können in kleinen Eingriffen, komplexen Operationen oder sogar im Desaster enden. Eine gründliche Planung der Realisierbarkeit ist aus diesem Grunde geboten [1].

Stomaprolaps

Ein Stomaprolaps tritt ebenfalls meist als Spätkomplikation auf, kann die optimale Stomaversorgung verhindern und eine Verschlechterung der Lebensqualität bedeuten. Resultierende Blutungen, Passagestörungen oder Hautmazerationen machen mitunter eine operative Revision notwendig. Die Diagnose wird klinisch gestellt. Als Pathomechanismus wird eine Invagination des Darmes aufgrund des abdominellen Druckes vermutet [6]. Ein Prolaps des Querkolons wird häufiger beschrieben, wenn ausstülpendes und invaginierendes Kolon bei erhöhtem abdominalen Druck prolabiert und nicht mehr nach abdominal zurückfällt.

Maeda et al. [6] konnten die Prolabierung der distalen Darmschlinge bei doppelläufigen Transversostoma mittels Bariumkontrast darstellen. Ein Stomaprolaps könnte durch eine fixierende Naht an die Faszie verhindert werden.

Ein Stomaprolaps wird häufiger beim Kolostoma als beim Ileostoma beobachtet. Ein doppelläufiges Stoma prolabiert häufiger als ein endständiges. Die Art der Stomaanlage – trans- oder pararektal – ist dabei ohne relevante Bedeutung [9].

Vorsorgungsmöglichkeiten: Ein Prolaps ohne Störungen der Durchblutung und mit unproblematischer konservativer Versorgung bedarf keiner operativen Revision. Treten Nekrosen auf oder lässt sich das Stoma nicht mehr versorgen, ist ein operativer Eingriff (teils dringlich) indiziert (▶ Abb. 7.24).

Stomaretraktion

Die Inzidenz einer Stomaretraktion wird sehr variabel angegeben und liegt zwischen 1 % und 20 % [9]. Es gibt hier, ähnlich wie beim Prolaps, keine einheitliche Datenlage, weil es an einer eindeutigen Definition mangelt. Zwei Einschätzungen für die Retraktion eines Stomas liegen vor: wenn das Stoma 0,5 cm unter dem Hautniveau liegt, kann es bereits als relevante Retraktion gewertet werden. Da jedoch eine Versorgbarkeit des Stomas bereits erschwert sein kann, wenn es im Hautniveau eingenäht wurde, wird auch hier teilweise der Begriff „Retraktion" verwendet. So bedingt die Einschätzung der technischen Versorgbarkeit eines Stomas im Wesentlichen die Begriffsverwendung *Retraktion*.

Versorgung: Meist kann bei einer gering- bis mittelgradigen Retraktion eine konservative Therapie erfolgen. Hier bieten sich konvexe Stomaplatten an.

Parastomale Hautirritationen

Parastomale Hautirritationen sind häufig beim trockenen Hauttyp zu beobachten. Hier bedarf es meist nur einer Hautschutzcreme. Verbleibende Rötungen können jedoch den Beginn einer Unverträglichkeitsreaktion anzeigen. Hier sollten die verwendeten Materialien durch eine Stomaschwester überprüft und ggf. zeitnah ein anderer Materialtyp benutzt werden (es gibt in Deutschland und Österreich 28 Hersteller und zahlreiche Lieferanten).

Merke

Es sollte jedoch eine klinische Abgrenzung zur **parastomalen Mykose** erfolgen.

Diese Symptomatik lässt sich häufig in den Sommermonaten beobachten, da Schwitzen hier begünstigend wirkt. Differenzialdiagnostisch erkennt man eine parastomale Mykose dadurch, dass klinisch eine unscharfe Abgrenzung der Rötung zur physiologischen Haut vorliegt. Sollte eine Hautirritation zu einer kutanen Abszedierung führen oder die Ursache eines Abszesses in einem Nahtausriss zu finden sein, muss versucht werden, den parastomalen Abszess trotz der Abdeckung durch die Stomaplatte offen zu behandeln. Es besteht jedoch auch die Möglichkeit, den Abszess direkt in den Stomabeutel zu drainieren. Eine tägliche Desinfektion und Kontrolle der tiefreichenden Wundstelle sollte gewährleistet werden. Hilfreich sind in diesem Fall Kalziumalginate in Kombination mit einem Hydrokolloidverband.

Eine **Nahtdehiszenz** als Ursache einer Retraktion oder einer Heilungsstörung kann nach Desinfektion zunächst einer erneuten chirurgischen Refixierung zugeführt werden. Sollte die Dehiszenz nur konservativ versorgt werden, stehen Puder zur Bindung des Wundsekrets zur Verfügung. Die Wunde kann außerdem mit Stomapaste abgedichtet werden, bis eine Granulation auf Hautniveau erreicht wurde. Ist eine mukosale Blutung am Stoma klinisch relevant, kann diese zunächst mit vasokonstriktorischen Tropfen, lokal hämostyptisch oder mit einer chirurgischen Umstechung sicher, einfach und schmerzfrei versorgt werden.

Rezidivierende oder persistierende Entzündungen am Stoma oder **kapilläre chronische Minderdurchblutung** können zu einer klinisch relevanten Striktur mit Obstruktionscharakter führen.

Ist eine wiederholte Bougierung unzureichend, so kann eine Indikation zur Nachresektion in Allgemeinanästhesie bestehen. Die Neuanlage behebt in den meisten Fällen das ursprüngliche Problem und lässt eine adäquate Stomaversorgung zu.

Liegt klinisch ein **partieller Stomaausriss** vor, ist nach Desinfektion und Débridement sowie Ursachenfindung zunächst eine Einzelknopfnaht angezeigt. Ist die Ursache eine Ischämie oder Nekrose, so kann eine Relaparotomie mit ggf. neuer Rekonstruktion des Stomas resultieren, da die Perfusion durch Mesozug oder Abknicken innerhalb der Bauchdecke relevant beeinträchtigt sein kann. Die Ursache der parastomalen Wunde ist häufig eine fehlende oder suffiziente Ableitbarkeit des Stuhls in den Beutel. Liegt eine flüssige Stuhlbeschaffenheit vor, ist eine parastomale Wunde häufiger zu beobachten. Meistens kommt es zu einer dermalen Läsion mit Ulkusbildung. In erster Linie gilt es daher, die Ursache abzuklären. Ist das Stoma prominent und an der zuvor korrekt platzierten abdominalen Fläche vorgesehen worden, ist die Wahrscheinlichkeit einer inkorrekten Ableitung des Stuhles gering. Zuerst ist hier eine chirurgische Resektion des avitalen Abschnitts vorzunehmen.

Typische Wundkeime in parastomalen Wunden
- Staphylococcus aureus
- Streptococcus pyogenes
- Pseudomonas aeruginosa
- Clostridium perfringens
- Escherichia coli
- Enterobacter cloacae

Meist genügt eine lokale Behandlung, da selten eine systemische Infektion hervorgerufen wird.

7.9.3 Stoma und Selbsthilfe

Eine strukturierte Patientenschulung bei Stomaträgern hat eine positive Auswirkung auf die Lebensqualität sowie auf die Behandlungskosten von Patienten [2]. Nützliches Informationsmaterial wird im Krankenhaus dem Patienten angeboten und erklärt. Das Internet bietet reichlich Informationen. Die Deutsche ILCO empfiehlt Betroffenen, sich Selbsthilfegruppen anzuschließen. Der Erfahrungsaustausch ist ein wesentlicher Bestandteil der Genesung und der Verbesserung der Lebensqualität dienlich. Außerdem bieten Internetplattformen und Netzwerke für Selbsthilfegruppen die Möglichkeit, sich Wissen anzueignen, dieses weiterzugeben oder Hilfe zu erhalten.

Literatur

[1] Arumugam PJ, Bevan L, Macdonald L et al. A prospective audit of stomas – analysis of risk factors and complications and their management. Colorectal Dis 2003; 5(1): 49–52

[2] Danielsen AK, Burcharth J, Rosenberg J. Patient education has a positive effect in patients with a stoma: a systematic review. Colorectal Dis 2013; 15(6): e276–283

[3] Engel J, Kerr J, Schlesinger-Raab A et al. Quality of life in rectal cancer patients: a four-year prospective study. Annals of Surgery 2003; 238(2): 203–213

[4] Grumann MM, Noack EM, Hoffmann IA et al. Comparison of quality of life in patients undergoing abdominoperineal extirpation or anterior resection for rectal cancer. Annals of Surgery 2001; 233(2): 149–156

[5] Hall C, Myers C, Phillips RK. The 554 ileostomy. Br J Surg 1995; 82(10): 1385

[6] Maeda K, Maruta M, Utsumi T et al. Pathophysiology and prevention of loop stomal prolapse in the transverse colon. Tech Coloproctol 2003; 7(2): 108–111

[7] Marquis P, Marrel A, Jambon B. Quality of life in patients with stomas: the Montreux Study. Ostomy Wound Manage 2003; 49(2): 48–55

[8] Person B, Ifargan R, Lachter J et al. The impact of preoperative stoma site marking on the incidence of complications, quality of life, and patient's independence. Dis Colon Rectum 2012; 55: 783–787

[9] Schleicher C, Senninger N, Vowinkel T et al. Stoma prolapse and stoma retraction. Chirurg 2010; 81(11): 978–981

7.10 Lokale Komplikationen nach thoraxchirurgischen Eingriffen

K. Wiebe, J. Schmidt

7.10.1 Einleitung

Die Inzidenz von Komplikationen nach thoraxchirurgischen Eingriffen wird in Abhängigkeit von der Art des Eingriffs, dem Schweregrad und den Definitionen mit 15–38 % angegeben. Insbesondere pulmonale Komplikationen sind verantwortlich für eine erhebliche Morbidität und Mortalität.

Entscheidend ist, prä-, intra- und postoperative Maßnahmen zu treffen, um spätere Komplikationen präventiv zu vermeiden.

Merke

Patienten mit dispositionell erhöhtem Risiko sollten präoperativ durch Atemtraining, medikamentöse Optimierungen und Nikotinkarenz vorbereitet werden.

Besondere **Risikofaktoren** für das Auftreten postoperativer lokaler Komplikationen:

- eingeschränkte präoperative Lungenfunktion
- eingeschränkte körperliche Belastbarkeit
- fortgeschrittenes Alter
- Komorbiditäten wie kardiovaskuläre Erkrankungen
- fortgesetzter Nikotinabusus

Allein eine 4-wöchige präoperative Nikotinkarenz senkt das perioperative Risiko deutlich. Die funktionale Operabilität für den geplanten Eingriff muss kritisch überprüft und ggf. die Strategie angepasst werden.

Thorakoskopische Eingriffe (VATS) haben bei gleichartigem Spektrum insgesamt eine niedrigere Komplikationsrate als offen-chirurgische Operationen. Dies trifft auch für die VATS-Lobektomie zu. Hier konnte belegt werden, dass postoperative Schmerzen und Komplikationen vermindert sind. Ausschlaggebend ist hier die Erfahrung des Operateurs, denn die vorteilhaften Ergebnisse der VATS-Eingriffe wurden nur von Zentren mit großer Erfahrung und Fallzahl berichtet.

Von zentraler Bedeutung für die Vermeidung lokaler Komplikationen ist die Qualität der postoperativen Betreuung. Die Extubation sollte unmittelbar nach dem Eingriff im Operationssaal erfolgen.

Die **Inzidenz typischer postoperativer Komplikationen** wie Sekretretention, Atelektasen, Pneumonien oder pulmonale Insuffizienz kann effektiv gesenkt werden durch:

- effektive Schmerztherapie (peridurale Analgesie bei offen-chirurgischen Eingriffen)
- intensive Physio- und Atemtherapie mit früher Mobilisation
- CPAP-Training
- regelmäßige Inhalationen
- Bronchodilatatoren
- Bronchialtoilette (ggf. mit mehrfach täglichen Bronchoskopien)
- maßvolle Flüssigkeitsbilanz (insbesondere bei Pneumektomien)

7.10.2 Akute postoperative Komplikationen

Sekretretentionen

Durch Schmerzen, vorbestehende Lungenerkrankungen und präoperativen Nikotinabusus ist effektives Abhusten des postoperativ vermehrten bronchialen Sekrets erschwert. Sekretretention mit Dyspnoe, Atelektasen und Pneumonien sind die Folge. Vorbeugend und therapeutisch muss eine adäquate Schmerz- und Atemtherapie, Inhalationen und frühzeitige Mobilisation des Patienten erfolgen. Regelmäßige, bis zu 2-mal tägliche Bronchoskopien zur Sekretmobilisation können erforderlich sein.

Atelektasen

Atelektasen treten postoperativ bei 3–7 % der Patienten auf.

Wesentliche Risikofaktoren:
- Sekretretention
- Hypoventilation
- Flüssigkeitsüberladung
- reduzierte Zilienaktivität
- obstruktive Lungenerkrankungen

Die Leitsymptome sind Dyspnoe und ein abgeschwächtes Atemgeräusch, die Röntgenaufnahme beweist die Diagnose. Unterlappenatelektasen, insbesondere links, können jedoch schwer zu erkennen sein. Therapeutisch erfolgt immer eine Bronchoskopie mit Absaugen des Sekrets, die Intensivierung der präventiven Maßnahmen sowie CPAP-Training oder eine intermittierende, nichtinvasive Beatmung.

Pneumonie

Bei den postoperativen nosokomialen Pneumonien liegen in etwas mehr als 50 % der Fälle gramnegative, bei etwa 40 % grampositive Infektionen vor. Außerdem gibt es ca. 7 % Pilz-Infektionen. Infiltrate und Konsolidierung im Röntgenbild sowie steigende Infektparameter sind bereits Anzeichen für einen fortgeschrittenen Befund. Wichtig ist bei klinischem Verdacht die bronchoskopische Kontrolle mit Anlage einer Kultur für eine antibiogrammgerechte Therapie. Entscheidend sind die Überprüfung und Intensivierung der präventiven Maßnahmen sowie ein frühzeitiger Beginn der Antibiose.

Lungenödem, Postpneumektomie

Klinisch manifestiert sich ein postoperatives Lungenödem meist akut innerhalb von 48 Stunden mit respiratorischem Versagen, insbesondere nach Pneumektomien. Es tritt auch ohne Linksherzinsuffizienz und Flüssigkeitsüberladung auf. Die Inzidenz liegt bei 2,5–4 %. Erhöhter Beatmungs-druck, gestörter Lymphabfluss, Rechtsherzinsuffizienz und Kapillarschäden begünstigen das Auftreten. Diuretikatherapie, Flüssigkeitsrestriktion, NIV-Beatmung und ggf. Reintubation sind die umgehenden Maßnahmen. Die Mortalität dieser kritischen Komplikation liegt trotz aller Bemühungen bei über 50 %.

Respiratorisches Versagen

Verschiedene Störungen können zu einer kritischen Einschränkung des Gasaustausches und zur Erschöpfung des Patienten führen. Intubation und ggf. extrakorporale Lungenunterstützungsverfahren können die Vitalfunktionen sichern. Eine frühzeitige Tracheotomie, lungenprotektive Beatmungsstrategien mit erhöhtem PEEP (8–15 cm H_2O), regelmäßige Bronchialtoiletten und frühe Mobilisation des wachen Patienten sind erforderlich.

Luxatio cordis

Die akute Verlagerung des Herzens nach Resektionen mit partieller Perikardektomie führt zu akutem Kreislaufversagen, typischerweise mit oberer Einflussstauung. Bei klinischem Verdacht kann nur die sofortige Notoperation mit Reposition den Patienten retten. Präventiv und therapeutisch müssen Perikarddefekte (> 3–4 cm), insbesondere rechtsseitige, rekonstruiert werden.

Postpneumektomie-Syndrom

Früh nach einer Pneumektomie kann es zu einer Kreislaufdekompensation durch die massive Verschiebung des Mediastinums zur resezierten Seite kommen, vor allem wenn akzidentell die Drainage unter Sog gesetzt wurde. Das Röntgen-Thoraxbild bestätigt die Diagnose. Umgehende Seitlagerung, Belüftung und Auffüllen der Thoraxhöhle mit Flüssigkeit können Abhilfe schaffen.

Torsion eines Lappens (Mittellappensyndrom)

Typisch ist die Torsion des Mittellappens nach Oberlappenresektion rechts, grundsätzlich aber kann jeder mobile Lungenlappen betroffen sein. Prädisponierend sind fehlende Parenchymbrücken und Adhäsionen sowie der postoperativ vermehrte Platz. Initial zeigt sich zunächst eine Atelektase, die Torsion führt aber auch zum funktionellen Verschluss

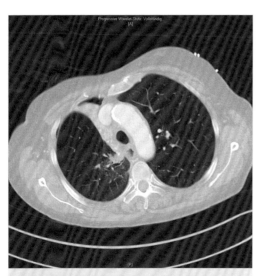

Abb. 7.25 Mittellappensyndrom. Atelektase des mobilen Mittellappens nach VATS-Oberlappenresektion. Bronchoskopischer Nachweis eines Kollapses des Mittellappenbronchus durch Verlagerung. Eine venöse Stauung liegt noch nicht vor.

Merke

Basistherapie ist ein logopädisches Stimmtraining. Eine Unterspritzung des Stimmbands führt zur sofortigen Besserung.

der Vene. Die Diagnose ergibt sich im CT. Das Zeitfenster für eine erfolgreiche chirurgische Revision ist eng. Wenn durch die venöse Stauung eine Auftreibung des Lappens vorliegt, ist die Resektion unumgänglich. Prophylaktisch kann eine Naht den mobilen Mittellappen fixieren (▶ Abb. 7.25).

Nervenverletzungen

Der N. phrenicus kann bei Adhäsionen, vor allem bei Reeingriffen oder bei ausgedehnten Tumorresektionen geschädigt werden. Es resultieren eine Reduktion der Lungenfunktion bis zu 50 % sowie ein Zwerchfellhochstand. Bei eingeschränkter präoperativer Lungenfunktion kann sich eine respiratorische Insuffizienz entwickeln. Sekundär kann eine Zwerchfellraffung helfen.

Der N. laryngeus recurrens ist bei Mediastinoskopien – hier insbesondere linksseitig – sowie bei radikalen Lymphadenektomien gefährdet. Bei einseitiger Läsion ist neben Heiserkeit auch das Abhusten eingeschränkt. Die Diagnose wird durch eine Laryngoskopie bestätigt.

Blutung und Hämatothorax

Blutungskomplikationen nach thoraxchirurgischen Eingriffen sind mit 1–3 % selten. Die Indikation zur Revision sollte großzügig gestellt werden: > 1 Liter/h und > 200 ml/h über mehrere Stunden oder hämodynamische Instabilität sind eindeutige Kriterien. In unklaren Fällen können die Bestimmung des Hämatokrit aus der Drainagenflüssigkeit und das Röntgenbild weiterhelfen. Intrathorakale Verhalte sind häufig, vor allem bei nicht voll funktionsfähigen Drainagen. Gerinnungsstörungen müssen über Koagulationstests analysiert und schnell und ausreichend substituiert werden, ein Absinken der Körpertemperatur sollte verhindert werden. Bei aktiver, symptomatischer Blutung ist eine dringliche oder notfallmäßige Rethorakotomie erforderlich.

Gefürchtet sind plötzliche Nachblutungen aus abgesetzten Gefäßen und Undichtigkeiten nach Klammernahtverschlüssen. Besonders sorgfältige intraoperative Blutstillung ist bei Patienten unter Antikoagulation, dualer Plättchenhemmung oder bei Gerinnungsstörungen erforderlich. Eine nicht kontrollierbare diffuse Blutung kann ein Tamponieren des Hemithorax mit Bauchtüchern erfordern. Bei Hämatothoraces ohne fortbestehende aktive Blutung kann auch eine elektive thorakoskopische Hämatomausräumung erfolgen. Prinzipiell sollten auch Befunde mit geringer Ausdehnung revidiert werden, um sekundäre Komplikationen zu verhindern.

Seröser Pleuraerguss

Vermehrter Sekretfluss über die Drainagen tritt insbesondere nach ausgedehnten Lymphadenektomien auf. Nach Entfernung der Drainagen können sekundär Ergüsse auftreten. Signifikante Ergüsse (> 0,5 Liter) sollten ggf. über in Seldinger-Technik eingebrachte Pig-Tail-Drainagen entlastet werden. Diuretika helfen bei Flüssigkeitsüberladungen.

Chylothorax

Die Inzidenz des Chylothorax beträgt 0,7–2 %. Besondere Verletzungspotenziale liegen bei aggressiver mediastinaler Lymphadenektomie und bei Eingriffen an der V. subclavia links. In der Regel zeigt sich mit Beginn der Nahrungsaufnahme eine chylöse Sekretion über die Drainage. Der Nachweis von Chylomikronen ist beweisend. Die Therapie ist primär konservativ. Unter parenteraler Ernährung soll eine seröse Sekretmenge von unter 300 ml/d erreicht werden. Die Ernährung mit mittelkettigen Triglyzeriden oder auch fettfrei ist häufig nicht ausreichend. Zur Unterstützung des Effekts kann Somatostatin eingesetzt werden. Lokale medikamentöse Verklebungen (Doxycyclin, Talkum), interventionelle Maßnahmen und eine lokale Bestrahlung werden kontrovers diskutiert. Falls die konservativen Maßnahmen erfolglos sind, ist eine operative Revision der Läsion nach intraoperativer oraler Gabe von Fetten (Sahne) und eine zwerchfellnahe Ligatur des Duktus erforderlich.

Wundheilungsstörungen der Thoraxwand

Wundinfekte nach Thorakotomien werden antibiotisch und lokal chirurgisch – ggf. mit einer VAC-Therapie – behandelt. Falls eine direkte Verbindung zum Pleuraraum besteht (Entleerung von Pleuraerguss über die Wunde), muss der Pleuraraum mitbehandelt werden. Eine Infektion oder eine Instabilität nach Sternotomie ist aufgrund der Gefahr einer Osteomyelitis wesentlich kritischer.

Bronchopleurale Fistel, Bronchusstumpf- und Anastomoseninsuffizienz

Bronchopleurale Fisteln gehören zu den schwerwiegendsten Komplikationen in der Thoraxchirurgie. Die meisten Fälle werden 8–12 Tage postoperativ diagnostiziert. Lokale Minderdurchblutung mit Nekrose von Bronchusgewebe ist die häufigste Ursache. Klinisch ist bei liegender Drainage ein größeres Luftleck offensichtlich. Typisch ist plötzlich vermehrter Husten mit viel flüssigem Sekret, ein neu aufgetretener Pneumothorax oder ein Infiltrat durch Aspiration von Sekret aus der Pleurahöhle. Jegliche Veränderung der Hustengewohnheiten ist suspekt. Die Bestätigung erfolgt durch eine Bronchoskopie mit Wasserprobe. Hämopty-

sen im Spätverlauf deuten hin auf eine Arrosion der Pulmonalarterie durch eine lokale Bronchusinsuffizienz mit Ausbildung einer bronchovaskulären Fistel.

Primär erfolgt zunächst eine Drainage und Entlastung der Pleurahöhle. Eine definitive Lösung des Problems ist aber nur durch einen suffizienten Verschluss der Fistel und die Kontrolle über den Hohlraum möglich. Interventionelle bronchoskopische Verklebungen oder „Über-Stentungen" haben – wenn überhaupt – nur einen vorübergehenden Effekt. Erforderlich ist die direkte operative Revision mit Verschluss der Fistel, Nachresektion des Bronchus bzw. Neuanlage einer Anastomose. Im Extremfall kann dies eine Restpneumektomie oder eine Carinaresektion bedeuten.

Vorsicht

Bei Hämoptysen ist eine sofortige Notoperation mit Bronchoskopie im Operationssaal erforderlich, weil das hohe Risiko einer plötzlichen unkontrollierbaren endobronchialen Blutung besteht.

Für die zwingend notwendige plastische Deckung der Bronchusrevision eignet sich besonders gut der gestielte und nach intrathorakal verlagerte M. latissimus dorsi. Der suffiziente Verschluss der Fistel (Source Control) ist der entscheidende Faktor für den Erfolg, aber auch die kontaminierte oder infizierte Pleurahöhle muss saniert werden. Die Revision sollte umgehend nach Diagnosestellung erfolgen, um der Ausbildung eines Pleuraempyems zuvorzukommen.

Pleuraempyem

Die Kontamination der Pleurahöhle kann zu einem postoperativen Pleuraempyem führen. Die Inzidenz liegt bei etwa 2 % aller Patienten nach Lungenresektionen. Begünstigend sind Hohlräume mit Luft, Sekret oder Blut sowie vorbestehende lokale Infektionen. Die wichtigsten dispositionellen Risikofaktoren sind chronisch-infektiöse und onkologische Grunderkrankungen, insbesondere bei prä- oder postoperativer (Radio-)Chemotherapie. Die Symptomatik ist häufig diskret, erhöhte Infektparameter können lange die einzigen Hinweise sein. Erst im Spätverlauf treten Gewichtsverlust, Abgeschlagenheit und subfebrile Temperaturen hinzu. In der Regel findet sich sonografisch oder radiologisch ein zunehmender Erguss. Im CT können Lufteinschlüsse und ein Kontrastmittel-Enhancement nachweisbar sein. Der Beweis gelingt durch die Untersuchung des Ergusses mit Nachweis von Pus, erniedrigtem ph-Wert oder mikrobiologischem Keimnachweis.

Merke

Die Behandlung des Empyems ist nur erfolgreich, wenn der Fokus (z. B. Lungenabszess, bronchopleurale Fistel, Wundinfektion) saniert und der pleurale Hohlraum kontrolliert wird.

Intraoperativ muss die Ursache geklärt und insbesondere eine Bronchusstumpfinsuffizienz ausgeschlossen werden. Die Behandlung des postoperativen Empyems erfolgt in Abhängigkeit der Ursache und der Schwere des Befunds. Grundsätzlich ist in der postoperativen Situation die Indikation zur offenen Revisionsoperation großzügig zu stellen. Frühe Stadien können in Einzelfällen zunächst mit einer Drainagentherapie (Spül-Saug-Drainage) oder einer Thorakoskopie mit Exploration, Débridement und Spülung behandelt werden. Bei verbleibenden Hohlräumen sind weitere chirurgische Maßnahmen erforderlich. Es liegt ein deutlich erhöhtes Risiko für Reinfektionen vor. Wiederholte Débridements und effektive Spülungen können hier erfolgreich sein. Die Option eines Thoraxfensters sollte, wenn möglich, vermieden werden, da dieses mit einer erheblichen Einschränkung der Lebensqualität und folgenschweren weiteren Problemen behaftet ist.

Postpneumektomie-Empyem

Das Risiko für ein Pleuraempyem nach Pneumektomie beträgt bis zu 7 %. Die Mortalität ist hoch. Die Pleurahöhle ist stark infektgefährdet und lässt sich nur schwer sanieren (▶ Abb. 7.26). Die Gefahr eines Rezidiv-Empyems ist extrem hoch. Eine Bronchusstumpfinsuffizienz muss immer ausgeschlossen oder bei Bestätigung durch operative Revision und Deckung behoben werden.

Für die Sanierung der Pleurahöhle wurden unzählige Strategien empfohlen, ohne Konsens für ein bestimmtes Verfahren. Anwendung finden:
• wiederholte Débridements
• vorübergehendes Ausstopfen mit getränkten Bauchtüchern

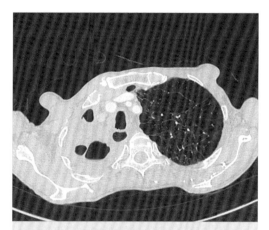

Abb. 7.26 Postpneumektomie-Pleuraempyem. Neu aufgetretene Luft in der Pleurahöhle rechts bei Zustand nach Pneumektomie vor 14 Tagen. Klinisch neu aufgetretener Husten.

• Spülungen mit desinfizierenden Lösungen
• VAC-Therapien
• sekundäres Auffüllen mit Antibiotikalösungen

Nur bei sehr schlechtem Zustand des Patienten kann als Ultima Ratio die Anlage eines Thoraxfensters in Frage kommen.

Persistierende Luftlecks des Lungenparenchyms

Anhaltende postoperative Luftleckagen (> 7 Tage) gehören zu den häufigsten Komplikationen nach Lungenoperationen mit einer Inzidenz von bis zu 15 %. Risikofaktoren sind vorbestehende Lungenveränderungen, insbesondere obstruktive Lungenerkrankungen.

Luftlecks entstehen vermehrt bei ausgedehnten Eingriffen am Parenchym wie bei
• multiplen Metastasen-Enukleationen,
• Lungenvolumenreduktionen,
• Dekortikationen
• Pleurolysen.

Bei Risikopatienten sollten intraoperativ Verstärkungen der Klammernähte sowie die Klebung und Versiegelung von Leckagen erfolgen.

Grundsätzlich werden Patienten mit anhaltenden Luftleckagen mit Drainagen unter Sog behandelt (▶ Abb. 7.27). Hierbei ist der Sog so niedrig wie nötig zu halten, aber nur eine vollständig ent-

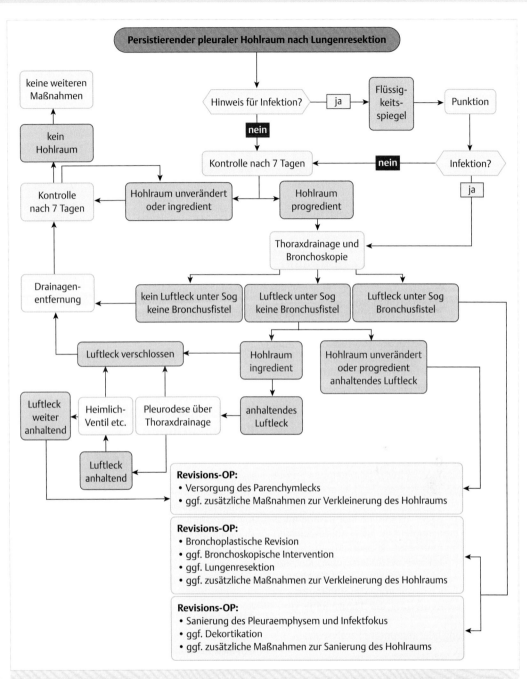

Abb. 7.27 Verfahrensalgorithmus bei persistierendem pleuralem Hohlraum nach Lungenresektionen. Von zentraler Bedeutung sind die Behandlung eines eventuellen Luftlecks und der Ausschluss einer bronchopleuralen Fistel sowie einer Infektion des Pleuraraums. Sollten die Revisionen nicht erfolgreich sein, so muss erneut am Ausgangspunkt gestartet werden.

437

faltete Lunge mit Kontakt zur Pleura verklebt effektiv. Patienten mit stark überblähten Lungen benötigen eventuell keinen Sog. Falls sich abgekapselte Pneumothoraces ausbilden oder Hautemphyseme entstehen, müssen zusätzliche Drainagen eingebracht werden. Bei persistierendem Luftleck kann mit einem Heimlichventil zunächst abgewartet werden. Eine Pleurodese über einer liegenden Drainage kann die Verklebung unterstützen. Bei persistierenden Luftlecks (> 200 ml/min) oder bei nicht ausgedehnter Lunge mit verbleibenden Hohlräumen sollte frühzeitig die Indikation zur operativen Revision gestellt werden, um sekundäre Komplikationen wie Pleuraempyeme zu vermeiden.

Persistierender pleuraler Hohlraum

Die Inzidenz pleuraler Hohlräume ist abhängig von der Primäroperation und dem postoperativen Zeitpunkt. Die höchste Inzidenz besteht nach oberen Bilobektomien und nach ausgedehnten Parenchymresektionen. Bei etwa 10 % aller Patienten persistiert ein Hohlraum noch 3 Monate nach Lungenresektionen. Befunde ohne Luftfistelungen oder Infekt zum Entlassungszeitpunkt haben per se keine wesentliche pathologische Bedeutung und sollten radiologisch kontrolliert werden. Ohne Luftleck resorbiert sich die Luft typischerweise und der Raum füllt sich mit Flüssigkeit auf (▶ Abb. 7.28).

Der Algorithmus weiterer Maßnahmen ergibt sich bei Progredienz (▶ Abb. 7.27). Hier muss konsequent gehandelt werden. Neben der Anlage einer Thoraxdrainage als initiale Maßnahme muss immer eine bronchopleurale Fistel ausgeschlossen werden. Hohlräume mit konservativ nicht beherrschbaren Leckagen erfordern eine Revision mit sehr gründlicher Übernähung und Verklebung und wenn möglich Beseitigung des Hohlraums.

Für eine **Verkleinerung der Pleurahöhle** kommen in Betracht:

- Mobilisierung oder temporäre Paralyse des Zwerchfells
- Auslösen des Mediastinums
- Einschwenken von Muskellappenplastiken oder Omentum majus
- Anlage eines Pleurazelts
- Rippenresektionen
- sonstige Thorakoplastiken

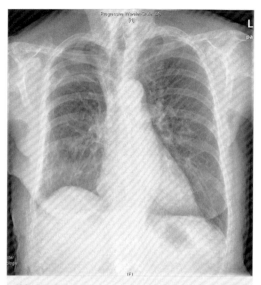

Abb. 7.28 Persistierender pleuraler Hohlraum. Rechts apikal Pneumothorax nach OL-Resektion. Die restliche Lunge kann sich nicht adäquat ausdehnen bei chronischer Lungenerkrankung. Bei konstantem Befund zur Entlassung erfolgt nur eine Röntgenkontrolle im Verlauf.

7.10.3 Späte lokale Komplikationen

Chronischer Schmerz

Nach lateraler Thorakotomie entwickeln 25–60 % aller Patienten ein Postthorakotomie-Schmerzsyndrom, welches Monate oder Jahre anhalten kann. Bei anterolateralen Zugängen tritt es seltener auf. Die Behandlung des neuropathischen Syndroms ist konservativ und multidisziplinär. Gelegentlich können lokale Injektionen und Eingriffe an den Interkostalnerven Erleichterung bringen.

Thoraxwandinstabilität

Nach großflächigen Thoraxwandresektionen können sich Instabilitäten mit paradoxer Atembeweglichkeit und erheblicher respiratorischer Einschränkung entwickeln. Die Instabilität ist in der Regel klinisch eindeutig. Therapeutisch verbleibt meist nur eine sekundäre Stabilisierung. Hierfür eignen sich verschiedene synthetische und biologische Patch-Materialien und ggf. auch Osteosynthesesysteme.

Lungenhernierung

Risikofaktoren für eine Hernierung sind chronisch-obstruktive Lungenerkrankungen, Adipositas und Wundheilungsstörungen. Hernien können auch nach kleineren Eingriffen auftreten und werden typischerweise im Verlauf größer. Die Mehrheit der Patienten gibt lokale Beschwerden, insbesondere beim Husten an. Der Defekt ist meist gut interkostal zu palpieren, der Hustenstoß ist beweisend, das CT bestätigt die Diagnose. Die Behandlung besteht in der operativen Revision. Sollte ein größerer Defekt vorliegen, so empfiehlt sich die Implantation eines stabilen Patches.

Bronchiale Stenosen nach bronchoplastischen Eingriffen

Stenosen nach bronchoplastischen Resektionen treten in bis zu 20 % der Fälle auf, nur ein Teil ist jedoch interventionsbedürftig. Die typischen Symptome sind Dyspnoe und Husten, vor allem aber rezidivierende Infekte und Atelektasen. Minderperfusion, Nahtdehiszenz oder lokale Spannung der Anastomose führen zu überschießendem Granulationsgewebe und Vernarbungen. Diagnose und Behandlung erfolgen bronchoskopisch mittels interventioneller Gewebeabtragung (Laser) und ggf. Einbringen eines Stents. Bei progredientem Verlauf mit rezidivierender Symptomatik muss eine operative Anastomosenrevision, ggf. sogar eine Rest-Pneumektomie nach Manschettenresektion erfolgen.

Stenosen der Trachea bieten aufgrund des größeren Lumens mehr interventionelle Möglichkeiten und lassen sich besser dilatieren und mit Stents schienen. Hier sind sekundäre Komplikationen zu beachten, insbesondere bei längeren Liegezeiten.

Postpneumektomie, Mediastinalsyndrom

Die extreme Verlagerung mit Rotation des Mediastinums zu der pneumektomierten Seite im Spätverlauf nach Pneumektomie mit Verlagerung des Herzens in der hinteren Pleurahöhle kann zu einer Einengung des Hauptbronchus führen. Dyspnoe und reduzierter Allgemeinzustand entwickeln sich typischerweise schleichend, erst nach Monaten oder Jahren. CT-Thorax und Bronchoskopie führen zur Diagnose. Nur in wenigen, hochsymptomatischen Fällen ist eine operative Repositionierung des Mediastinums erforderlich.

Literatur

[1] Gebitekin C, Varela G, Aranda JL, Bayram AS, Jimenez MF, Novoa NM. Postoperative Complications. In: Kuzdzal J et al., eds. ESTS Textbook of thoracic surgery. Kraków: Medycyna Praktyczna; 2014: 85–118

[2] Iyer A, Yadav S. Postoperative Care and Complications after thoracic Surgery, Principles and Practice of cardiothoracic Surgery. Firstenberg MS, ed. Rijeka, Kroatien: InTech; 2013

[3] Little AG, Merrill WH, ed. Complications in cardiothoracic Surgery: Avoidance and Treatment. 2nd ed. Hoboken, New Jersey: Wiley-Blackwell; 2009

[4] Stéphan F, Boucheseiche S, Hollande J et al. Pulmonary complications following lung resection: a comprehensive analysis of incidence and possible risk factors. Chest 2000; 118 (5): 1263–1270

7.11 Lokale Komplikationen in der Gefäßchirurgie

T. Schmitz-Rixen

7.11.1 Blutung und Infektion

Die Beherrschung lokaler Komplikationen in der Gefäß- und Endovaskularchirurgie gehört mit zum wichtigsten Rüstzeug, das wir in der Weiterbildung vermitteln müssen. Das Management von iatrogenen Blutungskomplikationen im eigenen und allen chirurgisch und interventionell tätigen Fachgebieten sei hier an erster Stelle genannt. Nicht oder zu spät erkannte, dann plötzlich hämodynamisch wirksame Blutungen enden nicht selten letal. Entstandene Hämatome bilden oft den Nährboden für Wundheilungsstörungen und Infektionen. Kenntnisse im Gerinnungsmanagement und im Umgang mit neuen Gerinnungs- und Aggregationshemmern bilden ein notwendiges Hintergrundwissen.

Merke

Die zeit- und stadiengerechte Behandlung von Blutungen, Wundheilungsstörungen und postoperativen Infektionen gehört in die Hand des Chirurgen.

Betrachtet man in einer Einrichtung das Auftreten von Nachblutungen, Wundheilungsstörungen und Infektionen ursächlich und ohne Ausnahme als einen Fehler im technischen oder taktischen operativen Vorgehen, im Gerinnungs- und perioperativen Antibiotikamanagement, im Hygienemanagement und in der Indikationsstellung, so hat man

Tab. 7.7 Blutungskomplikationen.

Blutungskomplikation	Maßnahmen
zentrale (Abdomen oder Thorax) oder periphere (Extremitäten) Nachblutung und Kreislaufinstabilität	sofortige operative Revision
zentrale Nachblutung: kreislaufstabil	operative Revision nach Gabe von mehr als 5 Konserven bei einem Transfusionstrigger von Hb < 8 g%
kollare Nachblutung mit Verlegung der Atemwege	sofortige operative Revision
periphere Nachblutung: kreislaufstabil	eventuelle Gerinnungskorrektur, lokale Kompression, operative Revision bei fortbestehender Blutung und Gabe von mehr als 3 Konserven bei einem Transfusionstrigger von Hb < 8 g%
periphere oder kollare Nachblutung: fluktuierendes Hämatom und/oder beginnende Weichteildestruktion	operative Revision

damit bereits ein effektives Qualitäts- und Risikoinstrument aufgebaut. In der Prophylaxe und Vermeidung dieser Komplikationen liegt der Schlüssel zum Erfolg. Der Eintritt dieser Komplikationen erfordert ein zeitgerechtes Vorgehen. Die Indikation zur chirurgischen Intervention bei Nachblutungen hängt von Ausmaß und Lokalisation der Blutung ab. Das in ▶ Tab. 7.7 aufgeführte Stufenschema hat sich bewährt.

Die Angaben in ▶ Tab. 7.7 müssen in einem SOP (Standard Operating Procedure) in jeder Abteilung niedergelegt sein und können insbesondere bezüglich des Transfusionstriggers lokal abweichen.

Die Therapie von Wundheilungsstörungen und -infektionen folgt ebenfalls einem lokalen SOP und dem Prinzip: Ibi pus ibi evacuo. Die Versorgung sekundär heilender Wunden ist durch die Verwendung der Vakuumtherapie entscheidend vereinfacht und in Hinsicht auf die Heilungszeit signifikant verbessert worden.

7.11.2 Gefäßprotheseninfektionen

Hat eine postoperative Infektion eine implantierte Kunststoffprothese erreicht, entsteht durch die mögliche Einbeziehung der Anastomosen mit der Gefahr der Desintegration der Prothesen mit nachfolgender Blutung eine besondere Brisanz [5], [12]. Je früher die Infektion auftritt, desto weniger besteht die Chance, die Prothese zu erhalten. Perioperative Antibiotikaprophylaxe und die sorgfältige Beachtung der Sterilität haben die Inzidenz von Infektionen der in der Gefäßchirurgie weit verbreiteten Kunststoffprothesen deutlich sinken lassen. Jedoch ist eine solche Infektion nur im Ausnahmefall eradizierbar. Ist die Prothese in den Körperhöhlen implantiert und hat die Infektion die Anastomosen – erkennbar durch eine Blutungskomplikation – erreicht, muss man mit einer Letalität von ca. 50 % rechnen. Im Bereich der Extremitäten ist die Letalität zwar deutlich geringer, aber dafür erreicht die Amputationsrate auch ca. 50 %.

Inzidenz

Die Inzidenz variiert zwischen 0,2 und 5 % je nach dem Implantationsort, der Indikationsstellung, der zugrundeliegenden Krankheit und dem Immunstatus. Der Leistenzugang ist der kritischste Ort und der axillofemorale Bypass die kritischste Indikationsstellung.

Klassifikation

Die Klassifikationen nach Szilagyi und Zühlke sind die gebräuchlichsten. 4 Monate post operationem sind der zeitliche Diskriminator zwischen Früh- und Spätinfektion. Als **Grad-I-Infektionen** werden oberflächliche kutane Heilungsstörungen bezeichnet und als **Grad-II-Infektionen** subkutane Infektionen mit intakter Faszie. **Grad-III-Infektionen** erreichen das Prothesenlager, während **Grad-IV-Infektionen** die Gefäßanastomosen involvieren. Auch nach Entfernung einer Gefäßprothese kann die Infektion im Gefäßstumpf möglicherweise durch nicht resorbierbares Nahtmaterial verbleiben und so zum Blow out und zur Blutung führen.

Pathogenese

Die Pathogenese alloplastischer Gefäßprothesen-Infektionen durchläuft die Kaskade: Bakterienadhäsion > Mikrokolonisation in einem Bakterienbiofilm > Aktivierung des Immunsystems > Inflammation des Prothesenlagers und der Anastomosen. Klinisch infiziert imponiert eine nicht inkorporierte Prothese in einem schleimigen Film.

Tab. 7.8 Risikofaktoren für Gefäßprotheseninfektionen.

perioperative Risikofaktoren	patientenzentrierte Risikofaktoren
virulente Infektionen	Chemotherapie
präoperative Hospitalisation	maligne Erkrankung
Reoperation	lymphoproliferative Erkrankung
vorheriger perkutaner Gefäßzugang im Operationsgebiet	Immunsuppression
Probleme mit der Asepsis	Mangelernährung
lange Operationszeiten	Anämie
gleichzeitige Operation an viszeralen Hohlorganen	Diabetes mellitus
Wundheilungsstörungen	Leberzirrhose
Notfalloperation	Niereninsuffizienz

Klinische Infektionsquellen

Infektionsquellen sind die folgenden:
- Wundinfektionen, die das Prothesenlager erreichen
- hämatogene oder lymphogene Bakterienschauer bei entfernten Sepsisquellen (Zahnbehandlung, Endokarditis, Gangrän etc.)
- perioperative Kontamination der Prothese
- mechanische Erosion angrenzender Intestinalorgane bei ungenügender biologischer Sicherung der implantierten Prothese

Risikofaktoren

Als Risiko imponieren perioperative und patientenzentrierte Faktoren (▶ Tab. 7.8).

Bakteriologie

Jeder Mikroorganismus kann eine Gefäßprothese infizieren, wenn auch Staphylococcus aureus die höchste Prävalenz besitzt. Infektionen mit Staphylococcus epidermidis und gramnegativen Bakterien nehmen aber in letzter Zeit einen größeren Raum ein, wie auch multiresistente Stämme ein zunehmendes Problem darstellen. In über der Hälfte der Fälle, besonders bei den Spätinfektionen, gelingt kein Erregernachweis.

Prävention

Eine zeitgerechte Antibiotikaprophylaxe und sorgfältiges aseptisches operatives Handling sind neben einer atraumatischen Operationstechnik selbstverständlich. Ob eine Antibiotika- oder Silberbeschichtung von Dacron-Prothesen einen Vorteil darstellt, konnte bislang nicht gezeigt werden.

PTFE-Prothesen scheinen eine geringere Infektionsanfälligkeit zu haben.

Diagnose

Klinische Infektzeichen in Verbindung mit dem Nachweis einer flüssigkeitsumspülten Prothese in der CT-Angiografie sind die sichersten Nachweise einer Protheseninfektion. Dies gilt auch für Endografts.

Therapie

Je nach Stadium und Zeitpunkt der Infektion kommt der Erhalt der Prothese, die Prothesenentfernung mit Rekonstruktion durch extraanatomischen Bypass im nichtinfizierten Gebiet oder die In-situ-Rekonstruktion nach Prothesenentfernung in Frage. Im letzteren Fall hat sich die biologische Rekonstruktion mit autologem, allogenem oder xenogenem Gefäßmaterial bewährt. Extraanatomische axillofemorale Umleitungen oder In-situ-Rekonstruktionen mit silberbeschichteten Dacron-Prothesen haben sich in unseren Händen dagegen nicht bewährt. Eine Sonderrolle spielt die Umgehungsoperation einer teilinfizierten Dialyseshunt-Prothese mit Erhalt der Anastomosen (▶ Abb. 7.29).

Biologische Sicherung

Neben einer Langzeitantibiose spielt die biologische Sicherung der Neukonstruktion mit Omentum im Abdomen und der Leiste und Muskelverschiebeplastiken als Reinfektionsprophylaxe eine wichtige Rolle.

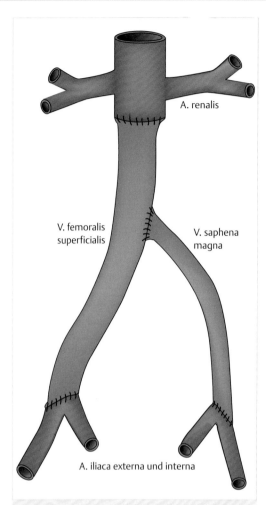

A. renalis

V. femoralis
superficialis

V. saphena
magna

A. iliaca externa und interna

Abb. 7.29 Biologische Rekonstruktion der Aortenbifurkation mit V. femoralis superficialis und V. saphena magna nach Exzision einer infizierten aortobiiliakalen Dacron-Prothese (schematische Darstellung).

7.11.3 Nervenverletzungen

Die überwiegende Anzahl von Nervenverletzungen [6], [7] ist auf akute und chronische ischämische Ursachen zurückzuführen. Traumatisch bedingt ist es mehrheitlich ein Druckschaden durch rigoros eingesetzte Spreizer oder Haken, postoperative oder posttraumatische Hämatome und Kompartmentsyndrome, der den Funktionsausfall eines Nervs vorübergehend und dann lange oder definitiv bewirkt.

Ischämische Ursachen

Periphere Nerven haben eine Ischämietoleranz von 6–8 Stunden, das Rückenmark in Abhängigkeit von der Kollateralisierung von wenigen Minuten. Aber auch eine chronische Ischämie bei PAVK und Diabetes kann zur Nervenschädigung führen.

Traumatische Ursachen

Exakte Kenntnisse der anatomischen Nervenverläufe und ihrer Varianten helfen, ein scharfes Trauma intraoperativ zu vermeiden. Die meisten Schädigungen werden aber durch abnormen, nicht vermeidbaren Druck verursacht. Spezielle Taktiken, wie z. B. die Schonung der V. saphena magna am Unterschenkel beim Stripping oder die endovenöse Therapie, führen zu signifikant weniger Läsionen des N. saphenus.

Neuropathie

Diabetes, Alkoholismus, Urämie, Drogenkonsum, Vaskulitis, Infektionen, ein langer Aufenthalt auf einer Intensivstation und Nebenwirkungen von Medikamenten können ebenfalls zu oft multifaktoriellen Nervenschäden beitragen.

Diagnostik

Die exakte Diagnose steht und fällt neben der Klinik mit elektrophysiologischen Untersuchungen. Dies gilt für motorische und sensorische Ausfälle.

Behandlungsprinzipien

Revaskularisationen bei akuten arteriellen Ischämien lassen die Nervenfunktion häufig innerhalb eines Monats zurückkehren, wobei auch Verläufe bis zu 1 Jahr bekannt sind. Persistierende neuropathische Schmerzen sind schwierig zu behandeln. Gelegentlich hilft der Einsatz von Antidepressiva und Antiepileptika, letztere sollten aber durch einen Neurologen verordnet werden. Traumatisch bedingte Nervenverletzungen bedürfen bei Komplettausfall der sofortigen chirurgischen Exploration mit eventueller Nervennaht oder Nerveninterposition und Dekompression bei vermutetem Druck. Partielle Ausfälle haben eine deutlich bessere Prognose.

7.11.4 Versagen von Gefäßrekonstruktionen

Die häufigste Ursache von unmittelbar postoperativen Verschlüssen der Originalstrombahn oder von interponierten Gefäßprothesen liegt in technischen Fehlern bei der Rekonstruktion oder Fehlern in der Indikationsstellung, wenn bei letzterem z. B. eine Gefäßprothese auf ein inadäquates arterielles Empfängersegment genäht wurde [3], [10]. Aber auch Fehler in der perioperativen medikamentösen Antikoagulation und Antiaggregation bzw. das Auftreten von Reaktionen gegen Heparin (HIT) können eine Rekonstruktion versagen lassen. Dies gilt gleichermaßen für arterielle wie für venöse Rekonstruktionen.

Merke

In der perioperativen Phase ist die umgehende Exploration und Ursachensuche und -beseitigung wichtig und sollte in jeder Klinik durch ein SOP geregelt sein.

Surveillance mit Ultraschall

Die intraoperative Abschlusskontrolle durch hochauflösende Ultraschallgeräte oder eine Angiografie ist ein nicht verzichtbares Instrument der Qualitätssicherung.

Folgendes muss ausgeschlossen werden:
- vermeidbare Intimastufen
- signifikante Reststenosen
- Klemmschäden
- lokale Dissektionen
- Störungen eines einwandfreien Zuflusses sowie Abflusses in das aufnehmende Gefäßbett

Kommt es zum postoperativen Versagen, so ist es die Duplexsonografie, die eine sichere und schnelle Diagnose erbringt.

Frühverschlüsse

Eine fehlende Verbesserung des erwarteten Pulsstatus und der Doppler-Verschlussdruckwerte ergeben den Verdacht auf einen Frühverschluss (0–30 Tage). Duplexsonografie und/oder Angiografie (alternativ Magnetresonanzangiografie) bestätigen den Verschluss.

Ursächlich spielen folgende Faktoren eine Rolle:

- operativ-technische Fehler
- Thrombogenizität einer Prothesenoberfläche oder eines thrombendarteriektomierten Gefäßabschnitts
- Lücken in der Antikoagulation und/oder Thrombozytenantiaggregation

Rezidivierende Verschlüsse ohne Identifikation der vorgenannten Fehler können auf eine ASS- oder Clopidogrel-Resistenz oder eine Thrombophilie hinweisen und müssen dementsprechend abgeklärt werden. Therapeutisch kommt die Reexploration oder Reintervention in Frage.

Spätverschlüsse

Ursächlich imponieren bei Spätverschlüssen (> 30 Tage):
- neointimale Hyperplasie im Sinne einer fehlgeleiteten biologischen Antwort
- strukturell bedingte konstriktive Remodellierung autologer Venentransplantate
- Degeneration von biologischen xenogenen und von alloplastischen Prothesen
- Progression der Arteriosklerose

Diagnostisch steht bei akutem Verschluss die Angiografie in Interventionsbereitschaft im Vordergrund. Durch Fibrinolysetherapie kann man oft das zugrundeliegende Problem demaskieren und dann durch endovaskuläre Maßnahmen wie Angioplastie und Stent-Angioplastie lösen.

7.11.5 Anastomosenaneurysmen

Handwerkliche Fehler und Infektionen führen zum frühen Auftreten von falschen Aneurysmata bis hin zur Desintegration der Anastomosen [8], [14]. Späte Aneurysmen treten im Mittel 6 Jahre nach der Anlage aufgrund von gestörtem mechanischen Stress (End-zu-Seit-Anastomose), Low-Grade-Infektionen, einem Versagen des Prothesen- oder Nahtmaterials und der Degeneration der Gefäßwand auf, z. B. infolge einer ausgedehnten Thrombendarteriektomie. Größere Aneurysmen sind nicht selten durch Thromben ausgekleidet.

Inzidenz

Die Inzidenz beträgt 1,4–4 % aller arteriellen Anastomosen.

Diagnose

Die Diagnose wird bei komplettem Zerfall der Anastomose durch die dann auftretende Blutung gestellt oder bei regelmäßiger Überwachung der Rekonstruktion durch Duplexsonografie, die im Langzeitverlauf halbjährlich bis jährlich indiziert ist, und im bestätigten Verdachtsfall durch kontrastmittelgestützte Computertomografie.

Indikation für eine Therapie

Eine Blutung ist eine Notfallindikation, Schmerzsymptomatik oder die Embolie von Thromben stellen eine dringliche Behandlungsindikation dar, während Aneurysmen bis zum 3-fachen Durchmesser der angrenzenden Arterie durch Duplexsonografie in halbjährlichem Abstand überwacht werden können.

Therapie

Außer bei Infektionen besteht die offene chirurgische Therapie in der Neuanlage der Anastomose in der Regel mit Verlängerung der Rekonstruktion. Viele Anastomosen – außer in der Leiste – können auch durch Implantation geeigneter Stentgrafts repariert werden.

7.11.6 Aortoenterale Fisteln

Neben primär aortoenteralen Fisteln [4] zwischen erkrankter Aorta (Aneurysma oder schwerwiegende Kalzifizierung mit gedeckter Plaqueruptur) und angrenzendem Intestinum (Ösophagus, Duodenum, Jejunum, Colon sigmoideum) imponieren sekundäre aortoenterale Fisteln in gleicher Lokalisation nach offenem Aortenersatz, aber auch nach endovaskulärer Aneurysmareparatur als schwerwiegende lebensbedrohliche lokale Komplikation. Die Inzidenz beträgt weniger als 1%. Das Leitsymptom ist je nach Lokalisation die obere oder untere gastrointestinale Blutung mit/ohne Zeichen einer Infektion. Die Infektion ist systemimmanent, kann abszedieren und entwickelt sich oft zur Sepsis. Ursächlich alteriert nicht durch Gewebe gedecktes Prothesenmaterial die intestinale Wand. Allerdings können auch durch Endografts ausgeschaltete große thorakale Aneurysmen den Ösophagus erodieren, wobei der Mechanismus nicht geklärt ist (▶ Abb. 7.30).

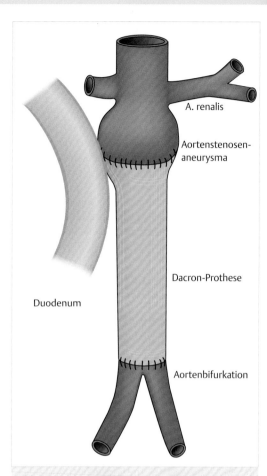

Abb. 7.30 Schematische Darstellung des Entstehungsmechanismus einer aortoduodenalen Fistel bei einem Anastomosenaneurysma einer Dacron-Prothese.

A. renalis

Aortenstenosenaneurysma

Dacron-Prothese

Duodenum

Aortenbifurkation

Diagnose

Bei jeder gastrointestinalen Blutung bei einem Patienten mit aortalem offenem oder endovaskulärem Gefäßersatz muss diese schwerwiegende Diagnose ausgeschlossen werden. Endoskopie mit Ausblick auf implantiertes Prothesenmaterial und Kontrastmittelcomputertomografie sichern die Diagnose.

Therapie

In der Notfallsituation der Blutung und/oder Sepsis kann eine Endograftimplantation und Abszessdrainierung durch computertomografisch gesteuerte Punktion lebensrettend sein. Nach Stabilisierung des Patienten kann in Monatsfrist die Rekonstruktion nach den Prinzipien der septischen Gefäßchirurgie erfolgen.

Dies bedeutet **intraabdominell**:
- Entfernung der Gefäßprothese oder des Stentgrafts,
- autologer, allogener oder xenogener biologischen Gefäßersatz,
- Versorgung des intestinalen Lecks durch direkte Naht oder
- Segmentresektion des betroffenen Darmabschnitts.

Hiernach erfolgt die biologische Sicherung durch Interposition eines Omentumflaps. Intrathorakal gilt das gleiche Prinzip, jedoch ist eine Ösophagusperforation nicht nahtfähig. Sollte hier der Versuch scheitern, die Perforation durch eine intraluminale Klammer zu schließen, bleibt nur die Ösophagektomie mit späterer Rekonstruktion durch Magen- oder Kolonhochzug übrig. Bei fehlender allgemeiner Operabilität sind die wiederholte CT-gesteuerte Drainage und der endoskopische Verschluss der Fistel eine Chance, diese Patienten für mehrere Monate am Leben zu erhalten.

7.11.7 Komplikationen bei endovaskulären Eingriffen

Neue Methoden erzeugen neue lokale Komplikationen [2], [9], [11], [13]. Diese umfassen Blutungen und falsche Aneurysmen an den Zugangsstellen, Perforationen der Zugangswege und im Falle der Implantation von Endografts zur Aneurysmaausschaltung persistierende oder sekundär durch Prothesenmigration oder Krankheitsprogress entstehende Undichtigkeiten an den Andockstellen oder an den Überlappungsstellen zwischen modularen Prothesenteilen. Diese Komplikationen müssen durch Erweiterung der Rekonstruktion behandelt werden. Rückblutende Lumbalarterien oder eine offene A. mesenterica inferior können so lange durch Schnittbilddiagnostik in Überwachung bleiben, solange der verbliebene Aneurysmasack nicht expandiert. Die Inzidenz dieser Endoleak genannten Komplikation wird unterschätzt und beträgt 7–15 %. Allerdings kann die überwiegende Mehrzahl durch endovaskuläre Techniken behandelt werden. Für den Rest bleibt die Konversion zu offen-chirurgischen Verfahren.

7.11.8 Lymphatische Komplikationen

Postrekonstruktionsödem

Nach Wiederherstellung der Durchblutung einer akut ischämischen Extremität entsteht regelmäßig ein Lymphödem [1]. Im Extremfall bildet sich in den 4 Kompartimenten des Unterschenkels ein Überdruck, der zur Druckschädigung der Nerven, insbesondere des N. peroneus, und zur Kompression der Gefäße führen kann. Im letzteren Fall ergibt sich die Indikation zur sofortigen Fasziotomie, ausgeführt durch eine laterale Inzision, über die alle 4 Kompartimente eröffnet werden können. Ohne Kompartmentsyndrom erfolgt die Behandlung durch Hochlagerung der Extremität, einen Kompressionsstrumpf Klasse I oder eine maschinelle intermittierende Kompressionsbehandlung.

Milde Ödeme treten auch nach Gefäßrekonstruktionen bei chronischer Ischämie im Stadium der Belastungsinsuffizienz auf. Diese können hartnäckig mehrere Wochen bestehen, reagieren aber prompt auf oben angegebenes Behandlungsregime oder eine manuelle Lymphdrainage.

Lymphfisteln

Die intraoperative Verletzung von Lymphgefäßen führt in 0,8– 6,4 % der arteriellen Operationen in der Leiste zu hartnäckigen Lymphfisteln. Mit ihrem ausgeprägten lymphatischen Netzwerk ist die Leiste für diese Fisteln prädisponiert. Externe Kompression stoppt in mehr als 90 % der Fälle den Fistelfluss; selten entwickelt sich ein subkutaner Lymphstau, den man als Lymphozele bezeichnet. Ist eine auch wiederholte Punktion unter streng aseptischen Kautelen mit anschließender externer Kompression nicht erfolgreich, ist wie bei persistierenden Lymphfisteln die operative Revision indiziert. Die subkutane Injektion von Toluidinblau führt zur Anfärbung der Lymphgefäße und erleichtert intraoperativ die gezielte Ligatur. Perivaskuläre Injektion von Thrombin kann den Fistelverschluss unterstützen.

In verzweifelten Fällen kann auch eine Strahlentherapie als Ultima Ratio eingesetzt werden. Entsteht die Komplikation durch Verletzung intestinaler Lymphgefäße oder des chylösen Hauptgangs, entwickelt sich ein chylöser Aszites bzw. ein Chylothorax. Eine mittelfristige total parenterale Ernährung kann den Fistelfluss zum Erliegen bringen. Selten ist die operative Revision erforderlich.

Vorher sollte man eine Verödung der Lymphbahnen durch eine Lymphografie mit lipophilem Kontrastmittel versuchen. Verletzungen der Lymphgefäßeinmündung in die V. jugularis bedürfen aber regelhaft der operativen Revision mit Ligatur des Ductus thoracicus. Die enterale Applikation von Sahne 30 Minuten vor der Revision erleichtert die intraoperative Identifizierung der Fistel.

Literatur

[1] AbuRahma AF, Woodruff BA, Lucente FC. Edema after femoropopliteal bypass surgery: lymphatic and venous theories of causation. Journal of Vascular Surgery 1990; 11: 461–467

[2] Allaire E, Melliere D, Poussier B et al. Iliac artery rupture during balloon dilatation: what treatment? Annals of Vascular Surgery 2003; 17: 306–314

[3] Conte MS, Bandyk DF, Clowes AW et al. Results of PREVENT III: a multicenter, randomized trial of edifoligide for the prevention of vein graft failure in lower extremity bypass surgery. Journal of Vascular Surgery 2006; 43: 742–751, discussion 51

[4] Danneels MI, Verhagen HJ, Teijink JA et al. Endovascular repair for aorto-enteric fistula: a bridge too far or a bridge to surgery? European Journal of Vascular and Endovascular Surgery: the official journal of the European Society for Vascular Surgery 2006; 32: 27–33

[5] Kieffer E, Gomes D, Chiche L et al. Allograft replacement for infrarenal aortic graft infection: early and late results in 179 patients. Journal of Vascular Surgery 2004; 39: 1009–1017

[6] Kim DH, Murovic JA, Tiel RL et al. Management and outcomes in 318 operative common peroneal nerve lesions at the Louisiana State University Health Sciences Center. Neurosurgery 2004; 54: 1421–1428, discussion 8–9

[7] Moawad MR, Masannat YA, Alhamdani A et al. Nerve injury in lower limb vascular surgery. The Surgeon: journal of the Royal Colleges of Surgeons of Edinburgh and Ireland 2008; 6: 32–35

[8] Mulder EJ, van Bockel JH, Maas J et al. Morbidity and mortality of reconstructive surgery of noninfected false aneurysms detected long after aortic prosthetic reconstruction. Archives of Surgery 1998; 133: 45–49

[9] Ricotta JJ 2nd. Endoleak management and postoperative surveillance following endovascular repair of thoracic aortic aneurysms. Journal of Vascular Surgery 2010; 52: 91S–99S

[10] Rzucidlo EM, Walsh DB, Powell RJ et al. Prediction of early graft failure with intraoperative completion duplex ultrasound scan. Journal of Vascular Surgery 2002; 36: 975–981

[11] Sidloff DA, Gokani V, Stather PW et al. Type II endoleak: conservative management is a safe strategy. European Journal of Vascular and Endovascular Surgery: the official journal of the European Society for Vascular Surgery 2014; 48: 391–399

[12] Szilagyi DE, Smith RF, Elliott JP et al. Infection in arterial reconstruction with synthetic grafts. Annals of Surgery 1972; 176: 321–333

[13] Ueshima E, Yamaguchi M, Muradi A et al. Management of type II endoleak after endovascular repair of arteriocaval fistula complicating aortoiliac aneurysm: case report and literature review. Journal of Vascular and Interventional Radiology: JVIR 2014; 25: 1809–1815

[14] Zhou W, Lin PH, Bush RL et al. Carotid artery aneurysm: evolution of management over two decades. Journal of Vascular Surgery 2006; 43: 493–496, discussion 7

8 Besonderheiten der perioperativen Medizin bei speziellen Patientengruppen

8.1 Kinder und Jugendliche

K. Reinshagen

8.1.1 Pathophysiologische Unterschiede von Säuglingen/ Kindern gegenüber Adoleszenten

Bei der Behandlung von Kindern sind grundsätzliche pathophysiologische Unterschiede des kindlichen Organismus zu beachten. Die Proportionen eines kleinen Kindes und eines Säuglings sind von einem großen Kopf, großem Abdomen und kleinen Extremitäten gekennzeichnet. Dies resultiert in einer größeren Körperoberfläche in Relation zum Körpergewicht, weshalb Kinder anfälliger für Flüssigkeitsverluste [1] und Wärmeverluste sind.

Je jünger/kleiner die Kinder sind, desto höher ist die Gefahr des Wärmeverlusts perioperativ. Die Wärmeverluste werden dabei durch die große Körperoberfläche wie auch durch die geringere Hautdicke und das häufig weniger stark ausgeprägte subkutane Fettgewebe begünstigt. Die Körperkerntemperatur kann bei Kindern auch nach Beendigung der Kälteexposition, beispielsweise im Rahmen einer Operation, noch weiter sinken. Das führt dazu, dass die kritische Außentemperatur, bei der ein Überleben gerade noch möglich ist, weit höher ist als beim erwachsenen Menschen. Dem Wärmehaushalt des Kindes ist deshalb sehr hohe Beachtung zu schenken.

Weiterhin sind die Normalwerte der Vitalparameter im Kindesalter altersabhängig und müssen den behandelnden Ärzten geläufig sein. Die Atemfrequenz von Kindern ist deutlich höher und nähert sich im Teenageralter der adulten Atemfrequenz an. Ebenso ist es mit der Herzfrequenz und der minimalen Herzfrequenz. Der Blutdruck hingegen liegt beim Neugeborenen deutlich niedriger und steigt kontinuierlich bis zum Abschluss der Pubertät an.

Zusatzinfo

Die Auflistung der Normalwerte ist der gängigen Literatur für Kinder- und Jugendmedizin oder Kinderanästhesie zu entnehmen.

Bezüglich des Wasserhaushalts ist es wichtig sich zu vergegenwärtigen, dass das Extrazellularvolumen des Säuglings sehr viel höher ist und mit ca. 1 Jahr die Werte des erwachsenen Menschen erreicht. Dabei sind die Serumelektrolytwerte bei Kindern jeder Altersklasse vergleichbar mit den Werten des erwachsenen Menschen. Abnorme Flüssigkeitsverluste führen bei Kindern sehr rasch zu einer Dehydration, so dass die klinischen Symptome einer Dehydratation sorgfältig überwacht werden müssen [9].

Je kleiner/jünger ein Kind ist, desto höher ist der Flüssigkeitsbedarf, ausgenommen beim Neugeborenen. Neben dem alters- und gewichtsadaptierten Basisbedarf an Flüssigkeiten (▸ Tab. 8.1) müssen Flüssigkeitsverluste über Drainagen miteinbezogen werden. Bei Fieber sollte eine zusätzliche Infusionsmenge von 10 ml/kg KG/d pro Grad Celsius über 38° substituiert werden. Dabei ist eine Urinproduktion von 1–2 ml/kg KG/h anzustreben. Bei größeren abdominellen Eingriffen ist die Infusionstherapie zudem dem Operationstrauma, der Operationszeit und der Grunderkrankung anzupassen; eine Überwachung sollte in diesen Fällen auf einer pädiatrisch geschulten Intensivstation erfolgen.

Die Indikation zur Erythrozytenkonzentrat-Substitution sollte bei Kindern streng gestellt werden und orientiert sich neben der Art der Grunderkrankung und Operation auch wieder am Alter des Patienten. Früh- und Neugeborene werden üblicherweise bei einem Hb unter 11 g/dl (nach Rücksprache mit einem Neonatologen), Kinder

Tab. 8.1 Volumentherapie bei Kindern: Basisbedarf in Korrelation zum Körpergewicht.

Gewicht	pro Stunde	pro Tag
< 10 kg KG	4 ml/kg KG	100 ml/kg KG
10–20 kg KG	40 ml + 2 ml/kg KG (pro kg > 10 kg KG)	1000 ml + 50 ml/kg KG (kg > 10 kg)
> 20 kg KG	60 ml + 1 ml/kg KG (pro kg > 20 kg KG)	1500 ml + 20 ml/kg KG (pro kg > 20 kg)

und Jugendliche erst ab Werten unter 7 g/dl substituiert. Welcher Hb noch toleriert werden kann, hängt auch von der Grunderkrankung und der Art der Operation ab. 4 ml EK pro kg KG heben den Hb-Wert etwa um 1 g/dl an (das entspricht etwa 3–5 % Hämatokrit). Thrombozytensubstitution und FFP-Substitution sollten ausschließlich auf einer pädiatrischen Intensivstation erfolgen [9].

Grundsätzlicher Unterschied in der Behandlung von Kindern ist zudem, dass sich der Metabolismus von Medikamenten umso deutlicher vom erwachsenen Organismus unterscheidet, je jünger die Patienten sind. Die Dosierung der für Kinder zugelassenen Medikamente wird dabei in Abhängigkeit vom Körpergewicht angegeben und muss exakt berechnet werden.

> **Vorsicht**
>
> Eine erhebliche Anzahl von Medikamenten, die beim erwachsenen Patienten gebräuchlich sind, haben keine Zulassung für Kinder oder sind sogar kontraindiziert bei Kindern.

Bei Unsicherheiten sollten konsiliarisch die Kollegen der Kinder- und Jugendmedizin in die internistische Therapie mit einbezogen werden. Für die Medikamentendosierungen gibt es Leitfäden für die Therapie im Kindesalter einschließlich der gewichtsadaptierten Dosierungen. Bei Kindern eignet sich nach wie vor die rektale Applikation von Medikamenten, da sie von den Kindern weniger Compliance verlangt als die orale Applikation.

Auch Antibiotika werden streng nach Körpergewicht dosiert. Bei Säuglingen ist dabei zu beachten, dass das Immunsystem noch nicht ausgereift ist und deshalb nicht alle Behandlungsregime des erwachsenen Patienten übernommen werden können.

> **Merke**
>
> Für die evidenzbasierte antibiotische Therapie sollten die Empfehlungen der Gesellschaft für pädiatrische Infektiologie (DGPI e. V.) eingehalten werden.

8.1.2 Präoperative Nahrungskarenz

Für die präoperative Nahrungskarenz verweisen wir auf die Empfehlungen des Arbeitskreises Kinderanästhesie der DGAI. Es besteht die Empfehlung für Säuglinge, eine Nahrungskarenz von 4 Stunden Stillpause sowie 2 Stunden Teepause vor Beginn der Narkoseeinleitung einzuhalten. Für alle Kinder jenseits des Säuglingsalters besteht die für Erwachsene empfohlene 6-stündige Nahrungskarenz und 2-stündige Wasserpause.

8.1.3 Postoperativer Nahrungsaufbau

Der postoperative Kostaufbau von Kindern kann bei Eingriffen, die nicht das Retroperitoneum und das Abdomen betreffen, nach komplettem Erwachen aus der Narkose erfolgen. Die Inzidenz von postoperativer Übelkeit und Erbrechen (POVOC, Postoperative Vomiting in Children) beträgt bei Kindern je nach Alter und Eingriff bis zu 89 % und liegt damit über der Inzidenz bei adulten Patienten. Der Altersgipfel des postoperativen Erbrechens beträgt dabei 6–10 Jahre. Mit Einsetzen der Pubertät sinkt die Rate wieder ab und nähert sich der Inzidenz von Patienten im erwachsenen Alter an. Risikofaktoren und prophylaktische Maßnahmen sind vom Arbeitskreis Kinderanästhesie publiziert worden.

Der Beginn der enteralen Ernährung bei kindlichen abdominellen und gastrointestinalen Eingriffen richtet sich in erster Linie nach der zugrundeliegenden Pathologie und dem Einsetzen einer normalen Darmmotorik. Da abdominelle/gastrointestinale Eingriffe im überwiegenden Anteil Notfalleingriffe sind, ist das Ausmaß einer Inflammation oder einer Ischämie des Darmes Hauptindikation für eine Unterbrechung der enteralen Ernährung.

> **Merke**
>
> Im Säuglings- oder Kleinkindesalter kann aufgrund der geringen Darmlumina eine postoperative passagere Stenose der Anastomose aufgrund von Schwellung **häufiger** auftreten als bei größeren Patienten.

Generell kann der enterale Kostaufbau nach gastrointestinalen Eingriffen begonnen werden, wenn Darmgeräusche auskultiert werden können und ein Rückstau von galligem Sekret über eine liegende Magensonde nicht mehr nachgewiesen werden kann. Die Zusammensetzung der Nahrung beim Kostaufbau hängt in erster Linie vom Alter des Patienten ab. Zudem gibt es für Säuglinge und Kleinkinder in schwierigen Ernährungssituationen eine Vielzahl von hochaufgeschlüsselten Nahrungen, deren Zusammensetzung und Indikationen den Grunderkrankungen angepasst werden muss.

8.1.4 Thromboseprophylaxe im Kindesalter

Perioperative oder postoperative thromboembolische Geschehen sind bei Kindern vor der Pubertät ausgesprochen selten. Spontan treten venöse Thromboembolien mit einem Erkrankungsgipfel in der Neugeborenenperiode und mit einer weiteren Häufung zu Beginn der Pubertät auf.

Nach der Pubertät sind die Jugendlichen wie erwachsene Patienten zu behandeln. Bei Jugendlichen mit beginnenden Pubertätszeichen (ab Tanner II) sollten expositionelle und dispositionelle Faktoren wie beim adulten Patienten bewertet werden. Dies gilt auch für Kinder und Jugendliche mit einer Hormontherapie, wie z. B. einer Hochwuchstherapie.

Eine Indikation zur perioperativen Thromboseprophylaxe bei Kindern ist nur in Ausnahmefällen gegeben. Dabei spielen neben einer ausführlichen Eigen- und Familienanamnese auch die Grunderkrankung und die Art der diagnostischen oder therapeutischen Intervention eine wichtige Rolle. Spezielle Risikofaktoren sind neben kardialen Erkrankungen die parenterale Ernährung sowie auch onkologische Erkrankungen.

Da der Eintritt in die Pubertät weit streuen kann, sollte folgender **Richtwert für die Thromboseprophylaxe** mit niedermolekularem Heparin gelten:
- Prophylaxe bei Mädchen ab Menarche, Alter > 13 Jahre oder Gewicht > 45 kg
- Prophylaxe bei Knaben ab Alter > 15 Jahre oder Gewicht > 50 kg
- oder im Pubertätsstadium Tanner II (Vorhandensein von Schambehaarung)

Zu berücksichtigen ist, dass die heparininduzierte Thrombopenie (HIT) auch im Kindesalter vor-

kommt. Diagnostik und Therapie sind vergleichbar der von erwachsenen Patienten.

Vorsicht

Kinder mit einer bekannten **Thrombophilie** sollten nur in enger Kooperation mit speziell erfahrenen Zentren für pädiatrische Hämostasiologie behandelt werden [1].

8.1.5 Infusionstherapie und Ernährung

Die Substitution von Wasser und Elektrolyten orientiert sich – neben der Grunderkrankung und der Art des geplanten operativen Eingriffs – insbesondere am Alter des Patienten. Der Flüssigkeitshaushalt im Säuglings- und Kleinkindesalter ist dabei ein sehr störanfälliges System, weshalb es einiger Erfahrung in der Steuerung der parenteralen Flüssigkeitszufuhr und Ernährung bedarf. Insbesondere bei kleinen Kindern ist darauf zu achten, dass Verluste über Drainagen oder Magensonden penibel bilanziert und ausgeglichen werden müssen und bei höheren Mengen auch ein intensives Monitoring der Elektrolyte erfolgt.

Merke

Für Neugeborene in den ersten Lebenstagen gelten andere Richtwerte. Die Betreuung sollte neonatologisch erfahrenen Abteilungen vorbehalten sein.

Ein sorgfältiges Monitoring der Elektrolyte, aber auch des Blutzuckers sind dabei umso bedeutender, je jünger und kleiner die Patienten sind.

Frühgeborene und kleine Kinder sind perioperativ auf eine kontinuierliche Glukosezufuhr angewiesen [10]. Der Glukosebedarf liegt dabei deutlich über dem Bedarf von Adoleszenten oder erwachsenen Patienten. Die perioperative Infusionstherapie ist bei kleinen Patienten ausgesprochen schwierig und sollte unbedingt erfahrenen Kinderanästhesisten oder bei Frühgeborenen den Neonatologen überlassen werden [5]. Kann der Patient postoperativ nicht enteral ernährt werden, so ist bei Kleinkindern nach 24 Stunden mit einer parenteralen Ernährung zu beginnen, zumindest mit der

Aminosäuresubstitution. Die Steuerung der parenteralen Ernährung bei kleinen Kindern ist jedoch komplex und bedarf sehr genauer Berechnung der Infusionslösung (siehe ▶ Tab. 8.1).

8.1.6 Patienten mit Stoma

Bei chirurgischen Eingriffen am Gastrointestinaltrakt im Kindesalter handelt es sich überwiegend um Notfalleingriffe, welche nicht selten das Anlegen von Enterostomata bedingen. Die Erfordernisse an die Stomata wie auch deren Versorgung erfolgt in Analogie zum erwachsenen Patienten. Unbedingt zu beachten ist aber, dass insbesondere bei Säuglingen und Kleinkindern aufgrund des empfindlicheren Flüssigkeits- und Elektrolythaushalts Patienten mit Stomata häufig auf eine parenterale Flüssigkeits- oder gar Nahrungszufuhr angewiesen sind. Entsprechend benötigen Patienten mit Dünndarmstomata eine regelmäßige Kontrolle der Elektrolyte, anfangs im Serum. Im Verlauf kann der Elektrolythaushalt mittels der Elektrolytausscheidung im Urin sehr gut überwacht werden. Bei der schmerzfreien Gewinnung der Probe zeigen sich ein manifester und auch ein latenter Natriummangel. Fast alle Säuglinge mit einem Dünndarmstoma benötigen eine Elektrolytsubstitution, welche im besten Fall durch die enterale Gabe von Natriumbicarbonat oder einer Zucker-Elektrolytlösung, wie sie bei Durchfallerkrankungen empfohlen wird, erfolgen kann. Eine zügige Rückverlagerung von Enterostomata, soweit die Grunderkrankung dies zulässt, ist deshalb bei Säuglingen und Kleinkindern angezeigt [6], [7].

Besteht das Stoma für einen längeren Zeitraum, so ist ein engmaschiges Screening des kindlichen Gedeihens unbedingt erforderlich, um eine Mangelernährung des Kindes aufgrund des Stomas frühzeitig zu erkennen und behandeln zu können.

> **Merke**
>
> Bei der ambulanten postoperativen Betreuung ist die Mitbetreuung durch einen pädiatrisch-gastroenterologisch erfahrenen Kinderarzt sehr wichtig.

8.1.7 Schmerztherapie

Kinder können ab der 24. Gestationswoche Schmerzen empfinden. Da schmerzhafte Erfahrungen im frühen Kindesalter die Schmerzrezeption

im höheren Alter beeinflussen (Schmerzgedächtnis), ist eine dem Lebensalter angepasste Schmerztherapie bei Kindern ausgesprochen wichtig [11].

Eine objektive Schmerzbeurteilung ist dabei eine der Grundvoraussetzungen und umso schwieriger, je jünger die Patienten sind. Schmerzreaktionen sind dabei sehr variabel, können durch Mimik, Motorik, Weinen und Schreien geäußert werden.

In der präverbalen Altersgruppe hat sich zur Einschätzung von Schmerzen im deutschsprachigen Raum die **kindliche Unbehagen- und Schmerzskala (KUSS)** durchgesetzt [2].

> **Vorsicht**
>
> Schwierig bleibt in der Altersgruppe jedoch die **Differenzierung zu anderen Ursachen** wie Hunger, Trennung von den Eltern oder eine volle Windel.

Bei der kindlichen Unbehagen- und Schmerzskala (KUSS) ist eine Beobachtungsdauer von 15 Sekunden vorgegeben. Danach werden die ermittelten Punktwerte addiert und die Summe in den Patientenbogen übertragen. Ab einem Punktewert von 4 besteht Therapiebedarf (▶ Tab. 8.2).

Tab. 8.2 Kindliche Unbehagen- und Schmerzskala (KUSS) nach Büttner.

Beobachtung	Bewertung	Punkte
Weinen	gar nicht stöhnen	0
	jammern, wimmern	1
	schreien	2
Gesichtsausdruck	entspannt, lächeln	0
	Mund verzerrt	1
	Mund und Augen grimassieren	2
Rumpfhaltung	neutral	0
	unstet	1
	aufbäumen, krümmen	2
Beinhaltung	neutral	0
	strampelnd, tretend	1
	angezogen	2
Motorische _Unruhe	nicht vorhanden	0
	mäßig	1
	ruhelos	2
Addition der Punkte		

8

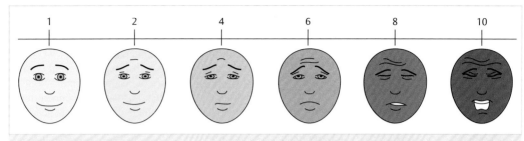

Abb. 8.1 Gesichterskala nach Hicks. (Quelle: Bächle-Helde B. Wie weh tut es? JuKiP 2013; 2: 164–167)

Tab. 8.3 Stufenschema Schmerztherapie.

Stufe	Basismedikation, Dosierung ▸ Tab. 8.4	Bedarfsmedikation
I	Ibuprofen 1–4 × täglich oder Paracetamol 1–4 × täglich (z. B. bei < 6 kg KG/ < 3. Monat)	
II	Ibuprofen 3–4 × täglich	+ Metamizol 1–4 × täglich oder/und Paracetamol 1–4 × täglich
IIIa* oder	Stufe II	+ Tramal Long 1–3 × täglich (ab dem 12. LJ)
IIIb*	Stufe II	+ Piritramid** als KI (0,05 mg/kg/KG, bei Kindern 10–50 kg, 3 mg ab 50 kg)
IV	Stufe II oder PDK oder per Schmerzkatheter	+ PCA + Stufe I–III + Stufe I–III

* Die Stufen IIIa/b können immer auch übersprungen werden. Die Kombination der Stufen IIIa und IIIb ist nicht sinnvoll (niedrigpotentes Opiat und hochpotentes Opiat).
** Nach Verabreichung von Piritramid i. v. muss für mindestens 1 Stunde eine Monitorüberwachung erfolgen!

Ab dem 4. Lebensjahr können **Skalen zur Selbsteinschätzung** – z. B. Gesichterskala nach Hicks (▸ Abb. 8.1), ab dem 10. Lebensjahr auch Analogskalen – verwendet werden [4].

Um einen Therapieerfolg sicherzustellen, ist eine regelmäßige Schmerzerfassung und Dokumentation erforderlich (▸ Tab. 8.3).

Bei **starken** Schmerzen (Schmerz-Score über 4–5, Tachykardie, Tachypnoe etc.) kann eine Stufe höher gegangen werden (z. B. von Stufe II auf Stufe IIIb). Bei **rückläufigen** Schmerzen (Schmerz-Score kleiner 3, Wohlbefinden etc.) geht man eine Stufe zurück (z. B. von Stufe IV auf Stufe IIIa).

Zu Dosierungen von Medikamenten im Kindesalter siehe ▸ Tab. 8.4.

8.1.8 Fast Track im Kindesalter

Die Regularien der **Fast-Track-Chirurgie**, wie sie im Erwachsenenalter postuliert werden, sind in ähnlichem Maße auch auf Kinder übertragbar. Standardisierbare Konzepte für viszeralchirurgische Eingriffe, die über die ambulante Kinderchirurgie hinausgehen, sind insofern schwierig, als die Erkrankungen und das Alter der Patienten in hohem Maße heterogen sind. Deshalb gibt es bis zum heutigen Tag keine Leitlinien für Vorbereitung und postoperativen Kostaufbau.

Die Maßgaben der perioperativen Stressreduktion sind auch im Kindesalter höchstes Gebot. Dies beginnt mit der Stressreduktion der Eltern oder Bezugspersonen, was einen fast ebenso großen Stellenwert hat wie die Stressreduktion der Kinder, da nur diese einen beruhigenden positiven Effekt auf ihre Kinder haben können.

Tab. 8.4 Dosierungen (Einschränkungen und Kontraindikationen bitte beachten).

Medikament	Alter/Gewicht	Einzeldosis	Zeitintervall	Tageshöchstdosis
Ibuprofen	ab 3. Monat bzw. > 6 kg KG	10 mg/kg KG	alle 6–8 h	40 mg/kg KG
	< 15. LJ			1200 mg/d
	> 15. LJ			2400 mg/d
Diclofenac	ab 15. LJ	1 mg/kg KG	alle 8–12 h	3 mg/kg KG bzw. max. 150 mg/d
Metamizol	ab 1. LJ	10 mg/kg KG	alle 6 h	60 mg/kg KG
	> 10 kg KG			max. 5 g/d

Paracetamol p. o./ rektal

Tageshöchstdosis	Aufsättigungsdosis	Einzeldosis		
FG < 38. SSW	–	15 mg/kg KG	alle 12 h	30 mg/kg KG
< 1. LJ/ < 10 kg KG	20 mg/kg KG	15 mg/kg KG	alle 8 h	45 mg/kg KG
> 1. LJ/ > 10 kg KG	20 mg/kg KG	15 mg/kg KG	alle 6 h	60 mg/kg KG bzw. 4 g/d

Paracetamol i. v. (Perfalgan)

< 1. LJ/ < 10 kg KG		7,5 mg/kg KG	alle 6 h	30 mg/kg KG
> 1. LJ/ > 10 kg KG		15 mg/kg KG	alle 6 h	60 mg/kg KG bzw. 4 g/d
Tramadolhydrochlorid	ab 12. LJ	1–2 mg/kg KG	alle 8–12 h	5 mg/kg KG bzw. max. 400 mg/d
Piritramid als KI	ab 50 kg KG	3,0 mg	max. 3 × /4 h	als KI über 20 min
	10–50 kg KG	0,05 mg/kg KG	Überwachungspflichtig! Auftitrieren bis Patient schmerzfrei.	

Verdünnung: 1 Ampulle Dipidolor (2 ml, 15 mg Piritramid) mit 13 ml NaCl auf 15 ml verdünnen. Aus dieser Lösung (1 ml = 1 mg) errechnete Menge als KI/Perfusor über 20 min verabreichen.

Antiemetika				
Dexamethason	ab 1. LJ		0,15 mg/kg KG	Einmalgabe max. 4 mg
Ondansetron	ab 1. Monat	0,1 mg/kg KG, als KI	alle 8–12 h	max. 4 mg ED
Dimenhydrinat	rektal ab 8 kg KG	40/70 mg supp	alle 8–24 h	max. 5 mg/kg KG/d
	i. v. als KI	1,25 mg/kg KG	alle 8–12 h	max. 250 mg/d

Coanalgetika				
Clonidin	ab 1. LJ	1–1,5 µg/kg KG	alle 8–12 h	max. 75 µg ED
Lorazepam	ab 20 kg KG	≤ 0,05 mg/kg KG	alle 12–24 h	max. 2,5 mg/d

Kg KG = Kilogramm Körpergewicht, LJ = Lebensjahre, KI = Kurzinfusion, ED = Einzeldosis
Mit freundlicher Genehmigung von Herrn Dr. Eberbach, Abteilung Anästhesie und Schmerztherapie des Altonaer Kinderkrankenhauses.

Merke

Auch bei Kindern ist eine ehrlich authentische Beziehung zwischen behandelndem Arzt und Kind notwendig.

Wird dem Kind eine Untersuchung oder Intervention als nicht schmerzhaft und kurz versprochen, aber nicht gehalten, werden die Kinder bei allen weiteren Maßnahmen nicht mehr compliant sein. Schmerzhafte Verbandswechsel, wie z. B. nach Verbrennungen, sollten ausschließlich in Analgosedierung durch ein erfahrenes Analgosedierungsteam erfolgen. Wenn möglich, sollte auch bei einfachen aber schmerzhaften Maßnahmen, wie der Anlage eines intravenösen Zugangs, eine lokale Schmerztherapie mit lokalanästhetischer Salbe erfolgen [8].

Bezüglich Mobilisation sind die Kinder dankbare Patienten. Neben dem ausgesprochen geringen Risiko für das Auftreten postoperativer Komplikationen wie Pneumonien oder Thrombosen ergreifen die Kinder in der Regel selbst die Initiative zur Mobilisation, sobald eine ausreichende Beschwerdefreiheit oder ausreichende Analgesie zugeführt wird. Nichtsdestotrotz sollten auch Kinder frühzeitig altersentsprechend motiviert werden sich zu mobilisieren oder Atemgymnastik durchzuführen, z. B. mit dem Aufblasen von Luftballons oder anderen kindgerechten Techniken.

Meist liegt die Krankenhausverweildauer von Kindern deutlich unter der vom DRG-System vorgegebenen uGVD. Die Rekonvaleszenz bei Kindern ist deutlich kürzer als bei adulten Patienten, und in der Regel kümmern sich die Eltern mit der gebotenen Sorgfalt um die Patienten. Eindeutige Empfehlungen zur Entlassung sind aber schwer, da bei dieser Entscheidung auch der soziale Hintergrund der schutzbedürftigen Patienten mitberücksichtigt werden muss. Insbesondere in den sich auflösenden Familienstrukturen oder bei überforderten Eltern kann ein längerer Aufenthalt der Kinder notwendig werden, bis eine vollständige Ausheilung aller Wunden und Entfernung aller Drainagen erfolgt ist.

Literatur

[1] AWMF. S 3 Leitlinie: Prophylaxe der venösen Thromboembolie (VTE). Register Nr 003/001. 2. komplett überarbeitete Auflage, Stand: 15.10.2015

[2] Büttner W, Finke W, Hilleke M, et al. Development of an observational scale for assessment of postoperative pain in infants. Anasthesiol Intensivmed Notfallmed Schmerzther 1998; 33: 353–61

[3] Friis-Hansen B. Body water compartments in children: changes during growth and related changes in body composition. Pediatrics 1961; 28:169–181

[4] Hicks CL, von Baeyer CL, Spafford PA, et al. The Faces Pain Scale-Revised: toward a common metric in pediatric pain measurement. Pain 2001; 93: 173–83

[5] Jochum F, Krohn K, Kohl M, et al. Parenteral nutrition in paediatric and adolescent medicine: recommendations and expert statements. S 3-Guideline of the German Society for Nutritional Medicine (DGEM) in Cooperation with GESKES, the AKE, the DGKJ and the GNPI. Berlin: Springer; 2015

[6] Mansour F, Petersen D, De Coppi P, et al. Effect of sodium deficiency on growth of surgical infants: a retrospective observational study. Pediatr Surg Int 2014; 30: 1279–84

[7] O'Neil M, Teitelbaum DH, Harris MB. Total body sodium depletion and poor weight gain in children and young adults with an ileostomy: a case series. Nutr Clin Pract 2014; 29: 397–401

[8] Reismann M, von Kampen M, Laupichler B, et al. Fast-track surgery in infants and children. J Pediatr Surg 2007; 42: 234–8

[9] Statter MB. Fluids and electrolytes in infants and children. Semin Pediatr Surg 1992; 1(3): 208–211

[10] Strauss JM, Sümpelmann R. Perioperative fluid guideline in preterms, newborn, toddlers and infants. Anasthesiol Intensivmed Notfallmed Schmerzther 2007; 42: 634–41

[11] Weber F. Evidence for the need for anaesthesia in the neonate. Best Pract Res Clin Anaesthesiol 2010; 24:475–84

8.2 Alte Patienten

C. Chr. Sieber

8.2.1 Demografie

Der demografische Wandel besagt, dass einerseits – auch als Erfolg des biomedizinischen Fortschritts – die durchschnittliche Lebenserwartung für eine Frau um 3, für einen Mann um ca. 2,5 Monate pro Jahr in Deutschland zunimmt. Parallel dazu bedingt die niedrige Natalität – bei aktuell insgesamt geringer Zuwanderung – eine kontinuierliche Abnahme der Bevölkerung in Deutschland in den kommenden Dezennien. Da die über 80-jährigen Menschen die prozentual am raschesten zunehmende Bevölkerungsgruppe in Mitteleuropa wie auch in den meisten anderen europäischen Ländern darstellt, bedingt dies auch für die Gesundheitsversorgung große Umwälzungen, Herausforderungen und auch Chancen. Gerade die operativ tätigen Fächer werden somit in Zukunft immer mehr hochbetagte Menschen elektiv oder in Notfallsituationen zu versorgen haben. Dabei handelt es sich um eine interdisziplinäre Aufgabe, in dessen Team neben dem Operateur der Internist/Geriater und die Anästhesisten eine wichtige Rolle einnehmen.

8.2.2 Physiologie und Pathophysiologie des Alterns

Altern ist ein normaler und physiologischer Vorgang in beinahe allen lebenden Spezies. Die meisten Organsysteme erreichen beim Menschen um das 40. Lebensjahr ein funktionelles Maximum. Da die physiologischen Reserven großzügig angelegt sind, werden funktionelle Einbußen allerdings erst viel später gesehen. Dies umfasst der Begriff **Normal Ageing**. Wenn diese normalen Alterungsvorgänge durch akute Erkrankungen akzeleriert werden oder der Mensch ein sehr hohes Alter erreicht, kumulieren sich die Defizite und es kommt zu Einbußen, die den betroffenen Menschen derart einschränken, dass medizinisch interveniert werden muss. Hierbei handelt es sich dann meist um die Behandlung chronischer Leiden.

> **Merke** Ⓜ️!
>
> Insgesamt ist es in den letzten Jahrzehnten zu einem **quantitativen Paradigmenwechsel** in der Medizin von der Behandlung akuter Leiden zur Betreuung von chronischen Krankheiten gekommen.

Da fast alle Krankheiten eine Altersassoziation zeigen (Beispiel: Herz-Kreislauf-Krankheiten, Tumorleiden, Demenzformen), konzentriert sich die Arbeit auch der operativ tätigen Kollegen immer mehr in Richtung „Alter", und dies eben nicht nur aufgrund des demografischen Wandels.

Alter an sich beeinflusst das Auftreten einer perioperativen Komplikation viel weniger als die Begleiterkrankungen, die aktuelle Leistungsfähigkeit und die Dringlichkeit des Eingriffs. Über ein Drittel aller Menschen jenseits des Alters von 65 Jahren hat mindestens drei chronische Vorerkrankungen, wobei **folgende Beeinträchtigungen** am häufigsten sind:

- Herzinsuffizienz auf dem Boden einer koronaren Herzerkrankung
- arterielle Hypertonie oder Herzrhythmusstörung (meist Vorhofflimmern)
- Gefäßerkrankungen
- Typ-2-Diabetes mellitus (T 2DM)
- chronisch-obstruktive Lungenerkrankung (COPD)
- neurodegenerative Erkrankungen (z. B. Alzheimer-Demenz und Parkinson-Erkrankung)

Die Komplikationen, der oft postoperativ längere Aufenthalt auf einer Intensivstation wie auch die Krankenhausmortalität werden hierbei primär durch diese Begleiterkrankungen und eben nicht durch den operativen Eingriff per se verursacht.

Mit einem geriatrischen Basis-Assessment werden – neben den auch bei jüngeren Erwachsenen üblichen internistischen Abklärungsalgorithmen – die spezifisch auf die Funktionalität ausgerichteten Probleme betagter Menschen erfasst [11]. Bei

einem Elektiveingriff sollte dies im Vorfeld durchgeführt werden – Hausärzte werden hierfür speziell vergütet – oder beim Notfalleingriff innerhalb der ersten 72 Stunden des stationären Aufenthalts. Dabei werden neben physischen auch psychische und soziale Domänen erfragt und untersucht.

Spezifischer für die Betreuung multimorbider geriatrischer Patienten sind die sog. **geriatrischen „I"**:

- Immobilität
- Instabilität
- Inkontinenz
- intellektueller Abbau
- Isolation
- iatrogene Schäden
- Innapetenz

Die amerikanischen Kollegen teilen – sicher stark vereinfachend – betagte Menschen gerne in drei Kategorien ein, wobei der „go-go" z. B. der relativ fitte ältere Herr sein könnte, der außer an einer arteriellen Hypertonie keine chronischen Leiden hat und zu einer elektiven Knieoperation kommt, verglichen mit dem funktionell schwer limitierten Menschen aus dem Pflegeheim („no-go"). Dabei geht es um eine klinische Graduierung, die im folgenden Abschnitt durch die Erklärung der Frailty und Sarkopenie auch pathophysiologisch erklärt wird.

8.2.3 Frailty und Sarkopenie

Man kann Frailty als ein geriatrisches Syndrom definieren, welches durch eine verminderte Resistenz auf Stressoren gekennzeichnet ist. Dies ist verursacht durch eine reduzierte funktionelle Reserve in diversen physiologischen Systemen, welche alle eine erhöhte Vulnerabilität für diverse Komplikationen haben wie Stürze, Hospitalisationen, Verlust der Selbstständigkeit und Tod. Das Frailty-Syndrom ist in jedem Falle multidimensional verursacht und durch physische, psychische und soziologische Faktoren bestimmt (► Abb. 8.2). Bis dahin wurde der Hauptfokus in der Forschung auf den physischen und damit den krankheitsassoziierten Bereich gelegt.

Verschiedene pathophysiologische Prozesse werden mit Frailty in Verbindung gebracht, wobei inflammatorische Veränderungen eine prädominante Rolle spielen (Exzess-Modell von Frailty). So sind erhöhte Plasmaspiegel von C-reaktivem Protein (CRP) sowie von diversen Zytokinen mit dem

8

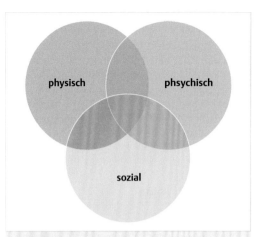

Abb. 8.2 Die verschiedenen Domänen des Frailty-Syndroms.

Frailty-Syndrom assoziiert. Interleukin-6 (IL-6), auch Interleukin des älteren Menschen genannt, weist eine enge Assoziation mit dem Frailty-Syndrom auf.

Das **Exzess-Modell von Frailty** zeigt erhöhte Spiegel bei folgenden Werten:
- Interleukine (IL-1, IL-6 …)
- TNF-alpha
- C-reaktives Protein (CRP und hCRP)
- Adhäsionsmoleküle

Diesem Exzess-Modell von Frailty steht das Defizit-Modell entgegen, welches die **Abnahme verschiedener Hormonachsen** als pathophysiologische Grundlage des Frailty-Syndroms sieht. Es sind dies – neben Dehydroepiandrosteron (DHEA) als Prohormon der Nebennieren – folgende altersbedingt deaktivierte endogene Hormonsysteme:
- Östrogene (Menopause)
- Testosteron (Andropause)
- Wachstumshormon (Somatopause)
- Kortison (Adrenopause)

„Deaktiviert" in diesem Kontext meint, dass für diese Hormonachsen über die Lebensspanne ein kontinuierlicher Abfall gemessen werden kann. Hier setzt auch die momentan so trendige „Anti-Aging"-Welle an, die Altern als primär pathologischen Zustand sieht. Evidenzbasiert gibt es aber bis heute nur sehr spärliche Hinweise (häufig auch erhebliche Nebenwirkungen), dass die alleinige Substitution „verminderter" hormoneller Plasmakonzentrationen Frailty revertieren könnte.

Defizit-Modell von Frailty:
- Menopause (Östrogene)
- Andropause (Testosteron)
- Adrenopause (Kortikosteroide)
- Somatopause (Wachstumshormon)
- Dehydroepiandosteron-Sulfat (DHEA)

Merke

Frailty kann dann diagnostiziert werden, wenn der Allgemeinzustand eines betagten Menschen sich derart verschlechtert, dass er ein erhöhtes Risiko für die Entwicklung von Morbidität hat.

Hierzu wird vorab eine Assessment-Methode verwendet: die phänotypische Definition von Frailty nach Fried et al. aus der erwähnten Cardiovascular Health Study [7].

Es werden folgende **5 Parameter** erhoben:
- Gewichtsverlust
- subjektiv empfundene Müdigkeit
- körperliche Schwäche
- langsame Gehgeschwindigkeit
- geringe körperliche Aktivität

Die Diagnose von Frailty wird bei mindestens 3 positiv beantworteten erwähnten Faktoren festgestellt, und bei 1 bis 2 davon wird von Pre-Frailty gesprochen.

Physische Zeichen für Frailty [7]:
- Gewichtsverlust > 5 kg in 12 Monaten
- physische und psychische Erschöpfung
- körperliche Schwäche
- verlangsamte Gangart
- verminderte körperliche Aktivität

Insgesamt besteht eine enge Verbindung zwischen Frailty und Sarkopenie. Sarkopenie kann charakterisiert werden als ein progressiver und systemischer Verlust von Muskelmasse und -kraft, der mit einem erhöhten Risiko für funktionelle Einbußen einhergeht. Unabhängig von kompromittierenden Erkrankungen nimmt die Muskelmasse vom 30. bis 70. Lebensjahr jährlich um 0,3–1,3% ab [4]. Man könnte also den Verlust der Muskelmasse mit oft konsekutiver Frailty als ein normales Alterungsphänomen sehen, wird es doch auch bei Athleten beobachtet, unabhängig davon, ob sie weiter trainieren.

Neben diesen intrinsischen, alterungsbedingten Prozessen gibt es auch eine ganze Palette extrinsi-

scher und verhaltensmäßiger Faktoren, die das Auftreten respektive die Progression einer Sarkopenie beschleunigen:
- fehlende körperliche Aktivität
- Malnutrition
- chronische Entzündungen
- parallel bestehende (Multi-)Morbidität

Das Ausmaß sowie die Progression dieser Faktoren beeinflussen die Entwicklung der Sarkopenie sowie des Frailty-Syndroms. Die enge Beziehung zwischen Malnutrition und Frailty wurde erst kürzlich klar aufgezeigt [5]. Sarkopenie kann somit sowohl als Prozess wie auch als Outcome gesehen werden.

Als Überbegriff scheint deshalb die Bezeichnung *Nutritional Frailty* die klinische Beobachtung, die wir täglich am Krankenbett machen, am besten zu umschreiben. In Bezug auf eine genügende Proteineinnahme ist zu sagen, dass die Empfehlungen für die tägliche Zufuhr sich nach oben verschieben. Die gemeinhin angegebenen 0,8 Gramm Protein pro Kilogramm Körpergewicht pro Tag können nicht für den (Hoch-)Betagten gelten. Die Empfehlungen werden aktuell noch debattiert, doch mindestens 1,0–1,2 Gramm pro Kilogramm Körpergewicht pro Tag werden sich wohl als untere Menge durchsetzen [1]. So konnten wir zeigen, dass bei einem Serumalbumin von < 35 g/l das Risiko, in eine unfallchirurgische Abteilung eingewiesen zu werden, im Alter markant ansteigt. Ein erniedrigtes Albumin im Blut stellt einen Risikofaktor sowohl für Morbidität als auch für Mortalität dar. Serumproteine reflektieren deshalb Malnutritionszustände und korrelieren mit Assessment-Instrumenten wie dem MNA [10]. Außerdem muss mit dem Märchen abgeschlossen werden, dass auch beim Betagten Diäten und Gewichtsverlust sinnhaft sind.

Merke

Ein Gewichtsverlust im Alter ist meist ein schlechtes Omen mit einer erhöhten Morbidität und Mortalität.

Aber nicht nur die verminderte Proteinsynthese bei älteren Menschen oder eine zu geringe Proteinzufuhr durch die Nahrung, sondern auch andere Faktoren wie ein Vitamin-D-Mangel können eine Sarkopenie/Frailty erzeugen. Vitamin D zeigt ebenso die enge Verbindung zwischen Knochen und Muskeln auf [2].

Leider gibt es bis heute immer noch keinen verlässlichen Biomarker, der in der Diagnostik von Frailty helfen könnte. Die klinische Wichtigkeit inklusive deren gesundheitsökonomischer Relevanz hat auch dazu geführt, dass Modelle zur Berechnung von Frailty erarbeitet wurden, deren medizinethische Konsequenzen allerdings nicht abgeschätzt werden können.

Ist Frailty und Sarkopenie verhinderbar? Im Sinne von Präventionsstrategien können **4 verschiedene Stufen** unterschieden werden: Primär-, Sekundär-, Tertiär- und Quartärprävention.

▶ **Primärprävention.** Sinn der Primärprävention ist es, Krankheiten und Behinderungen zu verhindern, bevor sie entstehen. Dies geht prinzipiell einfacher für organzentrierte Krankheiten, weit weniger einfach für die für Betagte so typische Multimorbidität. Für die Verhinderung von Frailty bedeutet dies, dass vorab die **Grundsätze für ein gesundes Leben** gestärkt werden müssen:
- regelmäßige körperliche Aktivität
- ausgewogene Ernährung (quantitativ und qualitativ)
- gute hygienische Verhältnisse
- soziale Integration respektive Vermeidung von Isolation

Da dies jedoch zentral mit dem Lebensverständnis – oft kulturell mitbeeinflusst – interferiert, ist dies weit schwieriger umzusetzen als z. B. Impfprogramme.

▶ **Sekundärprävention.** Hier gilt es, das Frailty-Syndrom frühzeitig zu erfassen, also bevor es zu funktionellen Einschränkungen kommt. In diesem Stadium ist Frailty (mit oder ohne Sarkopenie) therapeutischen Interventionen zugänglich, um Folgeerscheinungen zu verlangsamen oder gar zu verhindern. Für interventionelle Studien sind hier vorab Personen mit Pre-Frailty (1–2 Punkte von 5 in der Klassifikation nach Fried) geeignet.

▶ **Tertiärprävention.** Hier – und dies ist der Moment, wo wir die Betroffenen leider meist erst zu sehen bekommen – gilt es, die Lebensqualität der von der Krankheit Betroffenen zu verbessern. Dazu gehört die Limitierung von Komplikationen und Behinderungen. Es ist der Punkt, wo die geriatrische Rehabilitation vorab zum Einsatz kommt.

▶ **Quartärprävention.** Darunter versteht man die Bemühungen, dass Aktivitäten aus dem Gesundheitsbereich nicht unnötig eingesetzt werden, die für den Betroffenen wie auch für das Gesundheitssystem als Ganzes keinen Sinn ergeben.

In der Zusammenschau kann man sagen, dass das Frailty-Syndrom viele Überlappungen mit der Malnutrition, der Sarkopenie und bisweilen auch mit der Kachexie hat [6]. Von all diesen ist die Sarkopenie therapeutisch am Besten angehbar: Proteinernährung [1] und körperliche Aktivität [8].

8.2.4 Multimedikation

Bei einem Großteil betagter Patienten, die präoperativ in der Sprechstunde gesehen werden, ist eine medikamentöse Dauertherapie vorhanden. Besonders hochaltrige Patienten (> 80 Jahre – „oldest-old") nehmen aufgrund einer Multimorbidität mehr als drei Medikamente zu sich, deren mögliche Interaktionen den behandelnden Ärzten nur selten bekannt sind.

Hier sollen einige relevante **Medikamentengruppen** beschrieben werden, bei denen perioperativ eine besondere Beachtung vonnöten ist.

▶ **Diuretika.** Die Gabe von Diuretika sollte am Morgen des Operationstags pausiert werden. Elektrolytstörungen und Hypovolämie als unerwünschte Arzneimittelwirkungen können perioperativ zu kardialen Ereignissen und hämodynamischer Instabilität führen und sollten daher ausgeschlossen werden. Eine perioperative Hypovolämie – zum Teil auch induziert wegen der Angst einer perioperativen kardialen Dekompensation – ist auch ein relevanter Risikofaktor für ein postoperatives Delir.

▶ **Lipidsenker.** Die Einnahme von Statinen führt bei großen gefäßchirurgischen Eingriffen zu einer geringeren Rate an kardialen Ereignissen wie Myokardinfarkt oder Tod. Die Therapie sollte perioperativ fortgesetzt werden. Bei entsprechender Risikokonstellation sollte entsprechend aktueller Empfehlung ein präoperativer Therapiebeginn diskutiert werden. Bei über 75-Jährigen gibt es hierzu aber keine EBM-basierten Studien.

▶ **Beta-Rezeptorenblocker.** Unter einer Dauertherapie mit Beta-Rezeptorenblockern kommt es zu einer vermehrten Expression von Beta-Rezeptoren. Im Falle eines abrupten Absetzens kommt es zu einem Rebound-Phänomen mit erhöhter Empfindlichkeit auf Katecholamine. Besteht für die Medikation mit Betablockern eine Klasse-I-Empfehlung (Zustand nach Myokardinfarkt, arterielle Hypertonie, symptomatische KHK, symptomatische Arrhythmie), sollte die Therapie perioperativ fortgeführt werden. Im Gegensatz dazu sollte perioperativ eine Therapie mit Betablockern trotz Verringerung der kardialen Mortalität aufgrund einer Erhöhung der Gesamtmortalität durch höhere Raten an Hypotonien und Apoplexien nur restriktiv begonnen werden. Ein Therapiebeginn erscheint nur bei Patienten mit hohem kardialen Risiko und mit ausreichendem zeitlichen Abstand zur Operation gerechtfertigt.

▶ **ACE-Hemmer/AT-II-Rezeptorantagonisten.** Bei Fortführung der Medikation können perioperativ vermehrt Hypotonien auftreten. Nach aktuellen Empfehlungen ist die Medikation daher bei großen Volumenverschiebungen oder Anlage einer Periduralanästhesie (Sympathikolyse) am Tag der Operation zu unterbrechen.

▶ **Kalziumantagonisten.** Kalziumantagonisten sollten perioperativ weitergegeben werden, um Rebound-Phänomene und das Auftreten von Herzrhythmusstörungen zu verhindern.

▶ **Digitalispräparate.** Aufgrund der langen HWZ und zur Vermeidung von Tachyarrhythmien ist ein Absetzen der Medikation nur am Operationstag nicht sinnvoll. Auf eine erhöhte Toxizität, z. B. durch Volumen- und Elektrolytverschiebungen, ist zu achten. Insgesamt sind Digitalispräparate aufgrund des engen therapeutischen Fensters bei Hochbetagten restriktiv einzusetzen.

▶ **Antidepressiva.** SSRI, tri- und tetrazyklische Antidepressiva sollten weitergegeben werden, um das Auftreten einer erneuten depressiven Phase zu verhindern.

▶ **Medikamente bei Morbus Parkinson.** Ziel ist es, den genauen Zeitplan der Medikation einzuhalten. Perioperativ kann Amantadin i. v. eingesetzt werden (s. Kap. 6.11).

▶ **Neuroleptika, Antiepileptika.** Diese sollten perioperativ weiter gegeben werden.

▶ **Orale Antidiabetika.** Wegen der Gefahr einer Hypoglykämie bei Fortführen der Medikation und Nahrungskarenz sollten diese perioperativ abgesetzt werden.

Metformin: Prinzipiell besteht eine erhöhte Gefahr der Laktatazidose durch die anstehende Operation, daher striktes Absetzen 48 Stunden vor (elektiver) Operation entsprechend der Fachinformation.

▶ **Insulin.** Bereits am Vorabend der Operation sollte die Dosis des Langzeitinsulins reduziert werden, danach sind regelmäßige Blutzuckerkontrollen angezeigt. Postoperativ ist eine schnellstmögliche Wiederaufnahme des bestehenden Insulinschemas anzustreben, um Phasen der Nüchternheit so kurz wie möglich zu halten. Generell gilt, dass insbesondere das Auftreten von Hypoglykämien bei hochaltrigen multimorbiden Patienten unbedingt vermieden werden sollte, da diese häufig auch von den Betroffenen nicht wahrgenommen werden.

▶ **Analgetika.** Weiterführen, denn besonders das Absetzen von Opioiden kann zeitnah zu einem Entzug führen.

▶ **Antikoagulation.** Nach durchgeführter Koronarintervention und Implantation eines Koronarstents stellen sich immer mehr Patienten mit Thrombozytenaggregationshemmern zur Sekundärprophylaxe vor. Durch das Absetzen von Thrombozytenaggregationshemmern erhöht sich signifikant das Risiko, perioperativ ein kardiales Ereignis zu erleiden. Hingegen ist die Blutungsgefahr bei Fortführung einer Medikation mit Acetylsalicylsäure (ASS 100 mg) nur moderat erhöht und geht nicht mit einem vermehrten Transfusionsbedarf einher. So sollte ASS 100 mg mit wenigen Ausnahmen (Operationen in der Neurochirurgie, am Augenhintergrund, transurethrale Prostataresektionen) perioperativ weitergegeben werden.

Eine Therapie mit Phenprocoumon sollte perioperativ aufgrund der besseren Steuerbarkeit auf Heparin/NMH umgestellt werden. Der perioperative Umgang mit neuen oralen Thrombininhibitoren ist in den aktuellen Leitlinien noch nicht berücksichtigt. Die Substanzen sollten in Abhängigkeit von der Schwere des Eingriffs und der Nierenfunktion 1–3 Tage vor Operation abgesetzt werden (s. Kap. 2.5 und 2.6).

Allgemeines

Hilfreich sind verschiedene Listen, die mögliche Interaktionen und Alternativen aufzeigen. Für Deutschland am hilfreichsten sind hier die PRISCUS-Liste [9] oder die FORTA-Liste [13]. Auch hilfreich sind die START- und STOPP-Listen im internationalen Kontext. Unabhängig davon ist zu sagen, dass es eigentlich keine verlässlichen Interaktionslisten bei einer Medikation von mehr als drei Medikamenten gibt. Dies ist jedoch bei geriatrischen Patienten meist der Fall. Hier gilt es zu priorisieren und wenn immer möglich einen in Altersmedizin geschulten Kollegen hinzuzuziehen.

8.2.5 Perioperative häufige Probleme beim geriatrischen Patienten

Neben kardialen und renalen perioperativen Funktionsverschlechterungen sind Elektrolyt- und metabolische Veränderungen häufig. Speziell für den (Hoch-) Betagten sind weitere kognitive Veränderungen – zum Teil aufgepropft auf eine vorbestehende Demenz jeglicher Ursache und jeden Ausmaßes – von großer Bedeutung, mit einer nicht zu unterschätzenden Mortalität.

Präoperatives Assessment der Kognition wegen postoperativer zerebraler Funktionsstörungen

Akute postoperative zerebrale Funktionsstörungen finden sich als Komplikation besonders häufig bei älteren Patienten. Während das hyperaktive Delir rasch auffällt, wird das hypoaktive Delir meist übersehen, obgleich die Mortalität für beide Delir-Typen gleich hoch ist. Davon losgelöst kann eine länger andauernde postoperative kognitive Dysfunktion (POCD) auftreten. Unter POCD versteht man langfristig bestehende kognitive Dysfunktionen (Einschränkungen des Gedächtnisses und der intellektuellen Fähigkeiten), die im Gegensatz zum zentralen anticholinergen Syndrom (ZAS) nicht unmittelbar nach der Anästhesie auftreten, sondern in einem weiten Zeitraum von rund 1 Woche nach dem Eingriff (25 % der betroffenen Patienten) bis zu 3 Monate nach der Operation (rund 10 % der Betroffenen) zum Tragen kommen. Die Ätiologie der POCD ist noch nicht endgültig geklärt. Leider

8

existiert außerdem trotz langjähriger Kenntnis des Phänomens bisher kein validiertes Testverfahren.

Für das präoperative Screening einer kognitiven Einschränkung empfiehlt sich entweder der Mini-Mental-Status Test (MMST) [3] oder der „Clock-Drawing-Test"[12].

Literatur

[1] Bauer J, Biolo G, Cederholm T et al. Evidence-based recommendations for optimal dietary protein intake in older people: a position paper from the PROT-AGE Study Group. J Am Med Dir Assoc 2013; 14: 542–559

[2] Bischoff-Ferrari H. Optimal serum 25-hydroxyvitamin D levels for multiple health outcomes. Adv Exp Med Biol 2014; 810: 500–525

[3] Cockrell JR, Folstein MF. Mini-mental state examination (MMSE). Psychopharmacol Bull 1968; 24: 689–692

[4] Cooper C, Dere W, Evans W et al. Frailty and sarcopenia: definitions and outcome parameters. Osteoporos Int 2012; 23: 1839–1848

[5] Cruz-Jentoft AJ, Landi F, Schneider SM et al. Prevalence of and interventions for sarcopenia in ageing adults: a systemic review. Report of the International Sarcopenia Initiative (EWGSOP and IWGS). Age Ageing 2014; 43: 748–759

[6] Evans WJ, Morley JE, Argiles J et al. Cachexia: a new definition. Clin Nutr 2008; 27: 793–799

[7] Fried LP, Tangen CM, Walston J et al. Cardiovascular Health Study Collaborative Research Group. J Gerontol A Biol Sci Med Sci 2001; 56: M146–M156

[8] Giné-Garriga M, Roque-Figuis M, Coll-Planas L et al. Physical exercise interventions for improving performance-based measures of physical function in community-dwelling, frail older adults: a systemic review and meta-analysis. Arch Phys Med Rehabil 2014; 95: 753–769

[9] Holt S, Schmiedl S, Thürmann PA. Potentially inappropriate medications in the elderly: the PRISCUS list. Dtsch Arztebl Int 2010; 107: 543–551

[10] Kaiser MJ, Bauer JM, Ramsch C et al. Validation of the Mini Nutritional Assessment short-form (MNA-SF): a practical tool for identification of nutritional status. J Nutr Health Aging 2009; 13: 782–788

[11] von Renteln-Kruse W, Ebert D. Characteristics of hospitalized geriatric patients – a comparison of two cohorts using the screening of the Arbeitsgemeinschaft Geriatrisches Basisassessment (AGAST). Z Gerontol Geriatr 2003; 36: 223–232

[12] Shulman KI. Clock-drawing: is it the ideal cognitive screening test? Int J Geriatr Psychiatry 2000; 15: 548–561

[13] Wehling M, Throm C. Polypharmacy in the elderly – choosing wisely by using the FORTA list. Dtsch Med Wochenschr 2016; 140: 1378–1382

8.3 Perioperatives Vorgehen in der Schwangerschaft

F. Voigt, N. Maass, T. W. Goecke

8.3.1 Einleitung

Insgesamt zählen nichtgynäkologische chirurgische Eingriffe in der Schwangerschaft zu den eher selteneren Vorkommnissen in dieser Phase. Etwa 0,2–1,0 % aller schwangeren Frauen müssen im Verlauf der Schwangerschaft aufgrund allgemeinchirurgischer Erkrankungen operiert werden [8]. Zum einen wird die Indikation zum invasiven Eingriff in der Schwangerschaft sehr zurückhaltend gestellt, zum anderen umfasst die reproduktive Phase den Altersbereich 15–45 Jahre, in welchem Operationen generell eher seltener notwendig sind.

Die Besonderheiten chirurgischer Eingriffe in der Schwangerschaft sind vor allem durch die anatomischen und physiologischen Veränderungen sowie mögliche negative Auswirkungen auf den Feten bzw. den weiteren Schwangerschaftsverlauf gekennzeichnet. Zudem stellt sich die Frage nach den am besten einzusetzenden Medikamenten. Nicht selten bestehen Unsicherheiten und Bedenken gegenüber chirurgischen Interventionen, was zu einer verzögerten oder inadäquaten Therapie aus Sorge um das ungeborene Kind führen kann. Dies wiederum kann eine erhöhte Morbidität für die Schwangere zur Folge haben oder aber das Risiko einer Früh-/Fehlgeburt erhöhen.

Daher liegt es auf der Hand, dass zum Wohle von Mutter und Kind eine enge interdisziplinäre Zusammenarbeit und Kommunikation zwischen Chirurg und Perinatalmediziner eine unabdingbare Grundvoraussetzung darstellen muss [6].

Merke

Auch wenn während einer Schwangerschaft immer das Wohl zweier Patienten berücksichtigt werden muss, steht bei jeder Entscheidung über notwendige operative Interventionen die Schwangere gegenüber dem Fetus im Vordergrund.

8.3.2 Physiologische Veränderungen in der Schwangerschaft

Nur in Kenntnis der physiologischen Anpassungsmechanismen des Körpers an die Schwangerschaft können pathologische Vorgänge erkannt und deren Symptome korrekt interpretiert werden.

Die offensichtlichste Veränderung in der Schwangerschaft geht mit dem wachsenden Uterus einher, so dass die intraabdominellen Organe im Verlauf der Schwangerschaft eine deutliche Positionsveränderung erfahren, sich z. B. in fortgeschrittener Schwangerschaft eine Appendizitis klinisch eher im rechten Ober- als Unterbauch bemerkbar macht. Zur groben Abschätzung des Uterushöhenstands (einer komplikationslosen Einlingsgravidität) auch ohne Ultraschall kann die Kenntnis der Schwangerschaftswoche (SSW) dienen (▶ Tab. 8.5).

Weitere physiologische Veränderungen in der Schwangerschaft fallen im Laborbefund auf. ▶ Tab. 8.6 führt einige Parameter auf, die häufig bei Routineblutentnahmen in der Notaufnahme oder präoperativ bestimmt werden.

Tab. 8.5 Höhenstand des Fundus uteri, bezogen auf die Schwangerschaftswoche (bei einer unkomplizierten Einlingsgravidität).

Schwangerschaftswoche	Uterushöhenstand
12	an der Symphyse
16	Mitte (Nabel – Symphyse)
22–24	am Nabel
30	Mitte (Nabel – Rippenbogen)
38	am Xiphoid/Rippenbogen
40	1–2 Querfinger unterhalb des Rippenbogens

Tab. 8.6 Physiologische Veränderungen einiger Laborparameter in der Schwangerschaft.

Parameter	Normwert in der Schwangerschaft
Hämoglobin	≥ 11 mg/dl
Hämatokrit	32–37 %
Leukozyten	≤ 14–16 × 10³/µL
Kreatinin	≤ 0,8 mg/dl
Fibrinogen	≤ 600 mg/dl
Bikarbonat	18–21 mmol/l
PCO₂	28–32 mmHg
Proteinurie	≤ 300 mg/24 h

Physiologische Anpassung des kardiovaskulären Systems

Das **Herzzeitvolumen** in der Schwangerschaft nimmt um 30–50 % zu und **steigt von 4,6 L/min auf 8,7 L/min** [15]. Dies ist bedingt durch **Zunahme der Herzfrequenz um 10–20 bpm** (Beats per Minute, Schläge pro Minute) und Zunahme des Schlagvolumens um 20–30 %. Letzteres setzt sich aus dem Anstieg der Vorlast durch Plasmavolumenzunahme um 30–50 % sowie dem Absenken der Nachlast durch maternale Vasodilatation zusammen [15]. Der Blutdruck bleibt in der Schwangerschaft im Wesentlichen unverändert (geringer Abfall des diastolischen Blutdrucks), da das erhöhte Schlagvolumen durch den Abfall des peripheren Widerstands kompensiert wird. 25 % des Herzzeitvolumens kommt dem Uterus inklusive Plazentabett zugute, um die Entwicklung des Feten zu ermöglichen. Da der Uterus über keine Autoregulationsmechanismen der Perfusion verfügt, führen bereits kleine Änderungen des Blutdrucks zu vergleichsweise großen Änderungen der uterinen Durchblutung. Hieraus folgt, dass im Falle eines hämorrhagischen Schocks, einer Zentralisation oder einer zu raschen medikamentösen Absenkung des Blutdrucks der Fetus durch eine Hypoxie akut gefährdet ist.

Ein weiteres Beispiel ist das eher harmlose (da schnell zu behebende) **Vena-cava-Kompressionssyndrom**. Hierbei wird durch den schwangeren Uterus die V. cava inferior, vor allem in Rückenlage, komprimiert. Durch den reduzierten venösen Rückfluss zum Herzen entsteht eine arterielle Hypotonie, welche von der Schwangeren als Schwindel, Übelkeit und Dyspnoe wahrgenommen wird. Die damit einhergehende Minderperfusion der fetoplazentaren Einheit führt zur Sauerstoffminderversorgung des Fetus, der dies mit einer Bradykardie quittiert. Durch die Plasmavolumenzunahme in der Schwangerschaft kommt es zu einer „**Verdünnungsanämie**", da Erythrozyten nicht mehr in gleichem Maße produziert werden. Im Verlauf sinkt der kolloidosmotische Druck um 10–15 %, was eine **Ödemneigung** begünstigt [15]. Dies wird im Bereich der Knöchel und Hände in der Regel als unangenehme, aber harmlose Begleiterscheinung eingestuft. In ausgeprägter Form (Gesichtsödeme) ist das Risiko für die Entwicklung eines Lungen-

8

ödems auch im Zusammenhang mit schwangerschaftsassoziierten Erkrankungen erhöht.

Fazit für die Praxis

- Tachykardie, Palpitationen, EKG-Veränderungen sowie Herzgeräusche sind in der Schwangerschaft physiologisch.
- Perioperative Blutdruckschwankungen sollten aufgrund der fetalen Gefährdung vermieden werden.
- Durch die erhöhte (Lungen-) Ödemneigung sollte vor allem postoperativ auf eine ausgeglichene Bilanz geachtet werden (**cave**: Diuretika nur bei vitaler Gefährdung).
- Um das Vena-cava-Kompressionssyndrom zu vermeiden, sollten Schwangere vorzugsweise (auch intraoperativ) in leichter Linksseitenlage gelagert werden. Besondere Vorsicht ist bei Schwangeren mit kardialer Vorbelastung geboten.

Hämatologische Veränderungen

Das Plasmavolumen steigt in der Schwangerschaft um 30–50 %. Diese Zunahme ist größer als die Erhöhung der Erythrozytenmasse (18–25 %; **physiologische Verdünnungsanämie**). Durch den zusätzlichen Eisentransfer aus den mütterlichen Speichern zum Fetus kann es vor allem im 2. und 3. Trimenon zu einer behandlungsbedürftigen Anämie mit einen Hämoglobinwert < 11 mg/dl kommen [11], [15]. Auch die Leukozyten können – bedingt durch einen **Anstieg der neutrophilen Granulozyten** – bei ca. 20 % der Schwangeren ohne Krankheitswert auf 14–16 × 10³/μL steigen [7], [11], [15]. Unter Wehentätigkeit oder während der Lungenreifeprophylaxe können auch Werte von 20–30 × 10³/μL erreicht werden, ohne dass Infektionen vorliegen. Im Zweifel und zum Ausschluss einer Infektion sollten zusätzliche Parameter (CRP, Interleukin-6) mitbestimmt werden. Im Gegensatz dazu fallen die Thrombozyten häufig auf ein niedrigeres Niveau ab, ohne jedoch den unteren Normgrenzwert zu unterschreiten. Eine isolierte Thrombozytopenie in der Schwangerschaft stellt zwar zumeist ebenfalls einen harmlosen Befund dar, sollte jedoch auch differenzialdiagnostisch (HELLP-Syndrom) betrachtet werden.

In allen Trimestern besteht ein physiologisch **prothrombotischer Zustand** mit östrogenbeding-

tem Anstieg des Fibrinogenspiegels auf Werte bis zu 600 mg%, Erhöhung der Konzentration der Faktoren VII, VIII, IX, X, XII und des von-Willebrand-Faktors sowie einer geringgradigen Hemmung des fibrinolytischen Systems, Abfall des Proteins S und gesteigerter Resistenz des aktivierten Proteins C [15]. Besonders großflächige Traumata und Infektionen können den prothrombotischen Zustand in der Schwangerschaft fördern, so dass früh physikalische Maßnahmen (ATS, Antithrombosestrümpfe) einsetzen sollen und – sobald aus chirurgischer Sicht vertretbar – mit einer Antikoagulation (niedermolekulare Heparine) begonnen werden soll.

Fazit für die Praxis

- Durch die Plasmavolumenzunahme gilt ein Hb-Wert bis 11 mg/dl und ein Hämatokrit < 37 % als physiologisch.
- Eine milde Leukozytose bis maximal 14,6 × 10³/μL im 2. Trimenon und 16 × 10³/μL im 3. Trimenon kann physiologisch sein [7]. Bei Verdacht auf eine Infektion sollte auch das CRP bestimmt werden.
- Eine Schwangerschaft ist ein prothrombotischer Zustand mit erhöhtem Thromboembolierisiko in allen Trimestern. Thromboembolien zählen zu den häufigsten Ursachen maternalen Todes in den Industrieländern (postoperative Thromboseprophylaxe!).

Niere und ableitende Harnwege

Die beschriebene Steigerung des Herzzeitvolumens in der Schwangerschaft bewirkt eine gesteigerte Perfusion der Niere, was zu einer **Steigerung der GFR um 50 %** führt [15], [16]. Hierdurch sinken die Kreatinin-, Harnstoff- und Harnsäurespiegel im Serum bei einer normalen Schwangerschaft, so dass der Grenzwert für Kreatinin in der Schwangerschaft ≤ 0,8 mg/dl liegt [16]. Auch Glukose und Proteine werden vermehrt filtriert, ohne dass die Rückresorption in den Tubuli ansteigt, was zu einer physiologischen Proteinurie (< 300 mg/24 h) sowie Glukosurie führt [15], [16].

Ebenfalls durch die gesteigerte Perfusion nehmen die Nieren um ca. 1 cm an Größe zu [15]. Schwangerschaftshormone wie Progesteron bewirken eine Relaxation der glatten Muskelzellen der Ureteren, was zusammen mit einem Kompressionseffekt durch den graviden Uterus zu einer (in gewissen Maßen) physiologischen, in der Regel nicht behandlungsbedürftigen **Hydronephrose in der Schwangerschaft** führen kann. Es muss jedoch das erhöhte Risiko einer Pyelonephritis durch Keimaszension im Falle einer asymptomatischen Bakteriurie oder Zystitis beachtet werden.

Die vor allem im 2. und 3. Trimenon zunehmende Pollakisurie ist normal und durch das steigende intraabdominelle Volumen zu erklären. Auch unwillkürlicher Urinabgang kann durch die Kindslage/-bewegungen bedingt vorkommen.

Fazit für die Praxis

- Durch die physiologische Weitstellung der Ureteren, die mechanische Kompression durch den graviden Uterus sowie durch die physiologische Glukosurie und das reduzierte Immunsystem in der Schwangerschaft kommt es vermehrt zu Harnwegsinfektionen und Pyelonephritiden (**cave:** transurethrale Katheter!).
- Durch das erhöhte Risiko der Keimaszension sollte in der Schwangerschaft auch eine asymptomatische Bakteriurie antibiotisch nach Antibiogramm behandelt werden. Mittel der ersten Wahl einer unkomplizierten Zystitis ist die orale Einmalgabe von Fosfomycin. Die Behandlung einer Pyelonephritis sollte empirisch mit Cephalosporinen der 2./3. Generation eingeleitet werden, ggf. Umstellung nach Vorlage des Antibiogramms [12].
- Eine mechanische Entlastung der Niere durch Ureterkatheter ist in der Schwangerschaft nach Nutzen-Risiko-Abwägung nur sehr selten erforderlich.
- Unwillkürlicher Urinabgang kann in der Schwangerschaft auftreten, differenzialdiagnostisch sollte aber auch ein vorzeitiger Blasensprung in Betracht gezogen werden.
- Die Steigerung der GFR führt zu einer Verringerung der Halbwertszeit (20–65 %) renal eliminierter Medikamente.

Respirationstrakt

Östrogenvermittelte Durchblutungssteigerung sowie Ödemneigung der Schleimhäute des oberen Respirationstrakts führt in der Schwangerschaft häufig zu **Nasenbluten** oder **Schwangerschaftsrhinitis**. Das Atemzugvolumen steigt bei gleichbleibender Atemfrequenz um 30–50 %, um den erhöhten Sauerstoffbedarf von 25–30 % zu decken. Die hierdurch entstehende **physiologische Hyperventilation** führt zu einem normalen Sauerstoffpartialdruck von 100–105 mmHg, wohingegen der CO_2-Partialdruck auf 28–32 mmHg fällt. Auf diese Weise kann das CO_2 des Feten leichter über die Plazenta in das maternale Blut diffundieren. Die respiratorische Alkalose wird durch Steigerung der renalen Bikarbonatausscheidung mit Absenken des Spiegels auf 18–21 mmol/l kompensiert, so dass der pH-Wert konstant bleibt [4], [15].

Zum Ende der Schwangerschaft sinkt die funktionelle Reservekapazität der Lunge um 10–20 % (vor allem durch basale Atelektasen bei nach oben drückendem Zwerchfell), so dass Schwangere anfälliger für eine Hypoxie sind.

Fazit für die Praxis

- Durch die verbesserte Durchblutung des Rachens sowie die Ödemneigung kann eine endotracheale Intubation herausfordernd sein, ggf. sind schmalere Tuben erforderlich.
- Durch die erniedrigte funktionelle Reservekapazität sind Schwangere bei der Einleitung von Allgemeinanästhesie stärker hypoxiegefährdet.
- Schwangere sind aufgrund der Kompression der Lunge und der reduzierten Immunabwehr besonders anfällig für Pneumonien, welche oft dramatische Verläufe mit einer erhöhten Mortalität aufweisen (postoperative Pneumonieprophylaxe).
- Der niedrige Bikarbonatspiegel zur Kompensation der respiratorischen Alkalose führt zu einer geringeren Pufferkapazität, was vor allem das Risiko schwangerer Frauen mit insulinpflichtigem (Gestations-) Diabetes für eine Ketoazidose erhöht.

Gastrointestinaltrakt

Merklichste Veränderung für die Schwangere ist die durch den erhöhten Progesteronspiegel bedingte verzögerte Magen-Darm-Passage um 30–50 % sowie ein erniedrigter Ruhedruck des unteren Ösophagus-Spinkters [4]. Das in der Plazenta produzierte Gastrin bewirkt eine pH-Wert-Erhöhung im Magen [15]. Ebenfalls in der Plazenta produziert wird die alkalische Phosphatase, was zu einer 2- bis 4-fachen Erhöhung des Serumspiegels führt [4]. Transaminasen, Bilirubin und γ-GT steigen nicht an. In der Plazenta produzierte Hormone wie Östrogen und Kortisol führen zu einem Anstieg von bis zu 50 % des Cholesterins und der Triglyzeride. Die Größenzunahme des Uterus bewirkt eine Verlagerung vor allem der intraperitoneal gelegenen Darmanteile sowie eine Kompression der intraabdominellen Organe.

Fazit für die Praxis

- Gastroösophagealer Reflux und Obstipation sind häufige Phänomene, so dass abdomineller oder thorakaler Schmerz – besonders bei verdrängter Schwangerschaft – als Erstsymptom einer Schwangerschaft auftreten können.
- Verzögerte Magen-Darm-Passage und erniedrigter Ruhedruck im unteren Ösophagus-Sphinkter in Kombination mit dem Druck durch den graviden Uterus erhöhen die Aspirationsgefahr im Rahmen einer Intubationsnarkose.
- Die verzögerte Magen-Darm-Passage kann zu einer verzögerten Resorption und einem damit verbundenen späteren Wirkeintritt oral applizierter Medikamente führen. Zusätzlich bewirken der erhöhte pH-Wert des Magens zusammen mit den häufig in der Schwangerschaft eingenommenen Antazida sowie Eisenpräparaten eine schlechtere Resorption oraler Medikamente [4].
- Typische Schmerzpunkte, z. B. bei Appendizitis, können durch den vergrößerten Uterus an anderer Stelle lokalisiert sein.

Endokrines System

Der gesteigerte Stoffwechsel in der Schwangerschaft führt zu vielfältigen endokrinologischen Adaptationsmechanismen. Die Hypophyse nimmt in der Schwangerschaft um das Dreifache an Volumen zu, vor allem durch die Produktion von Prolaktin (dessen sekretorische Wirkung wird in der Schwangerschaft durch Plazentasteroide gehemmt) [15].

Während in der Frühschwangerschaft eine erhöhte Insulinempfindlichkeit dominiert, kommt es ab dem 2. Trimenon zu einer vermehrten Insulinresistenz mit einer Steigerung des Insulinbedarfs um bis zu 50–80 %, was durch ein gesundes Pankreas in 90 % der Fälle gut kompensiert werden kann; 10 % entwickeln einen Gestationsdiabetes

mellitus. Bei bis zu 4 % aller Schwangeren liegt ein präexistenter Diabetes mellitus vor.

In der Schwangerschaft ist der Grundumsatz der Schilddrüse um ca. 20 % gesteigert. In der Regel bleibt die euthyreote Stoffwechsellage bestehen. Die Plasmajodidkonzentration sinkt durch den Mehrbedarf sowie vermehrte glomeruläre Filtration. Östrogenbedingt steigt das zirkulierende thyroxinbindende Globulin (TBG) um bis zu 150 % an, was eine vermehrte Bindung von T_3 und T_4 zur Folge hat. Durch Mehrproduktion bleibt der Anteil des freien T_3 und T_4 jedoch in der Regel gleich [4].

Fazit für die Praxis

- Patientinnen mit einem Makroprolaktinom (> 10 mm) sollten die Behandlung mit Dopamin-Antagonisten in der Schwangerschaft fortführen, da es bei 4 % der behandelten und 15 % der unbehandelten schwangeren Patientinnen zu einer symptomatischen Hypophysenvergrößerung kommt [15].
- Der erhöhte Jodidbedarf sollte mit einer täglichen Einnahme von 150–200 µg Jod kompensiert werden.
- Bei Schwangeren mit bekannter hypothyreoter Stoffwechsellage mit Thyroxin-Substitution vor der Schwangerschaft muss die Dosis oftmals um bis zu 30 % gesteigert werden (TSH-Kontrollen) [4].
- Der erhöhte Insulinbedarf, vor allem in der 2. Schwangerschaftshälfte, kann eine latente diabetische Stoffwechsellage demaskieren. Frauen mit einem Gestationsdiabetes mellitus haben ein erhöhtes Risiko, im späteren Leben an einem Diabetes mellitus Typ 2 zu erkranken.

Eckdaten der fetalen Entwicklung

Die ersten 10 SSW umfassen die Embryonalperiode. In dieser Phase werden die Organe angelegt, demzufolge können hier einwirkende Noxen wie Medikamente, Strahlen oder Infektionen besonders gravierende Folgen für die weitere Entwicklung haben. Ab Ende der 24. SSW wird von der „Lebensfähigkeit" des Feten gesprochen (gilt für Deutschland). Dies bedeutet, dass der Fetus nun auch ohne Uterus und Plazenta unter intensivmedizinisch-neonatologischen Bedingungen überleben kann, was zwischen der 24. und 28. SSW (sehr frühe Frühgeburt) aber mit hoher perinataler

Tab. 8.7 Wichtige anamnestische Informationen zur Schwangerschaft vor geplanter Operation oder in der Notaufnahme.

Information	mögliche Konsequenz
Blutgruppe/AKS (Antikörpersuchtest)	ggf. Anti-D-Prophylaxe
SSW	ggf. Lungenreifeinduktion
Präeklampsie	besonders engmaschige perioperative Vitalzeichenkontrolle
fetale Fehlbildung	ggf. spezielles Zentrum zur Entbindung für den Fetus notwendig
Plazentainsuffizienz	ggf. intraoperatives fetales Monitoring, strenge maternale RR-Kontrolle

Morbidität und Mortalität einhergeht. Ab der 38. SSW wird von einem reif geborenen Kind gesprochen.

Zwei wichtige Organsysteme, die einen hohen Einfluss auf die neonatale Morbidität und Mortalität haben, sind die Lunge (Atemnotsyndrom, bronchopulmonale Dysplasie) und das Gehirn (Hirnblutung, periventrikuläre Leukomalazie, Zerebralparese). Seit über 40 Jahren ist bekannt, dass die pränatale Gabe von Steroiden zwischen der 24. und 34. SSW das Risiko des Atemnotsyndroms sowie die Hirnblutungsrate signifikant senken kann.

Fazit für die Praxis

- Ab Ende der 24. SSW wird in Deutschland im Falle einer Frühgeburt ein aktives neonatales Vorgehen praktiziert. Daher sollten operative Eingriffe oder die Versorgung von Traumapatientinnen spätestens ab dieser SSW in einem Perinatalzentrum Level I mit spezieller Geburtshilfe und Neonatologie erfolgen.
- Zwischen der 24. und 34. SSW kann es sinnvoll sein, vor einem operativen Eingriff in Rücksprache mit dem Geburtsmediziner eine Lungenreifeprophylaxe (2 × 12 mg Betamethason im Abstand von 24 Stunden) durchzuführen.
- Untersuchungen mit Strahlenexposition sollten vor allem in der Frühschwangerschaft nur nach besonders strenger Nutzen-Risiko-Abwägung erfolgen.

8.3.3 Anamnese und körperliche Untersuchung

Jede Schwangere, die durch einen Gynäkologen in Deutschland betreut wird, hat einen Mutterpass und ist angehalten, diesen jederzeit mitzuführen. Der Blick in den Mutterpass erlaubt ein schnelles Erfassen der wichtigsten präkonzeptionellen Risiken/Vorerkrankungen sowie des bisherigen Schwangerschaftsverlaufs, der durchgeführten Untersuchungen, aufgetretenen Risiken und des errechneten Geburtstermins, aus dem die aktuelle SSW ermittelt werden kann (Dauer einer Schwangerschaft = 40 Wochen). Mittels des hier eingetragenen errechneten Entbindungstermins lässt sich im Internet oder via diverser Apps die aktuelle SSW schnell herausfinden. Wichtige, die Schwangerschaft betreffende Informationen sind in ▶ Tab. 8.7 zusammengefasst.

Ein Teil der Schwangerschaften entsteht ungeplant, wird verdrängt oder ist der Patientin aufgrund einer frühen SSW unbekannt. Es ist sinnvoll, bei jeder Frau im fertilen Alter (ca. 15–45 Jahre) vor Einsatz von ionisierenden Strahlen oder geplanter Operation einen Schwangerschaftstest im Urin durchzuführen. Eine Quantifizierung des ß-HCG im Blut ist in der Regel nicht erforderlich und dauert im Notfall zu lang. Die Antwort auf die anamnestische Frage nach einer potenziellen Schwangerschaft sollte dokumentiert werden.

Bei fortgeschrittener SSW sollte die körperliche Untersuchung wenn möglich mit erhöhtem Oberkörper und leichter Seitenlage (links) durchgeführt werden. Die Palpation einzelner intraabdomineller Organe ist vielfach weder möglich noch zielführend. Hilfreicher ist hier der rasche Einsatz der Sonografie, um sich einen ersten Eindruck zu verschaffen (Position des Uterus, Vitalität des Feten, freie Flüssigkeit, Leber-/Milzruptur, Lokalisation der Appendix – ggf. im rechten Mittel-/Oberbauch). Bei abdominellen Schmerzen/unklarem Abdomen/Polytrauma ist umgehend ein Perinatalmediziner hinzuzuziehen (bei Ankündigung in der Notaufnahme im Vorfeld zu informieren), um zeitnah die für Schwangere und Feten lebensbedrohlichen Zustände zu erkennen, z. B. vorzeitige Plazentaablösung. Zur körperlichen Untersuchung in der Notaufnahme gehört auch ein Blick in die Unterhose, um vaginale Blutungen/Fruchtwasserabgang zu erkennen.

8

8.3.4 Weitere Diagnostik

Prä- und postoperative **Blutuntersuchungsergeb-
nisse** müssen im Kontext der schwangerschafts-
spezifischen Veränderungen betrachtet werden
(siehe auch Kap. 8.3.2 und ▶ Tab. 8.6).

Bei der Interpretation eines **EKG** gilt es zu beachten, dass es durch Dickenzunahme des interventrikulären Septums sowie der Wand der linken
Herzkammer in Kombination mit einem Zwerchfellhochstand zu einer Verschiebung der anatomischen und elektrischen Herzachse kommt. EKG-
Veränderungen wie Linksverschiebung der Herzachse, prominente Q-Zacke in Ableitung II, III, aVF
sowie T-Wellen-Veränderungen wie flache (inver-
tierte T-Welle in Ableitung III und V1–V3) werden
bei Schwangeren häufiger als bei nichtschwangeren Frauen beobachtet [14].

Die **Sonografie** ist in der Schwangerschaft die
erste Wahl der Bildgebung und kann in allen SSW
eingesetzt werden. In fortgeschrittener SSW kann
die Beurteilung intraabdomineller Strukturen wie
Appendix oder Pankreas beeinträchtigt sein. Weiterhin sonografisch gut beurteilbar bleiben die
Nieren (cave: physiologischer Harnstau), Milz, Leber und Gallenblase.

Die **MRT** kann in der Schwangerschaft eingesetzt werden. Hinsichtlich möglicher fetaler Risiken durch MRT-Untersuchungen gibt es im Moment keine sichere wissenschaftliche Evidenz, dass
diese in irgendeinem Stadium der fetalen Entwicklung auf den kindlichen Organismus schädigende
Wirkung haben könnte [10]. Dennoch wird empfohlen, MRT-Untersuchungen erst nach dem 1. Trimenon durchzuführen, wenn die Organentwick-
lung abgeschlossen ist [2], [9]. Kontrastmittel (Ga-
dolinium) sollte vorzugsweise nicht in der
Schwangerschaft angewendet werden, da es die
Plazentaschranke passiert und sich in Fetus und
Fruchtwasser anreichern kann, obgleich es bisher
keine Berichte über fetale Schädigungen durch Ga-
dolinium gibt [9], [13].

Aufgrund der Strahlenbelastung sollte die Indikation für ein CT im Vergleich zum MRT strenger
gestellt werden, insbesondere zwischen der 8. und
17. SSW, da hier vor allem das fetale Gehirn besonders vulnerabel zu sein scheint [2], [10]. Ein genauer Grenzwert, unter welchem die Exposition
von Röntgenstrahlen für den Feten unbedenklich
hinsichtlich teratogener Effekte ist, kann nicht genau definiert werden. Im Allgemeinen wird angenommen, dass eine Exposition von 0,05 Gy (5 rad)

für den Feten vermutlich ohne relevante Folgen
einhergeht [2], [3], [10]. Neben teratogenen Schäden ist bekannt, dass Röntgenstrahlen in der
Schwangerschaft karzinogen wirken können. Auch
wenn maligne Erkrankungen in der Kindheit selten sind, verdoppelt ein CT-Abdomen (ca. 0,05 Gy)
das statistische Risiko hierfür (Verdacht auf Leukämie), wobei das Risiko mit zunehmender SSW
sinkt [2], [3]. Dennoch sollte medizinisch indizierte Röntgendiagnostik einer Schwangeren nicht
vorenthalten werden, vor allem wenn Sonografie
und MRT nicht eingesetzt werden können [2].

Fazit für die Praxis

- Laborwerte und EKG können nur in Kenntnis
  der physiologischen Veränderungen in der
  Schwangerschaft interpretiert werden.
- Sonografie und MRT sind die bildgebenden Verfahren der 1. Wahl in der Schwangerschaft.
  Wenn erforderlich, kann auch eine CT-Untersuchung durchgeführt werden. Als Grenzwert
  gilt 0,05 Gy, zwischen der 8. und 17. SSW sollte
  die Indikation besonders streng gestellt werden.
- Sollten Untersuchungen mit ionisierender
  Strahlung oder Kontrastmitteleinsatz in der
  Schwangerschaft unumgänglich sein, so ist der
  Schwangeren eine DEGUM-II/III-Schalluntersu-
  chung (Ersttrimester-Screening, Feindiagnos-
  tik) zu empfehlen.

8.3.5 Operativer Eingriff

Jede nichtgynäkologische/geburtshilfliche Intervention in der Schwangerschaft sollte in enger Absprache mit einem Perinatalmediziner erfolgen. Im
Folgenden werden die wichtigsten interdisziplinären Schnittstellen dargestellt.

Strukturelle Überlegungen

Mit Beginn der Lebensfähigkeit des Feten (ab der
24. SSW) sollte jeder invasive Eingriff optimalerweise an einer Klinik mit angegliedertem **Perinatalzentrum** erfolgen. Nur so ist gewährleistet, dass
im Falle von Komplikationen der Fetus ggf. schnell
entbunden und das Neugeborene durch einen
Neonatologen adäquat behandelt werden kann.
Eingriffe bei Schwangeren zwischen der 24. und
32. SSW müssen an einem Perinatalzentrum Level I

vorgenommen werden, damit im Notfall Neonatologen mit Erfahrung in der Versorgung extremer Frühchen unmittelbar bereitstehen. Zudem bedarf die Entbindung extremer Frühchen Erfahrung und sollte durch einen qualifizierten Geburtshelfer (spezielle Geburtshilfe und Perinatalmedizin) vorgenommen werden.

Nach der Wahl des optimalen Zentrums für die geplante Intervention in der Schwangerschaft muss bereits präoperativ festgelegt werden, wo und wie die postoperative Überwachung der Schwangeren und des Fetus erfolgen soll. Ab Beginn der Lebensfähigkeit des Feten kann es einfacher sein – gerade bei kleineren Eingriffen mit geringem postoperativen Bedarf an chirurgischer Expertenversorgung – die Schwangere auf eine geburtshilfliche Station zu verlegen, da hier schwangerschaftsassoziierte Komplikationen wie pathologisches CTG, vorzeitige Wehentätigkeit und Frühgeburtsbestrebungen durch geschultes Personal frühzeitiger erkannt werden können.

Perioperative Maßnahmen

Je nach SSW und Dringlichkeit der anstehenden Operation muss abgewogen werden, ob zwischen der 23.+5 bis zur 33.+6 SSW die **Lungenreifeinduktion** abgewartet werden kann (48 Stunden). Das fetale Wohlergehen sollte durch einen differenzierten Ultraschall inklusive Doppler-Sonografie präoperativ durch einen Perinatalmediziner überprüft werden. Bei intrauteriner Wachstumsrestriktion oder suspekten/pathologischen Doppler-Parametern kann es schwangerschaftswochenabhängig sinnvoll sein, die Entbindung vor/mit dem operativen Eingriff durchzuführen, um den Feten durch intraoperative Blutdruckschwankungen nicht zu gefährden.

Aus forensischen Gründen sollte unmittelbar vor und nach einem Eingriff die Vitalität des Feten überprüft werden (CTG oder US). In der Literatur finden sich bisher keine Berichte über fetale Asphyxie im Rahmen komplikationslos verlaufener Operation [10], so dass eine intraoperative CTG-Überwachung des Feten nur erforderlich ist, wenn intraoperativ von einem erhöhten fetalen Risiko ausgegangen werden muss. Das abgeleitete CTG muss dann dauerhaft fachärztlich interpretiert werden, um ggf. unmittelbare Konsequenzen im Sinne einer Notsektio mit neonataler Versorgung durchführen zu können.

Bei rhesusnegativer Schwangerer sowie negativem Antikörpersuchtest sollte im Falle von stattgehabten Traumata oder intraoperativ zu erwartender Uterusmanipulation (auch ohne vaginale Blutung) eine **Anti-D-Prophylaxe** innerhalb von 72 Stunden postoperativ erfolgen, um eine maternale Sensibilisierung mit Antikörperbildung durch fetomaternale Transfusion zu vermeiden. Zusätzlich muss das Risiko der Weheninduktion bei intraoperativer Uterusmanipulation bedacht und in Rücksprache mit dem Perinatalmediziner ggf. **tokolytische Maßnahmen** erwogen werden. Bis zur 32. SSW sollte vorzugsweise Indomethacin eingesetzt werden, da dies im Vergleich zu Nifedipin und ß-Sympathikomimetika den maternalen Blutdruck nicht beeinflusst. Eine routinemäßige Tokolyse bei operativen Eingriffen ist nicht indiziert [10].

Aufgrund des erhöhten Thromboserisikos in allen Phasen der Schwangerschaft (bis 6–8 Wochen postpartal) muss neben den physikalischen Maßnahmen (druckfreie Lagerung, perioperative Kompressionsstrümpfe) eine postoperative medikamentöse **Thromboseprophylaxe** durchgeführt werden.

Intraoperatives Management

Vorzugsweise ist ein lokoregionales Anästhesieverfahren (z.B. Spinalanästhesie) zu wählen, im Notfall oder bei entsprechender Notwendigkeit kann aber auch die Allgemeinanästhesie angewandt werden. Wenn möglich, sollte der Eingriff in **Linksseitenlage** erfolgen, um intraoperative Blutdruckabfälle durch das Vena-cava-Kompressionssyndrom zu vermeiden. Eine ggf. notwendige intra- oder postoperative **Antibiotikaprophylaxe** sollte mit Penicillinen oder Cephalosporinen als Antibiotika der 1. Wahl in der Schwangerschaft durchgeführt werden. Aufgrund des im Rahmen einer Laparoskopie notwendigen CO_2-Pneumoperitoneums (< 15 mmHg) ist bei diesen Eingriffen die **endexspiratorische CO_2-Messung** (Kapnometrie) obligatorisch. Hierdurch kann eine maternale respiratorische Azidose frühzeitig erkannt und behandelt werden, um fetale Azidosen (welche zumindest im Tierexperiment beschrieben sind) zu vermeiden [10].

8

8.3.6 Häufige chirurgische Krankheitsbilder

Appendizitis

Der weitaus häufigste abdominelle Notfall während der Schwangerschaft ist die Appendizitis, die in etwa 1:1000 Schwangerschaften auftritt [1], [6]. Im Vergleich zu nicht schwangeren Frauen sind operationsassoziierte Risiken wie Sepsis, Transfusion, Pneumonie, Ileus und längerer Krankenhausaufenthalt (> 3 Tage) bei Schwangeren fast doppelt so hoch [1]. Auf der anderen Seite scheinen bei den in der Schwangerschaft konservativ behandelten Appendizitis-Fällen schwere Komplikationen wie Schock, Peritonitis und Thromboembolien häufiger vorzukommen [1]. Eine ebenfalls zu spät diagnostizierte oder übersehene Appendizitis ist mit einer mütterlichen Mortalität von 4 % und einer Abortrate von etwa 25 % vergesellschaftet [6].

Ob die Appendektomie bei gegebener Indikation offen oder laparoskopisch erfolgt, hängt von individuellen Gegebenheiten ab und richtet sich nach chirurgischen Kautelen. Generell kann eine Laparoskopie und Anlage eines Pneumoperitoneums von 10–15 mmHg in jeder SSW sicher durchgeführt werden [10].

Cholezystitis, Cholezystolithias

Die zweithäufigste nichtgynäkologische Ursache abdomineller Notfälle sind Erkrankungen der Gallenblase und Gallengänge, hier vor allem die akute Cholezystitis [5], [8]. Während die akute Appendizitis mit gleicher Häufigkeit bei schwangeren und nichtschwangeren Patientinnen zu beobachten ist, prädisponiert die Schwangerschaft zur Bildung von Gallensteinen. Die Inzidenz ist um 12 % erhöht (östrogeninduziert erhöhte Lithogenität der Galle, progesteroninduzierte Hypomotilität der Gallenblase), insgesamt bilden 1–6 % der Schwangeren Gallensteine in der Schwangerschaft [5]. Gut ein Drittel der Schwangeren mit Gallensteinen bleiben asymptomatisch und bedürfen keiner Therapie. Symptomatisch werden Gallensteine durch Koliken, akute Cholezystitis/Pankreatitis oder Aufstau des Gallenwegsystems (Ikterus) [5]. Diagnostisch ist die Sonografie Methode der Wahl und in der Regel ausreichend.

Eine erstmals auftretende Gallenkolik kann durchaus primär konservativ behandelt werden [5], es muss jedoch bedacht werden, dass es bei ca.

der Hälfte der Schwangeren zu einem Wiederauftreten der Symptome noch während der Schwangerschaft kommt [10]. Von diesen Patientinnen entwickeln 23 % Komplikationen wie akute Cholezystitis oder Pankreatitis [10]. Daher wird heute die frühe operative Intervention bevorzugt [10]. Behandlung der Wahl ist in jeder Phase der Schwangerschaft die laparoskopische Cholezystektomie [10]. Manche Autoren empfehlen in der Frühschwangerschaft während der Embryonalperiode eine sehr strenge Indikationsstellung. Auf der anderen Seite gilt es zu bedenken, dass die Laparoskopie mit zunehmender Uterusgröße technisch anspruchsvoller wird [5].

8.3.7 Polytrauma in der Schwangerschaft

Die Versorgung von schwerverletzten Schwangeren bedeutet immer eine interdisziplinäre Herausforderung und Abwägung der Bedürfnisse zweier Patienten. Sie beginnt bereits beim Notarzt, der spätestens ab der 23. SSW dafür sorgen sollte (wenn logistisch vertretbar), dass die Schwangere in ein Krankenhaus mit Perinatalzentrum Level I eingeliefert wird. Bei Ankunft im Schockraum sollte neben dem üblichen Team auch ein Perinatalmediziner bereitstehen.

Nach dem üblichen Basis-Check der Schwangeren (ABC-Regel) schließt sich eine **sonografische Überprüfung** des fetalen Wohlergehens an:

- Vitalität
- fetale Herzfrequenz
- Nabelschnurarteriendoppler
- Plazentamorphologie

Es folgt eine orientierende vaginale Untersuchung, um vaginale Blutungen oder Fruchtwasserabgang auszuschließen. Je nach Art, Stärke und Einwirkungsort des Traumas muss an eine vorzeitige Plazentalösung, Uterusruptur, Blasensprung und fetomaternale Transfusion gedacht werden. Da letzteres auch bereits bei relativ kleinen Traumata zur Sensibilisierung rhesusnegativer Schwangerer führen kann, sollte eine prophylaktische Anti-D-Gabe großzügig verabreicht werden.

Das weitere Prozedere richtet sich primär nach dem Zustand der Schwangeren, eine hämodynamische Stabilisierung trägt auch zur Verbesserung der fetalen Situation bei. Im Falle einer instabilen Patientin mit operativem Interventionsbedarf muss rasch geklärt werden, ob im gleichen Eingriff eine Notsektio der Schwangeren zu verantworten ist. Bei kritischem fetalen Zustand ist abzuwägen, ob der verletzten Schwangeren eine Notoperation zugemutet werden kann, um das Kind zu retten.

8.3.8 Medikamente

Nahezu immer werden im Rahmen operativer Eingriffe oder der Versorgung von Schwerverletzten Medikamente eingesetzt. In der Regel enthält die Fachinformation einen Abschnitt „Schwangerschaft und Stillzeit", in welchem zumeist darauf hingewiesen wird, dass das Medikament nicht oder nur nach strengster Indikationsstellung bei Schwangeren eingesetzt werden sollte. Dies ist in der täglichen Praxis kaum hilfreich, denn auch wenn meist teure Zulassungsstudien für diese kleine und spezielle Patientengruppe fehlen, kann doch eine Reihe von Medikamenten relativ unproblematisch bei Schwangeren eingesetzt werden. Hier hat sich das vom Bundesministerium für Gesundheit geförderte und an der Charité in Berlin angesiedelte öffentliche Institut „Pharmakovigilanz- und Beratungszentrum für Embryonaltoxikologie" (Embryotox: http://www.embryotox.de) als sehr hilfreich erwiesen.

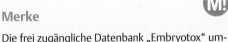

Merke

Die frei zugängliche Datenbank „Embryotox" umfasst mehr als 400 Arzneistoffe, die anhand der vorhandenen Literatur analysiert und für den Einsatz in Schwangerschaft und Stillzeit bewertet werden.

Literatur

[1] Abbasi N, Patenaude V, Abenhaim H. Management and outcomes of acute appendicitis in pregnancy-population-based study of over 7 000 cases. Bjog 2014; 121(12): 1509–1514

[2] ACOG Committee Opinion. Number 299, September 2004 (replaces No. 158, September 1995). Guidelines for diagnostic imaging during pregnancy. Obstet Gynecol 2004; 104(3): 647–651

[3] Chen MM et al. Guidelines for computed tomography and magnetic resonance imaging use during pregnancy and lactation. Obstet Gynecol 2008; 112(2 Pt 1): 333–340

[4] Costantine MM. Physiologic and pharmacokinetic changes in pregnancy. Front Pharmacol 2014; 5: 65

[5] de Bari O et al. Cholesterol cholelithiasis in pregnant women: pathogenesis, prevention and treatment. Ann Hepatol 2014; 13(6): 728–745

[6] Kilpatrick CC, Monga M. Approach to the acute abdomen in pregnancy. Obstet Gynecol Clin North Am 2007; 34(3): 389–402, x

[7] Lurie S et al. Total and differential leukocyte counts percentiles in normal pregnancy. Eur J Obstet Gynecol Reprod Biol 2008; 136(1): 16–19

[8] Parangi S et al. Surgical gastrointestinal disorders during pregnancy. Am J Surg 2007; 193(2): 223–232

[9] Patenaude Y et al. The use of magnetic resonance imaging in the obstetric patient. J Obstet Gynaecol Can 2014; 36(4): 349–363

[10] Pearl J et al. Guidelines for diagnosis, treatment, and use of laparoscopy for surgical problems during pregnancy. Surgical Endoscopy 2011; 25(11): 3 479–3 492

[11] Peck TM, Arias F. Hematologic changes associated with pregnancy. Clin Obstet Gynecol 1979; 22(4): 785–798

[12] S 3-Leitlinie, Epidemiologie, Diagnostik, Therapie und Management unkomplizierter bakterieller ambulant erworbener Harnwegsinfektionen bei erwachsenen Patienten. AWMF 2010; Register-Nummer 043/044

[13] Sundgren PC, Leander P. Is administration of gadolinium-based contrast media to pregnant women and small children justified? J Magn Reson Imaging 2011; 34(4): 750–757

[14] Sunitha M, Chandraasekharappa S, S.V. Brid. Electrocardiographic Qrs Axis, Q Wave and T-wave Changes in 2nd and 3 rd Trimester of Normal Pregnancy. J Clin Diagn Res 2014; 8 (9): 21–27

[15] Tan EK, Tan EL. Alterations in physiology and anatomy during pregnancy. Best Pract Res Clin Obstet Gynaecol 2013; 27 (6): 791–802

[16] Yeomans ER, Gilstrap 3 rd LC. Physiologic changes in pregnancy and their impact on critical care. Crit Care Med 2005; 33(10 Suppl): S 256–258

8.4 Morbide adipöse Patienten

N. Runkel

8.4.1 Einleitung

Der adipöse Patient ist grundsätzlich als Hochrisikopatient zu betrachten und stellt für den Anästhesisten infolge adipositasassoziierter Komorbiditäten, erschwerter Atemwegssicherung und schwieriger Gefäßzugänge eine Herausforderung dar. Interessanterweise existieren bisher keine vergleichenden Studien und widersprüchliche Daten zum perioperativen Management, das sich pragmatisch auf Analogieschlüsse und Erfahrung stützt. Abweichungen prinzipieller Art von den allgemein akzeptierten Regeln bei Vorbereitung und postoperativer Überwachung bestehen nicht. Das betrifft u. a. die Antibiotika-, Ulkus- und PONV-Prophylaxe. Jeder Patient sollte postoperativ auf eine Überwachungsstation, um die kontinuierliche Überwachung der Vitalparameter zu garantieren, um Schmerzfreiheit und Mobilisation zu erreichen und drohende Komplikationen wie Blutung und

Sepsis frühzeitig zu erkennen. Die Verantwortung dafür liegt beim Operateur. In diesem Kapitel werden ausgewählte Aspekte und Besonderheiten der perioperativen Medizin bei Adipositaspatienten vorgestellt.

8.4.2 Postoperative Schmerztherapie

Während sich die Periduralanalgesie bei großen Oberbauchoperationen zum Standard entwickelt hat, ist diese bei minimalinvasiven bariatrischen Operationen entbehrlich. Die Schmerzen sind meist auch ohne oder mit wenig Opioiden (z. B. Piritramid) durch eine intravenöse Kombinationsmedikation beherrschbar, die Novaminsulfon, Paracetamol und nichtsteroidale entzündungshemmende Analgetika wie z. B. Parecoxib beinhaltet. Lokalanästhetika können zusätzlich intraoperativ um die Trokar-Einstichstellen injiziert werden, z. B. 150 mg Bupivacain 0,5 % in 50 ml NaCl/Adrenalin-Lösung.

8.4.3 Mobilisation

Die Beeinträchtigung von Atemfunktionen kann in der frühen postoperativen Phase vital bedrohlich werden. Atelektasen und kritische respiratorische Ereignisse treten vor allem in den hohen BMI-Klassen auf („Super-Adipositas", BMI > 50 kg/m²). Ein zentraler Behandlungsbaustein ist deshalb die frühe postoperative Mobilisierung in den ersten Stunden nach Extubation, zusammen mit intensiver Atemwegsphysiotherapie. Adipositaspatienten werden über diese Maßnahmen präoperativ aufgeklärt und sind – Schmerzfreiheit vorausgesetzt – in der Regel überaus motiviert.

Merke

Die konsequente frühe Mobilisation hat zudem auch einen präventiven Effekt hinsichtlich der Entstehung von thromboembolischen Ereignissen und der Vermeidung von Druckschäden.

8.4.4 Obstruktives Schlafapnoe-Syndrom

Beim obstruktiven Schlafapnoe-Syndrom und adipositasassoziiertem Hypoventilationssyndrom sollte schon präoperativ eine arterielle Blutgasanalyse bei Raumluftatmung erfolgen. Postoperativ sind die Sauerstoffapplikation und kontinuierliche Pulsoxymetrie so lange aufrechtzuerhalten, bis die arterielle Sauerstoffsättigung auch unter Raumluft normal ist. Patienten mit OSA sind wegen der Hochregulierung von zentralen Opioid-Rezeptoren infolge rezidivierender Hypoxämie anfällig für die Atemdepression von Opioiden. Sie profitieren deshalb von einer Sauerstoffgabe während der parenteralen Opioid-Therapie.

Aus der kolorektalen Chirurgie ist bekannt, dass eine prophylaktische postoperative Sauerstoffgabe die Wundinfektionsrate reduziert. Eine unkritische Sauerstofftherapie kann allerdings bei vorbestehendem Apnoe-Syndrom solche Apnoe-Phasen verlängern und eine Hyperkapnie maskieren. Das kontinuierliche Monitoring der adipösen Patienten in der frühen postoperativen Phase ist deshalb unabdingbar.

Vorsicht

Die Rückenlage sollte bei adipösen Patienten, insbesondere mit obstruktivem Schlafapnoe-Syndrom, wenn immer möglich vermieden werden.

Besser ist ein Schlaf in Seiten- oder Bauchlage oder in Sitzposition. Nichtinvasive Beatmungsformen unterstützen die Spontanatmung des Patienten mit einem dauerhaften Überdruck (PEEP), wobei der Patient seine Atemtiefe und Atemfrequenz selbst bestimmt.

Nichtinvasive Beatmung mit kontinuierlichem positiven Luftwegdruck (CPAP) oder nichtinvasive intermittierende druckpositive Beatmung (NIPPV) sollten bei Bedarf zur Verfügung stehen bzw. eingesetzt werden. Ein Heim-CPAP-Gerät sollte auf die Wachstation mitgebracht werden. Es ist wissenschaftlich nicht nachgewiesen, dass in dieser Situation eine Magensonde zur Luftdekompression des Restmagens notwendig ist. Die klinische Überwachung der Atemfunktion zielt auf das Erkennen der kritischen Apnoe (> 10 s, Bradypnoe < 8 Atemzüge pro Minute, wiederholte Sauerstoffentsättigung < 90 %), insbesondere wenn Opioide verabreicht werden müssen.

8.4.5 Antikoagulation

Adipositaspatienten stellen eine Hochrisikogruppe für tiefe Beinvenenthrombosen dar. Die häufigen Stauungsekzeme an den unteren Extremitäten deuten auf eine chronische venöse Insuffizienz mit vorausgegangenen inerten Thrombosen hin. Lungenembolien sind für jeden zweiten postoperativen Todesfall verantwortlich! Die Säulen der physikalischen Maßnahmen sind die Mobilisation und die Unterschenkelkompression. Allerdings sind die Standard-Kompressionsstrümpfe für das bariatrische Krankengut wegen der Größendiskrepanz ungeeignet. Die intermittierende pneumatische Kompression am Operationstag ist (für insgesamt 24 Stunden) gängige Praxis. Die medikamentöse Thromboseprophylaxe erfolgt mit niedermolekularem Heparin, sie sollte über die Entlassung hinaus für mindestens 3 Wochen fortgesetzt werden. Über Dosis und Dauer gibt es keine systematischen Studien. Empfohlen werden kann Enoxaparin 2 × 40 mg s. c. bei einem Körpergewicht über 100 kg und 2 × 60 mg s. c. bei einem Körpergewicht über 150 kg. Eine moderne orale Antikoagulation wird sich vorerst – zumindest in der frühen Phase der eingeschränkten oralen Nahrungsaufnahme – kaum durchsetzen können.

8.4.6 Kostaufbau

Der rasche enterale Kostaufbau, wie er im Rahmen des Fast-Track-Konzepts in anderen Bereichen längst Standard ist, wurde in der bariatrischen Chirurgie bisher nicht systematisch untersucht. Vielmehr hat sich – wegen der Anastomose mit gutem Grund – der schrittweise Kostaufbau etabliert.

Meist werden für 2 Tage nach der Operation nur Flüssigkeiten verabreicht, deren **Volumina** erst limitiert und dann freigegeben werden:

- z. B. portioniert und langsam Tee oder Wasser ca. 500 ml am Operationstag,
- gefolgt von ca. 750–1000 ml/24 h am 1. Tag und
- unbegrenzten Flüssigkeitsmengen ab dem 2. Tag.

Das Monitoring der Flüssigkeitsaufnahme ist so lange verpflichtend, bis das ausreichende Trinkvolumen von mindestens 1,5 l/d gesichert ist und entsprechend dokumentiert wird.

Merke

Ein häufig unterschätztes Problem nach restriktiven Operationen ist das **fehlende Durstgefühl**, das im Rahmen der in der Adipositaschirurgie zum Ziel erklärten Inappetenz als unerwünschte Nebenwirkung erkannt und mittels Infusionen behandelt werden muss.

Üblicherweise wird vor schrittweiser Erhöhung der Nahrungskonsistenz von Brei über pürierte Speisen die Anastomosendichtigkeit auf zwei Weisen getestet: zum einen klinisch mittels getrunkener Blaulösung bei klarem Drainagesekret und zum anderen radiologisch mittels Gastrographin-Schluck. Feste Kost soll erst über einen Zeitraum von Wochen bis Monaten erreicht werden.

8.4.7 Metabolische Kontrolle

Die Überwachung diabetischer Patienten zielt insbesondere auf die Vermeidung von Hypoglykämien in der postoperativen Phase. Nichtinsulinpflichtige Patienten setzen die Medikation am Vortag ab. Häufig können diese Patienten ohne orale Antidiabetika entlassen werden. Bei insulinpflichtigen Patienten wird die Abenddosis am Vortag der Operation halbiert, um intraoperative Unterzuckerungen zu minimieren. Bis zum 2. Tag (Flüssignahrung) wird Patienten mit einer präoperativen Insulindosis < 50 IU/d nur eine Kochsalz-Glukose-Infusion mit Kaliumchlorid infundiert, während Patienten mit einer präoperativen Insulindosis > 50 IE/d kontinuierlich intravenös Insulin mittels Perfusorspritze oder Pumpe erhalten (ein Viertel der präoperativen Tagesdosis).

Mit Beginn der Nahrungsaufnahme (weniger als 800 kcal/d) wird auf die intermittierende Applikation von kurzwirksamem Insulin dreimal täglich subkutan unmittelbar vor den Mahlzeiten umgestellt. Die Tagesdosis ist um 75 % niedriger als die präoperative. Zur Nacht wird kein Insulin verabreicht, sondern Metformin.

Blutzuckerbestimmungen erfolgen nach Plan im Kapillarblut mindestens viermal täglich. Liegt der Glukosespiegel bei zwei aufeinanderfolgenden Messungen unter 5 mmol/l bzw. über 15 mmol/l muss die Dosis justiert werden. Dazu ist die Unterstützung einer Diabetesfachkraft erforderlich. Eine Entlassung aus stationärer Behandlung ist bei stabilen Blutzuckerwerten zwischen 5 und 15 mmol/l

8

möglich. Etwa 10 Tage später wird die Medikation neu eingestellt, um den Blutzuckerspiegel im Bereich von 8–10 mmol/l zu halten. Im vierwöchigen Intervall wird danach vom Hausarzt die Dosis entsprechend der Werte korrigiert.

8.4.8 Fast Track

Auch für bariatrische Operationen wurden Modelle des Fast-Track-Programms (Enhanced Recovery after bariatric Surgery, ERABS) erfolgreich entwickelt. Präoperative Maßnahmen beinhalten eine intensive Aufklärung und Schulung und eine verkürzte Fastenperiode (klare Flüssigkeiten bis 2 Stunden vor der Operation). Intra- und postoperativ werden keine langwirkenden Opioide verabreicht, vielmehr wird eine Kombinationsmedikation (z. B. intravenös Paracetamol, Diclofenac und Tramadol) bevorzugt. Die Infusionsmenge wird intraoperativ auf 1,5–2 Liter kristalloide Lösungen beschränkt. Am Ende des Eingriffs werden die Trokarinzisionen mit Lokalanästhetika infiltriert. Die vollständige Mobilisierung innerhalb von 4 Stunden nach Ende der Operation sowie der stündliche Einsatz der Spirometrie erfolgt nach schriftlicher Anweisung. Die Infusionsmenge wird knapp gehalten. Die Schmerztherapie erfolgt mittels visueller Analogskalen multimodal und opiatsparend. Zum Fast Track gehören Antiemetika nach Bedarf und die frühe Gabe von Prokinetika (Metoclopramid 3 × 10 mg/d) und Abführmitteln (Lactulose 2 × 15 ml/d). Auf Blasenkatheter, Drainagen und Magensonden wird ebenso wie auf eine radiologische Anastomosenkontrolle verzichtet. Vielmehr beginnt der Kostaufbau mit flüssiger Nahrung schon am 1. Tag nach der Operation.

8.4.9 Entlassung und Wiederaufnahme

Objektive Kriterien der Entlassungsfähigkeit:
- Schmerzarmut
- Mobilisation und Selbstständigkeit
- Etablierung der gastrointestinalen Trinkmenge
- fehlende Entzündungszeichen
- primäre Wundheilung

Hauptgrund für die stationäre Wiederaufnahme innerhalb von 30 Tagen nach Entlassung sind Dehydratation, Schmerzen und Wundkomplikationen. Die Dehydratation kann bedrohliche Ausmaße erreichen und im akuten Nierenversagen enden, was die Wichtigkeit von Aufklärung und Schulung hervorhebt.

8.4.10 Komplikationsmanagement der postoperativen Blutung

Bluterbrechen und frisches Blut über die Drainage sind Hinweise auf eine aktive Blutung aus der Stapler-Reihe. Bei einem Hämatokritabfall über 10 % oder bei persistierender Hypovolämie ist die Relaparoskopie umgehend angezeigt. Das Hämatom wird ausgeräumt und die Blutungsquelle durchstochen oder geklippt. Peranaler Blutabgang/ Malaena zwei und mehr Tage postoperativ sind eher Zeichen eines Anastomosenulkus. Die Blutung kann endoskopisch gestillt werden.

8.4.11 Komplikationsmanagement der Anastomoseninsuffizienz

Das septische Multiorganversagen bei Anastomoseninsuffizienz ist die bedrohlichste Komplikation der Adipositaschirurgie. Auch hierbei gilt der Grundsatz der Sepsistherapie: rasch diagnostizieren und konsequent handeln. Typischerweise bilden die bariatrischen Patienten aber erst spät eine Oberbauchperitonitis aus, so dass zu Beginn typische klinische Sepsiszeichen fehlen können. Deshalb muss sich der betreuende Arzt auf Verdachtsmomente wie z. B. eine persistierende Tachykardie stützen, also auf Abweichungen vom Normverlauf. Zur Unterscheidung von einer Lungenembolie kann ein KM-Thorax-CT durchgeführt werden.

Steht der Insuffizienzverdacht im Raum, ist im Frühverlauf die unverzügliche Relaparoskopie angezeigt. Dabei wird der septische Fokus durch Übernähung, Lavage und Drainage saniert. Zusätzlich stehen endoskopische Techniken der Unterdruckbehandlung (Endo-VAC), des Defektverschlusses („Bärenkralle") und der Implantation beschichteter Stents zur Verfügung, die situationsbedingt zum Einsatz kommen. Idealerweise beherrscht der Adipositaschirurg diese endoskopischen Methoden, um sie optimal mit Revisionsoperationen kombinieren zu können. Evidenzbasierte Algorithmen des Komplikationsmanagements existieren nicht. Flankiert werden die chirurgischen Aktionen durch eine intensivmedizinische Sepsistherapie.

Tab. 8.8 Postoperative Besonderheiten in der Adipositaschirurgie.

Besonderheiten	Therapie
postoperative Schmerztherapie	opioidsparende Kombinationstherapie
Lagerung	flache Rückenlage vermeiden
Mobilisation	rasche Extubation und Frühmobilisation aus dem Bett am Operationstag
obstruktives Schlafapnoe-Syndrom	CPAP, non-invasive Ventilation (NiV, NiPPV)
höheres Risiko für Pneumonie und ARDS	intensive Physiotherapie
höheres nosokomiales Infektionsrisiko, Wundheilungsstörung	Hygiene
höheres Dekubitusrisiko	Mobilisation, Spezialmatratzen
höheres Thromboembolierisiko	intermittierende pneumatische Kompression, gewichtsadaptiert NMH
Kostaufbau	schrittweise flüssig zu Brei, feste Kost erst nach Wochen
Blutzucker	Absetzen oraler Antidiabetika, Reduktion der Insulindosis auf 25 %, kurzwirkendes Insulin, regelmäßige Blutzuckerbestimmung
Komplikationsmanagement	wegen unsicherer klinischer Zeichen aggressive Diagnostik bei Verdacht und rasches operatives Handeln
frühe Anastomoseninsuffizienz	Relaparoskopie, kombiniert mit endoskopischen Methoden (Endo-VAC, Clip, Stent)

Merke

Die meisten Insuffizienzen entstehen innerhalb von 5 Tagen nach der Operation.

Prädilektionsstellen sind der **His-Winkel** nach Schlauchmagenbildung und die **Gastroenterostomie** nach Magenbypass. Bei Spätinsuffizienzen bleibt genügend Zeit für radiologische Diagnostik mittels CT mit oraler Kontrastierung. Nur bei fehlender Sepsis können gelegentlich interventionelle Drainagen eine Reoperation ersetzen. Diese Maßnahmen müssen durch kompetente endoskopische Handlungen ergänzt werden. Persistierende Leckagen sollten in stabile Fisteln „ausheilen", um dann nach mehrmonatigem Intervall eine Wiederholungsoperation durchzuführen zu können. Diese kann zwecks Reduktion des Hochdrucks die Umwandlung des Schlauchmagens in einen Magenbypass bedeuten oder auch die Restgastrektomie mit Ösophagojejunostomie. Insuffizienzen der Gastrojejunostomie beim Magenbypass können in der Regel durch Anastomosenresektion beherrscht werden.

8.4.12 Zusammenfassung

Zusammenfassend ist ein strukturiertes multimodales Behandlungsprogramm in der kritischen frühen postoperativen Phase ein unerlässliches Instrument, um eine koordinierte Zusammenarbeit von Chirurgen, Anästhesisten, Intensivmedizinern und Pflegepersonal zu erreichen. Implementierte Behandlungspfade (Standard Operating Procedures) können die Prozessqualität verbessern, selbst dann, wenn nicht jedes einzelne Modul evidenzbasiert ist. Sie müssen regelmäßig mittels Plan-Do-Check-Act (PDCA)-Zyklus überprüft und neu gefasst werden.

Zu den postoperativen Besonderheiten in der Adipositaschirurgie und ihrer Therapie siehe ▶ Tab. 8.8.

Literatur

[1] Abdullah HR, Chung F. Perioperative management for the obese outpatient. Curr Opin Anaesthesiol 2014; 27: 576–582

[2] Awad S, Carter S, Purkayastha S et al. Enhanced recovery after bariatric surgery (ERABS): clinical outcomes from a tertiary referral bariatric centre. Obes Surg 2014; 24: 753–758

[3] Cruijsen M, Koehestani P, Huttjes S et al. Perioperative glycaemic control in insulin-treated type 2 diabetes patients undergoing gastric bypass surgery. Neth J Med 2014; 72(4): 202–209

[4] Lemanu DP, Srinivasa S, Singh PP et al. Optimizing perioperative care in bariatric surgery patients. Obes Surg 2012; 22: 979–990

[5] Quidley AM, Bland CM, Bookstaver PB et al. Perioperative management of bariatric surgery patients. Am J Health Syst Pharm 2014; 71: 1253–1264

8

8.5 Analgetika- und drogen-abhängige Patienten

W. Meißner

Die perioperative Betreuung von Patienten mit chronischer Opioideinnahme bzw. -abhängigkeit stellt eine besondere Herausforderung dar, da oft Vor- und Begleiterkrankungen, psychosoziale Belastungsfaktoren und pharmakokinetische und -dynamische Besonderheiten den Behandlungsablauf und insbesondere die Schmerztherapie erschweren können.

Unter der Gruppe von Patienten mit dauerhafter Opioideinnahme werden sehr unterschiedliche **Patientenkollektive** subsummiert:
- Chronische Schmerzpatienten, von denen ein kleiner Teil eine Opioidabhängigkeit entwickelt.
- Patienten, die Opioide außerhalb ihrer medizinischen Indikation (missbräuchlich) einnehmen.

All diesen Patienten ist gemeinsam, dass es häufig zu folgenden **Problemen** kommen kann:
- Entzugssymptomatik bei fehlender Opioidgabe
- Toleranzentwicklung
- veränderte Schmerzverarbeitung
- bisweilen opioidinduzierte Hyperalgesie

Daneben gibt es zahlreiche andere Substanzen, die im Rahmen eines medizinischen Gebrauchs (z. B. Benzodiazepine) oder außerhalb (z. B. Alkohol) mit ähnlichen perioperativen Problemen assoziiert sein können. Im Folgenden soll nur auf die perioperative Betreuung von Patienten mit chronischer Opioideinnahme eingegangen werden. Zusätzlich werden die Besonderheiten bei ehemals opioidabhängigen Patienten dargestellt.

Merke

Die wichtigsten **Therapiegrundsätze** bestehen in folgenden Punkten:
- Herstellen eines vertrauensvollen Verhältnisses zum Patienten unter Berücksichtigung psychosozialer Kontextfaktoren
- weitgehende perioperative Stressreduktion
- Vermeiden einer akuten Entzugssymptomatik
- ausreichende Therapie der akuten Schmerzen

8.5.1 Definitionen

Körperliche (physische) Abhängigkeit

Die physische Abhängigkeit ist ein Gewöhnungseffekt an Substanzen, der durch das Auftreten von Entzugssymptomen bei Dosisreduktion oder Antagonisierung charakterisiert ist. Die Symptomatik kann sich je nach Substanzgruppe unterscheiden und stellt oft ein Spiegelbild der initialen erwünschten und unerwünschten Wirkungen der Substanz dar. Daneben wird in vielen Fällen ein unspezifischer Erregungszustand mit Tachykardie, Unruhe, abdominellen Symptomen und Schmerzen beobachtet. Die damit einhergehende sympathische Stimulation kann bei Vorliegen entsprechender Risikofaktoren zu ernsthaften Komplikationen und ggf. zu einer Erhöhung der Mortalität führen und sollte in der perioperativen Phase unbedingt verhindert werden.

Toleranzentwicklung

Mit der Gewöhnung an eine Substanz geht oft eine Verringerung erwünschter und unerwünschter Substanzeffekte einher, so dass zur Erzielung einer therapeutischen Wirkung eine Dosissteigerung notwendig ist. Bei Opioiden betrifft die Toleranzentwicklung nur zentral vermittelte Effekte (Analgesie, Übelkeit, Sedierung), nicht jedoch periphere Opioidwirkungen (Obstipation). Diese sind kaum von Toleranzentwicklungen betroffen. Die sog. inkomplette Kreuztoleranz von Opioiden beruht auf der Beobachtung, dass es bei Opioidwechseln (Opioidrotation) zu einer verbesserten Analgesie und manchmal auch erhöhten Nebenwirkungsintensität kommen kann.

Substanzabhängigkeit (Sucht)

Mindestens 3 von 7 **Symptomen** müssen in klinisch bedeutsamer Weise über einen Zeitraum von mindestens 12 Monaten vorliegen:
- Toleranzentwicklung
- Entzugssyndrom
- Konsum in größeren Mengen oder über einen längeren Zeitraum
- anhaltendes Verlangen oder erfolglose Versuche, den Konsum zu verringern oder zu kontrollieren
- hoher Aufwand, um die Substanz zu beschaffen (z. B. Besuch verschiedener Verschreiber)

- fortschreitende Vernachlässigung anderer Interessen zugunsten des Substanzkonsums
- anhaltender Substanzkonsum trotz Nachweis eindeutiger schädlicher Folgen

Von der Substanzabhängigkeit muss eine Situation (Pseudo-Addiction) abgegrenzt werden, bei der ein Patient durch eine unzureichende Versorgung mit (indizierten und wirksamen) Analgetika einige der oben skizzierten Symptome und Verhaltensweisen zeigt (z. B. Toleranz, Entzugssymptome, Verlangen nach der Substanz, Wunsch nach Schmerzlinderung, Besuch verschiedener Ärzte).

8.5.2 Patienten mit chronischer Analgetikaeinnahme

Generell ist bei Patienten mit chronischen Schmerzen von einer höheren postoperativen Schmerzintensität auszugehen. Daran können eine Sensibilisierung des schmerzverarbeitenden Systems, eine eingetretene Toleranz gegenüber Opioiden und schmerzverstärkende psychosoziale Faktoren beteiligt sein. Jede Score-Stufe (11-teilige NRS) vorbestehender Schmerzen erhöht die postoperative Schmerzintensität um ca. 0,15. Dies bedeutet, dass bei einem Patienten mit vorbestehenden chronischen Schmerzen der Stärke 7 mit einer um durchschnittlich 1 Score-Punkt höheren postoperativen Schmerzintensität zu rechnen ist als bei einem Patienten ohne vorbestehende chronische Schmerzen.

Experimentelle Daten legen nahe, dass eine hochdosierte Opioideinnahme auch zu einer opioidinduzierten Hyperalgesie mit einer global verringerten Schmerzschwelle führen kann. Ihre klinische Relevanz ist unklar, jedoch sollte ein solches Phänomen in Betracht gezogen werden, wenn Patienten mit einer dauerhaften und/oder hochdosierten Opioideinnahme über eine generell erhöhte Schmerzempfindlichkeit auch außerhalb morphologischer Schmerzmanifestationen klagen.

Nur ein kleiner Teil der Patienten, die regelmäßig Opioide mit analgetischer Indikation einnehmen, entwickelt eine psychische Abhängigkeit. Diese Patienten zeichnen sich oft durch eine eingetretene Toleranzentwicklung aus, d. h. Opioide sind weniger wirksam als bei bisher unbehandelten Patienten. Oft besteht eine chronische opioidassoziierte Motilitätsstörung des Magen-Darm-Trakts, wodurch möglicherweise das Risiko einer postoperativen Ileussymptomatik erhöht ist. Eine Unterbrechung der vorbestehenden Opioidgabe muss vermieden werden, da es sonst zu ausgeprägten Entzugserscheinungen kommen kann.

Merke

Toleranz- und Entzugsphänomene sind Zeichen einer (häufigen) körperlichen Gewöhnung. Eine Opioidabhängigkeit kommt auch bei Schmerzpatienten vor, ist jedoch relativ selten, wenn die Opioidtherapie indikations- und fachgerecht durchgeführt wird.

Die Einnahme von Nichtopioidanalgetika (z. B. Ibuprofen, Paracetamol) führt zwar in aller Regel nicht zu einer Abhängigkeit, jedoch sind ggf. substanzspezifische Auswirkungen auf Herz-Kreislauf-, Nieren- und Gerinnungsfunktion sowie die gastrointestinale Schleimhaut zu beachten.

Entzugsprophylaxe

Für Schmerzpatienten mit chronischer Opioideinnahme gilt, dass eine perioperative Entzugssituation unbedingt verhindert werden muss und gleichzeitig eine adäquate Therapie der vorbestehenden wie auch der zusätzlichen postoperativen Schmerzen sichergestellt wird. Dazu wird in der Regel die bisherige Schmerztherapie fortgeführt und zusätzlich die Akutschmerztherapie intensiviert bzw. modifiziert.

Eine vorbestehende orale Opioidtherapie kann weitergeführt werden, wenn die enterale Applikation ohne Unterbrechung gewährleistet ist. Anderenfalls wird die parenterale Äquivalenzdosis errechnet und ca. 50–75 % davon über einen Perfusor gegeben. In der Regel kann dazu die gleiche Substanz genutzt werden, die oral eingenommen wurde. Manche Kliniken nutzen unter Beachtung der Äquivalenzdosen dazu immer nur das gleiche Opioid (z. B. Morphin oder Oxycodon). Eine transdermale Opioidtherapie sollte belassen werden. Dabei ist darauf zu achten, dass das Pflaster perioperativ nicht verloren geht (z. B. beim Abwaschen), nicht überwärmt (**cave:** direkter Kontakt mit Wärmematte) und weiter regelmäßig gewechselt wird.

8

Transdermale Opioidsysteme werden leicht – vor allem bei Notfallpatienten – übersehen, dadurch steigt das Risiko einer nicht adäquaten Fortführung. Eine Ganzkörperuntersuchung und genaue (Fremd-) Anamnese vermindern dieses Risiko.

Hatte die Operation das Ziel einer kausalen Behandlung der Schmerzursache (und war erfolgreich), kann dies zu einer Verringerung oder Beseitigung der chronischen Schmerzkomponente und damit zu einem geringeren Bedarf der Schmerz-Dauermedikation führen. Über einen längeren Zeitraum gegebene Opioide sollten allerdings nie vollständig abgesetzt, sondern müssen ausgeschlichen werden.

Akutschmerztherapie

Der zu erwartende erhöhte postoperative Analgetikabedarf sollte in erster Linie durch eine intensive Überwachung des Patienten und ausreichende Versorgung mit Bedarfsmedikation sichergestellt werden. Hierzu eignen sich besonders PCA-Pumpen. In vielen Fällen kann es notwendig sein, die Bolusgröße zu erhöhen – dies gilt auch dann, wenn die Bedarfsmedikation durch das Personal verabreicht wird.

Wann immer möglich, sollten lokale und regionale Analgesieverfahren genutzt werden, da dadurch der postoperative Opioidbedarf am zuverlässigsten reduziert werden kann. Zunehmend wird der perioperative Einsatz sog. Koanalgetika diskutiert. Durch die additive Gabe niedrig dosierten Ketamins kann möglicherweise eine Toleranzentwicklung reduziert oder verhindert werden. Gabapentin und Pregabalin reduzieren postoperativ die Schmerzintensität und den Opioidbedarf, ebenso wie die intravenöse Lidocaingabe, die darüber hinaus die gastrointestinale Motilität verbessert.

Die Betreuung von Patienten mit chronischen Schmerzen – ob mit oder ohne Analgetikaeinnahme – erfordert ein hohes Maß an interdisziplinärer Abstimmung. Die perioperative Schmerztherapie sollte mit dem Vorbehandler, dem Anästhesisten und – falls verfügbar – mit dem Akutschmerzdienst abgestimmt werden. Eine psychosoziale Mitbetreuung erleichtert die Betreuung erheblich.

Eine Patientin wird bei chronischen Schmerzen wegen einer Osteoporose mit 3 × 8 mg/d oralem retardierten Hydromorphon behandelt. Bei ihr soll eine Gastrektomie durchgeführt werden. Wegen der Osteoporose mit WK-Einbrüchen kann kein Periduralkatheter gelegt werden. Da eine Fortsetzung der oralen Dauermedikation nicht gewährleistet werden kann, erfolgt eine perioperative Umstellung auf intravenöses Morphin. Die Äquipotenzdosis von 24 mg oralem Hydromorphin beträgt ca. 60 mg Morphin bei parenteraler Gabe.

8 Stunden nach der letzten Hydromorphongabe am Vortag der Operation wird die Morphingabe per Perfusor mit 1,7 mg/h = 40 mg/d = 66 % der errechneten Äquipotenzdosis begonnen. Zunehmende Schmerzen deuten darauf hin, dass die Dosis nicht ausreicht. Nach einer Erhöhung auf 2 mg/h Morphin ist die Patientin dann präoperativ weitgehend beschwerdefrei. Die Morphingabe mit Perfusor wird perioperativ fortgeführt. Intraoperativ wird eine i. v. Gabe von Lidocain durch die Anästhesisten vorgenommen (1,5 mg/kg initial, dann 1,5 mg/kg/h bis Operationsende).

Nach der Operation wird im Aufwachraum durch Titration eine wirksame Opioid-Bedarfsdosis ermittelt, diese beträgt 4 mg Morphin i. v. Parallel wird die Schmerztherapie mit 4 × 1 g Metamizol ergänzt. Am 1. postoperativen Tag benötigt die Patientin fünf Morphinboli, am 2. Tag noch zwei Boli. Am 3. Tag ist die Patientin nahezu schmerzfrei, die Morphin-Dauermedikation wird auf 1,7 mg/h reduziert. Am 4. Tag ist eine orale Medikation möglich, und es erfolgt die Rückumstellung auf Hydromorphon-Tabletten.

8.5.3 Drogenabhängige Patienten

Bei der perioperativen Behandlung drogenabhängiger Patienten steht das Vermeiden einer Entzugssymptomatik im Vordergrund, gleichzeitig muss in vielen Fällen mit einer erhöhten Schmerzempfindlichkeit und – bei Einnahme von Opioiden – mit einer Toleranzentwicklung gegenüber Opioid-Analgetika sowie mit einer opioidinduzierten Hyperalgesie gerechnet werden.

Oft ist es schwierig, Art und vor allem Dosis der konsumierten Substanzen zu identifizieren, vor allem, wenn es sich um einen Mischkonsum handelt. Dem Patienten sollte deutlich gemacht werden, dass möglichst exakte Angaben dazu seine Behandlung erleichtern. Dabei kann der Verweis auf das strikte Einhalten der ärztlichen Schweigepflicht hilfreich sein.

Entzugsprophylaxe

Eine freiwillige oder erzwungene Unterbrechung der Substanzzufuhr ist mit dem Risiko schwerwiegender Entzugssymptome und möglicherweise einer Erhöhung des perioperativen Risikos verbunden. Der perioperative Zeitraum ist denkbar schlecht geeignet, um parallel einen Entzug durchzuführen. Ist der Patient auf regelmäßigen Opioidmissbrauch angewiesen, um Entzugssymptome zu verhindern, sollte eine Entzugsprophylaxe mit einer parenteralen Opioidgabe (z. B. per Morphin-Perfusor) durchgeführt werden. Die dazu notwendige Dosis muss vorsichtig titriert werden und sollte sich an der klinischen Symptomatik orientieren. Zur vegetativen Abschirmung kann Clonidin eingesetzt werden.

Merke

Ein „erzwungener" Entzug im perioperativen Zeitraum kann die Komplikationsrate deutlich erhöhen und sollte niemals absichtlich – erst recht nicht gegen den Willen des Patienten – durchgeführt werden. Jedoch eignet sich die postoperative Phase durchaus, um dem Patienten in Ruhe ein langfristiges Therapie- und ggf. Entzugsangebot zu machen.

Akutschmerztherapie

Zur Behandlung der akuten postoperativen Schmerzen sollten zunächst alle opioidunabhängigen Strategien genutzt werden:

- Nichtopioidanalgetika werden in der Regel allein nicht ausreichend wirksam sein.
- Lokal- und Regionalanalgesieverfahren sind zwar genauso effektiv wie bei anderen Patienten, ihre Durchführung wird aber bisweilen durch Hautinfektionen, eine Hyperalgesie und damit verbundene Ablehnung von Punktionen erschwert.
- Der analgetische und opioidsparende Effekt von Gabapentin und Pregabalin ist bisher nicht bei abhängigen Patienten untersucht worden, für ei-

nen Einsatz spricht jedoch auch deren anxiolytische Komponente.
- Ketamin kann eine Toleranzentwicklung positiv beeinflussen. Allerdings muss vor seinem Einsatz ein nicht ganz seltener Ketaminmissbrauch ausgeschlossen werden.
- Eine intravenöse Lidocaingabe kann ergänzend eingesetzt werden, um Schmerzintensität und Opioidbedarf zu verringern.

Dennoch ist in vielen Fällen die zusätzliche Gabe von Opioiden zur Behandlung akuter Schmerzexazerbationen notwendig. Eine solche Behandlung darf einem drogenabhängigen Patienten nicht mit Hinweis auf seine Suchtanamnese verwehrt werden – er hat das gleiche Recht auf eine Schmerztherapie wie alle anderen Patienten. Oft sind höhere Dosierungen als bei nicht abhängigen Patienten notwendig. Wenn möglich, sollte eine nicht retardierte orale Galenik (z. B. Morphinsaft) verwendet werden, da hier eine noch akzeptable Anflutungsgeschwindigkeit ohne das erhöhte Risiko einer euphorisierenden Komponente vermutet werden kann. Ist eine orale Applikation nicht möglich, werden die Opioide personalkontrolliert i. v. verabreicht. Die Applikation mittels PCA-Pumpe wird von manchen Experten wegen der „freien" Verfügbarkeit der Substanz kritisch gesehen.

Mit dem Patienten sollte ausführlich besprochen werden, dass die Opioidbedarfsmedikation ausschließlich der Therapie der akuten postoperativen Schmerzen dient, nur bei Überschreiten einer bestimmten Schmerzintensität bzw. funktioneller Beeinträchtigung (z. B. Behinderung von Mobilisierung oder Atmung) indiziert ist und auf einen möglichst kurzen Zeitraum beschränkt werden sollte. Eine regelmäßige Schmerzerfassung, Dokumentation der verabreichten Boli und deren Effektivität sind Voraussetzung für eine erfolgreiche Therapie.

Das gesamte chirurgische und anästhesiologische Vorgehen sowie die perioperative Opioidapplikation müssen intensiv interdisziplinär geplant und abgesprochen werden. Eine offene und wertschätzende Kommunikation mit dem Patienten trägt entscheidend zum Therapieerfolg bei.

8.5.4 Besonderheiten bei Patienten mit Substitutionsbehandlung

Eine Substitutionsbehandlung mit kontrolliert verabreichten oralen Opioiden soll opioidabhängigen Patienten ein Leben ohne einen illegalen Opioidkonsum und ohne Entzugssymptome ermöglichen. Eine Substitution findet normalerweise im Rahmen eines ärztlich überwachten Programms statt, das psychosoziale und medizinische Betreuung einschließt. Dennoch kann ein – gelegentlicher oder regelmäßiger – Beikonsum (oft auch von Nichtopioid-Substanzen) bei Patienten in Substitutionsprogrammen nicht immer ausgeschlossen werden. Auch diese Patienten wiesen meist eine ausgeprägte Toleranzentwicklung und oft eine Hyperalgesie auf.

Zur Vermeidung einer perioperativen Entzugssymptomatik wird in der Regel die Substitutionsbehandlung fortgesetzt. Meist sind die Patienten gut über ihr Substitutionsprogramm informiert, dennoch ist es sinnvoll, im Vorfeld mit dem betreuenden Arzt Kontakt aufzunehmen und die verwendete Substanz und die genaue Dosis zu erfragen. Das überwiegend eingesetzte Substitutionsmittel in Deutschland ist Methadon-Racemat (rac-Methadon, Eptadone, Methaddict) mit über 50%, gefolgt von ca. 25% Levomethadon (L-Polamidon) und 20% Buprenorphin (als Schmerzmittel: Temgesic, zur Substitution: Subutex, Suboxone). Das Präparat Suboxone enthält neben Buprenorphin auch Naloxon, um einer missbräuchlichen intravenösen bzw. nasalen Applikation vorzubeugen.

Wird Methadon zur Substitution eingesetzt, so wird die Behandlung in unveränderter Dosis fortgesetzt. Dabei ist zu beachten, dass die Racemat-Präparate (rac-Methadon, Eptadone, Methaddict) in Kliniken, die keine Substitution vornehmen, in der Regel nicht vorhanden sind. Gegebenenfalls kann – unter Beachtung der höheren Wirksamkeit – eine Umstellung auf L-Polamidon erfolgen. Auch ist L-Polamidon als einziges Methadon-Derivat intravenös verfügbar. In hohen Dosierungen werden QT-Zeit-Verlängerungen vor allem bei racematischem, möglicherweise auch bei L-Methadon beobachtet.

Buprenorphin hat eine höhere Affinität zu μ-Opioidrezeptoren als andere Opioide und wirkt als gemischter Agonist/Antagonist am κ-Rezeptor. Es wird zur Substitution in hohen Dosierungen (bis zu 24–32 mg/d) eingesetzt, um möglichst alle Opioidrezeptoren zu besetzen und damit einerseits eine Entzugssymptomatik zu verhindern, andererseits die Zufuhr zusätzlicher illegaler Opioide wirkungslos und damit „unattraktiv" zu machen. Dies bedeutet jedoch, dass auch zur Anästhesie oder Schmerztherapie verabreichte Opioide nur einen geringen oder keinen Effekt haben und auch eine Antagonisierung mit Naloxon erschwert ist. Ist bei Patienten mit Buprenorphinsubstitution daher eine therapeutische Opioidgabe absehbar notwendig, sollte präoperativ eine (relativ zeitintensive) Umstellung auf einen reinen μ-Agonisten erwogen werden.

> ### Merke
>
> Auch Subutex und Suboxone sind in vielen Kliniken nicht vorhanden. Temgesic als Analgetikum eignet sich wegen des geringen Buprenorphingehalts (maximal 0,4 mg/Sublingualtablette) nicht als Ersatz.

Daraus folgt, dass die unbedingt notwendige Fortführung einer Substitutionsbehandlung (in der Regel gemeinsam mit dem Substitutionsarzt) präoperativ geplant werden muss, insbesondere bei längeren Krankenhausaufenthalten und/oder der Notwendigkeit einer Umstellung oder parenteralen Zufuhr. Ist eine solche Planung nicht möglich (z. B. bei Notfällen), sollte durch kontinuierliche Zufuhr von μ-Agonisten eine Entzugssymptomatik verhindert werden. Hierfür ist jedoch eine Titration und sehr engmaschige Überwachung notwendig.

Die Akutschmerztherapie findet nach den gleichen Prinzipien wie bei substanzabhängigen Patienten statt, d. h. zunächst sollten alle opioidunabhängigen Strategien ausgeschöpft werden. Sind zusätzliche Opioide notwendig, wird bei bestehender Methadon-Substitution diskutiert, L-Methadon auch als zusätzliche Bedarfsmedikation bei postoperativen Schmerzspitzen zu verwenden (z. B. titrierend mit 5 mg Boli). Alternativ können μ-Agonisten eingesetzt werden. Die zusätzliche Gabe von Opioiden bei hochdosierter Buprenorphin-Substitution ist oft wirkungslos.

8.5.5 Ehemalige drogenabhängige Patienten

Die Behandlung ehemaliger (insbesondere Opioid-) abhängiger Patienten unterscheidet sich nicht grundlegend von der Standardschmerztherapie. Jedoch sollte eine intravenöse Bolusgabe möglichst vermieden werden. Oft sind auch bei abstinenten gegenüber opioidnaiven Patienten noch höhere Opioiddosierungen für eine ausreichende Analgesie notwendig. Auch hier ist es von entscheidender Bedeutung, ein Vertrauensverhältnis zum Patienten aufzubauen, um dessen Ängsten vor einem Rückfall zu begegnen.

Literatur

[1] Erlenwein J, Kopf A, Stamer U. Der opioidgewohnte/drogenabhängige Patient. In: Meißner W, Hrsg. Akutschmerz Taschenbuch. 2. Aufl. Berlin: MWV; 2014: 203–217

[2] Macintyre PE, Schug SA, Scott DA, Visser EJ, Walker SM; APM: SE Working Group of the Australian and New Zealand College of Anaesthetists and Faculty of Pain Medicine. Acute Pain Management: Scientific Evidence. 3. Aufl. Melbourne: ANZCA & FPM; 2010: 426–437

[3] Rundshagen I. Anästhesie und Analgesie bei Suchtpatienten. http://www.ai-online.info/abstracts/pdf/dacAbstracts/2009/18_Rundshagen-Ingrid.pdf

[4] Sturm M. Schmerztherapie beim Opioid-gewöhnten Patienten. In: Herbert M, Meißner W, Hrsg. Aktuelle Schmerzmedizin. ecomed Medizin (in press)

8.6 Patienten mit multiresistenten Keimen

D. Exner, J. C. Kalff, S. Engelhart, M. Exner

8.6.1 Vorbemerkung

Die Anzahl antibiotikaresistenter Erreger steigt weltweit immer rascher an, ohne dass in den nächsten Jahren mit der Entwicklung neuer, wirksamer Antibiotika zu rechnen sein wird. Antibiotika waren essentielle Voraussetzung für enorme und segensreiche Erfolge in der Medizin und sind in allen Gesundheitssystemen und in allen medizinischen Bereichen unverzichtbar [8]. Die Erfolge in der modernen Medizin wie in der Chirurgie, bei Organtransplantationen, bei der Behandlung von Frühgeborenen und bei der Behandlung von Patienten mit malignen Erkrankungen, die heute für selbstverständlich angesehen werden, würden ohne effektive Behandlung bakterieller Infektionen nicht möglich sein.

Merke

Es ist nicht ausgeschlossen, dass in den nächsten Jahren mit erheblichen medizinischen, sozialen und ökonomischen Rückschlägen aufgrund der **Zunahme von Antibiotikaresistenzen** und der **Nichtbehandelbarkeit von Infektionen** zu rechnen sein wird.

Das Auftreten von carbapenemresistenten Enterobacteriaceae wird als der Beginn der postantibiotischen Ära angesehen, wovon auch die Chirurgie in erheblicher Weise betroffen sein wird. So wird davon ausgegangen, dass ohne effektive Antibiotika 30–40 % der Patienten mit einer Hüftgelenkoperation eine postoperative Infektion mit einer Letalität von ca. 30 % haben werden [11]. Infolgedessen wird davon ausgegangen, dass zukünftig heute als problemlos angesehene operative Eingriffe wegen zu großer Risiken nicht mehr durchgeführt werden können [9].

Postoperative Infektionen stellen mittlerweile mit die häufigsten nosokomialen Infektionen dar. Vor diesem Hintergrund erlangen Hygienestrategien wieder eine neue Bedeutung, ohne deren Umsetzung eine nachhaltige Kontrolle nosokomialer Infektionen nicht gelingen wird. In dem Beitrag werden die wichtigsten Präventionsstrategien zur Verhinderung einer Infektion mit MRSA sowie 3- und 4-fach resistenten gramnegativen Erregern auf der Grundlage der aktuellen Empfehlungen der Kommission für Krankenhaushygiene und Infektionsprävention (KRINKO) gegeben.

Zu den wichtigsten antibiotikaresistenten Erregern zählen unter den grampositiven Erregern methicillinresistente Erreger (MRSA) und unter den gramnegativen Erregern Enterobacteriaceae wie Escherichia coli, Klebsiella spp., Enterobacter spp., weiterhin Pseudomonas aeruginosa und Acinetobacter spp., die sich hinsichtlich Infektionsreservoir und Übertragungswege und damit hinsichtlich der notwendigen Hygienestrategien unterscheiden.

8.6.2 Einleitung

Ziel der Krankenhaushygiene ist es, die Anzahl vermeidbarer nosokomialer Infektionen mit geeigneten Maßnahmen der Prävention, betrieblich-organisatorischen und baulich-funktionellen Maßnahmen sowie Surveillance- Maßnahmen zu er-

8

kennen, zu verhüten und sie bei Ausbrüchen so rasch wie möglich unter Kontrolle zu bringen.

Die Anzahl nosokomialer Infektionen wird in Deutschland auf mindestens 400 000–600 000 pro Jahr geschätzt, wobei die wichtigsten nosokomialen Infektionen neben Pneumonie, Sepsis und Harnwegsinfektionen die postoperativen Wundinfektionen darstellen.

Die derzeitige Entwicklung ist geprägt durch einen hohen Anteil von Infektionen mit MRSA (17–20 % der durch Staphylococcus aureus bedingten Infektionen) und eine sich im letzten Jahrzehnt manifestierende Zunahme von Infektionen mit antibiotikaresistenten, gramnegativen Erregern einerseits und einen Rückgang der Neuentwicklung wirksamer Antibiotika andererseits. Besorgniserregend ist insbesondere die Zunahme antibiotikaresistenter, gramnegativer Erreger.

Merke

Es muss davon ausgegangen werden, dass das Warten auf die Entwicklung neuer Antibiotika keine Option mehr darstellt.

In der politischen und öffentlichen Wahrnehmung werden in zunehmendem Maße nosokomiale Infektionen als persönliche und allgemeine Bedrohung wahrgenommen. Damit steigt der politische und öffentliche Druck, stringente Maßnahmen zur Prävention und Kontrolle nosokomialer Infektionen und insbesondere chirurgischer Infektionen umzusetzen. Verschärft wird diese Problematik durch den zum Teil erheblichen Mangel, insbesondere an Pflegepersonal, aber auch an ärztlichen Fachkräften.

Auf der anderen Seite steht eine Reihe von etablierten Präventionsstrategien zur Verfügung, welche auch durch eine mittlerweile stringentere Gesetzgebung gefördert werden.

Vor dem Hintergrund einer erheblichen gesundheitspolitischen Bedeutung nosokomialer Infektionen und deren Prävention ist es entscheidend, sich im Sinne des Patientenschutzes – aber auch im wohlverstandenen Eigeninteresse – über die Anforderungen der modernen Krankenhaushygiene in der Chirurgie nicht nur zu informieren, sondern die heute geforderten Maßnahmen konsequent in der täglichen Praxis umzusetzen.

8.6.3 Epidemiologie und Ätiologie nosokomialer Infektionen in der Chirurgie

Die Prävalenz nosokomialer Infektionen in Deutschland wurde in einer aktuellen Studie von Behnke et al. untersucht [1]. Die Gesamtprävalenz nosokomialer Infektionen betrug bei Beteiligung von 132 Akutkrankenhäusern im Rahmen der Punktprävalenzstudie 5,1 %. Etwa 74 % der Infektionen manifestierten sich während des Krankenhausaufenthalts (Prävalenz 3,8 %).

Postoperative Wundinfektionen bedingen demnach mit einem Anteil von 24,3 % noch vor den Harnwegsinfektionen (23,2 %) und unteren Atemwegsinfektionen (21,7 %) den höchsten Anteil an allen nosokomialen Infektionen (gefolgt von Clostridium-difficile-Infektionen mit 6,4 % und der primären Sepsis mit 5,7 %).

Die häufigsten Erreger nosokomialer Infektionen waren Escherichia coli (Anteil 18 %), Enterokokken, Enterococcus faecalis und Enterococcus faecium (13,2 %), Staphylococcus aureus (13,1 %) und Clostridium difficile (8,1 %). Bemerkenswert war bei der Verteilung der nosokomialen Infektionen der hohe Anteil von Clostridium-difficile-Infektionen, die bei Untersuchungen in den 1990er Jahren noch kaum eine Rolle spielten.

Außerdem war bei den Antibiotikaapplikationen auffallend, dass ein hoher Anteil als über den Operationstag hinaus prolongierte „perioperative Prophylaxe" verabreicht wurde. Hervorgehoben wird auch hier, dass man bei einem konsequenten Verzicht auf eine prolongierte perioperative Prophylaxe die Antibiotikaanwendungen in Deutschland ad hoc um ca. 10–20 % reduzieren könnte.

Zudem wurde nach wie vor eine hohe Anwendungsrate von Breitspektrumantibiotika beobachtet, insbesondere von Fluorchinolonen und Cephalosporinen der 3. Generation (mehr als 24 % aller Antibiotikaanwendungen), was Anlass dafür geben sollte, die rationale Antibiotikatherapie zu verbessern. Auch weitere Studien unterstreichen die Bedeutung postoperativer Wundinfektionen als häufigste nosokomiale Infektion.

Eine der aufwendigsten Studien zur Erfassung postoperativer Wundinfektionen wurde von Ruef et al. [10] im Rahmen des nationalen Programms von Swiss Noso durchgeführt. Über eine Erfassungsperiode von über 1 Jahr wurden in 84 Krankenhäusern über 52 000 Eingriffe erfasst, u. a. in der Viszeralchirurgie und Orthopädie, und die In-

Tab. 8.9 Erfassung postoperativer Wundinfektionen in der Schweiz im Rahmen des nationalen Programms Swiss Noso.

Art des chirurgischen Eingriffs	Häufigkeit in Prozent
Magenchirurgie	16,7
Kolonchirurgie	12,8
Appendektomie	3,8
Cholezystektomie	3,0
Knieprothetik	2,0
Hüftprothetik	1,6
Hernienchirurgie	1,2

zidenz postoperativer Wundinfektionen untersucht [10] (▶ Tab. 8.9). Diese Studie muss als die umfassendste Studie im deutschsprachigen Raum zur Erfassung postoperativer Wundinfektionen angesehen werden, wobei ihre Häufigkeit bekanntlich stark von der Eingriffsart abhängig ist.

8.6.4 MRSA und gramnegative Erreger: unterschiedliche Infektionsreservoire und Übertragungswege

Für die Entwicklung von Präventionsstrategien ist die Kenntnis der wichtigsten Infektionsreservoire und Übertragungswege von Bedeutung.

Als wichtigstes Infektionsreservoir für **MRSA** gelten kolonisierte und infizierte Patienten. Ebenfalls können kolonisierte Mitarbeiter in seltenen Fällen primäre Übertragungsquelle sein. Zudem wird die Rolle der unbelebten Umgebung, wie insbesondere handberührte Oberflächen oder Medizinprodukte, in den letzten Jahren immer häufiger als relevant eingeschätzt.

Prädilektionsstelle für MRSA ist der Nasenvorhof beim Menschen, von wo aus MRSA auf andere Hautareale gestreut wird. Ohne Sanierung des Nasenvorhofs gelingt keine nachhaltige Sanierung von Patienten. Während eine Besiedlung mit MSSA (methicillinsensibler Staphylococcus aureus) in der Allgemeinbevölkerung häufig vorkommt (20–30 % der Menschen sind davon betroffen), werden in Deutschland MRSA seltener gefunden. Dabei variiert die Häufigkeit von Besiedlungen mit MRSA zwischen verschiedenen Bereichen und Risikogruppen.

Die MRSA-Prävalenz bei Aufnahme von Patienten in Akutkrankenhäuser in Deutschland schwankt je nach Studie zwischen 0,8 und 3,1 %, während des Aufenthalts im Krankenhaus liegt die Quote zwischen 1,5 und 5,3 %.

> **Vorsicht**
>
> Bei ausländischen Patienten, insbesondere aus südeuropäischen und arabischen Ländern sowie vom indischen Subkontinent, muss mit einer deutlich höheren Kolonisationsrate mit antibiotikaresistenten nosokomialen Erregern gerechnet werden.

Während mit MRSA kolonisierte Patienten grundsätzlich durch spezifische, topische Behandlung saniert werden können, gelingt dies bei den gramnegativen Erregern weder durch topische noch durch systemische Antibiotikatherapie. Bei Patienten, die mit antibiotikaresistenten, gramnegativen Erregern im Darm besiedelt sind, muss mit einer langdauernden Kolonisation von mehreren Monaten bis Jahren gerechnet werden.

8.6.5 Maßnahmen

Vor dem Hintergrund der eskalierenden Antibiotikaresistenzen sowie in Reaktion auf Ausbrüche nosokomialer Infektionen wurde im Jahre 2011 das Gesetz zur Verhütung und Bekämpfung von Infektionskrankheiten beim Menschen (Infektionsschutzgesetz – IfSG) geändert. Die Änderungen betrafen insbesondere den § 23, der sich mit nosokomialen Infektionen, Resistenzen und Rechtsverordnungen durch die Länder befasst.

Bezüglich der Infektionskontrollmaßnahmen wurden seitens der Kommission für Krankenhaushygiene und Infektionsprävention (KRINKO) aktuelle Empfehlungen veröffentlicht zu

- Prävention und Kontrolle methicillinresistenter Staphylococcus-aureus-Stämmen (MRSA) in medizinischen und pflegerischen Einrichtungen (http://www.rki.de/DE/Content/Infekt/Krankenhaushygiene/Kommission/Downloads/MRSA_Rili.html) sowie
- Hygienemaßnahmen bei Infektionen oder Besiedlung mit multiresistenten gramnegativen Stäbchen (http://www.rki.de/DE/Content/Infekt/Krankenhaushygiene/Kommission/kommission_node.html).

8

Hierin sind detaillierte Angaben zu Epidemiologie, Infektionsreservoire, Übertragungswege und Hygienemaßnahmen enthalten.

Die allgemeinen Empfehlungen zur Prävention postoperativer Infektionen im Operationsgebiet sind in der gleichnamigen Empfehlung der Kommission für Krankenhaushygiene und Infektionsprävention im Bundesgesundheitsblatt 2007 veröffentlicht [5]. Diese Empfehlungen müssen in jeder operativen Einrichtung Grundlage auch für die ärztliche Risikoanalyse sein.

Wichtige Hinweise aus der KRINKO-Empfehlung zur **Prävention postoperativer Infektionen** betreffen u. a.:

- Minimierung der präoperativen Verweildauer
- MRSA-Screening bei Risikopatienten sowie deren Dekolonisierung
- präoperative Haarentfernung
- perioperative Antibiotikaprophylaxe
- Antiseptik im Operationsfeld
- Hypothermiemanagement
- postoperative Wundversorgung

Zu den sog. **basishygienischen Maßnahmen** zählen:

- Händedesinfektion
  - vor und nach direktem Kontakt mit dem Patienten
  - vor aseptischen Tätigkeiten
  - nach Kontamination (Kontakt mit Blut, Sekreten oder Exkreten)
  - nach Kontakt mit der Patientenumgebung
  - nach Ablegen der Handschuhe
- Tragen von Handschuhen bei Wahrscheinlichkeit des Kontakts mit Blut, Sekreten, Exkreten oder sichtbar kontaminierten Flächen
- Tragen von Mund-Nasen-Schutz und Schutzbrille bei möglichem Verspritzen von oder Tröpfchenbildung aus Blut, Sekreten oder Exkreten
- Tragen einer Schürze bei direkten pflegerischen Kontakten zum Schutz der Dienstkleidung bei Eingriffen oder Pflegemaßnahmen
- Einzelzimmer für Patienten, denen adäquates hygienisches Verhalten nicht möglich ist
- Behandlung von Ausrüstung und Geräten, Oberflächen und Einrichtung, Bettwäsche und Abfall
- Desinfektion und Reinigung

Allgemeine Maßnahmen zur Erkennung, Verhütung und Bekämpfung von MRSA-Übertragung

Die KRINKO benennt in ihren aktuellen Empfehlungen folgende **Präventionsinstrumente**:

- **etablierte Basishygiene**, einschließlich Schulung
- **ärztliche Risikoanalyse** zur Identifikation von MRSA-Trägern zur Anwendung von zusätzlichen Barrieremaßnahmen sowie zur Prüfung der Indikation einer Dekolonisierung
- rationaler Umgang mit **Antibiotika**
- **einrichtungsübergreifende Koordination** (u. a. MRE-Netzwerke)

▶ **Basishygienische Maßnahmen.** Auf die basishygienischen Maßnahmen wurde bereits eingegangen.

▶ **Ärztliche Risikoanalyse.** Neu in den Empfehlungen gegenüber früheren Empfehlungen ist die ärztliche Risikoanalyse, worunter eine spezifische ärztliche Analyse des Übertragungs-, Kolonisations- bzw. Infektionsrisikos von MRSA für jeden Patienten und jede Patientengruppe verstanden wird, bezogen auf die durchgeführten medizinischen Maßnahmen und das Risikoprofil der jeweiligen Einrichtung, Abteilung oder Funktionseinheit.

▶ **Screening.** Als Screening wird die aktive und gezielte Suche nach mit MRSA besiedelten Patienten verstanden, unabhängig von klinischen Symptomen. Zahlreiche Untersuchungen konnten zeigen, dass die Implementierung von Screening-Maßnahmen als Teil eines Maßnahmenbündels zu einer Senkung von nosokomialen Infektionsraten führen konnte. So konnte u. a. gezeigt werden, dass bei Durchführung eines MRSA-Screenings eine signifikante Reduktion von MRSA-Bakteriämieraten und ein Absinken der Inzidenz postoperativer Wundinfektionen erreicht werden konnten. Ohne Screening werden 69–85 % der bei Krankenhausaufnahme mit MRSA besiedelten Patienten nicht erkannt.

Aus diesem Grund wird ein frühzeitiges Screening bei bekanntem MRSA-Risiko als sinnvoll erachtet. Dabei erscheint die Verlagerung des MRSA-Screenings auf einen Zeitpunkt vor der Hospitalisierung als sinnvoll, z. B. als prästationäre bzw. vorgelagerte ambulante Diagnostik.

Merke

Prädilektionsstellen bzw. typische MRSA-Reservoire sind die vordere Nasenhöhle, über die Rachen-, Perineum-, Leistenregion und u. a. chronische Hautdefekte mit besiedelt werden.

▶ **Risikofaktoren für MRSA-Kolonisation bei Aufnahme.** Ein erhöhtes Risiko für das Vorliegen einer MRSA-Kolonisation bei Aufnahme in ein Krankenhaus besteht bei bestimmten **Risikopatienten**:

- Patienten mit bekannter MRSA-Anamnese.
- Patienten aus Regionen mit bekannt hoher MRSA-Prävalenz.
- Patienten mit einem stationären Aufenthalt (> 3 Tage) in den zurückliegenden 12 Monaten.
- Patienten, die regelmäßig (beruflich) direkten Kontakt zu MRSA haben.
- Patienten, die während eines stationären Aufenthalts Kontakt zu MRSA-Trägern hatten (z. B. Unterbringung im gleichen Zimmer).
- Patienten mit chronischen Hautläsionen.
- Patienten mit chronischer Pflegebedürftigkeit und einem der weiteren Risikofaktoren wie Antibiotikatherapien in den zurückliegenden 6 Monaten bzw. liegendem Katheter.
- Patienten, die Diabetiker sind.
- Patienten, die dialysepflichtig sind.

Bei bekannter MRSA-Infektion haben über die Basishygiene hinausgehende Barrieremaßnahmen offensichtlich einen überadditiven Synergieeffekt. Hierzu zählt die Unterbringung im Einzelzimmer, wodurch als Teil eines Maßnahmenbündels eine deutliche Reduktion der nosokomialen MRSA-Akquisitionsrate und der Inzidenz von MRSA-Infektionen erzielt werden konnte.

Die Wirksamkeit einer präemptiven (vorsorglichen) Isolierung von Patienten mit hohem MRSA-Risiko bis zum Vorliegen eines Screening-Ergebnisses, wie dies in Holland durchgeführt wird, ist bislang jedoch ungesichert. Auf der Grundlage dieser bestehenden Evidenzen werden in zahlreichen europäischen Ländern ab Feststellung einer Besiedlung durch MRSA Isolierungsmaßnahmen verlangt, welche die Unterbringung im Einzelzimmer beinhalten.

MRSA-spezifische Maßnahmen nach KRINKO-Empfehlung zur MRSA-Prävention:

- Schulung von medizinischem und sonstigem Personal einschließlich von mit MRSA kolonisierten und infizierten Patienten und deren Angehörigen
- umgehende Information des Hygienefachpersonals bei begründetem Verdacht oder Nachweis einer MRSA-Kolonisation
- keine Vorratshaltung von Materialien im Bereich der Pflege und Versorgung von MRSA-Patienten
- MRSA-Dekolonisierung
- grundsätzliche Prüfung bei MRSA-Trägern, ob eine Dekolonisierung medizinisch notwendig und erfolgversprechend ist
- Durchführung der Dekolonisierung unter Berücksichtigung von Nase, Rachen und Haut sowie der Umgebung bei Patienten mit bekannter MRSA-Besiedlung vor Operationen/invasiven Eingriffen
- Verwendung von Mupirocin zur Dekolonisation oder alternativ von PVP-Jod oder Octenidin
- regelmäßige antiseptische Waschungen
- keine systemische Antibiotikatherapie zur Dekolonisation

Barrieremaßnahmen in Kliniken nach KRINKO-Empfehlung:

- Anlegen von Mund-Nasen-Schutz sowie Schutzkittel vor ärztlichen, therapeutischen, pflegerischen und sonstigen medizinischen und Reinigungsmaßnahmen
- Ablegen der persönlichen Schutzkleidung und Händedesinfektion vor Verlassen des Zimmers
- tägliche Wischdesinfektion, insbesondere der patientennahen Bereiche (Bettgestell, Nachttisch, Nassbereich, Türgriffe)
- Durchführung eines im Hygieneplan festgelegten MRSA-Screenings bei Aufnahme, entsprechend der ärztlichen einrichtungsspezifischen Risikoanalyse
- MRSA-Screening mindestens bei Risikopopulationen
- Bei notwendigen Transporten innerhalb des Krankenhauses müssen alle Mitarbeiter der jeweiligen Funktionsabteilung mit direktem Kontakt zum MRSA-Patienten einen Schutzkittel und einen Mund-Nasen-Schutz anlegen und nach Kontakt die Hände desinfizieren.
- Desinfektion aller potenziell kontaminierten Kontaktflächen unmittelbar nach dem Transport

8

Hygienemaßnahmen bei Infektion oder Besiedlung mit multiresistenten gramnegativen Stäbchen

In den letzten Jahren ist eine deutliche Zunahme der Resistenzen bei gramnegativen Stäbchenbakterien festzustellen. Die Daten aus der Antibiotika-Resistenz-Surveillance in Deutschland (ARS) zeigen für kontinuierlich teilnehmende Krankenhäuser einen signifikanten Anstieg des Anteils von 4MRGN Acinetobacter baumannii von 6,4 % (2008) auf 13,6 % (2011). Noch deutlicher fällt der Anstieg auf Intensivstationen aus. Neben der Zunahme des Anteils von 4MRGN Acinetobacter baumannii von 11,1 % (2008) auf 19,6 % (2012) ist hier auch ein Anteil der 4MRGN Klebsiella pneumoniae von 1,0 % der Isolate 2012 zu verzeichnen.

Im Vergleich zu 2011 hat sich die absolute Anzahl der Nachweise einer Carbapenemase aus Isolaten, die an das Nationale Referenzzentrum (NRZ) für gramnegative Krankenhauserreger geschickt wurden, im Jahr 2012 von 1473 auf 2873 verdoppelt [7].

Diese Zunahme ist nicht nur durch die Verbreitung einzelner Resistenzgene in einzelnen Spezies gekennzeichnet, sondern auch durch die rasche Verbreitung immer neuer Resistenzgene, die zwischen verschiedenen gramnegativen Spezies ausgetauscht werden. Die zum Teil einschneidenden klinischen Konsequenzen mit fehlenden Therapieoptionen und hoher Mortalität der Infektionen sowie zum Teil langdauernden Endemien in Krankenhäusern mit regionaler Ausbreitung antibiotikaresistenter gramnegativer Erreger haben die Notwendigkeit gezeigt, sich intensiv mit den Präventionsstrategien zur Verhütung und der Weiterverbreitung gramnegativer Erreger zu beschäftigen.

Die KRINKO hat hierzu eine eigene Definition der Multiresistenz bei gramnegativen Stäbchen etabliert [4], [6] (▶ Tab. 8.10). Hierbei wurde die klinische Relevanz der Resistenz gegenüber den Antibiotika deutlich, die als primäre bakterizide Therapeutika bei schweren Infektionen eingesetzt werden (Acylureido-Penicilline, Cephalosporine der 3. und 4. Generation, Carbapeneme und Fluorchinolone). Dabei wird unterschieden zwischen 3MRGN (multiresistente gramnegative Stäbchen mit Resistenz gegen 3 der 4 Antibiotikagruppen) und 4MRGN (multiresistente gramnegative Stäbchen mit Resistenz gegen 4 der 4 Antibiotikagruppen).

Als relevante multiresistente gramnegative Erreger werden Enterobakterien (Escherichia coli, Klebsiella pneumoniae, Enterobacter cloacae), Pseudomonas aeruginosa und Acinetobacter baumannii im Detail behandelt.

Bei den gramnegativen Erregern stellt der Patient für sich bzw. für andere Patienten das wichtigste Infektionsreservoir dar. Anders als bei MRSA ist jedoch, dass bestimmte gramnegative Erreger wie insbesondere Pseudomonas aeruginosa, Acinetobacter, Klebsiella spp. und auch Enterobacter und Serratia in wasser- und abwasserführenden Systemen insbesondere in Biofilmen über Jahre persistieren können. Bei Biofilmbildung, wozu die-

Tab. 8.10 Klassifizierung multiresistenter gramnegativer Stäbchen auf Basis ihrer phänotypischen Resistenzeigenschaften nach KRINKO.

Antibiotikagruppe	Leitsubstanz	Enterobakterien		Pseudomonas aeruginosa		Acinetobacter baumannii	
		3MRGN[1]	4MRGN[2]	3MRGN[1]	4MRGN[2]	3MRGN[1]	4MRGN[2]
Acylureidopenicilline	Piperacillin	R	R	nur eine der 4 Antibiotikagruppen wirksam (sensibel)	R	R	R
Cephalosporine der 3./4. Generation	Cefotaxim und/oder Ceftazidim	R	R		R	R	R
Carbapeneme	Imipenem und/oder Meropenem	S	R		R	S	R
Fluorchinolone	Ciprofloxacin	R	R		R	R	R

[1] 3MRGN (multiresistente gramnegative Stäbchen mit Resistenz gegen 3 der 4 Antibiotikagruppen)
[2] 4MRGN (multiresistente gramnegative Stäbchen mit Resistenz gegen 4 der 4 Antibiotikagruppen)
R = resistent oder intermediär empfindlich, S = sensibel

se Erreger in besonderer Weise befähigt sind, können sie sich auch der Wirkung von Desinfektionsmitteln in diesen Bereichen entziehen. Bei Häufung dieser Erreger müssen diese vielfach unterschätzten Reservoire abgeklärt werden, wie dies 2014 bei einem plasmidvermittelten Multispeziesausbruch mit carbapenemresistenten Enterobacteriaceae gelang [3].

Patienten können hier – anders als bei MRSA – nicht durch Sanierungsmaßnahmen dekolonisiert werden. Eine Besiedlung des Darmes ist langdauernd möglich, was bei der Behandlung dieser Patienten zu berücksichtigen ist [2].

In Abhängigkeit von dem jeweiligen Erreger werden die in der Tabelle aufgeführten Präventionsmaßnahmen im Einzelnen betrachtet (▶ Tab. 8.11 und ▶ Tab. 8.12) [4], [6].

Unter Berücksichtigung dieser Kriterien wurde am Institut für Hygiene und Öffentliche Gesundheit der Universität Bonn nachfolgendes Schema (▶ Tab. 8.12) aufgeführt, das eine entsprechende Übersicht über die wichtigsten Hygienemaßnahmen bei den unterschiedlichen antibiotikaresistenten Erregern leicht ermöglicht [4].

Tab. 8.11 Maßnahmen zur Prävention der Verbreitung von MRGN nach modifizierter KRINKO-Empfehlung.

Spezies mit Resistenzeigenschaft	aktives Screening und Isolierung bis zum Befund[1]	Prävention der Übertragung		Sanierung
		Normalbereiche	Risikobereiche[1,2]	
3MRGN Escherichia coli	nein	Basishygiene	Isolierung	nicht empfohlen
4MRGN Escherichia coli	Risikopopulation[3] (rektal, ggf. Wunden, Urin)	Isolierung	Isolierung	nicht empfohlen
3MRGN Klebsiella spp.	nein	Basishygiene	Isolierung	nicht empfohlen
4MRGN Klebsiella spp.	Risikopopulation (rektal, ggf. Wunden, Urin)	Isolierung	Isolierung	nicht empfohlen
3MRGN Enterobacter spp.	nein	Basishygiene	Basishygiene	nicht empfohlen
4MRGN Enterobacter spp.	Risikopopulation (rektal)	Isolierung	Isolierung	nicht empfohlen
Andere 3MRGN Enterobakterien	nein	Basishygiene	Basishygiene	nicht empfohlen
Andere 4MRGN Enterobakterien	Risikopopulation[3] (rektal)	Isolierung	Isolierung	nicht empfohlen
3MRGN Pseudomonas aeruginosa	nein	Basishygiene	Isolierung	nicht empfohlen
4MRGN Pseudomonas aeruginosa	Risikopopulation (rektal, Rachen)	Isolierung	Isolierung	nicht empfohlen
3MRGN Acinetobacter baumannii	nein	Basishygiene	Isolierung	ungeklärt
4MRGN Acinetobacter baumannii	Risikopopulation (Mund-Rachen-Raum, Haut)	Isolierung	Isolierung	ungeklärt

[1] Risikobereiche sind nach individueller Risikoabwägung, z. B. auf Basis des Patientenguts und baulich-struktureller Gegebenheiten, festzulegen, wobei Intensivstationen (inklusive Neonatologie) und hämatologisch-onkologische Stationen als Bereiche mit besonders gefährdeten Patienten gelten.

[2] In der Neonatologie kann bereits eine alleinige Resistenz gegenüber Cephalosporinen der 3. Generation bei bestimmten Erregern (wie z. B. Klebsiella pneumoniae, Escherichia cloacae, Serratia marcescens, Pseudomonas aeruginosa, Acinetobacter spp., Citrobacter koseri) interdisziplinäre Überlegungen zur Notwendigkeit einer krankenhaushygienischen Intervention nach sich ziehen.

[3] Als Risikopatienten gelten Patienten mit kürzlichem Kontakt zum Gesundheitssystem in Ländern mit endemischem Auftreten und Patienten, die zu 4MRGN-positiven Patienten Kontakt hatten, d. h. im gleichen Zimmer gepflegt wurden. (Care: Eine gemeinsame Isolierung [Kohortenisolierung] kann nur für Patienten mit einem MRGN derselben Spezies mit gleichem Resistenzmuster erfolgen.)

Tab. 8.12 Hygienemaßnahmen in Abhängigkeit von unterschiedlichen Stufen.

Maßnahme	Stufe I Basishygiene	Stufe II Basishygiene + Barrieremaßnahmen	Stufe III Isolierung im Einzelzimmer	
			IIIa Kontaktübertragung	IIIb Tröpfchenübertragung
Händehygiene	+	+	+	+
Schutzkittel[1]	(+)	+	+	+
Handschuhe	(+)	+	+	+
Patientenbezogene Pflegeutensilien	–	+	+	+
Eigene Toilette	–	+	+	+
Einzelzimmer	–	–	+	+
Mund-Nasen-Schutz	(+)	(+)	(+)	+
Haube	–	–	(+)	+

– grundsätzlich nicht notwendig
+ grundsätzlich notwendig
(+) tätigkeitsabhängig bei Kontaminationsgefahr
[1] bei Durchfeuchtungsgefahr wasserdichte Schürze allein bzw. über dem Schutzkittel

8.6.6 Fazit

Die Zunahme antibiotikaresistenter Erreger muss als eine der großen Herausforderungen in unserem Gesundheitswesen angenommen werden. Die Beherrschung dieser Herausforderung wird nur gelingen, wenn dies im Bewusstsein aller Akteure verankert ist und der Wille besteht, die vorhandenen konsentierten Präventionsstrategien der KRINKO auch in der Chirurgie konsequent umzusetzen.

Literatur

[1] Behnke M, Hansen S, Leistner R et al. Nosocomial infection and antibiotic use: a second national prevalence study in Germany. Dtsch Arztebl Int 2013; 110(38): 627–633

[2] Birgand G, Armand-Lefevre L, Lolom I et al. Duration of colonization by extended-spectrum beta-lactamase-producing Enterobacteriaceae after hospital discharge. Am J Infect Control 2013; 41(5): 443–447

[3] Carstens A, Kepper U, Exner et al. Plasmid-vermittelter Multispezies-Ausbruch mit Carbapenem-resistenten Enterobacteriaceae. Epidemiologisches Bulletin 2014; 47: 455–459

[4] Exner D, Kalff JC, Engelhart S et al. Krankenhaushygienische Herausforderungen durch multiresistente Erreger in der Chirurgie. Allgemein- und Viszeralchirurgie up2date E433–448 2014; 6: 433–448

[5] KRINKO Prävention postoperativer Infektionen im Operationsgebiet – Empfehlung der Kommission für Krankenhaushygiene und Infektionsprävention beim Robert Koch-Institut. Bundesgesundheitsblatt 2007; 50:377–393

[6] KRINKO. Hygienemaßnahmen bei Infektionen oder Besiedlung mit multiresistenten gramnegativen Stäbchen – Empfehlung der Kommission für Krankenhaushygiene und Infektionsprävention. Bundesgesundheitsblatt 2012; 55: 1311–1354

[7] KRINKO. Ergänzung zu den „Hygienemaßnahmen bei Infektionen oder Besiedlung mit multiresistenten gramnegativen Stäbchen" (2012) im Rahmen der Anpassung an die epidemiologische Situation. Epidemiologisches Bulletin 2014; 21: 183–184

[8] Laxminarayan R, Duse A, Wattal C et al. Antibiotic resistance – the need for global solutions. Lancet Infect Dis 2013; 13 (12): 1057–1098

[9] ÖNeill J. Review on Antimicrobial Resistance. Antimicrobial resistance: Tackling a crisis for the health and wealth of nations. 2014

[10] Ruef C, Eisenring MC, Nicolas Troillet N. Erfassung postoperativer Wundinfektionen – Nationales Programm durchgeführt von Swissnoso im Auftrag des ANQ

[11] Smith R, Coast J. The true cost of antimicrobial resistance. BMJ 2013; 346: f1493

8.7 Sterbende Patienten und Palliativmedizin

L. Radbruch, M. Mücke, H. Cuhls

8.7.1 Definition, Werte, Ziele

Palliativmedizin dient der Verbesserung der Lebensqualität von Patienten und ihren Angehörigen, die mit einer lebensbedrohlichen Erkrankung konfrontiert sind. Dies geschieht durch Vorbeugung und Linderung von Leiden mittels frühzeitiger Erkennung, hochqualifizierter Beurteilung und Behandlung von Schmerzen und anderen Problemen physischer, psychosozialer und spiritueller Natur [5].

Nach dieser Definition ist Palliativmedizin nicht auf das letzte Lebensstadium und auf sterbende Patienten beschränkt, sondern kann auch schon zu einem früheren Zeitpunkt eingesetzt werden, wenn noch palliative antineoplastische Therapien geplant werden.

Palliativmedizin ist nicht nur auf Patienten mit einer Tumorerkrankung beschränkt, sondern kann auch bei Patienten mit anderen unheilbaren Erkrankungen angewendet werden [4]:

- weit fortgeschrittene Herz-, Lungen- oder Nierenerkrankungen
- neurologische Erkrankungen
- Demenz

Auch multimorbide geriatrische Patienten profitieren von der Palliativmedizin.

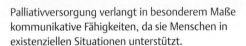

Merke

Palliativversorgung verlangt in besonderem Maße kommunikative Fähigkeiten, da sie Menschen in existenziellen Situationen unterstützt.

Einfühlungsvermögen und präsente Aufmerksamkeit sind deshalb in diesem Kontext von noch größerer Bedeutung als in anderen Medizin-, Pflege- oder Versorgungsbereichen. Dies gilt sowohl für die Kommunikation mit den Patienten und Angehörigen als auch innerhalb von Teams sowie zwischen den unterschiedlichen an Therapie und Begleitung beteiligten Berufsgruppen.

8.7.2 Schmerztherapie

Zur Behandlung von Tumorschmerzen liegen Therapieempfehlungen der Arzneimittelkommission der Deutschen Ärzteschaft [2] sowie in Kürze aus einer S 3-Leitlinie Palliativmedizin der Deutschen Gesellschaft für Palliativmedizin vor. Die Empfehlungen zur Tumorschmerztherapie können auf die Behandlung von Palliativpatienten mit anderen Erkrankungen übertragen werden.

Diese Empfehlungen beruhen auf den folgenden **Grundsätzen:**

- Die Schmerzmedikation soll als Dauermedikation mit festen Einnahmezeiten und nicht nur nach Bedarf verabreicht werden.
- Die Schmerzmittel sollen entsprechend der Schmerzstärke und der Vorbehandlung nach einem analgetischen Stufenplan ausgewählt werden.
- Zusätzlich zu den Analgetika können auch Koanalgetika oder adjuvante Medikamente bei entsprechender Indikation verabreicht werden.
- Die Schmerztherapie muss an die individuellen Bedürfnisse des Patienten angepasst werden.

Merke

Tumorschmerzen sind in der Regel Dauerschmerzen und erfordern eine Dauermedikation.

Die Applikationszeiten sollten der Wirkdauer der Analgetika angepasst werden.

Mehr als die Hälfte der Tumorschmerzpatienten gibt zusätzlich zu den Dauerschmerzen noch Schmerzattacken an. Zur Behandlung dieser Schmerzattacken (Breakthrough Pain) sollte den Patienten eine Zusatzmedikation (Bedarfsmedikation) zur Verfügung stehen.

8.7.3 Analgetischer Stufenplan

Der Stufenplan zur Tumorschmerztherapie beschreibt die Steigerung der Schmerzmedikamente nach dem Bedarf der Patienten.

Bei **leichten** Schmerzen können Nichtopioide eingesetzt werden. Während bei Knochen- oder Weichteilschmerzen die nichtsteroidalen Antiphlogistika (Ibuprofen, Diclofenac, Celecoxib) wirksamer sind, kann bei viszeralen Schmerzen Metamizol vorteilhaft sein, da es gleichzeitig krampflösend auf die glatte Muskulatur der Eingeweide wirkt.

Bei **leichten bis mittleren** Schmerzen oder unzureichender Wirksamkeit der Analgetika der Stufe 1 sollten die Nichtopioide mit einem Opioid der Stufe 2 kombiniert werden, z. B. Tramadol (bis 600 mg Tagesdosis) oder Tilidin/Naloxon (bis 600 mg Tagesdosis).

Bei **mittleren bis starken** Tumorschmerzen sind Opioide der Stufe 3 allein oder in Kombination mit Nichtopioiden (Stufe 1) indiziert. Morphin ist in vielen verschiedenen Applikationsformen und für viele Applikationswege verfügbar und wird in den

Therapieempfehlungen als Goldstandard der Tumorschmerztherapie angesehen. Neben Morphin können auf dieser Stufe jedoch auch Oxycodon, Hydromorphon, Levomethadon oder die Pflastersysteme mit Buprenorphin oder Fentanyl eingesetzt werden [3].

Transdermale Pflastersysteme sind besonders geeignet für Patienten, die eine orale Medikation, z. B. wegen Tumorwachstum im Magen-Darm-Trakt, nicht einnehmen können. Die transdermale Opioidtherapie ist vor allem für Patienten mit gleichbleibenden Schmerzen geeignet, da die Pflastersysteme sehr träge sind. Die langsame Resorption führt zu gleichmäßigen Wirkstoffspiegeln über die Applikationszeit von 2–3 Tagen, bedingt aber auch eine eingeschränkte Steuerbarkeit des Systems, da sich Dosisänderungen erst nach 12–24 Stunden auswirken.

8.7.4 Koanalgetika

Bei bestimmten Indikationen können zusätzlich zu den Schmerzmedikamenten des WHO-Stufenplans andere Medikamente erforderlich sein. Diese Medikamente, die oft für andere Indikationen zugelassen sind, bei denen die Schmerzlinderung sozusagen nur eine erwünschte Nebenwirkung ist, werden als Koanalgetika bezeichnet. Zu diesen Koanalgetika gehören Antidepressiva, Antikonvulsiva, Bisphosphonate und Steroide. Antidepressiva aktivieren deszendierende Nervenbahnen, die die Schmerzleitung auf Rückenmarkebene hemmen. Antikonvulsiva stabilisieren die Zellmembran der Nervenzellen. Beide Medikamentengruppen können deshalb bei neuropathischen Schmerzen sinnvoll sein.

Steroide wirken entzündungshemmend, sie werden als Koanalgetika eingesetzt, wenn ein Zusammenhang der Schmerzsymptomatik mit einem tumorbegleitenden Ödem vermutet wird, z. B. bei Infiltration von Nervengeflechten im Schulter- oder Beckenbereich, bei Tumorwachstum in den Spinalkanal, bei Leberkapselschmerz oder bei Hirndruck.

Merke

Andere Wirkungen der Steroide, wie Appetitsteigerung, Gewichtszunahme oder Euphorie, werden von den Tumorpatienten oftmals als positiv empfunden.

8.7.5 Nichtmedikamentöse Therapie

Entsprechend dem Konzept des totalen Schmerzes sollte die medikamentöse Behandlung durch nichtmedikamentöse Behandlungsverfahren ergänzt werden.

Diese **Maßnahmen** können die Wirksamkeit der Schmerzmedikation deutlich erhöhen:
- Thermotherapie
- Hydrotherapie
- Balneotherapie
- Aromatherapie
- Entspannungsübungen
- Musiktherapie

Die Zuwendung und auch die körperlichen Stimulationen bei diesen Verfahren tragen zum Wohlbefinden und zur Schmerzlinderung bei, viele Patienten genießen die Berührungen.

Für die körperlichen Schmerzen können Therapieverfahren wie Krankengymnastik, Physiotherapie oder Lymphdrainage sinnvoll sein. Bei spastischen Muskelschmerzen, die durch lange Bettlägerigkeit oder durch neurologische Erkrankungen verursacht werden, ist Krankengymnastik indiziert. Die Spannungsschmerzen, die durch ein Lymphödem ausgelöst werden, können durch eine medikamentöse Behandlung alleine nicht gelindert werden, nur die regelmäßige Lymphdrainage vermag hier eine Linderung zu bewirken. Bei Bauchschmerzen als Folge einer massiven Verstopfung mit aufgeschwollenem Bauch kann eine Kolonmassage, oft aber auch schon die Wärme eines Kirschkernkissens zur Schmerzlinderung beitragen.

8.7.6 Anpassung in der perioperativen Phase

Bei operativen Eingriffen sollte die laufende Schmerztherapie perioperativ angepasst, aber nicht abgesetzt werden. Bezieht sich der operative Eingriff auf einen anderen Fokus als die Schmerzursache, z. B. Resektion eines Lungentumors bei einem Patienten mit schmerzhaften Knochenmetastasen, sollte die Dauermedikation unverändert oder nur wenig reduziert weitergegeben werden. Falls erforderlich, kann eine orale Dauermedikation für die perioperative Phase auf parenterale Gabe umgestellt werden. Zusätzliche Analgetika sind für die postoperative Schmerztherapie erforderlich. Wird durch die Operation die Schmerzur-

Tab. 8.13 Essenzielle Medikamente in der Symptomkontrolle.

Schmerz	Dosierung	Besonderheiten und Nebenwirkungen
Morphin (MST)	30–60 mg retardiert initial, bis 2000 mg retardiert oral	Sedierung, Übelkeit, Obstipation, seltener Halluzinationen
Morphin (Sevredol, MSI)	(5–) 10–80 mg Sevredol oral, (2,5–) 10–40 mg MSI s. c.	als unretardierte, rasch wirksame Zusatzmedikation, keine Maximaldosis
Metamizol	3 000–6 000 mg/24 h oral, s. c., i. v.	Blutdruckabfall
Ibuprofen	1200–2400 mg oral pro Tag	Übelkeit, Nierenfunktion, Blutungsneigung
Luftnot	**Dosierung**	**Besonderheiten und Nebenwirkungen**
Morphin und alternative Opioide	2,5–5 mg oral/s. c. alle 4 h, eventuell auch retardiert oral	Sedierung, Übelkeit, Obstipation, seltener Halluzinationen
Lorazepam	0,5–2,5 mg s. l.	Kumulation
Midazolam	2,5–5 mg s. c.	kurze Wirkdauer
Atemwegsekretion	**Dosierung**	**Besonderheiten und Nebenwirkungen**
Butylscopolamin (Buscopan)	20–40 mg s. c. alle 4 Stunden	Sedierung
Übelkeit, Erbrechen	**Dosierung**	**Besonderheiten und Nebenwirkungen**
Metoclopramid (MCP, Paspertin)	3 × 10 mg p. o., s. c., i. v., maximal 60 mg/24 h	extrapyramidalmotorische Störungen, **cave:** gastrointestinale Stenosen!
Haloperidol (Haldol)	2–3 × 0,5 mg bis 3 × 1–5 mg	extrapyramidalmotorische Störungen, Sedierung
Obstipation	**Dosierung**	**Besonderheiten und Nebenwirkungen**
Macrogol (Movicol)	1 Beutel gelöst in ca. 200 ml Wasser oral	nicht bei Ileus einsetzen
Picosulfat (Laxoberal)	10–40 Tropfen abends	nicht bei Ileus einsetzen

sache beseitigt oder ist zumindest von einer Schmerzreduktion auszugehen (z. B. Tumordebulking, Stabilisation einer metastasenbedingten Wirbelkörperfraktur), ist schwer einzuschätzen, wie der postoperative Analgetikabedarf ausfällt. Hier ist eine patientenkontrollierte Analgesie zu empfehlen, beispielsweise mit einer Schmerzpumpe. Bei den meisten Palliativpatienten ist jedoch nach längerer Opioidtherapie der postoperative Bedarf erhöht.

In Einzelfällen kann es zu einer drastischen Abnahme des Schmerzmittelbedarfs kommen, z. B. wenn postoperativ durch ein Leitungsanalgesieverfahren die vorher bestehenden Dauerschmerzen deutlich verringert werden. Bei perioperativen lokalen oder Leitungsanalgesieverfahren ist deshalb eine engmaschige Überwachung zu empfehlen, ggf. auch eine deutliche Reduktion oder ein Aussetzen der analgetischen Dauertherapie, möglichst mit Ersatz durch eine patientenkontrollierte Analgesie mit ausreichender Bolusdosis und Frequenz. Mit dem Ausschleichen der Leitungsanalge-

sie muss dann die Dauertherapie entsprechend aufdosiert werden.

8.7.7 Symptomkontrolle

Ziel der Palliativmedizin ist neben der Schmerztherapie die Symptomkontrolle bei zahlreichen körperlichen oder psychischen Beschwerden im Rahmen weit fortgeschrittener und nicht mehr heilbarer Erkrankungen (▶ Tab. 8.13).

Zur Behandlung von **Übelkeit** werden Antiemetika wie Metoclopramid und niedrigdosierte Neuroleptika (z. B. Haloperidol) eingesetzt. Wie bei anderen körperlichen Symptomen ist eine differenzierte Anamnese und Diagnostik sinnvoll. Überlauferbrechen im Rahmen einer gastrointestinalen Obstruktion ist gekennzeichnet durch wenig Übelkeit, aber (teilweise schwallartigem) Erbrechen nach der Nahrungsaufnahme. Hier sind motilitätsfördernde Antiemetika wie Metoclopramid kontraindiziert, da sie nur die Darmperistaltik gegen das Hindernis verstärken würden. Bei toxisch oder metabolisch induzierter Übelkeit ist Erbrechen die Ausnahme, aber anhaltende Übelkeit belastet den Patienten. Antiemetika, die an den Rezeptoren in der Chemotherapietriggerzone ansetzen (z. B. Haloperidol) können sehr effektiv sein.

Eine prophylaktische Behandlung mit Laxanzien sollte bei allen Patienten mit einer Opioiddauertherapie verordnet werden, um eine **Obstipation** zu vermeiden. Natriumpicosulfat oder Macrogol sind meist ausreichend wirksam. Ebenso wichtig ist eine ausreichende Prophylaxe der Obstipation durch nichtmedikamentöse Maßnahmen, in erster Linie körperliche Aktivität und ausreichende Flüssigkeitszufuhr, soweit dies nach dem körperlichen Zustand der Patienten in der Palliativversorgung noch möglich ist.

Bei Patienten mit **Luftnot** bewirken Opioide in niedriger Dosierung eine schnelle Linderung. Die opioidbedingte Atemdepression senkt den Atemantrieb und vermindert die Atemarbeit. Die häufig gleichzeitig bestehende und die Atemnot verstärkende Angst sollte mit Benzodiazepinen, wie beispielsweise Lorazepam, behandelt werden. Bei einer Behinderung der Atmung durch einen Pleuraerguss kann die mechanische Entlastung durch Pleurapunktion oder Pleurodese sinnvoll sein. Die Gabe von Sauerstoff führt bei der Mehrzahl der Patienten nicht zu einer Linderung der Luftnot, da Luftnot eher durch eine Erhöhung des Kohlendioxids (Hyperkapnie) als durch einen Sauerstoffmangel (Hypoxie) verursacht wird. Eine Hypoxie infolge unzureichender Transportkapazität des Blutes bei ausgeprägter Anämie kann durch Transfusionen gelindert werden.

Angstzustände können vor allem nachts bei manchen Palliativpatienten unerträglich werden. Benzodiazepine und andere Sedativa sorgen für einen ruhigen Schlaf und verhindern quälerisches Grübeln. Viele Benzodiazepine haben jedoch lange Eliminationshalbwertszeiten und führen deshalb bei abendlicher Gabe zu einem Überhang bis in den nächsten Tag. Lorazepam eignet sich aufgrund seiner guten anxiolytischen Eigenschaften und seiner relativ kurzen Wirkdauer hervorragend zur Linderung von Angstzuständen.

Nicht nur Angst, auch **depressive Zustände** treten bei Palliativpatienten häufig auf und können eine Behandlung mit trizyklischen Antidepressiva oder den neueren (serotoninselektiven Reuptake-Inhibitoren) SSRI-Antidepressiva erfordern. Allerdings ist die Einstellung langwierig, da die antidepressiven Effekte erst nach 1–2 Wochen verspürt werden, während Nebenwirkungen wie Müdigkeit oder Mundtrockenheit schon in den ersten Tagen die Patienten belasten können. In der antidepressiven Therapie sind deutlich höhere Dosierungen erforderlich, als wenn Antidepressiva z. B. als Koanalgetika eingesetzt werden. Mit der Titration bis in den effektiven Dosisbereich kann die Einstellungsphase länger dauern.

8.7.8 Palliative Sedierung

Bei einigen wenigen Patienten kann keine ausreichende Linderung der Beschwerden erreicht werden. Einen letzten Ausweg für diese Patienten stellt die Dauersedierung dar. Mit Benzodiazepinen oder anderen sedierenden Medikamenten können die Patienten so weit sediert werden, dass sie zwischen den Applikationen nur kurz oder gar nicht wach werden. Die Entscheidung zur Einleitung einer solchen palliativen Sedierung ist eine ethische und nicht nur eine rein medizinische Entscheidung, die entsprechende Kompetenzen in einem erfahrenen Palliativteam voraussetzt [1].

Merke

Die palliative Sedierung ist keine Sterbehilfe und führt bei fachgerechter Anwendung nicht zu einer Lebenszeitverkürzung.

8.7.9 Psychische Belastungen, soziale und spirituelle Bedürfnisse

Die einschneidenden Veränderungen, die im Verlauf einer lebenslimitierenden Erkrankung ausgelöst werden, führen zu psychischen, sozialen und spirituellen Belastungen. Die Patienten haben Angst vor dem weiteren Verlauf, dem Sterben und dem Tod. Sie fürchten sich davor, ihre Angehörigen zurückzulassen. Dazu kommt oft eine materielle Unsicherheit, wenn zusätzliche, krankheitsbedingte finanzielle Belastungen die Finanzreserven aufzehren.

Eine Auseinandersetzung mit psychosozialen und spirituellen Problemen ist oft erst dann möglich, wenn existenziell bedrohliche Symptome wie Schmerz, Luftnot oder Angst ausreichend gelindert worden sind. Andererseits können psychosoziale oder spirituelle Probleme die körperlichen Symptome verstärken. Eine ausreichende Symptomkontrolle ist nur möglich, wenn diese Probleme identifiziert und bearbeitet werden.

8.7.10 Änderung und Begrenzung eines Therapieziels

Die geplanten Maßnahmen zur Palliativversorgung müssen mit dem Patienten und seinen Angehörigen abgesprochen werden. Dabei ist zunächst wichtig, die Ziele des Patienten zu erfragen. Für Patienten muss nicht unbedingt die möglichst vollständige Symptomlinderung im Vordergrund stehen. Andere Ziele, wie z. B. schnell nach Hause zurückkehren zu können oder möglichst einen klaren Verstand und volle Konzentrationskraft zu erhalten, können aus Sicht des Patienten wichtiger sein, so dass eine medikamentöse Symptomkontrolle nur insoweit gewünscht wird, wie sie diese Ziele nicht gefährdet. Ängste und Barrieren gegen Opioide und andere Medikamente sind weit verbreitet.

Vorsicht

Für Patienten und Angehörige kann mit der Ankündigung einer Opioidtherapie Angst vor dem baldigen Tod aufkommen, da in der öffentlichen Wahrnehmung Opioide immer noch direkt mit dem Tod assoziiert werden. Solche Ängste sollten vor Therapiebeginn angesprochen und möglichst ausgeräumt werden.

Die Prioritäten des Patienten können auch den üblichen Erwartungen des Behandlungsteams widersprechen. Üblicherweise sind Patienten über soziale Interaktionen wie Besuche, Gespräche und auch körperliche Berührungen erfreut. Bei einigen Patienten besteht aber demgegenüber ein klarer Wunsch nach Rückzug und Ruhe, körperliche Berührungen werden dann als störend empfunden. Dies rechtzeitig zu erkennen und auch solche Bedürfnisse zu akzeptieren, die den eigenen Vorstellungen und Werturteilen widersprechen, kann für die Behandler eine Herausforderung sein.

Grundsätzlich hat der Patient nicht das Recht, eine (nicht indizierte) Behandlung einzufordern. Liegt keine medizinische Indikation für eine Behandlung vor, kann diese Behandlung auch nicht angeboten werden. Die Bewertung der Indikation kann durch Teambesprechungen oder Fallkonferenzen erleichtert werden.

Wird die Indikation gestellt und die Behandlung dem Patienten angeboten, kann er diese Therapie jederzeit ablehnen, auch wenn er dadurch sein eigenes Leben gefährdet. Die Einstellungen von Patienten können sich im Verlauf einer Erkrankung dramatisch verändern. So können Patienten massive Einschränkungen der körperlichen oder kognitiven Funktionsfähigkeit akzeptieren, die sie früher nicht für lebenswert empfunden hätten. Sie können aber auch ihre Prioritäten so verändern, dass sie die verbleibende Lebenszeit in der Familie und zu Hause verbringen wollen.

8.7.11 Ernährung

Bei vielen Patienten ist mit fortschreitendem Krankheitsverlauf die Nahrungs- und Flüssigkeitsaufnahme nur eingeschränkt möglich oder ganz unmöglich. Flüssigkeits- und Nahrungszufuhr können dann zur Belastung werden. Patienten verschlucken sich, sie sind enttäuscht, weil sie nicht genug essen können und haben Angst vor Verhungern oder Verdursten. Eine Nahrungskarenz führt oft auch bei Angehörigen zu großem Unverständnis, dies kann den Patienten zusätzlich unter Druck setzen.

Merke

Gerade in der letzten Lebensphase können Appetitlosigkeit und mangelndes Interesse an Flüssigkeitsaufnahme aber auch ein erstes, natürliches und zu respektierendes Zeichen eines beginnenden Sterbeprozesses sein.

Eine Infusionstherapie führt meist nicht dazu, dass Patienten weniger Durst haben, denn oftmals ist Mundtrockenheit Ursache des Durstgefühls. Die Infusionstherapie kann aber bei Patienten in der Finalphase zu Ödemen und vermehrter Atemwegsekretion führen. Bei sterbenden Patienten sollte deshalb nicht in erster Linie eine Infusionstherapie erfolgen. Durst und Mundtrockenheit können durch gute Mundpflege gelindert werden, wie z. B. mit Eiswürfeln aus Fruchtsaft oder Tee oder gefrorenen Fruchtstückchen.

8.7.12 Sterbephase

Auch wenn eindeutige Prädiktoren für das Eintreten der Sterbephase bisher weitestgehend fehlen, so können die folgenden Faktoren **indirekte Hinweise auf die Sterbephase** sein (S 3-Leitlinie der Deutschen Gesellschaft für Palliativmedizin):

- Veränderungen der Atmung (Muster, Rhythmus oder Nebengeräusche wie Rasseln)
- Veränderung der Emotionen (zunehmende Angst und Unruhe)
- Veränderung des Bewusstseins (z. B. Somnolenz)
- zunehmende Schwäche
- reduzierter Allgemeinzustand

Der klinische Eindruck des Arztes zur Prognose der Überlebenszeit ist allerdings oft sehr ungenau. In den meisten Fällen wird die verbleibende Lebenszeit zu optimistisch bewertet und dabei um bis das 5-Fache überschätzt [6].

In der klinischen Praxis empfiehlt sich deshalb die „Überraschungsfrage", die sowohl für längere wie auch für kürzere Zeiträume zumindest einen klaren Warnhinweis geben kann, bei welchen Patienten die Überlebenszeit vielleicht viel kürzer ist als gedacht. Der Behandler stellt sich die Frage: „Würde es mich überraschen, wenn der Patient in dem nächsten Jahr/in der nächsten Woche/in den nächsten Stunden verstirbt?" Wird diese Frage mit „Nein, es würde mich nicht überraschen" beantwortet, ist die Wahrscheinlichkeit hoch, dass der Patient tatsächlich in diesem Zeitraum versterben wird. Die Überraschungsfrage erlaubt es dem Behandler, die Kommunikation und Therapieplanung auf die Prognose des Patienten abzustimmen.

Bei sterbenden Patienten erhält die Symptomkontrolle ein besonderes Gewicht. Mit nachlassenden Organfunktionen müssen die Dosierungen der symptomatischen Medikation ggf. verringert werden, bei anderen Patienten führen Exazerbationen von Schmerzen oder anderen Symptomen dazu, dass die Dosierungen erhöht werden müssen. Wiederholte kurzfristige Überprüfungen der Medikation und die schnelle Anpassung der Dosierungen sind in dieser Phase bei der Mehrzahl der Patienten notwendig.

Merke

Nicht mehr benötigte Medikamente, z. B. zur Thromboseprophylaxe, sollten beendet, unnötige diagnostische (z. B. Blutabnahmen) und therapeutische Maßnahmen (z. B. Transfusionen) vermieden werden.

Zur Behandlung häufiger und quälender Symptome in der Finalphase hat sich die Verordnung einer Bedarfsmedikation mit Opioiden gegen Schmer-

zen, Butylscopolamin subkutan gegen Rasselatmung sowie Lorazepam sublingual gegen Luftnot und Angst bewährt.

Literatur

[1] Alt-Epping B, Sitte T, Nauck F et al. Sedierung in der Palliativmedizin*: Leitlinie für den Einsatz sedierender Maßnahmen in der Palliativversorgung: European Association for Palliative Care (EAPC). Schmerz 2010; 24: 342–354

[2] Arzneimittelkommission der Deutschen Ärzteschaft. Empfehlungen zur Therapie von Tumorschmerzen. 3. Aufl. Arzneiverordnung in der Praxis 2007

[3] Caraceni A, Hanks G, Kaasa S et al. Use of opioid analgesics in the treatment of cancer pain: evidence-based recommendations from the EAPC. Lancet Oncol 2012; 13: e58–e68

[4] Radbruch L, Payne S, Bercovitch M et al. Standards und Richtlinien für Hospiz- und Palliativversorgung in Europa: Teil 1, Weißbuch zu Empfehlungen der Europäischen Gesellschaft für Palliative Care (EAPC). Zeitschrift für Palliativmedizin 2011; 12: 216–227

[5] Sepulveda C, Marlin A, Yoshida T et al. Palliative Care: the World Health Organization's global perspective. Journal of Pain and Symptom Management 2002; 24: 91–96

[6] Stiel S, Bertram L, Neuhaus S et al. Evaluation and comparison of two prognostic scores and the physicians' estimate of survival in terminally ill patients. Support Care Cancer 2010; 18: 43–49

8.8 Polytraumatisierte Patienten

F. Debus, S. Ruchholtz

8.8.1 Versorgung von Schwerverletzten und Konzept der Damage Control

Die Versorgung schwerverletzter Patienten stellt für das behandelnde interdisziplinäre Team eine große Herausforderung dar. Das Vorliegen von mehreren Verletzungen, wobei mindestens eine oder die Kombination der Verletzungen lebensbedrohlich ist, definiert das Polytrauma und macht ersichtlich, dass im Rahmen der Schwerverletztenversorgung besondere Konzepte entwickelt werden mussten.

Die definitive chirurgische Versorgung des schwerverletzten Patienten findet in der Behandlung häufig erst im Verlauf ihren Platz. Betrachtet man den Behandlungsverlauf, so sind in der Versorgung der Schwerverletzten besonders die ersten Stunden nach dem Unfall von entscheidender Bedeutung für das Outcome. Im Hinblick auf das perioperative Management in dieser Phase gibt es dementsprechend einige Besonderheiten. So haben sich zwei verschiedene **Konzepte** etabliert, welche sich in der Versorgungsstrategie der schwerverletzten Patienten grundlegend unterscheiden.

Das **Prinzip der Early Total Care** (ETC) sieht eine primäre definitive osteosynthetische Versorgung in der Frühphase der Behandlung vor. Da diese frühe definitive Versorgung eine zusätzliche große Belastung für den ohnehin traumatisierten Organismus darstellt, ist dieses Konzept nur bei Patienten in klinisch stabilem Zustand anzuwenden. Da jedoch eine Großzahl der schwerverletzten Patienten in einem klinisch instabilen Zustand den Schockraum erreicht, hat in der initialen Behandlungsphase in den letzten Jahren das **Prinzip der Damage Control Surgery** (DCS) immer mehr an Stellenwert gewonnen. Der Begriff Damage Control stammt ursprünglich aus der amerikanischen Kriegsschifffahrt und beschreibt das notfallmäßige Manövrieren eines beschädigten Schiffes bis zur möglichen Reparatur nach Erreichen eines Hafens. Im Zusammenhang mit der Schwerverletztenversorgung in seinem heutigen Sinn findet der Begriff im Jahr 1993 durch Rotondo et al. [8] erstmalig Erwähnung. Das Grundprinzip der Damage Control ist eine provisorische, schnell durchzuführende Behandlung intrathorakaler, intraabdominaler Verletzungen, welche dem schwerverletzten Patienten neben der bereits durch den Unfall zugefügten Traumalast möglichst wenig weitere Belastung zumutet.

Merke

Bei einer weiteren Belastung durch z. B. ausgedehnte intraabdominale Eingriffe oder aufwendige definitive Frakturversorgungen ist mit einer weiteren Dekompensation der schwerverletzten Patienten zu rechnen, welche im schlimmsten Fall zur hämodynamischen Destabilisierung, zum Multiorganversagen oder zum Tod führen könnte.

8.8.2 Damage Control

Das **Konzept der Damage Control** unterscheidet **4 verschiedene Phasen**:
1. präklinische bzw. frühklinische Phase inklusive der Schockraumversorgung
2. Phase der Erstoperation
3. Phase der Stabilisierung
4. Phase der geplanten Operation

Präklinische bzw. frühklinische Phase inklusive der Schockraumversorgung

In der Phase der präklinischen bzw. frühklinischen Versorgung werden die Grundlagen für den weiteren Verlauf gelegt. Die Bedeutung der präklinischen Versorgung im Rahmen der Schwerverletztenversorgung ist schon lange bekannt. Eine präklinische Versorgungszeit von höchstens 60 Minuten gilt als erstrebenswert und ist schon seit Jahren als sog. Golden Hour of Shock bekannt [1], [6]. Aktuell wird dieser Richtwert im Bundesdurchschnitt jedoch nicht erreicht, und die präklinische Versorgungszeit beträgt trotz intensiver Bemühungen über 70 Minuten [11].

Die anschließende **Schockraumversorgung** der schwerverletzten Patienten ist in den letzten Jahren durch die Initiative TraumaNetzwerk DGU der Deutschen Gesellschaft für Unfallchirurgie vereinheitlicht worden [9]. Ziel war es, ein flächendeckendes Netz an zertifizierten Traumazentren zu errichten, welche die Schwerverletztenversorgung nach definierten apparativen, personellen und strukturellen Standards durchführen. Grundlage für diese Standards ist das Weißbuch Schwerverletztenversorgung, welches aktuell in der 2. erweiterten Auflage verfügbar ist [2].

Merke

Als absolute Mindestausstattung zur Versorgung eines schwerverletzten Patienten in einem sog. lokalen **Traumazentrum** wird hier die 24-stündige Aufnahme- und Operationsbereitschaft mit einem Basisteam genannt.

Mitglieder dieses Basisteams:
- 1 Facharzt für Orthopädie und Unfallchirurgie
- 1 Facharzt für Anästhesiologie
- 2 Pflegekräfte Chirurgie
- 1 Pflegekraft Anästhesie
- 1 medizinisch-technische Radiologiefachkraft

Neben diesen personellen Anforderungen müssen apparative Ausstattungen wie Röntgen, Computertomografie, ein Blutdepot und verschiedene Not-OP-Sets vorhanden sein. Je nach Voraussetzungen der Kliniken sieht das TraumaNetzwerk DGU eine Zertifizierung in lokale, regionale und überregionale Traumazentren vor. Mit Höhe der Zertifizierungsstufen steigen die Anforderungen an die Kliniken. Neben der initialen Stabilisierung der Patienten im Schockraum und der Durchführung der standardisierten Diagnostik mittels konventionellen Röntgens, Sonografie des Abdomens und anschließendem Ganzkörper-CT, der sog. Traumaspirale, muss in dieser Behandlungsphase das weitere Behandlungskonzept geplant und ggf. die Indikation zur Damage Control gestellt werden.

Als allgemein anerkannte **Indikationen** zur Damage Control gelten [4]:

- durchgeführte Massentransfusion (≥ 10 Erythrozytenkonzentrate)
- Injury Severity Score (ISS) ≥ 35
- Hypotension > 1 h
- Hypothermie < 35 °C
- Koagulopathie
- Azidose mit pH < 7,2
- zu erwartende zeitaufwendige Intervention bei persistierendem Schock

Phase der Erstoperation

Wird die Indikation zur Damage Control gestellt, folgt nach durchgeführter Schockraumdiagnostik die zweite Phase. In dieser Phase der Erstoperation müssen in kürzester Zeit alle Verletzungen adressiert werden, welche die folgende Stabilisierung des Patienten gefährden könnten. In den meisten Fällen handelt es sich hierbei um hämodynamisch relevante intrathorakale oder intraabdominale Verletzungen.

Ergänzend zum Konzept der Damage Control Surgery sieht das Konzept der Damage Control Orthopedics ein analoges Vorgehen im Hinblick auf Extremitätenverletzungen vor. Der Begriff Damage Control Orthopedics wurde im Jahr 2000 durch Scalea et al. geprägt [10]. Im Rahmen des Damage Control Orthopedics Konzepts wird die vorübergehende Stabilisierung von Extremitätenverletzungen mittels Fixateur externe beschrieben. Auch hier soll die definitive osteosynthetische Versorgung im Verlauf stattfinden. Im Gegensatz zur Damage Control Surgery wird das Konzept der Damage Control Orthopedics noch immer diskutiert, da bis heute die Überlegenheit des Konzepts nicht klar nachgewiesen werden konnte [7].

Neben den oben genannten Kriterien gelten als **Indikationen zur Damage Control Orthopedics:**

- ISS ≥ 24
- schweres SHT (AIS Kopf ≥ 2)
- schweres Thoraxtrauma (AIS Thorax ≥ 2)

- hämodynamisch relevante instabile Beckenringfraktur
- Frakturen mehrerer großer Röhrenknochen
- klinisch manifester Schock

Die Empfehlungen zur Behandlung einzelner Verletzungen sind in der S 3-Leitlinie Schwerverletztenversorgung aus dem Jahr 2011 niedergeschrieben, deren Gültigkeit aktuell bis zum Jahr 2016 verlängert wurde [3].

Untere Extremität

Schaftfrakturen von Femur und Tibia sowie Knie- und Sprunggelenkfrakturen sollten primär mit einem Fixateur externe behandelt werden. Proximale Femurfrakturen werden in einer Schiene ruhiggestellt, können mittlerweile jedoch auch leitliniengerecht primär osteosynthetisch versorgt werden. Generell gilt, dass offene Verletzungen intraoperativ débridiert und anschließend mittels Vakuumverband temporär gedeckt werden sollten. Bei offenen Verletzungen muss an eine perioperative antibiotische Prophylaxe gedacht werden. Sollte eine Entscheidung zwischen Amputation und Extremitätenerhalt getroffen werden müssen, so ist dies immer als Individualentscheidung zu werten, in welcher der lokale und allgemeine Zustand des Patienten und auch die Erfahrung des Chirurgen von entscheidender Bedeutung sind.

Obere Extremität

Hier gilt ebenfalls, dass Schaftfrakturen des Humerus sowie Ellenbogenfrakturen mittels Fixateur externe ruhiggestellt werden sollten. Einfache Unterarm-, Hand- oder Mittelhandfrakturen können in einer Schiene fixiert werden. Bei Luxationsfrakturen oder Trümmerfrakturen muss ebenfalls über einen Fixateur nachgedacht werden. Ähnlich wie bei der unteren Extremität kann der Chirurg in der Behandlung der oberen Extremität vor der Frage nach Amputation oder Erhaltungsversuch stehen. Erneut gilt es hier eine Individualentscheidung zu treffen, welche jedoch den Grundsatz „Life before Limb" berücksichtigt.

Becken und Azetabulum

Instabile Beckenfrakturen sollten mit einem Fixateur externe versorgt werden. Insbesondere bei klinisch instabilen Patienten müssen die versorgenden Ärzte die Notwendigkeit eines retroperitonealen Packings oder einer notfallmäßigen Embolisation durch den interventionellen Radiologen in Betracht ziehen. Die aufwendige osteosynthetische Versorgung von Azetabulumfrakturen sollte erst im weiteren Behandlungsverlauf erfolgen. Bei Azetabulumfrakturen mit relevanter Protrusion des Femurkopfs in das kleine Becken bzw. bei Vorliegen einer Luxationsfraktur sollte eine tibiale Extension angebracht werden.

Abdomen

Als Standardzugang gilt die Medianlaparatomie. Im Anschluss sollten alle vier Quadranten mit Bauchtüchern gepackt werden, um die initiale Blutung zum Stillstand zu bringen. In dieser Phase kann durch die Anästhesie versucht werden, verlorenes Volumen zu ersetzen und insbesondere die aufgrund der Blutungssituation derangierte Gerinnung wieder zu optimieren. Ist dies gelungen, sollten nach und nach die Bauchtücher wieder entfernt werden, um die Blutungsquelle genau zu identifizieren. Blutende Gefäße sollten je nach Lokalisation repariert oder auch ligiert werden. Findet sich initial keine offensichtliche Blutung, so sollte der gesamte Dünndarm mobilisiert werden, um auch retroperitoneal Blutungen identifizieren und adressieren zu können.

Vorsicht

Verletzungen von Leber und Milz führen häufig zu lebensbedrohlichen Hämorrhagien.

Dementsprechend muss hier ein gesondertes Augenmerk auf die Identifikation einer potenziellen Blutungsquelle gerichtet werden. Blutungen der Leber können häufig durch Kompression mit Bauchtüchern unter Kontrolle gebracht werden. Auch die Kompression durch tiefgreifende Nähte im Leberrandbereich stellt eine Option dar. Als letztes Mittel steht der notfallmäßige Einsatz des Pringle-Manövers zur Verfügung, bei welchem durch Abklemmen des Lig. hepatoduodenale die Blutzufuhr zur Leber vorübergehend unterbunden wird, so dass die meisten Leberblutungen hierdurch temporär zum Stillstand gebracht werden können. Verletzungen der Milz müssen je nach Schweregrad behandelt werden. Als endgültige und sichere chirurgische Behandlung von Blutungen der Milz ist die Splenektomie zu sehen. Diese

ist durch den Chirurgen in kurzer Zeit durchführbar und kann hämodynamisch relevante Blutungen schnell und sicher beenden. Erhaltungsversuche der Milz oder interventionell radiologische Behandlungsansätze bleiben Milzverletzungen von geringerer Schwere vorbehalten. Nach durchgeführter Damage Control Laparotomie sollte das Abdomen nur temporär und nicht mittels Fasziennaht verschlossen werden.

Thorax

Eine offensichtliche penetrierende Verletzung stellt beim hämodynamisch instabilen Patienten die Indikation zur notfallmäßigen Thorakotomie dar. Je nach Lokalisation der Verletzung kann eine anterolaterale, eine posterolaterale Thorakotomie oder eine Sternotomie als Zugangsweg gewählt werden. Einliegende Fremdkörper wie beispielsweise Messer sollten initial belassen werden. Neben der penetrierenden Verletzung stellt auch ein initialer Blutverlust von mehr als 1500 ml bei Anlage einer Thoraxdrainage eine Indikation zur Thorakotomie dar. Bei Verdacht auf Verletzungen des Tracheobronchialsystems, welche klinisch beispielsweise durch ein großes Fistelvolumen der Thoraxdrainage auffällig werden können, sollte eine ergänzende Bronchoskopie durchgeführt werden. Blutungen der Lunge können durch Massenligaturen oder auch durch atypische Resektionen mittels Klammergerät behandelt werden. Häufig schwierig zu stillen sind Blutungen aus der Thoraxwand, z. B. aus Interkostalgefäßen oder der A. mammaria interna. Diese Verletzungen können zu Blutungen nach außen, aber auch zu intrathorakalen Blutungen führen und sind gelegentlich nur durch Packing mit Bauchtüchern unter Kontrolle zu bringen.

Phase der Stabilisierung

In der Phase der Stabilisierung muss sich der schwerverletzte Patient von dem primär akzidentellen Trauma und von dem iatrogen erlittenen Trauma durch die erste operative Versorgung erholen. In dieser Phase gilt es, den Schwerverletzen, welcher zumeist noch intubiert auf der Intensivstation behandelt wird, so wenig wie möglich weiter zu belasten. Laborchemische Untersuchungen zeigen, dass die proinflammatorischen Zytokine IL-6 und IL-8 in den ersten 2–3 Tagen ihr Maximum erreichen. Das Ausmaß der initialen Entzündungsreaktion ist abhängig von der Schwere des

8

Traumas und korreliert signifikant mit dem späteren Auftreten von Organfunktionsstörungen [5].

Diese erste Entzündungsreaktion dauert ca. bis zum 5. bzw. 6. Tag. Erst dann sollte in die Phase der geplanten Reoperationen und zur definitiven chirurgischen Versorgung aller Verletzungen übergegangen werden. Hierbei müssen sich die behandelnden Ärzte jedoch bewusst sein, dass auch ein großer operativer Eingriff im Verlauf eine ähnliche Entzündungsreaktion mit möglichem Organversagen zur Folge haben kann. Während des intensivmedizinischen Verlaufs ist ähnlich der ersten operativen Phase auf die Besonderheiten zu achten, welche durch die Verletzungen der einzelnen Organsysteme entstehen. Bezüglich der intrathorakalen Verletzungen kann im Verlauf die Lungenkontusion oft ein Problem darstellen. Teilweise werden diese Verletzungen unterschätzt, da auch das initiale Röntgenbild nicht immer die gesamte Ausprägung darstellen kann. Durch die behandelnden Intensivmediziner sollte hier an eine frühzeitige Intubation und eine Beatmung mit kontinuierlich positiven Atemwegsdrücken gedacht werden. Eine eventuell begleitende Herzkontusion bedarf keiner weiteren spezifischen Therapie, muss jedoch dringend engmaschig überwacht werden.

Phase der geplanten Operation

Nach Abschluss der Phase der Stabilisierung im Rahmen der oben benannten 5–6 Tage kann der Patient allen nötigen definitiven Operationen zugeführt werden, um die Phase der Akutbehandlung abzuschließen. Von den geplanten Operationen zu unterscheiden sind Reoperationen im Sinne von Second-Look-Operationen, welche unter Umständen noch in den Zeitraum der Phase der Stabilisierung fallen. Im Konzept der Damage Control sind die ersten Reoperationen nach 48 Stunden durchzuführen. Bei initial durchgeführtem Packing des Abdomens gilt dieser Zeitraum als optimal, um eine Reexploration durchzuführen. Insgesamt ist zu diesem Zeitpunkt von einer geringen Blutungsgefahr und einer geringen Repackingrate auszugehen. Nur bei ca. 20 % aller Patienten muss ein zweites Repacking erfolgen. Von entscheidender Bedeutung für den Chirurgen ist es jedoch, auf initial übersehene Verletzungen zu achten, welche sich in ca. 15 % aller Fälle in der Second-Look-Operation finden lassen.

Literatur

[1] Cowley RA, Mergner WJ, Fisher RS, Jones RT, Trump BF: The subcellular pathology of shock in trauma patients: studies using the immediate autopsy. The American surgeon 1979; 45: 255–69.

[2] Deutsche Gesellschaft für Unfallchirurgie: Weißbuch Schwerverletztenversorgung, 2., erweiterte Auflage http://www.dgu-online.de/fileadmin/published_content/5.Qualitaet_und_Sicherheit/PDF/20_07_2012_Weissbuch_Schwerverletztenversorgung_Auflage2.pdf.

[3] Deutsche Gesellschaft für Unfallchirurgie: S3-Leitlinie Polytrauma/Schwerverletzten-Behandlung http://www.awmf.org/leitlinien/detail/ll/012–019.html.

[4] Dunham CM, Bosse MJ, Clancy TV, et al.: Practice management guidelines for the optimal timing of long-bone fracture stabilization in polytrauma patients: the EAST Practice Management Guidelines Work Group. The Journal of trauma 2001; 50: 958–67.

[5] Frink M, van Griensven M, Kobbe P, et al.: IL-6 predicts organ dysfunction and mortality in patients with multiple injuries. Scandinavian journal of trauma, resuscitation and emergency medicine 2009; 17: 49.

[6] Lerner EB, Moscati RM: The golden hour: scientific fact or medical "urban legend"? Academic emergency medicine : official journal of the Society for Academic Emergency Medicine 2001; 8: 758–60.

[7] Rixen D, Grass G, Sauerland S, et al.: Evaluation of criteria for temporary external fixation in risk-adapted damage control orthopedic surgery of femur shaft fractures in multiple trauma patients: "evidence-based medicine" versus "reality" in the trauma registry of the German Trauma Society. The Journal of trauma 2005; 59: 1375–94; discussion 94–5.

[8] Rotondo MF, Schwab CW, McGonigal MD, et al.: 'Damage control': an approach for improved survival in exsanguinating penetrating abdominal injury. The Journal of trauma 1993; 35: 375–82; discussion 82–3.

[9] Ruchholtz S, Lewan U, Debus F, Mand C, Siebert H, Kuhne CA: TraumaNetzwerk DGU((R)): optimizing patient flow and management. Injury 2014; 45 Suppl 3: S 89–92.

[10] Scalea TM, Boswell SA, Scott JD, Mitchell KA, Kramer ME, Pollak AN: External fixation as a bridge to intramedullary nailing for patients with multiple injuries and with femur fractures: damage control orthopedics. The Journal of trauma 2000; 48: 613–21; discussion 21–3.

[11] TraumaRegister DGU, Jahresbericht 2015 http://www.traumaregister-dgu.de/fileadmin/user_upload/traumaregister-dgu.de/docs/Downloads/TR-DGU-Jahresbericht_2015.pdf.

Kapitel 9

Organisation und Struktur der perioperativen Medizin

9 Organisation und Struktur der perioperativen Medizin

9.1 Juristische Aspekte

J. Heberer

Da der Begriff „perioperativ" sowohl die prä-, intra- als auch postoperative Phase umfasst, ist aus juristischer Sicht insbesondere der Blick auf die interdisziplinäre Zusammenarbeit sowie die hiermit verbundenen Haftungsfragen relevant.

9.1.1 Interdisziplinäre Zusammenarbeit

Um das Ziel einer integrierten, effizienten und kontinuierlichen Patientenversorgung zu erreichen, ist die disziplinübergreifende Planung und Durchführung von Operationen sowie der perioperativen Maßnahmen zwingend.

Die vielen Aspekte des perioperativen Bereichs können somit nur durch eine funktionierende, organisierte Zusammenarbeit der unterschiedlichen Fachbereiche, der beteiligten behandelnden Ärzte sowie des weiteren Krankenhauspersonals bewältigt werden.

Die **Risiken** einer solchen Kooperation finden sich vor allem in den folgenden Bereichen [14]:
- Kompetenzabgrenzung
- Koordination
- Kommunikation
- Delegation
- Auswahl und Überwachung der Mitarbeiter

Zwar gelten hier bei horizontaler Arbeitsteilung der Grundsatz der Eigenverantwortlichkeit und der Vertrauensgrundsatz. Der **Vertrauensgrundsatz** besagt, dass der jeweilige Facharzt einer Disziplin sich darauf verlassen darf, dass der Arzt des anderen medizinischen Fachgebiets die gebotene Sorgfalt bei seiner Leistungserbringung anwendet. Dies gilt, solange keine Mängel an der Qualifikation des mitwirkenden Arztes des anderen Fachbereichs offensichtlich sind oder der Arzt fachliche Fehlleistungen des fachgebietsfremden Arztes erkennt bzw. evident hätte erkennen müssen [4].

Allerdings birgt jegliche Form der Arbeitsteilung auch die typischen Gefahren in sich, wie nicht erkannte Kompetenzkonflikte, Verständigungsfehler und Informationslücken. Um die hieraus folgenden Haftungsrisiken zu minimieren und somit der absoluten Priorität des Schutzes und der Sicherheit der Patienten Geltung zu verschaffen, sind aus juristischer Sicht schriftlich zu fixierende, eindeutige Absprachen bzw. Festlegungen der Verantwortungsbereiche und der Aufgabenverteilung im jeweiligen Krankenhaus dringend zu empfehlen. Denn vorrangig für die Abgrenzung der Zuständigkeiten sind zunächst die im jeweiligen Krankenhaus geltende Aufgabenverteilung bzw. die in Ausnahmefällen wegen der Besonderheiten des Einzelfalls hiervon abweichenden getroffenen individuellen Absprachen der Ärzte. Erst wenn es an solchen Regelungen fehlt, gelten aus Sicht der Rechtsprechung lediglich subsidiär die von den Berufsverbänden getroffenen Vereinbarungen [2]. Beispielhaft seien hier an **Vereinbarungen** genannt:
- „Gemeinsame Empfehlung zur Ausstattung und Organisation interdisziplinärer operativer Intensiveinheiten" von DGAI, BDA, DGC und BDC aus dem Jahr 2007
- Vereinbarungen zwischen BDA und BDC über die „Zusammenarbeit bei der operativen Patientenversorgung" vom 28.08.1982, zur „Verantwortung für die prä-, intra- und postoperative Lagerung des Patienten" oder über die „Organisation der postoperativen Schmerztherapie" von 1992

9.1.2 Haftungsfragen

Kommt es im Rahmen ärztlicher Behandlungsmaßnahmen zu einem Schaden beim Patienten, so sehen sich die am Behandlungsgeschehen Beteiligten mit möglichen **Rechtsverstößen** aus verschiedenen Rechtsgebieten konfrontiert [6]:
- Der Geschädigte wird auf zivilrechtlichem Wege Schadensersatz- und Schmerzensgeldansprüche geltend machen, wobei in der Regel auch die Erstattungspflicht bezüglich sämtlicher kausaler Zukunftsschäden gewünscht wird.
- Erlangt die Staatsanwaltschaft Kenntnis von dem eingetretenen Schaden, oft durch eine Strafanzeige, so hat sie ein Ermittlungsverfahren einzuleiten, welches der Feststellung eines hinreichenden Tatverdachts dient und das entweder mit der Einstellung des Verfahrens (ggf. mit Auflagen) oder der Erhebung einer Anklage beim Strafgericht endet. Im Falle der Verurteilung dro-

hen Geld- oder Freiheitsstrafen, bei schweren Verfehlungen auch ein Approbationsentzug oder weitere berufsrechtliche Verfahren.

Die strafrechtliche und zivilrechtliche Inanspruchnahme kann parallel oder nacheinander erfolgen. Da insbesondere die Beweisregelungen sich in beiden Bereichen erheblich unterscheiden und der jeweiligen Entscheidungsfindung dadurch eine unterschiedliche Sachverhaltsdarstellung zugrundegelegt werden kann, kommt einer gerichtlichen Entscheidung in dem einen Bereich durchaus nicht zwingend präjudizielle, sprich vorentscheidende Wirkung für den anderen Bereich zu. Gleichwohl werden die Erkenntnisse im Rahmen des jeweils anderen Verfahrens auch zur Entscheidungsfindung herangezogen.

Anspruchsgrundlagen

Die Verantwortlichkeit für eingetretene Schäden kann sich aus verschiedenen Anspruchsgrundlagen ergeben.

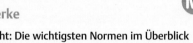

Merke

Recht: Die wichtigsten Normen im Überblick
§§ 630a ff. i. V. m. 280 Abs. 1 BGB: Verletzt der Schuldner eine Pflicht aus dem Schuldverhältnis, so kann der Gläubiger Ersatz des hierdurch entstehenden Schadens verlangen. Dies gilt nicht, wenn der Schuldner die Pflichtverletzung nicht zu vertreten hat.

§§ 630a ff. i. V. m. 278 Satz 1 BGB: Der Schuldner hat ein Verschulden seines gesetzlichen Vertreters und der Personen, deren er sich zur Erfüllung seiner Verbindlichkeiten bedient, in gleichem Umfang zu vertreten wie eigenes Verschulden.

§ 823 Abs. 1 BGB: Wer vorsätzlich oder fahrlässig das Leben, den Körper, die Gesundheit, die Freiheit, das Eigentum oder ein sonstiges Recht eines anderen widerrechtlich verletzt, ist dem anderen zum Ersatz des daraus entstehenden Schadens verpflichtet.

§ 831 Abs. 1 BGB: Wer einen anderen zu einer Verrichtung bestellt, ist zum Ersatz des Schadens verpflichtet, den der andere in Ausführung der Verrichtung einem Dritten widerrechtlich zufügt. Die Ersatzpflicht tritt nicht ein, wenn der Geschäftsherr bei der Auswahl der bestellten Person und, sofern er Vorrichtungen oder Gerätschaften zu beschaffen oder die Ausführung der Verrichtung zu leiten hat, bei der Beschaffung oder der Leitung die im Verkehr erforderliche Sorgfalt beobachtet oder wenn der Schaden auch bei Anwendung dieser Sorgfalt entstanden sein würde.

Während der § 278 BGB bei der vertraglichen Haftung für die Erfüllungsgehilfen des Vertragspartners Anwendung findet, gilt der § 831 Abs. 1 BGB für den Verrichtungsgehilfen des primär Verantwortlichen bei der deliktischen Haftung.

Ansprüche aus deliktischer Haftung stehen grundsätzlich selbstständig nebeneinander und neben dem Anspruch aus vertraglicher Haftung.

Nur der § 831 BGB sieht die sog. Exkulpationsmöglichkeit vor, sofern der Verantwortliche nachweisen kann, dass er bei der Auswahl, Überwachung, Anleitung und Organisation die erforderliche Sorgfalt beachtet hat. Die Rechtsprechung wendet diese Exkulpationsmöglichkeit jedoch sehr restriktiv an, so dass eine Haftungsfreistellung in diesem Bereich nur sehr selten gelingen wird.

Eine Geschäftsführung ohne Auftrag gem. § 677 ff. BGB (sog. GoA) ist gegeben, wenn z. B. in Notfällen oder bei der Behandlung von Minderjährigen ein Vertrag mit dem Patienten nicht zustandekommt. Nach allgemeiner Auffassung gelten jedoch auch hier die allgemeinen vertraglichen Anspruchsgrundlagen.

Je nach vertraglicher Ausgestaltung des Vertrags mit dem Patienten können sich verschiedene Haftungstatbestände für die am Behandlungsgeschehen Beteiligten ergeben, die in ▸ Tab. 9.1 dargestellt werden:

Tab. 9.1 Verschiedene Haftungstatbestände für die am Behandlungsgeschehen Beteiligten.

Anspruchsgrundlage	Krankenhausträger	Chefarzt/Operateur	nachgeordnete Ärzte	OP-Personal
unerlaubte Handlung	§ 831 BGB (mit Exkulpationsmöglichkeit), §§ 31, 30, 89 BGB (sog. Organhaftung für leitende und weisungsfreie Ärzte)	§§ 823, 831 BGB	§ 823 BGB	§ 823 BGB
totaler Krankenhausvertrag	§§ 630a ff., 280, 278 BGB (für ärztliche + sonstige Leistungen)	–	–	–
gespaltener Krankenhausvertrag oder Belegarztvertrag	§§ 630a ff., 280, 278 BGB (für sonstige Leistungen)	§§ 630a ff., 280, 278 BGB (für ärztliche Leistungen, auch der nachgeordneten Ärzte des Pflichtenkreises)	–	–
totaler Krankenhausvertrag + Arztzusatzvertrag	§§ 630a ff., 280, 278 BGB (für ärztliche + sonstige Leistungen)	§§ 630a ff., 280, 278 BGB (für ärztliche Leistungen, auch der nachgeordneten Ärzte des Pflichtenkreises)	–	–

Haftungsverteilung

Hinsichtlich der vertraglichen Ansprüche gilt der Grundsatz: „wer liquidiert, haftet".

Zu beachten ist hierbei, dass eine interne Vereinbarung über die Verantwortungsübernahme zwischen den verschiedenen Beteiligten am Behandlungsgeschehen, die von den tatsächlichen Pflichtenkreisen abweicht, nur interne Wirkung entfaltet. Der Geschädigte kann sich unabhängig von solchen internen Vereinbarungen an denjenigen halten, dessen Verantwortlichkeit sich aus den Rechtsverhältnissen ergibt, die ihm gegenüber mit den Beteiligten bestehen.

Häufig wird es so sein, dass der Patient verschiedene Verantwortliche in Anspruch nehmen kann, etwa den behandelnden Arzt aus unerlaubter Handlung und den Krankenhausträger aus Vertrag. Der Patient hat hierbei die Möglichkeit, nur einen von diesen Beteiligten zum Ersatz des gesamten Schadens heranzuziehen oder alle Verantwortlichen als Gesamtschuldner gem. § 421 BGB in Anspruch zu nehmen. Er kann in diesem Fall die gesamte Leistung von jedem der Gesamtschuldner fordern, die Aufteilung der Ansprüche zwischen den Gesamtschuldnern ist sodann intern vorzunehmen und interessiert den Geschädigten nicht.

Die tabellarisch dargestellte Haftungsaufteilung ist auch bei gesetzlich versicherten Patienten anwendbar, da auch diesen gegenüber den am Behandlungsgeschehen Beteiligten vertragliche Erfüllungs- und Haftungsansprüche zustehen.

Leitender Arzt und Krankenhausträger

Für den Krankenhausträger und den leitenden Arzt ist neben dem Einstehen für Fehler seiner Erfüllungsgehilfen insbesondere auch das sog. Organisationsverschulden von Relevanz.

Entsprechend dem jeweiligen Pflichtenkreis wird hierbei die Verantwortlichkeit für die Organisation des Behandlungsgeschehens zugerechnet.

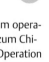

Praxis

Beispiel 1: Der Chefarzt muss sich vor dem operativen Einsatz eines in der Weiterbildung zum Chirurgen befindlichen Assistenten vor der Operation vergewissern, dass dieser über die notwendigen Kenntnisse und Fähigkeiten bezüglich der Operationstechnik, der Risiken des Eingriffs und der Vermeidung von Komplikationen verfügt. Tut er dies nicht und kommt es zu einem Schaden aufgrund der fehlenden Kenntnisse, so macht sich der Chefarzt wegen eines groben Organisationsfehlers schadensersatzpflichtig [11].

Beispiel 2: Der Träger einer geburtshilflichen Belegklinik begeht einen groben Organisationsfehler, wenn er versäumt, dem OP-Team mitzuteilen, wo im Bedarfsfalle der Schlüssel für den OP-Saal zu finden ist und es hierdurch bei einer dringend indizierten Sectio zu einer Verzögerung von 6 bis 7 Minuten kommt [12].

Im Rahmen seiner Organisationspflichten muss der Krankenhausträger durch qualifiziertes ärztliches und nichtärztliches Personal sowie durch dem jeweiligen medizinischen Stand entsprechende medizinische Geräte die Voraussetzungen für einen gelungenen operativen Eingriff sicherstellen [8].

Durch die Rechtsprechung wurde eine Vielzahl an Organisationspflichten aufgestellt, die sich in folgende **Kardinalpflichten** zusammenfassen lassen [7]:

- Durch Einsatzpläne und Vertreterregelungen müssen im Krankenhaus Zuständigkeiten und Verantwortlichkeiten deutlich abgegrenzt und insbesondere Sonntags-, Nacht- und Bereitschaftsdienste gesichert sein. Zudem bedürfen die ärztliche Erstversorgung von Unfallopfern und die Patientenaufklärung einer besonderen Anweisung.
- Sorgfältige Auswahl, Anleitung und Überwachung der Mitarbeiter. Um die erforderlichen Anweisungen zu geben und Ausführungen zu kontrollieren, muss in jeder Behandlungsphase ein qualifizierter Arzt bereitstehen.
- Der personelle, fachliche und apparative Standard muss vom Krankenhaus gewährleistet werden.
- Die Patientensicherheit muss gewährleistet sein, insbesondere ist hierbei besonderen Auffälligkeiten von Kindern oder von verletzungs- oder suizidgefährdeten Personen Rechnung zu tragen. Ferner müssen die Funktionsfähigkeit aller medizinischen Geräte und Apparate sowie die hygienischen Verhältnisse gesichert sein.

Unterschiedliche Facharztgruppen

Zwischen den einzelnen im Krankenhaus tätigen Arztgruppen (z. B. Chirurg, Anästhesist) ist in aller Regel eine horizontale, gleichberechtigte Arbeitsteilung gegeben.

Bei den in dieser Weise kooperierenden Arztgruppen ist weder von einer gegenseitigen Überwachungspflicht noch von einer gemeinsamen Verantwortlichkeit für die Behandlungsfehler Einzelner auszugehen. Jeder Arzt hat grundsätzlich nur den Facharztstandard seines Tätigkeitsbereichs zu gewährleisten. Bei horizontaler Arbeitsteilung gilt somit in der Regel der Vertrauensgrundsatz.

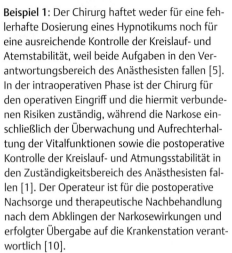

Praxis

Beispiel 1: Der Chirurg haftet weder für eine fehlerhafte Dosierung eines Hypnotikums noch für eine ausreichende Kontrolle der Kreislauf- und Atemstabilität, weil beide Aufgaben in den Verantwortungsbereich des Anästhesisten fallen [5]. In der intraoperativen Phase ist der Chirurg für den operativen Eingriff und die hiermit verbundenen Risiken zuständig, während die Narkose einschließlich der Überwachung und Aufrechterhaltung der Vitalfunktionen sowie die postoperative Kontrolle der Kreislauf- und Atmungsstabilität in den Zuständigkeitsbereich des Anästhesisten fallen [1]. Der Operateur ist für die postoperative Nachsorge und therapeutische Nachbehandlung nach dem Abklingen der Narkosewirkungen und erfolgter Übergabe auf die Krankenstation verantwortlich [10].

Beispiel 2: Präoperativ ist der Anästhesist zuständig für die Versorgung des Patienten, sprich für die Prüfung der Narkosefähigkeit, die Bestimmung des Narkoseverfahrens sowie die Vorbereitung des Patienten. Hingegen entscheidet der Operateur aufgrund eigenständiger Prüfung, ob und wann der Eingriff durchgeführt wird [15].

Etwas anderes ist nur dann möglich, wenn ein Arzt überobligatorisch Behandlungspflichten der anderen Arztgruppe übernommen hat, etwa die vor der Operation vereinbarte Übernahme anästhesiologischer Leistungen durch den Chirurgen, oder wenn sich Behandlungsrisiken gerade aus dem Zusammenwirken mehrerer Ärzte bzw. einer Unvereinbarkeit der von ihnen angewendeten Methoden oder Instrumente ergeben.

Aus dem letztgenannten Punkt folgert der BGH eine gegenseitige Pflicht zur hinreichenden Information und Abstimmung im Rahmen arbeitsteiligen Zusammenwirkens, indem er ausführt, dass die beteiligten Ärzte den spezifischen Gefahren der Arbeitsteilung entgegenwirken müssen und es deshalb bei Beteiligung mehrerer Ärzte zum Ausschluss von Gefahren für den Patienten einer Koordination der beabsichtigten Maßnahmen bedarf, um zu dessen Schutz einer etwaigen Unverträglichkeit verschiedener, von den Fachrichtungen eingesetzten Methoden oder Instrumenten vorzubeugen. Die beteiligten Ärzte haften hier gesamtschuldnerisch für Koordinationsmängel und Organisationsfehler, da der Vertrauensgrundsatz nicht mehr greift, wenn die besondere Gefahr erst aus der Kombination der beiderseitigen Maßnahmen entsteht [3].

Denkbar sind auch beiden Arztgruppen anzulastende Koordinationsfehler bei der Abstimmung der jeweiligen Behandlungsbereiche oder die Offensichtlichkeit von Qualifikationsmängeln oder Fehlern des einen Arztes für den anderen. Hierbei handelt es sich jedoch um Ausnahmeerscheinungen. In aller Regel ist von einer strikten Trennung der Verantwortungsbereiche auszugehen.

Ein sehr praxisrelevantes Problem stellt die Zuweisung der endgültigen Entscheidung zur Durchführung eines operativen Eingriffs an einen Arzt bzw. eine Facharztgruppe dar (die sog. Stichentscheidung). Kommt es z. B. bei einem Patienten auf der Intensivstation zwischen dem Anästhesisten als Chefarzt der Intensivabteilung und dem behandelnden Chirurgen zu einem Konflikt, weil der Anästhesist einen umgehend erforderlichen Eingriff aufgrund der mit der Narkose einhergehenden Belastung für nicht vertretbar hält, so stellt sich die Frage der letztendlichen Entscheidungskompetenz.

Derartige Fragen zur Kompetenzabgrenzung sind Gegenstand vieler Bemühungen seitens der Berufsverbände, um eine einheitlich gültige Vereinbarung über die Zusammenarbeit und Kompetenzverteilung zwischen Anästhesist und Chirurg zu erreichen. Diese Konzepte weisen in der Regel mit guten Gründen dem Chirurgen die endgültige Entscheidungskompetenz über die Durchführung des Eingriffs zu – unter Berücksichtigung der Bedenken des Anästhesisten. Da der Chirurg in aller Regel die engere und längere Beziehung zum Patienten hat und ihm die Entscheidung obliegt, wie der Patient zu behandeln ist, sollte ihm auch die endgültige Entscheidung zustehen. Dieser Auffassung ist uneingeschränkt zuzustimmen.

Die Entscheidungskompetenz des Chirurgen hat aber gleichzeitig auch dessen haftungsrechtliche Verantwortlichkeit für den Eingriff zur Folge. Allerdings ist der Anästhesist selbstverständlich auch bei fehlendem Einverständnis mit dem Eingriff verpflichtet, diesen mit der unter den konkreten Umständen bestmöglichen anästhesiologischen Betreuung zu unterstützen. Hierauf muss sich der Chirurg verlassen können. Fehlt es an dieser Unterstützung, werden etwaige hieraus entstehende Schäden nicht in den Verantwortungsbereich des Chirurgen fallen.

Behandeln zwei Ärzte des gleichen Fachgebiets nacheinander den Patienten, so gelten die Grundsätze der horizontalen Arbeitsteilung in der Regel nicht. Denn hier besteht eine Pflicht des nachbehandelnden Arztes zur eigenverantwortlichen Prüfung der Diagnosestellung und Therapiewahl des vorbehandelnden Arztes [9].

Nichtärztliches Personal

Ein weiterer Gefahrenbereich der perioperativen Medizin liegt in der – in aller Regel sehr engen – Zusammenarbeit zwischen dem ärztlichen und dem nichtärztlichen Personal, also vor allem OP-Schwestern, Pflegekräfte etc.

Hier kommt es teilweise zu Überschneidungen der Verantwortungsbereiche, wodurch die Zuordnung des Fehlers im Fall des Schadenseintritts oftmals nicht einfach ist. Allerdings haben sich zur Abgrenzung der Verantwortungsbereiche einige Grundsätze herausgebildet. Bei dem besonders relevanten Bereich der an das Pflegepersonal durch den Arzt delegierten Leistungen ist **folgende Aufteilung** vorzunehmen:

- **Anordnungsverantwortung**, die regelmäßig beim Arzt liegt: Hierunter versteht man die alleinige Haftung für die vom Arzt angeordneten Maßnahmen. Dem Arzt kommt hierbei die Pflicht zur ordnungsgemäßen Auswahl, Anleitung und Überwachung der nichtärztlichen Person zu, an die delegiert werden soll.
- **Übernahmeverantwortung** des Pflegepersonals: Diese beinhaltet die Pflicht zur kritischen Prüfung der ärztlichen Anordnung und vor allem der eigenen Fähigkeit zur Durchführung der angeordneten Maßnahme. Erkennt die Pflegekraft ihre eigene Unfähigkeit (z. B. wegen Überlastung, fehlender Kenntnis) und führt die Maßnahme trotzdem durch, kann sie im Rahmen des Übernahmeverschuldens zur Haftung herangezogen werden.
- **Delegationsfähigkeit** von ärztlichen Leistungen an nichtärztliches Personal im Lichte der neuen Pflegeberufe.

Exkurs: Delegationsfähigkeit von Leistungen

An zwingenden Vorschriften für eine operationsspezifische Ausbildung des Pflegepersonals fehlt es bisher. Es bleibt bislang weitgehend dem freien Markt überlassen, wieviel Wert auf die angebotenen spezifischen Ausbildungsmöglichkeiten für das OP-Personal gelegt wird.

Angeboten werden bisher in erster Linie **zwei Ausbildungsvarianten**:

- staatlich anerkannte OP-Fachweiterbildung
- Ausbildung zum operationstechnischen Assistenten (OTA)

Ungefähr ⅓ des OP-Personals in Deutschland verfügt derzeit über eine entsprechende Ausbildung. Gleichzeitig steht es außer Zweifel, dass gerade im OP-Bereich an die Erfahrung und Qualifikation des nichtärztlichen Personals erhebliche Anforderungen zu stellen sind.

Insbesondere auch nach dem Wegfall des AIP wird zunehmend eine Erweiterung des Aufgabenspektrums des nichtärztlichen OP-Personals diskutiert, und es gibt auf dem freien Markt bereits diverse entsprechende Angebote zur Fortbildung. Es handelt sich um Ausbildungsangebote, die – zumeist auf einer Grundausbildung aufbauend – eine weitere Spezialisierung auf den OP-Dienst vorsehen, wie folgende Darstellung der verschiedenen Angebote zeigt:

- Bachelor of Science in Physician Assistance
  Hierbei handelt es sich um eine 3-jährige Ausbildung für OP-Fachkräfte bzw. OTAs mit Hochschulabschluss und 4-jähriger Berufserfahrung.
- Chirurgisch-technischer Assistent, CTA
  Dieser ebenfalls 3-jährige Ausbildungsgang wird entweder anstelle oder zu einer OTA-Ausbildung durchgeführt, Berufserfahrung wird nicht vorausgesetzt.
- Weiterbildung Chirurgie-Assistent
  Dieses Modell richtet sich an Pflegekräfte oder OTAs mit 5-jähriger Berufserfahrung, die Dauer der Ausbildung beträgt 6 Monate.

So begrüßenswert eine Ausweitung der Qualifizierungsmöglichkeiten für OP-Personal ist, so bedenklich wäre eine damit einhergehende Ausweitung der Delegationsfähigkeit von ärztlichen Leistungen an nichtärztliches Personal bzw. der Versuch der Einsparung der Kosten für ärztliches Personal mithilfe der Ersetzung durch das fortgebildete nichtärztliche Personal. In dem jetzigen Zustand der weitgehend ungeregelten Ausbildungsinhalte wird das Auftreten dieser neuen Ausbildungsberufe im Operationssaal eher zu einer Verunsicherung über die Möglichkeiten und Grenzen der Delegierbarkeit von Leistungen führen. Es wird deshalb zu Recht gefordert, dass man von der Frage der Delegationsfähigkeit im Einzelfall wegkommt zu der Festlegung einheitlicher und eindeutiger Zuständigkeiten für das nichtärztliche Personal. Um einen reibungslosen und rechtssicheren Operationsablauf zu gewährleisten, sollte eindeutig und einheitlich festgelegt werden, ob die jeweiligen Ausbildungsgänge zu Tätigkeiten wie dem sog. Hakenhalten, Venenpräparation, Wundverschluss etc. befähigen.

Es ist insoweit die Aufgabe u. a. der ärztlichen Fachgesellschaften, sich unter Berücksichtigung der Sicherheit und Qualität der Patientenversorgung an der Diskussion darüber zu beteiligen, welche Leistungen in die Zuständigkeit des speziell qualifizierten nichtärztlichen Personals gestellt werden sollen und wo der Arztvorbehalt unabdingbar ist.

Am 21.03.2012 ist die vom Gemeinsamen Bundesausschuss (GBA) beschlossene Richtlinie über die Festlegung ärztlicher Tätigkeiten zur Übertragung auf Berufsangehörige der Alten- und Krankenpflege zur selbstständigen Ausübung von Heilkunde im Rahmen von Modellvorhaben nach § 63 Abs. 3c SGB V (sog. Heilkundeübertragungs-Richtlinie) in Kraft getreten. Dabei geht es um die Delegation und die Substitution ärztlicher Leistungen an Angehörige der Pflegeberufe, ausschließlich im Rahmen von Modellvorhaben. Die Pflegeberufe werden aller Voraussicht nach in Modellvorhaben gem. § 63 SGB V mit den Krankenkassen entsprechende Verträge abschließen. In der Richtlinie werden Vorgaben zur selbstständigen Ausübung von Heilkunde durch die Berufsangehörigen der Kranken- und Altenpflege gemacht sowie abschließend Art und Umfang der übertragbaren ärztlichen Tätigkeiten und die zur selbstständigen Ausübung von Heilkunde jeweils erforderlichen Qualifikationen bestimmt.

Bei diesen Modellvorhaben wird es sich nicht um eine reine „Entlastung" des Arztes unter seiner Kontrolle durch Pflegekräfte handeln, sondern die Kompetenz der Pflegekräfte wird hier stark vom ärztlichen Einflussbereich entkoppelt sein.

Durch die Heilkundeübertragungs-Richtlinie werden letztendlich aus den Pflegekräften Leistungserbringer und damit auch Konkurrenz für die Ärzte, nicht unbedingt im Sinne der Patienten, sicher aber im Sinne eines reinen Kostendenkens.

In den Modellverträgen zwischen Kassen und Pflegekräften werden Ärzte zudem nicht beteiligt sein. Die Kassen können mithin ungestört einen eigenständigen neuen Sektor in der ambulanten Behandlung schaffen – mit dem Ziel, hierbei teure

9

ärztliche Leistungen durch günstigere pflegerische Leistungen zu substituieren.

Definition

Recht: § 2 Abs. 3 der Richtlinie nach § 63 Abs. 3c SGB V lautet:

„Eine Verantwortlichkeit der Ärztin/des Arztes für nach dieser Richtlinie durch Berufsangehörige nach § 1 Absatz 1 ausgeübte Tätigkeiten besteht nicht. Die Verantwortlichkeit der Ärztin/des Arztes für eigene Entscheidungen und Handlungen bleibt unberührt."

Nach § 3 der Richtlinie bleibt die Diagnose und Indikationsstellung dem Arzt vorbehalten, woran die Angehörigen der Pflegeberufe auch gebunden sind. Begrenzt wird die selbstständige Ausübung der Heilkunde zudem durch anderweitige entgegenstehende Entscheidungen oder Maßnahmen eines Arztes zur Vermeidung einer kontraindizierten Behandlung. Dies muss in einer dokumentierten Mitteilung begründet werden. Ärztliche Tätigkeiten, die nicht in der Richtlinie genannt werden, können nicht übertragen werden.

Da diese Richtlinie nur für Modellvorhaben gilt, seien im Folgenden deshalb nochmals die Grundsätze zur Beurteilung einer Delegierbarkeit von Leistungen an nichtärztliches Personal dargestellt. Denn die Delegierbarkeit von Leistungen stellt im Rahmen perioperativer Medizin einen wichtigen Punkt dar.

Merke

Es gilt zunächst folgender Grundsatz:

Delegationsfähig sind nur Verrichtungen, die nicht aufgrund ihrer Schwierigkeit, ihrer Gefährlichkeit oder wegen der Unvorhersehbarkeit etwaiger Reaktionen ärztliches Fachwissen voraussetzen und deshalb vom Arzt persönlich durchzuführen sind. Die Delegation ärztlicher Aufgaben an nichtärztliches Personal ist also grundsätzlich nur dann zulässig, wenn sie nicht dem ärztlichen Personal vorbehalten sind. Dabei ist dort die Grenze zu ziehen, wo die betreffende Tätigkeit gerade eigene Fähigkeiten und Kenntnisse des Arztes bedingt.

In welchem Umfang Aufgaben des Arztes auf Pflegekräfte übertragen werden können, hängt im Wesentlichen von der Art der Leistung, der Schwere des Krankheitsfalls und der Qualifikation des nichtärztlichen Personals ab [13].

Es lassen sich **3 unterschiedliche Gruppen** festlegen:
- nichtdelegationsfähige ärztliche Leistungen
- im Einzelfall delegationsfähige ärztliche Leistungen
- allgemein delegationsfähige ärztliche Leistungen

Unter Zugrundelegung dieses Maßstabs ist es selbstverständlich, dass beispielsweise folgende Leistungen **grundsätzlich** als **nicht delegierbar** anzusehen sind:
- operative Eingriffe
- ärztliche Beratung und Untersuchung
- Diagnostik
- sehr schwierige Injektionen oder Infusionen
- invasive Diagnostik
- Therapieentscheidungen
- Psychotherapie
- endoskopische und sonografische Untersuchungen
- Punktion zur Materialentnahme
- Kontrastmittelinjektionen
- Anlegen und Wechseln von Blutkonserven

Durch die anästhesistischen Berufsverbände ist klargestellt worden, dass routinemäßige Parallelnarkosen durch einen Anästhesisten unzulässig sind. Zwar seien administrative Aufgaben, venöse Blutentnahmen, einfache Untersuchungen wie EKG und Pulsoxymetrie im Rahmen der Anästhesievorbereitung sowie die Vorbereitung und Überprüfung von Medikamenten und der erforderlichen Gerätschaften delegierbar. Die Anästhesieführung selbst erfordere jedoch Diagnose- und Therapieentscheidungen, die unter dem Arztvorbehalt stünden (DGAI, BDA: „Ärztliche Kernkompetenz und Delegation in der Anästhesie" vom 26.10.2007).

Laborleistungen, Katheter- oder Verbandswechsel sowie radiologische Leistungen sind hingegen in aller Regel delegationsfähig. Maßgeblich ist letztendlich die objektive Gefährlichkeit des Eingriffs. Maßstab hierfür sind die einzusetzenden Medikamente oder die anzuwendende Injektionstechnik. Injektionen, Infusionen und Blutentnahmen sind deshalb im Einzelfall auf ihre Delegierbarkeit zu überprüfen.

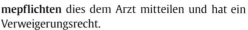

Praxis

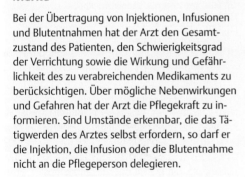

Beispiel 1: Röntgenkontrastmittel, Herzmittel und Zytostatika dürfen grundsätzlich nicht vom Pflegepersonal verabreicht werden. Eine Ausnahme kann allerdings auf gut organisierten Intensivstationen und in der Anästhesie gelten, da hier das Pflegepersonal einer verstärkten ärztlichen Kontrolle unterliegt.

Beispiel 2: Bei Injektionen lässt sich zudem folgende Unterscheidung vornehmen:
- subkutane und intramuskuläre Injektionen
- intravenöse Injektionen, Infusionen und Blutentnahmen

Während erstere auf dafür qualifiziertes Personal generell übertragbar sind, darf der Arzt letztere nur individuell auf eine Pflegekraft mit speziellen Fertigkeiten und unter seiner Aufsicht delegieren.

Die Auffassung des Bundesgerichtshofs (BGH) ist insbesondere in der Frage, ob und welche Injektionen der Arzt dem nichtärztlichen Personal delegieren darf, leider nach wie vor uneinheitlich. Eine ausdrückliche und umfassende Entscheidung steht bis heute noch aus.

Merke

Bei der Übertragung von Injektionen, Infusionen und Blutentnahmen hat der Arzt den Gesamtzustand des Patienten, den Schwierigkeitsgrad der Verrichtung sowie die Wirkung und Gefährlichkeit des zu verabreichenden Medikaments zu berücksichtigen. Über mögliche Nebenwirkungen und Gefahren hat der Arzt die Pflegekraft zu informieren. Sind Umstände erkennbar, die das Tätigwerden des Arztes selbst erfordern, so darf er die Injektion, die Infusion oder die Blutentnahme nicht an die Pflegeperson delegieren.

In jedem Fall setzt die Delegation einer bestimmten Tätigkeit die hinreichende Kenntnis der OP-Pflegekraft voraus. Entscheidend ist hierbei nicht nur die formelle Qualifikation (Ausbildung), sondern auch das tatsächliche Können, also insbesondere auch entsprechende Erfahrung. So muss z. B. die jeweilige Injektionstechnik beherrscht werden.

Fühlt sich die Pflegekraft nicht hinreichend qualifiziert, so muss sie aufgrund ihrer sog. **Übernah-**mepflichten dies dem Arzt mitteilen und hat ein Verweigerungsrecht.

Die Absicherung der hinreichenden Kenntnis entbindet den Arzt jedoch nicht von seiner **Überwachungspflicht**. Das Pflegepersonal muss bei den Leistungen im Rahmen des Möglichen beaufsichtigt und kontrolliert werden.

Die Anordnung durch den Arzt an das OP-Personal, eine bestimmte delegierbare Tätigkeit zu erbringen, muss so erfolgen, dass das Pflegepersonal exakt weiß, was es zu tun hat. Das Pflegepersonal muss von ihm über etwaige Gefahren und Risiken, die mit der Leistung verbunden sind, instruiert werden. Zudem muss der Arzt die Endkontrolle vornehmen. Sowohl für den Arzt als auch für das Pflegepersonal ist es in diesem Bereich von außerordentlicher Wichtigkeit, dass die Anordnung in schriftlicher Form in der Dokumentation enthalten ist.

Die Pflegedokumentation dient insoweit auch dem Nachweis von Art und Umfang der vom Arzt delegierten Leistungen, ggf. auch mit einem Vermerk über die ausdrückliche Anordnung trotz eigener Zweifel der Pflegeperson. Schon allein zu Beweiszwecken ist aus juristischer Sicht dringend zu raten, dass die Dokumentation hinsichtlich der delegierten Maßnahmen so detailliert wie möglich ist. Es sollte deutlich werden, wer die Maßnahme angeordnet hat, in welcher Form die Anordnung erfolgt ist, was und in welchem Umfang diese angeordnet wurde, durch wen, wie und in welchem Umfang die Anleitung, Überwachung und Kontrolle erfolgt ist sowie welche Person(en) die delegierte Leistung durchgeführt hat/haben und in welchem Umfang.

Schließlich kommt es für die Durchführbarkeit einer delegierten Leistung darauf an, dass der Patient in die entsprechende Tätigkeit der Pflegekraft – ggf. konkludent – einwilligt. Dies gilt auch dann, wenn die entsprechende Leistung ausdrücklich vom Arzt angeordnet wurde. Wenn der Patient von der Pflegekraft keine Injektion erhalten möchte, sondern eine ärztliche Tätigkeit wünscht, so darf ihm die Pflegekraft die Injektion nicht verabreichen.

Aufgrund der beschriebenen fehlenden endgültigen Rechtssicherheit bei der Einordnung einer ärztlichen Leistung als delegierbar oder nicht, sollte die Ausgestaltung der neuen Pflegeberufe gerade in diesem Bereich zur Rechtsklarheit beitragen. Die Konkretisierung der jeweiligen Zuständigkeiten wird wie dargelegt mit einer Ausweitung der

Kompetenzen des nichtärztlichen Pflegepersonals zu Lasten des Arztvorbehalts einhergehen.

Eine solche Zuständigkeitsverlagerung hat Risiken. Die Überwachungspflichten des Arztes werden im Gegensatz zum Bereich der delegierten Leistungen entfallen. Dies ist nicht im Sinne des Patienten, der von der weitgehenden Verantwortlichkeit des Arztes ausgeht. Es ist auch nur begrenzt im Sinne des Pflegepersonals, da dessen Haftungsrisiken zunehmen. So wünschenswert eine klare Abgrenzung der Zuständigkeitsbereiche auch ist, es kann nur zu einer vorsichtigen und restriktiven Einschränkung des Arztvorbehalts geraten werden.

Die Notwendigkeit der Delegation ärztlicher Leistungen auf das nichtärztliche Personal wird deshalb auch im Hinblick auf die Pflegeberufe ihren Stellenwert behalten müssen, wenngleich auch in einem etwas eingeschränkten Rahmen. Die Beschränkung der nunmehr anstehenden Modellvorhaben im Sinne des § 63 SGB V auf die Pflegeberufe ist indes nicht einsehbar. Andere medizinische Fachberufe sollten in gleicher Weise eingebunden werden können, hier ist der Gesetzgeber gefragt.

Fazit

Checkliste: Die wichtigsten juristischen Aspekte lassen sich wie folgt zusammenfassen:

- Schriftlich fixierte, eindeutige Festlegungen der Verantwortungsbereiche und der Aufgabenverteilung sind zu treffen.
- Werden aufgrund der tatsächlichen Umstände hiervon abweichende individuelle Absprachen vereinbart, muss auf die Beweisbarkeit, beispielsweise durch Zeugen und/oder Dokumentation, geachtet werden.
- Die von den jeweiligen Berufsverbänden getroffenen Vereinbarungen gelten nur subsidiär.
- Eine zivilrechtliche Haftung für Behandlungsfehler kann auf verschiedenen Anspruchsgrundlagen beruhen, und grundsätzlich können verschiedene Verantwortliche in Anspruch genommen werden.
- Für den Krankenhausträger und den leitenden Arzt bestehen diverse Organisationspflichten (z. B. Einsatzpläne, Vertreterregelungen), bei deren Verletzung ein Schadensersatzanspruch in Betracht kommen kann.
- Bei horizontaler, gleichberechtigter Arbeitsteilung unterschiedlicher Facharztgruppen gilt grundsätzlich der Vertrauensgrundsatz. Gehören die Ärzte demselben Fachgebiet an, ist je-

doch der nachbehandelnde Arzt zur eigenverantwortlichen Prüfung der Diagnosestellung und Therapiewahl des vorbehandelnden Arztes verpflichtet.
- Bei vertikaler Arbeitsteilung (Über-/Unterordnungsverhältnis von Ärzten desselben Fachgebiets) haftet der untergeordnete Arzt für eine nicht sorgfältige Durchführung bzw. für eine Zuwiderhandlung in der Regel nur im Rahmen der ihm erteilten Weisung. Drängen sich ihm Bedenken gegen die Weisung auf, hat er diese Zweifel kund zu tun. Unterlässt er dies, kommt eine Haftung wegen unbesehener Ausführung fehlerhafter Anweisungen in Betracht.
- Bei der Delegation von Leistungen an nichtärztliche Mitarbeiter kommt dem delegierenden Arzt die Anordnungsverantwortung (ordnungsgemäße Auswahl, Anleitung und Überwachung) zu. Die nichtärztlichen Mitarbeiter trifft die Übernahmeverantwortung (Pflicht zur kritischen Prüfung der ärztlichen Anordnung und der eigenen Fähigkeiten). Der Patient muss bei einer delegierten Leistung in die Durchführung durch einen nichtärztlichen Mitarbeiter stets ausdrücklich oder konkludent einwilligen.

Literatur

[1] BGH, MedR 1991, 198ff.; OLG Naumburg, a. a. O.
[2] BGH, NJW 1980, 652; Ulsenheimer K, a. a. O.
[3] BGH, NJW 1999: 1779
[4] BGH, NJW 2002, 2944; OLG Naumburg, Urteil vom 14.09.2004, AZ: 1 U 97/03
[5] BGH, VersR 1991, 694; OLG Sachsen-Anhalt, Urteil vom 27.04.06, AZ: 1 U 97/03
[6] Vgl. im Folgenden: Butzmann O. Arzthaftung für Behandlungsfehler. In: Heberer J, Hrsg. Arzt und Recht. 1. Aufl. Berlin: MWV; 2013: 167–179
[7] Vgl. im Folgenden: Katzenmeier C. Behandlungsfehler. In: Rieger H-J, Dahm F-J, Katzenmeier C, Steinhilper G, Hrsg. Heidelberger Kommentar Arztrecht Krankenhausrecht Medizinrecht. 55. Aufl. Heidelberg: C.F. Müller; 08/2014: Rn. 46
[8] Martis R, Winkhart M. Arzthaftungsrecht Fallgruppenkommentar. 2. Aufl. Köln: Dr. Otto Schmidt; 2007: 326
[9] Martis R, Winkhart M. a. a. O.: 43, 54
[10] Martis R, Winkhart M. a. a. O.: 53
[11] OLG Düsseldorf, VersR 1994: 352
[12] OLG Stuttgart, VersR 2000: 1108
[13] Tönnies M. Delegation und Durchführungsverantwortung – Rechtliche Grundlagen und berufliche Verpflichtung. Pflege aktuell 2000; 5: 290–292
[14] Ulsenheimer K. Die Rechtsstellung des Chirurgen im interdisziplinären Konzept (15.07.2004). Deutsche Gesellschaft für Chirurgie, 2004, Heft 3
[15] Ulsenheimer K, a. a. O.; OLG Koblenz, Urteil vom 20.07.2006, AZ: 5 U 47/06

9.2 Patientensicherheit und Checklisten

A. Busemann, C.-D. Heidecke

9.2.1 Hintergrund

Patientensicherheit, Kunstfehler und *Fehlermanagement* werden in den Medien zunehmend thematisiert, die wachsende Bedeutung für die Öffentlichkeit spiegelt sich u. a. in den Neugründungen öffentlichkeitswirksamer Interessensvereinigungen wider [10]. Kranke oder verunfallte Menschen erwarten zu Recht eine optimale medizinische Versorgung nach geltendem medizinischen Standard. Die wachsende Komplexität der modernen Medizin, die zunehmende Arbeitsverdichtung und die Ressourcenverknappung setzen andererseits die Leistungserbringer unter ständig wachsenden Druck. Damit steigt die Gefahr von stressbedingten Fehlleistungen. Große Studien mit hohen Fallzahlen kamen zu dem erschreckenden Ergebnis, dass es im Krankenhaus in ca. 9 % der Fälle zu unerwünschten Ereignissen kommt, von denen ca. 44 % vermeidbar wären und 7 % sogar tödlich enden [4].

Unser Gehirn trifft auch bei begrenztem Wissen häufig rasche Entscheidungen. Es trifft diese auf der Basis von Vorerfahrungen unter Verwendung von „Abkürzungen" und „Nebenstraßen". Dieses „heuristische" Prinzip favorisiert Schnelligkeit auf Kosten der Qualität. Dadurch ist es sehr effektiv, aber auch fehleranfällig und arbeitet keinesfalls so rational, wie wir glauben. Die Konsequenz ist, dass kritische Handlungsabläufe zwingend eine äußere und objektive Kontrollinstanz erforderlich machen.

Diese Erkenntnis ist grundsätzlich nicht neu und wird in anderen hochriskanten Bereichen, wie z. B. Luftfahrt oder Kernkraft, bereits seit mehreren Jahrzehnten umgesetzt. Innerhalb komplexer Arbeitswelten resultiert nur dann aus einer Gefahr ein unerwünschtes Ereignis, wenn es zu einer ungünstigen Verkettung verschiedener Umstände bzw. Faktoren kommt, die zusammengenommen das Versagen der **Multibarrieren-Strategie** hervorrufen.

Typische **prädisponierende Faktoren** sind hierbei [3]:
- Team-Interaktionsprobleme
- mangelhafte Kommunikation
- persönliche Faktoren
- Mangel an Supervision
- Organisations- und Managementfaktoren

Daher müssen hochkomplexe Systeme durch in Reihe geschaltete Sicherheitsbarrieren so abgesichert werden, dass sog. menschliches Versagen automatisch abgefangen wird [14]. Kein Pilot kann heute ein Flugzeug starten, wenn er nicht zuvor bestimmte Sicherheitschecks durchgeführt und Checklisten bearbeitet hat.

Die weltweit wachsende Zahl an Operationen veranlasste die World Health Organization (WHO) 2007 in Kooperation mit der Harvard School of Public Health zur Gründung einer Arbeitsgruppe, die zum Ziel hatte, die Patientensicherheit unter Berücksichtigung der oben genannten Faktoren zu erhöhen. In einem Pilotprojekt wurde in acht Krankenhäusern verschiedener Länder unterschiedlicher Entwicklungsstufen die **Surgical Safety Checklist** der WHO neu eingeführt. Diese einfache, aber effektive Maßnahme führte prompt zu einer signifikanten Senkung der perioperativen Mortalitätsrate von 1,5 % auf 0,8 % ($p = 0,003$) und der Operationskomplikationen von 11,0 % auf 7,0 % ($p < 0,001$) [7].

In der Folge wurde diese WHO-Checkliste in Deutschland und vielen anderen Ländern nahezu flächendeckend eingeführt. Dazu wurde sie, wie von der WHO angeraten, teilweise an die lokalen Bedürfnisse adaptiert.

Mittlerweile konnte die Effektivität der Checkliste in zahlreichen Untersuchungen bestätigt werden. Konsekutiv wurde sie auf weitere Bereiche wie typische Notfallsituationen [1], [20] und Endoskopie [12] erweitert und evaluiert. Zudem wurden ihre Mechanismen und die Voraussetzungen für ihre Effektivität untersucht.

9.2.2 Effekt der WHO-Checkliste auf Mortalität und Operationskomplikationen

Nachdem die WHO-OP-Checkliste zu Beginn ihrer Einführung kontrovers diskutiert wurde, konnte ihr positiver Effekt auf die perioperative Morbidität, Mortalität und Sicherheitskultur mittlerweile auch in Metaanalysen nachgewiesen werden [2].

Eine der ersten Studien mit hoher Fallzahl stammt von der niederländischen Arbeitsgruppe von de Vries. Einschränkend muss allerdings erwähnt werden, dass das untersuchte **Surgical Patient Safety System** (**SURPASS**) keine klassische OP-Checkliste im eigentlichen Sinne ist, sondern vielmehr einen multidisziplinären Prozess beschreibt, der mit der Aufnahme auf Station beginnt

9

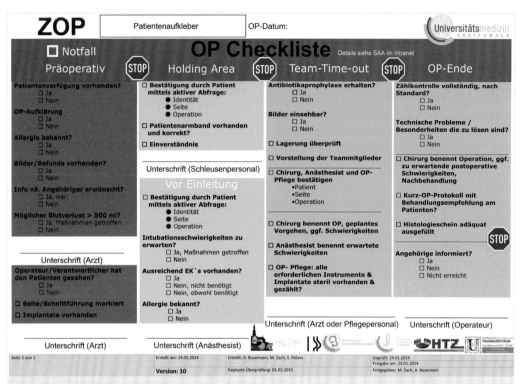

Abb. 9.1 10. Version der Greifswalder OP-Checkliste mit 4 Säulen, verpflichtenden Unterschriften und Zwangsstopp bei Unvollständigkeit der einzelnen Säulen. Die Stopps sind so platziert, dass es nicht zwingend zum Prozessabbruch kommt, sondern die Möglichkeit besteht, die fehlenden Punkte zu ergänzen, um anschließend im Prozess fortzufahren. (Mit freundlicher Genehmigung: Universitätsmedizin Greifswald.)

und mit der Entlassung des Patienten endet, also den gesamten prästationären und stationären Behandlungspfad einschließt [5]. Dennoch gilt sie als eine der ersten groß angelegten systematischen Untersuchungen zum Effekt von checklistenbasierten standardisierten Handlungsabläufen. Insgesamt wurden 7 580 Patienten in 6 niederländischen Krankenhäusern vor Einführung und 3 Monate nach Einführung der Checkliste untersucht. Dabei konnte die Gesamtkomplikationsrate von 27,3 auf 16,7 % und die Mortalität von 1,5 auf 0,8 % gesenkt werden. SURPASS bildet den gesamten chirurgischen Behandlungsprozess als fallbegleitende Abfolge von Checklisten ab und ist dadurch sehr arbeitsintensiv.

Außerhalb der Niederlande konnte sich das System nicht flächendeckend durchsetzen. In Anlehnung an den hochkomplexen Prozess haben einige Kliniken jedoch eine zusätzliche präoperative Säule eingeführt (▶ Abb. 9.1).

Im Rahmen der Implementierung wurde die Anwendung der Checkliste bei Notfallpatienten sehr kontrovers diskutiert. Die Autoren des initialen WHO-Projekts, die Safe Surgery Saves Lives Study Group um Atul Gawande, untersuchten daraufhin den Effekt der Checkliste auch bei Notfalloperationen. Dabei wurden 1750 konsekutive Patienten prospektiv an den gleichen 8 Krankenhäusern evaluiert. Die Komplikationsrate wurde nach Einführung der Checkliste bei Notfällen von 18,4 auf 11,7 %, die Mortalität von 3,7 auf 1,4 % und die Rate der chirurgischen Infektionen von 11,2 auf 6,6 % reduziert. Die Unterschiede sind jeweils signifikant [18]. Damit konnte die OP-Checkliste nicht nur unter elektiven Bedingungen, sondern auch bei Notfalloperationen etabliert werden und sollte mittlerweile fester Bestandteil bei jeglicher Art von Eingriffen sein.

Eine Schweizer Arbeitsgruppe hat schließlich 2012 in einem Übersichtsartikel die zur OP-Checkliste publizierte Literatur zusammengefasst, in dem auch die SURPASS-Daten der Niederländer berücksichtigt sind. Trotz der insgesamt heterogenen Studienlage der 22 untersuchten Veröffentlichungen zeigten sich Checklisten effektiv in der Senkung von Mortalität und Komplikationsraten. Konkret konnte das relative Mortalitätsrisiko auf 0,57 % und das relative Komplikationsrisiko auf 0,63 % gesenkt werden.

Entscheidende **Erfolgsgaranten** waren dabei [2]:

- hohe Compliance der beteiligten Personen
- Anpassung der Checkliste an die lokalen Bedürfnisse
- systematische Wissensvermittlung im Rahmen der Implementierung
- Integration der Patienten

Somit schien erwiesen, dass Checklisten messbar die Patientensicherheit erhöhen. 2013 erschien allerdings eine kanadische Arbeit, in der die Anwendung einer Checkliste bei 200 000 Eingriffen keinen signifikanten Unterschied ergab. Dieses Ergebnis wirft die Frage auf, unter welchen Voraussetzungen Checklisten einen positiven Effekt haben und über welchen Mechanismus sie ihren positiven Effekt entfalten. Tatsächlich betonten die Autoren der Ontario-Studie gleichzeitig, dass in den untersuchten Fällen im Rahmen der Implementierung weder ein systematisches Teamtraining noch eine standardisierte Einführung stattgefunden hatte [17]. Spätestens durch diese Untersuchung wird klar, dass Checklisten keine Selbstläufer sind, sondern ihr Erfolg von bestimmten Faktoren abhängig ist. Um dieses zu erklären, muss man zunächst verstehen, wie Checklisten funktionieren. Das geht weit über ein reines „Abhaken" hinaus.

Merke

Folgende Faktoren vermindern die Akzeptanz einer OP-Checkliste:

- Doppelabfragen aufgrund bereits existierender Checklisten
- fehlende Anpassung der Checkliste an lokale Bedürfnisse
- fehlende Einführungsphase ohne Wissensvermittlung und ohne Teamtraining
- mangelndes Problembewusstsein
- schlechtes Checklisten-Design

9.2.3 Wie und unter welchen Voraussetzungen funktionieren OP-Checklisten?

Mittlerweile belegen zahlreiche Untersuchungen, dass der messbar positive Effekt der OP-Checkliste auf eine Veränderung der gelebten Sicherheitskultur auf Grundlage einer verbesserten Teaminteraktion bzw. -kommunikation zurückzuführen ist. Dabei besteht eine positive Korrelation zwischen sicherheitsbewusstem und teamorientiertem Verhalten der OP-Teammitglieder und einer Reduktion der Majorkomplikationsrate bzw. perioperativen Mortalität [13].

Die Arbeitsgruppe um Atul Gwande untersuchte den Effekt der Checkliste auf den Level des Safety Attitudes Questionnaire (SAQ) der OP-Teammitglieder [8]. Dieser ist ein weltweit eingesetzter, validierter Fragebogen zu Teamarbeit und Patientensicherheit [15]. Die Gruppe konnte nachweisen, dass sich die Verwendung der Checkliste signifikant positiv auf die Sicherheitskultur auswirkt. Dabei korreliert eine Steigerung des SAQ-Levels signifikant mit der Reduktion der Komplikationsrate. Je besser die gelebte Sicherheitskultur, desto höher ist die objektiv gemessene Patientensicherheit.

Ähnliche Erfahrungen machte eine norwegische Arbeitsgruppe. Auch hier wurde ein spezieller standardisierter Fragebogen verwendet. Es zeigten sich signifikant weniger kritische Ereignisse und ein signifikanter Anstieg von korrektem bzw. adäquatem Verhalten in kritischen Situationen. Insgesamt verbesserte sich die empfundene und gelebte Sicherheitskultur im Operationssaal deutlich [6].

Eine 2014 publizierte Übersichtsarbeit unter Berücksichtigung von 33 relevanten Arbeiten der Checklisten-Literatur 2000–2012 bestätigt erneut die Reduktion von Mortalität und Komplikationsrate und kommt ebenfalls zu dem Schluss, dass OP-Checklisten die Kommunikation und die Teamarbeit im Operationssaal verbessern. Voraussetzung ist allerdings ein gutes Checklisten-Design, das Kommitment der Führungsebene und ein Checklisten-Training bei der Einführung [16].

Checklisten wirken demzufolge nicht durch reines Setzen von Kreuzen. Richtig eingesetzt verbessern sie die Teaminteraktion und die Kommunikation und senken dadurch messbar die Mortalitäts- und Komplikationsrate in großen Kollektiven.

9.2.4 Voraussetzungen einer erfolgreichen Checklisten-Implementierung

Die Qualität einer Checkliste ist von bestimmten Voraussetzungen abhängig [19].

Merke

Design einer effektiven Checkliste:
- Sie soll möglichst kurz sein, keinesfalls länger als eine Seite.
- Sie soll sich auf relevante Punkte mit hohem Gefährdungspotenzial beschränken.
- Sie soll nicht mehr Zeit als 60–90 Sekunden in Anspruch nehmen.
- Sie soll sinnvolle Modifikationen im Prozessablauf ermöglichen, ohne dabei zum Prozessabbruch zu führen.
- Sie soll an lokale Bedürfnisse angepasst werden.
- Die Wahl des richtigen Zeitpunkts ist entscheidend: Abfragen sollen zeitgerecht vor kritischen Handlungen erfolgen, so dass das Team noch Gelegenheit für Korrekturen hat.
- Sie soll entsprechend dem Plan-Do-Check-Act (PDCA)-Zyklus regelmäßig reevaluiert und adaptiert werden.
- Ihr positiver Effekt muss messbar sein.

Mittlerweile gibt es auch Checklisten zur Erstellung einer Checkliste [9], [19]. Der kritischste Punkt einer guten Checkliste ist deren Einführung. Hier entscheidet sich, ob die Checkliste angenommen wird und sich somit positiv auswirkt oder ob sie nur unvollständig angewendet und damit unter Umständen eher schaden wird. Sie wird nur dann angenommen, wenn es die Führungsebene vorbildlich, glaubhaft und enthusiastisch vorlebt. Außerdem ist es entscheidend, ihre Rationale zu vermitteln. Menschen setzen Maßnahmen, die sie nicht verstehen, nicht um [11].

9.2.5 Notfall-Checklisten im Operationssaal

Notfälle im OP erfordern das schnelle und koordinierte Vorgehen unterschiedlicher Teamplayer in kritischen und komplexen Situationen unter Zeitdruck. Werden erforderliche Schritte vergessen, kann dies für den Patienten fatale Konsequenzen haben. In Anlehnung an die OP-Checkliste wurden Krisen-Checklisten für typische Notfallsituationen im Operationssaal erarbeitet und evaluiert, wie z. B. Intubationsschwierigkeiten, Blutungskomplikationen, Luftembolie, Herzstillstand, maligne Hyperthermie etc. [20]. Wurden die Checklisten verwendet, kam es signifikant seltener zu einem Abweichen vom korrekten Vorgehen [1]. Der Hintergrund ist der gleiche wie bei der eigentlichen OP-Checkliste: Immer wenn strukturiertes Handeln in komplexen Situationen, vor allem unter Zeitdruck, erforderlich ist, sind Checklisten in der Lage, die Korrektheit und Vollständigkeit der Teamabläufe zu gewährleisten.

Notfall-Checklisten sollten für die eigenen Bedürfnisse adaptiert und entweder in Plakatform oder in Form einer „Kitteltaschenkarte" im Operationssaal verwendet werden. Aber auch hier ist im Rahmen der Einführung neben der Vermittlung der theoretischen Grundlagen ein entsprechendes Teamtraining essenziell.

Merke

OP-Checklisten sind nachweislich in der Lage, die Patientensicherheit zu erhöhen, indem sie die Komplikationsrate, die Morbidität und die Mortalität senken. Dieser Effekt ist auf eine verbesserte Kommunikation und Teaminteraktion zurückzuführen mit positiver Auswirkung auf die gelebte Sicherheitskultur im Operationssaal.

Voraussetzung ist ein durchdachtes Checklisten-Design, Verständnis für die theoretischen Hintergründe sowie die Bereitschaft aller Beteiligten, die Checkliste konsequent anzuwenden. Hierbei kommt es in erster Linie auf das gelebte Engagement der Führungsebene an. Nur wer absolut von ihrer Notwendigkeit überzeugt ist, wird Sicherheitssysteme konsequent anwenden und sein eigenes Verhalten dauerhaft anpassen.

Literatur

[1] Arriaga AF, Bader AM, Wong JM et al. Simulation-based trial of surgical-crisis checklists. N Engl J Med 2013; 17; 368(3): 246–253

[2] Borchard A, Schwappach DL, Barbir A et al. A systematic review of the effectiveness, compliance, and critical factors for implementation of safety checklists in surgery. Ann Surg 2012; 256(6): 925–933

[3] Dekker S. Field Guide to Understanding human Error. Hampshire, England: Ashgate Publishing Limited; 2006

[4] de Vries EN, Ramrattan MA, Smorenburg SM et al. The incidence and nature of in-hospital adverse events: a systematic review. Qual Saf Health Care 2008; 17(3): 216–223

[5] de Vries EN, Prins HA, Crolla RM et al. Effect of a comprehensive surgical safety system on patient outcomes. N Engl J Med 2010; 363(20): 1928–1937

[6] Haugen AS, Søfteland E, Eide GE et al. Impact of the World Health Organization's Surgical Safety Checklist on safety culture in the operating theatre: a controlled intervention study. Br J Anaesth 2013; 110(5): 807–815

[7] Haynes AB, Weiser TG, Berry WR et al. A surgical safety checklist to reduce morbidity and mortality in a global population. N Engl J Med 2009; 360(5): 491–499

[8] Haynes AB, Weiser TG, Berry WR et al. Changes in safety attitude and relationship to decreased postoperative morbidity and mortality following implementation of a checklist-based surgical safety intervention. BMJ Qual Saf 2011; 20 (1): 102–107

[9] http://www.projectcheck.org/checklist-for-checklists.html

[10] http://www.who.int/patientsafety/safesurgery/en/

[11] Mahajan RP. The WHO surgical checklist. Best Pract Res Clin Anaesthesiol 2011; 25(2): 161–168

[12] Matharoo M, Thomas-Gibson S, Haycock A et al. Implementation of an endoscopy safety checklist. Frontline Gastroenterol 2014; 5(4): 260–265

[13] Mazzocco K, Petitti DB, Fong KT et al. Surgical team behaviors and patient outcomes. Am J Surg 2009; 197(5): 678–685

[14] Reason J. Human error: models and management. BMJ 2000; 320(7 237): 768–770

[15] Sexton JB, Helmreich RL, Neilands TB et al. The Safety Attitudes Questionnaire: psychometric properties, benchmarking data, and emerging research. BMC Health Serv Res 2006; 6: 44

[16] Treadwell JR, Lucas S, Tsou AY. Surgical checklists: a systematic review of impacts and implementation. BMJ Qual Saf 2014; 23(4): 299–318

[17] Urbach DR, Govindarajan A, Saskin R et al. Introduction of surgical safety checklists in Ontario, Canada. N Engl J Med 2014; 370(11): 1029–1038

[18] Weiser TG, Haynes AB, Dziekan G et al. Effect of a 19-item surgical safety checklist during urgent operations in a global patient population. Ann Surg 2010; 251(5): 976–980

[19] Weiser TG, Haynes AB, Lashoher A et al. Perspectives in quality: designing the WHO Surgical Safety Checklist. Int J Qual Health Care 2010; 22(5): 365–370

[20] Ziewacz JE, Arriaga AF, Bader AM et al. Crisis checklists for the operating room: development and pilot testing. J Am Coll Surg 2011; 213(2): 212–217

9.3 Fast-Track-Rehabilitation

W. Schwenk

9.3.1 Einleitung

Fast-Track-Rehabilitation oder Fast-Track-Chirurgie, synonym auch ERAS (Enhanced Recovery after Surgery – beschleunigte Genesung nach Operationen) oder *Optimal Recovery* genannt, bezeichnet einen prozedurenspezifischen, evidenzbasierten, multimodalen und interprofessionellen Behandlungspfad zur Beschleunigung der Rekonvaleszenz nach operativen Eingriffen. Der Begriff *Fast Track Surgery* wurde durch den dänischen Chirurgen Henrik Kehlet geprägt, der in den 90er Jahren des vergangenen Jahrhunderts die wissenschaftlichen Pionierarbeiten im Bereich der Fast-Track-Chirurgie im Hvidovre-Hospital in Kopenhagen durchführte [1], [2]. Ausgehend von seinen intensiven klinischen Forschungsarbeiten zur perioperativen Schmerztherapie formulierte Kehlet einen perioperativen Behandlungspfad zur Erhaltung von Organfunktionen und Homöostase mit dem Ziel der raschen Wiederherstellung der Patientenautonomie. Um die positiven Ergebnisse der Fast-Track-Rehabilitation gegenüber der sog. traditionellen Behandlung eindrucksvoll zu dokumentieren, wählte die Kopenhagener Arbeitsgruppe die Kolonresektionen. An einem unselektierten Patientengut demonstrierten Kehlet und Mitarbeiter, dass eine regelhafte Entlassung von Patienten nach elektiven Kolonresektionen am 2. postoperativen Tag möglich ist [4].

Ähnlich kurze Verweildauern wurden in anderen Kliniken Europas und der restlichen Welt in den darauffolgenden Jahren nachvollzogen. Gerade diese, unter „traditioneller" Behandlung unvorstellbar kurze Verweildauer führte in Staaten mit einer pauschalierten Krankenhausleistungsvergütung analog zum DRG-System in Deutschland zu einem großen Interesse an der Fast-Track-Rehabilitation. Dabei wurde oft übersehen, dass der kurze postoperative Krankenhausaufenthalt nicht das primäre Ziel des Fast-Track-Konzepts ist, sondern eine „erwünschte Nebenwirkung" darstellt. Das Hauptziel der Fast-Track-Rehabilitation ist die Vermeidung allgemeiner postoperativer Komplikationen, die unter traditioneller Behandlung bei bis zu 40 % aller Patienten mit elektiven Kolonresektionen auftraten und für mehr als 50 % der Todesfälle nach diesen Eingriffen verantwortlich waren.

Merke

Fast-Track-Rehabilitation bezeichnet einen prozedurenspezifischen, multimodalen, evidenzbasierten und interdisziplinären Behandlungspfad zur Optimierung des postoperativen Verlaufs. Das Hauptziel ist die Vermeidung von Organdysfunktionen und allgemeinen Komplikationen und die beschleunigte Rekonvaleszenz der Patienten.

Die positiven betriebswirtschaftlichen Nebenwirkungen der Fast-Track-Rehabilitation haben die Verbreitung dieser perioperativen Behandlung in zahlreichen europäischen Staaten entscheidend gefördert. Unter den Bedingungen des G-DRG-Systems führt eine optimale perioperative Behandlung im Sinne der Fast-Track-Rehabilitation mit fast regelhaftem Unterschreiten der unteren Grenzverweildauer zu relevanten finanziellen Abschlägen. Damit wird eine konsequente Fast-Track-Rehabilitation in Deutschland finanziell bestraft, so dass erstklassige Ergebnisse klinischer Studien in diesem Bereich in den vergangenen Jahren vor allem aus den skandinavischen Ländern, den Niederlanden, Spanien und dem Vereinigten Königreich stammen, aber nicht aus Deutschland. Die in Deutschland auskömmlich zu realisierenden Krankenhausverweildauern von 5–7 Tagen nach elektiven Kolonresektionen werden im internationalen Vergleich nicht als Zeichen eines erfolgreich etablierten Fast-Track-Rehabilitationsprogramms verstanden.

Vorsicht

Eine stringent durchgeführte Fast-Track-Rehabilitation führt bei zahlreichen Krankheitsbildern zum Unterschreiten der unteren Grenzverweildauer und wird im G-DRG-System durch substanzielle finanzielle Abschläge bestraft.

9.3.2 Grundprinzipien und Behandlungskonzepte

Nachdem die ersten Erfahrungen mit Fast-Track-Rehabilitationsprogrammen bei elektiven Kolonresektionen gesammelt wurden, sind inzwischen für alle gängigen Eingriffe der Allgemein- und Viszeralchirurgie, der Thorax- und Gefäßchirurgie, Urologie und Gynäkologie [6], aber auch für elektive Eingriffe am Bewegungsapparat Fast-Track-Behandlungspfade definiert und publiziert worden.

Folgende **Grundprinzipien** haben alle diese Fast-Track-Konzepte gemeinsam:

- Positive Patienteninformation und -motivation zur Bildung eines Arzt-Pflege-Patienten-Teams mit dem Patienten als gleichberechtigtem, aktivem und mitverantwortlichem Partner im Genesungsprozess
- Möglichst kurze präoperative Krankenhausverweildauer, idealerweise Aufnahme am Operationstag, damit die Patientenautonomie so lange wie möglich gewahrt bleibt.
- Verzicht auf aggressive Maßnahmen zur Darmvorbereitung, insbesondere auf die früher übliche „orthograde Darmspülung", die mit einer subjektiven Beeinträchtigung der Patienten, verminderten kardiopulmonalen Leistungsfähigkeit und klinisch relevanten Elektrolytverschiebungen einhergeht. (Wenn eine Darmreinigung unbedingt erforderlich ist, kann die Darmspülung schonend mit Natriumphosphatlösungen 2 Tage vor der Operation ambulant erfolgen. Am Tag vor dem Eingriff kann der Patient dann flüssige Kost zu sich nehmen, so dass die genannten Nebenwirkungen der Darmspülung am OP-Tag nicht mehr vorhanden sind.)
- Kurze präoperative Nüchternheitsphase (2 Stunden für klare Flüssigkeiten) und Carbohydrate Loading durch kohlenhydratreiche Trinklösungen am Abend sowie 2 Stunden vor der Operation.
- Verzicht auf lang wirksam sedierende Substanzen zur Prämedikation, adäquate Prophylaxe von postoperativer Übelkeit und Erbrechen (PONV), z. B. durch Dexamethason 8 mg per os vor dem Transport in den Operationssaal.
- Anwendung regionaler und/oder neuroaxialer Anästhesie- und Analgesietechniken (z. B. Spinal-, Peridural- oder Leitungsanästhesie), wenn möglich und sinnvoll.
- Intraoperative optimierte Infusions- und Flüssigkeitstherapie, bei kardiopulmonalen Risikopatienten eventuell auch durch spezifische Monitoringverfahren (z. B. transösophageales Doppler-Monitoring) unterstützt.
- Aufrechterhaltung der intraoperativen Normothermie durch aktive Wärmung der Patienten.
- Wann immer möglich, Anwendung minimalinvasiver Zugangswege, Wahl des konventionellen Zugangs (z. B. Schnittführung median oder transversal bei abdominellen Eingriffen) unter Berücksichtigung der postoperativen Rekonvaleszenz.
- Verzicht auf Drainagen, Katheter und Sonden, wann immer möglich. Falls diese unverzichtbar erscheinen (z. B. nach Pankreaskopfresektionen), möglichst frühzeitige Entfernung.
- Optimierte postoperative Analgesie, entweder durch regionale/neuroaxiale Verfahren oder durch eine definierte systemische Kombination von Opioiden und Nichtopioiden in enger Ab-

sprache zwischen Chirurgie, Anästhesie und Schmerztherapie.

- Möglichst rasche orale Ernährung und – falls dies nicht möglich ist – enterale Ernährung, möglichst rasche Einschränkung und Verzicht auf Infusionslösungen.
- Adäquate Therapie eines trotz Prophylaxe auftretenden PONV-Syndroms.
- Frühzeitige Mobilisation der Patienten aus dem Bett, idealerweise bereits am Operationstag.
- Anhaltende Motivation der Patienten zur aktiven Mitarbeit an der postoperativen Genesung unter Bezugnahme auf die präoperativ vereinbarten Ziele.

Bei kleinen operativen Eingriffen, wie z.B. Herniotomien, Schilddrüsenresektionen oder Cholezystektomien, sind fast alle Maßnahmen der Fast-Track-Rehabilitation auf einen verbesserten Patientenkomfort und damit auf die Vermeidung und Behandlung postoperativer Schmerzen und des PONV-Syndroms ausgerichtet. Derartige Behandlungskonzepte sind einfach zu realisieren und führen zu gut reproduzierbaren Verläufen mit rascher Erholung und vollständiger Wiederherstellung der Leistungsfähigkeit innerhalb von Stunden bis Tagen nach der Operation (▶ Tab. 9.2).

Merke

Bei kleineren Eingriffen stehen die Vermeidung und Behandlung von Schmerzen und PONV im Mittelpunkt der Fast-Track-Rehabilitation. Ziel ist der verbesserte Patientenkomfort.

Tab. 9.2 Perioperatives Fast-Track-Konzept bei laparoskopischer Cholezystektomie*.

Tag	Zeitpunkt	Maßnahme
prästationär		Operationsaufklärung, Narkoseaufklärung Patienteninformation mit Beschreibung des postoperativen Verlaufs und der aktiven Mitwirkungsmöglichkeiten des Patienten, Entlassungsziel 2. postoperativer Tag
Operationstag	6 Stunden präoperativ	nüchtern für feste Kost
	2 Stunden präoperativ	400 ml kohlenhydratreiche Trinklösung, dann nüchtern (bei unklarem Operationsbeginn nüchtern lassen und 500 ml balancierte Elektrolytlösung)
	bei Transport in den OP	8 mg Dexamethason p.o., kein oder kurz wirksames Sedativum
	intraoperativ	Erhalt der Normothermie; TIVA oder moderne Inhalationsanästhesie; balancierte Elektrolytlösungen (ca. 500 ml/h); keine Magensonde, kein Blasenkatheter minimalinvasive Operation; Lokalanästhetikainfiltration der Inzisionen; Lokalanästhetikainstillation rechts subphrenisch; vollständige Desufflation des Abdomens vor Ausleitung 1 g Metamizol i.v.
	im Aufwachraum	PONV-Therapie, falls erforderlich; Restinfusionen, dann trinken
	auf Station	Patienteninformation über OP und weiteren Verlauf; Mobilisation aus dem Bett keine Infusion, Schonkost, Trinkmenge beachten, bei Übelkeit und Erbrechen 500 ml balancierte Elektrolytlösung orales Opioid und peripheres Analgetikum (z.B. 2× täglich Oxycodon retard 10 mg p.o. und 4× täglich Metamizol 1 g per os; bei Bedarf Oxycodon 5 mg zusätzlich); bei PONV Ondansetron o.Ä.
1. postoperativer Tag		Patienteninformation über weiteren Verlauf; orale Analgesie (s.o.); keine Infusion; volle Mobilisation
2. postoperativer Tag		s.o. und Entlassung

* Nur fast-track-spezifische Maßnahmen sind angeführt; Antibiotika- und Thromboseprophylaxe, Monitoring und Narkosetechniken, die nicht fast-track-spezifisch sind, werden nicht erwähnt. Die Krankenhausverweildauer ist dem G-DRG-System angepasst.

Mittelgroße Operationen, wie elektive Kolonresektionen oder hohe anteriore Rektumresektionen, erfordern über eine optimale Analgesie und PONV-Behandlung hinaus auch spezifische Maßnahmen zur Vermeidung oder Eindämmung der postoperativen gastrointestinalen Atonie [3]. Diese stellt einen wesentlichen Grund für den verlängerten Krankenhausaufenthalt und die verzögerte Genesung von Patienten nach Darmresektionen dar. Die Maßnahmen der Fast-Track-Rehabilitation führen bei diesen Patienten zu einer nachgewiesenen Reduktion der Inzidenz allgemeiner Komplikationen. Eigenständige (d. h. nicht durch chirurgische Komplikationen ausgelöste) Pneumonien, Katheterinfektionen oder kardiale Komplikationen treten nach elektiven Fast-Track-Kolonresektionen praktisch nicht mehr auf. Damit leistet die Fast-Track-Rehabilitation bei diesen Eingriffen einen wesentlichen Beitrag zur Komplikationssenkung (▶ Tab. 9.3).

Merke

Bei mittelgroßen Operationen wie elektiven Kolonresektionen führt die Fast-Track-Rehabilitation zu einer Reduktion allgemeiner Komplikationen um mehr als 50 %.

Je komplexer die operativen Eingriffe werden, desto schwieriger wird es auch, durch ein perioperatives Behandlungskonzept die Patientenautonomie und Homöostase zu erhalten oder rasch wiederherzustellen. Bereits bei tiefen anterioren Rektumresektionen mit totaler mesorektaler Exzision und protektivem Ileostoma werden deutlich längere Genesungsdauern beobachtet als bei hohen Rektumresektionen mit partieller mesorektaler Exzision und ohne protektive Stomaanlage. Daher können auch erfolgreiche Fast-Track-Konzepte aus der elektiven Kolonchirurgie nicht mit der gleichen Erfolgsrate auf die tiefe Resektion mit TME übertragen werden, während sie bei hoher Resektion mit PME zu identischen Ergebnissen führen wie nach Sigmaresektionen. Zur Fast-Track-Rehabilitation nach Magenresektionen bei Karzinom liegen aus dem asiatischen Raum zahlreiche positive Berichte und auch randomisierte, kontrollierte Studien mit besseren Ergebnissen für die Fast-Track-Patienten vor.

Eingriffe mit höherem Risikoprofil, wie Pankreaskopfresektionen oder Ösophagusresektionen, verlangen zur Eindämmung postoperativer Komplikationen nach wesentlich komplexeren Behandlungsschemata [5]. Allerdings werden gerade bei diesen Operationen erheblich verminderte Komplikationsquoten und kürzere Verweildauern auf Intensivstationen publiziert, so dass Zentren für diese mindestmengenrelevanten Operationen sicherlich Anstrengungen zur Etablierung von Fast-Track-Konzepten durchführen sollten. Theoretisch könnte durch optimierte Fast-Track-Konzepte bei der Ösophaguschirurgie – die unter traditioneller Behandlung eine sehr hohe Inzidenz allgemeiner (vor allem pulmonaler und kardialer) Komplikationen zeigt – durch die Fast-Track-Rehabilitation eine weitere Reduktion der postoperativen Sterblichkeit erzielt werden (▶ Tab. 9.4).

Merke

Fast-Track-Konzepte für große Eingriffe mit höherem Komplikationsrisiko (z. B. Pankreaskopf- oder Ösophagusresektionen) sind sehr komplex und müssen an den klinischen Verlauf jedes Patienten angepasst werden. Sie sollten aber in Zentren, die diese Operationen regelhaft durchführen, etabliert werden, da sie einen positiven Einfluss auf den postoperativen Verlauf haben.

9.3.3 Zusammenfassung

Zusammenfassend stellt die Etablierung funktionierender Fast-Track-Konzepte hohe Anforderungen an den Organisationsgrad einer Abteilung und an die Einsatzbereitschaft, vor allem des Pflegepersonals. Medizinische, gesundheitsökonomische und soziale Aspekte müssen bei der Einführung der Fast-Track-Rehabilitation berücksichtigt werden. In deutschen Krankenhäusern wird die Etablierung stringenter und ausoptimierter Fast-Track-Konzepte durch das G-DRG-System und den geltenden Personalschlüssel in der Pflege deutlich erschwert. Dennoch stellt die Fast-Track-Rehabilitation heute für zahlreiche operative Eingriffe nachgewiesenermaßen den höchsten Standard der perioperativen Behandlung dar.

Tab. 9.3 Perioperatives Fast-Track-Konzept bei elektiver Kolonresektion*.

Tag	Zeitpunkt	Maßnahme
prästationär		Operationsaufklärung, Narkoseaufklärung
		Patienteninformation mit Beschreibung des postoperativen Verlaufs und der aktiven Mitwirkungsmöglichkeiten des Patienten, Entlassungsziel 6.–7. postoperativer Tag
		keine orthograde Darmspülung, 20 Tropfen Natriumpicosulfat am Abend vor der OP
	6 Stunden präoperativ	nüchtern für feste Kost
Operationstag	2 Stunden präoperativ	400 ml kohlenhydratreiche Trinklösung, dann nüchtern (bei unklarem OP-Beginn nüchtern lassen und 500 ml balancierte Elektrolytlösung)
		1 Klistier
	bei Transport in den OP	8 mg Dexamethason p. o., kein oder kurz wirksames Sedativum
	intraoperativ	Erhalt der Normothermie; TIVA oder moderne Inhalationsanästhesie; bei konventioneller Operation oder Konversionsrisiko > 20–25 % Single-Shot-Spinalanalgesie oder thorakale Periduralanalgesie, balancierte Elektrolytlösungen (ca. 500 ml/h), keine diuresegesteuerte Infusionsbehandlung; keine Magensonde
		minimalinvasive Operation, keine Drainage, vollständige Desufflation des Abdomens
		vor Ausleitung 1 g Metamizol i. v., Blasenkatheter bei Ausleitung entfernen
	im Aufwachraum	PONV-Therapie, falls erforderlich; Restinfusionen, dann trinken
	auf Station	Patienteninformation über OP und weiterer Verlauf; Mobilisation an die Bettkante, besser aus dem Bett in den Stuhl
		keine Infusion, Schonkost, Trinkmenge beachten, bei Übelkeit und Erbrechen 500 ml balancierte Elektrolytlösung
		falls PDK vorhanden, 4 × 1 g Metamizol per os; sonst 2 × täglich Oxycodon retard 10 mg p. o. und 4 × täglich Metamizol 1 g per os; bei Bedarf Oxycodon 5 mg zusätzlich; bei PONV Ondansetron o. Ä.
1. postoperativer Tag		Patienteninformation über weiteren Verlauf; orale Analgesie und PONV-Therapie (s. o.); keine Infusion; volle Mobilisation, Patient sollte sich 4–6 Stunden außerhalb des Bettes aufhalten, abends 20 Tropfen Natriumpicosulfat
2. postoperativer Tag		s. o., Natriumpicosulfat bis zum ersten Stuhlgang oder bis zum Abend des 3. postoperativen Tages, CrP-Bestimmung
3. postoperativer Tag		s. o.
4. postoperativer Tag		s. o., CrP-Bestimmung (falls CrP < 140 mg/l, kann Entlassung für den 6. Tag geplant werden); falls vorhanden, PDK entfernen und 10 mg Oxycodon retard 2 × täglich
5. postoperativer Tag		s. o., Besprechung der Histologie und ggf. Organisation von adjuvanter Therapie, Planung der AHB
6. postoperativer Tag		s. o., CrP-Bestimmung; Entlassung des Patienten, falls folgende Kriterien erfüllt sind:
		• Patient ist mit Entlassung einverstanden.
		• Orale Ernährung ist möglich.
		• Patient hatte Stuhlgang (kein zwingendes Kriterium).
		• Patient ist mit oraler Analgesie beschwerdearm und mobil.
		• Häusliche Versorgung durch Angehörige ist gewährleistet.

* Nur Fast-Track-spezifische Maßnahmen sind angeführt; Antibiotika- und Thromboseprophylaxe, Monitoring und Narkosetechniken, die nicht Fast-Track-spezifisch sind, werden nicht erwähnt. Bei Komplikationen muss selbstverständlich vom Konzept abgewichen werden. Die Krankenhausverweildauer ist dem G-DRG-System angepasst.

Tab. 9.4 Perioperatives Fast-Track-Konzept bei elektiver Ösophagusresektion*.

Tag	Zeitpunkt	Maßnahme
prästationär		Operationsaufklärung, Narkoseaufklärung, bei Mangelernährung präoperative enterale/parenterale Alimentation für 7 Tage Patienteninformation mit Beschreibung des postoperativen Verlaufs und der aktiven Mitwirkungsmöglichkeiten des Patienten, Entlassungsziel: 12. postoperativer Tag Planung einer AHB-Maßnahme
1. präoperativer Tag		stationäre Aufnahme; Darmvorbereitung mit Natriumphosphatlösung, flüssige Kost (falls Patient problemlos schlucken kann)
Operationstag	2 Stunden präoperativ	nüchtern (bei unklarem OP-Beginn 500 ml balancierte Elektrolytlösung)
	bei Transport in den OP	8 mg Dexamethason p. o., kein oder kurz wirksames Sedativum
	intraoperativ	Erhalt der Normothermie; TIVA oder moderne Inhalationsanästhesie; thorakale Periduralanalgesie (PDA), „restriktive" Infusionstherapie; ggf. Vassopressortherapie, keine diuresegesteuerte Infusionsbehandlung minimalinvasive Operation; keine abominelle Drainage; Feinnadelkatheterjejunostomie (FKJ); vollständige Desufflation des Abdomens; Magensonde; Pleuradrainage vor Ausleitung 1 g Metamizol i. v.; Extubation nach OP-Ende anstreben
	Intensivstation	Extubation anstreben (falls noch intubiert); „restriktive" Infusionstherapie; FKJ 20 ml/h Ernährungslösung; Kopfende des Bettes mindestens 30° angehoben
1. postoperativer Tag	Intensivstation	Patienteninformation über OP und weiterer Verlauf; Mobilisation an die Bettkante „restriktive" Infusionstherapie; FKJ 20 ml/h Ernährungslösung; Mobilisation an die Bettkante und/oder Aufrichten zum Sitzen im Bett; Magensonde ableiten; 1 Becher Tee oder Wasser pro 8 h PDA (ggf. patientenkontrolliert); Metamizol 4 × 1 g i. v.
2. postoperativer Tag	Normalstation	s. o., FKJ 40 ml/h Ernährungslösung; 500 ml balancierte Elektrolytlösung; Magensonde ableiten; 1 Becher Tee oder Wasser pro 8 h
3. postoperativer Tag		s. o., FKJ 60 ml/h Ernährungslösung; 500 ml balancierte Elektrolytlösung; Magensonde entfernen; 1 Becher Tee/Wasser pro 8 h
4. postoperativer Tag		s. o., FKJ 80 ml/h, keine Infusion; Tee oder Wasser frei
5. postoperativer Tag		s. o., PDK entfernen, enterale Analgesie; Pleuradrainage bei geringer Fördermenge und unauffälligem Sekret entfernen
6. postoperativer Tag		s. o.
7. postoperativer Tag		s. o., Joghurt, pürierte Kost; Besprechung der Histologie, ggf. Planung postoperativer Tumortherapien; Planung der AHB
8.–12.. postoperativer Tag		s. o., Kostaufbau und – falls problemlos – schrittweise Reduktion der FKJ-Ernährung; Ernährungsberatung
12. postoperativer Tag		s. o. Entlassung des Patienten, falls folgende Kriterien erfüllt sind: • Patient ist mit Entlassung einverstanden. • Orale Ernährung oder enterale Ernährung via FKJ ist möglich und organisiert. • Patient ist mit oraler Analgesie beschwerdearm und mobil. • Häusliche Versorgung durch Angehörige ist gewährleistet. Alle Patienten werden innerhalb von 3–10 Tagen nach der Entlassung in eine Anschlussheilbehandlung aufgenommen, ggf. kann eine Direktverlegung in die AHB erwogen werden.

* Nur Fast-Track-spezifische Maßnahmen sind angeführt; Antibiotika- und Thromboseprophylaxe, Monitoring und Narkosetechniken, die nicht Fast-Track-spezifisch sind, werden nicht erwähnt. Bei Komplikationen muss selbstverständlich vom Konzept abgewichen werden.

Literatur

[1] Bardram L, Funch-Jensen PM, Jensen P et al. Recovery after laparoscopic colonic surgery with epidural analgesia, and early oral nutrition and mobilisation. The Lancet 1995; 345: 763–764

[2] Bardram L, Funch-Jensen PM, Jensen P, et al. [Two days' hospital stay after laparoscopic colon resection]. Ugeskr Laeger 1996; 158(42): 5 920–5 924

[3] Gustafsson UO, Scott MJ, Schwenk W, et al. Guidelines for perioperative care in elective colonic surgery: Enhanced Recovery After Surgery (ERAS) Society Recommendations. World Journal of Surgery 2012

[4] Kehlet H, Mogensen T. Hospital stay of 2 days after open sigmoidectomy with a multimodal rehabilitation programme. Br J Surg 1999; 86(2): 227–230

[5] Nygren J, Thacker J, Carli F, et al. Guidelines for perioperative care in elective rectal/pelvic surgery: Enhanced Recovery After Surgery (ERAS) Society Recommendations. World Journal of Surgery 2013; 37(2): 285–305

[6] Schwenk W, Spies C, Müller JM. Fast Track in der operativen Medizin: Perioperative Behandlungspfade für Chirurgie, Gynäkologie, Urologie, Anästhesie und Pflege. Berlin: Springer; 2008

9.4 Klinische Behandlungspfade im perioperativen Prozessmanagement

M. Schwarzbach, U. Ronellenfitsch

9.4.1 Einleitung

Oberstes Ziel jedes im Gesundheitswesen Tätigen sollte sein, die höchstmögliche Qualität in der Behandlung von Patienten anzustreben. Die immer stärker werdende Forderung – ausgehend von den Rahmenbedingungen unserer Gesundheitssysteme – nach möglichst effizientem und sparsamem Einsatz der vorhandenen Ressourcen wird hierbei oft als kaum überwindbarer Gegensatz empfunden. Ein Weg aus diesem Dilemma ist die Verbesserung der Prozesse in der Patientenbehandlung. Um die höchstmögliche Behandlungsqualität zu gewährleisten, muss eine solche Initiative von Mitarbeitern mit direktem Patientenkontakt ausgehen, also von Ärzten und Pflegenden. Nur von diesen Experten können, basierend auf der besten verfügbaren Evidenz, die Maßnahmen mit dem höchsten Patientennutzen identifiziert werden. In den operativen Fächern, wo naturgemäß immer ein Morbiditäts- und Mortalitätsrisiko besteht, wo aber auch die Wahl des Therapieverfahrens (Operationstechnik, konservative versus multimodale versus alleinige chirurgische Therapie) einen entscheidenden Einfluss auf das Behandlungsergebnis

hat, besitzt eine solche Optimierung der Prozessschritte ein besonders hohes Potenzial. Ein mittlerweile im klinischen Alltag fest etabliertes Werkzeug für eine solche Optimierung sind die **klinischen Behandlungspfade**.

9.4.2 Definition und Aufbau

Eine einheitliche Definition des Instruments **klinischer Behandlungspfad** existiert nicht. Kinsman et al. [4] schlagen 5 typische Charakteristika zur Definition eines klinischen Behandlungspfads vor.

Definition

Klinischer Behandlungspfad
Gemäß Kinsman et al. [4] muss ein Behandlungsinstrument mindestens die 5 folgenden **Charakteristika** aufweisen, um ein klinischer Behandlungspfad zu sein:
1. Er ist ein multidisziplinärer Behandlungsplan.
2. Er „übersetzt" Leitlinien oder Evidenz in lokale Strukturen.
3. Er definiert einzelne Behandlungsschritte in einem Plan oder Algorithmus.
4. Er orientiert sich an einer Zeitachse bzw. am Erreichen einzelner Behandlungsschritte.
5. Er standardisiert die Behandlung für ein spezifisches klinisches Problem oder einen Eingriff in einer definierten Population.

Auch die Terminologie ist uneinheitlich. Oft werden synonym Begriffe wie *klinischer Pfad, Klinikpfad, Behandlungspfad, Patientenpfad* oder die aus dem Englischen übernommenen Bezeichnungen *Clinical Pathway, Critical Pathway* oder *Care Pathway* verwendet. Im Folgenden soll einheitlich der Begriff **klinischer Behandlungspfad** gebraucht werden.

Klinische Behandlungspfade können ganz unterschiedlich aufgebaut und für den täglichen Gebrauch ausgestaltet sein. Das Spektrum reicht von einer knappen Übersicht in Form einer Checkliste, die die Behandlungsunterlagen ergänzt, bis hin zu integrativen Modellen, die die althergebrachte Behandlungsdokumentation mit dem Behandlungspfad kombinieren und sich in letzter Instanz dynamisch dem Behandlungsverlauf anpassen. Uerlich et al. [15] schlugen 4 Entwicklungsstufen der klinischen Behandlungspfade vor.

9

Definition

Entwicklungsstufen klinischer Behandlungspfade

Uerlich et al. [15] definierten **4 hierarchische Entwicklungsstufen** klinischer Behandlungspfade:

- E1: Ergänzung der Patientenakte durch zusätzliche Pfaddokumente, Praxisbeispiel in
  ▶ Abb. 9.2
- E2: Ersatz von Kurvendokumenten durch spezielle Pfaddokumente
- E3: Pfadsteuerung als integrierter Bestandteil einer Klinik-EDV
- E4: umfassende Steuerung und Auswertung variabler Pfaddurchläufe. Klinische Behandlungspfade dieser Entwicklungsstufe sind bislang noch kaum in den klinischen Alltag eingeführt.

Inwiefern es das Ziel sein muss, das ein klinischer Behandlungspfad zwingend ein behandlungsbegleitendes Dokumentationsinstrument darstellt, also die Stufe E2 oder höher erreicht, ist Gegenstand lebhafter Diskussionen. Der infrastrukturelle und edukatorische Aufwand, der durch den Ersatz der routinemäßig verwendeten herkömmlichen Dokumentationsbögen entsteht, ist nicht zu unterschätzen [5]. Insbesondere in der Frühphase der Implementierung kann eine solche Umstellung zu unterschwelliger Ablehnung durch die Mitarbeiter führen.

9.4.3 Entwicklung und Implementierung

Für die erfolgreiche Etablierung der klinischen Behandlungspfade im klinischen Alltag ist die Art des Vorgehens bei Entwicklung und Implementierung entscheidend. Einer der Schlüsselfaktoren ist die Akzeptanz des Konzepts *klinischer Behandlungspfad* sowie seiner konkreten Ausgestaltung bei den Mitarbeitern. Nur Pfade, die von den Mitarbeitern angenommen werden, werden auch am Patienten eingesetzt. Unzufriedenheit und fehlende Motivation unter den Mitarbeitern stehen der effektiven Arbeit mit klinischen Behandlungspfaden diametral entgegen. Mehrere Studien, darunter eine qualitative Studie aus einer deutschen chirurgischen Abteilung, haben sich mit Erfolgsfaktoren für die Erstellung und Implementierung klinischer Behandlungspfade befasst.

Merke

Erfolgsfaktoren für die Implementierung klinischer Behandlungspfade

Aus den durchgeführten Studien ließen sich folgende Erfolgsfaktoren identifizieren [1]:

- Partizipation der Mitarbeiter am Projekt (Bottom-up Approach)
- Interdisziplinarität
- Zusammengehörigkeitsgefühl innerhalb des Entwicklungsteams, aber auch innerhalb der ganzen Mitarbeiterschaft
- Vorhandensein exponierter Schlüsselpersonen
- kontinuierliches Feedback von allen Mitarbeitern zur stetigen Anpassung der Pfade
- kontinuierliche Schulung der Mitarbeiter

▶ Abb. 9.3 zeigt die einzelnen Schritte eines auf diesen Faktoren basierenden konkreten Vorgehens. Zusammenfassend bleibt zu konstatieren, dass die erfolgreiche Einführung Klinischer Behandlungspfade an chirurgischen Abteilungen, die oftmals von teils offensichtlichen, teils subtilen hierarchischen Strukturen geprägt sind, eine Herausforderung darstellt und eine prospektive Planung mit klarer Strategie erfordert.

9.4.4 Evidenzbasierte Medizin und klinische Behandlungspfade

Um eine hohe Behandlungsqualität sicherzustellen, sollten klinische Pfade in größtmöglichem Maße evidenzbasiert sein. Zum Erreichen dieses Ziels muss bei ihrer Erstellung und Weiterentwicklung die aktuell verfügbare Evidenz identifiziert und in die Pfade integriert werden. Hierzu sollten sowohl Einzelstudien als auch – soweit vorhanden – Leitlinien herangezogen werden. Inwieweit existierende klinische Behandlungspfade tatsächlich evidenzbasiert sind, wurde in den chirurgischen Fächern bislang nur sporadisch untersucht.

Eine systematische Übersichtsarbeit aus dem Jahre 2009 zeigte beispielsweise, dass 13 der eingeschlossenen klinischen Behandlungspfade für gastrointestinale Eingriffe zumindest einige der durch die ERAS (Enhanced Recovery after Surgery)-Konsensusgruppe empfohlenen Elemente der perioperativen Behandlung enthielten. Bei detaillierter Betrachtung zeigt sich jedoch, dass in weniger als der Hälfte der Pfade Handlungsanweisun-

Patientendaten (Aufkleber):		OP-DATUM:		
Colonresektion	**PRÄSTATIONÄR**	**STATIONÄR** **Aufnahmetag**	**OP-Tag**	**1. post-OP-Tag**
DIAGNOSTIK MONITORING/ BEOBACHTUNG	☐ Anamnese ☐ Klinische Untersuchung ☐ Basislabor (Blutbild, intern. Block, Gerinnung, HbA1c bei Diabetikern, CEA, CA 19-9) ☐ Totale Coluskopie, falls Malignom-Verdacht mit PE *Bei Malignomen:* ☐ *Sono Abd., falls suspekt -> MRT* ☐ *Rö-Thorax, falls suspekt -> CT* ☐ *In ausgewählten Fällen (fragliche OP-Fähigkeit, metastasierter Tumor etc.) ITM-Tumorboard, OP-Indikation?* ☐ Vorstellung Anästhesie (inkl. Aufklärung PDK), ggfs. erforderl. Zusatzuntersuchungen ☐ Aufnahme-/OP-Termin vereinbaren (Patientenmanagement)	☐ Labor (Blutbild, Schneller Block, CRP, Gerinnung; intern. Block und Tumormarker nur, wenn nicht bereits in Ambulanz bestimmt) ☐ Kreuzblut (2 EKs)	*Intraoperatives Monitoring:* ☐ RR/HF ☐ Relaxation ☐ Körpertemperatur (Soll >36°C) ☐ BZ (Soll 120-160 mg/dl) ☐ FiO₂ (Soll 0,7) ☐ ZVD *Postoperativ* ☐ Entscheidung Wach-/Normalstation durch Operateur ☐ Monitoring RR/HF 2 x tgl. ☐ Monitoring Ausscheidung ☐ Monitoring Drainageeinhalt (falls Drainage vorhanden) ☐ abends BB, Schneller Block, Gerinnung ☐ Röntgen Thorax falls ZVK gelegt ☐ Kontrolle Verband / PDK bei Übernahme auf Station	☐ Monitoring RR/HF/Temp. 2 x tgl. ☐ Monitoring Drainageinhalt (falls Drainage vorhanden) ☐ Labor (Blutbild, Schneller Block, Gerinnung, CRP)
ANÄSTHESIE			☐ Ceftriaxon 2g i.v. (bei Penicillinallergie Ciprobay 400 mg i.v.)/Metronidazol 500 mg i.v. <u>30–60 min vor Schnitt</u> ☐ Prewarming ☐ ITN	
Zugänge			☐ G16 Venenverweilkanüle ☐ ZVK und arterieller Zugang nur bei Risikopatienten ☐ Magensonde intraop., bei Extubation entfernen ☐ thor. PDK (Th 8-10)	☐ falls vorhanden arterieller Zugang ex
Harnableitung			☐ DK in Einleitung, abends ex, falls Wachstation -> am nächsten Morgen ex	☐ DK ex falls Wachstation
ERNÄHRUNG	☐ Vollkost soweit möglich	☐ Feste Nahrung bis 6h präop.	☐ Gesüßter Tee bis 2 h präop. (6 Uhr falls OP-Abruf nicht planbar) ab 2h postop. Tee (maximal 1500 ml); 2 Portionen Joghurt	☐ Voll- / Diabeteskost ☐ Trinkmenge >1500 ml
STUHLGANG/ DARMVORBEREITUNG			☐ Klysma / Einlauf präop. ☐ Magium Brausetbl. po 3-mal täglich bis 1.Stuhlgang	☐ Magium Brausetbl. po 3-mal täglich bis 1.Stuhlgang
MEDIKATION	☐ Hausmedikation ☐ Absetzen Gerinnungshemmer, bei Voll-AK Fraxi 0,1 / 10 kg KG 2x tgl. ☐ Absetzen orale Antidiabetika am Aufnahmetag	☐ Hausmedikation mit Einschränkungen (Anordnung Stationsarzt) ☐ Insulinschema: BZ 140-200: 4 iE; BZ 200-280: 8 iE; BZ > 280 12 iE Altinsulin sc, Kontrolle jeweils nach 2 h ☐ Bei Voll-AK und geplanter PDKAnlage Fraxi 0,1/ 10 kg KG am Abend präop. Pause	☐ Hausmedikation mit genannten Einschränkungen spätestens 2h präop. ☐ Prämedikation lt. Anordnung Anästhesie ☐ Insulinschema: BZ 140-200: 4 iE; BZ 200-280: 8 iE; BZ > 280 12 iE Altinsulin sc, Kontrolle jeweils nach 2 h ☐ Fraxiparin 0,3 ml sc abends (bei Voll-AK gewichtsadaptierte Dosis)	☐ Hausmedikation mit genannten Einschränkungen: BZ 140-200: 4 iE; BZ 200–280: 8 iE; BZ > 280 12 iE Altinsulin sc, Kontrolle jeweils nach 2 h ☐ Pantozol 40 mg po 1-0-0 ☐ Fraxiparin 0,3 ml sc 0-0-1 (Voll-AK: gewichtsadaptierte Dosis 2 x tgl.)
SCHMERZ-THERAPIE **I.V.**			*Intra-op.* ☐ Novalgin 1 g i.v. *Post-op.* ☐ Novalgin 1 g i.v. ☐ Dipidolor 7,5 mg i.v. nur bei Versagen PDK	☐ vermeiden
Oral				*Schmerzschema* *Stufe 1:* Metamizol 4x1 g p.o. b. Bed. Paracetamol 4x1g p.o. *Stufe 2:* zusätzlich Targin 10/5 mg p.o., Oxygesic dispersa 5–10 mg b. Bed. *Stufe 3:* Schmerzkonsil Targin nur 5/2,5 mg bei Alter>75 Jahre

Abb. 9.2 Ausschnitt des 2008 an der Chirurgischen Klinik der Universitätsmedizin Mannheim implementierten Pfades für Kolonresektionen. Das gewählte Format stellt nur eine von vielen Möglichkeiten der Ausgestaltung eines klinischen Pfades der Entwicklungsstufe E1 dar. (Mit freundlicher Genehmigung: Universitätsmedizin Mannheim, Chirurgische Klinik.)

9

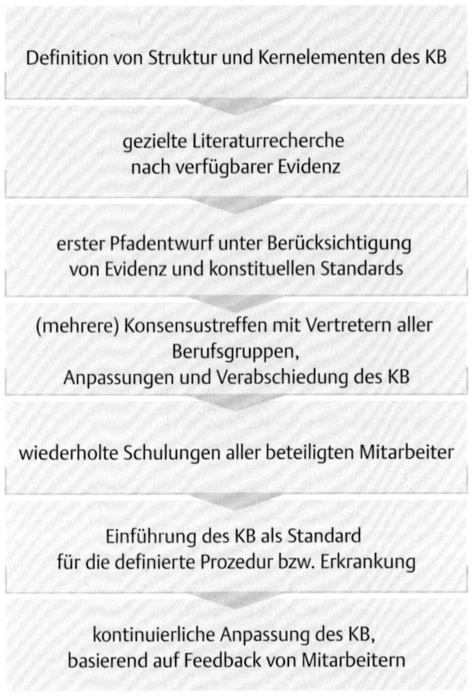

Definition von Struktur und Kernelementen des KB

gezielte Literaturrecherche
nach verfügbarer Evidenz

erster Pfadentwurf unter Berücksichtigung
von Evidenz und konstituellen Standards

(mehrere) Konsensustreffen mit Vertretern aller
Berufsgruppen,
Anpassungen und Verabschiedung des KB

wiederholte Schulungen aller beteiligten Mitarbeiter

Einführung des KB als Standard
für die definierte Prozedur bzw. Erkrankung

kontinuierliche Anpassung des KB,
basierend auf Feedback von Mitarbeitern

Abb. 9.3 Mögliches Vorgehen bei der Entwicklung und Implementierung eines klinischen Behandlungspfads (KB) für eine definierte Prozedur bzw. Erkrankung. Dieser Ansatz wurde in der Chirurgischen Klinik der Universitätsmedizin Mannheim verfolgt.

gen für das postoperative Schmerzmanagement enthalten sind und dass keiner der Pfade Empfehlungen zur postoperativen Thromboseprophylaxe gab [7]. Für beide Punkte gibt es höhergradige Evidenz und S 3-Leitlinien, so dass hier eine unzureichende Evidenzbasierung der Pfade festzustellen ist. Allerdings muss betont werden, dass die Evidenzbasierung nicht dogmatisch gesehen werden darf. Insbesondere für diagnostische und therapeutische Maßnahmen, für die es institutionell tradierte Standards gibt und die sich in der klinischen Erfahrung als nützlich erwiesen haben, bietet es sich aus pragmatischen Erwägungen an, diese in klinische Behandlungspfade mit aufzunehmen, auch wenn keine höhergradige Evidenz den Nutzen der Maßnahme belegt.

9.4.5 Qualitätseffekte

Wenn der Effekt bzw. der Nutzen von klinischen Behandlungspfaden hinsichtlich der Qualität der Behandlung gemessen werden soll, bietet sich eine Unterscheidung in Prozess- und Ergebnisqualität an. Diese Domänen wurden von Donabedian definiert [2]. Unter Prozessqualität versteht man den Grad der Umsetzung definierter Behandlungsschritte. Ein Beispiel hierfür wäre die Durchführung eines präoperativen Team-Time-Outs. Die Ergebnisqualität bezeichnet das Outcome der Behandlung, also Indikatoren wie Morbidität, Mortalität, Langzeitüberleben, Patientenzufriedenheit oder Lebensqualität.

Eine Vielzahl von Studien hat Qualitätseffekte von klinischen Behandlungspfaden untersucht. Eine 2010 publizierte Metaanalyse, die sowohl chirurgische als auch nichtchirurgische Pfade einschloss und recht hohe Anforderungen an die methodische Qualität der einzelnen Studien stellte, zeigte eine kürzere Verweildauer sowie eine niedrigere postoperative Morbidität bei mit Pfad behandelten Patienten. Mortalität und Wiederaufnahmerate blieben unverändert. Maßgeblich bedingt durch die verkürzte Verweildauer kam es auch zu relevanten ökonomischen Effekten im Sinne einer Kostenersparnis. Eine 2008 publizierte systematische Übersichtsarbeit, die sich auf die wichtigsten chirurgischen Eingriffe beschränkte und weniger strenge Selektionskriterien für die einzelnen Studien anlegte, zeigte für die Mehrzahl der Eingriffe eine signifikante Verbesserung der Prozessqualität und Kostenreduktion bei gleichbleibender und in Einzelfällen verbesserter Ergebnisqualität nach Einführung klinischer Behandlungspfade [9]. Eine etwa zeitgleich durchgeführte Metaanalyse, die sich auf viszeralchirurgische Behandlungspfade beschränkte, kam zu einem ähnlichen Ergebnis [6].

In der Folge wurde, bedingt durch die zunehmende Verbreitung klinischer Behandlungspfade, eine Vielzahl weiterer Studien zur Thematik publiziert. Da die Qualitätseffekte klinischer Behandlungspfade mutmaßlich stark vom jeweiligen Setting (Gesundheitssystem, Mentalität von Ärzten und Patienten etc.) abhängen, sollen hier lediglich Studien aus dem deutschsprachigen Raum aufgeführt werden. Hier zeigten sich für eine Vielzahl von Eingriffen, u. a. in der Kolorektalchirurgie, der bariatrischen Chirurgie, Thorax- und Transplantationschirurgie sowie für Cholezystektomien und

Herniotomien, eine signifikante Verbesserung der Prozessqualität und signifikante Kosteneffekte bei weitgehend unveränderter Ergebnisqualität [3], [8], [10], [11], [12], [13], [14]. Anzumerken ist hierbei, dass die meisten Studien eine eher geringe Fallzahl aufweisen und somit die statistische Power zu klein sein könnte, um geringere Unterschiede in der Ergebnisqualität zu detektieren.

9.4.6 Fazit und Ausblick

Klinische Behandlungspfade stellen ein innovatives und effizientes Instrument zur Steuerung und Optimierung perioperativer Prozesse dar. Erfolgsfaktoren sind in diesem Zusammenhang insbesondere der berufsgruppenübergreifende und partizipative Charakter. Es besteht hinreichende Evidenz, dass klinische Behandlungspfade die Prozessqualität verbessern, hinsichtlich der Ergebnisqualität ist die Datenlage bei teils niedrigem Evidenzlevel und kleinen Studien in der perioperativen Medizin jedoch uneinheitlich.

Perspektivisch wird es von zunehmender Wichtigkeit sein, klinische Behandlungspfade in bestehende Klinikinformationssysteme zu integrieren und ihre Struktur hierbei dynamischer zu gestalten, um auf die Variabilität in der Behandlung einzelner Patienten reagieren zu können. Eine weitere Herausforderung ist, trotz der stetig zunehmenden Evidenzmenge zu gewährleisten, dass Behandlungspfade weitestmöglich evidenzbasiert sind. Hierfür bietet sich die Verbreitung von Musterpfaden durch die Fachgesellschaften an, die im Detail an lokale Gegebenheiten der einzelnen Kliniken angepasst werden können.

Literatur

[1] De Allegri M, Schwarzbach M, Loerbroks A et al. Which factors are important for the successful development and implementation of clinical pathways? A qualitative study. Qual Saf Health Care 2011; 20(3): 203–208

[2] Donabedian A. The quality of care. How can it be assessed? JAMA 1988; 260(12): 1743–1748

[3] Hardt J, Schwarzbach M, Hasenberg T et al. The effect of a clinical pathway for enhanced recovery rectal resections on perioperative quality of care. Int J Colorectal Dis 2013; 28 (7): 1019–1026

[4] Kinsman L, Rotter T, James E et al. What is a clinical pathway? Development of a definition to inform the debate. BMC Med 2010; 8: 31

[5] Köth H, Miller K, Lein M et al. Entwicklung und Effekte eines standortübergreifenden klinischen Behandlungspfades am Beispiel: „Laparoskopische Prostatektomie". Periop Med 2009; 1(3): 173–180

[6] Lemmens L, van Zelm R, Vanhaecht K et al. Systematic review: indicators to evaluate effectiveness of clinical pathways for gastrointestinal surgery. J Eval Clin Pract 2008; 14 (5): 880–887

[7] Lemmens L, van Zelm R, Borel R et al. Clinical and organizational content of clinical pathways for digestive surgery: a systematic review. Dig Surg 2009; 26(2): 91–99

[8] Müller MK, Dedes KJ, Dindo D et al. Impact of clinical pathways in surgery. Langenbecks Arch Surg 2009; 394(1): 31–39

[9] Ronellenfitsch U, Rössner E, Jakob J et al. Clinical pathways in surgery – should we introduce them into clinical routine? A review article. Langenbecks Arch Surg 2008; 393(4): 449–457

[10] Ronellenfitsch U, Schwarzbach M, Kring A et al. The effect of clinical pathways for bariatric surgery on perioperative quality of care. Obes Surg 2012; 22(5): 732–739

[11] Schwarzbach M, Bönninghoff R, Harrer K et al. Effects of a clinical pathway on quality of care in kidney transplantation: a non-randomized clinical trial. Langenbecks Arch Surg 2010; 395(1): 11–17

[12] Schwarzbach MH, Ronellenfitsch U, Wang Q et al. Effects of a clinical pathway for video-assisted thoracoscopic surgery (VATS) on quality and cost of care. Langenbecks Arch Surg 2010; 395: 333–340

[13] Schwarzbach M, Rossner E, Schattenberg T et al. Effects of a clinical pathway of pulmonary lobectomy and bilobectomy on quality and cost of care. Langenbecks Arch Surg 2010; 395(8): 1139–1146

[14] Schwarzbach M, Hasenberg T, Linke M et al. Perioperative quality of care is modulated by process management with clinical pathways for fast-track surgery of the colon. Int J Colorectal Dis 2011; 26(12): 1567–1575

[15] Uerlich M, Dahmen A, Tuschy S et al. Klinische Pfade – Terminologie und Entwicklungsstufen. Periop Med 2009; 1(3): 155–163

9.5 Endoskopisches Komplikationsmanagement in der perioperativen Medizin

G. Kähler

9.5.1 Vorbemerkung

Obwohl es keine geplante postoperative Endoskopie gibt, stellen die endoskopische Diagnostik und Therapie ein häufig angewendetes und wichtiges Instrument des postoperativen Managements dar.

Die Vorteile der endoluminalen Endoskopie liegen generell darin, dass die Untersuchung wenig invasiv ist, im Bedarfsfall bettseitig und ohne Allgemeinnarkose durchführbar ist. Zudem verbindet sie häufig eine effektive Diagnostik mit interventioneller Therapie. Andererseits erfordert sie eine gewisse Erfahrung und ist insofern personenabhängig. Die in den meisten Fällen von den Patienten gewünschte Sedierung hat ein eigenes Risikoprofil,

9

und die erforderliche Gasinsufflation ist unangenehm. Eine Gefährdung von Anastomosen durch die Endoskopie gehört in den Bereich häufig kolportierter, aber kaum begründeter Befürchtungen. Der Erfolg der endoskopischen Therapie ist oft nicht sofort sichtbar und in einigen Fällen unsicher.

Gerade deshalb sollten die Verfahren des endoskopischen Managements postoperativer Komplikationen einen besonderen Schwerpunkt in der Ausbildung und in der klinischen Forschung von Endoskopie-Einheiten bilden, unabhängig von deren fachlicher Zuordnung. In jedem Falle sind hier der ohnehin zu wünschende enge Dialog und die konsensorientierte Zusammenarbeit von Intensivtherapeuten, Operateuren und Endoskopikern unverzichtbar. Da die Fachvertreter der Gastroenterologie häufig einen Exklusivanspruch auf die Endoskopie erheben, müssen dann auch gastroenterologisch geleitete Einheiten für eine kompetente, niedrigschwellige und allzeitige Verfügbarkeit der Endoskopie bei postoperativen Problemen sorgen.

Der Operateur kann durch die zeitnahe Erstellung eines realistischen Operationsberichts zum Gelingen der postoperativen Endoskopie beitragen. Idealerweise ist er bei der Endoskopie zugegen oder führt sie selbst durch, falls er dafür genügend Endoskopie-Erfahrung besitzt.

Vorsicht

Falls der Operateur nicht anwesend sein sollte, muss sich der Endoskopiker vorab genau über die Art und Weise der erfolgten Operation informieren und besonders über die neue anatomische Situation.

9.5.2 Postoperative Endoskopie bei endoluminaler Blutung

Postoperative Nachblutungen sind ein typisches Problem im perioperativen Management und erfordern eine rasche Diagnostik und Therapie. Wenn sich die Blutungen nach endoluminal entwickeln, werden sie meistens schnell durch Hämatemesis oder peranale Blutentleerung symptomatisch und stellen insofern kein großes diagnostisches Problem dar. Eine postoperative Blutentleerung von mehr als 100 ml frischem Blut erfordert die sofortige Notfall-Endoskopie (unabhängig vom Hb, dessen Abfall immer erst ein Spätsymptom einer Blutung ist).

Bei der oberen gastrointestinalen Blutung muss zunächst geklärt werden, ob der Gefahr der Aspiration durch Linksseitenlage des Patienten ausreichend begegnet werden kann und ob die Kreislaufverhältnisse die Endoskopie und ggf. Sedierung zulassen oder ob eine Schutzintubation erforderlich ist.

Zur Untersuchung müssen therapeutische Endoskope mit ausreichender Spülkapazität verwendet werden, um eine rasche Absaugung des Blutes zu gewährleisten. Wie bei allen Endoskopien in Problemsituationen ist die Insufflation mit CO_2 anstelle von Raumluft sehr hilfreich.

Prinzipiell können alle verfügbaren endoskopischen Blutstillungsverfahren (Injektion, Clipping, Fibrinklebung, thermische Verfahren) eingesetzt werden, wobei jedoch die Verwendung von Clips das Verfahren der ersten Wahl darstellt. Sie gewährleistet eine dauerhafte Wirkung und kann meist ohne Gefahr für die typische Blutungsquelle, die Anastomose, eingesetzt werden. Auch wenn es dazu keine wissenschaftlichen Daten gibt, muss jedoch aufgrund logischer Überlegungen insbesondere beim Einsatz von adrenalinhaltigen Injektionslösungen mit Durchblutungsstörungen an der Anastomose gerechnet werden. Falls also aus applikationstechnischen Gründen keine Clips verwendet werden können, sollten entweder Kochsalzlösung ohne Adrenalinzusatz oder Fibrinkleber zum Einsatz kommen. Da die Anastomosenblutung häufig eine klar umschriebene Blutung bei ansonsten intakter Organwand ist, sind die Erfolgsaussichten der endoskopischen Blutstillung besonders gut; eine routinemäßige Nachkontrolle ist nicht erforderlich. Allerdings sollte im weiteren Verlauf bei entsprechender klinischer Symptomatik an die Möglichkeit einer Anastomoseninsuffizienz gedacht und die Indikation zur Endoskopie großzügig gestellt werden [1], [6].

Eine davon deutlich zu unterscheidende Situation ist die Blutung aus einer Nekrosehöhle bei Insuffizienz. Hier steht die Therapie der Insuffizienz im Vordergrund und wird im Folgenden besprochen.

Merke

Für die endoskopische Blutstillung in einer Insuffizienzhöhle sind die Bedingungen wesentlich schwieriger und können im Einzelfall ein Versagen der Endoskopie bedingen und eine operative oder radiologische Blutstillung erfordern.

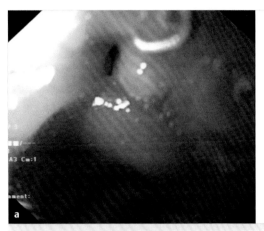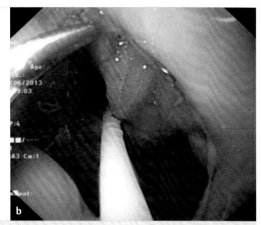

Abb. 9.4 Postoperative Endoskopie im oberen Gastrointestinaltrakt.
a Kleine Insuffizienz nach Gastrektomie mit Symptomatik.
b Clipverschluss.

9.5.3 Postoperative Endoskopie bei Anastomoseninsuffizienz

Oberer Gastrointestinaltrakt

Unzweifelhaft stellt die Anastomoseninsuffizienz am oberen Gastrointestinaltrakt (GI-Trakt) eine typische und gefürchtete Komplikation dar. Auch wenn sich deren Prognose in den letzten Jahren deutlich gebessert hat, bleibt die Erkenntnis bestehen, dass eine **frühzeitige Diagnostik** und **effektive Therapie** lebenswichtig sind.

Die **Röntgendiagnostik** (hier am ehesten in Form eines CT mit oraler und intravenöser Kontrastierung) und die **Endoskopie** stehen in einem gewissen Wettbewerb bei der Detektion einer Anastomoseninsuffizienz. Für die Endoskopie spricht die bettseitige Durchführbarkeit, die zusätzliche Option, neben einer direkten, hochauflösenden und allseitigen Betrachtung der Anastomose auch Sekretqualitäten und Durchblutungsverhältnisse beurteilen zu können. Außerdem kann in gleicher Sitzung die Therapie eingeleitet werden.

Für die Röntgendiagnostik spricht die Möglichkeit, periluminale Höhlen hinsichtlich Ausdehnung und Inhalt sowie Mitreaktionen von Nachbarorganen gleichzeitig beurteilen zu können sowie die standardisierte personenunabhängige Durchführbarkeit.

Selbstverständlich müssen Indikationsentscheidungen die lokale Verfügbarkeit berücksichtigen, aber letztlich sprechen mehr Argumente für die Endoskopie als Untersuchung der ersten Wahl, die zum Ausschluss einer Insuffizienz meist ausreichend ist und die im Bedarfsfall durch eine CT-Darstellung ergänzt werden kann.

Bei der Durchführung der Untersuchung muss also ein Minimum an notwendiger Gasinsufflation und Untersuchungszeit investiert werden, um die Anastomosenregion sicher darstellen und inspizieren zu können. Um die Anastomose zu schonen, sollte sie kaum mit der Endoskopspitze passiert werden, jedoch ist eine Beurteilung der aboralen Schleimhaut auch hinsichtlich der Blutungssituation unabdingbar.

Frische Fibrinbeläge sind frühpostoperativ als normal anzusehen, aber ggf. vorhandene Dehiszenzen müssen in ihrer zirkumferentiellen und längenhaften Ausdehnung, ihrer Beschaffenheit an den Wundrändern, hinsichtlich der Sekretqualität und eventuell sichtbarer Wundhöhlen, Drainagen oder Nachbarorganen genau beschrieben werden. Ideal ist eine Video- oder Fotodokumentation, um im Bedarfsfall eine kurzfristige Verlaufskontrolle zu erleichtern.

Die Therapie richtet sich selbstverständlich nach dem erhobenen Befund und hier besonders auch danach, wie ausgeprägt die Infektion der Anastomosenregion ist. Die enorme Detailauflösung der Endoskopie detektiert zahlreiche kleine Leckagen, die bei ansonsten infektiologisch stabilen Patienten – abgesehen von einem Aussetzen des Kostaufbaus und einer Antibiose – keine aktive Therapie erfordern (▶ Abb. 9.4a, b).

9

Bei der endoskopischen Therapie der Anastomoseninsuffizienz spielt sich derzeit in vielen erfahrenen Endoskopie-Abteilungen ein Paradigmenwechsel von einer reinen Abdichtung hin zu einer Wundtherapie ab. Wesentlich für die Therapieentscheidung ist zunächst die Frage, ob eine ausreichende Sekretableitung der perianastomotischen Wundhöhle durch Drainagen oder eine Wundöffnung (z. B. bei kollaren Ösophagusanastomosen) gewährleistet ist.

Falls keine Sekretion besteht oder diese gut drainiert ist, kann die endoskopische Therapie auf eine Abdichtung der Leckage ausgerichtet werden. Für kleine Defekte kommen dazu hämostatische Metallclips infrage, für Defekte bis maximal 15 mm wurden auch erfolgreiche Einsätze von Over-the-Scope-Clips (OTSC, Ovesco GmbH Tübingen) beschrieben. In beiden Fällen sind jedoch clipfähige Wandverhältnisse, ein günstiger geometrischer Zugangswinkel auf die Läsion und Erfahrung des Anwenders mit dem jeweiligen Clip Voraussetzung für den Erfolg.

Eine etwas längere Tradition hat die Implantation gecoverter Metallgitterstents, die ebenfalls bettseitig und unabhängig von der Größe der Insuffizienz durchführbar ist [2]. Da hier keine Stenosen therapiert werden, müssen also besonders lumenstarke Stents (mindestens 23 mm Schaftdurchmesser), die zumindest im Mittelteil des Stents gecovert sind, angewendet werden. Vorteilhaft ist die Aufrechterhaltung der natürlichen Passage für Speichel und Nahrung, jedoch wird das Ziel eines flüssigkeitsdichten Verschlusses oft nicht erreicht. Ob man eine solche Situation belassen oder auf eine andere Therapie wechseln muss, erfordert dann eine sehr einfühlsame klinische Beobachtung.

Schließlich sei auch auf die Problematik der Stentdislokation hingewiesen. Generell sind alle Stents, die sich aufgrund einer partiellen oder totalen Ummantelung gut entfernen lassen, mit einer höheren Dislokationsgefahr behaftet. Andererseits können Stents, die einen nicht gecoverten Anteil aufweisen, ausgeprägte Granulationsreaktionen auslösen, die die Extraktion erschweren oder ihrerseits Narbenstenosen induzieren können [2].

Merke

Daher sollten solche Stents nach Auffassung des Autors in keinem Falle länger als 6 Wochen belassen werden; bei zu diesem Zeitpunkt noch nicht abgeheilter Insuffizienz ist ggf. ein neuer Stent zu legen.

Die Stententfernung erfordert viel Erfahrung; häufig muss Granulationsgewebe mit Argon-Plasma-Koagulation abladiert werden, um eine gefahrenarme Stentextraktion zu ermöglichen.

Besonders für ausgedehnte und/oder infizierte Anastomoseninsuffizienzen kommt eine endoskopische Vakuum-Therapie in Betracht. Dazu müssen die allgemein gültigen Prinzipien der Vakuum-Therapie den speziellen Gegebenheiten der Endoskopie angepasst werden [5]. Neuerdings steht auch für den oberen GI-Trakt ein spezielles Vakuum-System zur Verfügung, aber es besteht weiterhin auch die Möglichkeit der individuellen Zubereitung aus einem grobporigen Schwamm. Dieser wird mit einer Schere auf die passende Größe und Form zugeschnitten. Der Schwamm sollte so klein wie möglich sein, muss jedoch die Drainage aller Winkel der Wundhöhle gewährleisten. Es wird also keine Tamponade der Wundhöhle angestrebt, aber die Größe des Schwammes findet eine Begrenzung nach unten, wenn bei Sog in einer großen Wundhöhle deren Lumen so kollabieren würde, dass seitlich nichtdrainierte Verhalte verbleiben (▶ Abb. 9.5a–c).

Ein mehrfach perforierter Drain (z. B. kleinlumige Magensonde) wird durch den Schwamm so durchgeführt, dass alle Seitenöffnungen von Schwamm bedeckt sind. Schließlich sollte eine Nahtfixation im Sinne einer Durchstichligatur erfolgen, um eine Dislokation des Schwammes von der Sonde zu vermeiden. Außerdem sollte diese Naht zusätzlich mit einer Fadenschlaufe versehen werden, die ein Greifen mit einer endoskopischen Zange ermöglicht und auf diesem Wege die endoskopische Einbringung erleichtert. Anschließend wird ein permanenter Sog appliziert und Sekretmenge und -qualität werden registriert. Der Schwammwechsel sollte anfangs alle 3 Tage, später seltener, aber nur bis zur vollständigen Reinigung und Granulation der Wundhöhle, nicht unbedingt bis zu deren vollständigem Verschluss, fortgeführt werden.

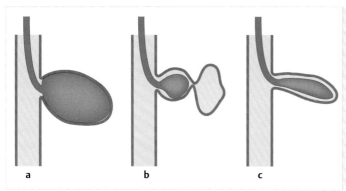

Abb. 9.5 Intraluminale Vakuum-therapie und Vakuumschwamm-größe.
a Schematische Darstellung: Schwamm zu groß. Höhe kollabiert nicht.
b Schematische Darstellung: Schwamm zu klein. Höhe nicht vollständig drainiert.
c Schematische Darstellung: Schwamm passend. Höhe vollständig drainiert und kollabiert.

Schließlich sollte bei der endoskopischen Therapie der Anastomoseninsuffizienz auch die Aufrechterhaltung der enteralen Ernährung im Blick sein. Ernährungssonden müssen jeweils nach Stent- oder Schwammimplantation erfolgen.

Unterer Gastrointestinaltrakt

Anastomoseninsuffizienzen am unteren Gastrointestinaltrakt folgen etwas anderen Behandlungsprinzipien als diejenigen am oberen GI-Trakt.

Während intraperitoneal gelegene bzw. zur Bauchhöhle hin nicht abgedeckte Insuffizienzen in aller Regel eine operative Revision erfordern, stellen die wesentlich häufigeren Insuffizienzen am Rektum eine Domäne der endoskopischen Therapie dar. Ob für die Dauer dieser Therapie – sofern noch nicht erfolgt – eine Stoma-Anlage vorgenommen werden muss, bleibt eine schwierige klinische Entscheidung unter Berücksichtigung aller patientenbezogenen Aspekte.

Versuche, eine rektale Anastomose endoskopisch abzudichten, haben sich nicht regelhaft durchsetzen können. Wenn überhaupt, kann der Einsatz von Clips bei kleinen Dehiszenzen und gut durchbluteten Wundrändern erwogen werden. Ein Einsatz von Stents kann in dieser Indikation nicht empfohlen werden. Meist besteht hier eine ausgeprägte lokale purulente Sekretion, so dass deren Therapie im Vordergrund steht. Dabei hat sich die endoskopische Vakuum-Therapie sehr bewährt und kann mit einfachen Mitteln bewerkstelligt werden [10], [12].

Im ersten Schritt muss eine ausgiebige Spülung und Reinigung der Wundhöhle erfolgen. Demarkierte Nekrosen sollten möglichst mit Fremdkörperzangen entfernt werden im Sinne eines Wunddébridements. Hier sei nochmals auf die Sinnhaftigkeit einer Insufflation mit CO_2 anstelle von Raumluft hingewiesen. Dies gilt umso mehr, falls die Dichtigkeit der Anastomosenregion gegenüber der Bauchhöhle fraglich ist.

Zur eigentlichen Vakuum-Therapie kann das dafür angebotene System der Firma Braun verwendet werden; jedoch wäre auch die Anwendung eines *Customer made Systems* analog der Darstellung in Kap. Oberer Gastrointestinaltrakt möglich.

Das Braun-System beinhaltet einen Overtube, der über das Endoskop in die Wundhöhle eingebracht wird. Nach Entfernung des Endoskops wird der auf die jeweilige Größe individuell angepasste Schwamm durch den Overtube mit einem Pusher in die Wundhöhle vorgeschoben und dann der Overtube entfernt. Der Anschluss des Saugdrains kann an eine Redonflasche oder besser an eine regulierbare Vakuum-Pumpe erfolgen. Wichtig ist eine sichere und hautschonende Fixation des peranal ausgeleiteten Saugdrains in der Glutealregion.

Der Wechsel sollte befundabhängig anfangs alle 3 Tage, später seltener erfolgen. Die Therapie kann auch ambulant durchgeführt und bei vollständiger Reinigung der Wundhöhle bzw. kompletter Auskleidung mit Granulationsgewebe beendet werden.

9

9.5.4 Postoperative Endoskopie zur Therapie von Passagestörungen, Gastroparesen und der Unfähigkeit zur oralen Nahrungsaufnahme

Enterale Ernährung

Eine möglichst ununterbrochene enterale Ernährung bietet aus intensivmedizinischer Sicht große Vorteile und vermeidet die anderenfalls bereits nach 72 Stunden beginnende Zottenatrophie des Jejunums. Falls keine Sekretableitung aus dem Magen oder der Anastomosenregion erforderlich ist, bietet sich die endoskopische Einlage einer nasojejunalen Ernährungssonde an. Dazu werden weiche Kunststoffsonden mit einem Durchmesser von 8,5 Charrière verwendet, die nach Versteifung der Sonde mit einem Führungsdraht und Ölen des Instrumentierkanals durch das Endoskop in das Jejunum eingebracht werden können. Abschließend werden eine nasoorale Umleitung und eine gute Fixation erforderlich. Diese Sonden gewährleisten eine ständige Möglichkeit der enteralen Ernährung bei sehr geringer Patientenbelastung. Allerdings müssen sie mit dafür speziell geeigneten Diäten (frei von Ballaststoffen und quellfähigem Inhalt) beschickt und häufig gespült werden, die Applikation pulverisierter Medikamente führt zwangsläufig zur Obstruktion der Sonde.

Mehrlumensonden können ebenfalls endoskopisch eingebracht werden und erlauben neben der jejunalen Ernährung eine permanente Sekretabsaugung aus Magen bzw. Anastomosenregion [10]. Hier muss jedoch der Nachteil der erheblichen Patientenbelastung mit Druck auf den Ösophagus und Hypopharynx sowie der Aspirationsgefahr gegen die Vorteile abgewogen werden.

Postoperative Endoskopie bei Passage- und Durchblutungsstörungen am Kolorektum

Die postoperative Endoskopie am unteren GI-Trakt ist sowohl hinsichtlich der Indikationsstellung als auch der technischen Durchführung deutlich anspruchsvoller als am oberen GI-Trakt. Oft besteht keine Möglichkeit, eine ausreichende Darmreinigung – sei es als orale Lavage oder als Klistier (der bei frischen Anastomosen natürlich kontraindiziert ist) – durchzuführen. Deshalb muss der

mögliche Nutzen einer partiellen oder gar vollständigen Koloskopie gegen die Risiken individuell abgewogen werden.

Die häufigste Lokalisation von Durchblutungsstörungen am Kolonrahmen ist das Sigma. Insofern ist zur Beantwortung der Frage nach Durchblutungsstörungen am Kolon häufig eine Sigmoideoskopie ausreichend.

Die Interpretation von entzündlichen Befunden kann in der Akutsituation durchaus schwierig sein, eine Biopsie ist erforderlich.

Ausgeprägte bzw. irreversible Ischämien am Kolorektum sind gekennzeichnet durch eine schwärzlich-grünliche Verfärbung der Wand und eine Senkung der Konsistenz (fahnenartiger Kollaps der Wand beim Absaugen von Luft). Auch in der Heilungsphase nach Ischämie besteht ein charakteristisches endoskopisches Bild mit flächenhaften Granulationen und fibrinösen Ausschwitzungen. Zwischen diesen beiden Zuständen gibt es jedoch Zwischenstadien, in denen die Ischämie häufig nicht vollständig oder nur segmental bzw. mukosal ausgebildet ist. Hier ist es schwierig und aufgrund der endoskopischen Darstellung allein nicht möglich, die Reversibilität einer solchen Ischämie und damit die Notwendigkeit einer Resektion vorherzusagen. Dazu müssen dann weitere Parameter wie das klinische Gesamtbild, eventuelle interenterische freie Flüssigkeit und deren Qualität, (sonografische) Wandverdickung, Gaseinlagerung in die Darmwand oder gar Mesenterialgefäße mitbeurteilt werden. Manchmal ist eine kurzfristige Verlaufskontrolle auch des endoskopischen Befunds hilfreich, um den Trend festzustellen.

Mechanische Passagehindernisse sind in der postoperativen Situation meist kein Gegenstand endoskopischer Therapie. Rekanalisationsmaßnahmen wie eine Stentimplantation sind eher in der Palliativsituation oder als *Bridge to Surgery* sinnvoll. In Einzelfällen kann es gelingen, einen Sigmavolvulus endoskopisch durch Begradigung aufzulösen.

Bei funktionellen Zuständen mit Kolonüberblähung, klassischerweise der Pseudoobstructio coli (Ogilvie-Syndrom), aber auch bei ausgeprägter pseudomembranöser Kolitis, kann die Endoskopie durch einfache Absaugung von Luft, die Anlage einer perkutanen endoskopischen Zökostomie (analog der PEG-Technik) oder der Einlage einer Dekompressionssonde sehr wirksam sein [3]. Andererseits ist die Notfallkoloskopie beim nicht vorbereiteten, dilatierten Darm mit einem erhöhten Risiko verbunden.

Deshalb sollten einige Vorbedingungen beachtet werden. Zunächst muss durch eine Form der Bildgebung gesichert sein, dass die Überblähung überwiegend im Kolon besteht. Man geht davon aus, dass ein Zökumdurchmesser von mehr als 8 cm nicht spontan rückbildungsfähig ist und eine Intervention erfordert. Ausnahmen können bei Patienten mit chronischer Pseudoobstruktion bestehen. Bei überblähtem Dünndarm ist zu befürchten, dass der Zustand durch eine Koloskopie verschlechtert wird.

Wenn mit einer raschen Besserung des Zustands gerechnet werden kann, ist eine ausschließliche Absaugung von Luft und Flüssigkeit durch das Koloskop ausreichend. Wenn eine vorwiegend rechtsseitige Überblähung des Kolons besteht, kann die Anlage einer perkutanen endoskopischen Zökostomie unter der Voraussetzung einer guten Diaphanoskopie am Zökum eine dauerhafte Entlastung gewährleisten. Besonders für das linksseitige Kolon bieten sich Dekompressionssonden an, die in unterschiedlichen Längen verfügbar sind. Ihre Anlage ist jedoch technisch nicht ganz einfach, insbesondere wenn keine Möglichkeit besteht, den Patienten während der Anlage zu durchleuchten. Dazu wird der Patient möglichst weit koloskopiert, ein Führungsdraht mit sehr atraumatischer Spitze, aber hoher Seitensteifigkeit eingelegt und das Endoskop entfernt. Anschließend wird über den Draht ein Versteifungskatheter und über diesen dann die eigentliche Dekompressionssonde eingebracht. Diese muss gut fixiert werden, um eine vorzeitige Dislokation zu verhindern. Nach spätestens 3 Tagen sollte mit dem schrittweisen Zug der Sonde begonnen werden, Details richten sich nach dem klinischen Verlauf. Dabei muss den Beteiligten bewusst sein, dass die notwendigerweise bestehende Steifigkeit dieser Sonden an dem meist vorgeschädigten Darm schnell Druckschäden bis zur Perforation auslösen kann.

Merke

Ein probates Vorgehen bei der Pseudoobstruktion des Kolons besteht darin, zunächst eine einfache Dekompression vorzunehmen und nur dann, wenn ein kurzfristiges Rezidiv eintritt, eine Sonde einzulegen.

9.5.5 Postoperative Endoskopie am biliopankreatischen System

Pankreas

Am Pankreas treten frühpostoperative Probleme am häufigsten als Fistel des Gangsystems, als Blutung aus einer Anastomose und nur im Ausnahmefall als Stenose auf. Je nach Art der Operation kann der Zugang durch eine Standard-ÖGD (beispielsweise nach Pancreaticogastrostomie) sehr einfach sein über eine ERCP (nach Pankreaslinksresektion oder Drainageoperationen) oder durchaus anspruchsvoll via Enteroskopie nach Pankreaskopf- und Duodenalresektion (Whipple, Traverso etc.; ▶ Tab. 9.5).

Die Pancreaticogastrostomie nach Pankreaskopfresektion wird eingesetzt im Wissen um die Möglichkeit der Blutung bei jedoch deutlich geringerem Risiko bzw. besserer Prognose einer Nahtinsuffizienz [9]. Die endoskopische Therapie folgt den allgemeinen Prinzipien der Blutstillung. Häufig muss das Endoskop in eine tiefe Inversion ge-

Tab. 9.5 Endoskopische Zugangstechnik nach Operationen am oberen GI-Trakt.

Operationsmethode	endoskopische Zugangstechnik	Erfolgsaussichten
B I, Ösophagusresektion	Standard-ERCP	+ + +
B II	Seitblickendoskop oder pädiatrisches Koloskop	+ +
Gastrektomie	Enteroskop	(+)
Whipple/Traverso	Enteroskop/pädiatrisches Koloskop	abhängig von Operationsvariante +
Pankreaslinksresektion	Standard-ERCP	+ + +
Leberresektion, LTX, Gallenweggriff	Standard-ERCP	+ + +
Hepaticojejunostomie	Enteroskop/pädiatrisches Koloskop	(+)
Hepaticoduodenostomie	Gastroskop	+ + +

bracht werden, um die blutende Läsion von aboralwärts aus zu betrachten und zu versorgen.

Die endoskopische Therapie einer Pankreasfistel setzt eine gewisse mechanische Konsolidierung der Umgebung voraus, daher wird in der frühpostoperativen Phase in der Regel eine operative Revision erfolgen. Dennoch kann eine zum Ductus pancreaticus hin erfolgende endoskopische Sphinkterotomie und/oder die Einlage einer Drainage (Stents zwischen 3 und 7 Charrière) oder einer nasopankreatischen Sonde eine Entlastung des Pankreasgangs und die Austrocknung einer Pankreasfistel bewirken [7]. Für die Details der endoskopischen Vorgehensweise sei auf die entsprechenden Lehrbücher für interventionelle Endoskopie verwiesen.

Gallenwegsystem

Periphere Leckagen

Galleleckagen sind die häufigste postoperative Komplikation nach Cholezystektomie, treten aber natürlich auch nach anderen Eingriffen am hepatobiliären System auf. Sie werden durch Gallesekretion aus Lokaldrainagen oder – falls diese nicht einliegen – durch sonografisch gestützte Punktion aus perihepatischen Flüssigkeitsverhalten gesichert. Bestehen Zweifel daran, ob es sich beim Punktat um Galle oder Dünndarminhalt handelt, kann eine Laboranalyse auf Lipase Klarheit schaffen.

Beim Verdacht auf eine Gallenwegobstruktion sollte vor einer ERCP eine andere bildgebende Modalität (Sonografie, MRCP oder Endosonografie) gewählt werden, um das Vorliegen einer Obstruktion zu verifizieren und ggf. deren Lokalisation und Ausmaß zu bestimmen.

Bei gegebener Erreichbarkeit der Papille ist die ERCP Mittel der ersten Wahl. Da das Auftreten einer postoperativen Gallenwegleckage häufig Ausdruck einer biliären Abflussstörung ist, muss mit einem Sondierungshindernis an der Papille ge-

rechnet werden. Falls eine T-Drainage der Gallenwege vorliegt, kann über diese ein Führungsdraht in das Duodenum eingebracht und der endoskopische Zugang im Sinne eines Rendezvous-Manövers sehr sicher gestaltet werden.

Die Kontrastmitteldarstellung sollte langsam und unter sorgfältiger Beobachtung der KM-Verteilung erfolgen, damit der Ort des KM-Austritts sehr genau bestimmt werden kann. Bei Leckage nach Cholezystektomie ist zwar die Zystikusstumpfinsuffizienz am häufigsten, aber es können auch unversorgte akzessorische Gallengänge zwischen Segment 5 und Gallenblase (Luschka-Gänge) oder eine Verletzung des Ductus choledochus vorliegen; eine genaue Unterscheidung ist bedeutsam für die Therapie. Das Grundprinzip der Therapie ist die Senkung des biliären Abflussdrucks. Deshalb ist (bei intakter Gerinnung) eine endoskopische Sphinkterotomie in jedem Fall vorzunehmen. Die meisten Autoren ergänzen diese Maßnahme durch die Einlage eines Flap-Stents oder einer nasobiliären Sonde [11]. Natürlich muss auch gezielt nach Choledochussteinen gefahndet und ggf. diese extrahiert werden, weil sie die Leckage begünstigen. Nur falls diese Maßnahmen nicht zum Erfolg führen, was selten ist, werden aufwendigere Verfahren wie die Implantation eines vollgecoverten Metallgitterstents erforderlich, z. B. um eine persistierende Zystikusstumpfinsuffizienz trocken zu legen [4].

Nach atypischen Leberresektionen können auch Galleleckagen auftreten, bei denen die Leckageregion keinen Anschluss mehr an die zentralen Gallenwege hat. In diesen Fällen kann die Extravasation cholangiografisch nicht dargestellt und endoskopisch nicht behandelt werden.

Zentrale Gallenwegverletzungen

Bei Verletzungen der zentralen Gallenwege richtet sich die Therapie nach deren Form und Ausmaß. Zu deren Einteilung hat sich die **Neuhaus-Klassifikation** bewährt.

Während komplette Dissektionen keine endoskopische Therapie erlauben, kann bei tangentialen Verletzungen bzw. inkompletten oder kurzstreckigen Stenosen eine endoskopische Drainagetherapie erfolgen. Wenn eine Drahtpassage in die intrahepatischen Gallenwege gelingt, kann ggf. nach manueller oder Ballondilatation einer Stenose auch die Einlage eines Stents oder einer nasobiliären Sonde erfolgen. Inwieweit dies als passagere oder dauerhafte Therapie ausreichend ist, muss individuell und unbedingt im Dialog mit einem in der hepatobiliären Chirurgie Erfahrenen besprochen werden.

Vorsicht

Gallengangstenosen nach Lebertransplantation sind häufig und erfordern viel Erfahrung in ihrer Therapie.

Dilatative Maßnahmen sind Kunststoff-Stents vorzuziehen; falls eine ggf. wiederholte Dilatation nicht ausreicht, sollten voll gecoverte Metallgitterstents eingesetzt werden [8].

9.5.6 Postoperative Bronchoskopie

Postoperatives Atemwegmanagement

Die Freihaltung der Atemwege ist eine zentrale Aufgabe des postoperativen Patientenmanagements und wird von Intensivtherapeuten routinemäßig praktiziert. Solange der Patient noch intubiert ist, bereitet die Durchführung keine Schwierigkeiten und ist auch von wenig erfahrenen Endoskopikern durchführbar. Zu beachten ist die Auswahl eines geeigneten Bronchoskops, das zwar durch den Tubus passen muss (im Bedarfsfall ist die Umintubation auf einen mindestens 8 mm starken, besser noch dickeren Tubus erforderlich), aber wegen der erforderlichen Saugkraft einen therapeutischen Arbeitskanal von mindestens 2,8 mm Durchmesser erfordert. Eine spezielle Kenntnis der Segmentanatomie ist nicht unbedingt notwendig. Eine Gewinnung von Sekret über das Bronchoskop zur mikrobiologischen Untersuchung ist insbesondere beim Ersatzeinsatz unabdingbar (▶ Abb. 9.6).

Schwieriger ist die Situation beim wachen bzw. spontan atmenden Patienten. Hier bestehen die Möglichkeiten der reinen Lokalanästhesie, idealerweise mit Verneblung des Lokalanästhetikums 30 Minuten vor der Untersuchung oder mit Sprayapplikation über das Bronchoskop, der Sedierung oder der Wachintubation mit einem Spezialtubus. Dieser hat den Vorteil einer Sicherung der Atemwege gegen Aspiration, einer effektiveren Sauerstoffapplikation über den Tubus und der vereinfachten Endoskop-Passage.

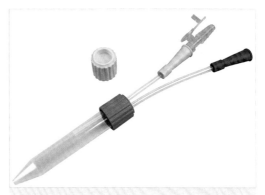

Abb. 9.6 Sekretfalle zur bronchoskopischen Sekretgewinnung. (Mit freundlicher Genehmigung der Firma Andreas Fahl Medizintechnik-Vertrieb GmbH.)

Selbstverständlich können die genannten Formen kombiniert werden; die Indikationsstellung erfolgt streng situationsadaptiert.

Praxis

Bei sehr zähem Sekret ist eine Spülung mit isotonischer Lösung hilfreich zur Absaugung.

9

Postoperative Endoskopie bei lokalen Problemen am Tracheobronchialsystem

Analog zur Situation am oberen GI-Trakt können natürlich Anastomosen, Nähte und Bronchusverschlüsse mühelos endoskopisch inspiziert werden. Für die Beurteilung der Intaktheit von Nähten und die endoskopische Blutstillung gelten die gleichen Regeln wie im oberen GI-Trakt.

Die Therapie von Fisteln oder Insuffizienzen gestaltet sich deutlich schwieriger. Eine Stentabdichtung ist überhaupt nur sinnvoll bei spontan atmenden Patienten, da eine Überdruckbeatmung eine Stentabdichtung überfordern würde. Die interventionelle Abdichtung von Bronchusstumpfinsuffizienzen, z. B. durch eine Kombination aus Spongiosa und Fibrinkleber, gehört eher in die spätpostoperative Phase und ist nur sinnvoll bei ansonsten konsolidierten Lokalverhältnissen. Insofern muss auch hier die Indikationsstellung eng abgestimmt zwischen Thorax-Chirurgen und Bronchoskopiker erfolgen; im Idealfall sind diese identisch.

Ösophagotracheale Fisteln lassen sich eher von der ösophagealen Seite her abdichten und nur, wenn dies nicht gelingt, sollte ein zusätzlicher tracheobronchialer Stent gelegt werden. Eine Fistelabheilung unter Stent gelingt (außer im Kindesalter) praktisch nie und kann also nur passager oder palliativ erfolgen.

Als im weiteren Sinne postoperativ müssen auch Verletzungen der Trachea angesehen werden, die manchmal nach Punktionstracheotomie auftreten können. Auch wenn sich eine endoskopische Therapie meistens nicht realisieren lässt, weil die Läsionen typischerweise knapp über der Hauptkarina dorsal und damit zu tief für ein tubuläres Stenting der Trachea liegen, so ist doch die endoskopische Beurteilung des Ausmaßes und der genauen Lage der Läsion maßgeblich für die folgenreiche Entscheidung, welche Therapie eingeleitet werden soll. Bei einem Mindestabstand von 2 cm zur Karina kommt eine Beatmung über einen tief geblockten Tubus infrage, darunter eine seitengetrennte Beatmung und bei oberflächlichen Einrissen ohne Mediastinitis eine konservative Therapie. In allen anderen Fällen muss eine operative Nahtversorgung erwogen werden.

Literatur

[1] Amr MA, Alzghari MJ, Polites SF et al. Endoscopy in the early postoperative setting after primary gastrointestinal anastomosis. J Gastrointest Surg 2014; 18: 1911–1916

[2] Doniec JM, Schniewind B, Kahlke V et al. Therapy of anastomotic leaks by means of covered self-expanding metallic stents after esophagogastrectomy. Endoscopy 2003; 35: 652–658

[3] Fischer A, Schrag HJ, Goos M et al. Transanal endoscopic tube decompression of acute colonic obstruction: experience with 51 cases. Surg Endosc 2008; 22: 683–688

[4] Lalezari D, Singh I, Reicher S et al. Evaluation of fully covered self-expanding metal stents in benign biliary strictures and bile leaks. World J Gastrointest Endosc 2013; 5: 332–339

[5] Loske G, Schorsch T, Muller C. Endoscopic vacuum sponge therapy for esophageal defects. Surg Endosc 2010; 24: 2531–2535

[6] Ma JJ, Ling TL, Lu AG et al. Endoscopic management for the assessment and treatment of anastomotic bleeding in laparoscopic anterior resection for rectal cancer. Surg Laparosc Endosc Percutan Tech 2014; 24: 465–469

[7] Reddymasu SC, Pakseresht K, Moloney B et al. Incidence of pancreatic fistula after distal pancreatectomy and efficacy of endoscopic therapy for its management: results from a tertiary care center. Case Rep Gastroenterol 2013; 7: 332–339

[8] Sauer P, Chahoud F, Gotthardt D et al. Temporary placement of fully covered self-expandable metal stents in biliary complications after liver transplantation. Endoscopy 2012; 44: 536–538

[9] Sauvanet A, Belghiti J, Panis Y et al. Pancreaticogastrostomy after pancreatoduodenectomy. HPB Surg 1992; 6: 91–95, discussion 95–98

[10] Shang E, Kahler G, Meier-Hellmann A et al. Advantages of endoscopic therapy of gastrojejunal dissociation in critical care patients. Intensive Care Med 1999; 25: 162–165

[11] Singh V, Singh G, Verma GR et al. Endoscopic management of postcholecystectomy biliary leakage. Hepatobiliary Pancreat Dis Int 2010; 9: 409–413

[12] Weidenhagen R, Gruetzner KU, Wiecken T et al. Endoscopic vacuum-assisted closure of anastomotic leakage following anterior resection of the rectum: a new method. Surg Endosc 2008; 22: 1818–1825

9.6 Schnittbildverfahren in der perioperativen Medizin

R. Fischbach

9.6.1 Einleitung

Viele Bildbefunde beim postoperativen Patienten leiden unter einer geringen Spezifität, so dass bei fehlenden Informationen über akute Veränderung klinischer Parameter, stattgehabte Eingriffe oder anderweitige Manipulationen die Bildinterpretation erschwert wird. Der klinische Informationsaustausch und die enge Zusammenarbeit von Radiologie und betreuender chirurgischer oder intensivmedizinischer Fachabteilung besitzt in der perioperativen Bildgebung besondere Wichtigkeit. Von der gemeinsamen Fallbetrachtung unter Einbeziehung aller klinischen Informationen profitieren Therapieentscheidungen und die Indikationsstellung für den Einsatz adäquater weiterführender Untersuchungen.

> **Merke**
>
> Die **bildgebende Diagnostik** findet in der perioperativen Medizin oft ohne Nutzung von Großgeräten auf der Station statt.

Regelhaft werden Thoraxaufnahmen im Bett mit mobilen Röntgengeräten angefertigt oder die Sonografie wird eingesetzt. Aufgrund des großen diagnostischen Potenzials, aber auch der Möglichkeit zur bildgestützten minimalinvasiven Therapie, nimmt der Stellenwert und die Einsatzhäufigkeit der Schnittbildverfahren Computertomografie (CT) und Magnetresonanztomografie (MRT) stetig zu. Sind derartige weiterführende Untersuchungen erforderlich, ist eine Abwägung nötig zwischen den erwarteten diagnostischen Vorteilen auf der einen Seite und dem Risiko des Patiententransports sowie verbleibender Einschränkungen der Aussagekraft durch die individuelle Situation des Patienten auf der anderen Seite.

9.6.2 Rechtfertigende Indikation

Auch wenn der Einsatz von ionisierenden Strahlen oftmals medizinisch sinnvoll oder alternativlos ist, unterliegen radiologische Untersuchungen den Bestimmungen der Röntgenverordnung. So muss vor dem Einsatz einer Untersuchung mit ionisierenden Strahlen die Indikation durch einen Arzt mit der entsprechenden Fachkunde im Strahlenschutz bestätigt und dokumentiert werden (Rechtfertigende Indikation, § 23 RöV). Dies bedeutet, dass die Entscheidung, ob die angeforderte Untersuchung zur Beantwortung einer bestimmten Frage nicht nur geeignet, sondern auch die aus strahlenhygienischer und medizinischer Sicht sinnvollste ist, dem im Strahlenschutz kundigen Arzt vorbehalten ist. Normalerweise ist dies der verantwortliche Radiologe.

Die Fachkunde im Strahlenschutz kann auch von anderen Ärzten durch Teilnahme an entsprechenden Strahlenschutzkursen und durch nachgewiesene praktische Erfahrung unter Anleitung eines Arztes mit Fachkunde erworben werden.

Vorsicht

Gerade in der Intensiv- und Notfallmedizin müssen Krankenhäuser und die radiologischen Abteilungen ihre Arbeitsabläufe und Personalqualifikation diesbezüglich überprüfen, um Sanktionen durch die zuständigen Kontrollbehörden zu vermeiden.

9.6.3 Kommunikation

Für die Differenzierung zwischen normalen postoperativen Befunden und pathologischen oder durch einen stattgehabten Eingriff nicht erklärten Veränderungen ist die Kenntnis von Art, Verlauf und zeitlichem Abstand stattgehabter Eingriffe oder Verletzungen von großer Bedeutung. Da in den meisten Krankenhäusern über eine elektronische Anforderung aus dem Krankenhausinformationssystem (KIS) in das Radiologieinformationssystem (RIS) Untersuchungen angefordert wer-

den und eine zentrale Leistungsplanung der Großgeräte erfolgt, muss ein Untersuchungsauftrag eine exakte klinische Fragestellung, fragestellungsbezogene Anamnese und eine Priorisierung enthalten.

Durch Einsatz von digitaler Spracherkennung und Befundübermittlung aus dem RIS in das KIS ist die Durchlaufzeit der schriftlichen Befundung heute deutlich kürzer als noch vor wenigen Jahren. Die filmlose Bildverteilung im Krankenhaus macht zudem die erstellten Bilder sofort nach der Untersuchung in der anfordernden Fachabteilung verfügbar.

Merke

Trotz Verbesserung der prozeduralen Abläufe bestehen in der perioperativen Diagnostik die bereits angesprochenen Einschränkungen der Bildinterpretation, so dass der **persönliche Austausch** weiterhin eine hohe Bedeutung hat.

9.6.4 Konventionelle Röntgendiagnostik

Die **digitale Radiografie** hat sich wegen ihrer technischen Vorteile gegenüber den Film-Folien-Kombinationen durchgesetzt. Die Vorteile bestehen in der besseren Handhabbarkeit durch die digitale Datenaufzeichnung hinsichtlich Speicherung, Datentransfer und ortsunabhängiger paralleler Verfügbarkeit. Ferner besitzt die digitale Technik eine höhere Robustheit und ist bei Verwendung der Flachdetektortechnik im Ablauf schneller und dosissparender als die Kassettentechnik.

In der perioperativen Phase bleibt die **Röntgenaufnahme** die häufigste bildgebende Methode und wird überwiegend auf der Station zur Lagekontrolle eingebrachter Materialien und bei der Suche nach Komplikationen eingesetzt. Der frühpostoperative Patient ist oft nur bedingt kooperationsfähig und nur suboptimal lagerbar. Röntgenaufnahmen sind zudem durch Fremdmaterial (Verband, Sonden, Elektroden, Implantate) erschwert interpretierbar und die Aufnahmebedingungen bleiben durch den Einsatz mobiler Geräte mit begrenzter Leistungsfähigkeit limitiert, so dass die konventionelle Röntgenuntersuchung meist auf die Lungenaufnahme beschränkt bleibt. Die Bettlungenaufnahme leidet unter einer geringen Spezifität morphologischer Befunde, so dass die Zuordnung der Röntgenbefunde von der Kenntnis klinischer Parameter wie Flüssigkeitsbilanz, Beatmungstherapie und Entzündungszeichen beeinflusst wird.

Die Thoraxaufnahme auf der Intensivstation ist bedarfsabhängig indiziert nach Anlage oder Wechsel von Tuben, Sonden, Kathetern, Drainagen oder bei Verschlechterung des klinischen Zustands. Eine tägliche oder routinemäßige Thoraxaufnahme ist weder in ihrer Effizienz gesichert noch unter Strahlenschutzaspekten gerechtfertigt [4].

Merke

Da die konventionelle Übersichtsaufnahme des Abdomens nur einen sehr geringen Wert in der Abklärung akuter und postoperativer Zustände besitzt, ist der Sonografie und bei unklarem Sonografiebefund der CT eindeutig der Vorzug zu geben.

9.6.5 CT-Diagnostik

Für den Nachweis fast aller postoperativer Komplikationen (Lungenarterienembolie, Blutungen, Fistel, Perforation, Abszess, Obstruktion) ist die CT die Methode der Wahl und übertrifft hinsichtlich Spezifität und Sensitivität andere bildgebende Verfahren in einem Großteil der Erkrankungsbilder. Mit Einführung der Mehrschichttechnik in der letzten Dekade hat die CT eine sprunghafte Entwicklung erfahren. Die hohe Scan-Geschwindigkeit der CT-Scanner erlaubt die Erfassung großer Untersuchungsstrecken in wenigen Sekunden. Die kurze Scan-Zeit macht die CT auch beim überwachungspflichtigen, beatmeten oder eingeschränkt kooperationsfähigen Patienten zur geeigneten Methode. Durch die Akquisition axialer Schichten im Submillimeterbereich lassen sich multiplanare Reformatierungen zur Visualisierung pathologischer Prozesse in hoher Qualität anfertigen.

Nachteil ist die Notwendigkeit, den Patienten in die Röntgenabteilung zu transportieren und die mit der Technik verbundene relativ hohe Strahlenexposition für den Patienten. Für eine CT des Abdomens liegt die effektive Dosis bei ca. 8–10 Millisievert (mSv). Dies entspricht ca. 20 Übersichtsaufnahmen des Abdomens (0,5 mSv). Falls sich während des Scans Personal im Untersuchungsraum aufhalten muss, ist die Streustrahlung unmittelbar seitlich neben der Gantry durch die Bauart des Systems am geringsten.

Kontrastmittel

In der postoperativen Phase sollte immer mit intravenösem Kontrastmittel untersucht werden. Das jodhaltige Kontrastmittel hilft in der Beurteilung der Gefäße und der Organperfusion und erleichtert die Erkennbarkeit von entzündlichen Infiltrationen oder Verhalten. Wichtigstes Risiko der Kontrastmittelgabe ist neben der Kontrastmittelunverträglichkeit mit allergoider Reaktion und der eher seltenen Schilddrüsenfunktionsstörung die Beeinträchtigung der Nierenfunktion. Bei Patienten mit eingeschränkter Nierenfunktion ist das Risiko einer kontrastmittelinduzierten Nephropathie (CIN) erhöht. Die Pathophysiologie ist wahrscheinlich multifaktoriell, wobei der genaue Mechanismus bisher nicht vollständig geklärt ist. Die CIN ist definiert als Einschränkung der Nierenfunktion innerhalb von drei Tagen nach Kontrastmittelgabe, die sich durch einen Anstieg des Serumkreatinins um mehr als 25 % äußert. Die Entscheidung über die Kontrastmittelgabe sollte immer in Kenntnis eines aktuellen Kreatininwerts und der geschätzten glomerulären Filtrationsrate (eGFR) erfolgen. Die eGFR ist wesentlich besser geeignet zur Abschätzung der Filterleistung und des Risikos einer CIN als der Serumkreatininwert allein. Die eGFR berechnet sich aus Geschlecht, Alter und Serumkreatinin und wird von vielen Laborsystemen automatisch bei der Bestimmung des Kreatininwerts mit ausgegeben.

Während bei der arteriellen Gabe der Schwellwert für ein erhöhtes Risiko bei einer eGFR < 60 ml/min/1,73 m² liegt, gilt bei der i. v. Kontrastmittelgabe ein Schwellwert von 45 ml/min/1,73 m². Jenseits dieses Grenzwerts muss die Kontrastmittelgabe besonders begründet sein und unter Vorsichtsmaßnahmen erfolgen [5].

Zusätzliche Risikofaktoren:
- Alter > 70 Jahre
- Dehydrierung
- Einnahme nephrotoxischer Medikamente
- diabetische Nephropathie
- Herzinsuffizienz
- akuter Myokardinfarkt

Die wiederholte Kontrastmittelgabe in einem kurzen Zeitraum ist ebenfalls risikobehaftet

Eine Infusion des Patienten mit 0,9 % NaCl-Lösung (1–1,5 ml/kg/h) über 6 Stunden vor und 6 Stunden nach Kontrastmittelgabe hat eine nachgewiesene nephroprotektive Wirkung, während die Schutzwirkung von Acetylcystein oder anderen Substanzen nicht bewiesen ist. Die Gabe von Diuretika sollte vermieden werden. Während Patienten mit einer eGFR > 60 ml/min/1,73 m^2 Metformin normal weiter einnehmen können, ist bei reduzierter Nierenfunktion Metformin für 48 Stunden vor und nach der Kontrastmittelgabe abzusetzen.

> **Ⓜ️**
>
> **Merke**
>
> Bei Notfalluntersuchungen kann Metformin mit der Untersuchung ausgesetzt werden und sollte für 48 Stunden abgesetzt bleiben.

Lungenarterienembolie

Eine wichtige Differenzialdiagnose bei Patienten mit längerer Immobilisation, Gerinnungsstörungen oder nach chirurgischen Eingriffen ist die akute Lungenarterienembolie (vergleiche Kap. 6.8). Die klinische Symptomatik ist ebenso wie die EKG-Veränderungen unspezifisch. In der postoperativen Phase helfen erhöhte D-Dimere differenzialdiagnostisch nicht, so dass eine Klärung in der Verdachtssituation durch eine Bildgebung mit eindeutiger Aussage dringlich ist. Während die Thoraxübersichtsaufnahme in der Akutsituation schnell zur Verfügung steht, liegt ihre Bedeutung im Ausschluss klinischer Differenzialdiagnosen, aber nicht der Bestätigung einer Embolie. Für den direkten Nachweis einer Lungenarterienembolie ist die CT-Angiografie der Pulmonalarterien mit bolusartiger Kontrastmittelgabe die Methode der Wahl. Bei Aufnahmen in Submillimeter-Schichtdicke sind auch subsegmentale Embolien sicher nachweisbar. Je nach Ausmaß der Verlegung der pulmonalarteriellen Strombahn werden akute Druckbelastungszeichen im rechten Herzen durch Dilatation des rechten Ventrikels und des rechten Vorhofs und Verlagerung des Septum gegen den linken Ventrikel manifest.

Blutung

Die CT ist die Methode der Wahl zum Nachweis einer primären oder sekundären Blutung, da sie nicht nur die Blutung in gleicher Sensitivität wie die Katheterangiografie darstellt, sondern neben einer schnelleren Diagnostik auch die postoperative Anatomie und andere Komplikationen in einer Untersuchung nichtinvasiv erfasst. So kann der Entschluss zu einer chirurgischen Behandlung bei Nachweis einer Perforation oder eines raumfordernden Hämatoms umgehend gestellt werden. Die CT dient bei Fehlen weiterer Komplikationen zur Planung eines katheterinterventionellen Vorgehens und zeigt die genaue Lokalisation der Blutung. Sie hilft der Interventionsplanung durch Darstellung der vaskulären Anatomie (▶ Abb. 9.7a–c).

Für den sicheren Nachweis einer aktiven Blutung ist eine Blutungsstärke von 0,3–0,5 ml/min erforderlich. Da viele Blutungen nicht kontinuierlich sind, ist eine Diskrepanz zwischen klinischer Symptomatik und CT-Befund ohne Nachweis einer aktiven Blutung erklärbar. Im Zweifel sollte daher die CT bei akuter Symptomatik zeitnah wiederholt werden. Zunächst erfolgt ein nativer Scan zum Nachweis bereits bestehender hyperdenser Veränderungen. Die direkte Darstellung der Blutung und der Gefäßanatomie gelingt bei schneller KM-Applikation (≥ 4 ml/sec) am besten in einer spätarteriellen Phase (ca. 35 Sekunden nach KM-Injektion). Zur Einschätzung der Blutungsaktivität kann eine weitere Darstellung in der portalvenösen Phase (70–80 Sekunden nach KM-Injektion) oder einer Spätphase (3–5 Minuten nach KM-Injektion) angeschlossen werden, die durch venöses Pooling eine Größen- und Dichtezunahme des Extravasats zeigt.

Fistel

Die CT ist durch die sehr gute Erkennbarkeit von Dichteunterschieden und die hohe räumliche Auflösung gut zum Nachweis von Fistelungen geeignet. So gelingt der Nachweis einer bronchopulmonalen Fistel in bis zu 50 % der Verdachtsfälle bei Pneumonektomie in der CT mit direkter Darstellung einer Verbindung zwischen Bronchusstumpf und Pleuraraum. Für den Nachweis einer Fistel oder Insuffizienz nach Ösophagus- oder Darmchirurgie wird neben der Endoskopie die CT nach oraler Gabe eines wasserlöslichen Kontrastmittels zur Diagnostik eingesetzt (▶ Abb. 9.8a, b). Der Kontrastmittelaustritt ist beweisend für die Insuffizienz oder Perforation. Bei Verletzungen der ableitenden Harnwege ist der Kontrastmittelaustritt in der urografischen Phase für die Fistel beweisend.

Je nach klinischem Zustand und untersuchter Körperregion ist die Patientenvorbereitung für die CT-Untersuchung anzupassen. Im subakuten Stadium kann eine Darmkontrastierung mit verdünntem wasserlöslichem Kontrastmittel (1 L Wasser,

9

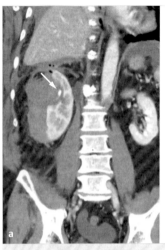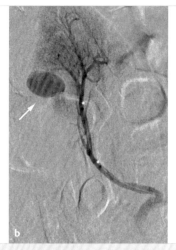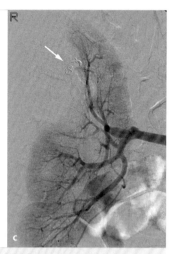

Abb. 9.7 CT in koronarer Rekonstruktion eines Patienten nach Nierenteilresektion.

a Es findet sich ein raumforderndes Hämatom und eine ovaläre Hyperdensität (Pfeil) nach Kontrastmittelgabe als Korrelat für die arterielle Blutung am Nierenoberpol.

b Digitale Subtraktionsangiografie nach selektiver Sondierung der Segmentarterie zum Oberpol, sie zeigt ein Aneurysma spurium (Pfeil).

c Nach Verschluss des zuführenden Gefäßes durch endovaskulär platzierte Metallspiralen (Pfeil) ist das Aneurysma ausgeschaltet.

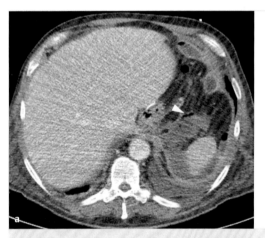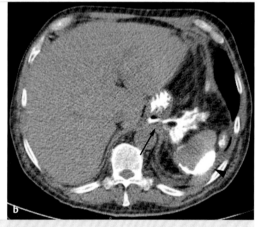

Abb. 9.8 CT eines Patienten nach Magenresektion mit steigenden Entzündungswerten.

a In der Darstellung nach i. v. KM-Gabe zeigt sich perisplenisch ein Flüssigkeitssaum und ein umschriebener Flüssigkeitsverhalt ventral der Milz mit Lufteinschluss (Pfeilspitze).

b Nach oraler Kontrastmittelgabe demarkiert sich eine Insuffizienz (Pfeil) mit Kontrastmittelaustritt in den Verhalt und Kommunikation mit der perisplenischen Flüssigkeitsansammlung (Pfeilspitze).

15 ml Kontrastmittel) die Unterscheidbarkeit von flüssigkeitsgefüllten Darmschlingen und freier Flüssigkeit erleichtern.

Merke

Die Domäne der CT ist neben der direkten Darstellung einer Insuffizienz oder Fistel insbesondere die Erfassung assoziierter Komplikationen wie Abszedierung, Pleuraempyem oder Peritonitis.

Infektion, Empyem und Abszess

In der späten postoperativen Phase stehen bei den Komplikationen mit Indikation zur Schnittbilddiagnostik Infektionen im Vordergrund. Die Diagnosestellung eines Abszesses – insbesondere beim chirurgischen Patienten – ist schwierig, da klinische Symptome einer Infektion häufig sind und oftmals unspezifisch bleiben. Die Sonografie ist trotz ihrer Verfügbarkeit am Bett häufig durch Wunden, Verbände, Patientenkonstitution oder Luftüberlagerung eingeschränkt. Auch in der Interventionssteuerung ist die CT der Sonografie bei komplizierten Zugangswegen überlegen.

Typische Zeichen einer Abszessformation sind eine umschriebene Flüssigkeitsansammlung mit kontrastmittelaufnehmender Wandung, Luftblasen, Detritus oder Septen. Der Nachweis von Gas in einem Verhalt macht die Diagnose eines Abszesses sehr wahrscheinlich, aber das Fehlen von Gas schließt eine Abszedierung in bis zu 80 % der Fälle nicht aus. Abdominelle Flüssigkeitsansammlungen können durch primäre oder sekundäre Malignome ebenso hervorgerufen werden wie durch gutartige Prozesse wie Hämatom, Biliom, pankreatitische Pseudozyste oder distendierte Darmschlingen. In unklaren Fällen ist daher die Punktion und Aspiration die Methode der Wahl, um die Zusammensetzung einer Flüssigkeitsansammlung schnell und eindeutig zu klären.

9.6.6 Interventionelle Computertomografie

Der undrainierte Abszess hat eine Mortalität von 50–80 %. Daher sind schnelle Diagnosestellung und zügige Therapieeinleitung für den Behandlungserfolg entscheidend. In vielen Fällen hat die perkutane Drainage für abdominelle oder thorakale Flüssigkeitsansammlungen die invasive chirurgische Sanierung ersetzt. Die **perkutane Drainage** ist eine relativ einfache Technik mit geringen Komplikationen und hoher Erfolgsrate und reicht oftmals als alleinige Therapie [6].

Absolute Kontraindikationen für die Anlage einer perkutanen Drainage sind sehr selten, insbesondere da alternative Behandlungen mit einem geringeren Risiko in der Regel nicht existieren. Nur in Fällen, bei denen kein sicherer Zugangsweg für eine Drainage gefunden werden kann, muss der offenen chirurgischen Sanierung der Vorzug gegeben werden. **Relative Kontraindikationen** sind Flüssigkeitsansammlungen mit weniger als 3 cm Durchmesser, da diese meist durch einfache Aspiration und Spülung ausreichend zu behandeln sind, oder ausgeprägte Septierungen und interenterische Abszedierungen. In diesen Fällen ist eine effektive Drainage nicht immer zu gewährleisten. Auch eine interenterische Fistel ist durch alleinige Drainage in den meisten Fällen nicht zur Ausheilung zu bringen, so dass in diesen Fällen eine primär chirurgische Sanierung zu erwägen ist.

Die **Zugangsplanung** erfolgt normalerweise anhand axialer CT-Schichten. Die Eintrittsstelle an der Haut wird mit einem röntgendichten Marker gekennzeichnet, so dass von der Punktionsstelle die Einstichtiefe und der Einstichwinkel festgelegt werden können. Sobald die Punktionsnadel den Verhalt erreicht hat, wird Flüssigkeit aspiriert, die für eine mikrobiologische Analyse verwendet wird. In Seldinger-Technik kann dann über die Punktionsnadel ein Führungsdraht eingelegt werden, über den ein Drainagekatheter innerhalb des Flüssigkeitsverhalts platziert wird (▶ Abb. 9.9a, b).

9

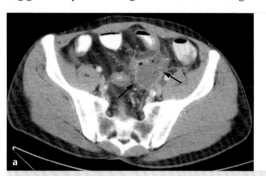
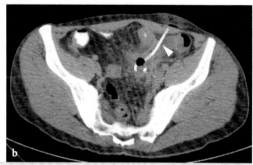

Abb. 9.9 Axiale CT mit Abszess nach perforierter Divertikulitis.
a Der Abszess zeigt sich als Flüssigkeitsverhalt mit Gaseinschlüssen und kontrastmittelaufnehmendem Randwall (Pfeile). Der Verhalt ist gut von den kontrastmittelmarkierten Darmschlingen abgrenzbar.
b Nach transabdomineller Drainageanlage (Pfeilspitze) ist der Verhalt fast komplett entleert.

Wenn Flüssigkeitsverhalte im kleinen Becken transabdominell nicht erreichbar sind, lässt sich auch über eine transgluteale Punktion ein Flüssigkeitsverhalt komplikationsarm erreichen. Wird ein Abszess in einem parenchymatösen Organ drainiert, so sollte der Drainagekatheter zumindest eine kleine Strecke normales Parenchym passieren, bevor die Organoberfläche erreicht wird, um einen peritonealen Eiteraustritt oder eine peritoneale Blutung zu vermeiden. Die Behandlungsdauer für einen unkomplizierten Abszess beträgt normalerweise 1–2 Wochen. Ist der Abszess komplex oder mit einer enterischen Fistel assoziiert, kann der Heilungsprozess Monate dauern. Der Drainagekatheter sollte so lange belassen werden, bis die Ablaufleistung nur noch wenige Milliliter pro Tag beträgt [2].

In der Regel reicht ein 8- oder 10-F-Kathetersystem für wenig visköse Flüssigkeit aus. Nach der erfolgreichen Drainageanlage sollte der Katheter mit 10–20 ml Kochsalzlösung mindestens 3-mal am Tag gespült werden. Kommt es nicht innerhalb weniger Tage zu einer deutlichen klinischen Befundbesserung, so ist eine CT-Verlaufskontrolle sinnvoll, um Komplikationen wie Verklebungen und Drainagedislokationen zu erkennen. Ist die Abszessflüssigkeit sehr viskös oder mit Gewebefragmenten durchsetzt, ist eine kontinuierliche Spülung mit 500–1000 ml Kochsalzlösung pro Tag und die Verwendung einer großlumigen Drainage mit Spülkanal sinnvoll. In diesen Fällen ist eine engmaschige Kontrolle von Ein- und Ausfuhr und des Lokalbefunds notwendig, um Fehlinfusionen bei Drainagedislokation zu vermeiden.

9.6.7 MRT-Diagnostik

Vorteile der MRT sind der sehr gute Gewebekontrast, die Möglichkeit der freien multiplanaren Schichtführung und die fehlende Strahlenexposition. Die technische Entwicklung auf dem Gebiet der MRT schreitet ähnlich schnell voran wie in der CT, so dass sich in den letzten Jahren die Untersuchungszeiten deutlich verkürzt haben und in zunehmendem Maße mit atemangehaltenen oder atemgetriggerten Sequenzen Untersuchungen von Thorax oder Abdomen möglich sind. Somit lassen sich fast alle Fragestellungen in der perioperativen Medizin mit der MRT beantworten, doch wird im klinischen Alltag der CT weiterhin der Vorzug gegeben. Bei der CT sind die Untersuchungszeiten kürzer und Patientenüberwachung, Zugang zum

Patienten und Lagerung für die Untersuchung sind einfacher.

Aufgrund des starken Magnetfelds und der eingesetzten Hochfrequenzstrahlung sind besondere **Vorsichtsmaßnahmen** und **Kontraindikationen** zu berücksichtigen. In der perioperativen Medizin erschweren insbesondere Infusionspumpen und notwendiges Monitoring die Durchführbarkeit der MRT. Zudem beeinträchtigen metallische Implantate die Bildqualität oder stellen – wie die kardialen Schrittmacher, Schmerzpumpen und Stimulationsaggregate – relative oder absolute Kontraindikationen dar. Eine gute Übersicht über die **Risikoeinstufung** zahlreicher Implantate findet sich im Internet unter http://www.mrisafety.com.

Die MRT ist das Standardverfahren für die Diagnostik spinaler Notfälle, wie z.B. dem akuten Querschnitt und zur Darstellung entzündlicher intrakranieller und spinaler Läsionen. Insbesondere bei Verwendung ultraschneller Bildgebungssequenzen kann die MRT auch als Steuerungsmodalität für eine Punktion oder Drainageanlage dienen [1]. Da aber nur MR-kompatible Punktionsbestecke verwendet werden können und Patientenmonitoring und der Zugang zum Patienten deutlich aufwendiger sind als bei der CT, sind Interventionen in der MRT bislang selten.

Gadoliniumhaltige Kontrastmittel

Der Zusammenhang zwischen gadoliniumhaltigen Kontrastmitteln und dem Auftreten fibrosierender Veränderungen von Haut, Subkutis, inneren Organen und Skelettmuskulatur (nephrogene systemische Fibrose, NSF) bei dialysepflichtigen Patienten mit schwer eingeschränkter Nierenfunktion wurde erst im Jahr 2006 hergestellt. Mit Bekanntwerden dieser Komplikation und Beachtung der Kontraindikationen für die Anwendung gadoliniumhaltiger Kontrastmittel ist die Inzidenz neu aufgetretener NSF-Fälle auf nahezu Null reduziert. Die wichtigsten Faktoren für die Entstehung einer NSF sind eine eingeschränkte Nierenfunktion, die Menge und Art der applizierten Gadoliniumverbindung sowie zusätzliche Erkrankungen wie beispielsweise Entzündungen. Bei einer eGFR unter 30 ml/min/1,73 m^2 gelten die linearen Gadoliniumverbindungen als kontraindiziert, während die stabilen makrozyklischen Substanzen als wenig riskant eingestuft sind. Auch bei Patienten mit einer ausgeprägten Einschränkung der Nierenfunktion (eGFR < 15 ml/min/1,73 m^2) können bei vitaler Indikation die Gadolini-

umverbindungen der niedrigen Risikoklasse eingesetzt werden [3].

Literatur

[1] Buecker A, Neuerburg JM, Adam GB et al. MR-guided percutaneous drainage of abdominal fluid collections in combination with X-ray fluoroscopy: initial clinical experience.
Eur Radiol 2001; 11: 670–674

[2] Gee MS, Kim JY, Gervais DA et al. Management of abdominal
and pelvic abscesses that persist despite satisfactory percutaneous drainage catheter placement. Am J Roentgenol
2010; 194: 815–820

[3] Heverhagen JT, Krombach GA, Gizewski E. Application of
extrcellular Gadolinium-based MRI contrast agents and the
risk of nephrogenic systemic fibrosis. Fortschr Röntgenstr
2014; 186: 661–669

[4] Oba Y, Zaza T. Abandoning daily routine chest radiography
in the intensive care unit: meta-analysis. Radiology 2010;
255: 386–395

[5] Stacul F, van der Molen A, Reimer P et al. Contrast induced
nephropathy: updated ESUR Contrast Media Safety Committee guidelines. Eur Radiol 2011; 21: 2527–2541

[6] van Sonnenberg E, Wittich GR, Goodacre BW et al. Percutaneous abscess drainage: update. World J Surg 2001; 25:
362–369

9.7 Chirurgische Aspekte der Intensivtherapie

D. Schreiter

Nach den Grunddaten des Statistischen Bundes-
amts sind gegenwärtig in der Bundesrepublik
Deutschland 500 671 Krankenhausbetten aufgestellt. Davon haben 26 579 (5,3 %) den Status
eines Intensivbetts [21]. Die Intensivbetten wurden in dieser Analyse auf die behandelnden Fach-
abteilungen aufgeteilt. Bereits dieses Vorgehen
zeigt, dass die Intensivmedizin kein eigenständiges
Fachgebiet ist. Das wird sowohl von der Deutschen
Interdisziplinären Vereinigung für Intensiv- und
Notfallmedizin (DIVI) als auch von der European
Society of Intensive Care Medicine (ECICM) so dargestellt.

Merke

Die Intensivmedizin ist kein eigenständiges Fachgebiet, sondern integraler Bestandteil der Behandlung der Grunderkrankung. Somit ist auch
die operative Intensivmedizin Bestandteil der Chirurgie.

So sind 9 804 dieser Intensivbetten Kliniken oder
Abteilungen der chirurgischen Fachdisziplinen zugeordnet, die in der „Deutschen Gesellschaft für
Chirurgie" (DGC) zusammengeschlossen sind. Das
umfasst mehr als 37 % der Intensivbetten in
Deutschland. Berücksichtigt man noch die operativen Spezialgebiete Urologie, Gynäkologie und
Hals-Nasen-Ohren-Heilkunde, steigt der Anteil der
operativen Intensivbetten auf über 40 % [21]. Diese
intensivmedizinischen Kapazitäten wären somit
ohne die operative Tätigkeit der chirurgischen
Fachdisziplinen gar nicht notwendig und damit
nicht existent. Die operative Intensivmedizin
schließt aber nicht nur die postoperative Stabilisierung von Patienten nach großen chirurgischen
Eingriffen ein, sondern auch die Behandlung lebensbedrohlich Erkrankter oder Verletzter, deren
ursächliche Probleme nur der Chirurg beseitigen
kann.

Merke

Die Chirurgie ist gleichermaßen Verursacher und
Kausaltherapeut und somit der Promotor der operativen Intensivmedizin.

9.7.1 Historische Aspekte

Bereits in den Anfängen der Chirurgie wuchs bei
den Operateuren ein zunehmendes Verständnis
für die perioperative Pathophysiologie. Nur eine
gute präoperative Vorbereitung, eine suffiziente
Schmerzausschaltung und die intensive postoperative Überwachung konnten den operativen Erfolg
sichern. So wurden zahlreiche Methoden und
Maßnahmen zur Überwachung sowie zur Erhaltung und Wiederherstellung von Vitalfunktionen
durch Chirurgen entwickelt [19], [20]. Diese Aus-
rüstungen und Apparaturen machten wiederum
auch bauliche und strukturelle Maßnahmen notwendig. Der Chirurg und Neurochirurg Walter
Dandy richtete 1926 eine erste derartige postoperative Überwachungsstation mit 3 Betten im John
Hopkins Hospital in Baltimore ein. Erste chirurgische Wachstationen in Deutschland wurden in
den 1930er Jahren durch Ferdinand Sauerbruch in
Berlin und Martin Kirschner in Tübingen geschaffen [19], [20].

Oft wird die künstliche Beatmung als Synonym
für die Intensivmedizin angesehen, so dass aus anderer Sicht der dänische Anästhesist Björn Ibsen

durch seine Respiratorbehandlungen während der Poliomyelitisepidemie in Kopenhagen 1952 als *Father of intensive Therapy* bezeichnet und ihm die Errichtung der ersten Intensivtherapiestation der Welt in seiner Heimatstadt ein Jahr später zugeschrieben wird. Aber auch Björn Ibsen hatte sein Handwerk von Chirurgen erlernt. Die ersten Pionierarbeiten für einen künstlichen Atemwegzugang und auch für die künstliche Beatmung wurden von Chirurgen geleistet. Friedrich Trendelenburg intubierte bereits 1869 erstmals in Deutschland die Trachea eines Patienten über eine Tracheotomie, um bei einem intraoralen Eingriff Blut- und Schleimaspiration zu verhindern. Er hatte zu diesem Zweck einen Tubus mit einem aufblasbaren Kautschukballon entwickelt und damit eine wichtige Voraussetzung für eine suffiziente Respiratortherapie geschaffen. Um 1900 etablierte der Kasseler Chirurg Franz Kuhn die orotracheale Intubation. Er propagierte diese Methode zur Applikation einer „pulmonalen Narkose" und zur Wiederbelebung. Zur Behandlung respiratorischer Komplikationen bei der von Trendelenburg entwickelten pulmonalarteriellen Embolektomie sowie für Patienten nach intrakraniellen Eingriffen konstruierten seine Mitarbeiter Arthur Läwen und Roderich Sievers in Leipzig 1910 einen elektrisch angetriebenen Respirator. Sie beschrieben auch als Erste die „periodischen Druckverläufe von Atmung und Puls während der instrumentellen künstlichen Respiration am Menschen". Allerdings wurde ebenfalls durch einen Chirurgen, den sehr einflussreichen Ferdinand Sauerbruch, diese Entwicklung zugunsten seiner Unterdruckventilation bis Ende der 1940er Jahre aufgehalten [19], [20].

Während des 2. Weltkriegs entwickelten sich spezielle Traumabehandlungseinheiten und nach dem Krieg mit der interventionellen Kardiologie und Herzchirurgie die zukünftigen **Coronary Care Units** [20]. Auch erkannten die Chirurgen, dass größere Operationen mehr als nur eine lokale Verletzung verursachen. Diese postoperative Zweitkrankheit, die René Leriche als Störung des „milieu intérieur" beschrieb [19], [20], nennen wir heute „Systemic inflammatory Response Syndrome" (SIRS) und „Postaggressionsstoffwechsel". Neben der Weiterentwicklung der Operationstechniken ergab sich für die Chirurgie ein weiteres klinisches Betätigungsfeld und Forschungsgebiet mit zahlreichen Untersuchungen und Beiträgen zur perioperativen und Intensivmedizin. Diese Entwicklung führte auch zur Spezialisierung und Schaffung des „Facharztes für Narkose und Anästhesie", der 1952 erstmals von der Ärztekammer des Saarlands in die Facharztordnung aufgenommen wurde. Für die Weiterentwicklung der operativen Intensivmedizin engagierte sich nun neben der Chirurgie auch das junge Fachgebiet der Anästhesie.

Merke

Die Geschichte der Intensivmedizin ist eine chirurgische. Sowohl die Intensivmedizin als auch die Anästhesie haben sich historisch innerhalb des Fachgebiets der Chirurgie entwickelt.

9.7.2 Ökonomische Aspekte

Mit der rasanten Entwicklung der Intensivmedizin mit immer umfangreicheren medizinischen Behandlungsmöglichkeiten wuchsen auch die resultierenden Kosten. In der modernen Medizin stellt die Intensivmedizin den größten Kostenfaktor im Behandlungsaufwand dar, der unter den Vergütungsbedingungen des G-DRG-Fallpauschalensystems nicht adäquat abgebildet wird und zu einer deutlichen Unterfinanzierung intensivmedizinischer Leistungen führt. Ursächlich ist, dass es sich bei den intensivpflichtigen Patienten meist um eine Selektion der kränksten und bei zunehmendem Lebensalter auch multimorbidesten Patienten handelt, an denen die kostenaufwendigsten Prozeduren durchgeführt werden müssen. Intensivmedizin ist aber nicht nur teuer, sondern auch komplex und individuell und somit schwer abbildbar.

Die Einführung und Umsetzung des **intensivmedizinischen Komplexkodes** nach Aufwandspunkten sollte diesem Defizit entgegensteuern [13]. Dennoch entsteht unter dem Kostendruck die Gefahr der Priorisierung ökonomischer Rationierung gegenüber einer patientenorientierten Intensivmedizin. Die Krankenhausträger und -vorstände suchen eine Lösung dieses finanziellen Problems in der Kostenoptimierung durch Zusammenlegung von Intensivstationen. So ist im letzten Jahrzehnt die Zahl der kleineren, einer chirurgischen Klinik zugeordneten und somit fachspezifisch ausgelegten Intensivstationen geschwunden, und die Anzahl der großen, sog. interdisziplinären operativen Intensiveinheiten (IOI) ist gestiegen [7]. Eine Grundlage dieser Strategie sind Konzepte aus der Betriebswirtschaftslehre (Microeconomics). Die erhofften Größenvorteile oder Skalenerträge, die Economies of Scale, resultieren aus reduzierten Durchschnittskosten. Eine Kapazitätszunahme soll zu mehr Spezialisierung der Arbeitskräfte mit Produktivitätssteigerung führen. Mehr Größe steigert die Flexibilität, unteilbare Anlagen könnten gemeinsam genutzt werden und der Einkauf von Verbrauchsmaterialien in größerem Umfang führt zu niedrigeren Durchschnittspreisen [16].

Aber nur einige der zugrundeliegenden Mechanismen aus der Produktion eines Unternehmens lassen sich überhaupt in die medizinische Patientenversorgung übertragen. Bei einem definierten Pflegepersonal-Patienten-Verhältnis in der Intensivmedizin wird eine Kapazitätszunahme an Gesamtpatienten generell keinen direkten Einfluss auf die „Produktivität" der Versorgung haben. Es handelt sich erst einmal nur um eine mehrfache Zunahme dieses Verhältnisses. Eine medizinische und damit auch ökonomische Verbesserung ist eher durch eine optimalere Therapeuten-Patienten-Relation zu erreichen. Personelle Unterbesetzung führt dagegen zu Komplikationen und erhöhten Kosten [22]. Die bei dem Größenvorteil gewünschte, aber auf fachspezifischen Intensivstationen bereits vorhandene Spezialisierung würde sogar aufgehoben oder zumindest relativiert, wenn mehrere Intensivstationen zusammengelegt werden. Das zuvor auf entsprechende Krankheitsbilder spezialisierte Personal wird dann durchschnittlich weniger mit diesen Erkrankten Kontakt haben. So besteht auf einer gemischten interdisziplinären Intensivstation mit fehlender fachspezifischer Expertise auch die Gefahr, dass der Schwerpunkt nicht auf die Behandlung der Grunderkrankung, sondern auf die symptomatische Behandlung der sekundären Organversagen ausgerichtet wird. Zahlreiche Organspezialisten und Konsiliarien könnten unnötige Kosten verursachen und das medizinische Grundproblem nicht lösen [8].

Unabhängig von der Gesamtgröße einer ITS oder IOI ist jeder Bettplatz mit einem entsprechenden Monitoring und einem Respirator ausgestattet. Die gemeinsame Nutzung unteilbarer Anlagen kann man nur auf nicht bettplatzbezogene Bedside-Verfahren der Diagnostik und Therapie beziehen, wie z. B. die Sonografie- oder CVVH-Geräte. Durch die Nutzung gemeinsamer Geräte-Pools innerhalb eines Klinikums sollte eine effektive Ausnutzung auch unabhängig von der Bettenanzahl der Intensivstationen funktionieren. Das Gleiche gilt für die Umsetzung gemeinsamer SOP sowie einer einheit-

lichen Medikamenten- und Verbrauchsmaterialienauswahl mit Vorteilen in der Erzielung von Mengenrabatten und einfacherer Vorhalte- und Lagerungslogistik. Solche sog. positiven Verbundeffekte, in der Betriebswirtschaftslehre als Economies of Scope bezeichnet, existieren somit innerhalb eines Unternehmens, also eines Klinikums, ohnehin durch die gleichzeitige Betreibung mehrerer Intensivstationen [16].

Merke

Die chirurgischen Fachgebiete sind gefordert, auch über ihre Behandlung der ursächlichen Grunderkrankungen hinaus eine bedarfs- und krankheitsbezogene Intensivmedizin zu gewährleisten und zu fordern, denn eine effizientere und kürzere sowie komplikationsärmere Behandlung steigert nicht nur den medizinischen Erfolg, sondern auch die ökonomische Effektivität.

9.7.3 Medizinische Aspekte

Unabhängig von den ökonomischen Gesichtspunkten besteht auch ein Zusammenhang zwischen der Anzahl behandelter Erkrankungen und der medizinischen Qualität. Eine solche Korrelation zwischen Menge der erbrachten Leistungen und dem Outcome ist für chirurgische Eingriffe belegt [6]. In der Intensivmedizin gelang dieser Nachweis nur für Prozeduren oder Skills [4], aber nicht eindeutig für den Outcome der behandelten Patienten [9]. Das ist nicht verwunderlich, da die Intensivtherapie, wie bereits mehrfach erwähnt, nur ein Bestandteil der Behandlungsstrategie einer Erkrankung ist. So ist die operative Intensivmedizin supportive Therapie einer operativen Behandlung. Je lebensbedrohlicher der Patient erkrankt bzw. je umfangreicher der operative Eingriff ist, desto größer ist natürlich der Anteil der Intensivmedizin.

Der Behandlungserfolg der Intensivmedizin kann nie abgekoppelt von der Kausalbehandlung der Grunderkrankung gesehen werden und umgekehrt. Diese enge Verknüpfung zeigt die Notwendigkeit einer besonderen Qualifikation und Erfahrung in der Behandlung spezieller Krankheitsbilder [8], [25] und bestätigt, dass die Intensivmedizin kein eigenständiges Fachgebiet darstellt. Für die auf allen operativen Intensivstationen gegenwärtigen Diagnose-Gruppen der abdominellen Sepsis oder des Polytraumas ist dieser Zusammenhang besonders plausibel. Welches intraabdominelle Organ auch immer den ursächlichen septischen Fokus darstellt oder welche Einzelverletzung zur SIRS führt und das Leben des Patienten bedroht, nur das gemeinsame Fachverständnis zwischen Operateur und Intensivmediziner führt zu den richtigen Maßnahmen zum optimalen Zeitpunkt [8], [25].

Merke

In einer von der entsprechenden chirurgischen Fachdisziplin selbst betriebenen Intensivstation, die durch Assistenten der chirurgischen Basisweiterbildung sowie von auf chirurgische Intensivmedizin spezialisierten Fachärzten betreut wird, ist dieses gemeinsame Fachverständnis prinzipiell garantiert.

Der hohe intensivmedizinische Personalbedarf ist von vielen – insbesondere kleineren – chirurgischen Kliniken aber nur schwer oder nicht mehr zu bewältigen, so dass eine Kooperation mit anderen Fachrichtungen, insbesondere der Anästhesiologie, notwendig ist. Dabei muss natürlich vorausgesetzt sein, dass nicht nur die intensivmedizinische, sondern auch die geforderte fachspezifische Qualifikation und Erfahrung vorhanden ist.

Zahlreiche Studien haben den Zusammenhang zwischen der personellen und institutionellen Erfahrung und der Prognoseverbesserung von Intensivpatienten zeigen können. So führt sowohl die Behandlung von Patienten im septischen Schock als auch die Versorgung polytraumatisierter Patienten durch speziell ausgebildete Intensivmediziner nachweisbar zu einer Verkürzung der Behandlungsdauer und Reduktion der Letalität. Gleiches konnte auch für die intensivmedizinische Behandlung nach großen chirurgischen Eingriffen nachgewiesen werden. Auch eine Metaanalyse aus diesen zahlreichen Studien zu diesem Thema bestätigte, dass besonders qualifizierte Intensivmediziner sowohl die Letalität auf der Intensivstation als auch die Krankenhausletalität reduzieren konnten [17]. Dabei handelte es sich nicht immer nur um intensivmedizinisch qualifizierte Chirurgen, sondern meist um auf chirurgische Krankheitsbilder spezialisierte Anästhesisten.

9.7.4 Aspekte der ärztlichen Weiterbildung

„Die intensivmedizinische Betreuung des chirurgischen Patienten ist integraler Bestandteil des Behandlungs- und Ausbildungsauftrages der Chirurgie. …Die Tätigkeit auf der ITS schult den Chirurgen in Bezug auf Notfallbehandlung, pathophysiologisches Denken und Beurteilung des Operationsrisikos." So würdigte bereits vor mehr als 15 Jahren ein führender deutscher Chirurg die Bedeutung der Intensivmedizin für die chirurgische Weiterbildung [15]. Dem ist kaum etwas hinzuzufügen. Intensivmedizin ist angewandte Physiologie und Pathophysiologie. Angewandt an kritisch kranken Patienten und umgesetzt in ein intensivmedizinisch-chirurgisches Behandlungskonzept. Der Intensivtherapeut wird aber auch konfrontiert mit den zahlreichen Begleiterkrankungen der immer älter werdenden Patienten, mit möglichen postoperativen Folgeerscheinungen und Komplikationen.

Merke

Die komplexe Weiterbildung in der Intensivmedizin wird das Handeln der chirurgischen Assistenten im Berufsalltag bei der präoperativen Vorbereitung und postoperativen Nachsorge, insbesondere auch bei der Indikationsstellung sowie bei der Beherrschung von Notfällen auch außerhalb der Intensivstation prägen.

Dabei sollte dieser Weiterbildungsabschnitt zum einen auf einer Intensivstation mit chirurgischen Patienten aus der eigenen Fachdisziplin absolviert werden, zum anderen sollten die Assistenten nach ihrer Einarbeitungsphase auch selbstständig und mit Eigenverantwortung am Dienstsystem teilnehmen [1]. Das wird nicht nur die Motivation und Nachhaltigkeit der Ausbildung erhöhen, sondern auch erst dann den fachspezifischen Weiterbildungsanspruch für das angestrebte Facharztgebiet erfüllen. In der Weiterbildungsordnung werden für die 24 Monate Basisweiterbildung (Common Trunk) im Gebiet Chirurgie 6 Monate Intensivmedizin vorgeschrieben [2].

Nach einer Umfrage werden in Deutschland momentan nur noch ca. 20 chirurgische Intensivstationen von viszeral- oder unfallchirurgischen Kliniken und ca. 36 von herzchirurgischen Kliniken an Kliniken der Maximalversorgung betrieben [14]. Diese Zahlen haben sich in den letzten 5 Jahren weiter verringert, so dass in den meisten Krankenhäusern der intensivmedizinische Weiterbildungsabschnitt auf einer anästhesiologischen operativen Intensivstation geleistet werden muss. Bei größeren interdisziplinären operativen Intensiveinheiten sollte nicht nur aus den bereits erwähnten Gründen einer optimalen Patientenversorgung, sondern auch für eine effizientere Ausbildung eine fachspezifische Unterteilung angestrebt werden, auf der dann die chirurgischen Assistenten ihre intensivmedizinische Weiterbildung absolvieren können.

Weiterhin ist die Effizienz der Weiterbildung abhängig von Leistungsprofil und -umfang der chirurgischen Klinik sowie der aktiven Integration der chirurgischen Assistenten in das Dienstsystem und die interdisziplinäre Zusammenarbeit mit den Fachärzten für Chirurgie und Anästhesie. Sehr vielen chirurgischen Assistenzärzten ist der Weiterbildungsvorteil auf einer chirurgischen ITS einer Klinik der Maximalversorgung durchaus bewusst. So absolvieren an Universitätskliniken regelmäßig Assistenzärzte aus chirurgischen Abteilungen der umliegenden Krankenhäuser der Grund- und Regelversorgung den intensivmedizinischen Weiterbildungsabschnitt. Da eine Weiterbildungszeit von 6 Monaten für eine fundierte intensivmedizinische Ausbildung sehr kurz bemessen ist, streben über 60 % der befragten chirurgischen Chefärzte einen Einsatz ihrer Assistenten von bis zu 12 Monaten auf der ITS an [14]. Auch haben nach eigenen Erfahrungen immer wieder chirurgische Ausbildungsassistenten von sich aus um eine Verlängerung ihrer Rotationszeit auf der ITS über das halbe Jahr hinaus gebeten.

Für die intensivmedizinische Weiterbildungsermächtigung ist der Erwerb der Zusatzweiterbildung Intensivmedizin nach der Facharztanerkennung Voraussetzung. Berücksichtigend, dass die Intensivmedizin kein eigenständiges Fachgebiet, sondern ein integraler Bestandteil der Mutterdisziplinen ist, wurden auch in der aktuellen Weiterbildungsordnung die Schwerpunkte auf die Behandlung der fachspezifischen Erkrankungen gelegt [2]. In einer großen interdisziplinären operativen Intensiveinheit sollte daher die intensivmedizinische Weiterbildung durch ermächtigte Fachärzte aller beteiligten Fachrichtungen sichergestellt werden.

9.7.5 Organisatorische Aspekte

Um dem Anspruch auf eine fachspezifische Intensivtherapie sowohl hinsichtlich der medizinischen Versorgungsqualität als auch der Weiterbildungsansprüche gerecht zu werden, müsste jede chirurgische Fachdisziplin ihre eigene Intensivstation betreiben. Die intensivmedizinische Versorgungsqualität muss natürlich kontinuierlich über 24 Stunden sichergestellt werden. Nach Empfehlung der DIVI werden für die intensivmedizinische Betreuung von maximal 8 bis 12 Patienten – je nach Erkrankungsschwere – 7 Arztstellen benötigt [9]. Etwas pragmatischer gerechnet, wird für diese Patientenanzahl je ein ärztliches 3-Schicht-System benötigt. Unter Berücksichtigung einer 40-Stunden-Arbeitswoche und bei einem durchschnittlichen ärztlichen Ausfallfaktor von 1,2 errechnen sich für die Sicherstellung eines solchen 3-Schicht-Systems 5,2 Planstellen. Bei einer gesamten Facharztweiterbildungszeit in den chirurgischen Fachdisziplinen von mittlerweile 72 Monaten sind bei einer intensivmedizinischen Mindestweiterbildungszeit von nur 6 Monaten während des „Common Trunk" über 60 AiW notwendig, um ein Rotationssystem mit den notwendigen 5 Planstellen sicherzustellen. Für eine zu fordernde intensivmedizinische Weiterbildungszeit von mindestens 12 Monaten würde sich die erforderliche Assistenzahl auf realistische 30 Personen reduzieren.

Außerdem sind zur Qualitätssicherung der intensivmedizinischen Leistungen und der Ausbildung der Assistenten immer die Präsenz eines Facharztes sowie die Leitung durch einen Facharzt mit abgeschlossener intensivmedizinischer Weiterbildung notwendig. Dieses Problem des hohen Personalbedarfs wird zusätzlich durch den allgemeinen Nachwuchsmangel in den chirurgischen Fächern noch verstärkt [3]. So wird oft auch unabhängig von den ökonomischen Zwängen und berufspolitischen Motivationen eine Zusammenlegung kleinerer fachchirurgischer Intensivstationen zu großen interdisziplinären operativen Intensiveinheiten unabdingbar sein.

Die resultierenden Intensiveinheiten umfassen meist mehr als 30, in einigen großen Kliniken sogar über 60 ITS-Betten. Es existieren keine wissenschaftlichen Untersuchungen, die eine optimale Bettenkapazität unter Nutzung und mit Kompromiss aller erläuterten ökonomischen, medizinischen und Weiterbildungsaspekte ausweisen. Von verschiedenen internationalen intensivmedizi-

9

nischen Fachgesellschaften – so auch von der DIVI – wird eine Stationsgröße von mindestens 8 bis 12 Behandlungsplätzen und für ein leichteres Management eine entsprechende Teilung der Station ab einer Bettengröße von über 12 Plätzen empfohlen [9]. Diese Limitierung resultiert aus einer vertretbaren Leitungsspanne. Ein verantwortlicher Arzt kann für nicht mehr als 12 Patienten Verantwortung übernehmen.

Merke

Große interdisziplinäre operative Intensiveinheiten sollten in Bettenabteilungen mit entsprechender Intensivtherapiebettenanzahl unterteilt werden. Dabei bietet es sich an, eine fachspezifische Zuordnung sowohl der Patienten als auch der betreuenden Ärzte anzustreben. Mit ihrem bereits erworbenen fachspezifischen Wissen werden die Assistenzärzte zum einen die medizinische Versorgungsqualität verbessern, zum anderen wird die Behandlung der Krankheitsbilder ihrer Fachrichtung die Motivation zur intensivmedizinischen Weiterbildung steigern.

Bei den Chef- oder Oberarztvisiten sollten auch die chirurgischen Fachvertreter ihre intensivpflichtigen Patienten nicht verteilt über mehr als 50 Bettenplätze aufsuchen müssen. Selbstverständlich bleibt eine prioritätenorientierte ITS-Bettvergabe an einen vital bedrohten Patienten, unabhängig aus welcher Fachrichtung er kommt. Ein starres Bettenkontingent sollte vermieden werden. Ein anteilmäßiger Bettenbedarf der einzelnen chirurgischen Kliniken kann über einen hausintern definierten Zeitraum durch elektive Zugänge reguliert werden.

Unabhängig von der Bettengröße einer Intensivstation und unabhängig davon, ob es sich um eine fachbezogene oder eine interdisziplinäre ITS handelt, benötigt eine Intensivstation einen Leiter. Gerade auf interdisziplinären operativen Stationen wurden viele Jahre in den USA sog. *Open Units* betrieben, in denen die primäre Verantwortlichkeit beim zuweisenden Belegarzt lag. Nach umfangreichen Studien erfolgte ein zunehmender Wechsel zu den sogenannten *Closed Units*, die durch einen ICU-Verantwortlichen geleitet werden.

Es fand sich eine eindeutige Evidenz, dass eine solche *Closed Unit*, eine als funktionelle Einheit organisierte ITS unter Supervision eines verantwortlichen Intensivmediziners, zu diesen **Ergebnissen** führt [1], [3], [23]:

- deutlich besseres Outcome
- effizientere Nutzung von Ressourcen
- größere Zufriedenheit bei Patienten und Personal

Ursache der deutlich besseren Ergebnisse waren die koordinierte Entscheidungsfindung durch einen Verantwortlichen bzw. seinen Vertreter in enger Kooperation mit den Fachärzten und zum Pflegepersonal, die raschere Reaktionsgeschwindigkeit in Krisensituationen sowie die sog. *Gate-Keeping-Funktion* bei Aufnahme und Entlassungsentscheidungen [12], [18]. Nach Einsatz eines intensivmedizinisch ausgebildeten Leiters konnten sowohl die ITS-Letalität als auch die Krankenhaus-Letalität reduziert werden. Auch in der Konsensvereinbarung zu Ausstattung und Organisation einer interdisziplinären operativen Intensiveinheit wird als Grundbedingung eine ärztlich-organisatorische Leitung durch einen gemäß der gültigen Weiterbildungsordnung qualifizierten Arzt der Anästhesiologie oder eines operativen Faches gefordert, der für die intensivmedizinische Versorgung aller Patienten zuständig und verantwortlich ist [7]. Die Sicherstellung dieser Personalqualität ist auch Strukturvoraussetzung für die Abrechnung der bereits erläuterten kostenäquivalenten intensivmedizinischen Komplexbehandlung [5].

Zuständigkeit und Verantwortung für die Behandlung des Grundleidens obliegen dem Leiter und dem Operateur der jeweiligen operativen Klinik [7], [24]. Die früher propagierte, unteilbare Verantwortung hat sich in der Rechtsauffassung zur Teilbarkeit in Verantwortungsbereiche gewandelt [24]. Voraussetzung für dieses Prinzip ist eine sich überschneidende Fachkompetenz und ein gegenseitiges Vertrauensverhältnis, was zu gemeinsamen Behandlungsstrategien führt.

In den meisten existierenden interdisziplinären operativen Intensiveinheiten wurde die Leitung einem Anästhesisten übertragen. Bei entsprechender intensivmedizinischer Qualifikation kann das selbstverständlich genauso ein Chirurg sein. Leider ist die Anzahl der Chirurgen, die bereit sind, diesen Karriereweg einzuschlagen, wegen des Verzichts auf eine weitere Tätigkeit im Operationssaal sowie wegen der unsicheren Berufsperspektiven nicht sehr groß. Ein Defizit, an dem die Chirurgen arbeiten sollten.

Mit der gleichen Häufigkeit der Vergabe der Leitungsposition an einen intensivmedizinisch qualifizierten Facharzt für Anästhesie sind die existierenden interdisziplinären operativen Intensiveinheiten auch der Klinik für Anästhesie zugeordnet oder als zweite anästhesiologische Klinik ausgewiesen. Ein fast selbstverständlicher Vorgang, der sich auf den personellen Input und entsprechende medizinische und juristische Empfehlungen stützt [11]

Merke

Jede operative Intensiveinheit, egal welcher Größe, muss einen Leiter haben, einen intensivmedizinisch qualifizierten Facharzt für Anästhesie oder eines chirurgischen Fachgebiets, und sollte als **Closed Unit** betrieben werden.

9.7.6 Fazit

Ökonomische Überlegungen haben zu dem Bestreben geführt, fachspezifische Intensivstationen zusammenzulegen. Respektiert wird noch eine Unterteilung in eine konservative und operative Intensivmedizin. Ob aus chirurgischer Sicht solche interdisziplinären operativen Intensivstationen sinnvoll und praktikabel sind, ist abhängig von Struktur und Organisation solcher Einheiten.

Stationsgrößen von 10–12 Betten stellen im Hinblick auf **folgende wichtige Faktoren** den besten Kompromiss dar:
- ökonomische Skalenvorteile
- erfüllte Logistik- und Managementanforderungen
- effizientes ärztliches Schichtsystem
- angestrebte Patientenbehandlungsqualität
- erwünschte Weiterbildungsqualität

Ein weiterer Zusammenschluss zu einer interdisziplinären operativen Intensiveinheit sollte diese Grundstruktur beibehalten und sich aus mehreren solchen Stationseinheiten zusammensetzen.

Trotz einer notwendigen prioritätenorientierten Bettenverteilung ist eine fachspezifische Zuordnung anzustreben, um die ökonomischen und medizinischen Vorteile der Spezialisierung zu nutzen. Eine interdisziplinäre operative Intensiveinheit muss nicht selbstverständlich in die Klinik für Anästhesiologie integriert sein und muss auch nicht notwendigerweise einen anästhesiologischen Lei-

ter haben. Die Sicherung oder Realisierung einer chirurgisch betriebenen und geleiteten Intensivmedizin ist in erster Linie ein Erfolg des Engagements der Chirurgen selbst. Dazu gehört neben Krankenversorgung und Weiterbildungsaspekten auch die Forschung zur Weiterentwicklung und Optimierung der Behandlung chirurgischer Krankheitsbilder, bei denen die Intensivmedizin einen entscheidenden Anteil hat.

Literatur

[1] Bärthel E, Schöne U, Scheuerlein H. Wie sollte die chirurgische Ausbildung idealerweise konzipiert sein? – Antworten und Anregungen aus Sicht des Assistenten. Zentralbl Chir 2010; 135: 464–466

[2] Bundesärztekammer. (Muster-)Weiterbildungsordnung 2003 in der Fassung vom 28.06.2013. http://www.bundesaerztekammer.de/fileadmin/user_upload/downloads/20 130 628-MWBO_V6.pdf

[3] Burchardi H, Moerer O. Twenty-four hour presence of physician in the ICU. Crit Care 2001; 5: 131–137

[4] de Oliveira Filho GR. The construction of learning curves for basic skills in anesthetic procedures: an application for the cumulative sum method. Anesth Analg 2002; 95: 411–416

[5] DIMDI OPS-Katalog (2017) http://www.bvf.de/pdf/richtlinien/ops2017syst_odt_20 161 019.pdf

[6] Finks JF, Osborne NH, Birkmeyer JD. Trends in hospital volume and operative mortality for high-risk surgery. N Engl J Med 2011; 364(22): 2128–2137

[7] Gemeinsame Empfehlungen der Deutschen Gesellschaft für Anästhesiologie und Intensivmedizin und des Berufsverbandes Deutscher Anästhesisten sowie der Deutschen Gesellschaft für Chirurgie und des Berufsverbandes der Deutschen Chirurgen zur Ausstattung und Organisation interdisziplinärer operativer Intensiveinheiten (IOI). Anästh Intensivmed 2007; 48: 230–232

[8] Hartl WH, Jauch KW. Die abdominelle Sepsis: Domaine der chirurgischen Intensivtherapie. Chirurg BDC 2006; 45: 33–41

[9] Jones J, Rowan K. Is there a relationship between the volume of work carried out in intensive care and its outcome? Int J Technology Assessment in Health Care 1995; 11: 762–769

[10] Jorch G, Kluge S, König F et al. Empfehlungen zur Struktur und Ausstattung von Intensivstationen (Hintergrundtext) 2010. http://www.divi.de/images/Dokumente/Empfehlungen/Strukturempfehlungen/2011_StrukturempfehlungLangversion.pdf

[11] Kettler D, Radke J. Der moderne Anästhesist – Perioperativer Mediziner im Krankenhaus der Zukunft. Klinikarzt 2005; 34: 280–285

[12] Miranda DR, Rivera-Fernández R, Nap RE. Critical care medicine in the hospital: lessons from the EURICUS-studies. Med Intensiva 2007; 31:194–203

[13] Moerer O, Plock E, Mgbor U et al. A German national prevalence study on the cost of intensive care: an evaluation from 51 intensive care units. Crit Care 2007; 11: R69

[14] Muhl E. Chirurgische Intensivmedizin – Stellenwert für chirurgische Weiterbildung und Versorgungsstruktur heute und in der Zukunft. Zentralbl Chir 2011; 136: 102–105

9

[15] Neuhaus P. Chirurgische Intensivmedizin aus der Sicht des Chirurgen. Chirurg 1999; 70: 3–5

[16] Pindyck RS, Rubinfeld DL. MICROECONOMICS. 6th Ed. München: Pearson Education Inc; 2005: 324–336

[17] Pronovost PJ, Angus DC, Dorman T et al. Physician staffing patterns and clinical outcomes in critically ill patients: a systematic review. JAMA 2002; 288: 2151–2162

[18] Pronovost PJ, Freischlag JA. Improving teamwork to reduce surgical mortality. JAMA 2010; 304: 1721–1722

[19] Schreiter D, Saeger HD. Unter welchen Voraussetzungen ist das Konzept einer interdisziplinären operativen Intensivmedizin praktikabel? Zentralbl Chir 2011; 136(2): 106–112

[20] Schreiter D, Grützmann R, Saeger HD. Die Rolle der Chirurgie in der Intensivmedizin. Chirurg 2012; 83(4): 339–342

[21] Statistisches Bundesamt. Gesundheit – Grunddaten der Krankenhäuser 2013. Wiesbaden: Statistisches Bundesamt, Fachserie 12, Reihe 6.1.1; 2014

[22] Tarnow-Mordi WO, Hau C, Warden A et al. Hospital mortality in relation to staff workload: a 4-year study in an adult intensive-care unit. Lancet 2000; 356: 185–189

[23] Topeli A, Laghi F, Tobin MJ. Effect of closed unit policy and appointing an intensivist in a developing country. Crit Care Med 2005; 33: 299–306

[24] Ulsenheimer K. Rechtliche Rahmenbedingungen für die Schaffung interdisziplinärer operativer Intensiveinheiten. Anästh Intensivmed 2005; 46: 1–5

[25] Waydhas C, Seekamp A, Sturm JA. Intensivmedizin aus Sicht des Unfallchirurgen. Chirurg 2006; 77: 682–686

Kapitel 10

Chirurgie ist mehr als Operieren

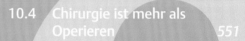

10 Chirurgie ist mehr als Operieren

H. Bauer

Inter omnes partes medicinae chirurgiae effectus evidentissimus. (Unter allen Teilen der Medizin ist der Effekt der Chirurgie der augenfälligste.)
Aulus Cornelius Celsus (25 v. Chr. bis ca. 50 n. Chr.): De re medica

Die Chirurgie hat eine Sonderstellung in der ärztlichen Heilkunde. Sie sucht den Erfolg über den gezielten Eingriff in die Körperintegrität, wobei der Heilansatz juristisch dem Tatbestand der Körperverletzung entspricht und nur durch Zustimmung des angemessen aufgeklärten Patienten legitimiert wird. Sie baut deshalb im Arzt-Patienten-Verhältnis auf ein hohes Vertrauen, nicht nur in die fachliche Kompetenz des Chirurgen, sondern auch in sein Können und seine Expertise als aktiv handelnder Operateur und Verantwortlicher für den gesamten chirurgischen Versorgungsablauf.

Hierzu bedarf es besonderen chirurgischen Sachverstands, um ein für den Patienten bestmögliches Ergebnis zu erzielen. Das bedeutet aber nicht, dass der Chirurg bei der heute unverzichtbaren Spezialisierung und interprofessionellen Arbeitsteilung alle Leistungen selbst erbringen muss. Sicher steht die Operation im Zentrum des chirurgischen Handelns. Der Chirurg muss aber als kompetenter Entscheidungspartner in die gesamten Prozessabläufe miteinbezogen sein und darf deshalb in seinem Handeln nicht auf den Operateur bzw. die „operative Kernleistung" reduziert werden oder sich reduzieren lassen. Die Qualität der perioperativen Versorgung ist ein – vielleicht noch zu wenig beachtetes – Qualitätsmerkmal einer chirurgischen Klinik und von großer Bedeutung für das Outcome chirurgischer Patienten [24].

10.1 Operationsindikation und perioperatives Management

„Chirurgie ist mehr als Operieren!" Begrifflich und fachlich denkt man hier an die Gesamtheit der Aufgaben, die der Chirurg neben seiner operativen Tätigkeit zu erfüllen hat und die in seine Zuständigkeit und Verantwortung für den Patienten gehören – auch während des gesamten nichtoperativen Versorgungsbereichs.

10.1.1 Operationsindikation

Am Beginn steht die kritische Indikationsstellung, heute zunehmend in interdisziplinärer Abstimmung, über das beste Therapiekonzept. Zweifellos tragen – besonders deutlich in der Onkologie – interdisziplinär besetzte Boards dazu bei, für den individuellen Patienten die beste Behandlungsstrategie festzulegen. Voraussetzung ist allerdings, dass der Chirurg in diesen Gremien präsent ist und als kompetenter Entscheidungspartner wahrgenommen wird bzw. sich als solcher durchsetzen kann. Orientiert an den Befunden, dem Gesamtzustand und der Belastbarkeit sowie den individuellen Bedürfnissen und Präferenzen des Patienten, entscheidet der Operateur, ob ein Eingriff notwendig ist und wählt das geeignete Verfahren aus (▶ Abb. 10.1). Dabei sind vor allem Aspekte der Angemessenheit, der Machbarkeit und der Zumutbarkeit abzuwägen. Der Eingriff ist indiziert, wenn er unter Beurteilung des individuellen Risikos das einzige oder das beste Mittel ist, Leben, Gesundheit oder das Wohlbefinden des Patienten zu erhalten bzw. wiederherzustellen. Bei dieser Entscheidung ist der Chirurg in seiner Arztpersönlichkeit besonders gefordert: „An seiner Indikationsstellung erkennt man die sittliche Höhe des Arztes und vornehmlich des Chirurgen. Die Anzeigestellung ist wohl eine Sache der Erfahrung, des technischen Könnens, sie ist aber letzten Endes eine Sache der inneren Stimme und des Gewissens" [11].

Der Indikationsprozess bezieht sich neben der Risikoabschätzung auch auf die Konditionierung des Patienten für den Eingriff, auf seine frühpostoperative Rehabilitation sowie nicht zuletzt auf den verantwortungsvollen Umgang mit Komplikationen. Defizite und Versäumnisse in dieser Versorgungskette, ob aus Bequemlichkeit oder mangels personeller und zeitlicher Ressourcen, werden nicht nur durch Kompetenzverlust bestraft, sondern inkompetente Partner verlieren auch an Bedeutung. Der Leidtragende ist aber vor allem der Patient.

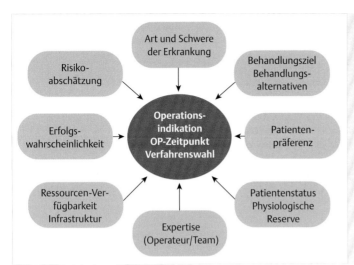

Abb. 10.1 Entscheidungskriterien für die Operationsindikation unter Berücksichtigung der Aspekte von Machbarkeit und Zumutbarkeit.

10.1.2 Perioperatives Management in interdisziplinärer Kooperation

Es bestehen heute kaum Zweifel, dass der Chirurg in Anbetracht zunehmender Spezialisierung und allgemeiner Wissenserweiterung perioperativ auf fachgebietsübergreifende Kooperation, insbesondere mit der Anästhesie, angewiesen ist [27]. Dazu gibt es eine Reihe interdisziplinärer Vereinbarungen, die – gestützt auf den Vertrauensgrundsatz – eine Kooperation in wechselseitiger Verantwortung erleichtern sollen. Ein Beispiel sind die Empfehlungen zur präoperativen Evaluierung von erwachsenen Patienten vor elektiven, nichtkardiochirurgischen Operationen. Ihr Ziel ist es, durch transparente und verbindliche Absprachen eine hohe Patientenorientierung unter Vermeidung unnötiger Voruntersuchungen zu gewährleisten, präoperative Untersuchungsabläufe zu verkürzen sowie letztlich Kosten zu reduzieren [14].

Gleichermaßen existieren gemeinsame Empfehlungen zur Ausstattung und Organisation interdisziplinärer operativer Intensiveinheiten [30] und zur Struktur einer zentralen interdisziplinären Notaufnahme seitens der Fachgebiete mit hohem Notfallversorgungsanteil [15]. Neben den Überlegungen zu den geeignetsten Organisationsformen der klinischen Notfallmedizin fokussiert sich das Interesse auf die erforderliche Qualifikation, insbesondere für die Leitung derartiger Einrichtungen, um auch in dieser ersten Stufe der klinischen

Versorgung eine fachspezifische Notfallbehandlung seitens der Chirurgen sicherzustellen [8].

Klinische Behandlungspfade sind das konzeptionelle Rückgrat und das verbindliche sowie koordinierende Element für alle, die an der Versorgung der operativen Patienten beteiligt sind. Sie beschreiben auch, wie die auf wissenschaftliche Evidenz gestützten Leitlinienempfehlungen der wissenschaftlichen Fachgesellschaften unter den realen Alltagsbedingungen der Klinik umgesetzt werden können und dienen so auch als Instrument der Qualitätsverbesserung [6], [28]. Besonders deutlich ist dies an dem heute allgemein akzeptierten Konzept der Fast-Track–Rehabilitation nachzuweisen [18], [29]. Behandlungspfade und ein strukturiertes, auf pathophysiologischen Grundlagen beruhendes perioperatives Management sind in ihren Nutzeneffekten belegt und haben die Evidenzprüfung durch valide Studien bestanden [1], [13].

Trotz aller offizieller Vereinbarungen gibt es allerdings keine allgemein gültigen Patentrezepte, sondern es bedarf vor Ort jeweils individueller Lösungen. Auch noch so ausgeklügelte interdisziplinär konsentierte Empfehlungen sind keine Garantie, um bei unterschiedlichen Auffassungen über Behandlungsziele und Methodenpräferenzen Konflikte gänzlich vermeiden zu können [25]. Entscheidend ist es, anstelle eines frustranen Kompetenzgerangels zu einer Regulierung ärztlicher Tätigkeit auf Kollegen- und Team-Ebene zu finden, die geprägt ist von einer effektiven, am gemeinsamen Ziel einer auf die Patientenbedürfnisse aus-

10

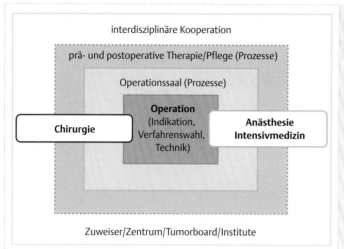

Abb. 10.2 Der chirurgische Versorgungsablauf als interdisziplinäres und interprofessionelles Versorgungskonzept.

gerichteten Kooperation und von gegenseitiger Wertschätzung [12], [19], [26]. Bei steigender Komplexität der chirurgischen Versorgung hängen der Erfolg eines chirurgischen Eingriffs, die Ergebnisqualität und das Sicherheitsniveau für den Patienten entscheidend vom Zusammenspiel in einem interdisziplinären Team ab (▶ Abb. 10.2).

Den unter dem plakativen Begriff „Chirurgie ist mehr als Operieren" subsummierten fachlichen Anforderungen bei der perioperativen Versorgung chirurgischer Patienten widmen sich eingehend die diversen Buchkapitel. Im Folgenden sollen darüber hinaus einige Aspekte ärztlicher Professionalität und Autonomie sowie der Patientenorientierung angesprochen werden. Diese sind über die rein fachliche Expertise hinaus prägend für das chirurgische Arztbild und den Erfolg chirurgischen Handelns, gerade in seiner eingangs angesprochenen Sonderstellung.

10.2 Professionalität und Autonomie

Für die ärztliche Arbeit im Krankenhaus ergeben sich besondere sozialisations- und kompetenztheoretische Aspekte. Dem Laien gegenüber ist der professionelle Arzt verpflichtet, sein Handeln entsprechend dem wissenschaftlichen State of the Art seiner Disziplin zu begründen. Hierdurch ergibt sich für ihn eine Dynamik von Entscheidungszwang und Begründungsverpflichtung. Der professionelle Akteur zeichnet sich gerade dadurch aus, angesichts von Unsicherheiten zu entscheiden und

die Verantwortung für diese Entscheidung zu übernehmen. In diesem Sinne wird von ihm gefordert, autonom zu handeln und auch Widersprüche ausbalancieren zu können. Die Rolle des Arztes hat sich dabei gewandelt von einer in seinen Entscheidungen und Empfehlungen kaum hinterfragten Autoritätsperson hin zu einem aus kritischer Distanz bewerteten Dienstleister. Die Konsequenz: Das alte Vertrauensverhältnis zwischen Arzt und Patient wird teilweise abgelöst von einem Vertragsverhältnis mit genau definiertem Leistungsumfang. Der Patient wird zum Kunden, der diese Leistungen mit einem erwünschten Ergebnis einfordert, und der Arzt mutiert zum Leistungserbringer.

Wenn der professionelle Interaktionszusammenhang einerseits den autonomen Arzt erfordert, andererseits die autonom handelnde Persönlichkeit keinesfalls per se vorausgesetzt werden kann, sondern erst in einem Bildungsprozess entwickelt werden muss, so ist zu erwarten, dass insbesondere bei jungen Ärzten das Spannungsverhältnis zwischen „objektiven" Anforderungen und „subjektiv" Leistbarem mehr oder weniger deutlich hervortritt [5]. Professionalität ist die umfassende Endstufe eines fachlichen und persönlichen Entwicklungs- und Reifeprozesses, der von der studentischen Ausbildung über die Weiterbildung und kontinuierliche Fortbildung bis zum selbstständig agierenden und eigenverantwortlich erfahrenen Facharzt reicht (▶ Abb. 10.3) [16].

Regulierung und Bürokratie rauben heute viel Zeit, die eigentlich dem Patienten zur Verfügung stehen sollte. So kann kaum mehr ein Selbstverständnis von autonomem ärztlichen Handeln entstehen; sicher einer der Gründe, warum sich viele junge Ärzte von patientenbezogener Versorgung ab- und alternativen Berufsfeldern zuwenden [21]. Wir haben einen Wandel im Arzt-Patienten-Verhältnis, durch den sich Rollen, Aufgaben und Erwartungen beider Partner verändern. Ihnen ist ebenso wenig mit Larmoyanz und wechselseitigen Schuldzuweisungen wie mit einer Glorifizierung der guten alten Zeiten oder Rückzug in die sozialen Nischen unseres Berufsstands zu begegnen. Es gilt, einen zunehmenden Paradigmenwechsel in der Arzt-Patienten-Beziehung nicht nur kritisch wahrzunehmen, sondern sich in der wechselseitigen Beziehungskultur auch darauf einzustellen, was wiederum eine Auseinandersetzung mit unserem eigenen Verständnis von ärztlicher Professionalität und Autonomie bedeutet [5].

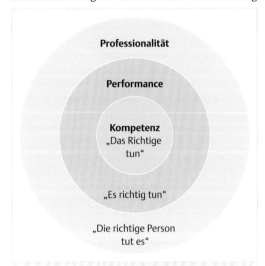

Abb. 10.3 Der Weg von der Kompetenz zur Professionalität.

10.2.1 Weg zum kompetenten Chirurgen

Auf dem Weg zum kompetenten Chirurgen sollte die Definition professioneller Kompetenzen, die das Profil der zu erwerbenden Kenntnisse und Fertigkeiten am Ende der klinischen Weiterbildung beschreiben [17], als zentrale Antriebskraft für die Reform und Weiterentwicklung des medizinischen Weiterbildungssystems verstanden und als Brückenschlag zwischen Praktischem Jahr und klinischer Weiterbildung konzipiert werden (▶ Abb. 10.4). Es geht um die Festlegung kompetenzorientierter Weiterbildungsziele, um die Integration von Kompetenzbereichen und -ebenen und ganz wesentlich darum, den Fokus auf Weiterbildungsinhalte statt auf die Weiterbildungsdauer zu richten, einhergehend mit einer Reduktion von Richtzahlen für medizinische Prozeduren.

10

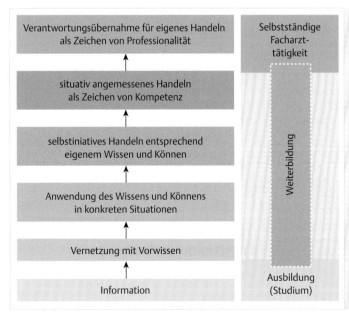

Abb. 10.4 Kompetenzentwicklung als Brückenschlag zwischen Praktischem Jahr und klinischer Weiterbildung.

Insgesamt ist wesentlich:

- Flexibilisierung der Weiterbildung
- Stärkung der berufsbegleitenden Weiterbildung
- Ausweitung der ambulanten Weiterbildungsmöglichkeiten

Von prioritärem Interesse, gerade für die Chirurgie, sind aber auch spezifische Lehr- und Lernformen und besondere didaktische Methoden zur Vermittlung manueller, aber auch interaktiver Fertigkeiten [7]. So kann ein Simulationstraining angehenden Chirurgen helfen, rasch und kompetent auf postoperative Notfallsituationen zu reagieren, wobei sich nicht nur ihre klinischen Fähigkeiten, sondern auch die Interaktion im Team verbessern [2].

Beschränkte Ressourcen haben zu einer verstärkten Reglementierung der ärztlichen Berufsausübung bei gleichzeitig steigenden Qualitätsansprüchen geführt. Viele Ärzte fühlen sich dadurch nachhaltig verunsichert und in ihrem bisherigen Aufgaben- und Verantwortungsverständnis als medizinisch alleinverantwortlicher Behandlungspartner des Patienten zunehmend in Frage gestellt. Die Alleinstellungsmerkmale ärztlicher Profession werden unscharf, bezogen vor allem auf die therapeutische Gesamtverantwortung. Das wird im Rahmen einer immer mehr industrialisierten Gesundheitsversorgung auch unmittelbare Auswirkungen auf das Arzt-Patienten-Verhältnis als Vertragsverhältnis mit definiertem Preis und einer einklagbaren Leistung haben [4].

10.3 Selbstbestimmung und Mitverantwortung: der Patient als Partner

Die Forderung nach mehr Patientenbeteiligung steht heute im Fokus der öffentlichen Diskussion [3]. Sie wird gefördert bei der Ausgestaltung und Regulierung unseres Gesundheitssystems und umgesetzt mit Einbeziehung von Patientenvertretern zumindest in beratender Funktion in Gremien wie dem Gemeinsamen Bundesausschuss (GBA) oder auf anderen Ebenen der Selbstverwaltung. Der Wunsch von Patienten nach mehr Mitsprache und Mitbestimmung bei der Wahl der Behandlung entspricht einem zentralen Bedürfnis. Patienten wollen mitentscheiden, wobei dieser Wunsch weitgehend unabhängig von der Bildung und dem Alter der Patienten ist [23].

10.3.1 Ärztliches Gespräch und Arzt-Patienten-Beziehung

Grundlage für eine selbstbestimmte Entscheidung der Patienten und Übernahme von Mitverantwortung ist eine angemessene, d.h. in verständlicher Form in einem offenen Interaktionsprozess vermittelte ärztliche Information. Damit kommt dem ärztlichen Gespräch auch im Zeitalter ausgereifter Informationstechnologien und dem breiten Zugang zu zahlreichen Wissensquellen eine entscheidende Bedeutung zu. Der Arztberuf ist deshalb ganz wesentlich ein Sprechberuf oder sollte es zumindest sein. Der vertrauensvolle und offene Dialog zwischen Arzt und Patient ist nach wie vor die Basis jeder erfolgreichen, auf das individuelle Patientenbedürfnis abgestimmten Diagnose- und Therapieentscheidung. Grundlage eines solchen Dialogs wiederum ist das gute Zuhören. Dies droht heute – wie auch die gesamte Kommunikation mit unseren Patienten – bei den ständig verdichteten Arbeitsabläufen und einer durch die zunehmende Spezialisierung bedingten Arbeits- und Verantwortungsteilung immer mehr verlorenzugehen.

Der Patient sieht sich heute **ständig wechselnden Bezugspersonen** gegenüber:

- in Diagnostik und Indikationsstellung
- in der Aufklärung
- bei Durchführung der Operation
- im Rahmen der postoperativen Betreuung

Die personelle Fragmentierung im Rahmen einer solchen Arzt-Patienten-Beziehung bei gleichzeitigem Abbau der Wissensbarriere zwischen Medizinern und Laien infolge einer bisher nie dagewesenen Informationsverfügbarkeit führt zu einem Wandel in der Arzt-Patienten-Beziehung. Hat sich der Kranke früher fast kritiklos und ohne nachzufragen den Ratschlägen und Anweisungen seines Arztes gefügt, will er heute als aktiv Beteiligter wahrgenommen und einbezogen werden. Die Frage ist, wo in diesem System Selbstbestimmung und Mitverantwortung der Patienten ihren Platz haben bzw. wie sie weiterentwickelt und gelebt werden können [3].

10.3.2 Partizipative Entscheidungsfindung

Die partizipative Entscheidungsfindung (PEF) ist ein Interaktionsprozess mit dem Ziel, unter gleichberechtigter aktiver Beteiligung von Patient und

Arzt auf der Basis geteilter Information zu einer gemeinsam verantworteten Entscheidung zu kommen. Eine PEF ist dann sinnvoll, wenn mehrere gleichwertige, am besten evidenzbasierte Therapieoptionen zur Verfügung stehen, die Konsequenzen für das weitere Leben der Patienten bedeutsam sind und sie eine Beteiligung wünschen, oder auch, wenn Ärzte die therapeutische Verantwortung nicht alleine übernehmen können oder wollen. Nicht sinnvoll ist eine PEF in Krisen- oder Notfallsituationen oder vor allem auch dann, wenn Patienten sich überfordert fühlen.

Notwendige Voraussetzung für die PEF ist eine Fokussierung auf patientenrelevante Ergebnisse in einer verständlichen und nicht beeinflussenden Sprache und Gesprächsführung. Es geht also nicht primär darum, die meist an Surrogatparametern orientierten Ergebnisse prospektiv randomisierter Studien als alleinige Entscheidungsgrundlage zu vermitteln, sondern gesichertes Wissen mit den Wünschen und Bedürfnissen des individuellen Patienten, aber auch der ebenso individuellen Expertise des Arztes in Einklang zu bringen. Dabei gibt es eine Reihe von Faktoren ärztlicherseits, aber auch patientenseitig, welche zu einer Arzt-Patienten-Disparität führen, etwa bei der Bewertung von Prognosefaktoren bei Krebserkrankungen.

Grundsätzlich sollte der Arzt den Patienten regelmäßig fragen, welche Informationen er wünscht, wer noch in den Informations- und Entscheidungsprozess einbezogen und auch wie diese Informationen präsentiert werden sollten. Wir wissen, dass Ärzte insbesondere vor schwierigen Therapieentscheidungen Patienten andere Behandlungen empfehlen, als sie sie für sich selber wählen würden. Auch wenn es letztlich gar nicht möglich ist, dass sich der Arzt immer in die Lage seines Patienten versetzen kann, so ist eine von Empathie getragene Information doch unerlässlich [9], [20], [22].

10.4 Chirurgie ist mehr als Operieren

Nach Erich Lexer (1931) ist Chirurgie Handwerk, Wissenschaft und Kunst. Diese drei Säulen chirurgischen Handelns finden sich auch in der richtig verstandenen Definition der evidenzbasierten Medizin. Es gilt, das Wissen mit der höchst verfügbaren externen Evidenz – also die Wissenschaft – in Einklang zu bringen mit dem Handwerk. Die Expertise des Arztes (sein operatives Können und seine Erfahrung) muss mit der ärztlichen Kunst verbunden werden, worunter – neben der intuitiven Fähigkeit, auch bei Unsicherheiten und unvorhersehbaren Situationen richtig zu entscheiden – vor allem die Kunst der Indikation zählt [10].

Chirurg und Chirurgie dürfen nicht auf die Arbeit mit dem Skalpell eingegrenzt werden. In Anbetracht zunehmender Spezialisierung und allgemeiner Wissenserweiterung im gesamten perioperativen Geschehen kann und darf jedoch nicht mehr völlig autonom und autark agiert werden. Um patientenorientiert, effektiv und auch ökonomisch arbeiten zu können, ist fachgebietsübergreifende Kooperation unerlässlich.

Unverzichtbare Zielkriterien:
- aufgabenteilige, gleichzeitige Patientenversorgung an einem Ort
- Vermeidung überflüssiger Diagnostik durch interdisziplinär abgestimmte Konzepte
- Verkürzung der Liegedauer durch strukturierte, primär an der Behandlungsqualität und Patientensicherheit orientierte Prozessabläufe
- stringentes Behandlungsmanagement von der präoperativen Leistungsplanung bis zur Entlassung

Erfolgreiches chirurgisches Handeln hängt heute aber auch mehr denn je von den Rahmenbedingungen und vor allem davon ab, inwieweit wir in der Lage sind, uns auf diese außerhalb unserer chirurgischen Kernkompetenz liegenden Anforderungen einzustellen.

Literatur

[1] Adamina M, Kehlet H, Tomlinson GA et al. Enhanced recovery pathways optimize health outcomes and resource utilization: A meta-analysis of randomized controlled trials in colorectal surgery. Surgery 2011; 149: 830–840

[2] Arora S, Hull L, Fitzpatrick M et al. Crisis management on surgical wards: A simulation-based approach to enhancing technical, teamwork, and patient interaction skills. Ann Surg 2015; online 2. Februar;, DOI: 10.1097/SLA.0000000000000824

[3] Bauer H. Patient oder Kunde – Wandel in der Arzt-Patienten-Beziehung? In: Wolff H, Hrsg. Die Arzt-Patient-Beziehung beim gesundheitspolitischen Umbruch. Heidelberg: Kaden; 2005: 73–77

[4] Bauer H. Die ärztliche Rolle im multiprofessionellen Team. Berlin: Medical 4; 2007: 4–6

[5] Bauer H. Die Autonomie des Arztes. In: Schumpelick V, Borchard M, Hrsg. Cadenabbia-Gespräche Medizin-Ethik-Recht 2007: Medizin zwischen Humanität und Wettbewerb. Probleme, Trends und Perspektiven. Freiburg: Herder; 2008: 166–190

[6] Bauer H. Editorial. Klinische Pfade – Ein Instrument zur Qualitätsverbesserung in der perioperativen Medizin. Periop Med 2009; 1: 1129–1130

[7] Bauer H. Chirurgische Weiterbildung aus Sicht der Deutschen Gesellschaft für Chirurgie. Wir wissen, was zu tun ist. Wir müssen tun, was wir wissen. Chirurg 2010; 81: 5–6

[8] Bauer H, Bruch HP. Organisationsformen der Notfallmedizin aus Sicht der DGCH und des BDC. Fachspezifisch oder interdisziplinär? Chirurg 2011; 82: 326–333

[9] Bauer H. Selbstbestimmung und Mitverantwortung. Was kann man den Patienten zumuten? In: Schumpelick V, Borchard M, Hrsg. Cadenabbia-Gespräche Medizin-Ethik-Recht 2011: Gesundheitssystem im Umbruch. Freiburg: Herder; 2012: 264–283

[10] Bauer H. Chirurgie und neue Entgeltsysteme. In: Becker H, Markus PM, Hrsg. Allgemein- und Viszeralchirurgie I. 3. neu bearb. Aufl. München: Elsevier; 2015: 137–146

[11] Bauer KH. Über Fortschritte der modernen Chirurgie und andere akademische Reden. Berlin: Springer; 1954

[12] DGCH Stellungnahme: Die Rolle der Anästhesiologie in der interdisziplinären Kooperation aus chirurgischer Sicht. Mitteilungen der DGCH 2006; 35: 122–123

[13] Feldman LS, Baldini G, Lee L et al. Enhanced recovery pathways: Organization of evidence-based, fast-track perioperative care. Scientific American Surgery 2013: 1–29. http://www.sciamsurgery.com/sciamsurgery/institutional/inst-SearchReader.action?bookId = ACS&chapId = part01_ch09&partId = &type = chapID&start = 0&heading = chapter&from = Chapter&hitStart = 0&searchKeyWord = Enhanced%20Recovery%20Pathways#

[14] Geldner G, Mertens E, Wappler F et al. Präoperative Evaluation erwachsener Patienten vor elektiven, nichtkardiochirurgischen Eingriffen. Gemeinsame Empfehlung der Deutschen Gesellschaft für Anästhesiologie und Intensivmedizin, der Deutschen Gesellschaft für Chirurgie und der Deutschen Gesellschaft für Innere Medizin. Mitteilungen der Deutschen Gesellschaft für Chirurgie 2010; 39: 295–303

[15] Gries A, Seekamp A, Wygold T et al. Gemeinsame Empfehlung zur Struktur einer zentralen interdisziplinären Notaufnahme seitens der Fachgebiete mit hohem Notfallversorgungsanteil. Mitt Dtsch Ges Chir 2010; 39: 96–98

[16] Harden RM, Crosby JR, Davis MH. AMEE Guide No. 14: Outcome-based education: Part 1 – An introduction to outcome-based education. Medical Teacher 1999; 21: 7–14

[17] Kadmon M, Ganschow P, Gillen S et al. Der kompetente Chirurg: Brückenschlag zwischen der Ausbildung im Praktischen Jahr und der chirurgischen Weiterbildung. Chirurg 2013; 84: 859–868

[18] Kehlet H, Dahl JB. Anaesthesia, surgery, and challenges in postoperative recovery. Lancet 2003; 362: 1921–1928

[19] Kettler D, Radke G. Der moderne Anästhesist – Perioperativer Mediziner im Krankenhaus der Zukunft. Klinikarzt 2005; 34: 280–285

[20] Klemperer D. Lohnt sich die partizipative Entscheidungsfindung? Public Health Forum 2011; 19(20): 28e1–3

[21] Kreß H. Aufarbeitung von Behandlungsfehlern: Verantwortungsethische Gesichtspunkte. www.ekd.de/eaberlin/TG1509Kress.pdf

[22] Loh A, Simon D, Kriston L et al. Patientenbeteiligung bei medizinischen Entscheidungen. Effekte der Partizipativen Entscheidungsfindung aus systematischen Reviews. Dtsch Arztebl 2007; 104(21): 1483–1488

[23] Mühlhauser I, Steckelberg A. Evidenzbasierte Patienteninformation. Wünsche der Betroffenen. Dtsch Arztebl 2009; 106(51–52): 2554–2556

[24] Muhl E, Hartl WH. Perioperative Medizin großer viszeralchirurgischer Eingriffe. Editorial. Viszeralmedizin 2011; 27: 9–10

[25] Paul Olson TJ, Brasel JK, Redmann AJ et al. Surgeon-reported conflict with intensivists about postoperative goals of care. JAMA Surg 2013; 148: 29–35

[26] Saeger HD. Partner im Krankenhaus – die Anästhesie aus Sicht der Chirurgie. Mitteilungen der DGCH 2006; 35: 200–203

[27] Schönleben K. „Perioperatives Managementcenter“ aus chirurgischer Sicht. Langenbecks Arch Chir Kongressband. Berlin: Springer; 2000: 755–757

[28] Schwarzbach M, Ronellenfitsch U. Klinikpfade in der Chirurgie: Ein Instrument für den Routinebetrieb? Deutsches Aerzteblatt 2008; 105 (Heft 47): 2512–2516

[29] Schwenk W, Spies C, Müller JM. Beschleunigte Frührehabilitation in der operativen Medizin. „Fast-track“-Rehabilitation. Dtsch Arztebl 2005; 102: A 1514–1520

[30] van Aken H, van Ackern K, Bauer H et al. Gemeinsame Empfehlungen zur Ausstattung und Organisation interdisziplinärer operativer Intensiveinheiten (IOI) der Deutschen Gesellschaft für Anästhesiologie und Intensivmedizin und des Berufsverbandes Deutscher Anästhesisten sowie der Deutschen Gesellschaft für Chirurgie und des Berufsverbandes der Deutschen Chirurgen. Mitteilungen der Deutschen Gesellschaft für Chirurgie 2007; 37: 147–149 und Anästh Intensivmed 2007; 48: 230–232

Sachverzeichnis